Fachpflege Psychiatrie

Hilde Schädle-Deininger ist Fachkrankenschwester in der Psychiatrie, Lehrerin für Pflegeberufe und Diplom-Pflegewirtin. Neben ihrer beruflichen Tätigkeit arbeitet sie in der Aus-, Fort- und Weiterbildung als Lehrbeauftragte an der Fachhochschule Frankfurt am Main und ehrenamtlich in verschiedenen (berufs-)politischen Gremien und Vorständen.

Hilde Schädle-Deininger

Fachpflege Psychiatrie

Mabuse-Verlag
Frankfurt am Main

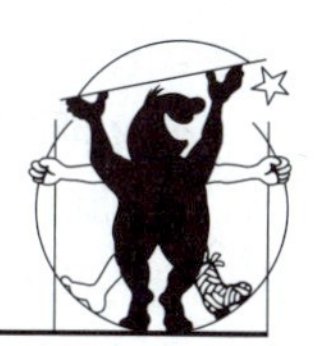

Bibliografische Information der Deutschen Nationalbibliothek

Die Deutsche Nationalbibliothek verzeichnet diese Publikation in der Deutschen Nationalbibliografie; detaillierte bibliografische Angaben sind im Internet unter http://dnb.d-nb.de abrufbar.

Informationen zu unserem gesamten Programm, unseren AutorInnen und zum Verlag finden Sie unter: www.mabuse-verlag.de.

Wenn Sie unseren Newsletter zu aktuellen Neuerscheinungen und anderen Neuigkeiten abonnieren möchten, schicken Sie einfach eine E-Mail mit dem Vermerk „Newsletter“ an: online@mabuse-verlag.de.

Kasseler Str. 1 a
60486 Frankfurt am Main
Tel.: 069 – 70 79 96-13
Fax: 069 – 70 41 52
verlag@mabuse-verlag.de
www.mabuse-verlag.de

Reprint der 2006 bei Urban & Fischer ersch. Ausg. (Satz: Kösel, Krugzell)
Umschlaggestaltung: Simone Pfundstein/Karin Dienst, Frankfurt am Main
Umschlagabbildung: © Thomas Müller/ALIMDI, Deisenhofen

Druck: Cierre Grafica, Verona
ISBN: 978-3-940529-56-5
Printed in Germany

Vorwort

Dieses Buch richtet sich vor allem an die Kolleginnen und Kollegen, die sich zu einer fachlichen Weiterbildung in der psychiatrischen Pflege entschlossen haben. Ich möchte mit dem Buch aber auch diejenigen ansprechen, die sich mit dem Fachgebiet der Psychiatrie vertraut machen und Kenntnisse in der psychiatrischen Pflege erwerben wollen. Weiterhin richtet sich dieses Buch an alle, die ihr psychiatrisches Wissen aus der Ausbildung, in der die Grundsteine gelegt wurden, wieder aktivieren, ordnen und ausgestalten wollen.

Wenn sich Pflegende entscheiden in der Psychiatrie zu arbeiten, kommen sie nicht umhin, ihr fachliches Wissen zu vertiefen und sich einem Prozess auszusetzen, der vor allem die personalen und sozialen Kompetenzen erweitert. Die Identifikation mit der Pflege in der Psychiatrie und die Ausübung psychiatrischer Pflege sind eng verbunden mit dem eigenen Bild vom Menschen, der Auffassung von Pflege als Beruf, den persönlichen Kontaktmöglichkeiten, den eigenen Konfliktlösungsstrategien, der Fähigkeit im Team konstruktiv zusammenzuarbeiten, sich fort- und weiterzubilden sowie sich veränderten Bedarfen, Bedürfnissen und Rahmenbedingungen zu stellen. Die damit einhergehende Professionalisierung ist ein Teilaspekt der beruflichen (Weiter- und Fort-)Bildung.

Ein umfassendes Pflegewissen ist nicht in einem einzigen Buch zu vermitteln. Deshalb erhebt diese Veröffentlichung keinen Anspruch auf Vollständigkeit. In dieser Publikation werden Schwerpunkte gesetzt und versucht, eine Verknüpfung zu einzelnen theoretischen Ansätzen herzustellen und das Interesse zu wecken, sich mit Themen und Schwerpunkten weiter zu beschäftigen und sie – auch im Sinne von ständiger Aktualisierung des Wissens – zu vertiefen. Im Unterricht werden diese Grundlagen durch weiteres fachliches Wissen, Informationen, Unterlagen und entsprechende didaktisch-methodische Aufbereitungen erweitert.

Berufliche Bildung setzt die Bereitschaft voraus, sich auf einen Entwicklungsprozess einzulassen. Dieser Prozess kann und darf zu keiner Zeit als abgeschlossen betrachtet werden. Deshalb können die einzelnen Bausteine und theoretischen Ansätze nur Anregungen geben, sich mit den unterschiedlichen Thematiken und Problemstellungen wieder zu befassen und andere Informationsquellen sowie erweiternde Literatur heranzuziehen. Ein zentraler Aspekt dabei ist es, das pflegerische Wissen mit den Erkenntnissen anderer Disziplinen zu vernetzen und in diesem Zusammenhang das eigene Verstehen zu festigen.

Die Weiterbildung in der psychiatrischen Pflege schafft grundsätzlich zwar kein neues Berufsbild, trägt aber dazu bei, das eigene berufliche Selbstverständnis zu stärken und selbstbewusst zu vertreten. Außerdem will die Weiterbildung die Absolventen befähigen, sich mit ihrem spezifischen pflegerischen Wissen und Handeln gleichberechtigt mit anderen Berufsgruppen gemeinsam in die psychiatrische Versorgung einzubringen und die Arbeit zum Wohl der Betroffenen zu gestalten.

Wenn sich die Pflege mit ihren spezifischen Aufgaben gleichberechtigt einbringen will, muss sie sich mehr den unterschiedlichen Tätigkeitsfeldern in der psychosozialen Versorgung stellen und ihren Beitrag nicht nur im stationären Rahmen verdeutlichen, ausbauen und ihr eigenes Leistungsangebot einbringen. Dazu können auch die in der Weiterbildung geforderten berufspraktischen Anteile Anregung geben und genutzt werden.

Die berufspraktischen Einsätze während der Fachweiterbildung können weiter dazu beitragen, über den eigenen Tellerrand zu sehen und zu erfahren, in welchem Setting, mit welchen Arbeitsformen und Rahmenbedingungen jeder einzelne Pflegende zurechtkommt und welche eher zu verwerfen sind. Eine regelmäßige Rotation halten daher Pflegende nach der Weiterbildung für erstrebenswert, da dies dem einzelnen Pflegenden ermöglicht, mit einem distanzierten Blick und neuen Anregungen ausgestattet zu werden und dies in die Praxis einzubringen. Diese Erfahrungen können dazu verhelfen, dass die Pflege in ihrem Handeln flexibel, beweglich sowie innovativ ist und bleibt.

Durch ein breites Handlungsspektrum können Pflegende mit der Belastung, welche die Arbeit in der Psychiatrie zeitweise mit sich bringt, besser umgehen und die notwendige Distanz halten, die es bei aller Zugewandtheit ermöglicht, sich nicht in das psychische Geschehen hineinziehen zu lassen, selbst weitgehend stabil zu bleiben und dadurch die Wirksamkeit von Pflege zu erhöhen. Diese Sicht und die daraus

resultierenden Erkenntnisse führen zu Fragen, die wiederum im beruflichen Kontakt in einer kontinuierlichen Fortbildung bearbeitet werden können und müssen.
Das bedeutet folgerichtig aber auch, dass sich die psychiatrische Pflege mehr den untersuchenden oder forschenden Fragen stellen muss. Wenn man akzeptiert, dass Forschung dem Erwerb und der Vermehrung von Wissen auf einem bestimmten Gebiet durch systematische Untersuchungen dient, wird die Notwendigkeit einer praxisorientierten Forschung keiner mehr bestreiten. Auch dies ist ein Ziel von Weiterbildung: sich mehr mit Wissenschaft und Forschung in der Pflege auseinander- und Ansätze davon umzusetzen.
Es wäre zu wünschen, dass Pflegende regelmäßig und vermehrt aus der Praxis Forschungsfragen und Untersuchungsbedarf an die Hochschulen geben. Auf diese Weise könnten die Ergebnisse der Praxis überprüft, zum Wohl des psychisch kranken Menschen und seiner Umgebung genutzt, daraus neue Konzepte entwickelt und diese Forschungsgrundlagen als Basis des Handelns eingesetzt werden.
In diesen wenigen Ausführungen wird aus meiner Sicht deutlich, wie vielfältig und spannend der Beruf der Pflege und besonders die Pflege in der Psychiatrie ist. Dass die psychiatrische Pflege auf der einen Seite eine Selbstständigkeit und Autonomie in ihren theoretischen Grundlagen, in der Ausübung des Berufes geschaffen hat, zeigt die Praxis. Dass es darüber hinaus weiterhin darum gehen muss, den theoretischen Hintergrund auszubauen, wird an sozial-, gesundheits- und sozialpolitischen Veränderungen deutlich. In der psychiatrischen Versorgung ist im Alltag die Verwobenheit und das Aufeinander-angewiesen-Sein auf andere Berufsgruppen deutlich. Deshalb braucht eine umfassende Betreuung, Begleitung und Behandlung von psychisch kranken Menschen qualifizierte, engagierte und menschlich kompetente Pflegende!
Dass ich dieses Buch schreiben konnte, verdanke ich vielen Menschen und fachlichen Gremien. Inhaltliche Grundlagen ergaben sich jedoch insbesondere durch die Weiterbildungsteilnehmerinnen und -teilnehmer in den Lehrgängen Fachpflege in der Psychiatrie in Wunstorf, beim Berufsfortbildungswerk des DGB in Frankfurt/Main und jetzt am Klinikum der Johann Wolfgang Goethe-Universität in Frankfurt am Main, den Studentinnen und Studenten der Fachhochschule Frankfurt am Main, die den Schwerpunkt „Pflegesituationen bei psychischen Erkrankungen“ wählen und weiteren Teilnehmerinnen und Teilnehmern von Fort- und Weiterbildungen, in denen ich unterrichte. Wichtige Anregungen sind auch im Austausch innerhalb des Arbeitskreises Pflege in der Deutschen Gesellschaft für Soziale Psychiatrie (DGSP) zu sehen und in meiner Mitarbeit im Aus-, Fort- und Weiterbildungsausschuss in der DGSP. Psychiatrie-Erfahrene und Angehörige haben mir insbesondere vermittelt, dass Schwierigkeiten und Fragestellungen im psychiatrischen Arbeitsfeld komplex, sensibel und im Zusammenhang vieler unterschiedlicher Gesichtspunkte zu betrachten sind.

„Wenn das Leben keine Vision hat, nach der man strebt, nach der man sich sehnt, die man verwirklichen möchte, dann gibt es auch kein Motiv, sich anzustrengen.“ (Erich Fromm)

Offenbach, im Dezember 2004

Hilde Schädle-Deininger

Inhaltsverzeichnis

Abbildungsliste

A 400	U. Bazlen, T. Kommerell, N. Menche und die Reihe Pflege konkret, Urban & Fischer Verlag
A400–117	P. Schweitrig, Stuttgart. In Verbindung mit der Reihe Pflege konkret
J660	MEV Verlag GmbH, Augsburg
J669	Digital Stock, USA
K103	H. v. Heydenaber, München
K157	W. Krüper, Bielefeld
K183	E. Weimer, Würselen
N323	C. Müller, Geretsried
N334	A. Marten, Kirchsahr
O148	K. Skodda, Hannover
V099	Dan Produkte Pflegedokumentation GmbH, Siegen
V225	Photo-CD-Archiv Studio Dieter Schleifenbaum, Hamburg

Alle Zeichnungen wurden angefertigt von Frau Henriette Rintelen.
Die Comics sind von Florian Schädle-Deininger.

Servicebereich

Literaturtipps

Am Ende jeden Kapitels befinden sich Literaturtipps – Bücher, mit denen das gerade gelesene Wissen vertieft werden kann.
Weitere Literatur und Zeitschriften zur vertieften Recherche hat die Autorin Hilde Schädle-Deininger für Sie zusammengestellt – und sie wird die Tipps regelmäßig aktualisieren. Die Literaturliste finden Sie als PDF zum Download im Internet – wie es geht? Siehe unten!
P. S. Die von der Autorin verwendete Literatur ist im Literaturverzeichnis aufgelistet.

Downloads im Internet

Liebe Leser,
als besonderen Service bieten wir Ihnen einen eigenen Download zu „Fachpflege Psychiatrie". Sie können im Internet folgende Zusätze zu dem Buch herunterladen:

- Weitere Literaturtipps, die regelmäßig aktualisiert werden
- Die Schlüsselqualifikationen, die Pflegende in der Psychiatrie benötigen, insbesondere Teilnehmer der Fachweiterbildung
- Anregungen zu weiteren Leistungen und Leistungsnachweisen für die Fachweiterbildung Psychiatrie.

Wie kommen Sie zu den Downloads? Einfach ins Internet auf www.elsevier.de/3-437-27120-2 gehen und auf **Download-Bereich** klicken.
Exklusiv für unsere Leser ist folgender Benutzername und folgendes Passwort:
Login Fachpflege
Passwort Weiterbildung

Viel Spaß beim Surfen!

1 Ausgangspunkte zur Weiterbildung Fachpflege in der Psychiatrie

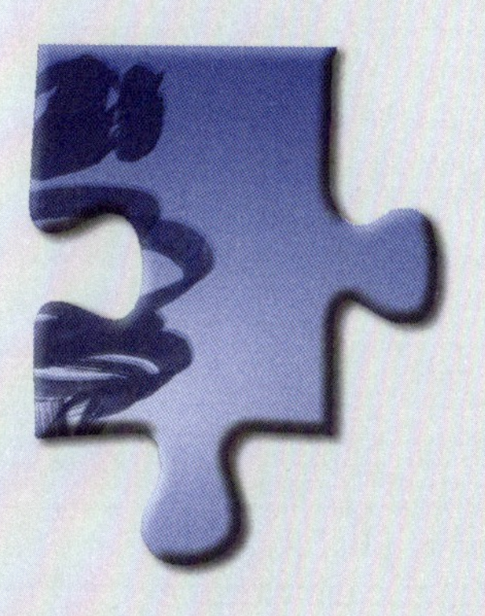

1 Ausgangspunkte zur Weiterbildung Fachpflege in der Psychiatrie

1.1 Einleitung

„Man kann einen Menschen nichts lehren. Man kann ihm nur helfen, es in sich selbst zu entdecken.“ (Galileo Galilei)

Die Weiterbildung zur Pflegeexpertin[1] in der Psychiatrie erfordert umfassendes Wissen und vor allem die Entwicklung eigener Haltungen und Standpunkte. Dieses Buch soll ein möglichst umfassendes fachliches Wissen, verschiedenste Aspekte der psychiatrischen Versorgung und ein breit gefächertes Spektrum an Handlungsmöglichkeiten der Pflege in der Betreuung und Begleitung psychisch kranker Menschen bieten. Ziel der Weiterbildung zur Fachpflege für Psychiatrie ist der Erwerb eines theoretisch und praktisch fundierten Fachwissens und dessen Umsetzung in der täglichen Arbeit mit Betroffenen, anderen Berufsgruppen und Angehörigen. Wichtig erscheint hierbei die Professionalisierung der Pflege, sowie die Identität mit der Psychiatrie und das notwendige vernetzte Wissen in Einklang zu bringen. Gerade in der psychiatrischen Arbeit stellt das multiprofessionelle Zusammenwirken und die daraus resultierende Ergänzung verschiedener Blickwinkel zu einem gemeinsamen Ganzen, einen zentralen Bestandteil der Behandlung dar. Das grundsätzliche Interesse am Menschen, die Bereitschaft eigenes Handeln zu reflektieren und Neues auszuprobieren sind gute und wichtige Voraussetzungen im Weiterbildungsprozess.

Differenzierte Handlungsmöglichkeiten zu erlernen und den spezifischen Beitrag der Pflege in der Gesamtbehandlung von psychisch kranken Menschen zu erweitern, zu begründen, zu festigen und in pflegerisches Handeln umzusetzen, ist Teil dieses Prozesses. Pflegeexperte zu sein, bedeutet für sein pflegerisches Handeln Verantwortung zu übernehmen für selbst ergriffene und zugeschriebenen Zuständigkeiten und Aufgaben.

[1] Im Text wird sowohl die weibliche als auch die männliche Form verwendet, der besseren Lesbarkeit willen in der Regel entweder die eine oder die andere; es sind jedoch stets beide Geschlechter gemeint.

Im Hinblick auf die veränderte Situation im Gesundheitswesen wird es auch in der psychiatrischen Pflege in Zukunft darauf ankommen, dass sie sach- und fachkompetent, wissenschaftlich fundiert durchgeführt wird und auf die anstehenden Veränderungen vorbereitet ist. Frühzeitige Rehabilitation, der Ausbau ambulanter und komplementärer Dienste, sowie die Orientierung am Hilfebedarf des einzelnen zu pflegenden Menschen, ist schon seit langem eine Forderung von Pflegenden. Aktuell bedeutet das, sich mit den aus veränderten Versorgungs- und Finanzierungsstrukturen resultierenden Konsequenzen zu befassen und pflegerische Konzepte zu entwickeln.

Qualifizierte psychiatrische Pflege beinhaltet, sich mit gesundheits-, sozial- und psychiatriepolitischen Gegebenheiten zu befassen, diese kritisch zu hinterfragen und in das berufliche Handeln zu integrieren. Fachweiterbildungsinhalte müssen fortlaufend aktualisiert und den veränderten Bedingungen angepasst werden.

„Leben heißt denken und handeln, denken und handeln aber heißt verändern.“ (James Allen)

Bemerkung

- Die Verknüpfung von Theorie und Praxis ist ein zentrales Anliegen von Fort- und Weiterbildung und kann am besten mit Hermann Hesses Worten verdeutlicht werden: *„Die Praxis sollte das Ergebnis des Nachdenkens sein, nicht umgekehrt.“*
- Das bedeutet jedoch nicht, dass nicht auch aus der Praxis wesentliche Anstöße für die theoretische Arbeit kommen können, ganz im Gegenteil. Die praktische Anwendung von Theorien zeigt erst auf, ob diese für die tägliche Arbeit tauglich sind oder ob sie neuer wissenschaftlich-theoretischer Überlegungen bedürfen.
- Die Notwendigkeit der Vernetzung von Wissen wird im Laufe einer Entwicklung in der Weiterbildung zum Gegenstand individueller und gemeinschaftlicher Überlegungen bei gleichzeitiger Verdeutlichung der eigenen pflegerischen beruflichen Identität.
- Wenn durch eine Fort- und Weiterbildung gesellschaftliche Anforderungen an die Profession und deren Ausübung als Grundlage sich eingeprägt hat, die beruf-

lichen und persönlichen Ziele erreicht wurden, hat sich das Engagement aller Beteiligten, z.B. der Weiterbildungsteilnehmer, Kollegen, Vorgesetzte, Dozenten, gelohnt.

1.2 Ziele und Grundlagen der Fachweiterbildung Psychiatrie

„Man mache sich auf den Weg zu irgendeinem Ziele, es stehe uns nun vor Augen oder bloß vor den Gedanken, so ist zwischen dem Ziel und dem Vorsatz etwas, das beide erhält, nämlich die Tat, das Fortschreiten.“
(Johann Wolfgang von Goethe)
Diese Aussage hat bis heute nichts an Bedeutung verloren und ist auch im besonderen Maße für die berufliche Weiterentwicklung zutreffend.
Psychiatrische Pflege arbeitet im Wesentlichen an der Umsetzung folgender Ziele mit dem psychisch erkrankten Menschen:

- Wiederherstellung bzw. Ausbau der Beziehung zu sich selbst und zur Umgebung
- Erweiterung der sozialen Kompetenz
- Aufbau und Training alltagspraktischer Fähigkeiten
- Gestaltung von Alltag und Freizeit trotz Krankheit und/oder Behinderung (orientiert an der Lebenssituation und den ökonomischen Gegebenheiten des Einzelnen)
- Selbstbestimmung, Eigenverantwortung, Autonomie
- Erwerben von Strategien im Umgang mit Krankheit und Behinderung (Copingstrategien).

Um den einzelnen Betroffenen in seiner Krankheit zu begleiten und um mit ihm Bewältigungsstrategien zu erarbeiten, muss die Pflegende ihre persönliche Haltung und Einstellung zu diesen Zielen hinterfragen. Das bedeutet, dass Selbstwahrnehmung und Reflexion zum beruflichen Handwerkszeug der psychiatrischen Pflege gehören, durch die Überprüfung des beruflichen Alltags können Möglichkeiten und Grenzen des Handelns erkannt und neue/andere Wege ausprobiert und gegangen werden.[2]

Dazu gehört auch das Bewusstsein, dass die Arbeit mit einem Patienten nur einen Teil einer komplexen psychiatrischen Versorgung bildet. Die Zusammenarbeit mit anderen, an der psychiatrischen Versorgung beteiligten Berufsgruppen, dem Umfeld des Patienten und komplementären Einrichtungen, sind wesentliche Aspekte psychiatrisch-pflegerischen Handelns und berücksichtigten die Grundlagen und Ansprüche einer gemeindenahen Psychiatrie. Aufgaben der Forschung und Lehre, sowie neue Ergebnisse und der aktuelle Stand der Pflegeforschung müssen in die praktische Pflege mit einbezogen werden. Die theoretische und praktische Auseinandersetzung um den Stellenwert und Beitrag der Pflege soll kontinuierlicher und fester Bestandteil der gesamten Weiterbildung sein.
Die gesetzliche Regelung der Fachweiterbildungen ist zum gegenwärtigen Zeitpunkt in der Verantwortung der einzelnen Bundesländer. Dort, wo in den Ländern keine Weiterbildungs- und Prüfungsordnung existiert, gelten die Vorgaben der Deutschen Krankenhausgesellschaft (DKG-Richtlinien). In Hessen gilt beispielsweise die Weiterbildungs- und Prüfungsordnung für Pflegeberufe (WPO) vom 24. Mai 1996 mit der Ergänzung vom 08. März 1998, veröffentlicht im Gesetzes- und Verordnungsblatt des Landes Hessen.
Die Frage nach einer Modularisierung der Weiterbildungen, die Anbindung an Hochschulen und ein Zuschnitt der Weiterbildung an die Bedarfe von einzelnen Einrichtungen und deren spezifischen Aufgaben steht an und muss gezielt, aber auch mit den notwendigen Inhalten und Lernmethoden verfolgt werden.
Besondere Beachtung finden soziale, gesellschaftliche und ökonomische Aspekte aber auch Veränderungen in der Gesundheitspolitik, sowie die kontinuierliche Überprüfung des persönlichen Handelns. Ziele dabei sind[3]:

- **Weiterentwicklung sozialer Kompetenz** auf unterschiedlichen Ebenen
- **Identität** (Corporate Identity) mit der Psychiatrie und der psychiatrischen Pflege
- **Interdisziplinäre Teamarbeit,** enge Zusammenarbeit mit anderen Berufsgruppen

[2] Arbeitskreis Pflege in der Deutschen Gesellschaft für Soziale Psychiatrie (DGSP): Pflegeprofil – Grundriss psychiatrischer Pflege, Köln, 1994

[3] Schädle-Deininger, Hilde (unveröffentlicht): Curriculum Weiterbildung Fachpflege in der Psychiatrie am Klinikum der Johann Wolfgang-Goethe-Universität Frankfurt am Main, 1997 und 2003

- **Aktive Mitgestaltung** an neuen Konzepten der Berufsausübung, Transfer neuer Erfordernisse/Erkenntnisse in das berufliche Handeln
- Erlangen von **Qualifikationen** in der Mitarbeiter- und Patientenführung/-anleitung
- Aktive Beratung über fachspezifische pflegerische Inhalte für die Pflegepraxis und pädagogisches, anleitungsorientiertes Fachwissen
- Krankenpflege als **professionelle Dienstleistung**
- Der **Patient als Mittelpunkt** aller Aktivitäten, mit seiner Einzigartigkeit, seinen Bedürfnissen, Fähigkeiten und Gewohnheiten
- Pflege als **eigenständige Berufsgruppe** im Gesundheitswesen mit vielfältigen Aufgaben im Prozess des Kranksein, Gesundwerden, Gesundbleiben, Behindertsein und Sterben
- Kennen lernen von Patienten in **unterschiedlichen Lebenssituationen** (z. B. in der Wohnung, in der Klinik) in unterschiedlichem gesundheitlichem Zustand (z. B. akut krank, chronisch krank), in unterschiedlichem Alter und unterschiedlichen Versorgungsstrukturen (z. B. städtisch oder ländlich, Sucht, Forensik, Psychosomatik)
- **Gesundheitsfördernde Faktoren** der psychiatrischen Pflege erarbeiten.

Weiterbildungsziel ist die eigenständige, pflegerische Handlungskompetenz im psychiatrischen Bereich zu erweitern und ihre Anwendung in allen psychiatrischen Pflegesituationen umzusetzen.

1.3 Qualitätskriterien zur beruflichen Bildung

„Bildung dient nicht dazu, ein Fass zu füllen, sondern eine Flamme zu entzünden.“
(Heraklit)

Berufliche Bildung und eigene Persönlichkeitsentwicklung stellt eine Notwendigkeit im Pflegeberuf dar, denn fachliche und menschliche Anforderungen an Pflegende sind enorm groß. Aus diesem Grund sind qualitative Ansprüche an die Weiterbildungsstätten der Pflege von großer Bedeutung.

Merkmale der beruflichen Bildung

In das Qualitätsmanagement-Handbuch[4] der Aus-, Fort- und Weiterbildungsstätten im Klinikum der Johann Wolfgang Goethe-Universität Frankfurt am Main sind wesentliche Aspekte eingeflossen, die auf andere Fort- und Weiterbildungsstätten übertragen werden können. Einige Stichpunkte:

- **Teilnehmerorientierung:** Identitätsförderung des einzelnen Teilnehmers, Orientierung an der individuellen Person, Anknüpfung an Teilnehmerwissen, Vorwissen, Auswahl von Teilnehmern, das inhaltliche und praktische Angebot
- **Einbindung von Personen aus Praxisfeldern:** identitätsstiftend, leitende Personen einbeziehen → fördert Kommunikation
- **Kultur zur Sicherung des Transfers:** Fähigkeit zum vernetzten Denken, was wird in der Praxis umgesetzt, regelmäßige Besprechungen über Vernetzungsfragen, Verbesserung der Arbeitsprozesse, Wirkung in der Praxis, veränderte Anforderungen, Reaktion darauf
- **Anwendungsergebnis:** Endqualifikation, Erreichen von Schlüsselqualifikationen und Kompetenzen, fachliche Anwendung, Output
- **Erwartungen der Teilnehmer:** vor und nach der Weiterbildung, „Vor- und Nachtests“, Standortbestimmung, Befragungen, Aktualisierung
- **Entscheidungsfähigkeit fördern:** fordern und fördern der Teilnehmeraktivitäten, Förderung von Selbstorganisation, Befähigung zum selbstständigen Erarbeiten von Inhalten, Problemorientiertes Lernen
- **Fremddozentenbegleitung:** Vorgespräch, Hospitation, Nachbereitung, Bewertung, pädagogische Unterstützung
- **Fremdevaluation:** Einschätzung durch Teilnehmer und andere Kunden, Außenstehende, Audits
- **Auseinandersetzung über Probleme der Lehre:** Reflexion von Lehrveranstaltungen, Aktualität der Lerninhalte, Lernzielkataloge, Einbeziehung der Veränderungen in Praxis
- **Einblick in soziale Strukturen und Prozesse:** gesundheits- und sozialpolitische Relevanz des Berufes, Aufzeigen von Kooperationsbeziehungen, Veränderungen in der Praxis, Umsetzen von Erkenntnissen, Umsetzen aus professioneller Sicht

[4] Klinikum der Johann Wolfgang Goethe-Universität Frankfurt am Main (unveröffentlicht): Qualitätsmanagement-Handbuch, Aus-, Fort- und Weiterbildungsstätten (Hilde Schädle-Deininger, Qualitätsmanagementbeauftragte im Bereich AFW), 2003

- **Kontinuierliche Begleitung, Beratung und Beurteilung der Weiterbildung:** Rückmeldung an den einzelnen Teilnehmer, was bringt die WB, rechtzeitige Information
- **Qualitätssicherungssystem der Weiterbildungsstätte:** Kooperationsmöglichkeiten, inhaltliche und zeitliche Verknüpfung verschiedener Fächer, Modularisierung, Entwicklung eines Qualitätsmanagementsystems und eines dauerhaften Qualitätsgedankens
- **Qualifikation der Mitarbeiter/Lehrenden:** Fach-, Sach-, personale und soziale Kompetenz, Personalführung und Motivation der Lernenden, Wahrnehmung der Verantwortungs- und Leitungsfunktion, „Besprechungs- und Streitkultur", eigene Fort- und Weiterbildung, Unterstützungs- und Konfliktmanagement, Strukturaspekte wie Sachmittelverwaltung und Vertretungsmanagement
- **Erfassung inhaltlicher und pädagogischer Anforderungen:** Handlungskompetenz, Reflexionskompetenz, Selbstbewertung, Orientierung an wissenschaftlichen und neuen Konzepten/Erkenntnissen.

1.4 Ausgewählte berufspolitische Aspekte

„Der Mensch ist von Natur ein nach der staatlichen Gemeinschaft strebendes Wesen – ein zóon politikón." (Aristoteles)

Der Anspruch der Pflege, sich zu einer eigenständigen Fachdisziplin zu entwickeln und sich von den bisher dominierenden Denkstrukturen der Medizin abzuheben, erfordert strukturierte, fundierte, wissenschaftliche Grundlagen und eine Weiterentwicklung, vor allem in den Bereichen der Aus-, Fort- und Weiterbildung, der Pflegewissenschaft und Forschung.

Die Diskussionen um die Aus- und Weiterbildung in der Pflege haben in den letzten Jahren zu keinem befriedigenden Ergebnis geführt, obwohl in verschiedensten Fachgremien grundsätzlich Einigkeit über die Notwendigkeit einer Ausbildungsreform bestand. Ob das seit 01.01.2004 in Kraft getretene Gesetz der Gesundheits- und Krankenpflege die Lösung bringen wird, bleibt abzuwarten, wahrscheinlich aber nicht. Gertrud Stöcker[5] kommt zu dem Schluss, dass das neue Krankenpflegegesetz nicht ausreiche, um von der unabdingbar notwendigen Reformierung der pflegeberuflichen Bildung abzulenken. Sie sei nach wie vor indiziert, denn im Wesentlichen werde der für die Pflege typische Sonderweg (in Bildung und Bezahlung) seit 100 Jahren bildungs- und berufspolitisch fortgeschrieben.

Die grundsätzliche Akademisierung der Pflege, also die Grundausbildung an Hochschulen anzugliedern, ist durch das Gesetz (vorerst) vom Tisch. In den nächsten Jahren wird sich dieses Gesetz auch auf die Weiterbildungen und Fachweiterbildungen in der Pflege auswirken (müssen). Ziel ist es, Modelle zu erproben, die eine zukunftsfähige Pflegeausbildung entwickeln und anbieten, um in Pflegeberufen eine Identität zu schaffen und die Fachkompetenz weiter auszubauen und zu vereinheitlichen.

In der psychiatrischen Pflege bleiben die Anforderungen an die Qualifikation der einzelnen Mitarbeiter beispielsweise gleich, egal ob dies über die Weiterbildung von Ländergesetzen, über Schwerpunktsetzungen in einer verlängerten Grundausbildung oder über ein weiterführendes Zusatzstudium geregelt wird.

Nach Margot Sieger[6] erschließen sich die Ziele der Pflege aus der Auseinandersetzung zwischen gesellschaftlichen Anforderungen und dem durch die Pflegekraft erhobenen Bedarf an Hilfe in den Lebenssituationen, in denen die eigene Kompetenz des betroffenen Menschen, dessen eigene Kräfte nicht ausreichen, um Gesundheitsprobleme sowie körperliche und psychische Einschränkungen zu bewältigen. Diese Orientierung bestimmt Inhalte und Fertigkeiten in der (psychiatrischen) Pflege. Dadurch wird deutlich, dass vor diesem Hintergrund Ziele und Interventionen der Pflege auf die jeweils spezifischen und individuellen Situationen und Probleme der jeweiligen Person ausgerichtet sein müssen. Dies gilt im besonderen Maße für die psychiatrische Pflege.

Gleichzeitig ist zu bedenken, dass psychiatrische Pflege von vielen Einflüssen geprägt und deshalb unterschiedlich ausgeübt wird. Sowohl historische Faktoren, als auch vorgegebene Ver-

[5] Stöcker, Gertrud: Wie innovativ ist das neue Krankenpflegegesetz? in: Die Schwester/Der Pfleger, 8/2003, Bibliomed Melsungen

[6] Sieger, Margot (Hrsg.): Pflegepädagogik – Handbuch zur pflegeberuflichen Bildung, Verlag Hans Huber Bern, 2001

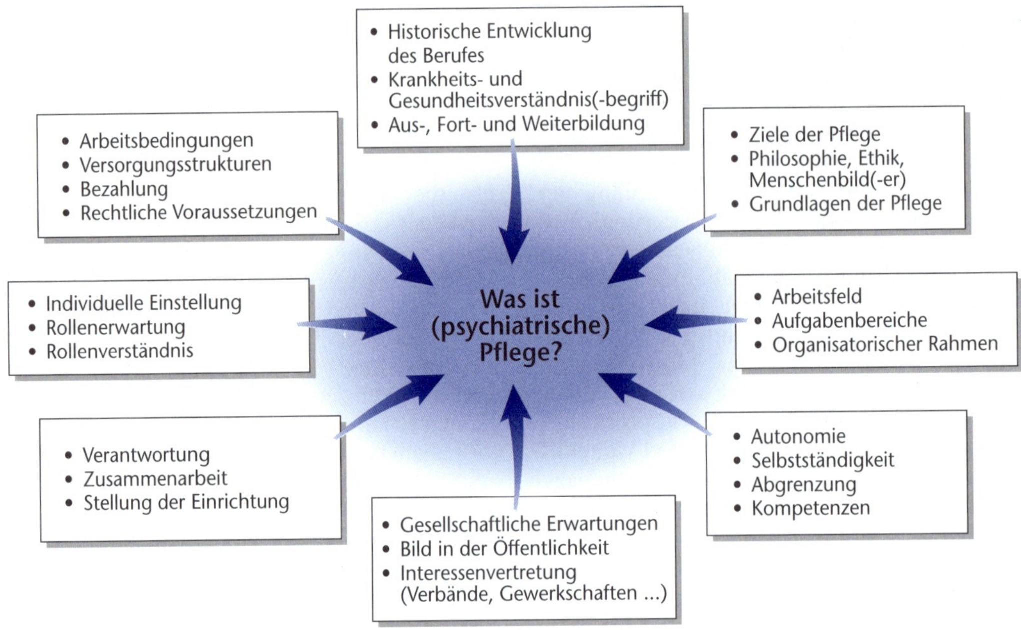

Abb. 1.1: Einflüsse auf das Berufsbild Pflege.

sorgungsstrukturen der Psychiatrie-Enquete[7] und der Expertenkommission der Bundesregierung[8], als auch philosophische und ethische Wertvorstellungen in der Rollenausübung, im Gesundheits- und Krankheitsverständnis spielen eine wichtige Rolle. Das Arbeitsfeld des Einzelnen, gesellschaftliche Erwartungen und das öffentlichen Ansehen der Pflege beeinflussen das Berufsbild maßgeblich.
Anforderungen der Gesellschaft, störende und verstörte Menschen fernzuhalten und zu „heilen", spielen in der psychiatrischen Pflege eine besonders große Rolle. Die ordnende Funktion der Psychiatrie bringt somit auch Verletzungen der Persönlichkeitsrechte von Menschen mit sich und ist immer eine Gratwanderung, Menschenrechte und das Grundgesetz nicht gravierend zu verletzen. Dem Umgang mit Macht und Gewalt muss dabei eine genaue Beachtung zukommen.

[7] Bericht zur Lage der Psychiatrie in der Bundesrepublik Deutschland (Psychiatrie-Enquête), Bundesdrucksache 7/4200

[8] Empfehlungen der Expertenkommission der Bundesregierung zur Reform im psychiatrischen und psychotherapeutischen Bereich Bonn, 1988

Pflege im gesellschaftlichen Spannungsfeld

„Wer nicht weiß, wo er hin will, darf sich nicht wundern, wenn er woanders ankommt."
(Mark Twain)

Pflege ist nicht unabhängig von gesellschaftlichen und politischen Strömungen und wissenschaftlich vorherrschenden Meinungen zu sehen und auszuüben.

Problemfelder in der Pflege
nach Birgit Panke-Kochinke[9]

Pflege als integraler Bestandteil einer gesellschaftlichen Entwicklung, gekennzeichnet durch deren Konflikte, z. B. demographische Entwicklung, Rückgang der Geburtenzahlen, Integrationsmöglichkeiten in der Gesellschaft, Massenarbeitslosigkeit, Ungleichheit der finanziellen Ressourcen, Lücken im System der sozialen Sicherung, individualisierte Lebensformen, Bildungschancen und -konzepte, Ausgrenzung von abweichendem Verhalten, Minderheiten.
Gesundheitspolitik hinsichtlich von Gesundheitsvorsorge und -fürsorge, Verbesserung der

[9] Panke-Kochinke, Birgit ☞ Fußnote 10

gesundheitlichen Lage in der Bevölkerung als eine der grundsätzlichen Aufgaben in den Pflegeberufen, Zunahme einer mangelnden Solidarität, fehlender Normen und Werte.
Die Ausrichtung der Krankenversorgung an einer Marktkonkurrenz und marktwirtschaftlichen Kriterien erschweren die Rahmenbedingungen der Pflege und widersprechen an manchen Stellen der ethischen Berufsauffassung.
In der Pflegeausbildung muss der Ambivalenz der gesellschaftlichen Entwicklung Rechnung getragen werden.
Gesellschaftliche Realität befindet sich im Spannungsfeld zwischen kulturellen Werten und strukturellen Bedingungen.
Fehlende fundierte Analyse der gegenwärtigen gesellschaftlichen Strukturen aus der künftige Berufs- und Handlungsfelder der Pflegeberufe abgeleitet werden können.
Professionalisierung bringt unweigerlich auch die Anpassung an eine moderne Marktwirtschaft und Ökonomisierung.
Die deutsche Pflegelandschaft kann nur im Zusammenhang mit der zunehmenden Globalisierung gesehen werden. Sowohl im Hinblick auf die Europäische Gemeinschaft oder auf weltweite Anforderungen, wie die wirtschaftlichen, gesellschaftlichen und politischen Bedingungen und Zusammenhänge definiert werden.
Gleichzeitig erscheint es besonders wichtig, dass sich die Pflege ihrer geschichtlichen Herkunft, ihres menschlichen Hintergrunds und Ursprungs bewusst ist. **Fürsorgliche Zuwendung und Anteilnahme** ist als Grundhaltung die Basis von Fachwissen und pflegerischen Techniken. Eine auf **humanistischen** Grundsätzen basierende **Pflege** ist gekennzeichnet durch Wertschätzung, Förderung der Eigenständigkeit und Autonomie dessen, der Hilfe und Pflege in Anspruch nimmt. Sie verpflichtet sich zur Verantwortung und Menschlichkeit im täglichen beruflichen Handeln.

1.5 Pädagogische Grundlagen und didaktische Ansätze

„Nichts ist praktischer als eine gute Theorie.“ (Kurt Lewin)
Eine Analyse der historischen und zeitgenössischen Dimensionen des Berufsbildes Pflege sei unter didaktischen Gesichtspunkten für eine **Praxisdisziplin,** wie die Pflege, unabdingbar, um ihren eigenen Standort im Spannungsfeld theoretischer Modelle und berufsbildender Maßnahmen in emanzipatorischer Hinsicht zu betrachten und zu erforschen, betont Birgit Panke-Kochinke.[10] **Handlungsorientierung** und **Theorie-Praxis-Verknüpfung** stehen deshalb im Mittelpunkt der Fachweiterbildung. Konkretes Handeln wird in den Kontext beruflicher Situationen gestellt. So können der individuelle Pflegebedarf eines Menschen erfasst und Interaktionsstrukturen im Handeln erkannt werden. Eine partnerschaftliche Arbeitsweise zwischen Pflegekraft und Betroffenem entsteht und die Pflegesituation wird in einem erweiterten Zusammenhang gesehen (z. B. persönliches Umfeld, Angehörige). Vielfältige **Vernetzungen von bereichsspezifischem Wissen** und die Anwendung kognitiver Strategien, die sich bewährt haben und erinnert werden, sind die Folge (vgl. Mandl/Friedrich, 1992[11]).
Alle Fächer werden deshalb nach Prinzipien der **Erwachsenenbildung** auf der Basis einer **handlungsorientierten und kommunikativen Didaktik** vermittelt. Die aktive Einbeziehung der Teilnehmer im Sinne einer **berufsbezogenen Selbsterfahrung** und unter Anwendung aller diesen Prozess begünstigenden Lehr- und Lernformen bildet eine weitere Grundlage. Im Unterricht und in der praktischen Anleitung werden fächerübergreifende Pflegeprobleme und Situationen aufgegriffen und bearbeitet. Methoden der Reflexion werden in Fallbeispielen und exemplarischen Situationen besprochen, Lösungsansätze gesucht und erprobt. Unterstützend werden im Unterricht erlebte Pflegesituationen integriert, eigene Handlungen hinterfragt und zur Diskussion gestellt und durch neues Wissen korrigiert und erweitert. Was didaktisch in lebenspraktischer Hinsicht gelernt und gelehrt wird, fordert und fördert eine reflexive Haltung. Reflexion ist die Fähigkeit, eigene Erkenntnis zu überdenken und sich selbst eine Position des Beobachters zu begeben, um sich vor zu großer Selbstsicherheit zu schützen und lernfähig zu bleiben.

[10] Panke-Kochinke, Birgit: Fachdidaktik der Berufskunde Pflege, Verlag Hans Huber Bern, 2000
[11] Mandl, Heinz; Friedrich, Helmut F. (Hrsg.): Lern- und Denkstrategien – Analyse und Interventionen, Einführung – Verlag Hogreve Göttingen, 1992

aus der Perspektive von ...	weg von ...	hin zu ...
Fachweiterbildungsteilnehmern	unzusammenhängendem Faktenwissen und isolierten Fertigkeiten	reflektiertem Erfahrungswissen und Integration des Wissens von Betroffenen und Angehörigen
Praxisanleitern und Lehrern	isoliertem Vormachen und informierendem Lehrverhalten	Unterstützenden, an einzelnen komplexen Pflegesituationen orientierter Lernbegleitung
Pflegeexperten/ Pflegepraktikern	der wenig theoretisch vernetzten Praxisarbeit	vernetztem Denken zwischen Theorie-Praxis, theoretischen und praktischen Begründungen
Patienten	der wenig personenzentrierten Pflege und Funktionspflege	einer am Bedarf und den Bedürfnissen des Einzelnen orientierten Bezugspflege
Pflegedirektoren	der wenig differenzierten Aufgabenstellung von weiterqualifizierten Mitarbeitern	spezifischen Aufgabenstellungen und Einfordern der Anwendung des erworbenen Wissens und der Fertigkeiten

Tab. 1.1: Pädagogische Diskrepanz im Ist-Soll-Vergleich.

Drei Formen des Handelns

Die Reflexion des eigenen Handelns ist Teil der Tätigkeit psychiatrisch Pflegender. Die drei Formen des Handelns, formuliert von Renate Schwarz-Goavaers, sollen spezielle Hilfestellungen zur Reflexion des eigenen Handelns anbieten[12]:

- **Stillschweigendes Wissen in der Handlung/ Situation** (‚tact-knowing-in-action'): Unreflektierte berufliche Routine, welche in gewohnten Situationen mit bekannten Problemen spontan funktioniert. Denken und Handeln sind noch nicht getrennt, deshalb sind Pflegende oft nicht in der Lage, dieses Wissen verbal auszudrücken.
- **Reflexion in der Handlung/Situation** (‚reflection-in-action'): Nachdenken geschieht im Handlungsablauf und setzt viel Routine voraus. Ausgangspunkt ist oft eine Überraschung oder Unzufriedenheit, die unmittelbar in der Situation entsteht. Es werden Vergleiche mit ähnlichen Situationen angestellt und dadurch Handlungslösungen oder neue Erkenntnisse sichtbar. Praktiker sind besonders erfolgreich, wenn sie diese Fähigkeiten besitzen.
- **Reflexion über die Handlung/Situation** (‚reflection-over-action'): Nachdenken über die Handlung geschieht nach dem Handlungsablauf. Dies erfordert die Fähigkeit, sich von eigenen Handlungen zu distanzieren und ‚wie von außen' über sie nachzudenken. Wissen wird analysierbar und veränderbar, was die Veränderung von Schemata und Glaubenssätzen erleichtert. Diese Fähigkeit ist ein wichtiges Merkmal ‚professioneller Kompetenz', da das hinter der professionellen Tätigkeit stehende Wissen kommunizierbar und kritisierbar wird.

Handlungskompetenzen

Fachliche, **soziale** und **persönliche Kompetenz, Reflexionsfähigkeit**, situative Wahrnehmung, Gesprächsbereitschaft und der Austausch mit anderen zählen zu den zentralen beruflichen **Handlungskompetenzen.** Fehlertoleranz fördert Lernbereitschaft und -fähigkeit (vgl. Schneider et al.)[13].

Dies ist zentraler Bestandteil psychiatrischer Pflege und muss deshalb auch Mittelpunkt der Weiterbildung sein. Gleichzeitig ist eine multiprofessionelle Vernetzung von großer Bedeu-

[12] Schwarz-Govaers, Renate in: Koch, Veronika: Bildung und Pflege, 2. Europäisches Osnabrücker Kolloquium, Verlag Hans Huber Bern, 1999

[13] Schneider, Kordula; Brinker-Meyendriesch, Elfriede; Schneider, Alfred: Pflegepädagogik für Studium und Praxis, Springer Verlag Berlin, 2003

tung für das Gelingen einer Theorie-Praxis-Verknüpfung und die Umsetzung in das alltägliche Handeln. Was dies in Abwandlung der Ausführungen von Renate Schwarz-Govaers[14] in einem Ist-Soll-Vergleich bedeutet, zeigt Tabelle 1.1.
In der Weiterbildung müssen unterschiedliche Sichtweisen von theoretischen Ansätzen und Orientierung an der Praxis zur Anwendung kommen. Theoretische Aspekte werden deshalb kontinuierlich angepasst und weiterentwickelt.

Rahmenbedingungen für Lernprozesse
Folgende Erkenntnisse werden zu Grunde gelegt:
Der Mensch speichert Wissen zu 10% durch Lesen, 20% durch Hören, 30% durch Sehen, 50% durch Hören und Sehen, 70% durch Selbst-Sagen und 90% durch Selbst-Tun. Lerntypen und Lehrtypen sind von entscheidender Bedeutung:

- **Visuell** = über Anschauung, z.B. Anschauungsmaterial, Bilder, Modelle
- **Psychomotorisch** = über aktives Tun, z.B. lernen über Medien, üben, ausprobieren, handeln
- **Kognitiv** = begrifflich-verbal, über Begriffe, z.B. Bücher, graphische Darstellungen, Symbole.

Im Alltag angewendete Lernmodelle sind
- **Lernen und Gedächtnis** aus hirnbiologischer Sicht (Vester)[15]
- **Reiz-Reaktions-Lernen und Instrumentelles Lernen** (Lewin)[16]
- **Reiz-Reaktions-Lernen** (Pavlow)[17]
- **Lernen durch Versuch und Irrtum** (Thorndike)[18]
- **Lernen** durch Beobachtung bzw. **am Modell**, sozial kognitive Lerntheorie (Bandura)[19].

Lernprozesse lassen sich auch als Grundlage psychiatrisch-pflegerischen Handelns verwenden und in einzelnen Pflegesituationen umsetzen. Dadurch wird dem Betroffenen und seinen Angehörigen ermöglicht, Nutzen aus der Pflege zu ziehen.
Lernbereiche können aus Lernmodellen abgeleitet und angewendet werden. Nach Hannelore Joskus, Georg Pech und Friedhelm Woecht[20] werden die in Tabelle 1.2 dargestellten Lernbereiche (die der Fachweiterbildung angepasst und verändert sind) unterschieden.

Lernbereich	Beispiele
Wissen, Kenntnisse, Informationen, Denken, Verstehen (wissensmäßig – kognitive Ebene)	Fachweiterzubildende wissen, kennen, erfahren, analysieren, beurteilen, eignen sich an, sprechen aus, sehen, hören, ...
Gefühle, Bedürfnisse, Wahrnehmung, Bereitschaft, Einstellungen, Werthaltungen (gefühlsmäßig – emotionale Ebene)	Fachweiterzubildende nehmen wahr, erkennen, reagieren, werten, äußern, ordnen, sprechen offen aus, beziehen Standpunkte, setzen sich damit auseinander, es wird ihnen bewusst, ...
Begegnung, Umgang, Gespräch, Verhalten (kommunikative Ebene)	Fachweiterzubildende nehmen Kontakt auf, tauschen Erfahrungen aus, reagieren spontan, nehmen Rollen ein, sprechen offen miteinander, helfen mit, ...
Praktisches Tun und Handeln (praktische Ebene)	Fachweiterzubildende lernen Bewegungsabläufe, Fertigkeiten, gliedern, ordnen, üben, entwerfen, ...

Tab. 1.2: Unterscheidung von Lernebenen in der Weiterbildung.

[14] Schwarz-Govaers, Renate in: a.a.O.
[15] Vester, Frederik: Leitmotiv vernetztes Denken, Heine Verlag München, 1985
[16] Lewin, Kurt: Lexikon der Psychologie, Band 2, Sektrum Akademischer Verlag Heidelberg, 2001
[17] Pawlow, Iwan Petrowitsch: Lexikon der Psychologie, Band 3, Sektrum Akademischer Verlag Heidelberg, 2001
[18] Thorndike, Edward Lee: Lexikon der Psychologie, Band 4, Sektrum Akademischer Verlag Heidelberg, 2001
[19] Bandura, Albert: Lernen am Modell, Klett Cotta Verlag Stuttgart, 1976

[20] Josuks, Hannelore; Pech, Georg; Woecht, Friedhelm (Hrsg.): Praxisanleitung in der Intensiv- und Anästhesiepflege – Grundlagen, Methodik, Pflegestandards, Schlütersche Hannover, 2002

1.5.1 Grundformen des Lehrens

Die Umsetzung der Lerninhalte erfolgt im Unterricht durch unterschiedliche Lehr- und Lernformen, um Lernprozesse auf beiden Seiten – auf der des Lehrenden und auf der des Lernenden – anzustoßen. Die Einsicht in das Wesen der Lernvorgänge erlaubt es dem Lehrenden, sein Handeln und Unterrichten den psychologischen Gegebenheiten und Lernerfahrungen der Lernenden anzupassen. Daraus erschließen sich viele Möglichkeiten der didaktischen Umsetzung. Hans Aebli[21] unterscheidet zwölf Grundformen des Lehrens.

Kreativität und Phantasie sind beim Unterrichten notwendig, das bedeutet, Flexibilität und die Fähigkeit Perspektiven zu verändern, um bestmögliche Rahmenbedingungen zu schaffen und den unterschiedlichen Lehr- und Lernpersönlichkeiten annähernd gerecht zu werden. Dafür eignen sich am besten Formen des erarbeitenden Unterrichts.

[21] Aebli, Hans: Zwölf Grundformen des Lehrens, Klett Cotta Verlag Stuttgart, 1983

Allgemeine Didaktik

- **Erarbeitender Unterricht:** Hierbei stellt der Lehrende Fragen und lässt so die Erklärung erarbeiten. Dies ist die schwierigste Form des Unterrichtens und setzt voraus, dass der Lehrende die gesamte sachliche Struktur des Themas im Kopf hat.
  Für die Weiterbildungsteilnehmer bedeutet dies Lernen durch Zuhören, Denken und Antworten.
- **Entdeckendes Lernen:** Lernende entwickeln eigene Erklärungen von Phänomenen, erkunden und entdecken neue Denkwege, definieren Probleme einzelner Themen, dabei ist das Aufzeigen von Wegen wichtiger als die Lösung der Aufgabe.

Form (nach Hans Aebli)	**Bedeutung**
Erzählen, Referieren	Fördert die sprachlichen Fertigkeiten, Kommunikation, Bedeutungsinhalte des Sprechers, Anpassung an die Kenntnisse
Vorzeigen, Nachmachen	Beobachtung (dadurch Handlungen lernen), Möglichkeit des Nachahmens, wirksame und unwirksame Vorbilder
Anschauen, Beobachten	Wahrnehmen, Komplexität der Auffassungsmöglichkeiten, komplexe Handlungen
Lesen	Textverarbeitung, Zusammenfassen, Einprägen und Wiedergabe von Texten
Texte verfassen, schreiben	Schreiben (ein Handwerk, das man lernen kann), Darstellung von Sachverhalten, Aufbau und Darbietung eines Textes
Aufbau einer Handlung erklären	Handlungsfolgen, Handlungsmöglichkeiten, Handlungsschemata, Struktur; Handeln lernen, verinnerlichen, verstandenes Handlungswissen
Aufbau einer Verfahrens erklären	Von der Handlung zum Verfahren zum Tun und Verstehen, verinnerlichen, automatisieren, strukturieren
Aufbau eines Begriffs erklären	Begriffe bilden, durcharbeiten und anwenden, Sachzusammenhänge erkennen, analysieren
Lernprozess umfasst Problemlösung	Problemlösendes Aufbauen, Gestaltungsprobleme erfassen, Lernmotivation durch Problembewusstsein, Fragenentwickelnde Anleitung, Prinzip der minimalen Hilfe, selbstständiges Problemlösen, Kreativität, Widerspruch
Lernprozess umfasst Durcharbeiten	bewegliches (mobiles) Denken und Handeln, Verstehen des Handelns, Veränderungen einbauen, Handlungspläne

Tab. 1.3: Lernformen im Unterricht.

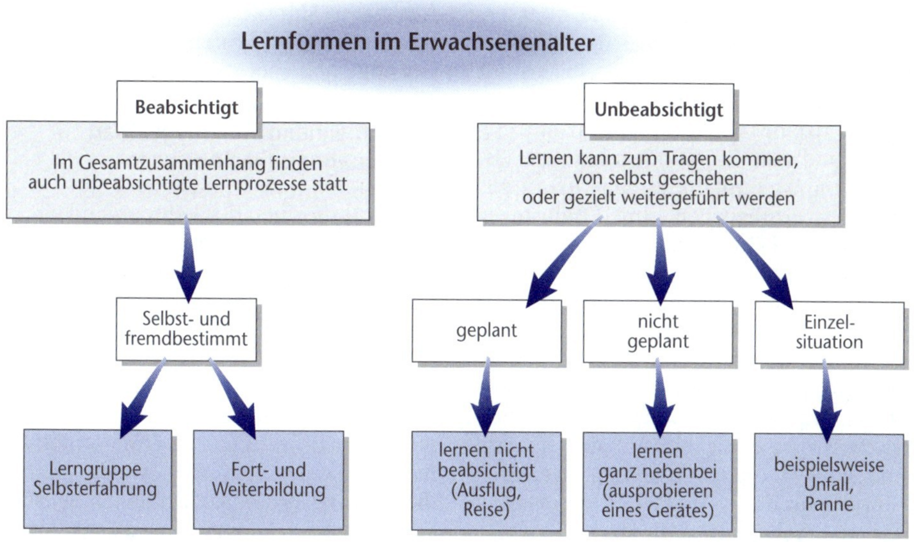

Lernformen im Erwachsenenalter

Beabsichtigt

Im Gesamtzusammenhang finden auch unbeabsichtigte Lernprozesse statt

Selbst- und fremdbestimmt

Lerngruppe Selbsterfahrung

Fort- und Weiterbildung

Unbeabsichtigt

Lernen kann zum Tragen kommen, von selbst geschehen oder gezielt weitergeführt werden

geplant

nicht geplant

Einzel-situation

lernen nicht beabsichtigt (Ausflug, Reise)

lernen ganz nebenbei (ausprobieren eines Gerätes)

beispielsweise Unfall, Panne

Abb. 1.2: Lernformen im Erwachsenenalter.

Für die Weiterbildungsteilnehmer bedeutet dies Lernen durch selbstständiges Denken und Problemlösen.

Lernen im Erwachsenenalter geschieht beabsichtigt und unbeabsichtigt, selbst- und/oder fremd organisiert, geplant oder ungeplant oder als Nebenprodukt.

1.5.2 Unterrichtsmethoden

Unterrichtsmethoden oder methodische, didaktische Modelle des Unterrichtens ermöglichen einen abwechslungsreichen Unterricht.

Göttinger Katalog[22] (Didaktische Methoden)

- Arbeitsunterricht = Gruppenunterricht
- Disputation = Disput, Debatte
- Erkundung = Ausflug, Besuch, Exkursion
- Fallmethode = Fallstudie
- Famulatur = Assistenz, Volontariat
- Fernunterricht = Fernkurs, Fernstudium
- Frontalunterricht = darbietender Unterricht
- Individualisierter programmierter Unterricht = computerunterstützter Unterricht
- Individueller Lernplatz = Lernecke, Selbstlernplatz
- Kleingruppen-Lerngespräch = Gruppengespräch, Gesprächsrunde
- Lernausstellung = Ausstellung, Messe
- Lerndialog = dialektisches Gespräch, Dialog
- Lernkabinett = Lerninsel
- Lernkonferenz = Kongress, Tagung
- Lernnetzwerk = (berufliche) Organisationen und Fachzeitschriften
- Lernprojekt = Vorhaben, Projekt und Lernende
- Simulation = Spiel
- Tutorium = Lernen durch Lehren, Lernhelfersystem
- Vorlesung = Vortrag, Referat, Ansprache, Lesung, Rede, Medien
- Werkstattseminar = Workshop, Werkstatt durch den Austausch und die Beteiligung des Einzelnen.

Lernfeldorientierung

Die berufliche Situation hat sich verändert. Von verschiedenen gesellschaftlichen und gesellschaftspolitischen Gremien wird vorhergesagt, dass Menschen in Zukunft in mindestens drei bis vier Berufen im Laufe ihres beruflichen Lebens tätig sein werden. Diese Entwicklung macht auch nicht vor der Pflege halt. Unsere Gesellschaft entwickelt sich zunehmend mehr zu einer Dienstleistungsgesellschaft und in der

[22] http://www.hausarbeiten.de/(Zugriff am 30.09.2003)

Folge werden immer neue Dienstleistungsbereiche eröffnet und notwendig. Die Theorie-Praxis-Verknüpfung spielt aus diesem Grunde eine immer größere Rolle, vor allem die Übertragbarkeit einzelner Situationen und ihre Bewältigungs- und Handlungsmöglichkeiten. Der Unterricht von Weiterbildungsteilnehmern soll deshalb diesen ermöglichen, ihre Erfahrungen einzubringen, ihr Handeln zu reflektieren und sie auf ähnliche Pflegesituationen zu übertragen. Die Schaffung Fächer übergreifender Lernfelder im theoretischen Unterricht und in den berufspraktischen Einsätzen während der Weiterbildung, ermöglicht es Praxisaufgaben zu formulieren und zu erarbeiten, aber auch die Vernetzungen zwischen den einzelnen Tätigkeitsfeldern im Sinne einer Gesamtversorgung psychisch kranker und behinderter Menschen in Bezug auf den eigenen Arbeitsplatz zu verdeutlichen und entsprechende Kompetenzen auszubauen.

„**Lernfelder** sind didaktisch begründete, schulisch aufbereitete Handlungsfelder. Sie fassen komplexe Aufgabenstellungen zusammen, deren unterrichtliche Bearbeitung in handlungsorientierten Lernsituationen erfolgt.“ (vgl. Bader und Schäfer, 1998)[23]

[23] Bader, R.; Schäfer, B.: Lernfelder gestalten – vom komplexen Handlungsfeld zur didaktisch strukturierten Lernsituation, in: Die berufsbildende Schule 7–8/1998 (Seite 229–234), Institut für Berufspädagogik Magdeburg

Berufliche Handlungskompetenzen sind wichtige Merkmale, die sich daraus entwickeln und das alltägliche berufliche Handeln bestimmen.

Zusammenhang von Pflegealltag und pädagogischen Ansätzen

Die Grundformen des Lehrens sind eine wichtige Grundlage für Aufgaben der pflegebezogene Psychoedukation, Weitergabe von Informationen, pflegerischer Beratung und Einübung von alltäglichen Fertigkeiten und Fähigkeiten. Bei diesen Ansätzen verfolgen Pflegende das Ziel, den Betroffenen dabei zu unterstützen, selbst kompetenter und selbstbewusster im Umgang mit seiner Erkrankung bzw. mit seinen Gesundheitsproblemen zu werden. Weitere Aspekte, wo die Bildungsgrundlagen nützlich sein können, sind Angehörigen und dem sozialen Umfeld des Patienten Hilfen anzubieten, die Störungen besser zu verstehen, sie einzuordnen und sich entsprechend einzubringen bzw. abzugrenzen. Aufgaben der Prävention, der Vor- und Nachsorge stellen eine weitere Verknüpfung dar. Empowermentkonzepte, Casemanagement und Gesundheitsförderung als wichtige Bestandteile einer zeitgemäßen (psychiatrischen) Pflege leisten einen wichtigen Beitrag in der psychosozialen Versorgung bzw. im Gesundheitssystem. Bei diesen pflegerischen Aufgaben geht es, wie in der Pädagogik, darum, dem Gegenüber Hilfestellung zu geben, Dinge auszuprobieren, Neues zu entdecken, Bewährtes zu festigen und

Kompetenz	Merkmal
Soziale Kompetenz	Gruppenarbeit mit spezifischen Aufgaben, Teamarbeit, Exkursionen, Projekte
Personale Kompetenz	Selbstreflexion, Kollegiale Beratung, unterschiedliche Reflexionsverfahren
Fachliche Kompetenz	Fächerübergreifende Themen und Unterricht, berufspraktische Anteile
Kommunikative Kompetenz	Kommunikative Ebenen anwenden, sich verbal und nonverbal mit anderen austauschen, Gesprächsführung
Methodenkompetenz	Praxisaufgaben, exemplarische Anwendungen von unterschiedlichen theoretischen Ansätzen
Lernkompetenz	Entwickeln von unterschiedlichen individuellen Lerntechniken und Lernstrategien, erschließen von Informationsquellen

Tab. 1.4: Pädagogische Methoden zur Entwicklung berufliche Handlungskompetenzen.

den Gesamtrahmen zu überprüfen, gegebenenfalls anzupassen oder sich von unbrauchbaren Denk- und Verhaltensweisen zu trennen oder aber auch die vorhandenen Ressourcen zu nutzen und auszubauen.
Gesundheitsförderung ☞ 3.8

1.6 Schlüsselqualifikation oder „Was braucht ein Pflegeexperte?"

„Etwas zu lernen ist ein sehr schöner Genuss, und etwas wirklich zu können ist die Quelle des Wohlbehagens."
(Novalis)

1.6.1 Definition Schlüsselqualifikation

Unter Schlüsselqualifikationen versteht man eine Möglichkeit der Weiterentwicklung von Kompetenzen, Fähigkeiten, Einstellungen und Strategien, die dabei helfen, Probleme zu lösen, neue Kompetenzen zu erwerben und sie in Verbindungszusammenhang von Wissen im Alltag und im sozialen Umfeld anzuwenden. Damit verbunden ist das Interesse am eigenständigen Lernen und der Verbesserung der eigenen Lernprozesse durch Erkenntnisse, Reflexion, Flexibilität, Fähigkeit zur Kommunikation und Zusammenarbeit, zum kreativen Denken und zur Entwicklung einer klaren Haltung. Voraussetzung dafür ist eine Haltung, die den einzelnen Menschen als Ganzes wahrnimmt, respektiert und auch bereit ist, das eigene Menschenbild und seine Berufsausübung zu überprüfen und zu reflektieren. Aufbauend auf dem Wissen aus der Ausbildung erfolgt in jeder (pflegerischen) Weiterbildung das Vertiefen, Überprüfen und Erweitern des pflegerischen und fachspezifischen Wissens, sowie eine Erweiterung der theoretischen und praktischen Qualifikation im jeweiligen Fach- und Funktionsbereich. Die (Weiter-)Entwicklung von Kompetenzen, die Entfaltung von Personen-, Selbst-, Fach-, Sach- und Methodenkompetenz, die Fähigkeit zur Selbstreflexion, zur kritischen Auseinandersetzung, zur Kooperation, Koordination, Kommunikation und Kontinuität in der täglichen Arbeit ist dabei genauso entscheidend, wie die Befähigung hypothetisch zu denken. Theoretische Ansätze einzubeziehen und in Handeln umzusetzen, pflegerische Probleme zu identifizieren, zu analysieren, gleichzeitig die Selbstbestimmtheit und Autonomie des einzelnen auf Pflege angewiesenen Menschen zu fördern, haben zentrale Bedeutung. Krisen- und Konfliktmanagement im Umgang mit Patienten/Klienten, Angehörigen, Kollegen, anderen Berufsgruppen und Institutionen gehören zu einer fachlich qualifizierten Arbeitsweise, ebenso wie die Mitwirkung an der Gesamtbehandlung und die Fähigkeit zur Teamarbeit. Die Berücksichtigung von ökonomischen und ökologischen Aspekten sollte selbstverständlicher Bestandteil beruflichen Handelns sein.
Gesundheitsförderung und Prävention, Fertigkeiten zur Beratung und Vorbeugemaßnahmen, das Kennen der Versorgungsstrukturen gehören zu den wichtigen Unterrichtsinhalten. Die Mitwirkung an der Entwicklung des Berufsbildes und Kenntnisse über jeweils aktuelle gesundheitspolitische und sozialpolitische Rahmenbedingungen erleichtern Inhalte und Fortschritt in der Pflege zu beeinflussen. Die Kenntnis der aktuellen Themen der Pflege, die Mitarbeit in Gremien, Arbeitsgruppen und der Besuch von Fortbildungen sind weitere Bestandteile der Veränderung und Aktualisierung des Wissens.

1.6.2 Psychiatrisch-pflegerische Qualifikationen

Psychiatriespezifische Qualifikationen sind laut dem Arbeitskreis Pflege in der Deutschen Gesellschaft für Soziale Psychiatrie (DGSP)[24]:
- allgemeine Arbeitshaltung,
- theoretisch-fachliche Kenntnisse,
- deren konsequente Anwendung in der Praxis,
- Fähigkeit mit anderen Berufsgruppen und Institutionen zusammenzuarbeiten, Teamfähigkeit.

Selbst wenn eine Pflegekraft diese vier wesentlichen Punkte erfüllt, würden z. B. Psychiatrie-Erfahrene und Angehörige psychisch kranker Menschen noch nicht zwingend von guter psychiatrischer Pflege sprechen, die sie erleben und dass sie sich von der Pflegeperson angenommen fühlen. Psychiatrische Pflege ist von Empathie geprägt, die sich zwar wahrnehmen, jedoch weder verordnen noch messen lässt.

[24] Deutsche Gesellschaft für Soziale Psychiatrie e. V. (DGSP) Arbeitskreis Pflege: Pflegequalität in der Psychiatrischen Versorgung – soweit sie sich messen läßt, Köln, 1996

Grundhaltungen als Qualitätsmerkmal

Die Qualität der pflegerischen Arbeit wird entscheidend von der **Grundhaltung** der Pflegenden geprägt.

- In der psychiatrischen Pflege stehen die **Begegnung mit und die Begleitung von** Menschen im Vordergrund, die in ihrer Person als Ganzes von einer psychiatrischen Erkrankung betroffen sind.
- Die Bereitschaft **den Anderen zu achten und wertzuschätzen** und ihn in seiner Einzigartigkeit wahrzunehmen bildet die Basis jeder Begegnung und erfordert die Wahrung der allgemein gültigen Werte und Normen, der Grundrechte, die Achtung vor dem Leben und der Würde des Menschen.
- **Reflexion und Selbstwahrnehmung** ist berufliches Handwerkszeug. Psychiatrisch Pflegenden ist bewusst, dass ethische, moralische und an bestimmte Normen gebundene Haltungen und Vorstellungen das eigene Verhalten und die Wahrnehmungen beeinflussen. Dies gilt auch für Patienten und Angehörige und findet Berücksichtigung in der psychiatrischen Arbeit.
- Psychiatrisch Pflegende **bedenken und bewerten den Einfluss der eigenen Biografie** auf ihr Reflektieren und Handeln, aber auch die des Betroffenen und der Angehörigen, sowie soziale Faktoren.
- Psychiatrisch Pflegende sind sich **über ihre anvertraute Macht und ihren möglichen Missbrauch** im Klaren und gehen gewissenhaft damit um.
- Die Beziehung zum Patient/Klient steht im Mittelpunkt psychiatrischer Pflege; eine Pflegefachkraft **geht bewusst die Beziehung ein und gestaltet sie** professionell und aktiv zum Nutzen des psychisch kranken Menschen. Sie nimmt unterschiedliche Rollen ein, übernimmt je nach Situation die Verantwortung für den psychisch Kranken oder gibt sie an ihn zurück.
- Jede Begegnung löst bei allen Beteiligten Emotionen aus; psychiatrisch Pflegende **nehmen eigene und fremde Gefühle ernst** und verhalten sich gezielt, kritisch und reflektierend.
- **Wissen und Erkenntnisse** werden in den beruflichen Alltag einbezogen, auch im Zusammenhang mit der Geschichte ihres Berufes.
- Psychiatrisch Pflegende sind in der Lage, **Möglichkeiten und Grenzen ihres Handelns zu erkennen,** Fehler zu entdecken, zu korrigieren, zu vermeiden und wissen, dass sich Fehler nicht vollständig verhindern lassen.
- Psychiatrische Pflege **orientiert sich an multiprofessioneller Teamarbeit** und versteht sich als Teil eines Ganzen in der komplexen Versorgung psychisch kranker Menschen.
- Pflegende **übernehmen die Verantwortung** für ihr berufliches Handeln und den aktuellen Stand ihrer Kenntnisse.
- Psychiatrisch Pflegende **setzen sich kritisch mit gesellschafts- und sozialpolitischen Gegebenheiten auseinander** und ziehen im Sinne der betroffenen psychisch kranken Menschen und ihres sozialen Umfeldes die notwendigen Schlüsse und handeln entsprechend.

Merkmale qualitativer Arbeit

Grundlegende Aspekte wirken sich im Alltag des pflegerischen Handelns in den unmittelbaren Merkmalen und unterschiedlichem Tätig-Sein aus. Diese bilden die Basis psychiatrisch-pflegerischen Vorgehens, nämlich Wissensvermittlung, Erziehen im pädagogischen Sinn, Beurteilen, Beraten, Innovieren, Aktualisieren und der Offenheit gegenüber Veränderungen.

Um diese Qualität umzusetzen, bedarf es eines fundierten Pflegewissens. Der Arbeitskreis Pflege in der DGSP[25] beschreibt ein vielschichtiges Pflegewissen, das sich in drei Ebenen zeigt:

- Die spezifischen Ziele, Ansatzpunkte und Zugangsmöglichkeiten psychiatrischer Pflege zum einzelnen psychisch kranken Menschen
- Pflegerisches Fachwissen
- Kenntnisse aus den benachbarten Wissenschaften.

[25] Arbeitskreis Pflege in der DGSP: Pflegeprofil – Grundriß psychiatrischer Pflege Seite 5 und 6, Köln, 1994

Merkmale	Was hat Pflege zu tun?	Was muss die Pflegende gelernt haben?	Welche persönlichen Leistungen muss die Pflegende erbringen?
Pflege erhält, regt an, vermittelt = LEHREN	• Kenntnisse und Fertigkeiten aneignen • Stellt diese in Zusammenhang beispielsweise mit der Umwelt und vorhandenen Kenntnissen • Fördert dadurch die Selbstständigkeit und das Problembewusstsein	• Umfassendes fachliches Wissen und Fertigkeiten und deren Verflochtenheit • Fähigkeiten im Vermitteln von Alltagssituationen, Gesamtzusammenhänge • Eine reflexive und selbstkritische Haltung einzunehmen	• Gewillt sein zu lebenslangem Lernen • Fähig sein zu Kooperation und Organisation • Beim Patienten den Willen zur Selbstständigkeit und Autonomie wecken • Dem Patienten ein selbstständiges Leben soweit als möglich ermöglichen
Pflege begleitet, unterstützt führt hin, hilft = ERZIEHEN (pädagogisch handeln)	• Hilfestellung bei der persönlichen Entfaltung • Unterstützung bei allen Lebensaktivitäten und bei der Alltagsbewältigung • Unterstützen beim Übernehmen von Verantwortung • Vermitteln zwischen den eigenen Bedürfnissen und den Anforderungen von außen • Aufzeigen von Alternativen	• Fachliche Kompetenz, ganzheitliche/umfassende Sichtweise, gezieltes Einsetzen von Hilfsmitteln, zielorientierte Vorgehensweise • Soziale Kompetenz, im Hinblick auf Kommunikation, Kooperation, Koordination und konstruktive Zusammenarbeit • Kritische Distanz zur eigenen Rolle • Einlassen und eingehen können auf den Gegenüber	• Zu Kontakt und Beziehung bereit sein • Vorbildfunktion wahrnehmen • Orientierung geben, Grenzen setzen und ermutigen Neues auszuprobieren • Grundrechte als Basis begreifen und verwirklichen • Die fachliche Kompetenz sinnvoll einsetzen
Pflege wertet, objektiviert Situationen und Zusammenhänge = BEURTEILEN	• Veränderungen im Verhalten beobachten • Zusammenhänge erkennen und gleichzeitig eine Haltung einnehmen, dass die „Krankheit nicht der Nabel der Welt ist“ • Die jeweilige Situation differenzieren, reflektieren, in Zusammenhang setzen zur Lebensgeschichte, Gewohnheiten, Krankheit	• Kenntnisse über Entwicklungen, Verläufe, gruppendynamische Zusammenhänge, Familie und alternative Lebensformen • Fortschritte und Veränderungen erkennen, benennen und beschreiben können • Kenntnisse über Symptome, Erkrankungen, Therapeutische Verfahren und Ansätze, alternative kreative Ansätze jeglicher Couleur	• Selbstkritik und Selbstkontrolle üben • Reflektieren, überprüfen des eigenen Tuns, auch durch Kollegen und andere Berufsgruppen und umgekehrt • Fachspezifische Kenntnisse der Pflege (Theorien, Konzepte, Techniken) und zu benachbarten Disziplinen

Tab. 1.5: Beispiele für das grundlegende Tätig-Sein in der psychiatrischen Pflege.

Merkmale	Was hat Pflege zu tun?	Was muss die Pflegende gelernt haben?	Welche persönlichen Leistungen muss die Pflegende erbringen?
Pflege gestaltet, macht kleine Schritte, leitet an, unterstützt, berät, übt = BERATEN	• Beurteilungs- und Beratungshilfen zur Verfügung stellen • Konkrete Unterstützung bei den unterschiedlichen Bedürfnissen • Weitere Schritte aufzeigen • Konkret mit/für dem/den Betroffenen in kleinen Schritten handeln • Kontinuität in der Betreuung einhalten • Unterstützung und Beratung des Umfeldes	• Kenntnisse über soziale Netze • Kenntnisse über die Umsetzung von pflegerischen Zielen • Kenntnisse über Individualität und den Zusammenhang von Person, Lebens- und Leidensgeschichte	• Vertrauen schaffen und investieren, Beziehung gestalten • Ermitteln der Bedürfnisse und des Unterstützungsbedarfs beim Betroffenen und seiner Angehörigen • Einsetzen pflegerischer Hilfeinstrumente und das Wissen um die Notwendigkeit von Fantasie in der Umsetzung von pflegerischen Zielen, bezogen auf den einzelnen psychisch kranken Menschen
Pflege bezieht Fortschritte, Neuerungen, Erkenntnisse mit ein = INNOVIEREN	• Pflegeforschung in die Berufspraxis einbeziehen • Veränderungen in der Gesellschaft wahrnehmen und Konsequenzen daraus ziehen • Einbeziehen und bearbeiten von Veränderungen in der beruflichen Praxis • Reflexion der Pflegepraxis	• Pflegewissenschaftliche Kenntnisse und Fertigkeiten anzuwenden • Theoretische Ansätze in die Praxis umzusetzen • Gesundheits-, sozial- und psychiatriepolitisches Interesse • Zusammenhänge von Pflege und anderen Disziplinen (Erziehung, Sozialwissenschaft, Medizin, Recht, Pädagogik)	• Die pflegerische Alltagspraxis und deren Aufgaben zu überdenken und im Zusammenhang mit den unterschiedlichsten Aspekten zu sehen (Behandlung, Prävention, Nachsorge, Umfeld) • Sich informieren • Verantwortung zu übernehmen und Widerstand zu leisten

Tab. 1.5: Beispiele für das grundlegende Tätig-Sein in der psychiatrischen Pflege *(Fortsetzung).*

1.7 Pflegewissen und Grundlagen pflegerischen Handelns

„Wissen nennen wir jenen kleinen Teil der Unwissenheit, den wir geordnet und klassifiziert haben." (Ambrose Bierce)

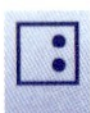

Wissen wird abgeleitet vom mittelhochdeutschen (mhd.) Wort wizzen und bedeutet soviel wie gesehen haben, sehen, erblicken, erkennen.
Wissentlich: mhd. wizzentlich: bewusst, bekannt, offenkundig.
Wissenschaft: mdh. wizzen(t)schaft: Wissen, Vorwissen, Genehmigung, ab dem

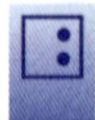

16. Jahrhundert: geordnetes, in sich zusammenhängendes Gebiet von Erkenntnissen.

Wissen, so auch pflegerisches Wissen, setzt sich aus unterschiedlichen Fragmenten zusammen, auch wenn das eigene Wissensgebiet und Erkenntnisse der **Pflegewissenschaft** und **Forschung** immer weiter ausgebaut werden. Zentrum der pflegerischen Arbeit ist die konkrete Anwendung im stationären, teilstationären, ambulanten, komplementären und häuslichen Bereich. Kenntnisse über Pflegetheorien und die Zusammenhänge mit den unmittelbar benachbarten Wissenschaften erleichtern die fachkompetente Entscheidung über pflegerische Maßnahmen. Der Einsatz pflegerischer Hilfsmittel und die Festlegung von Prioritäten können vor dem Hintergrund eines bekannten und **theoretischen Rahmens** effektiver erfolgen. Schon 1987 war die Einschätzung der **WHO zur Pflegepraxis** wie folgt:[26]

„Obgleich die in Europa von den Pflegenden geleistete Versorgung in den einzelnen Ländern inhaltlich und methodisch voneinander abweicht, gibt es eine Grundlage der Pflegepraxis, ein ihren Charakter bestimmendes Prinzip. Es handelt sich dabei um das Fundament der gegenwärtigen Arbeit und der Zukunft des Berufs. Das Wissen um diese Grundlage wird es den Pflegenden ermöglichen, ihrem Beruf eine Zukunft ihrer eigenen Wahl zu bereiten. Die Pflegepraxis ist ein Prozess der Wechselwirkung zwischen Pflegenden und Patienten, bei dem der Pflegende die Bedürfnisse des Patienten beurteilt, Ziele setzt, über die Form der Betreuung entscheidet und die Ergebnisse bewertet. In jedem Stadium dieses Prozesses versichern sich die Pflegenden der Zusammenarbeit mit dem Patienten der Gültigkeit ihrer Entscheidungen und entwickeln Strategien, die den Menschen ein so erfülltes und unabhängiges Leben wie nur irgend möglich eröffnen. Bereits jetzt gibt es dafür die unterschiedlichsten Strategien, deren Bandbreite sich in Zukunft noch erweitern wird, wenn die Pflegenden ihre Arbeit durch die primäre Gesundheitsversorgung allmählich in die Gemeinde hineintragen. Bestimmend für die gesamte Pflegepraxis sind natürlich die Situation und die den Pflegenden und Patienten in ihrer wirtschaftlichen und sozialen Umgebung offen stehenden und angemessenen Wahlmöglichkeiten."

Das setzt voraus, dass sich **Pflegewissen** an den pflegerischen Aufgaben und an deren Komplexität orientiert, den gesellschaftlichen Zweck und Kontext berücksichtigt, mehr und mehr ihre Aufgaben in Beratung und Gesundheitsförderung ausbaut und konzeptuell untermauert. Die **Grundbedürfnisse der Bevölkerung** haben sich durch Arbeits-, Lebens- und Umweltbedingungen verändert, dem muss auch die Pflege mit ihren theoretischen und praktischen Überlegun-

[26] WHO Referat Pflegewesen, Regionalbüro für Europa, Diskussionspapier zum Pflegewesen (NURS/EURO 86/3, 7344 V, Seite 4) Kopenhagen, 1987

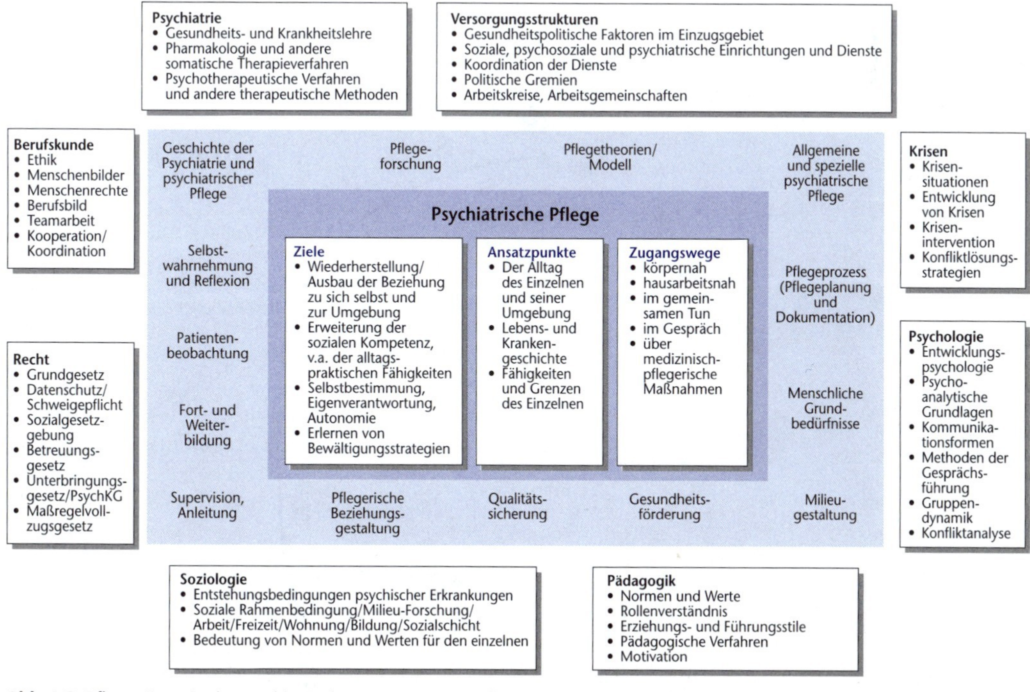

Abb. 1.3: Pflegewissen in der psychiatrischen Versorgung. Nach: Deutsche Gesellschaft für Soziale Psychiatrie e. V.

gen Rechnung tragen. Die Erwartungen von Betroffenen und Angehörigen an die Pflege stellen eine Herausforderung dar und erfordern ein Umdenken und neue innovative Konzepte und deren kontinuierliche Anpassung an veränderte Situationen. Verzahnung und Vernetzung in den Einrichtungen des Gesundheitswesens nutzen dem übergreifenden und berufsgruppenspezifischen Wissen, um einen reibungslosen Arbeitsablauf im Sinne des betroffenen Menschen zu gewährleisten und Synergieeffekte zu erzielen. **Evidenzbasierte Pflege** wird immer mehr zum Schlagwort in der Pflege. Gemeint ist die Ausübung der auf einem Fachwissen beruhenden Pflege, die dem derzeitigen Stand der Wissenschaft entspricht, also durch Forschungsergebnisse abgesichert ist und reflektiert angewendet wird. Einerseits gibt es in der psychiatrischen Pflege zu wenig Messinstrumente, Übereinkünfte im Sinne einer einheitlichen Praxis und Forschungsergebnisse, andererseits gilt es auch festzuhalten, dass **Begegnung, Kontakt, Beziehung** und deren **Gestaltung** nicht nur messbar sind, sondern auch Empathie, Zugeneigtheit und Offenheit erfordern und die Einstellung, dass Ratschläge und fertige Rezepte nicht taugen, sondern eher die Aussage vom Anfang des Buches unterstreicht:

„Man kann die Menschen nichts lehren, man kann Ihnen nur helfen, es in sich selbst zu entdecken."
(Galileo Galilei)

Wissen setzt sich wesentlich aus nicht zusammenhängendem Wissen und praktischem Erfahrungswissen zusammen, z. B. durch Beobachtung = „der gesunde Menschenverstand" und zeigt sich in informellen logischen Schlussfolgerungen. Das subjektive Wissen ist verhältnismäßig unzusammenhängend, mehr zufällig als systematisch, methodisch weniger geordnet, situationsbegrenzt, nicht zu verallgemeinern.

Durch Forschung für ein bestimmtes Gebiet erarbeitetes System von Erkenntnissen; systematisch entwickelte Methode, mit der ein fachlicher Bereich erforscht wird, bedeutet letztendlich Wissenschaft. Je komplexer die Einflüsse, die Varianten, die Interpretationsmöglichkeiten, die kausale Kette und die möglichen Effekte

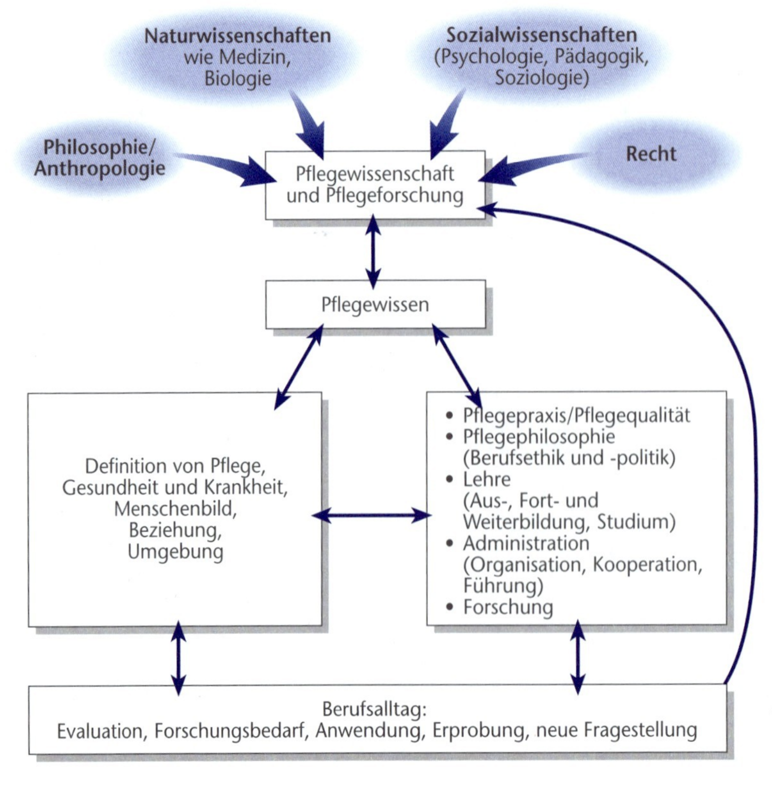

Abb. 1.4: Zusammenhänge von Pflegewissen und nahe stehende Disziplinen.

unserer Handlungen, desto höher ist die Wahrscheinlichkeit, dass wir systematisch erarbeitetes, methodisch geordnetes und allgemeingültiges Wissen, also wissenschaftlich fundiertes Wissen brauchen.
In Deutschland existiert bisher wenig psychiatrische Pflegeforschung, international gibt es viel Wissen zur psychiatrischen Pflege, im Wesentlichen Forschungen zu den Bereichen:

- **Störfaktoren wie Aggressionen und Gewalt,** z. B. Gewaltausübung von Pflegenden, Evaluation von Trainingsprogrammen zum Umgang mit aggressiven Patienten, Beziehung zwischen psychiatrischen Diagnosen und Aggressionen bei Patienten.
- **Ethische Fragestellungen,** z. B. im Zusammenhang mit Gewalt und Aggressionen, im Zusammenhang mit Autonomie von psychisch kranken Menschen, ethische Unterschiede zwischen Ärzten und Pflegenden.
- **Interventionsmöglichkeiten von Pflege,** z. B. biologische und pharmakologische Aspekte der psychiatrischen Pflege, vor allem aber auch psychotherapeutische Verfahren aus dem nordamerikanischen Sprachraum.
- **Pflegediagnosen,** Einschätzungsinstrumente in Bezug auf pflegerelevante Information bei psychiatrischen Erkrankungen.

Die Aufgaben der Pflegeforschung, vor allem mit Blick auf die Pflege in der Psychiatrie, bedürfen dringend vieler Anstöße und deren Umsetzung. Die Pflegepraxis muss mehr ermutigt werden, ihren Forschungsbedarf bezüglich der Wirksamkeit psychiatrisch-pflegerischen Handelns anzumelden, in dem z. B. von einzelnen Arbeitsplätzen Fragen an die Hochschulen gestellt werden, um Pflege mehr zu begründen, neue Konzepte in der Praxis zu evaluieren. Vordringlich sind nicht nur quantitative Forschungsansätze, sondern qualitatives Wissen um die Wirkung beispielsweise von Milieu, Beziehungsgestaltung und längerfristiger Betreuung.

Aufgabe an die Praxis
Jede Institution/Station/Einrichtung stellt drei Fragen pro Jahr, die aus der Sicht der pflegerischen Mitarbeiter wissenschaftlich bearbeitet werden sollten.
„Die Praxis braucht die Theorie, ebenso wie die Theorie ohne die Praxis nicht existieren kann.“
(Hilde Steppe)

1.8 Allgemeine qualitative Maßstäbe pflegerischer Arbeit

„Mit Qualität hat man immer Erfolg. Die Frage ist, ob man ohne Qualität Erfolg haben kann.“
(Hanns Joachim Friedrichs)

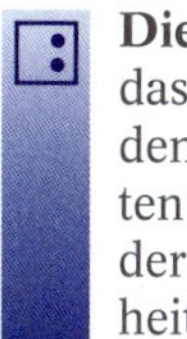

Die WHO definiert Qualität: „Qualität ist das Maß von Übereinstimmung zwischen den gesetzten Zielen und der durchgeführten Pflege. […] Qualität ist das Maß, worin der zu erzielende Gewinn in der Gesundheit mit einem minimalen Gebrauch von Mitteln in die Tat umgesetzt wird.“

Allgemein bedeutet Qualität die Übereinstimmung mit definierten Anforderungen, das Einhalten vorgegebener Normen. Mitte der sechziger Jahre wurde Qualität als Grad der Übereinstimmung zwischen zuvor formulierten Kriterien und der tatsächlichen Leistung definiert (Donabedian, 1966)[27]. Der Duden beschreibt Qualität als Beschaffenheit, Eigenschaft, die charakteristischen Eigenschaften [einer Sache, einer Person].[28] „Qualität ist Übereinstimmung von Anweisung und Ausführung“ (Walter Mansing)[29]. Karl-Otto Bauer betont, weil Qualität sowohl messbare Eigenschaften wie subjektive Wertungen enthalte, sei sie stets dynamisch und alles andere als eine Konstante.[30] Die Joint Commission International Accreditation of Healthcare Organisations (JCIA) hat ein spezifisches internationales Qualitätsmessinstrument speziell für Gesundheitseinrichtungen entwickelt und definiert Pflegequalität als Grad, mit dem Pflege die gewünschten Ziele erreicht und die unerwünschten Resultate unter Berücksichtigung des aktuellen Kenntnisstandes reduziert.[31]

---

27 Donadebian, A.: Evaluating the Quality of Medical Care, zitiert nach: Roers, Martina et al.: MUM – Ein Pflege-Qualitätsprogramm zum Anfassen, Verlag Hans Huber Bern, 2000

28 Duden: Deutsches Universalwörterbuch, Dudenverlag Mannheim, 1989

29 Mansing, Walter (Hrsg.): Handwörterbuch der Qualitätssicherung, Urban & Schwarzenberg Verlag München, 1980

30 Bauer, Karl-Otto: Qualität als Ergebnis technischen Fortschritts, in: Biethahn, Jörg; Stadt, Erich (Hrsg.): Der Betrieb im Qualitätswettbewerb, E. Schmidt Verlag Berlin, 1982

31 Roers, Martina et al.: MUM, Verlag Hans Huber Bern, 2000

Wird nach Donabedians Basic Approaches to Assessment[32] die **Struktur-, Prozess- und Ergebnisqualität** zu Grunde gelegt, so heißt dies für die (psychiatrische) Pflege:

- **Strukturqualität** legt ihren Schwerpunkt auf den äußeren Rahmen, z. B. räumliche Bedingungen, bauliche Voraussetzungen, Aufbauorganisation im Pflegedienst und Ausrüstung mit Hilfsmitteln, Qualifikation und Quantität des Pflegepersonals und dessen Einsatz, Planstellen, tatsächlicher Stellenbedarf und Stellenbesetzung, Möglichkeiten der Fort- und Weiterbildung durch die Einrichtung und deren Nutzung.
- **Prozessqualität** ist der wichtigste Aspekt bei der Gesamteinschätzung der Qualität. Schwerpunkt liegt auf dem Ablauf der Verrichtungen und den Aktivitäten zwischen Patienten/Klienten und Mitarbeitern, z. B. Anwendung des Pflegeprozesses verbunden mit einem Pflegemodell oder Pflegetheorie, Planung und Durchführung von Pflegemaßnahmen unter Einbeziehung von Hilfs- und Arbeitsmitteln wie Standardpflegeplänen und Pflegestandards, Durchführung von Pflegevisiten, Anwendung des Bezugspflegesystems, Einbindung von Pflegeüberleitung und Zusammenarbeit mit anderen Berufsgruppen.
- **Ergebnisqualität** ist aus mehreren Perspektiven zu betrachten, z. B. aus Sicht der Patienten/Klienten/Kunden; deren Zufriedenheit mit der Betreuung, Behandlung und Unterbringung (Hotelleistung) bedeutet eine hohe Ergebnisqualität. Dazu gehören auch der Erhalt und das Erreichen einer entsprechenden Lebensqualität. Aus der Perspektive der Pflegenden beinhaltet eine hohe Ergebnisqualität eine positive Veränderung des Gesundheitszustandes des Patienten, die psychische, physische und soziale Aspekte einbezieht und in Zusammenhang mit seiner Erkrankung steht. Setzt man dies in Beziehung zur Prozessqualität, so bedeutet eine hohe Pflegeergebnisqualität, dass die Pflegeziele, welche im Rahmen des Pflegeprozesses erstellt wurden, auch erreicht worden sind.

Bezüglich der **Qualifikation von Pflege**, gibt es kaum Qualifikationen, die festgeschrieben sind, außer: die Qualifikation von Mitarbeitern und deren laufende Qualifizierung wurden in die Vereinbarungen der Qualitätsanforderungen im Pflegeversicherungsgesetz ausdrücklich für die stationäre Pflege aufgenommen. Berufsbezogene Weiterbildung und die Gewährleistung

[32] Donadebian, A.: a. a. O.

System	Erläuterung
TQM	Total Quality Management = 0-Fehler-Ansatz, umfassendes Qualitätsmanagement, Systemverknüpfung, Kundenorientierung
KTQ	Kooperation für Transparenz und Qualität im Krankenhaus, bisher noch keine Zertifizierung, Bundesärztekammer, Verband der Angestellten Krankenkassen und Arbeiter-Krankenkassen-Verband (VdAK/AEV), DKG, Deutscher Pflegerat, Ziel ist Abstimmung auf deutsche Verhältnisse, Entwicklung eines krankenhausspezifischen und freiwilligen Zertifizierungsinstrumentes, beinhaltet 85% der Joint Commission Standards
JCAHO (JCIA)	Joint Commission International Accredition of Health care Organizations, ständiger Verbesserungsprozess, Verbesserung der Weiterbildung von Mitarbeitern und des Managements, Anerkennung, Marketing, Risiko-Reduktion, international anerkannt
EFQM	European Foundation Quality Management, interne und externe Kunden, setzt viel Willen zur Veränderung voraus, sehr vielfältig beschrieben, umfassendes Modell
ISO	Internationale Standard Organisation = Ablauf-, Prozess-, Schnittstellenbeschreibung, Kontrolle ob fachgerechte Tätigkeiten ausgeführt werden können
QMK	Qualitäts-Modell-Krankenhaus, Initiatoren Helios- und Asklepios Kliniken, AOK

Tab. 1.6: Systeme und Konzepte von Qualitätsmanagement und Qualitätssicherung.

einer das fachliche Wissen ständig aktualisierenden Fortbildung ist sicherzustellen um bei „Qualifikationsdefiziten" Abhilfe zu schaffen.

Definitionen der Qualitätspolitik

EFQM betont die umfassenden Absichten und Zielsetzungen einer Organisation zur Qualität, wie sie durch die oberste Leitung formell ausgedrückt werden. Aus der Qualitätspolitik ergeben sich Qualitätsziel für das Qualitätsmanagementsystem. Deshalb müssen die Zielsetzungen und (umfassende) Absichten so konkret sein, dass sie in die Praxis umgesetzt werden können.
DIN EN ISO legt fest, dass durch eine entsprechende Steuerung die Qualitätssicherung/-politik gelenkt und festgelegt werden muss, die für den Zweck der Organisation geeignet ist, eine Verpflichtung zur Erfüllung von Normanforderungen und zur ständigen Verbesserung enthält, einen Rahmen zum Festlegen und Bewerten von Qualitätszielen bietet, den geeigneten Ebenen der Organisation vermittelt und verstanden wird und auf ihre fortdauernde Angemessenheit bewertet wird.
Nach den Bewertungssystemen **EFQM** und **KTQ** und dem Zertifizierungsmodell **DIN EN ISO** werden folgende sieben Handlungsfelder als Inhalt eines Leitbildes/einer (Unternehmens-)Philosophie gefordert:

- Präambel/Qualitätspolitik, z. B. Ziele von Fort- und Weiterbildung, Leistungsumfang
- Patienten-/Kundenorientierung, z. B. Menschenbild, Konzept/Curriculum
- Qualität/Qualitätsverbesserung, vor allem Prozessmanagement
- Mitarbeitermotivation, -führung oder -verantwortung (Kommunikation intern und extern)
- Aus-, Fort- und Weiterbildung der Mitarbeiter
- Wirtschaftlichkeit, z. B. Kostendeckung, wirtschaftliche, ökonomische Ergebnisse
- Umwelt/Mitwelt
- Evaluation (Ergebnisse von Fort- und Weiterbildung)

Qualitätssicherung und Qualitätsmanagement nehmen in der Pflege einen immer größeren Raum ein und bewirken, dass Pflege transparenter wird.
Im wirtschaftlichen und industriellen qualitativen Kontext kommen Begriffe nicht vor, die im qualitativen Miteinander von Menschen eine Rolle spielen. Entscheidend ist in diesem Zusammenhang wie sich der einzelnen Mensch als Gegenüber behandelt fühlt, also zwischenmenschliche und soziale Basisqualifikationen, die sich auf eine umfassende (qualitative) Wahrnehmung und die Kommunikation entscheidend auswirkt. Es erhebt sich in diesem Zusammenhang immer die Frage, ob menschliches Leben als Prozess standardisierbar ist und wo gerade Abweichungen menschliches Leben charakterisieren. Damit wird deutlich, dass es auf der einen Seite gut Messbares in der Pflege gibt, aber auch das weniger Messbare. Das weniger standardisiert Berechenbare ist von daher eher ethisch-philosophischer Natur, vor allem was das Bild vom Menschen und der Gesellschaft betrifft und an dieser Stelle ist der Qualitätsbegriff auch in seinem Ursprung, nämlich vor dem Hintergrund der Philosophie mehr zu betrachten.
„Das leichteste ist, was Gehalt und Gediegenheit hat, zu beurteilen, schwerer, es zu fassen, das schwerste, was beides vereinigt, seine Darstellung hervorzubringen."
(Georg Wilhelm Friedrich Hegel)

Literaturtipp

Giebing, Hannie; Francois-Kettner, Hedi; Roers, Martina; Marr, Heather: Pflegerische Qualitätssicherung, Verlag Hans Huber Bern, 1999

Heine, Rolf; Bay, Francis, B. (Hrsg.): Anthroposophische Pflegepraxis – Pflege als Gestaltungsaufgabe, Hippokrates Verlag Stuttgart, 2001

Holloway, Immy; Wheeler, Stephanie: Qualitative Pflegeforschung – Grundlagen qualitativer Ansätze in der Pflege, Ullstein Medical Wiesbaden, 1997

Käppeli, Silvia (Hrsg.): Pflegekonzepte Band 1–3 Verlag Hans Huber Bern, 1998–2000

Katz, Jacqueline; Green, Eleanor: Qualitätsmanagement – Überprüfung und Bewertung des Pflegedienstes, Ullstein Mosby Wiesbaden, 1996

Kriesel, Petra; Krüger, Helga; Piechotta, Gudrun; Remmers, Hartmut; Taubert, Johanna: Pflege lehren – Pflege managen – Eine Bilanz innovativer Ansätze, Mabuse Verlag Frankfurt am Main, 2001

Maslin-Prothero, Sian (Hrsg.): Leichter Lernen lernen – Lern- und Arbeitsmethoden für die Pflege, Verlag Hans Huber Bern, 2001

Mühlum, Albert; Bartholomeyczik, Sabine; Göpel, Eberhard: Sozialarbeitswissenschaft, Pflegewissenschaft, Gesundheitswissenschaft, Lambertus Verlag Freiburg, 2002

Peterander, Franz; Speck, Otto (Hrsg.): Qualitätsmanagement in sozialen Einrichtungen, 2. A. Reinhardt Verlag München, 2004

Städtler-Mach, Barbara (Hrsg.): Ethik im Gesundheitswesen, Springer Verlag Berlin, 1999

Schädle-Deininger, Hilde; Villinger, Ulrike: Praktische Psychiatrische Pflege – Arbeitshilfen für den Alltag, Psychiatrie Verlag Bonn, 1996

2 Pflege als Beruf

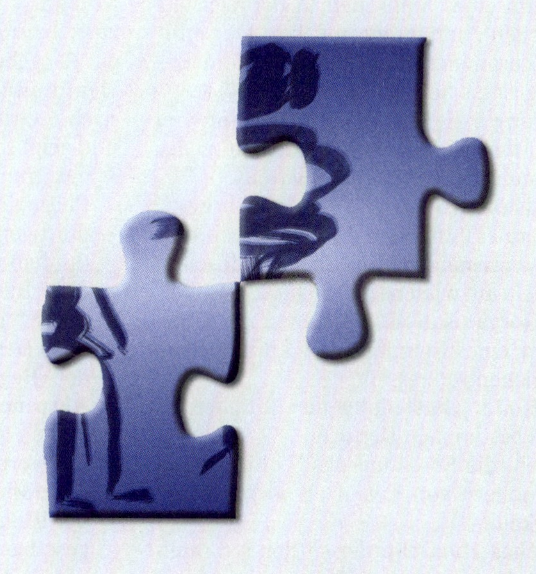

2 Pflege als Beruf

„In jedem Beruf ist der erste Schritt zum Erfolg, sich dafür zu interessieren.“
(Sir William Osler)

Beruf: zu Erwerbszwecken dauernd ausgeübte Tätigkeit: mdh. Beruof „Leumund“, die nhd. Bedeutung hat Luther geprägt, der es in der Bibel zunächst im griechischen Sinne als „Berufung“ durch Gott gebrauchte, dann auch für den Stand und das Amt eines Menschen in der Welt als göttlichen Auftrag erkannt hat. Der ethische Zusammenhang von Beruf und Berufung ist bis heute geblieben.
Berufung: die natürliche Bestimmung eines Menschen, also eine Tätigkeit zu der diese natürliche Bestimmung treibt.
Professionalisierung: die Entwicklung eines Berufes mit seinem Tätigkeitsspektrum und eigenständigem berufsspezifischen Handeln auf wissenschaftlicher Basis.
Berufsorganisation: Vereinigung Angehöriger eines Standes zur Wahrung ihrer beruflichen Interessen.
Berufsbild: Darstellung der Tätigkeit in einem bestimmten Beruf.
Pflegen: die Sorge um das Wohlbefinden und Sichern von Leben als menschliche Fähigkeit.
Ethisches Handeln: der sittliche, moralische und einwandfreie Umgang mit Normen und Werten und dessen Rechtfertigung.

Ein **Beruf** bezeichnet die hauptsächliche Tätigkeit eines Menschen, die auf dem Zusammenwirken von Kenntnissen, Erfahrungen und Fertigkeiten beruht. Pflege ist ein **eigenständiger Beruf im Gesundheitswesen** und setzt im Zusammenspiel mit anderen Berufsgruppen ihre fachliche Kompetenz zum Wohle von bedürftigen und kranken Menschen ein. Um sich gleichberechtigt in einen Prozess einzubringen und eigenständig zu handeln, ist ein spezifisches berufsbezogenes **Pflegewissen** erforderlich.
Die **Professionalität** der Pflege basiert auf dem sicheren, fachlichen und korrekten Ausüben der pflegerischen Tätigkeiten im alltäglichen Zusammenhang. Pflege als Beruf braucht eine menschliche und ethische Grundlage sowie personale, soziale und fachliche Kompetenzen. In der Ausbildung erworbenes **Grundwissen** findet in der Praxis Anwendung. Durch ständige Erweiterung dieser Basis gelangen Pflegende zu mehr allgemeinem Fachwissen, welches durch berufliche Weiterbildung, z. B. Fachpflege Psychiatrie, umfassend und fundiert erweitert werden kann.
Die grundlegenden Aufgaben der Pflege sind vom Internationalen Pflegeverband (International Council of Nurses – ICN) wie folgt in den 50er Jahren festgelegt: „Gesundheit fördern, Krankheit verhindern, Gesundheit wiederherzustellen und Leiden zu lindern“. Daraus wird ein Pflegebedarf abgeleitet.
Der Ethik-Kodex des ICN (☞ 2.2) ist die pflegerische Grundlage des beruflichen Handelns und zeigt sich in

- der grundsätzlichen **Verantwortlichkeit** der Pflegenden für Tätigkeiten, die mit hilfebedürftigen Menschen und ihrem Umfeld zu tun haben
- der Informations- und **„Rechenschaftspflicht“** gegenüber den Betroffenen und sonstigen Beteiligten sowie Kostenträgern
- der **Begründung und Zielsetzung, sowie Absprache** mit Denjenigen, die Pflege in Anspruch nehmen
- der Verpflichtung zu **wirtschaftlichem und ökonomischen Handeln**
- der Einhaltung der **Schweigepflicht** und der **gesellschaftlichen Verantwortung**
- der Wahrnehmung **präventiver Aufgaben** und gesundheitsfördernder Handlungsmöglichkeiten (☞ Tab. 2.1; Kap. 3.8)
- dem gewissenhaften Delegieren und Anleiten von Mitarbeitern oder anderen Pflegenden bzw. den **Wissensstand überprüfen**
- dem sich Pflegende ständig fort- und weiterbilden und **ihr Wissen auf dem neuesten Stand** halten.

Professionelles Handeln erfordert vor allem die Bereitschaft sich in Entwicklungsprozesse zu begeben und von Anderen zu lernen, sei es von Betroffenen, Angehörigen, Kollegen oder anderen Berufsgruppen. Kontakte herzustellen, Beziehungen aufzubauen und zu gestalten, sowie Nähe zuzulassen und herzustellen, aber auch die gebotene Distanz zu wahren sind Kriterien einer fachlich-kompetenten Pflege.
In der Ottawa Charta (☞ Tab. 2.1) wird betont, dass die Angebote die Wünsche von Individuen und sozialen Gruppen nach einem gesünderen

	Inhalte	Bedeutung für die Pflege (Beispiele)
Politik	Gesundheitsförderung in der Gesamtpolitik entwickeln	Sich für gesundheits-, sozial- und psychiatriepolitische Entwicklungen interessieren und die Interessen von psychisch kranken Menschen verdeutlichen, sowohl auf kommunaler als auch auf Bundesebene
Lebensräume	Gesunde Lebenswelten schaffen	Soziale und gesundheitliche Bedürfnisse der Bevölkerung und benachteiligter Gruppen aufgreifen und vertreten, Unterstützung und Entlastung des Lebensumfeldes von Betroffenen
Institutionen	Gesundheitsdienste neu orientieren	Kooperation, Koordination und Zusammenarbeit der unterschiedlichen Dienste und Einrichtungen unterstützen, fördern und praktizieren, allgemeine Gesundheitsdienste vor Spezialdiensten einschalten
Gruppen	Gemeinschaftsaktionen unterstützen	Selbsthilfe- und Angehörigengruppen initiieren, Integration in bestehende Gruppen fördern
Individuen	Persönliche Kompetenzen entwickeln	Die Auseinandersetzung mit Krankheit als Sinn und Bedeutung im Leben mit den Betroffenen führen, Empowerment und Krankheitsbewältigung unterstützen, Frühwarnzeichen erarbeiten

Tab. 2.1: Die fünf Handlungsebenen nach der Ottawa Charta zur Gesundheitsförderung.

Leben aufgreifen und unterstützen sollen. Das Ziel ist die Bemühung einen Wandel der Einstellungen und der Organisationsformen zu erreichen, die eine Orientierung auf die Bedürfnisse des Menschen als ganzheitliche Persönlichkeit ermöglichen. Dabei wird betont, dass die Bezugspunkte für die Gesundheitsförderung die Gesamtpolitik, die sozialen und ökologischen Ressourcen, Organisationen und Gruppen sowie der einzelne Mensch und seine personale Entwicklung sind. Im pflegerischen Bezugsrahmen umfasst dies die Person, die Pflege erhält, die Umgebung in der die Person lebt, die Einstellung zu Gesundheit und Krankheit und den Ort der Handlung (teil-/stationär, ambulant oder komplementär).

In diesem Kontext stellt sich die Frage inwieweit Pflegende von einem **pathogenetischen Ansatz** („Warum werden Menschen psychisch krank?") hin zu einem **salutogenetischen Ausgangspunkt** („Warum bleiben Menschen gesund und was schützt sie?") gelangen. Dieser Wandel führt zu **ressourcenorientiertem Denken** und **Handeln** und ersetzt defizitorientierte Fehlersuche. Hilfsangebote und die daraus resultierenden Pflegehandlungen werden sich dementsprechend gestalten, basierend auf dem Wissen von Handlungswirksamkeit. Das Arbeitsprinzip ist daher geprägt von **Bedürfnis- und Ressourcenorientierung, Selbstbefähigung, Nachhaltigkeit, Strukturentwicklung und Beachtung der spezifischen geschlechtlichen Besonderheiten.**

Daraus ergeben sich folgende elementare Aspekte des beruflichen pflegerischen Handelns:

- **Pflege ist ein eigenständiger Beruf** im Gesundheitswesen und stützt die Ausübung des Berufs auf Wissenschaft und Forschung.
- **Pflege hat ihre spezifischen Aufgaben,** die sich im notwendigen Wissen und Können von anderen Berufen unterscheiden.
- **Pflege hat einen eigenen wissenschaftlichen Hintergrund,** eine eigene wissenschaftliche Basis und bezieht die Erkenntnisse und Methoden der Sozial-, Natur- und Geisteswissenschaften mit ein.
- **Pflege ist eine Dienstleistung für die Gesellschaft,** d.h. für alle Menschen, ob krank oder gesund, für alle Alters- und gesellschaftlichen Gruppen.
- **Pflege leistet Hilfe zur Erhaltung, Anpassung und Wiederherstellung** sowohl in psychischer, physischer als auch sozialer Hinsicht beim einzelnen Menschen.
- **Pflege verantwortet** und **überprüft ihr berufliches Handeln** auf allen Ebenen.

Die Pflegekultur in einem Team wirkt sich darauf aus, wie sich eine Werteorientierung zeigt,

wie sich die gemeinsame Arbeit und Zusammenarbeit gestaltet, welche gegenseitigen Kontrollmechanismen etabliert werden und welche gemeinsame Auffassung von Pflege etabliert wird, welches Leitbild der Arbeit zu Grunde liegt und ob diese einzelnen Aspekte am kranken Menschen orientiert sind.
Für die Pflege bietet sich die Orientierung an einem ganzheitlichen und integrierten Menschenbild mit folgenden Merkmalen an:

- Der Mensch hat psychische, physische und soziale Anteile, die sich in einer Wechselbeziehung und gegenseitiger Abhängigkeit befinden.
- Der Mensch ist ein System, das ständig in Bewegung ist und sich nicht in einem statischen Zustand, sondern in einem Kontinuum zwischen den Polen gesund und krank hin und her bewegt.
- Der Mensch ist nie ganz krank und auch nie ganz gesund; es geht um das Wohlbefinden und das Erleben einer Lebensqualität.

Umfassende Pflege nimmt den ganzen Menschen wichtig und nicht nur seine Krankheit oder Defizite. **Individuelle Pflege** orientiert sich am einzelnen hilfebedürftigen Menschen und seinen Bedürfnissen. **Patientenorientierte Pflege** gestaltet die Arbeitsabläufe und organisiert so, dass der einzelne betroffene Mensch und sein Umfeld davon profitieren können.

Handlungsebenen psychiatrischer Pflege

„Handle nur nach derjenigen Maxime, von der Du zugleich wollen kannst, dass sie ein allgemeines Gesetz werde.“
(Immanuel Kant)

Handlung: Bewusste, gewählte und begründete Aktivität mit einem Ziel. Nach der Theorie des **kommunikativen Handelns** von Habermas ist dieses Handeln verständigungsorientiert, rationalen Argumenten und Einsichten innerhalb der Lebenswelt des Menschen zugänglich, strategische Ziele werden dabei vernachlässigt.
Handlungsorientierung: In Übereinstimmung mit den eigenen Gedanken und Erfahrungen zu wirken und die Ausrichtung auf die Fähigkeiten und die Bereitschaft von Menschen, systematisch oder geordnet zu handeln.

Handlungskompetenz: Die Fähigkeit eigenständig zu entscheiden und Dinge in Angriff zu nehmen.
Reflektierendes Handeln: Sein Wissen und Können in einer für sinnvoll angesehenen Situation umsetzen, bewusst wahrnehmen und in Bezug zur eigenen Person setzen.

Kommunikativ Handeln, sowohl verbal als auch nonverbal ist in der psychiatrischen Pflege das zentrale Instrument. Dabei sind die eigene Persönlichkeit und die Handlungsmotive die Basis der Zusammenarbeit und Beziehung zum psychisch kranken Menschen entscheidende Faktoren. Das aktiv ethische Handeln Pflegender zeigt sich im sensiblen Reagieren auf alltäglich Ereignisse und besonders dann, wenn sich der kranke Mensch missverstanden fühlt oder unnötig leiden muss. Pflegende wahren in solchen Situationen die Interessen des Kranken und vermitteln zwischen Umwelt und krankem Menschen.
„Bei allen Dingen liegt der letzte Maßstab für die Beurteilung nicht in den Handlungen selbst, sondern in den Motiven und Absichten der Handelnden.“
(Polyios)

2.1 Pflege und berufliche Identität

„Untrennbar von Pflege ist die Achtung der Menschenrechte, einschließlich des Rechts auf Leben, auf Würde und auf respektvolle Behandlung. Sie wird ohne Rücksicht auf das Alter, Behinderung oder Krankheit, das Geschlecht, den Glauben, die Hautfarbe, die Nationalität, die politische Einstellung, die Rasse oder sozialen Status ausgeübt […]“ (aus dem Ethikkodex des International Council of Nurses).
„Pflegerische Versorgung, Gesundheitsberatung und -erziehung sind elementare Bausteine einer jeden Gesellschaft. Jeder Mensch hat ein Anrecht auf professionelle Pflege und muss vor unsachgemäßer Pflege geschützt werden“ (aus der Berufsordnung des Deutschen Berufsverbandes für Pflegeberufe).
In unserem gesellschaftlichen Wertesystem befinden sich Berufe im sozialen, psychosozialen und gesundheitspflegerischen Dienstleitungsbereich der Versorgung und des Gesundheitswesens ohne möglichen Bildungsaufstieg an der unteren Prestigeskala. Deshalb ist die

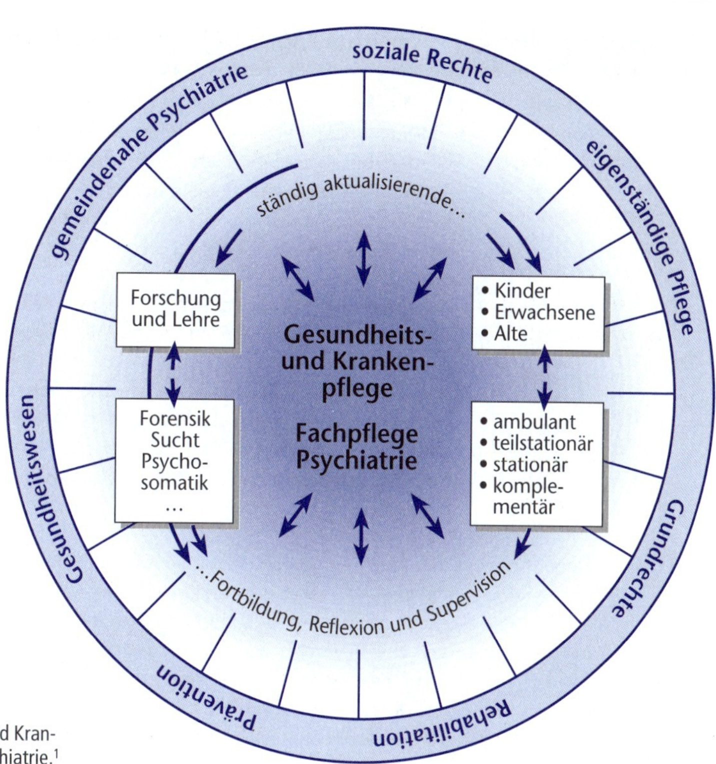

Abb. 2.1: Eigenständige Gesundheits- und Krankenpflege im Kontext der Fachpflege Psychiatrie.[1]

Durchlässigkeit der Pflegebildung im Hinblick auf die Professionalisierung von besonderer Bedeutung. Neue und erweiterte Aufgabenbereiche erfordern, dass sich die Pflege der Notwendigkeit und dem Bedarf der (psychiatrischen) Versorgung und erforderlichen Pflege stellt, sich Problemen der Gesundheitsförderung zuwendet und entsprechend ihr Handeln anpasst.
Bisher werden in der Pflege **ethisches und klinisches Wissen** getrennt betrachtet. In der **Pflegepraxis** lassen sich jedoch ethisches und klinisches Wissen nicht trennen, sondern dort zeigt sich deren Verwobenheit. Entscheidungen in der Praxis und im individuellen Handeln beruhen auf komplexer Betrachtung und bieten wichtige Leitlinien. Im alltäglichen Handeln müssen vor allem ethische Aspekte und Prinzipien bezüglich der Rechte von Patienten/Klienten und deren Autonomie geachtet und integriert werden.

Qualifikation: Im Herkunftswörterbuch wird ausgeführt: „[…] Das Substantiv Qualifikation ‚das (Sich)qualifizieren; Befähigung, Eignung; Teilnahmeberechtigung' wurde im 16. Jahrhundert – wohl unter dem Einfluss von gleichbedeutend frz. qualification, aus dem lat. qualificatio: Verfahrensweise, Art, entlehnt. Die Verwendung von ‚Qualifikation' in der Sprache des Sports im Sinne von ‚Berechtigung aufgrund bestimmter Leistungen an einem Wettkampf teilzunehmen' kam im 20. Jahrhundert unter dem Einfluss von entsprechend engl. qualification auf. […]"[2]

Um hohe Qualifikation zu erreichen, ist kontinuierliche Entwicklung im Beruf notwendig, die Benner in ihren **Stufen zur Pflegekompetenz** (☞ Tab. 2.2) aufgezeigt hat.

[1] Arbeitskreis Pflege in der Deutschen Gesellschaft für Soziale Psychiatrie e. V.: Denkanstöße zu bildungspolitischen Konzepten in der Pflege, 1989

[2] Duden, Herkunftswörterbuch, Dudenverlag Mannheim 1989

Stufe	Bezeichnung	Merkmale
1	Anfänger	Der Ausbildungsprozess beginnt damit, dass die Aufgabenbereiche von der Lehrkraft in kontextunabhängige Bestandteile und Elemente von Pflege gegliedert werden, die auch ohne Erfahrungen vom Neuling erkannt werden können und die er an vorgegebenen Regeln überprüfen kann. Schon hier zeigt sich die Überlegenheit einer kombinierten Anwendung von theoretischem Wissen und durch Erfahrung erworbener Fähigkeiten.
2	Fortgeschrittener Anfänger	Umfangreiche Erfahrungen im Umgang mit Pflegesituationen verbessern die Leistungen des fortgeschrittenen Anfängers schrittweise. Der Lernende gewinnt zunehmend mehr Erkenntnisse, worauf es bei seinen Fähigkeiten ankommt. Mit den vielen neuen pflegerischen Elementen, die der fortgeschrittene Anfänger als wesentlich für seine Fähigkeiten erkennt, fühlt er sich manchmal überfordert und erschöpft. Aufgaben und Regeln scheinen immer schwieriger zu werden. Der fortgeschrittene Anfänger erkennt nach und nach intuitiv objektive Faktoren und Elemente.
3	Kompetent Handelnde	Mit zunehmender Erfahrung wird die Anzahl von relevanten pflegerischen Elementen in einer konkreten Situation, die der Lernende jetzt erkennen kann, enorm groß. Dabei lernt der kompetent Handelnde immer mehr Prioritäten zu setzen und sich eine hierarchisch strukturierte Betrachtungsweise anzueignen. Die Beschränkung auf einige wenige möglicher relevanter Gegebenheiten und Faktoren erleichtert die Entscheidung für die Auswahl eines Planes bzw. einer Perspektive für die sich der kompetent Handelnde neue Regeln und Denkprozesse erarbeiten muss.
4	Erfahrene	Das Handeln wird erleichtert, wenn der in der Pflege ständig Lernende „ganz einfach" sieht, was zu tun ist. Dies ist mit weniger Stress verbunden als mit Hilfe von analytischen Denkprozessen aus verschiedenen oder alternativen Möglichkeiten auswählen zu müssen. Der Erfahrene hat weniger Zweifel, ob das was er tut auch das Richtige ist, wenn das Ziel klar und deutlich ist. Der engagierte erfahrene Pflegende nimmt Ziele und wesentliche Fakten wahr und handelt seinem Wissensstand entsprechend. Er verfügt noch nicht über ausreichende Erfahrungen im Umgang mit der unüberschaubaren Menge an Handlungsmöglichkeiten in einzelnen Situationen. Vor diesem Hintergrund muss der erfahrene Pflegende immer wieder auf losgelöste, an Regeln orientierte Handlungsweisen zurückgreifen.
5	Experten	Der Experte sieht nicht nur, was erreicht werden muss, sondern auch wie es erreicht werden kann, aufgrund seiner Erfahrung und seines gereiften und erprobten situationsspezifischen Differenzierungsvermögens. Wenn alles in normalen Bahnen verläuft, lösen Experten keine Probleme und treffen keine Entscheidungen. Sie tun ganz einfach das, was unter alltäglichen Umständen funktioniert und das gelingt fast immer. Der Neuling hält sich an Regeln, während der Experte sich auf seine Intuition verlässt, die als Fertigkeit vor einem theoretischen Hintergrund zu verstehen ist. Die meisten Experten handeln fortlaufend und intuitiv und denken, in Form „bewussten Denkens", nach bevor sie handeln. Die Praxis lässt sich folglich nicht nur durch Erfahrungen verbessern, sondern auch durch ein besseres Theorieverständnis, welches dass mit weniger Regeln im Handeln auskommt.

Tab. 2.2: Stufen der Pflegekompetenz nach Benner.[3]

[3] Benner, Patricia: a.a.O. Stufen zur Pflegekompetenz – From Novice to Expert, Verlag Hans Huber Bern, 1995

Benner nennt das schlussfolgernde Denken, das Neulinge, fortgeschrittene Anfänger und kompetent Pflegende bei der Anwendung und Verbesserung ihrer Theorien und Regeln anwenden, **„analytisches Denken"**. Das für Experten typische unvoreingenommene meditative Nachdenken bezeichnet sie als **„bewusstes Denken"**.

Eng damit verbunden ist die Qualität der Arbeit, die sich je nach Stufe in komplexeren oder weniger komplexen Aufgaben zeigt. Pflegeexperten sind ein Baustein. Vor diesem Hintergrund hat eine Expertengruppe im Auftrag der Robert-Bosch-Stiftung[4] **Qualitätsstufen** hinsichtlich der Bildung in der Pflege erarbeitet (☞ Abb. 2.2).

Promovierte Pflegefachpersonen, die mit der Promotion eine weiterführende Qualifikation erworben haben, sind überwiegend in der Wissenschaft beschäftigt, also in Lehre und Forschung an Hochschulen und wissenschaftsbezogenen Instituten, aber auch in Behörden oder später in Institutionen der beruflichen Selbstverwaltung.

[4] Robert-Bosch-Stiftung: Pflege neu denken – Zur Zukunft der Pflegeausbildung, Schattauer Verlag Stuttgart, 2000, Seite 52 ff.

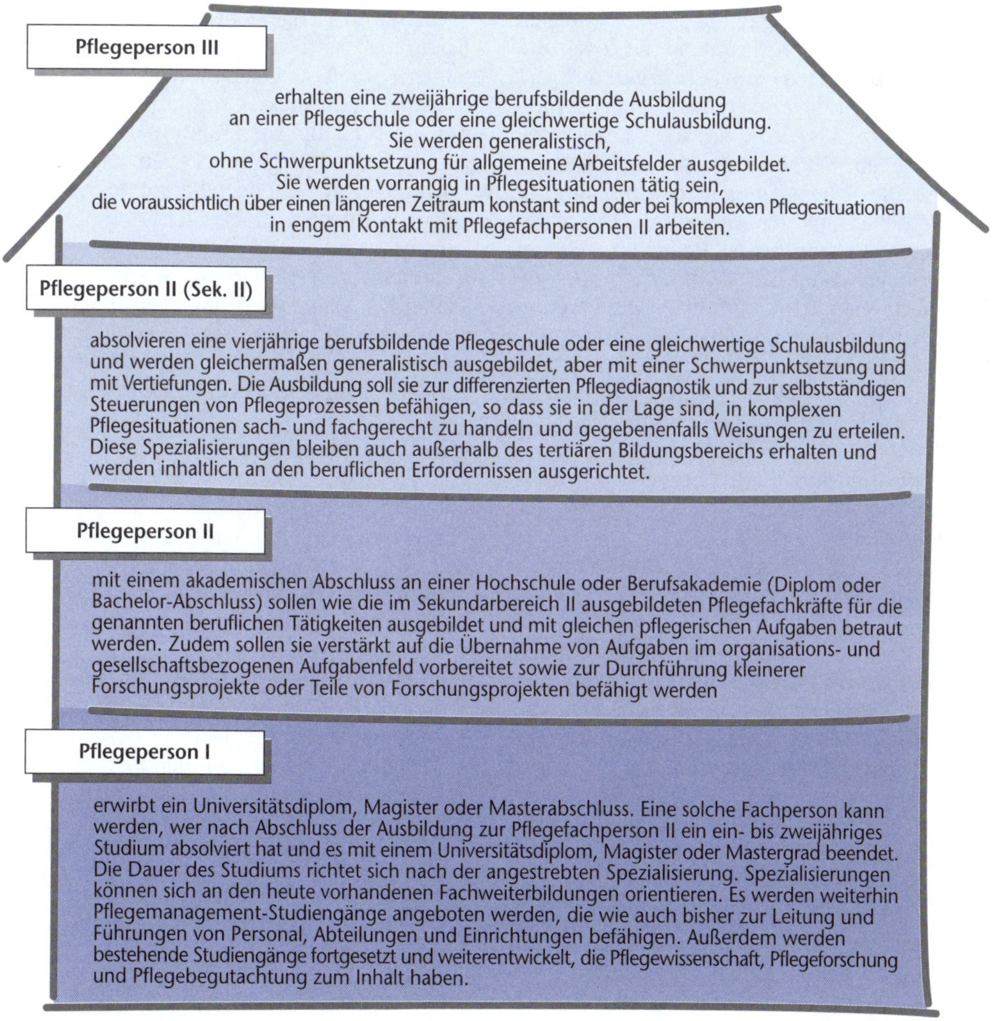

Pflegeperson III

erhalten eine zweijährige berufsbildende Ausbildung an einer Pflegeschule oder eine gleichwertige Schulausbildung. Sie werden generalistisch, ohne Schwerpunktsetzung für allgemeine Arbeitsfelder ausgebildet. Sie werden vorrangig in Pflegesituationen tätig sein, die voraussichtlich über einen längeren Zeitraum konstant sind oder bei komplexen Pflegesituationen in engem Kontakt mit Pflegefachpersonen II arbeiten.

Pflegeperson II (Sek. II)

absolvieren eine vierjährige berufsbildende Pflegeschule oder eine gleichwertige Schulausbildung und werden gleichermaßen generalistisch ausgebildet, aber mit einer Schwerpunktsetzung und mit Vertiefungen. Die Ausbildung soll sie zur differenzierten Pflegediagnostik und zur selbstständigen Steuerungen von Pflegeprozessen befähigen, so dass sie in der Lage sind, in komplexen Pflegesituationen sach- und fachgerecht zu handeln und gegebenenfalls Weisungen zu erteilen. Diese Spezialisierungen bleiben auch außerhalb des tertiären Bildungsbereichs erhalten und werden inhaltlich an den beruflichen Erfordernissen ausgerichtet.

Pflegeperson II

mit einem akademischen Abschluss an einer Hochschule oder Berufsakademie (Diplom oder Bachelor-Abschluss) sollen wie die im Sekundarbereich II ausgebildeten Pflegefachkräfte für die genannten beruflichen Tätigkeiten ausgebildet und mit gleichen pflegerischen Aufgaben betraut werden. Zudem sollen sie verstärkt auf die Übernahme von Aufgaben im organisations- und gesellschaftsbezogenen Aufgabenfeld vorbereitet sowie zur Durchführung kleinerer Forschungsprojekte oder Teile von Forschungsprojekten befähigt werden

Pflegeperson I

erwirbt ein Universitätsdiplom, Magister oder Masterabschluss. Eine solche Fachperson kann werden, wer nach Abschluss der Ausbildung zur Pflegefachperson II ein ein- bis zweijähriges Studium absolviert hat und es mit einem Universitätsdiplom, Magister oder Mastergrad beendet. Die Dauer des Studiums richtet sich nach der angestrebten Spezialisierung. Spezialisierungen können sich an den heute vorhandenen Fachweiterbildungen orientieren. Es werden weiterhin Pflegemanagement-Studiengänge angeboten werden, die wie auch bisher zur Leitung und Führungen von Personal, Abteilungen und Einrichtungen befähigen. Außerdem werden bestehende Studiengänge fortgesetzt und weiterentwickelt, die Pflegewissenschaft, Pflegeforschung und Pflegebegutachtung zum Inhalt haben.

Abb. 2.2: Qualitätsstufen der Pflege.

Durch Bildungsdurchlässigkeit zwischen den einzelnen Stufen wird eine höhere Flexibilität der Einsatzmöglichkeiten von Pflegefachpersonen bzw. Pflegeexperten erreicht, was zur besseren Qualität in der Ausübung der Pflege beiträgt.

Schlüsselqualifikationen in der beruflichen Kompetenzentwicklung

Um die genannten Qualifikationsgrundlagen und Kompetenzentwicklungen in pflegerisches Handeln umzusetzen, ist die Orientierung an **Schlüsselqualifikationen** unumgänglich und im Zusammenhang mit dem beruflichen Alltag wie folgt zu definieren (☞ 1.6.1).

Schlüsselqualifikationen sind die Einstellungen, Fähigkeiten und Strategien, die dabei helfen, Probleme zu lösen und neue Kompetenzen zu erwerben und sind im Verbindungszusammenhang von intelligentem Wissen im sozialen Lernumfeld zu sehen. Damit verbunden ist das Interesse des eigenständigen Lernens und der Verbesserung der eigenen Lernprozesse durch Erkenntnisse, Reflexion, Flexibilität, Fähigkeit zur Kommunikation und Zusammenarbeit, kreatives Denken und Grundhaltungen. Das bedeutet, dass Schlüsselqualifikationen nicht nur eine einzelne Fähigkeit meint, sondern ein Netzwerk von Kompetenzen.

Sechs Schritte Modell zur Entwicklung von Schlüsselqualifikationen

nach Finke und Goetze[5]

- Der erste Schritt dient der Information, sich mit den Zielen der Arbeit vertraut zu machen. Was soll getan werden, wie lautet die Aufgabe, und herausfinden, ob **die eigenen Kenntnisse und Fertigkeiten ausreichen**, um die Aufgabe zu lösen und zu bewältigen.
- Der zweite Schritt umfasst die Planung, **welche Lösungen sich anbieten** und wie vorgegangen werden kann. Dabei spielen sowohl Einzelaufgaben eine Rolle als auch die Aufgabenstellung im Team.
- Der dritte Schritt dient dazu, sich zu entscheiden, welche der verschiedenen Möglichkeiten und Wege eingeschlagen und für **welches Vorgehen** sich letztendlich entschieden wird.
- Der vierte Schritt ist die **Planungsausführung**, der Plan wird im Sinne der getroffenen Entscheidung effizient und nachvollziehbar umgesetzt.
- Der fünfte Schritt dient der **Kontrolle**, ob die Aufgabe fach- und patientengerecht ausgeführt wurde. Dabei wird auch überprüft, ob das Ergebnis der Planung sowohl fachlichen als auch inhaltlichen und technischen Kriterien entspricht. Gegebenenfalls werden Korrekturen vorgenommen.
- Der sechste Schritt beinhaltet die **Auswertung,** in der beurteilt wird, wie der Ablauf war, was verbessert werden kann und ob alles fach- und sachgerecht durchgeführt wurde.

Erfahrene Praktiker werden nicht nur im quantitativen Sinne mit zunehmender Berufspraxis routinierter und besser, sondern nehmen auch in qualitativer Hinsicht Situationen anders wahr, reagieren flexibler und pflegen einen weniger starren Umgang mit der Theorie. Sie entwickeln eigene Strategien, dabei gehört die Reflexion zum notwendigen Handwerkszeug. Gewandte Experten verfügen in ihrem Arbeitsbereich über so viel Erfahrung im Alltag, dass ihnen ihr Wissen und Können auf ihrem Gebiet gar nicht mehr so sehr bewusst ist. Sie bedienen sich vorhandener Hilfsmittel und Organisationsformen.

Handlungskompetenz

Unter Handlungskompetenz versteht man die Fähigkeit zum Transfer und der praktischen Umsetzung von Schlüsselqualifikationen und den damit verbundenen Kompetenzen im täglichen Handeln. Die pflegerische Handlungskompetenz umfasst sechs Kompetenzfelder:

- Kognitive Kompetenz
- Sprachlich-kommunikative Kompetenz
- Soziale Kompetenz
- Moralisches Bewusstsein
- Psychomotorische Kompetenz
- Emotionale Kompetenz.

Nach Wittneben[6] macht sich berufliche Handlungskompetenz in folgenden, eng miteinander verwobenen Bereichen fest. **Methodenkompe-**

[5] Fink, Brigitta; Goetze, Walter: Fit für die Pflegepraxis durch Schlüsselqualifikationen, Kohlhammer Verlag Stuttgart, 2000

[6] Wittneben, Karin: Pflegeausbildung im Spannungsfeld von Pflegepraxis, Pflegewissenschaft und Didaktik, in: Koch, Veronika (Hrsg.): Bildung und Pflege, 2. Europäisches Osnabrücker Kolloquium, Hans Huber Verlag Bern, 1999

tenz, **Selbstkompetenz, Fach-, Sach- und Personenkompetenz,** was u.a. die Fähigkeit zur Selbstreflexion, werteinsichtigem Verhalten und gezieltem methodischen Vorgehen einschließt, ebenso wie **Urteilsfähigkeit** und **Kooperationsbereitschaft.** Des Weiteren gehört die kognitive Kompetenz zur Handlungskompetenz, also die Fähigkeit, **hypothetisch zu denken und theoretische Ansätze in Handeln umzusetzen** bzw. einzubeziehen. Neben anderem das pflegerische Hier und Jetzt dem Möglichen, den Pflegezielen im Pflegeprozess unterzuordnen, sowie pflegerische Probleme zu identifizieren und zu analysieren. Sprachlich-kommunikative Kompetenz ist die Fähigkeit zu einer **sprachlichen Kommunikation** im Mittelpunkt, die das fachliche Handeln begründet, außerdem die Richtigkeit von Handlungsnormen oder Regeln auf deren Gültigkeit bezieht und überprüft, also die argumentative Auseinandersetzung. Soziale Kompetenz, generalisiertes Rollenhandeln kann als Fähigkeit zur Koordination, Kooperation und Kommunikation bezeichnet werden, d.h., dass der Pflegende sich in einem ständigen Entwicklungsprozess befindet, in dem er die eigenen Handlungen sowie die Bedeutung einer soziale Situation von unterschiedlichen Standpunkten sehen und bewerten können. Die moralische Kompetenz ist postkonventionelles moralisches Bewusstsein, in dem das Individuum seine Werte im Rahmen selbstgewählter Prinzipien definiert, z.B. **Gerechtigkeit, Freiheit, Gleichheit und der unantastbaren Würde des Menschen** oder der Fürsorge. Psychomotorische Kompetenz ist die Fähigkeit, sich automatisch oder gewohnheitsmäßig zu bewegen. Emotionale Kompetenz beinhaltet im Wesentlichen die **Fähigkeit zur Empathie,** sich in den Anderen und in dessen Rolle zu versetzen, sich einfühlen zu können, was in keinem personenbezogenen Dienstleistungsbereich fehlen darf und das **Abwägen zwischen Nähe und Distanz** erleichtern kann. Qualifikation und Kompetenz sind eng verbunden.

Dimensionen pflegerischen Handelns nach Olbrich[7]

- Aktiv-ethische Dimension
- Reflektierende Dimension
- Situativ-beurteilende Dimension
- Regelgeleitete Dimension.

Pflegerisches Handeln beruht immer auf Wert- und Normvorstellungen, die jedoch nicht immer explizit reflektiert werden. Trotzdem kann **aktiv-ethisches Handeln** als ein bewusstes, reflektiertes und aktives Umgehen mit ethischen Werten, die für den Patienten bedeutsam sind, bezeichnet werden. **Reflektierendes Handeln** betrifft nicht nur das Gegenüber, den Patienten, sondern gleichermaßen die eigene Person, Gefühle und Erleben der eigenen Person, vor dem Hintergrund des persönlichen und beruflichen Menschenbildes und der eigenen Identität. Im Vordergrund steht die Frage, wodurch und womit wird in der Pflege etwas bewirkt. **Situativ-beurteilendes Handeln** richtet Wahrnehmung und Sensibilität auf spezifische Situationen und Zustände. Handeln erfolgt auf Grund von individueller Einschätzung und Beurteilung im Kontext des Geschehens, mit der Frage wo und wann Pflege wirksam werden kann. **Regelgeleitetes Handeln** beruht auf Fachwissen, Können und einer sachgerechten Anwendung des Wissens, sodass pflegerische Grundregeln theoriegeleitet, fundiert und systematisch ausgeführt werden.

[7] Olbrich, Christa: Pflegekompetenz, Verlag Hans Huber Bern, 1999

Literaturtipp

Pädagogik

Schwarz-Govaers, Renate in: Koch, Veronika: Bildung und Pflege, 2. Europäisches Osnabrücker Kolloquium, Verlag Hans Huber Bern, 1999

Vester, Frederik: Leitmotiv vernetztes Denken, Heine Verlag München, 1985

Pflege

Benner, Patricia; Tanner, Christine A.; Chesla, Catherine A.: Pflegeexperten – Pflegekompetenz, klinisches Wissen und alltägliche Ethik, Verlag Hans Huber Bern, 2000

Brühl, Walter L.: Verantwortung für Soziale Systeme – Grundzüge einer globalen Gesellschaftsethik, Klett-Cotta Verlag Stuttgart, 1998

Olbrich, Christa: Pflegekompetenz, Verlag Hans Huber Bern, 1999

Schernus, Renate: Die Kunst des Indirekten – Plädoyer gegen den Machbarkeitswahn in Psychiatrie und Gesellschaft, Paranus Verlag Neumünster, 2000

Taubert, Johanna: Pflege auf dem Weg zu einem neuen Selbstverständnis – Berufliche Entwicklung zwischen Diakonie und Patientenorientierung, Mabuse Verlag Frankfurt am Main, 1994.

2.2 Pflegeethik

„Die Würde des Menschen ist unantastbar. Sie zu achten und zu schützen ist Verpflichtung aller staatlichen Gewalt." (Artikel 1, Absatz 1 des Grundgesetzes für die Bundesrepublik Deutschland).
„Alle Menschen sind frei und gleich an Würde und Rechten geboren. Sie sind mit Vernunft und Gewissen begabt und sollen einander im Geiste der Brüderlichkeit begegnen." (Allgemeine Erklärung der Menschenrechte der Generalversammlung der Vereinten Nationen vom Jahr 1948, Artikel 1).
„Was soll ich tun?" lautet eine der ethischen Grundfragen des Philosophen Immanuel Kant.

Pflegeethik stellt keine außergewöhnliche Technik dar, die der Pflege hinzugefügt wird, sie ist vielmehr integrierter Bestandteil von Pflege.
Ethik befasst sich damit, wie man gut und fair (gerecht) ist und wie man gut und fair handelt.
Moral: Normen und Werte, die das Leben in der Gemeinschaft regeln, der Moral unterliegt das Handeln und Urteilen eines Menschen.
Gewissen: Es befähigt den Menschen sich selbst, das eigene Denken und Handeln zu bewerten, dieses Werturteil basiert auf ethischer Grundlage.

Ethische Überlegungen basieren auf Menschenbildern. Pflegende müssen ihr(e) Menschenbild(er) regelmäßig reflektieren und sich immer wieder neu über die eigene Position klar werden. Menschenbilder geben Aufschluss über Vorstellungen von der Natur des Menschen und seinen Bedürfnissen, die sich in bestimmten Sichtweisen zeigen und situationsabhängig sind. Das **Medizinische Modell** beschreibt den Menschen als untereinander verbundene anatomische Teile und physiologische Systeme. Das **Verhaltensorientiertes Modell** sieht den Menschen als Wesen, dem eine Vielzahl, durch ihn beeinflussbare Verhaltensmuster zur Verfügung stehen. **Interaktionsmodelle** heben die Fähigkeit des Menschen hervor, Dingen und Situationen einen Sinn zu geben, zu philosophieren. Als **Mischformen** bezeichnet man Menschenbilder, die mit allen oder einigen Ansätzen operieren.
In lebensbedrohlichen Situationen, die schnelles instrumentelles Eingreifen erfordern, greifen Pflegende z. B. auf das medizinische Modell zurück, während in einem zukunftsorientierten Entlassungsgespräch das Interaktionsmodell zum Tragen kommt.
In internationalen Diskussionen um die Grundlagen pflegerischen Handelns sind ethische Überlegungen zentraler Bestandteil. Der ICN[8] hat sich seit 1899 zum Ziel gemacht, Pflege von hoher Qualität für alle sicherzustellen und sich für eine vernünftige Gesundheitspolitik weltweit einzusetzen. Erstmals wurde ein internationaler Ethik Kodex für Pflegende vom Weltbund der Krankenpflege 1953 angenommen. Die aktuelle Fassung wurde im Jahr 2000 abgeschlossen.

ICN Ethik-Kodex
Der **ICN Ethik-Kodex** für Pflegende ist umfassend und hat **vier Grundelemente,** die den Standard ethischer Verhaltensweisen bestimmen. Pflegende verpflichten sich, ihn einzuhalten.

Pflegende und ihre Mitmenschen
- Die grundlegende berufliche Verantwortung der Pflegenden gilt dem pflegebedürftigen Menschen.
- Bei ihrer beruflichen Tätigkeit fördern Pflegende ein Umfeld, in dem Menschenrechte, Wertvorstellungen, Sitten und Gewohnheiten sowie der Glaube des Einzelnen, der Familie und der sozialen Gemeinschaft respektiert werden.
- Pflegende gewährleisten, dass der Pflegebedürftige ausreichende Informationen erhält, auf die er seine Zustimmung zu seiner pflegerischen Versorgung und Behandlung gründen kann.

[8] Zusammenschluss von 122 nationalen Berufsverbänden der Pflege. Vertritt weltweit die Interessen von Millionen Pflegender

- Pflegende behandeln jede persönliche Information vertraulich und gehen verantwortungsvoll mit der Informationsweitergabe um.
- Pflegende teilen mit der Gesellschaft die Verantwortung, Maßnahmen zugunsten der gesundheitlichen und sozialen Bedürfnisse der Bevölkerung, insbesondere benachteiligter Gruppen, zu veranlassen und zu unterstützen.
- Pflegende sind mitverantwortlich für den Schutz der natürlichen Umwelt vor Ausbeutung, Verschmutzung, Abwertung und Zerstörung.

Pflegende und Berufsausübung

- Pflegende sind persönlich verantwortlich und rechenschaftspflichtig für die Ausübung der Pflege, sowie für die Wahrung ihrer fachlichen Kompetenz durch kontinuierliche Fortbildung.
- Pflegende achten auf ihre eigene Gesundheit, um die Fähigkeit zur Berufsausübung zu erhalten und sie nicht zu beeinträchtigen.
- Pflegende beurteilen die individuelle Fachkompetenz bei der Übernahme oder Delegation von Verantwortung.
- Pflegende sollen in ihrem beruflichen Handeln jederzeit auf persönliches Verhalten achten, das dem Ansehen der Profession dient und das Vertrauen der Bevölkerung in sie stärkt.
- Pflegende gewährleisten bei der Ausübung ihrer beruflichen Tätigkeit, dass der Einsatz von Technologie und die Anwendung neuer wissenschaftlicher Erkenntnisse mit der Sicherheit, Würde und den Rechten des Menschen vereinbar sind.

Pflegende und Profession

- Pflegende übernehmen die Hauptrolle bei der Festlegung und Umsetzung von Standards für die Pflegepraxis, das Pflegemanagement, die Pflegeforschung und Pflegebildung.
- Pflegende wirken aktiv an der Weiterentwicklung wissenschaftlicher Grundlagen der Profession mit.
- Durch ihren Berufsverband setzen sich Pflegende dafür ein, dass gerechte soziale und wirtschaftliche Arbeitsbedingungen in der Pflege geschaffen und erhalten werden.

Pflegende und ihre Kollegen

- Pflegende sorgen für kollegiale Zusammenarbeit mit Fachkollegen und anderen Professionen.
- Pflegende greifen zum Schutz des Patienten ein, wenn dessen Wohl durch Kollegen oder andere Personen gefährdet ist.

Weitere Aspekte

Ethische Grundsätze prägen die Grundhaltung und Ausübung eines Berufes. **Pflegerische Grundhaltung** zeigt sich nach Schädle-Deininger/Villinger in:

- Ich muss die **Begegnung** mit anderen, mir fremden Menschen **wollen**
- Ich achte die **Einzigartigkeit jedes Menschen**
- Ich betrachte den **Patienten als handelndes Subjekt**, mit der Erfahrung seiner Lebens- und Krankheitsgeschichte
- Ich trage die **Verantwortung** für mein berufliches Handeln
- **Ich weiß, dass ich Fehler mache**.
- **Ich kann ebenso von einer psychischen Erkrankung betroffen sein** wie jeder andere Mensch auch.

Pflegerisch-ethische Grundhaltung zeigt sich beispielsweise in der psychiatrischen Pflege darin, sich bewusst zu machen, dass die Aufnahme in eine Psychiatrische Klinik und die erste **Begegnung mit der Psychiatrie den einzelnen Betroffenen prägt. Interesse am subjektiven Erleben des Einzelnen**, individuelle Begleitung und eine wertschätzende Haltung fördern eine wachsende und tragfähige Beziehung zum Kranken. Die Schaffung einer Atmosphäre der Geborgenheit ist ebenso zentraler Punkt wie, die Verantwortung beim Betroffenen zu lassen, anstatt bei ihm das Gefühl des Ausgeliefertseins zu stärken. Menschliche Wärme, Präsenz und Hoffnungsfähigkeit sind wichtige Eigenschaften, die Selbstheilungskräfte fördern. Kontinuität der Beziehung, aber auch Flexibilität und Orientierung spielen neben der Balance zwischen **Nähe und Distanz** eine zentrale Rolle und müssen bei jedem psychisch kranken Menschen gemeinsam neu definiert werden.

Pflegewissen Ethik

„Auf die Haltung allein kommt es an. Denn nur sie allein ist von Dauer und nicht das Ziel, das nur ein Trugbild des Wanderers ist, wenn er von Grat zu Grat fortschreitet, als ob dem erreichten Ziel ein Sinn innewohnt.“ (Antoine Saint Exupéry)

Definitionen **ethischer Aspekte** nach Lindseth:[9]

- **Beziehungsethik** beschäftigt sich mit guten und fairen Beziehungen zu anderen Menschen
- **Handlungsethik** orientiert sich auf die richtige Entscheidung in Situationen mit ethischen Schwierigkeiten
- **Tugendethik** beinhaltet die persönlichen Qualitäten, die es möglich werden lassen, gut und fair zu sein und sich in einer guten und fairen Art und Weise zu verhalten.
- **Die praktische Weisheit** besteht darin, wie wir uns in einer einmaligen Situation ethisch angemessen verhalten können.

In der Pflege benötigen wir eine Tugendethik, die als Leitlinie der persönlichen Entwicklung dient. Eine Ethik der Beziehungen, um unseren Blick auf die Gestaltung der Beziehung zu lenken. Eine Handlungsethik, um uns bei der Auswahl und der Durchführung von Handlungen zu helfen. Ethische Sensibilität bedeutet dann die Fähigkeit, ethische Probleme in spezifischen Situationen zu erkennen. Nur im Zusammenwirken dieser einzelnen ethischen Mosaiksteine und einer reflexiven Haltung kann die Pflegende dem betroffenen Gegenüber mit Achtung, Respekt, Wertschätzung und Toleranz auch in schwierigen und unangenehmen Situationen begegnen.

Moral

„Der Menschheit Würde ist in eure Hand gegeben, bewahret sie! Sie sinkt mit euch! Mit euch wird sie sich heben!"
(Friedrich Schiller).

Normen und Werte verändern sich in einer Gesellschaft. Was früher als unmoralisch galt, ist heute anerkannt. Trotzdem stellt die Moral die Basis des in der Gesellschaft und im Zusammenleben anerkannten Verhaltens dar. Gesinnung und Einstellung zu den Dingen bestimmen unser Verhalten. Im **psychoanalytischen** Sinn werden gesellschaftliche Normen verinnerlicht und hängen in der Kindheit von den konkreten Folgen des Handelns ab, z.B. Lob und Tadel oder Strafe. Das Gewissen (Über-Ich) wird geprägt durch die Verinnerlichung der äußerlich vermittelnden Werte. **Philosophisch** bedeutet Moral die sittliche Norm, sittliches Verhalten und innere Haltung und ist Gegenstand der Ethik.

Marianne Arndt[10] ordnet der Pflege eine spezifische Ethik zu und betont, dass sie die berufs- und standespolitischen Aspekte mit einschließen muss, wie Kodizes und Ethikregeln, aber auch Fragen der Professionalisierung des beruflichen Selbstverständnisses. Verantwortung und Verantwortlichkeit sind zu klären. Das Herz der Pflegeethik ist die Beziehung zwischen dem einzelnen Pflegenden und dem individuellen Patienten und deren Angehörigen. Hier kommen ethische Aspekte im pflegerischen Handeln zum Tragen und Entscheidungen müssen getroffen werden. Die Grundwerte des Menschen bilden den Ausgangspunkt: **Der Wert des Lebens, Lernen und Wissen, Arbeiten und Spielen, die Freude am Schönen, Freundschaft, Entscheidungsfreiheit und religiöse Bindung.**

In ihren Prinzipien einer **Ethik der Verantwortung** unterscheidet Marianne Arndt die folgenden Prioritäten bzw. Grundlagen moralischer Entscheidungen:

- **Wert des Lebens/Achtung vor dem Leben** als erstes und grundlegendes Prinzip. Entscheidend für alles weitere Nachdenken über Ethik und moralische Entscheidungen. Beim einzelnen Menschen seine Würde zu wahren, zu fördern und zu verteidigen. Jeder Mensch hat seine eigene Art und Weise, sein Leben zu leben und zu gestalten. Die Konsequenz daraus ist, dass wir weder das Recht haben, einem Menschen eine bestimmte Lebensform aufzuzwängen, noch das Leben als solches zu schädigen. Leben achten heißt die Begrenztheit des Lebens anzunehmen und Sterben als Teil des Lebens zu sehen und zu begreifen.

[9] Linseth zitiert nach: Astrid Norberg, in: Richter, Jörg; Norberg, Astrid; Fricke, Ute (Hrsg.) Ethische Aspekte pflegerischen Handelns – Konfliktsituationen in der Alten- und Krankenpflege, Schlütersche Verlagsanstalt Hannover, 2002

[10] Arndt, Marianne: Ethik denken – Maßstäbe zum Handeln in der Pflege, Thieme Verlag Stuttgart, 1996

- **Das Gute/das Richtige** definiert Ethik. Das Gute und das Richtige zu sehen, motiviert und bestrebt zu sein, es zu tun, ausgerichtet an den persönlichen und gesellschaftlichen Werten. Unterschiedliche Weltanschauungen, Ideen, oder religiöse Überzeugungen gehören, wie auch das Leben selbst, die Werte oder das, was unser Leben bestimmt und wertvoll macht dazu (z.B. Bewusstsein, Wohlbefinden, Freude, Glück, Wahrheit, Wissen, Schönheit, Liebe, Freundschaft, Selbstverwirklichung, Freiheit, Ehre, friedliches Zusammenleben, Sicherheit). Im Sinne Immanuel Kants hieße dies, die Pflicht so zu handeln, dass meine Handlung zum allgemeinen Gesetz werden kann. Das hieße doch dann, anderen wie uns selbst die Teilhabe an den allgemeinen Gütern zu ermöglichen und sie nicht daran zu hindern.
- **Gerechtigkeit/Fairness** nimmt die Verteilung der Ressourcen in den Blick. Jeder hat die gleichen Rechte. Hier zeigen sich metaethische Probleme der Verteilungsgerechtigkeit und gleichzeitig das Prinzip, dass jedem Menschen die gleiche Würde zukommt und alle Menschen am Wert des Menschseins gleichermaßen teilhaben. Jeder Mensch ein Recht auf Individualität, gleich welcher Hautfarbe, welchen Geschlechts, Religion, Gesundheit, Krankheit oder Alter (Menschenrechte!). Das hieße dann vielleicht, sich immer wieder vor Augen zu führen, inwieweit wir jedem einzelnen psychisch kranken Menschen ein breites Angebot an Hilfen unterbreiten und jedem genügend Chancen der individuellen Entwicklung und persönlichen Lernens lassen.
- **Wahrheit/Ehrlichkeit** ist das Prinzip auf dem Moral beruht. Ein moralisches System wird bedeutungslos, wenn wir nicht wissen, ob das, was gesagt wird, auch gemeint ist. Schon Kant sagte, dass die Lüge niemals zu einem moralischen Gesetz werden kann, weil damit ein moralisches System sich selbst zerstören würde. Dieses Prinzip ist die Grundlage jeder sinnvollen Kommunikation, auf dem der Einzelne in gegenseitigem Vertrauen in Beziehung treten kann. Beziehungen und Kommunikation bauen darauf, dass das Gesagte wahr ist und dass geäußerte Gefühle und Gedanken aufrichtig sind. Dies stellt eine hohe Anforderung an Pflegende im beruflichen Alltag, z.B. im Umgang mit Patienten und Angehörigen über Krankheiten zu sprechen oder mit Kollegen schwierige Fragen und ethische Problem zu erörtern.
- **Individuelle Freiheit/persönliche Selbstbestimmung** kann als Prinzip der Autonomie bezeichnet werden und gibt die Freiheit für persönliche Entscheidungen, gleichzeitig die Verantwortung für das eigene Tun, dass das individuelle Handeln von verantwortungsvollen Entscheidungen geleitet wird. Dies ist nicht unabhängig von anderen Prinzipien zu sehen und wird abgeleitet von der Achtung vor dem Wert des Lebens, Gerechtigkeit und Fairness. Es ist wichtig anzuerkennen, dass jeder Mensch sein eigenes Leben gestaltet und lebt und dazu individuelle Freiheit braucht. Nur durch die Möglichkeit der autonomen Wahl bekommt Moral eine eigene Bedeutung und damit auch die individuelle Verantwortung. Das bedeutet auch individuelle und persönliche Entscheidungen zu treffen, welche in derselben Weise die Freiheit und Verantwortung anderer Menschen berücksichtigt.

Grundlagen ethisch-pflegerischen Handelns

- Nicht dominierendes, professionalisierendes Spezialistentum bestimmt den Alltag, sondern pflegerisches Handeln, das aus gemeinsamen Denken mit dem Patienten erwächst.
- Nicht Entscheidungen auf der Grundlage von objektiv-abstrakten Befunden sind bestimmend, sondern die Einbeziehung der gesamten Lebenssituation und der persönlichen Werte eines Patienten.
- Nicht helfende Autorität bestimmt den Umgang, sondern die Eigenverantwortung des einzelnen psychisch kranken Menschen.

Autonome Aspekte von ethisch-moralischen Entscheidungen

- Es muss möglich sein, anderen die Entscheidung oder den Beschluss mitzuteilen.
- Die Entscheidung oder der Beschluss muss auf Informationen beruhen, die relevant, so vollständig wie möglich und dem Betroffenen zugänglich sind.
- Die Entscheidung oder der Beschluss muss freiwillig sein, frei von Zwang und Druck (in körperlicher und seelsicher Hinsicht).
- Die Entscheidung oder der Beschluss muss sich auf fachliche und personale Kompetenz stützen, der Mensch muss psychisch in der

Lage sein, Fragen zu verstehen, mit Informationen im Rahmen von Argumenten vernünftig umzugehen und Fakten abzuwägen, die anstehende Situationen, Probleme oder Fragen betreffen.

Merkmale eines humanitär-ethischen Systems
- Es muss klare Entscheidungshilfen geben, die flexibel sind.
- Es muss universell und auf einzelne, konkrete Situationen anwendbar sein.
- Es muss rational begründbar sein, aber auch Emotionen berücksichtigen.
- Es muss lehrbar und lernbar sein.
- Es muss Möglichkeiten bieten, moralische Konflikte zu lösen.

Fallbeispiel

Herr Peter Preis ist Ende dreißig, arbeitslos und seit zwei Jahren geschieden. Sein Sohn lebt bei seiner geschiedenen Frau. Er hat keinen Kontakt zu ihm.
Herr Preis kommt in die Institutsambulanz, nachdem seine Mutter einen Termin für ihn vereinbart hat, da sie sich um ihren Sohn kümmert. Der Vater von Herrn Preis ist vor kurzem an einer Leberzirrhose gestorben.
Seit seiner Maurerlehre trinkt Herr Preis regelmäßig Alkohol, er hat auch schon drei Entziehungskuren hinter sich. Er klagt im Gespräch über seine Perspektivlosigkeit und seine schlechte, traurige Stimmung. Hinzu komme, dass er finanziell nicht klar komme, er sei am Ende. Er habe Mietrückstände, jetzt solle ihm die Wohnung gekündigt werden. Er sei ratlos und wisse nicht mehr ein noch aus. Gleichzeitig betont er, dass er vom Alkohol wegkommen wolle. Herr Preis riecht nach Alkohol, wirkt körperlich sehr ungepflegt, ist untergewichtig, hat eine trockene Haut und strähniges Haar, sein sanierungsbedürftiges Gebiss fällt im Gespräch auf, beim Aufstehen werden Gangstörungen deutlich, außerdem ein leichtes Zittern der Hände.

Ethische Aspekte

Die immer wieder kehrende Situation eines alkoholabhängigen Menschen macht Professionelle oft ratlos und hilflos, manchmal auch wütend. Wie können Pflegende ihr berufliches Engagement in dieser Situation bewahren? Wie kommt man zu einer Haltung „mit dem Rückfall leben“ und ihn als neue Erfahrung und Chance zu sehen?

Prinzip Achtung vor dem Wert des Lebens

Herr Preis sieht seine Situation in vieler Hinsicht als aussichts- und hoffnungslos. Vielleicht drängt sich die Frage auf, was er überhaupt noch hat, so wie seine soziale und persönliche Situation aussieht. Der Wert des Lebens von Herrn Preis liegt wohl in seinem Dasein überhaupt und lässt sich nicht an therapeutischen Erfolgen messen. Herr Preis sucht auf seine Weise Hilfe, wenn auch mit direktem Eingreifen anderer. Wie ist die akute Gefährdung? Muss er vor Kurzschlusshandlungen bewahrt werden?

Prinzip des Guten und Richtigen

Die ethische Frage liegt hier darin, was das Gute und Richtige für Herrn Preis und seine Situation ist. Wie kann mehr Schaden vermieden werden und was tut ihm zu diesem Zeitpunkt gut? Ist es das Richtige Herrn Preis für eine Zeit auf der Station aufzunehmen? Oder wird ihm dadurch zu viel Verantwortung abgenommen? Muss möglicherweise die Mutter entlastet werden? Ist es sinnvoll, ihn „hochzupäppeln“?

Prinzip der Gerechtigkeit und Fairness, der Wahrheit und Ehrlichkeit und Autonomie

Inwieweit sind Helfer verpflichtet, Verantwortung für einen Betroffenen zu übernehmen bzw. verantwortlich zu handeln? Wie steht es mit der Ehrlichkeit bezüglich des Vertrauens in eine verbesserte Krankheitsverarbeitung von Herrn Preis? Was bedeuten Freiheit, Autonomie, Selbstbestimmung bei einem Abhängigen? Welche Betreuung, Begleitung, Hilfen könnten seine Lebensqualität verbessern?
Psychiatrisch Pflegende müssen ihr Wissen und Können mit Sensibilität verbinden, um ethische Entscheidungen zu treffen und eine tragfähige Beziehung aufzubauen. Empathie und Verständnis können hilfreich sein, um das moralisch Gute und Richtige zu tun. Regelmäßige Reflexion des beruflichen Handelns haben einen direkten Einfluss auf den Umgang mit den genannten Prinzipien ethischen Handelns.

Fragen zur Reflexion

„Habe den Mut, Deinem Gewissen zu folgen! Habe den Mut, dich deines eigenen Verstandes zu bedienen.“
(Immanuel Kant)
- Was verstehe ich unter Ethik?
- Was ist meine Vorstellung von Moral?

- Welche Normen und Regeln halte ich für besonders wichtig?
- Wann nehme ich Entscheidungen hin?
- Wann leiste ich Widerstand?
- Welche moralischen Vorstellungen haben mich geprägt?
- Welche sind mir manchmal hinderlich?
- Wann gerate ich im Alltag mit psychisch kranken Menschen in ethische Konflikte und wie gehe ich damit um?
- Wie treffe ich dann Entscheidungen und wer bzw. was unterstützt mich?
- Welche Situationen belasten mich am meisten bei schwierigen Entscheidungen?

„Die höchster Kultur aber, welche diesen letzten Zeiten gegönnt sein möge, erweise sich wohl darin, dass alles Würdige, dem Menschen eigentlich Werte, in verschiedenen Formen neben einander müsste bestehen können und dass daher verschiedene Denkweisen, ohne sich verdrängen zu wollen, in einer und derselben Region ruhig neben einander fortwandelten."
(Johann Wolfgang von Goethe)

Literaturtipp

Pflege als Beruf

Benner, Patricia: Stufen zur Pflegekompetenz – From Novice to Expert, Verlage Hans Huber Bern, 1994

Benner, Patricia; Wrubel, Judith: Pflege, Streß und Bewältigung – Gelebte Erfahrungen von Gesundheit und Krankheit, Verlag Hans Huber Bern, 1997

Fink, Brigitta; Goetze, Walter: Fit für die Pflegepraxis durch Schlüsselqualifikationen, Kohlhammer Verlag Stuttgart, 2000

Heine, Rolf; Bay, Frances (Hrsg.): Anthroposophische Pflegepraxis – Pflege als Gestaltungsaufgabe, Hippokrates Verlag Stuttgart, 2001

Müller, Elke: Leitbilder in der Pflege – Ein Untersuchung individueller Pflegeauffassungen als Beitrag zur Präzisierung, Verlag Hans Huber Bern, 2001

Robert-Bosch-Stiftung: Pflege neu denken – Zur Zukunft der Pflegeausbildung, Schattauer Verlag Stuttgart, 2000

Schädle-Deininger, Hilde; Villinger, Ulrike: Praktische Psychiatrische Pflege – Arbeitshilfen für den Alltag, Psychiatrie Verlag Bonn, 1996

Schädle-Deininger, Hilde; Wolff, Stephan; Walter, Gernot (Hrsg.): Wegbeschreibungen – DENK-Schrift über psychiatrisch-pflegerisches HANDELN, Mabusc Verlag Frankfurt am Main, 2000

Ethik

Anzenbacher, Arno: Einführung in die Ethik, Patmos Verlag Düsseldorf, 2001

Jonas, Hans: Das Prinzip Verantwortung, Suhrkamp Verlag Frankfurt, 1989

Richter, Jörg; Norberg, Astrid; Fricke, Ute (Hrsg.): Ethische Aspekte pflegerischen Handelns, Schlütersche Verlagsgesellschaft Hannover, 2002

2.3 Geschichtliche Aspekte der psychiatrischen Pflege und Psychiatrie

„Man kann sogar die Vergangenheit ändern. Die Historiker beweisen es immer wieder."
(Jean-Paul Sartre)

Historisch gesehen hat die Pflege viele Facetten. Von der Pflege in der (Groß-) Familie, in der Gemeinschaft angefangen, über Laienpflege und Pflege als christlicher Auftrag bis hin zur verhängnisvollen Rolle der Pflege in der Zeit des Nationalsozialismus.

Die Auseinandersetzung mit der pflegerischen Geschichte ist für das psychiatrisch-pflegerische Alltagshandeln von großer Bedeutung. Die Stellung psychisch Kranker im Laufe der Geschichte hat auch die Pflege zu den jeweiligen Zeitabschnitten in ihrem Tun nachhaltig beeinflusst. Randgruppen und besonders psychisch kranke Menschen haben viel Leid erfahren, waren und sind Zeitströmungen, verschiedenster Richtungen ausgesetzt. Die unterschiedlichen Behandlungsformen hat den Professionellen mehr oder weniger die Gewalt über die Betroffenen gegeben. Es gab zu allen Zeiten auch Formen der Behandlung, die vom „Zeitgeist" abgewichen sind.

Beispiele

- Die Zeit der Aufklärung zog nach sich, dass jedem Menschen zugestanden wurde, dass er grundsätzlich mit Vernunft ausgestattet ist. Daraus folgten Überlegungen zur Behandlung, die von dem Gedanken bestimmt wurden, dass der psychisch Kranke heilbar ist, wenn er nur streng richtig erzogen würde.
- Die Industrialisierung mit der Auflösung des sozialen Gefüges war Anlass für die unzähligen Anstalten, die im 19. Jahrhundert gegründet wurden. Christian

Müller[11] schreibt: „Für das Deutsche Reich zeigt sich, dass zwischen 1864 und 1906 die Zahl der Hospitalisierten im Vergleich zur Gesamtbevölkerung um das Vierfache gestiegen ist. Für Österreich gilt Ähnliches: Mehr als dreimal soviel Kranke waren 1906 hospitalisiert. Dasselbe kann von der Schweiz gesagt werden. Während 1984 985 Einwohner auf einen hospitalisierten Kranken kamen, waren es 1906 nur noch 320." Die Überfüllung der Anstalten konnte nicht mit einer Bevölkerungsvermehrung in Verbindung gebracht werden.

- Wilhelm Griesinger (1817–1868) erklärte psychische Erkrankungen zu Hirnkrankheiten und sah gleichzeitig die Krankheit eingebettet in soziale und biographische Behandlungsdimensionen. Gleichzeitig wurden psychisch kranke Menschen von den bisher verbreiteten Krankheitsursachen wie Schuldgefühle, Unvermögen und Versagen entlastet. Diese Sicht nährte den naturwissenschaftlichen Ansatz der psychiatrischen Behandlung.
- In Gütersloh wollte Hermann Simon (1867–1947) mit Arbeitstherapie und seiner Auffassung von der „Tätigen Gemeinschaft" in den 1920er Jahren die „Bettenbehandlung" von psychisch Kranken abschaffen. Dadurch wollte er das Gesunde im Kranken fördern. Dieser Ansatz ist heute noch immer aktuell, da die Psychiatrie zwischen der Gestaltung von Lebenswelten für psychisch Kranke und Medizinalisierung schwankt und sich gegenwärtig die psychiatrische Forschung mehr der biologisch-wissenschaftlichen Ansätze bedient.
- Bereits Anfang der 1930er Jahre war es in der Fachwelt umstritten, ob Abteilungen an Allgemeinkrankenhäuser oder das herkömmliche Anstaltswesen zu bevorzugen sei und war Thema des internationalen Krankenhauskongress in Wien (1931).

Pflegerischer Rückblick, Fragmente der Vergangenheit

„Der Krankenwärter soll nicht nur im Stande sein, die auf den Arzneigefäßen aufgeschriebenen Verordnungen zu lesen, um Verwechslungen zu vermeiden, sondern er muss auch die für den Arzt erforderlichen Krankenberichte leserlich und verständlich niederschreiben können." (Leitfaden der Krankenwartung zum Gebrauch für Krankenwartschule des königlichen Charité-Krankenhauses von Dr. Riebel)[12]

„Zu einem guten Wärter gehören Geduld, Gutmütigkeit, sogar etwas Beschränktheit, wir Psychiater wären daher schlechte Wärter. Ein guter Wärter muss sich lachend vom Kranken verprügeln lassen und die ärgsten Unreinlichkeiten unermüdlich putzen. Mit gelehrten Wärtern riskieren wir, psychiatrische Pfuscher zu erziehen, die später laienhafte Zeitungskritik an der Psychiatrie üben und nur Unheil anstiften." (August Forel)[13]

Anfänge der beruflichen Irrenpflege

Um 1900 bemühten sich die Deutschen Psychiater um eine Einigung über das Berufsbild des Wärters und um das Ziel, ein für ihren Bedarf oder zu ihrem Zweck geeignetes „Wartpersonal" zu rekrutieren.

„Im 18. Jahrhundert waren die ‚Narren und Tollen' noch im Zucht- oder Tollhaus untergebracht und verwahrt. Die Beaufsichtigung geschah durch die Person des „Irrenschließers". Anfang des 19. Jahrhunderts entstanden die ersten eigenständigen Irrenhäuser. Diese waren erstmals Einrichtungen, die eigens für die Aufnahme von Geisteskranken eingerichtet wurden. Bis Mitte des 19. Jahrhunderts formierte sich nach den Bedürfnissen dieser Irrenhäuser das Berufsbild des Irrenwärters. Diese mussten den Irren aufwarten, d.h. sie umsorgen und bedienen."[14]

„Ohne ein taugliches, vom Arzt selbst ausgewähltes, nach seinen An- und Absichten gewähltes und erzogenes Wärterpersonal, kann keine gute Irrenanstalt bestehen, da die Wärter nicht nur treue Vollstrecker des ärztlichen Willens, sondern gewissermaßen organische Bestandteile der Anstalt sein müssen, die auf das

[11] Müller, Christian: Wer hat die Geisteskranken von den Ketten befreit – Skizzen zur Psychiatriegeschichte, Psychiatrie Verlag Bonn, 1998, Seite 105

[12] Höll, Thomas; Schmidt-Michel, Paul-Otto: Irrenpflege im 19. Jahrhundert – Die Wärterfrage in der Diskussion der deutschen Psychiater, Psychiatrie Verlag Bonn, 1989

[13] Höll, Thomas; Schmidt-Michel, Paul-Otto: a.a.O.

[14] Höll, Thomas; Schmidt-Michel, Paul-Otto: a.a.O.

Innigste in das therapeutische Leben und Wirken derselben mitverwandt sind. [...] Bedienung und Wartung, Pflege und Beaufsichtigung der Geisteskranken obliegt ihnen Tag und Nacht.“ (Carl Jacobi um 1825)[15]

Die Wärter hatten keine eigenen Räume und mussten als Gehilfen des Arztes in den Schlafräumen der Irren schlafen, wobei sich ihr Bett in nichts von dem der Irren unterscheiden durfte.

Weitere Stimmen von Anstaltsleitern: Nach *Basting* zeichnete sich ein guter Wärter durch Liebe, Teilnahme, völlige Selbstverleugnung, Furchtlosigkeit, Engelsgeduld, Sanftmut, Selbstbeherrschung, Gehorsam gegen Vorgesetzte, Fleiß, Eifer, gesunden Verstand, männlich festen Charakter und Gewissenhaftigkeit aus. *Kirmsse* wünschte sich gesunde, kräftige, gewandte, charakterfeste und lebenserfahrene Männer, die durch äußere Erscheinung imponieren sollten. Weiterhin wünschte er Schulkenntnisse, guten Verstand, Religiosität, Selbstbeherrschung und moralische Integrität. *Tschallener* begnügte sich mit unwissenden Personen, wenn sie nur gutmütig wären, gelehrsam und folgsam. *Pastor Bergsträsser* sah diese Anforderungen als ins Übermenschliche und Unmenschliche übersteigert. Ein unerreichbares Ideal überfordere den Menschen: „[D]ergleichen Eigenschaften finden sich aber nicht immer bei einem Individuum beisammen, und wo dies der Fall ist, da kann der Besitzer auch gemeiniglich eine ebenso einträgliche, aber angenehmere Beschäftigung finden, als die beschwerliche Aufsicht über Geisteskranke.“ *Basting* schätzte die Pflege durch Ordenskräfte: „Der rohe sittenlose Mensch hat keinen Sinn für einen höheren Beruf. Die Sittenreinheit und reiner Sinn wirken wohltuend auf die verwilderten Naturen. Wie groß ist der Unterschied zwischen Mietlingen, die für Geld ihre Kräfte verkaufen und zwischen Jungfrauen, die auf Lohn im Jenseits rechnen.“ *Ernst August Horn*, ärztlicher Direktor der Berliner Charité bemerkte: „Ohne Unterricht und Anweisung lassen sich tüchtige Irrenwärter nicht anschaffen, veraltete Tagelöhner, verdorbene Handwerksgesellen und zweideutig abgelebte Mädchen, die ehemals dem Bordell angehörten und jetzt zu alt und kränklich sind, um ein solches Sündenleben fortzusetzen: solche Individuen können die Bestrebungen des Irrenarztes nicht befördern.“ *Roller* stellte 1831 fest: „Die Auswahl der Wärter ist schwierig, fast noch schwieriger als die der höheren Beamten und ebenso wichtig. Es werden Qualitäten gefordert, von welchen die Menschenklasse, aus welcher die Wärter entnommen werden, nicht einmal eine Ahnung hat.“[16]

Auf der Jahresversammlung des Vereins Deutscher Irrenärzte 1896 wurden folgende vier **Thesen zur Verbesserung der Wärterfrage** aufgestellt:

- Es ist anzunehmen, das für die Behandlung Geisteskranker ein besonders ausgebildetes Personal genommen werde, das möglichst lange im Dienst bleibt.
- Jede Anstalt soll ihr Pflegepersonal möglichst selbst heranbilden. Direktor und Ärzte der Anstalt sollen das Pflegepersonal in der Krankenpflege unterrichten.
- Es sind Einrichtungen zu treffen, durch welche die Zukunft des Pflegepersonals möglichst sichergestellt wird.
- Es sind Einrichtungen zu treffen, durch welche die notwendige Erholung und Schonung des Personals gewährleistet wird.

Vorschläge zur **Reform der Irrenpflege von 1885:**

- Erhöhung der Zahl des Personals
- Vermehrt Möglichkeiten zur Erholung und zum Ausruhen
- Reduktion der Zahl der zusammenhängenden Dienststunden
- Verbesserung von Lohn und Altersversorgung.

Im Pflegerstand selbst kam es nur zögernd zur Entwicklung eines Standesbewusstseins. Ab 1902 begannen erste zaghafte Organisationsversuche. Es kam jedoch nicht zur Bildung einer größeren eigenständigen Standesorganisation: Die Anlehnung an die übergroße ärztliche Autorität blieb absolut.

Die **geforderte (geringe) berufliche Bildung** in der Irrenpflege führte bei der Jahreshauptver-

[15] Höll, Thomas; Schmidt-Michel, Paul-Otto: a.a.O.

[16] Höll, Thomas; Schmidt-Michel, Paul-Otto: a.a.O.

sammlung 1897 zur Forderung nach einem allgemeinen von allen Psychiatern akzeptierten Leitfaden für den Pflegeunterricht. Zeitgleich wurde die Frage nach der Diplomierung des Pflegepersonals abgeschmettert, obwohl dies in Frankreich, Holland und England bereits verwirklicht war. Die Versammlung beschloss die Ausschreibung eines „Preises" (mit 500 Mark dotiert) mit den Vorgaben einen Leitfaden zu erarbeiten. Beinhaltete Grundlagen zur Erstellung eines Leitfadens für den Pflegeberuf in der Psychiatrie:

- „Einen ganz kurzen geschichtlichen Überblick über Krankenpflege, Irrenpflege, Irren-Anstalten,
- einen Abriß der Krankenpflege im Allgemeinen. Hierbei ist über Bau und Verrichtungen des menschlichen Körpers nur soviel zu sagen, wie etwa in der obersten Stufe der Volksschule gelehrt wird. Bei dieser Besprechung sind überall gleich Hindeutungen auf wichtige krankhafte Zustände (oder Verletzungen) der besprochenen Theile zu machen, insofern sie Beziehungen zur Krankenpflege und Irrenpflege haben,

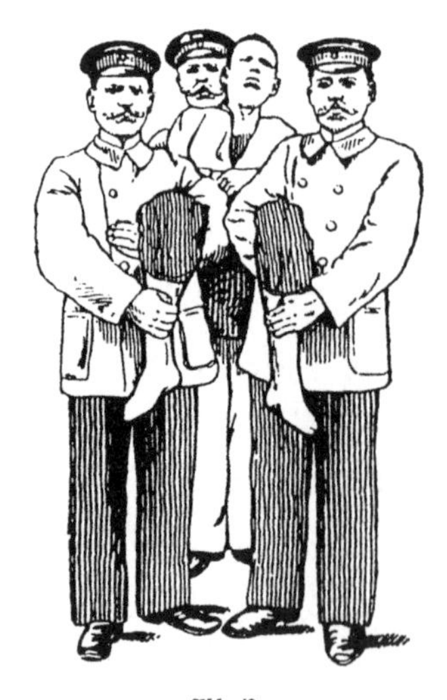

Abb. 42.
Transport eines erregten Kranken durch mehrere Pfleger.

Es versteht sich von selbst, daß das Anfassen und Festhalten, wo es auch immer sei, möglichst schonend ausgeführt werden soll. Auch setze man es nicht länger fort als nötig. Meist hält der Pfleger, in eigener begreiflicher Erregung, den Kranken viel zu lange fest.

Abb. 2.3: Abbildung aus dem „Leitfaden für Irrenpfleger" von Dr. Ludwig Scholz, 1899.

- eine kurze Besprechung der Aufgaben und der Hygiene des Krankenhauses und der Irren-Anstalt, mit Rücksicht auf die besonderen Einrichtungen der Letzteren,
- eine besondere Anleitung zur Pflege der Geisteskranken. Hierbei ist unter Vermeidung wissenschaftlicher Abhandlungen über Psychiatrie, nur insoweit eine Beschreibung zu geben von der Aeusserungsweise des Irreseins, als diese für die Aufgaben der dem Wartpersonal zufallenden Pflege in körperlicher und geistiger Hinsicht von Wichtigkeit ist.
- Der Leitfaden soll für alle deutschen Anstalten passen. Besonders, was in der Hausordnung steht und in der Dienstanweisung für das Wartpersonal in jeder Anstalt gesagt ist, braucht der Leitfaden nicht zu enthalten."

Den Preis gewann der Psychiater Ludwig Scholz 1899 auf der Jahresversammlung der Irrenärzte in Halle. Der „Leitfaden für Irrenpfleger". Später „Leitfaden für Geisteskrankenpfleger" wurde 1899 zum ersten und 1950 in der 26. Auflage zum letzten Mal aufgelegt.

Dieses Insistieren auf alleiniger ärztlicher Autorität und die Erziehung des Personals zur totalen Unterwerfung war ein Grundstein für die 30 Jahre später vom Pflegepersonal weitgehend mitgetragene „Tötung unwerten Lebens".[17]

Ein weiterer Aspekt der Geschichte und der pflegerischen Entwicklung ist die **Entstehung der Arbeitszeit**. Die räumliche Trennung von Arbeits- und Lebensbereich entstand in der Zeit der Industrialisierung und war die Grundlage zur genauen Bestimmung einer Arbeitszeit als Zeitspanne, in der Arbeitskraft gegen Lohn zur Verfügung gestellt wurde. Folgerichtig wurde die Dauer und Verteilung der Arbeitszeit, neben der Lohnfrage zum Hauptschwerpunkt der Auseinandersetzungen zwischen Arbeitnehmern und Arbeitgebern.

In Anlehnung an „Dienen ohne Ende" von Hilde Steppe[18]: Die Auseinandersetzung um die Regelung der Arbeitszeit ließen von jeher die inhaltlichen Positionen der einzelnen Pflegeverbände sehr deutlich hervortreten. Schon 1918 wurde durch die Demobilmachungsverordnung der Acht-Stunden-Tag für alle gewerb-

[17] Höll, Thomas; Schmidt-Michel, Paul-Otto: a.a.O.

[18] Steppe, Hilde: Dienen ohne Ende – Historische Entwicklung der Arbeitszeit in Deutschland, in: Pflege 1/1988 (Seite 4–19) Verlag Hans Huber Bern

lichen Arbeiter eingeführt. Als die Gewerkschaften auch in der Pflege eine entsprechende Regelung und tarifliche Vereinbarung erreichen wollten, gab es eine empörte Auseinandersetzung darüber, dass die Pflege nicht mit gewerblichen Arbeitern gleichgestellt werden kann.
Stimmen zur Arbeitszeit aus den eigenen Reihen:

- „Was mich jedoch bekümmert, ist die Frage: Sollen wir Schwestern es gerade den Revolutionären nachtun? Sehr gönne ich meinen Mitmenschen die denkbarsten Erleichterungen, und es gibt noch manches zu verbessern; doch solchen Bewegungen dürfen wir uns nicht anschließen, nicht einmal dem Anschein nach [...]. Jeder ist sich selbst der Nächste, darf somit nimmer der Wahlspruch der Schwester werden." („Die Schwester vom Roten Kreuz" 1919)
- „Jede Schwester, welche es mit ihrem Beruf ernst meint, wird gegen den 8-Stunden-Tag sein und zwar aus zwei Gründen: erstens, weil es für die Kranken unerträglich ist, sich immer wieder an andere Schwestern gewöhnen zu müssen, und zweitens, weil man dem Geist vom 9. November keine Zugeständnisse machen will." („Unterm Lazaruskreuz" 1920)
- „Allgemein begegnet man der Ansicht, dass der 8-Stunden-Tag im Krankenhause nicht durchzuführen sei. Und doch – warum sollte bei uns in Deutschland nicht möglich sein, was z. B. in vielen Krankenhäusern der Weststaaten Nord-Amerikas schon seit Jahren eingeführt ist?" („Die Schwester vom Roten Kreuz" 1919)
- Agnes Karll: „Jetzt in der Überstürzung und dem Chaos des Augenblicks den 8-Stunden-Tag zu verlangen und unvernünftige Geldforderungen zu stellen ..., ist unseres Berufes unwürdig ... Unsere Arbeitszeit war bisher viel zu lang und wir müssen ihre vernünftige Verkürzung rechtzeitig verlangen ... Die Pflegerinnen müssen dann aber auch lernen, die ihnen geschaffte freie Zeit in geeigneter Weise auszunutzen zur Erholung und Fortbildung. Sie ... müssen ... stets im Auge haben, dass der Schwestertitel verpflichtet, ... dass man vorbildlich nach jeder Richtung zu sein und zu leben hat, wenn man allen Menschen „Schwester" sein will." („Unterm Lazaruskreuz" 1920).

In der Weimarer Republik setzten sich zwei Hauptstränge in der Pflege, nämlich Beruf und Berufung fort. Durch die veränderten gesellschaftspolitischen Gegebenheiten und Rahmenbedingungen wurde die berufliche Seite gestärkt und die Pflege hat z. B. Tarifverträge, Unfallversicherung und Arbeitszeitregelung errungen. Auch dabei stand sich die Pflege mit ihren Bedenken gegen diese Fortschritte selbst im Weg.
Vorläufiger **Entwurf des Reichsministeriums** vom 4.7.1919 über die Arbeitszeit von Krankenpflegepersonen:

- § 1 Die regelmäßige Arbeitszeit der Krankenpflegepersonen in Krankenanstalten jeder Art, einschließlich Irren- und Entbindungsanstalten, darf täglich die Dauer von 8 Stunden, oder falls die Einhaltung dieser Grenze wegen der Eigenart dieser Betriebe nicht möglich ist, wöchentlich die Gesamtdauer von 48 Stunden nicht überschreiten. In diese Arbeitszeit sind Pausen sowie Unterrichtsstunden nicht einzurechnen.
- § 8 Die Bestimmungen der übrigen Paragraphen finden nicht Anwendung auf Personen, die geistlichen Orden, Diakonissen-Mutterhäusern oder ähnlichen religiösen Gemeinschaften angehören.

Ein Ausschuss erarbeitete den Gesetzesentwurf, der am 1.4.1924 in Kraft trat, wo es z. B. heißt: In Krankenanstalten darf das Pflegepersonal in der Woche – einschließlich der Sonn- und Feiertage bis zu 60 Stunden, die Pausen nicht eingerechnet – beschäftigt werden. Die tägliche Arbeitszeit soll in der Regel 10 Stunden nicht überschreiten und durch angemessene Pausen unterbrochen sein. (Reichsgesetzblatt Nr. 11, 1924).
An diesen wenigen Ausführungen zeigt sich wie kompliziert sich der Prozess der Berufskonstruktion gestaltet hat und sich in Teilaspekten auch heute noch vollzieht.

Pflege im Nationalsozialismus

„Ich schwöre Adolf Hitler, meinem Führer, unverbrüchliche Treue und Gehorsam. Ich verpflichte mich, an jedem Platz, an den ich gestellt werde, meine Berufsaufgaben als nationalsozialistische Schwester treu und gewissenhaft im Dienste der Volksgemeinschaft zu erfüllen, so wahr mir Gott helfe." (Eid, den eine NS-Schwester nach der Ausbildung leistete, Bundesarchiv Koblenz, NS 37/1039)
Innerhalb der Psychiatrie veränderte sich in der Zeit des Nationalsozialismus Entscheidendes. In den Heil- und Pflegeanstalten wurden psychisch Kranke nicht mehr behandelt, wegge-

schlossen und verwahrt, sondern systematisch ermordet. Die Mordaktionen, die 1940 begonnen haben, sind bis Kriegsende fortgesetzt worden. Die Nationalsozialisten haben sich sowohl der psychiatrischen Anstalten als auch der Wissenschaft bedient. Dass dies in diesem Umfang möglich war, hat mehrere Ursachen. Gesellschaftliche und ideologische Einflüsse hatten eine entscheidende Wirkung gegenüber allen, die sich abweichend verhielten, einer ethnischen Minderheit angehörten oder ein „lebensunwertes“ Dasein führten. Vor diesen Hintergründen wurden mehr Menschen in den Anstalten versorgt und durch die Schließung von Heimen mehr eingewiesen. Die Rückkehr in die Gesellschaft wurde erschwert und praktisch unmöglich. Zusätzlich verschlechterte sich die Lebenssituation innerhalb der Anstalt, z.B. durch Disziplinarmaßnahmen und Zwang.

Es ist davon auszugehen, dass in der Regel Schwestern und Pfleger weder sadistisch noch sonst wie bösartig waren. Sie waren getrieben von der Vorstellung und dem Enthusiasmus, dass die Gesellschaft und der Einzelne von Leiden befreit werden kann. Folgerichtig war dann der Allmachtsanspruch. Wenn man den Einzelnen nicht befreien konnte, dann ist eine umfassende Lösung anzustreben, die „Endlösung“. Es handelte sich bei der Vernichtung „nur“ um Unheilbare, Hoffnungslose, Unproduktive und Störfaktoren.

Im Oktober 1939 unterzeichnete Adolf Hitler ein Dokument, das auf den 1.9.1939 zurückdatiert wurde. Der Brief wurde nie veröffentlicht und so erging der Auftrag außerhalb des Rechtsweges, unter der Voraussetzung der Macht des Führers. Das war der Beginn der Vernichtung und Ermordung von Hunderttausenden von psychisch kranken und behinderten Menschen. Der Erlass Adolf Hitlers reichte den Beteiligten aus, das Strafgesetzbuch außer Kraft zu setzen und zu morden. „Bereichsleiter Bouhler und Dr. med. Brandt sind unter Verantwortung beauftragt, die Befugnisse namentlich zu bestimmender Ärzte so zu erweitern, dass nach menschlichem Ermessen unheilbar Kranken bei kritischer Beurteilung ihres Krankheitszustandes der Gnadentod gewährt werden kann. – gez. Adolf Hitler“ (Schriftstück im Nürnberger Dokumenten-Archiv).

Nach Hilde Steppe „Krankenpflege im Nationalsozialismus“[19] war Pflegepersonal nachweislich an folgenden Phasen beteiligt:

- **Vorbereitung zum Abtransport:** Richten und Auflisten der persönlichen Gegenstände, Kennzeichnung der Patienten mittels Pflasterklebestreifen oder direkt auf die Haut, wobei mit Tintenstift zwischen die Schulterblätter Angaben zur Person geschrieben wurden, An- und Auskleiden der Patienten
- **Begleitung der Transporte zur Zwischen- oder Tötungsanstalt:** „Beruhigung“ von unruhigen Patienten mit Medikamenten oder Fesseln während der Fahrt
- **Begleitung der Patienten in die Tötungsanstalten:** Hilfe beim Entkleiden und der Vorführung beim Arzt
- **Begleitung des Patienten bis zur Gaskammer:** Entgegennahme der persönlichen beziehungsweise anstaltseigenen Sachen der Patienten nach der Ermordung.

Die Psychiatrie setzte sich damals und teils noch heute der Gefahr aus, sich für mehr zuständig zu fühlen, als sie verantworten kann. Es ist nicht ihr Auftrag sich Problemen anzunehmen, die sie allein nicht lösen kann und die politischer, gesellschaftlicher, sozialer und/oder ökonomisch-wirtschaftlicher Natur sind (z.B. Armut, Arbeitslosigkeit oder Rückläufigkeit des sozialen Engagements).

„Die Perversion des pflegerischen Postulats der Humanität im Nationalsozialismus, die Beteiligung von Pflegenden bei der Ermordung von tausenden von psychisch kranken Menschen und die fehlende Reflexion und Aufarbeitung dieser Zeit im pflegerischen Berufsfeld trugen sicher mit dazu bei, die inferiore Rolle der psychiatrischen Pflege im Nachkriegsdeutschland weiter zu zementieren.“[20]

Dörner schlug im Zusammenhang mit den Güterslohern Patientenmorden vor, diese **„Gau-Frage“** regelmäßig im Team zu stellen, um sich der Gefahr von Machtmissbrauch weniger auszusetzen. „Stellen Sie sich vor, dass jemand Ihnen sagt, dass in einem Jahr auf Ihrer Station, in Ihrer Abteilung, in Ihrem Krankenhaus, in Ihrem Heim ein Mitarbeiter Patienten töten wird, wenn alles so bleibt, wie es jetzt ist, was würden Sie tun?“

Blick in die Gegenwart

„Man kann die Wirklichkeit zu Tode erschrecken, wenn man ihr zu verstehen gibt, dass

[19] Steppe, Hilde: Krankenpflege im Nationalsozialismus, Mabuse Verlag Frankfurt am Main, 2001

[20] Steppe, Hilde: a.a.O.

sie nur eine unter mehreren Möglichkeiten ist." (Hans Jasper)
Heute gehen wir davon aus, dass zur Ausübung der Pflege allgemein, sowohl intuitives Wissen, persönliche Erfahrung als auch fachlich fundiertes, wissenschaftlich überprüftes Wissen gehört. Im Rahmen der Professionalisierung von Pflege gewinnt das gesicherte Fachwissen, in der Fachsprache evidenzbasierte Pflege, immer mehr Raum. Dieser Ansatz ist wichtig, denn in der Vergangenheit hat die Pflege zu wenig wert auf die Nachweisbarkeit ihrer Arbeit gelegt.
Damit verbunden ist die Frage, ob die derzeit vorhandenen Qualifikationen die Anforderungen an eine differenzierte, dem Pflegebedarf und den Pflegebedürfnissen von Betroffenen und deren Angehörigen entsprechende Ausübung psychiatrischer Pflege erfüllen oder ob der Anspruch an eine qualitativ hohe psychiatrische Pflege neu erarbeitet und den Veränderungen in allen Versorgungsbereichen angepasst werden muss. Die teilweise vorhandenen Qualitätskriterien psychiatrischer Pflege sind dahingehend zu überprüfen, ob die psychiatrischen Pflegeinterventionen wirksam sind, wo andere Konzepte angewandt werden müssten und welchen Beitrag die Pflege in der Gesamtbehandlung leistet. Dabei gilt es zu berücksichtigen, dass es nicht nur um Rationalität und finanzielle Grundlagen, sondern auch um Hilfen geht. Inwieweit Pflegewissenschaft und Forschung diesbezüglich neue andere Wege eröffnen und Pflegeexperten bereit sind, sich unterschiedliche Konzepte zu erschließen, Projekte begleitend zu fundieren, wird die Zukunft zeigen.

Zum beruflichen Selbstverständnis und den Aufgaben psychiatrischer Pflege

Brainstorming von Teilnehmern der Fachweiterbildung

- Achtung vor dem Leben
- Begleitung, Mitfühlen, Verantwortung, Vertrauen, Hilfestellung zur Lebensgestaltung, zur Teilnahme am Leben, Wecken von Ressourcen, Hilfestellung zu geben soweit als möglich, Professionelle Begleitung, Unterstützung, Förderung, patientenorientiertes Arbeiten
- Ansprechpartner für Patienten in punkto Organisation, Probleme, „Small Talk"
- Offenheit und Interesse für Probleme und Lebensumfeld der Patienten
- Unterstützen in der Phase der Erkrankung und Gesunderhaltung fördern, Unterstützung des Patienten, seine Selbstständigkeit, Eigenständigkeit zu erlangen, Interesse an dem Menschen, der vor mir steht
- Authentisch in der Beziehung sein, mit Wärme, Liebe und Empathie und Humor den Patienten begleiten, stützen, ermutigen, seine Würde schützen und Freiheit achten
- Neugierde, lernen wollen, Antworten finden, mit dem, was ich bin, „Positives überwiegt", versuchen den Patienten bei der Gesundung unterstützen
- Interesse an Menschen mit ihren Eigenheiten, Bereitschaft das eigene Verhalten zu reflektieren, Humor
- Unterstützung des Patienten in seinen körperlichen, seelischen (und geistigen) Bedürfnissen, Beziehungen gestalten, Zusammenarbeit ermöglichen, Verantwortung übernehmen
- Haltung: ganzheitlicher Mensch; eigenständiges Arbeiten; Team: Verbindung der Berufsgruppen, Konzepte; Beziehungsarbeit, Lust und Neugier, Eigenständigkeit, interessante Arbeit mit Menschen
- Krisen oder Krankheit verstehen, erkennen; diese als Entwicklungsgeschehen begreifen für alle Beteiligten; Ideal im Sinne von Bubers Menschwerdung liegt in der Begegnung von Ich zum Du
- Offenheit, Klarheit, Wissen, Empathie, Offenheit, Toleranz, Akzeptanz, Achtsamkeit, Menschlichkeit
- Hinsehen können, d.h. sich selbst entwickeln (Schulung); Zuwendung und Distanz (Abgrenzung), vermitteln können
- Vertrauen herstellen, entspannte Atmosphäre schaffen, Lebensfreude vermitteln, Wachsein, beobachten, selber reifen
- Beziehung aufbauen, Entwicklung begleiten, Entscheidungen akzeptieren
- Rahmen schaffen und halten
- Unterstützung und Begleitung in der momentanen Situation oder Krise, „spiegeln", damit ein „neuer Schritt" gemacht werden kann
- Fähigkeiten zur Kommunikation, Wahrnehmung von Problemfeldern: leiblich, seelisch, geistig, Unterstützen in Form von Gesprächen, Atmosphäre schaffen

- Akute Hilfe im Alltag, Hilfe zur Selbsthilfe, Übungen anbieten
- Präsent sein in der Begegnung, Vermittler/„Spiegel" sein, Grenzen wahrnehmen, anleiten können, Hoffnung vermitteln
- Gespräch, Interesse wecken, gezielte Übungen, Begleitung in Höhen und Tiefen
- Den Menschen mit seinem Problem Krankheit zu sehen, ihn zu akzeptieren in seinem Sosein
- Hilfe in täglichen Situationen, Vorbereitung zur Entlassung
- Begleitung im Zusammenhang mit dem Alltag erfassen, bewältigen, Selbstständigkeit
- Wahrnehmung von Verfassung, Bedürfnissen, Zielen, Problemen der Patienten,
- Begleiten, vermitteln, lernen, klären
- Ressourcen: Erkennen und fördern, Klinik-Alltag gestalten
- Organisation, Verbindung mit anderen Einrichtungen, Konzepte, Bezugspflege, wie entwickeln mit den wenigen Menschen
- Gut „beobachten" können, Beziehung pflegen zum Patienten und zu Angehörigen, vermitteln.

Deutlich wird, dass psychiatrische Pflege gegenwärtig als Beziehungs- und Problemlösungsprozess begriffen wird, wobei es gilt, den Alltag, dessen Bewältigung und das Wohlbefinden des psychisch kranken Menschen in den Mittelpunkt zu stellen. Psychiatrisch Pflegende orientieren sich an den Fähigkeiten, Fertigkeiten und Ressourcen des Einzelnen. Sie berücksichtigen den kreativen Prozess und setzen die Interaktion gezielt ein.

Vager Blick in die Zukunft

„Vision ist die Kunst, unsichtbare Dinge zu sehen."
(Jonathan Swift)

Augenblicklich fällt auf, dass Pflege insgesamt weniger **Visionen** hat. Die ständige Orientierung an der Realität und dem Machbaren verstellt an vielen Stellen den Blick für eine kreative Weiterentwicklung. Eine „Trialogische Pflege" ist z. B. Utopie und doch wäre sie erstrebenswert. Die regelmäßige Teilnahme von Pflegenden an Psychose-Seminaren und Angehörigengruppen muss zur alltäglichen Aufgabe werden. Selbstbestimmtheit sollte auf allen Ebenen eine Selbstverständlichkeit werden. Eine im Augenblick vermessene Idee wäre auch, dass Pflege den Pflegebedarf selbstständig erhebt und verordnet. In naher Zukunft hat Pflegeforschung ein internationales Niveau erreicht und dies wird sich auf die Pflegepraxis auswirken.
Die fortschreitende Akademisierung der Pflege ist für die Zukunft und eine Angleichung an das internationale Bildungsniveau in nächster Zeit erforderlich.
Der **Ausblick und Handlungsbedarf** soll an vier Aspekten aufgezeigt werden.

Qualität

- Das Qualitätsniveau muss weiter entwickelt und näher definiert werden.
- Qualitätssicherung darf sich nicht nur an Quantität festmachen, sondern muss sich inhaltlich manifestieren.
- Qualitätsmanagement in der Pflege darf sich nicht nur an politischen, wirtschaftlichen und ökonomischen Interessen orientieren.
- Pflege muss eine Qualitäts-Ethik entwickeln!

Methoden

- Pflegerische Techniken und pflegerisches Handeln den Bedürfnissen anpassen.
- Selbstbestimmung, Autonomie und Eigenverantwortung fordern und fördern.
- Strategien zum Umgang mit der Erkrankung gemeinsam entwickeln.
- Wirksamkeit der Maßnahmen wissenschaftlich nachweisen.

Forschung

Es fehlen elementare Daten und Grundlagen, die ermittelt werden müssen:

- Anzahl, Verteilung und Qualifikation psychiatrisch Pflegender.
- Bezug und Nützlichkeit von Anforderungen und Aufgabenerfüllung.
- Wirksamkeit von Pflegeintervention und deren Beitrag zur Gesamtbehandlung.

Ethik

(Grund-)Haltung als Aufgabe der Bildung:

- Bewusstsein und ethisch verantwortliches Handeln.
- Bewusstsein und Persönlichkeitsentwicklung.
- Individuelle Freiheit und Entscheidungsfindung.
- Komplexe ethische Fragen.

Pflege ist neben aller Fachlichkeit ein kreativer und phantasievoller Beruf. Deshalb müssen Pflegende zur Weiterentwicklung auch Wege gehen, die unorthodox sind.

„Das Leben kann rückblickend verstanden nur werden. Es muss aber vorausschauend gelebt werden.“
(Sören Kierkegaard)

Literaturtipp

Blasius, Dirk: Umgang mit Unheilbaren – Studien zur Sozialgeschichte der Psychiatrie, Psychiatrie Verlag Bonn, 1986

Blasius, Dirk: Einfache Seelenstörung – Geschichte der deutschen Psychiatrie 1800–1945, Fischer Verlag Frankfurt am Main, 1994

Bock, Thomas (Hrsg.): LebensWert – sieben Beiträge zur Ethik-Diskussion, Psychiatrie Dörner, Klaus: Bürger und Irre – Zur Sozialgeschichte und Wissenschaftssoziologie der Psychiatrie, Europäische Verlagsanstalt Frankfurt am Main, 1969

Finzen, Asmus: Massenmord ohne Schuldgefühl – Die Tötung psychisch Kranker und geistig Behinderter auf dem Dienstweg, Psychiatrie Verlag Bonn, 1996

Frankl, Viktor E.: ...trotzdem Ja zum Leben sagen – Ein Psychologe erlebt das Konzentrationslager, Deutscher Taschenbuch Verlag München, 2002

Klee, Ernst (Hrsg.): Dokumente zur „Euthanasie“, Fischer Verlag Frankfurt am Main, 2001

Kolb, Stephan; Seithe, Horst; IPPNW (Hrsg.): Medizin und Gewissen – 50 Jahre nach dem Nürnberger Ärzteprozeß – Kongreßdokumentation, Mabuse Verlag Frankfurt am Main, 1998

Müller, Christian: Wer hat die Geisteskranken von den Ketten befreit – Skizzen zur Psychiatriegeschichte, Psychiatrie Verlag Bonn, 2001

Steppe, Hilde: Krankenpflege im Nationalsozialismus, Mabuse Verlag Frankfurt am Main, Wolff, Horst-Peter; Wolff, Jutta: Geschichte der Krankenpflege, Recom Verlag Basel, 1994

2.4 Theoriegeleitetes Handeln der Pflege

„Theorie ist der Beginn aller Praxis.“
(Hans Margolius)

Theorie bedeutet wissenschaftliche Betrachtungsweise, aus diesem theoretischen Denken können Verhaltensvorgaben für die Praxis entstehen.
Theoriegeleitetes Handeln ist fachliches Wissen, dass in der Praxis auf der Basis des neusten wissenschaftlichen Stands angewendet wird.
Modell: Muster, Form, Vorbild, Maß.

Aus konzeptionellen Zusammenhängen entsteht ein **Modell.** Ein Modell mit seinen Elementen (Schlüsselkonzeptionen) ist immer eine auf die wesentlichen Merkmale reduzierte Darstellung. Diese hat Symbolcharakter, wobei die verwendeten Symbole mehr oder weniger abstrakt sein können. Konzepte, **konzeptionelle Rahmen** und Modelle sind das gedankliche Rüstzeug pflegetheoretischer Reflexionen. Theorien kann man als formelle Aussagen über miteinander verbundene Konzepte betrachten, die die systematische Betrachtung eines Phänomens gestatten und die grundsätzlich zu Erklärungen und Voraussagen führen sollen. Theorien sind gedankliche Konstruktionen, die Annahmen, Vorschläge, Thesen und Hypothesen über Konzepte und ihre Beziehungen zueinander formulieren.

Die Pflege in der Bundesrepublik war lange Zeit theoriefeindlich. Auch heute müssen sich Pflegende oft – wenn sie theoretische Ansätze vertreten oder zur Diskussion stellen – die Frage stellen lassen, ob dies praxisbezogen sei. Wenn Pflege professionell ausgeübt werden soll, muss sie Ziele formulieren und zielorientiert arbeiten, sie muss ihr Handeln (theoretisch) begründen können.

- **Eine Theorie ist eine Erklärung von Phänomenen** aus der täglichen Praxis
- Eine Theorie ist eine Erklärung, aber **nicht jede Erklärung eine Theorie**
- Eine Theorie ist eine Erklärung, die wiederholter **Überprüfung standgehalten** hat
- Eine Theorie ist eine Erklärung, die das **Ergebnis wissenschaftlicher Forschung** ist
- Eine Theorie ist eine Erklärung, die **aus berufspraktischer Erfahrung resultiert.**

Götze und Fink[21] bringen **theoriegeleitetes Handeln** auf die **Grundformel:** wenn (x) dann (z). Häufig werden „x“ und „z“ durch ein weiteres Element ergänzt: Wenn (x) *weil* (y) dann (z). „x“ ist z. B. ein Symptom, also ein Kennzeichen oder Merkmal, welches für einen bestimmten Sachverhalt spricht; „z“ ist der Sachverhalt, und „y“ sagt, weshalb zwischen „x“ und „z“ ein Zusammenhang besteht. Das Ganze ist die Theorie.

[21] Fink, Brigitta; Goetze, Walter: Fit für die Pflegepraxis durch Schlüsselqualifikationen, Kohlhammer Verlag Stuttgart, 2000

Beispiel
Wenn beim Patienten folgende Symptome (x) beobachten werden: erhöhte Atem- und Pulsfrequenz, steigender Blutdruck, feuchte Handflächen, erweiterte Pupillen, trockener Mund, spricht dies dafür, dass er akut Angst (z) hat. Warum ist das so (y)? Das autonome Nervensystem stellt sich auf erhöhte Leistungsbereitschaft ein und versetzt den Körper in die Lage, eine erhöhte Leistung, z.B. für Angriff, Rückzug oder Flucht zu erbringen.

2.4.1 Einteilungen von Pflegetheorien

„Schaffe Dir ein eigenes System oder Du wirst zum Sklaven des Systems eines anderen“ (William Blake)

Als erste Pflegetheoretikerin gilt **Florence Nightingale.** Individuelle, gesellschaftliche und professionelle Werte waren Bestandteile ihrer Arbeit. Um einen Wandel herbeizuführen verband sie eigene mit gesellschaftlichen und professionellen Ressourcen. Nightingales Theorie konzentrierte sich auf die Umwelt: saubere Luft, sauberes Wasser, funktionierende Kanalisation, Sauberkeit und Licht. Sie ging davon aus, dass jede Frau zu irgendeiner Zeit eine Krankenschwester im Sinne der Verantwortung für die Gesundheit eines Menschen sei. Die theoretischen Ansätze blieben jedoch so spärlich, dass sie in der Weiterentwicklung von Pflegetheorien eine geringe Rolle spielten.

Gründe für Pflegetheorien

„Eine Pflegetheorie kann bei der Bereitstellung des Wissens helfen, um die Praxis durch Beschreiben, Erklären, Vorhersagen und Kontrollieren von Phänomenen zu ergänzen. Die Sicherheit des Krankenpflegepersonals wird durch theoretisches Wissen erhöht, da systematisch entwickelte Methoden eher erfolgreich sind. Krankenschwestern wissen, was sie tun, wenn sie der Theorie wegen gefordert werden. Theorie ist die Grundlage einer beruflichen Autonomie, weil sie die Praxis sowie die Erziehungs- und Forschungsfunktionen des Berufes lenken. Das Studium der Theorie hilft, analytische Fähigkeiten zu entwickeln, das Denken herauszufordern, Werte und Vorstellungen zu klären, Ziele für die Krankenpflegepraxis, die Erziehung und die Forschung zu bestimmen.“ (Ann Marriner-Tomey)[22]

Ziele von Pflegetheorien
- Definition von Pflege
- Definition der Rolle der Pflege im Gesundheitswesen
- Etablierung als eigenständiger wissenschaftlicher Bereich
- Überprüfbarkeit qualitativer Normen
- Grundlagenforschung für andere Gebiete der Pflegeforschung.

Alle Pflegetheorien haben das Ziel, den Gesundheitszustand von Patientinnen positiv zu beeinflussen. **Kriterien der WHO,** anhand derer Pflegende die Nützlichkeit eines Pflegemodells/einer Pflegetheorie beurteilen können, sind der soziale Wert der Theorie, Übertragbarkeit, Durchführbarkeit und Vollständigkeit, sowie der benötigten Fertigkeiten.

Grundannahmen „patientenorientierter“ Pflegetheorien
- Das naturwissenschaftliche medizinische Modell ist als Rahmen für die Pflege nicht geeignet ist, weil es der **Komplexität von Pflege** nicht gerecht werden kann.
- Der Mensch ist ein komplexes biopsychosoziales Wesen, das sich im Laufe seines Lebens in einem **Spannungsfeld zwischen Abhängigkeit und Autonomie** bewegt.
- Pflege ist ein dieser Komplexität entsprechendes Aufgabenfeld, das sich sowohl mit dem **gesunden als auch mit dem kranken Menschen** befasst.
- Professionell Pflegende bilden eine eigenständige Berufsgruppe, deren Tätigkeit therapeutische Relevanz hat und die in Kooperation mit anderen Berufsgruppen die komplexen **Aufgaben des Gesundheits- und Sozialwesens** erfüllen.
- **Pflegerische Arbeit ist planbar, systematisch und zielorientiert durchführbar und nachweisbar.**

Eine Theorie muss aus der Praxis entstehen, denn die Praxis ist von herausragender Bedeutung für die Entwicklung von Pflegetheorien. Die Anwendung einer Theorie wird nicht aufgezwungen, weil sie aus der Praxis entstand und somit Veränderungen auch in der Praxis entstehen. Es ist sinnvoll bestehende Pflegetheorien

[22] Marriner-Tomey, Ann: Pflegetheoretikerinnen und ihr Werk, Recom Verlag Basel, 1992, Seite 22

in der Praxis zu überprüfen, den eigenen Gegebenheiten anzupassen und vor diesem Hintergrund etwas Neues zu entwickeln. Bei der Überprüfung muss der persönliche und kulturelle Hintergrund der Theoretiker ebenso Beachtung finden, wie der Zeitpunkt der Entstehung und die gesellschaftspolitischen Zusammenhänge und die dahinter stehenden Erkenntnisse anderer Wissenschaften und zu Grunde liegenden theoretischen Quellen. Die Anwendung in der Praxis und die Einbeziehung des Pflegeprozesses sind ebenso von Bedeutung wie weiterführende Arbeiten, Literatur, die Verwendung empirischer Beweise, Definitionen und Aussagen.

Wenn der Weg beim Gehen entstehen soll, muss Zeit für eine kontinuierliche Entwicklung gegeben sein und es müssen Veränderungen organisiert und geplant werden. Die Unterstützung durch das Management ist neben der Förderung der Einführung neuer theoretischer Ansätze durch Methoden der reflexiven Praxis und dem Zugang zu Wissen, Aus-, Fort- und Weiterbildung unerlässlich. Am Anfang steht die Zusammenfassung einer Auseinandersetzung und Konsensbildung über ausgeprägte Wertvorstellungen, pflegerische Auffassungen und deren Bedeutung für die Pflegepraxis in einer Pflegephilosophie. Wichtig für den Prozess ist die Präsenz einer Führungsperson und die regelmäßige Kontrolle der Entwicklung, sowie Möglichkeiten der Auswahl eines Pflegemodells oder Teile einer Theorie im laufenden Arbeitsauftrag. Die Integration des gesamten Teams (ein Teil ist aktiv beteiligt, während die Rollen der jeweils anderen bewertet werden) und kranker Menschen und deren Angehörigen in den Entscheidungsprozess sind für die Praxisrelevanz von zentraler Bedeutung. Ein integriertes Evaluations- und Qualitätssicherungsprogramm, ggf. durch externe Beratung sollte installiert werden, so dass „der Weg das Ziel sein kann".

Ann Marriner-Tomey unterscheidet zwischen Philosophie der Pflege, den zwischenmenschlichen Beziehungen, den Theorien der Systeme und der Energiefelder. Fawcett unterscheidet Entwicklungsmodelle, Systemmodelle und Interaktionsmodelle.

Merkmale einer Praxistheorie

Eine Theorie kann **relevante Praxiskonzepte** in unterschiedliche Zusammenhänge bringen. **Eine Theorie muss logisch, relativ einfach und verallgemeinerbar sein.** Sie muss der Ausgangspunkt für Annahmen, Thesen und Hypothesen sein, die überprüfbar sind. Eine Theorie trägt in dem Maße zur **Wissensvermehrung** in der Pflege bei, als sie Forschung zu ihrer **Überprüfung** hervorruft und **Orientierungshilfe** für die Praxis bieten und deren **Verbesserung** ermöglichen kann.

Modell	Frage
Bedürfnismodelle	= WAS
Interaktionsmodelle	= WIE
Pflegeergebnismodelle	= WOZU/WARUM

Tab. 2.3: Inhaltliche Richtungen von Pflegetheorien nach Afaf Meleis.[23]

Fragen zur Reflexion

- Welche Argumente haben Sie Ihren Kollegen gegenüber, wenn Sie deutlich machen wollen, warum pflegerisches Arbeiten theoretische Grundlagen braucht?
- Was sind für Sie die wichtigsten Kriterien bei der Auswahl einer Pflegetheorie aus Ihrer bisherigen Berufserfahrung?
- Halten Sie die Pflegetheorie nach Roper et al. – so wie sie in der Praxis angewandt wird – in Ihrem Bereich für ausreichend umgesetzt?
- Wenn Sie eine Pflegetheorie in Ihrer Praxis umsetzen wollen, wie würden Sie dann vorgehen?
- Welche theoretischen Ansätze halten Sie in Ihrem Arbeitsbereich für sinnvoll?

2.4.2 Einzelne Pflegetheorien im Überblick

Einzelne Pflegetheoretikerinnen sind bekannt, z.B. die Pflegetheorie von Roper, Logan und Tierney, die seit fast 20 Jahren in die Ausbildung integriert ist.

[23] Meleis, Afaf Ibrahim: Pflegetheorie – Gegenstand, Entwicklung und Perspektiven des theoretischen Denkens, Verlag Hans Huber Bern, 1999

Übersicht und Einteilung der Pflegetheoretikerinnen in Anlehnung an Marriner-Tomey[24]

Diese Zusammenfassung in vier Kategorien ist hilfreich für das Verstehen verschiedener Ansätze einzelner Pflegetheoretikerinnen (☞ Tab. 2.4). Die Frage ob es sich immer um eine Pflegetheorie oder um ein Pflegemodell handelt bleibt jedoch offen. Beide Begriffe werden oft synonym verwendet. Die Vertreterinnen der theoretischen Ansätze können gleichwohl als Pflegetheoretikerinnen bezeichnet werden.

Abdellah

Faye Glenn Abdellah erklärt die Definition Krankenpflege als: „Dienst am einzelnen und an Familien; also für die Gesellschaft. Sie basiert auf Kunst und Wissenschaft, welche die Haltung, **intellektuelle Kompetenz** und **technische Fähigkeit** der einzelnen Krankenschwestern zu einem Wunsch und der Fähigkeit verschmelzen, kranken oder gesunden Menschen dabei zu helfen, mit ihren Gesundheitsbedürfnissen fertig zu werden, welche unter allgemeinen oder spezifischen medizinischen Anweisungen durchgeführt werden können."
Theoretische Aussagen sind, dass

- das Pflegeproblem und die einzelnen ausgewählten Handlungen auf dem Wissen der Krankenpflege basieren
- die korrekte Identifikation der Pflegeprobleme das **Urteil der Krankenschwester** bei der Auswahl der Schritte beeinflusst, die das Problem des Patienten lösen soll
- der Kern der Pflege ein Patient-Klienten-Problem ist, das sich auf den Patienten und seine Probleme konzentriert.

Bedeutung für die Ausübung psychiatrischer Pflege

Zu jedem hilfsbedürftigen Menschen gehört ein Umfeld, beide haben ein Gesundheitsbedürfnis. Ebenso wie die Gesellschaft Ansprüche an die Pflege stellt. Pflegende haben die Aufgabe dies in Einklang zu bringen und Lösungen zu suchen.

Corbin/Strauss

Juliet Corbin und **Amselm Strauss** haben zur Pflege von chronisch kranken Menschen ein Pflegemodell, das **Corbin-Strauss-Pflegemodell** (☞ Tab. 2.5), entwickelt, das auf dem Bezugsrahmen Pflege- und Krankheitsverlauf aufbaut und davon ausgeht, dass chronische Krankheiten im Laufe der Zeit Veränderungen und Schwankungen unterliegen. Dabei wird im Weiteren vorausgesetzt, dass der Verlauf beeinflusst und gesteuert werden kann. In diesem Zusammenhang bedeutet Beeinflussung eine Stabilisierung oder Verlangsamung des Verlaufs und nur in Einzelfällen die Änderung der Richtung. Fragen, die in diesem Zusammenhang zu stellen sind:

- Welche Erfahrungen hat der Betroffene mit seiner Krankheit gemacht?
- Wie ist die Motivation des Betroffenen, die notwendigen Dinge zu tun?

[24] Marinner-Tomey, Ann: a.a.O.

Kategorie	Vertreterinnen
Analyse der Krankenpflege	Ann Marriner-Tomey, Juanita Fogel Keck, Sue Marquis Bishop, Elisabeth Chong Choi
Kunst und Wissenschaft der Humanistischen Krankenpflege	Florence Nightingale, Virginia Henderson, Faye Glenn Abdellah, Lydia E. Hall, Dorothea E. Orem, Evelyn Adam, Madeleine Leininger, Jean Watson, Rosemarie Rizzo Parse, Patricia Benner
Zwischenmenschliche Beziehungen	Hildegard E. Peplau, Joyce ,Travelbee, Ida Jean Orlando (Pelletier), Ernestine Wiedenbach, Joan Riehl Sisca, Helen C. Erickson, Kathryn E. Bernard, Ramona T. Mercer
Systeme	Dorothy E. Johnson, Schwester Callista Roy, Imogene King, Betty Neumann
Energiefelder	Myra Estrin Levine, Martha E. Rogers, Joyce J Fitzpatrick, Margaret E. Newman

Tab. 2.4: Übersicht und Einteilung einiger Pflegetheoretikerinnen nach Marriner-Tomey.

Assessment	Einstufung zu den Bereichen
Assessment des Patienten und seiner Familie – festsetzen von Zielen	• Pflege- und Verlaufskurve (Stadien, Substadien, frühere Stadien sowie Symptome, Einschränkungen und deren Zusammenhänge) • Vorstellungen der einzelnen am Prozess Beteiligten (schriftlich festzuhalten) • Probleme, die sich aus der Krankheit ergeben (Aufklärung, Unterstützungsmöglichkeiten, Hilfsmittel)
Einschätzung von Bedingungen, welche die Behandlung, Betreuung und Pflege beeinflussen	• Welche Erfahrungen hat der Betroffene mit seiner Krankheit, verschiedenen Behandlungsmethoden, seiner Nachsorge gemacht? • Wie belastet sind der Betroffene, seine Angehörigen und seine weitere Umgebung? • Wie sieht das Leben, das Zusammenleben und die menschliche Verbundenheit zwischen dem Betroffenen und seinem unmittelbaren Umfeld aus? • Welche Vorstellungen sind im Hinblick auf die Krankheit, deren Bewältigung und der Zukunft des Betroffenen bei ihm und seinen Angehörigen vorherrschend?
Definition des Interventionsschwerpunkts	• Welche Informationen hat der Betroffene und welche weiteren Informationen brauchen er und seine Umgebung; sind die Informationen dem neuesten Stand entsprechend? • Inwiefern stimmen die Informationen mit den Wertvorstellungen und Überzeugungen der Beteiligten überein; liegen Missverständnisse vor?
Pflegeinterventionen	• Aufklärung und Beratung • Direkte Unterstützung und Hilfe, je nach Bedarf und Notwendigkeit • Biographische Ansätze und Berücksichtigung der Individualität
Evaluation der Effektivität von Pflegeinterventionen	• Überprüfung anhand der gemeinsamen Ziele • Teilaspekte und Teilziele überprüfen • Das Umfeld befragen • Gelungenes festigen und Ursachen von Nichtgelingen suchen

Tab. 2.5: Assessmenteinteilung nach Corbin und Strauss.[25]

- In welcher Umgebung befindet sich der Betroffene?
- Kann der Betroffene Zusammenhänge zwischen seiner Biografie, seiner jetzigen Befindlichkeit und zur Erkrankung herstellen?
- Wie ist die Beziehung vom Betroffenen zu seiner Umgebung und nahe stehenden Menschen?
- Welche Einschränkungen hat der Betroffene durch die Krankheit?
- Welche Beschwerden und Symptome stehen im Vordergrund?
- Welche Ressourcen in Bezug auf Copingstrategien und Krankheitsbewältigung bestehen beim Betroffenen?

Das Modell hat einen philosophischen Ansatz und versucht eine systematische Annäherung zur Diskussion und Bewältigung chronischer Krankheiten. Unter Berücksichtigung der zahlreichen Dimensionen psychischer Erkrankungen, wird der potenzielle Nutzen dieses Modells für den Verlauf chronischer psychischer Krankheiten deutlich.

Bedeutung für die Ausübung psychiatrischer Pflege

Pflegepersonen können dem einzelnen psychisch kranken Menschen dabei helfen, sich mit der Krankheit auseinander zu setzen, ein Gleichgewicht bzw. Stabilität anzustreben, seine Gewohnheiten und Lebensstil soweit möglich und nötig umzustellen und ihn durch Krisen begleiten. Die gemeinsame Erarbeitung von Zielvorstellungen und Grundlagen von Hilfestellungen erleichtern die Bewältigung und Akzeptanz einer chronischen Erkrankung.

[25] Woog, Pièrre (Hrsg.): Chronisch Kranke pflegen – Das Corbin-Strauss-Pflegemodell, Ullstein Medical Verlagsgesellschaft Wiesbaden, 1998

Fortlaufende neue Einschätzungen und Erwartungen aneinander halten die Beziehung in einem lebendigen Prozess, in dem Veränderungen möglich sind und eine Konsolidierung ermöglicht wird. Die permanente Einbeziehung aller Beteiligten unterstützt den gemeinsamen Wissensstand und die Schaffung einer Atmosphäre, in der Vorhaben und Veränderungen gezielt verfolgt werden können.

Friedemann

Marie-Luise Friedemann hat eine Theorie des systemischen Gleichgewichts (☞ Abb. 2.4) entwickelt, die **Familien- und umweltbezogene Pflege,** deren Basis die Erkenntnisse von Systemtheorie, Geistes- und Gesundheitswissenschaften sind. Sie nimmt den Zugang zur Familie und alternativen Formen des Zusammenlebens in den Blick und findet in Pflegesituationen mit akuten, somatischen und psychischen Erkrankungen Anwendung, insbesondere bei chronischen Leiden, in Krisen und bei sterbenden Menschen.

- Der Mensch bestimmt seine **Identität** und definiert seine Umwelt auf Grund seiner Beziehungen zu Menschen, Gegenständen und Lebewesen.
- Der Mensch und seine **Realität** ist von seiner physischen Verfassung abhängig und deshalb beschränkt.
- Der Mensch besitzt die Fähigkeit seine **Abhängigkeit von der Natur** einschließlich Tod zu erkennen und nimmt deshalb sensibel wahr, was sich in ihm und seiner Umwelt abspielt und steuert dies entsprechend.
- Der Mensch hat die Fähigkeit zur **Transzendenz** (im philosophischen Sinn das Überschreiten der Grenzen, der Erfahrung des Bewusstseins, des Diesseits).
- Der Mensch erkennt seine **Schwäche und Abhängigkeit** und hat das Bedürfnis, sich in seinem Rahmen und mit seinen Möglichkeiten abzusichern.

Friedemann betont, dass die **Familie** ein **System mit vielen Subsystemen ist,** die in einer Wechselbeziehung zur Umwelt stehen. Die Familie vermittelt grundlegende Werte und Lebensmuster, eingebettet in Zusammenhänge von Zivilisation und Kultur. Die Familie dient als Schutzraum und unterstützt die persönliche Entwicklung, sowie das Zugehörigkeitsgefühl durch emotionale Bindung. Sie übermittelt Lebensanschauungen, spirituelle Rituale, gibt Halt und hilft bei der Suche nach Lebenszielen. Des Weiteren befriedigt die Familie Bedürfnisse nach Kontrolle, fordert Mitverantwortung und kollektives Verhalten. Friedemann bezeichnet eine Familie als gesund, wenn

- Die Familienmitglieder wenig Angst empfinden und mit der Familie im Großen und Ganzen zufrieden sind
- Eine Übereinstimmung (Kongruenz) innerhalb der Familie und mit der Umwelt besteht
- In einer Familie in allen nachfolgenden Prozessdimensionen gehandelt wird.

Vier Prozessdimensionen umfassen

- **Systemerhaltung** (Erhaltung der Ordnung von Körperfunktion, körperliche Pflege, Lebensmuster, Rhythmen, entwicklungsbedingte Bedürfnisse, geistige Anregungen und Erholung)
- **Kohärenz** (Zusammenhang von innerer Ruhe, Verbundensein, und Werten bzw. Einstellungen)
- **Individuation** (Bewusstwerdung der eigenen Leistung, des Vernetzseins, bezüglich eines Umweltverständnisses, von Situationen und hinsichtlich der eigenen Philosophie und Ideologien)
- **Systemänderung** (Veränderungen hinsichtlich Werte, Ressourcen für Anpassung richtig einsetzen und Probleme bei der Anpassung erkennen, vermeiden bzw. bearbeiten).

Nach Friedemann sind im Pflegeprozess grundlegende Schritte notwendig

K – lassieren der systemischen Prozesse innerhalb der vier Prozessdimensionen
O – ffen die Theorie und die systemischen Prozesse erklären
N – achforschen, welche Veränderungen stattfinden sollen
G – utheißen der nützlichen Handlungen
R – espektieren und verstärken der nützlichen Handlungen
U – mlernen bei mangelhaften Handlungen
E – xperimentieren mit neuen Handlungen
N – ützlichkeit und Erfolg der Änderungen prüfen
Z – usprechen, ermuntern, loben.

Bedeutung für die Ausübung psychiatrischer Pflege

Der Zusammenhang (Kohärenz) zwischen Familie, familiärer Prägung und Umwelt spielt gerade im Umgang mit psychisch kranken Menschen eine bedeutende Rolle. Die individuellen Probleme des einzelnen Betroffenen und die

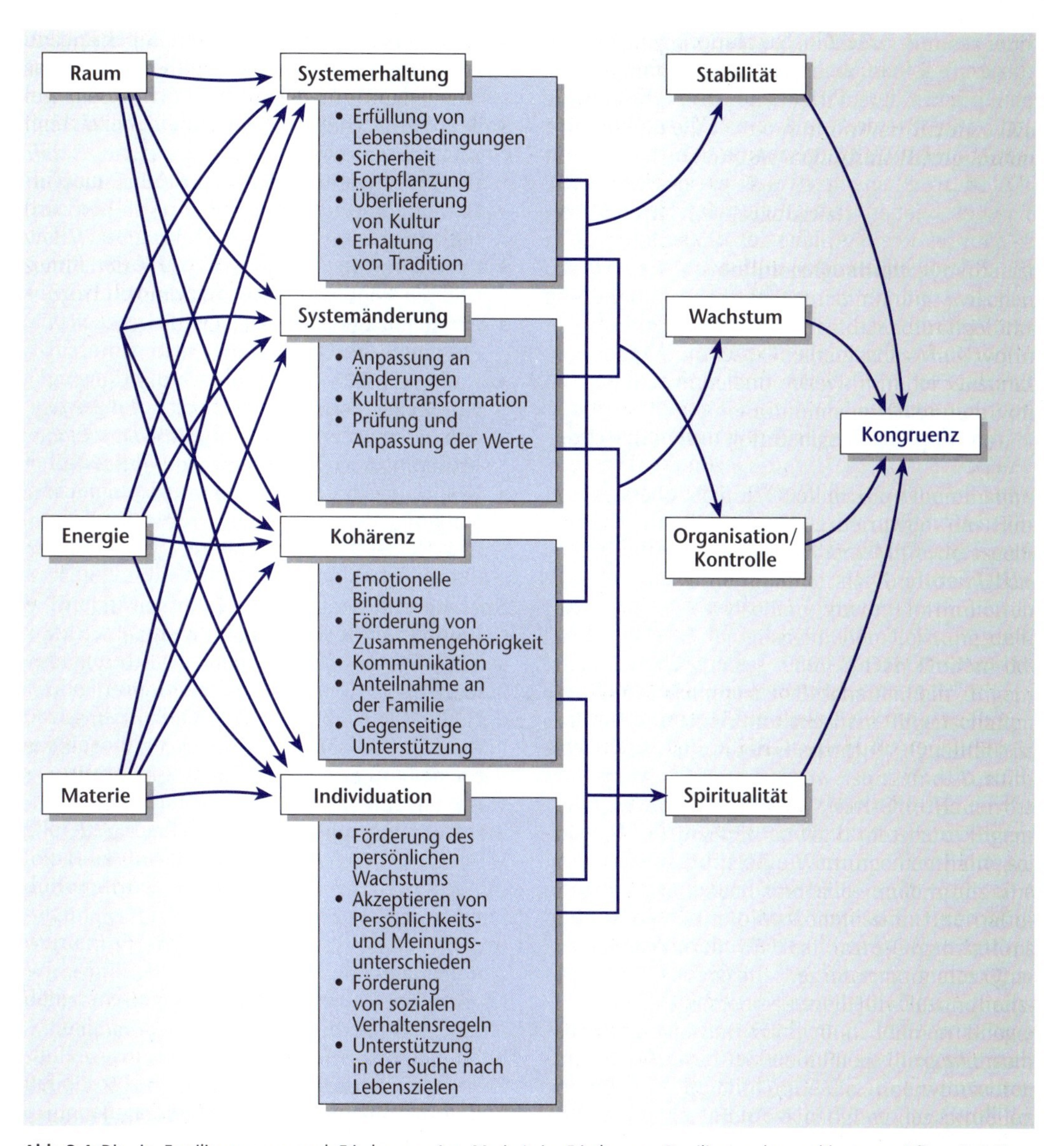

Abb. 2.4: Die vier Familienprozesse nach Friedemann. Aus: Marie-Luise Friedemann, Familien- und umweltbezogene Pflege, 2. A. Verlag Hans Huber Bern, 2003.

jeweiligen individuellen Schwierigkeiten einzelner Familienmitglieder sind im Zentrum der Überlegungen. Ausgehend von der Individuation können dann Prozesse bezüglich Systemveränderungen auf den unterschiedlichen Ebenen (z.B. körperlicher Art, bezüglich Wertvorstellungen, in der Rollenausübung oder in Lebensmustern) in Gang gesetzt werden. Dies setzt neben dem Aufbau einer tragfähigen Beziehung und Respekt allen Beteiligten gegenüber (Kongruenz, Empathie), die Haltung, dass Dinge und Verhalten veränderbar sind, voraus. Im Sinne von dem Gegenüber dabei zu helfen, Veränderungsbedarf in sich und an sich zu entdecken. In der Umsetzung dieser Aspekte unterstützen sich die Beteiligten gegenseitig und reflektieren gemeinsam.

Henderson

Virginia Henderson definiert Krankenpflege: „Die einzigartige Funktion der Krankenschwester besteht darin, dem Menschen, ob krank oder gesund, zu helfen, bei Handlungen, die zur Gesundheit oder deren Wiedererlangung beitragen (oder zu einem friedlichen Tod), die er ohne Hilfe ausführen würde, wenn er die notwendige Kraft, den Willen oder das Wissen hätte. Und das ist so zu machen, dass er so schnell wie möglich wieder unabhängig wird." Henderson behauptet bereits Anfang der 1950er Jahre: „Um als **Krankenschwester selbst als Experte** zu arbeiten und die wissenschaftliche Annäherung zur Verbesserung der Praxis nutzen zu können, benötigt die Krankenschwester die Ausbildung, welche nur in Colleges und Universitäten zu bekommen ist."

Bedeutung für die Ausübung psychiatrischer Pflege

Die Unabhängigkeit von Pflege ist oberstes Ziel professioneller Pflege und erfordert deshalb eine hohe Qualifikation für die Ausübung des Pflegeberufes.

King

Imogene King hat einen systemischen Ansatz: „Wenn das Ziel der Krankenpflege die Sorge um die Gesundheit des einzelnen und die Gesundheitsvorsorge von Gruppen ist, und wenn man die Prämisse akzeptiert, dass Menschen offene Systeme sind, die mit der Umwelt interagieren, dann muss ein konzeptionelles Bezugssystem für die Krankenpflege organisiert werden, um diese Ideen aufzunehmen."[26] King geht davon aus, dass man um den Menschen verstehen zu können verschiedene Aspekte berücksichtigen muss. Sie misst der Wahrnehmung, dem Selbst, dem Körperbild, der Entfaltung und Entwicklung sowie Raum und Zeit, deren Bedeutung man verstehen muss, die entscheidenden Schlüsselpositionen zu. Wichtig ist ihr, dass sowohl der Patient als auch Pflegende durch den gemeinsamen Prozess wahrnehmen und so das Handeln zu Reaktionen und zur Zielerreichung führt. King unterscheidet in ihrer Zielerreichungstheorie, in ihrem dynamischen interaktiven System, das soziale (Gesellschaft), das zwischenmenschliche (Gruppen) und das persönliche (Individuum) System. Sie geht zudem davon aus, dass Menschen soziale Wesen sind, fühlend, vernünftig, wahrnehmend, kontrollierend, zielbewusst, handlungs- und zielorientiert. Die folgenden Aussagen sind Teilaspekte ihrer Theorie:

- Wahrnehmungskongruenz in der Krankenschwester-Patient-Interaktion erhöht die gemeinsame Zielsetzung
- Kommunikation steigert die gemeinsame Zielsetzung zwischen Krankenschwester und Patient steigert und führt zu Befriedigungen
- Befriedigungen bei Krankenschwester und Patient steigern die Zielerreichung
- Erreichung der Ziele vermindert den Stress und die Angst in Pflegesituationen
- Erreichen der Ziele steigert das Lernen des Patienten und die Copingfähigkeit
- Rollenkonflikte, die vom Patient und der Krankenschwester oder beiden erlebt werden, vermindern die Transaktionen in den Krankenschwester-Patient-Interaktionen
- Kongruenz bei den Rollenerwartungen und Rollenausführungen steigern die Transaktionen in der Krankenschwester-Patient-Interaktion.

Sprache und Semantik beeinflussen die Wahrnehmung und Kommunikation einzelner Menschen. Worte dienen dem Ausdruck von Gedanken in Gruppen. Wenn Menschen sich mitteilen, versuchen sie ihre Gedanken zu erklären, ihr Wissen und ihre jeweilige Realität darzustellen. Der systemische Bezugsrahmen von Imogene King beschreibt eine holistische Sicht der Komplexität in der Pflege und stellt Wissen zur Verfügung. Damit können Beziehungen zwischen Individuen als personale Systeme sowie kleine und große Gruppen als interpersonale Systeme analysiert werden. Unterschiedliche sozialen Gruppen können als gesellschaftliches System untereinander interagieren. Sie bezeichnet Pflegepersonen als Schlüsselpersonen im Gesundheitswesen, die Ziele und erforderliche Mittel zur Zielerreichung identifizieren, um Individuen, Familien und der gesamten Gesellschaft zu helfen.

Bedeutung für die Ausübung psychiatrischer Pflege

In Kings Theorie findet sich der Ansatz der Gesundheitsförderung der Ottawa Charta auf den unterschiedlichen Ebenen wieder, die Förderung der Selbstkompetenz des Einzelnen, von Gruppen und Lebensumfeld. Insofern gibt es viele Möglichkeiten neue Konzepte auf dieser Basis zu erproben und Verhaltensweisen zu erweitern.

[26] Marriner-Tomey, Ann: a. a. O., Seite 507

Leininger

Madeleine Leininger trifft in ihrer **transkulturellen Pflege** die Aussage, dass die Pflege in jedem Land geprägt ist durch das kulturelle Umfeld und den sozialen Hintergrund der Pflegenden. Sie beschreibt dies detailliert in ihrer Theorie der **kulturspezifischen Fürsorge** und in ihrem pflegeethnographischen Forschungsansatz. Schon 1970 nahm Leininger die Begriffe Fürsorge (care) und Sorgen (caring) als wichtige Elemente von Pflege ins Blickfeld. Leininger betont, dass das erlernte professionelle Wissen über Fürsorge in kreativer und praktischer Weise eingesetzt werden soll, um eine Krankheit des Menschen zu lindern oder Praktiken der Gesundheitsfürsorge zu unterstützen, sowohl am Individuum als auch in einer Gruppe. Leiningers Beitrag besteht in einer Taxonomie von Konstrukten der Fürsorge bzw. des Sorgens (☞ Abb. 2.5).

- Pflegephänomene der kulturellen Fürsorge können erklärt werden
- Induktive Ansätze und fundierte Daten können erhoben werden
- Verschiedene Komponenten der Theorie werden in ihrer Bedeutung und Interpretation verwendet
- Kreative Wege können eingesetzt werden
- Pflegende nähern sich der kulturspezifischen Vorstellungen anderer in ihrer menschlichen Fürsorge an
- Wege werden entdeckt, die es zum Wohle des Klienten ermöglichen, professionelles und allgemeines Fürsorgewissen anzuwenden.

Leininger[27] orientiert sich an den Merkmalen und definiert ihre Ansätze wir folgt:

„**Pflege** (nursing) bezieht sich auf einen **erlernten humanistischen und wissenschaftlichen Beruf** und eine Disziplin, die ihren Schwerpunkt in menschlichen Fürsorgephänomenen und -aktivitäten hat, um Einzelpersonen oder Gruppen zu helfen, sie zu unterstützen, es ihnen zu erleichtern und sie zu befähigen, ihr Wohlbefinden (oder ihre Gesundheit) auf kulturell bedeutsame und vorteilhafte Weise aufrechtzuerhalten oder wiederzugewinnen oder um Menschen zu helfen, Behinderungen oder dem Tod ins Auge zu sehen.

Weltanschauung (world view) bezieht sich auf die Art, in der Menschen ihre Welt oder ihr Universum betrachten, um sich ein Bild oder eine Wertvorstellung von ihrem Leben oder der Welt um sie herum zu machen.

Kulturelle und soziale Strukturdimensionen (cultural and social structure dimensions) beziehen sich auf die dynamischen Muster und Merkmale untereinander vernetzter struktureller und organisatorischer Faktoren einer bestimmten Kultur (Subkultur oder Gesellschaft), die religiöse, verwandtschaftliche (soziale), politische (und gesetzliche), ökonomische, pädagogische, technologische und kulturelle Werte umfassen, und wie diese Faktoren untereinander in Verbindung stehen und funktionieren können, um menschliches Verhalten in jeweils unterschiedlichem Umgebungskontext zu beeinflussen.

Ethnogeschichte (ethnohistory) bezieht sich auf jene vergangenen Faktoren, Ereignisse, Augenblicke und Erfahrungen von Einzelpersonen, Gruppen, Kulturen und Institutionen, die sich primär auf den Menschen (Ethno...) zentrieren und menschliche Lebensweisen innerhalb eines speziellen kulturellen Kontextes und innerhalb von Raum-Zeit-Bezügen beschreiben, erklären und interpretieren."

Bedeutung für die Ausübung psychiatrischer Pflege

Jede menschliche Kultur verfügt über allgemeines Fürsorgewissen, allgemeine Fürsorgepraktiken (Laienwissen, Volksweisheiten) und über professionelles Fürsorgewissen und deren praktische Anwendung im jeweils kulturellen Kontext. Werte, Überzeugungen und Praktiken werden z. B. beeinflusst durch Weltanschauung, Religion, Technologie, Sprache, Politik, Erziehung, Ethnogeschichte, ökonomische und wirtschaftliche Verhältnisse. Deshalb kann kulturell kongruente Pflege und Fürsorge nur ausgeübt werden, wenn die Werte, Ausdrucksformen und Muster der jeweils anderen Kultur von Pflegepersonen als bedeutungsvoll angesehen und entsprechend in das alltägliche Handeln einbezogen werden.

Neumann

Betty Neumann sieht den Menschen als offenes System, das ständig mit seiner Umwelt im Austausch steht und beschreibt das Interaktionsgeschehen als ein komplexes System und einen Austauschprozess von Umweltfaktoren, die sie Stressoren nennt. Darüber hinaus be-

[27] Alban, Susanna; Leininger Madeleine M.; Reynolds, Cheryl L.: Multikulturelle Pflege, Urban & Fischer Verlag München, 2000, Seite 291 und 292

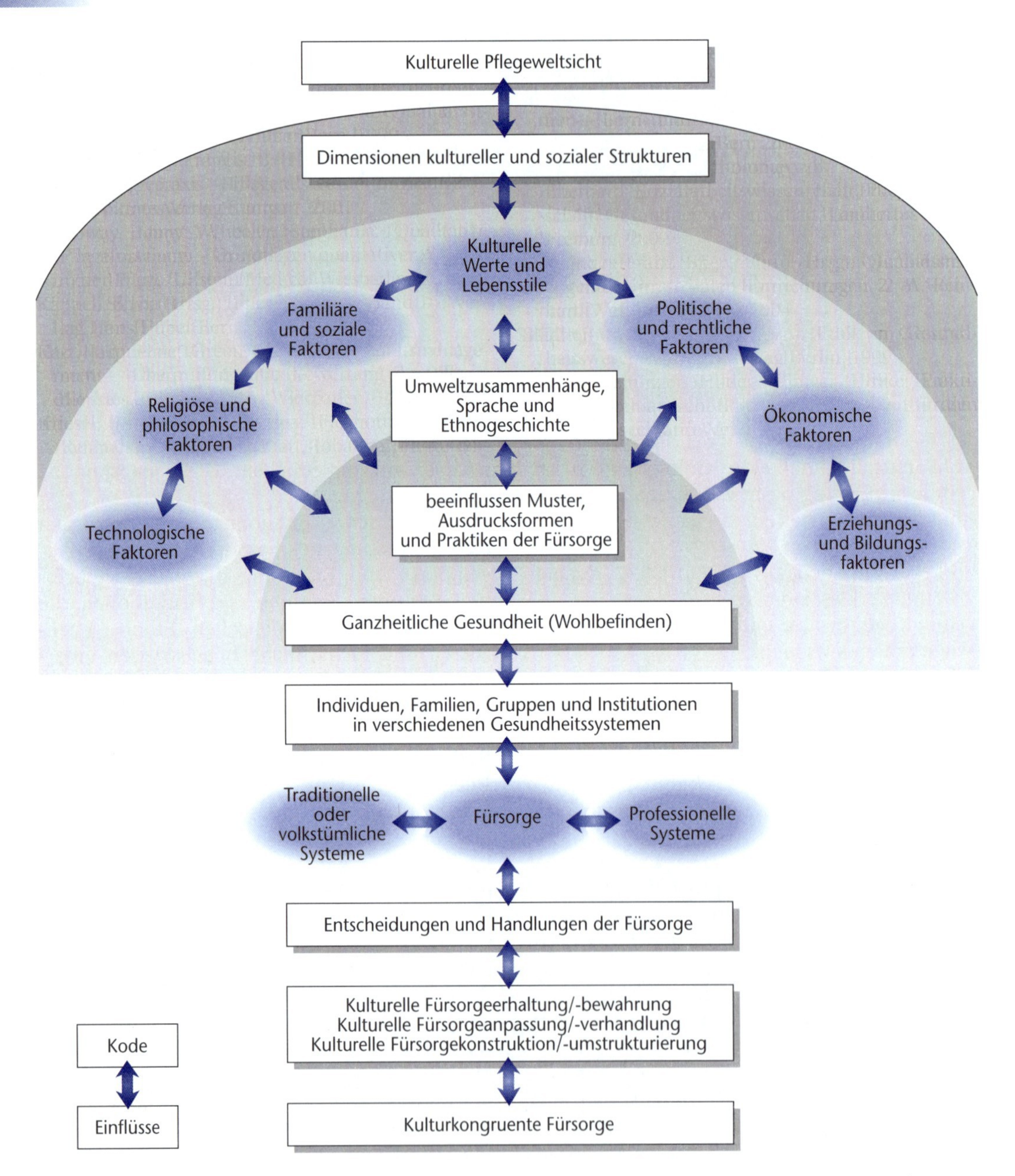

Abb. 2.5: Leiningers Sunrise-Modell der transkulturellen Pflege. Aus: Alban, S.; Leininger, M.; Reynolds, C.: Multikulturelle Pflege. Urban & Fischer Verlag München, 1999.

schreibt sie das menschliche System, womit sie genetische Struktur, Egostruktur, Reaktionsmuster und Energieressourcen meint. Gelingt es dem einzelnen Menschen nicht die Balance zwischen den eigenen Ansprüchen und den Anforderungen von außen herzustellen, kann dies zu einer Erkrankung führen. Sie geht von so genannten Verteidigungslinien aus und betont, dass der Mensch seine normalen und flexiblen Verteidigungslinien nutzt, um mit internen und externen Stressoren angemessen und effektiv umgehen zu können. Die gewohnten Reaktionen (normale Verteidigungslinien) werden im Alltag der Pflege oft zu wenig bedacht und zur Bearbeitung herangezogen. Flexible Verteidigungslinien können schneller verändert werden und beruhen auf weniger etablierten Verhaltensmustern. Sie bieten ein vielfältiges Spektrum alternativer Handlungsmöglichkeiten vor dem Hintergrund und Verflochtensein mit spirituellen, psychologischen, physiologischen, soziokulturellen und personalen Einflussfaktoren. Die Aufgaben und Wirkungsbereiche der Pflege sieht Neumann nicht nur darin, die verlorene Balance wieder herzustellen (tertiäre Prävention), sondern auch in „Public Health", also Gesundheitsförderung, indem sie Risikofaktoren erkennt, identifiziert und vermindert (primäre und sekundäre Prävention). Neumann greift sinnvolle pflegerische Interventionen als Vorstellung von Prävention auf (☞ Abb. 2.6) und teilt sie in intrapersonale und extrapersonale Faktoren ein.

Die folgenden Grundannahmen nennt Betty Neumann[28]:

- „Jedes Klientensystem – gleich ob Einzelperson oder Gruppe – ist einzigartig. Dennoch weist es im Rahmen einer normalen Bandbreite von Reaktionen gewisse allgemeine Faktoren und Charakteristika auf, die in seiner Grundstruktur angelegt sind.
- Es gibt zahlreiche bekannte, unbekannte und universelle Umweltstressoren. Sie unterscheiden sich in ihrem Potenzial, die Stabilität bzw. die normale Abwehr-Linie eines Klientensystems zu stören. Es sind die besonderen Wechselbeziehungen zwischen den physischen, soziokulturellen, entwicklungsbezogenen und spirituellen Variablen des Klienten(-systems), die zu einem Zeitpunkt bedingen, wie gut dieser (dieses) durch seine flexible Abwehr-Linie vor einzelnen oder zusammenwirkenden Stressoren geschützt ist.
- Jeder einzelne Klient (jedes Klientensystem) entwickelt im Laufe der Zeit ein normales Repertoire von Antworten gegenüber seiner Umwelt, das man als „normale Abwehr-Linie" bzw. als „üblicher" Gesundheits-(Stabilitäts-)Zustand bezeichnen kann. Dieses Repertoire verändert sich im Laufe der Zeit durch die Bewältigung diverser Stressoren. Die normale Abwehr-Linie kann als Standard dienen, an dem Abweichungen vom gewöhnlichen Gesundheitszustand gemessen werden.
- Ist die äußere flexible Abwehr-Linie mit ihrer abpuffernden, ziehharmonika-ähnlichen Wirkung nicht mehr in der Lage, einen Stressor vom Klienten(-system) fernzuhalten, bricht dieser durch die normale Abwehr-Linie ein. Auch hier sind es wiederum die Wechselbeziehungen zwischen den physischen, psychischen, soziokulturellen, entwicklungsbezogenen und spirituellen Systemvariablen, die darüber bestimmen, in welcher Art und in welchem Ausmaß das System potenziell oder aktuell auf einen solchen Stressor reagiert.
- Ein Klient, gleich ob im Zustand der Gesundheit oder Krankheit, ist ein dynamisches Gebilde und durch die Wechselbeziehungen zwischen physischen, psychischen, soziokulturellen, entwicklungsbezogenen und spirituellen Variablen gekennzeichnet. Das Wohlbefinden variiert entlang des Kontinuums von Energie, die zur Unterstützung optimaler Systemstabilität bereitsteht.
- Jedes Klientensystem (jeder Klient) verfügt über innere Abwehrkräfte, die ich als Widerstands-Linie bezeichne. Ihre Funktion ist es, das System nach der Reaktion auf einen Umweltstressor zu stabilisieren und wieder zu seinem ursprünglichen Gesundheitszustand (der normalen Abwehr-Linie) oder gar einem höheren Stabilitätsniveau zu führen.
- Von „primärer Prävention" spreche ich, wenn potenzielle oder aktuelle Risiken durch Umweltstressoren auf der Basis allgemeinen Wissens festgemacht, bewertet und durch Interventionen gemindert werden, um eventuellen Reaktionen des Klienten vorzubeugen. Die primäre Prävention schließt das Ziel der Gesundheitsförderung ein
- Die sekundäre Prävention befasst sich mit den Symptomen, die mit einer bereits eingetretenen Reaktion auf einen Stressor einhergehen. Es werden angemessene Prioritäten für die Interventionen festgelegt und Behandlungen durchgeführt, um die schädlichen Auswirkungen der Reaktionen zu mindern,
- Die tertiäre Prävention bezieht sich auf die Anpassungsprozesse, die mit dem Beginn der Rekonstruktion eines Klientensystems einsetzen. Indem erhaltende Faktoren gefördert werden, kehrt der Klient in einer zirkulären Bewegung zur Ebene der primären Prävention zurück

[28] Neumann, Betty: Das System-Modell – Konzept und Anwendung in der Pflege, Lambertus Verlag Freiburg, 1998, Seite 34 und 35

	Primäre Prävention	Pflegehandlungen sekundäre Prävention	Tertiäre Prävention
1	Klassifiziere die Stressoren, die die Stabilität des Klienten (-systems) bedrohen. Beuge einer Konfrontation mit den Stressoren vor.	Schütze die Grundstruktur, falls ein Stressor in das System eingedrungen ist.	Trage nach der Behandlung dazu bei, im Rahmen der Rekonstitution ein optimales Wohlbefinden herzustellen oder aufrechtzuerhalten.
2	Gib dem Klienten(-system) geeignete Informationen, um seinen vorhandenen Stärken zu bewahren oder zu vergrößern.	Mobilisiere und optimiere die internalen und externalen Ressourcen, um die Stabilität wiederzugewinnen und die Energie zu konservieren.	Biete Maßnahmen der Gesundheitsförderung (zur Verhaltensänderung) und Hilfen zur Neuorientierung an.
3	Fördere positive Bewältigung und positives Funktionieren.	Fördere die gezielte Beeinflussung von Stressoren und der Reaktionen darauf.	Unterstütze das Klientensystem beim Erreichen realistischer Ziele.
4	Machen den Klienten gegenüber bestehenden oder potentiell auftretenden Stressoren unempfindlicher.	Motiviere, informiere und beteilige den/das Klienten(-system) an der Verwirklichung der Pflegeziele.	Koordiniere und integriere die Ressourcen der Gesundheitsdienste.
5	Motiviere den Klienten zur Gesundheit.	Trage zu angemessenen Behandlungen und Interventionsmaßnahmen bei.	Leiste bei Bedarf primär und/oder sekundär präventive Intervention.
6	Koordiniere und integriere die Theorien verschiedener Disziplinen mit den bekannten epidemiologischen Daten.	Stärke die positiven Kräfte zugunsten des Wohlbefindens.	
7	Biete Maßnahmen der Gesundheitsförderung (zur Verhaltensänderung) an.	Mache dich zum Anwalt des Klienten, sorge für die Koordination und Integration der Behandlungsmaßnahmen.	
8	Setze Stress als positive Interventionsstrategie ein.	Leiste bei Bedarf primärpräventive Interventionen.	

Beachte: Die erste Aufgabe der Pflege bei jeder der drei Präventionsformen besteht darin, die Art der Stressoren und die Bedrohung, die sie für den/das Klienten(-system) bedeuten, einzuschätzen. Allgemeinere Kategorien, denen sich das Pflegehandeln zuordnen lässt, sind Initiierung, Planung, Organisation, Überwachung, Koordination, Umsetzung, Integration, Interessenvertretung für den Klienten, Unterstützung und Evaluation. Ein Beispiel für ein einfaches Klassifikationssystem für Stressoren sind die folgenden vier Kategorien: (1) Deprivation, (2) Exzess, (3) Veränderung und (4) Intoleranz.

Tab. 2.6a: Prävention als Intervention.[29]

[29] Neumann, Betty a. a. O., Seite 39

- Jeder Klient als System steht in einem fortwährenden dynamischen Energieaustausch mit seiner Umwelt."

Bedeutung für die Ausübung psychiatrischer Pflege

Da die präventiven Aufgaben der Pflege immer mehr in den Vordergrund treten, ist der Ansatz von Betty Neumann für die Pflege im Alltag, sei es stationär, teilstationär, komplementär oder ambulant, zu überprüfen und in Konzepte zu integrieren. Durch das vermehrte Angebot von Psychoedukation und Psychose-Seminaren gewinnt dieses Modell an Bedeutung, da es einen ganzheitlichen und individuellen Pflegeansatz bietet. Dabei hängt die Qualität der Pflege in starkem Maß davon ab, wie sich Pflegende und Klient begegnen und von der Aufgeschlossenheit und Flexibilität gegenüber neuen Ideen und gemeinsamer Lernbereitschaft. Ein Pflegeprozess, der von Respekt, aufrichtiger Teilnahme und Empathie geprägt ist, trägt zur Kooperationsbereitschaft bei und stärkt den Willen aus Krise und Krankheit zu profitieren. Daraus lassen sich weit reichende Konsequenzen für die Pflegepraxis sowie für Forschung und Lehre ableiten.

Orem

Dorothea Orem begann in den späten 1950er Jahren sich um ein besseres Pflegeverständnis zu bemühen und zu ermitteln, was Pflege ausmacht.

- Was tun Pflegepersonen, und was sollten sie als Pflegepraktiker tun?
- Warum tun Pflegende das, was sie tun?
- Zu welchen Ergebnissen führen pflegerische Maßnahmen?

Orems Modell ist grundsätzlich ein Pflegemodell und damit eine theoretische Grundlage, um Beziehungen zwischen Pflegenden und Patienten zu beschreiben, damit Pflege gestaltet werden kann. Pflege ist nach Dorothea Orem ein helfender Dienst, der sich zunächst mit ganz bestimmten Situationen der Hilfsbedürftigkeit von Menschen befasst, in denen sie aus entwicklungs-, krankheits- oder umweltbedingten Gründen ihren Gesundheitsbedürfnissen nicht selbst nachkommen können. Im Gegensatz zu helfenden Diensten, die Laien erbringen, kann

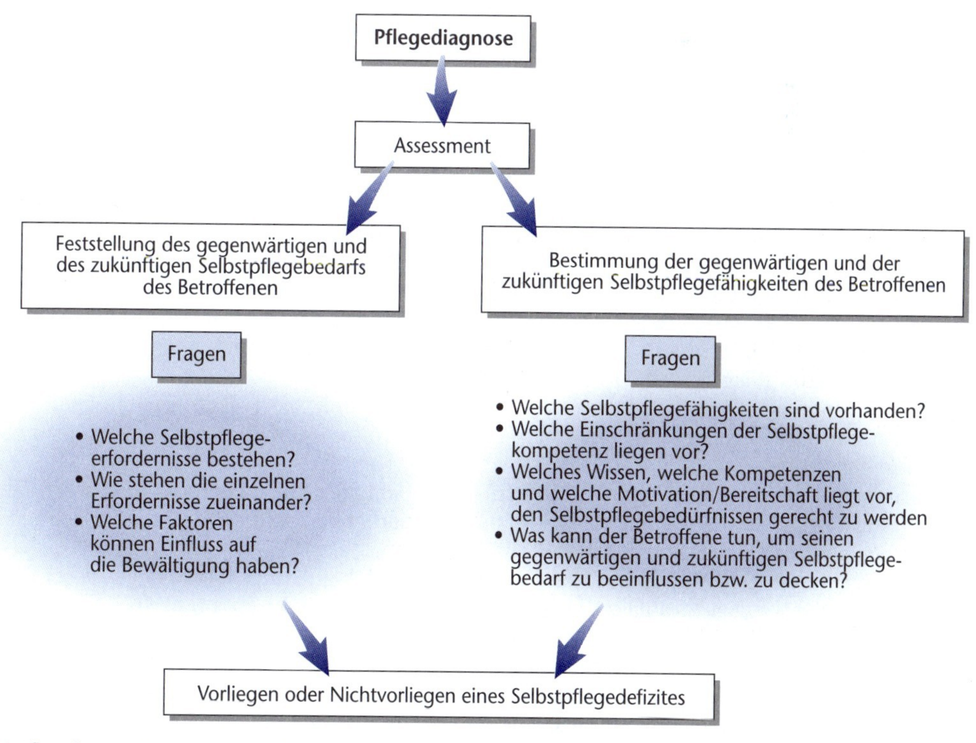

Abb. 2.6: Pflegediagnose/Assessment nach Orem.

professionelle Pflege in solchen Situationen zum Tragen kommen, wo spezifisches Wissen und Können erforderlich ist.
Orem bezeichnet ein Individuum als **selbstpflegend**, wenn es die folgenden Bereiche effektiv bewältigt: die Lebensprozesse, deren normale Funktionsfähigkeit, z.B. normales Wachstum, normale Reifung und Entwicklung, Krankheiten und Verletzungen vorzubeugen oder diese zu kontrollieren, Behinderungen vorzubeugen oder diese zu kompensieren, eigenes Wohlbefinden zu fördern.
Selbstpflegeerfordernisse nach Orem

- Ausreichende Zufuhr von Luft
- Ausreichende Zufuhr von Wasser
- Ausreichende Zufuhr von Nahrung
- Vorkehrungen im Zusammenhang mit Ausscheidungsprozessen und Ausscheidungen
- Erhalt eines Gleichgewichtes zwischen Aktivität und Ruhe
- Erhalt eines Gleichgewichtes zwischen Alleinsein und sozialer Integration
- Abwendung von Gefahren für Leben, menschliche Funktionsfähigkeit und menschliches Wohlbefinden
- Förderung menschlicher Funktionsfähigkeit und Entwicklung innerhalb sozialer Gruppen in Einklang mit menschlichen Fähigkeiten, Grenzen und dem Wunsch nach Normalität.

Im Konzept von Dorothea Orem bedeutet **Pflegediagnose** (☞ Abb. 2.6) das Suchen nach und das Sammeln von Informationen über die **Selbstpflegefähigkeiten** eines Patienten, seines **Selbstpflegebedarfs** und des Verhältnisses zwischen beiden.
Im Wesentlichen stellt die Pflegediagnostik fest, ob der Patient einer pflegerischen Unterstützung bedarf und kann in etwa gleichgesetzt werden mit dem „Pflegeprozess-Konzept" der Assessmenteinteilung (☞ Tab. 2.5).
Orem bezieht die Pflegediagnose auf zwei Fragestellungen

- Worin besteht der gegenwärtige und zukünftige Pflegebedarf des Patienten?
- Welche Fähigkeiten besitzt der Patient?

Selbstpflege: Orem geht davon aus, dass jeder Mensch sich selbst pflegt und dass Selbstpflege ein Verhalten ist, das in jeder Kultur erlernt wird. Ein Mensch nimmt die Hilfe einer Pflegeperson oder Pflegeorganisation nur in Anspruch, wenn er in seiner Selbstpflege eingeschränkt ist. Unter dem Konzept „Selbstpflege" versteht Orem eine reflektierte Tätigkeit, die auf ein Ziel oder Resultat ausgerichtet ist. Sie unterscheidet drei Arten von **Selbstpflegeerfordernissen:**

- Menschen haben von Natur aus einen allgemeinen Bedarf an bestimmten Dingen wie Wasser, Luft, Nahrungsmittel und setzen alles daran, sich diese Bedürfnisse zu erfüllen
- Menschliche Entwicklung – vom intrauterinen Leben bis zum reifen Erwachsensein – erfordert die Bildung und Erhaltung von Bedingungen, die der jeweiligen Lebensphase entsprechend Entwicklungsprozesse fördern
- Genetische konstitutionelle Abweichungen von der normalen strukturellen und funktionellen Ganzheit und des Wohlbefindens ziehen präventiv regulierende Handlungen nach sich und Lindern die Auswirkungen von Behinderung.

Die Einschätzung von Selbstpflegefähigkeiten kann als „Ist-Soll-Vergleich" herangezogen werden oder auch als Grundlage für eine Pflegeanamnese dienen.

Zehn Punkte hat Orem zur Einschätzung der Selbstpflegefähigkeiten zu Grunde gelegt:

- Fähigkeit, aufmerksam zu bleiben
- Fähigkeit, die Lage und die Haltung des eigenen Körpers wahrzunehmen und zu steuern
- Fähigkeit, die eigene Motivation und den Antrieb aufrechtzuerhalten
- Fähigkeit, vernünftig zu sein und erwachsen zu reagieren
- Fähigkeit, Entscheidungen zu treffen
- Fähigkeit, Wissen zu erwerben und anzuwenden
- Fähigkeit, die geeigneten Selbstpflegehandlungen zum Erreichen eines Zieles anzuwenden
- Fähigkeit, die Selbstpflegefähigkeiten durchzuführen und in das tägliche Leben zu integrieren
- Fähigkeit, die eigenen Reserven für die erforderlichen Selbstpflegehandlungen einzuteilen
- Fähigkeit, die Selbstpflege geschickt und kompetent durchzuführen.

Die Umsetzung der Pflege in Pflegehandlungen beschreibt Orem in drei Pflegesystemen. Das **vollständig kompensatorische,** das **teilweise kompensatorische** und das **unterstützend-pädagogische** (erzieherische) System. Pflegende wenden in diesem System fünf helfende Methoden an.

- Für jemanden etwas tun
- Jemanden führen/leiten
- Jemanden unterstützen
- Eine Umgebung schaffen, die persönliche Entwicklung und die Fähigkeit fördert, die erforderlichen Handlungen umzusetzen
- Jemanden lehren/belehren/beraten.

Selbstpflege der Pflegenden

„Sich verändern heißt: Die zu werden, die man ist."
(Friedrich Nietzsche)

Zwischen der Theorie von Dorothea Orem und der Selbstpflege von Pflegenden besteht nach Mamerow[30] ein Zusammenhang.

Self care, Selbstfürsorge oder Selbstpflege bedeutet im Sinne dieser Theorie erlernte, zielgerichtete Aktivität von Individuen, Verhalten in konkreten Lebenssituationen, auf sich selbst oder die Umgebung gerichtet, um Faktoren zu regulieren, die die eigene Entwicklung, lebenswichtige Funktionen, die Gesundheit oder das Wohlbefinden beeinträchtigen.
Self care und Dependent care (Abhängigkeitspflege) dienen nach Orem folgenden Zielen: Der Unterstützung von Lebensprozessen und Förderung normaler Funktionen, der Vorbeugung, Kompensation von Einschränkungen, der Förderung des Wohlbefindens, der Aufrechterhaltung normalen Wachstums sowie normaler Entwicklung und der Vorbeugung, Kontrolle oder Heilung von Krankheitsprozessen.

Dorothea Orem erwähnt im Rahmen von Self care das unterstützende Pflegesystem, in dem Betroffene allen Anforderungen selbstständig nachkommen können. Es sind lediglich Rat und Unterstützung von außen nötig, um der erforderlichen Selbstpflege umfassend gerecht zu werden. Damit wird deutlich, dass auch Bedürfnisse Pflegender in diesem Rahmen gesehen werden.

- Pflegende sollen deshalb den Begriff der Selbstpflege oder Selbstfürsorge für sich selbst nutzen, er ist in Orems Pflegemodell unter anderem verknüpft mit dem selbstständigen Handeln von Menschen und dient dem Erhalt der Gesundheit
- Seelische und körperliche Prozesse sind untrennbar miteinander verbunden, deshalb ist Gesundheit und Wohlbefinden als Einheit zu verstehen und der Selbstpflege zum Wohlbefinden viel mehr Aufmerksamkeit in den Pflegeberufen zu widmen.

Selbstpflege oder Selbstfürsorge bedeutet nicht, Belastungen im Beruf zu vermeiden, sie bedeutet Schlüsselqualifikationen und Kompetenzen zu entwickeln, um den Anforderungen gewachsen zu sein und leistungsfähig zu bleiben.

Fragen zur Selbstwahrnehmung der eigenen Selbstpflege

Selbstwertgefühl

- Bin ich zufrieden?
- Nehme ich Wertschätzung wahr?
- Teile ich anderen meine Wertschätzung mit?
- Wie ist meine Grundhaltung im Dienst: eher zufrieden und heiter oder eher unzufrieden und lustlos?
- Wie geht es mir momentan: Fühle ich mich fit und gesund oder fühle ich mich müde und ausgelaugt?
- Wie gehe ich mit Stress um: Kann ich auch in Phasen der Anspannung gelassen bleiben oder fühle ich mich häufig angespannt oder überfordert?
- Wie nehme ich Probleme wahr: Beunruhigen mich Konflikte nicht oder habe ich viele ungelöste Probleme oder fühle ich mich schnell unter Druck oder habe ich nie Zeit?
- Wie stark ist mein Selbstbewusstsein ausgeprägt: Bin ich sicher und zufrieden oder bin ich eher unsicher und unzufrieden mit mir oder ist, was ich leiste, wertvoll oder können alle anderen mehr?

Selbstpflege und Selbstfürsorge

- Wie aufmerksam bin ich für die eigenen Bedürfnisse: beachte ich sie, nehme ich meine Grenzen wahr, achte ich auf ein Gleichgewicht von Belastungen und Entspannungen, kann ich auch nein sagen?
- Wie gehe ich mit Belastungen um: Sorge ich bei Belastungen angemessen für mich, nehme ich Belastungen bewusst wahr, bemühe ich mich um Entlastung?

[30] Mamerow, Ruth: Selbstpflege – Die Kunst im Beruf gesund und zufrieden zu sein, Urban & Fischer Verlag München, 2002

- Wie gehe ich mit Strategien der Selbstpflege um: Lebe ich eher ungesund und kümmere mich wenig um Selbstpflege oder sorge ich regelmäßig für mein Wohlbefinden und meine Gesundheit?

Belastungen und Entlastungen

- Wie ist mein Lebensrhythmus: Sorge ich für Regelmäßigkeit beispielsweise beim Schlaf, Essen, im Schichtplan, nehme ich viele Unregelmäßigkeiten in Kauf, sorge ich für regelmäßige Pausen?
- Wie bewusst erlebe ich meinen Alltag und meine Umwelt: Bin ich mit allen Sinnen bei dem, was ich gerade tue oder erledige ich viele Dinge gleichzeitig?
- Wie bewusst kann ich abschalten: Schalte ich vollständig ab, wenn ich Pause mache oder kann ich schwer abschalten, nutze ich regelmäßig Entspannungsverfahren?
- Wie nutze ich meinen Urlaub: schlafe ich mich aus und mache sonst am liebsten gar nichts oder bin ich ständig auf Achse, beschäftige ich mich mit Dingen, für die mir sonst die Zeit fehlt oder erhole ich mich bei Aktivitäten, die mir Freude machen?

Selbstpflege schützt vor Ausgebranntsein und dem Verlust der Fähigkeit sich auf den einzelnen hilfebedürftigen Menschen einlassen zu können, ihm empathisch zu begegnen und neugierig auf die Begegnung zu bleiben. Eigene Ressourcen können so besser genutzt werden.

Bedeutung für die Ausübung psychiatrischer Pflege

Die Grundlage der Pflege, sich an den Ressourcen jedes einzelnen Menschen zu orientieren, ob Mitarbeiter, psychisch Kranker oder Pflegende, muss im Alltag auf den unterschiedlichen Ebenen pflegerischen Handelns zum Tragen kommen. Die Orientierung an den Fähigkeiten eröffnet für Betroffene und Professionelle gleichermaßen eine andere, umfassendere Sichtweise.

Orlando (Pelletier)

Ida Jean Orlando (Pelletier) und ihre lebendige Beziehung zwischen Pflegenden und Patienten werden auch als Pflegeprozesstheorie bezeichnet. Ihre theoretischen Ansätze reichen bis zum Ende der 1950er Jahre zurück. Sie schreibt der professionellen Pflege zu, dass sie das direkte Bedürfnis des Patienten nach Hilfe erkennt und erfüllt und eine Wechselbeziehung zwischen dem Verhalten des Patienten, der Reaktion der Krankenschwester und den Pflegehandlungen, die zum Wohle des Patienten geplant sind, besteht. Die Einbindung der Validierung in den Pflegeprozess wird von Orlando angeregt, um eine größtmögliche Teilnahme des Patienten an seiner Pflege zu gewährleisten. Orlando geht auf die Unterscheidung von Laienpflege und professioneller Pflege ein und betont, dass pflegen ermuntern, sich kümmern, ernähren, schützen und hegen und einem Leidenden heilende Sorge zukommen zu lassen bedeutet. Menschen pflegen sich und andere ihr Leben lang.

Gründe professionell benötigter Pflege:

- Wenn ein Individuum nicht weiß, aber wissen sollte, warum es hilflos ist und sich nicht selbst pflegen kann
- Wenn das Individuum unfähig ist, seine unmittelbare Hilfebedürftigkeit mitzuteilen und/oder nicht weiß, warum er unfähig ist
- Wenn die Individualität des Leidens nicht direkt beobachtet werden kann, auch wenn das Leiden an Intensität zunimmt oder fortschreitet.

Pflegekräfte reagieren auf verbale und nonverbale Äußerungen des Patienten bzw. sein Verhalten und antworten, sie unterstützen ihn dort, wo sich seine Unfähigkeit sich selbst zu pflegen auswirkt. Pflegende suchen nach den Ursachen der Unfähigkeit und beobachten die Reaktionen auf ihre Hilfe, und wissen dass Beziehungen Zeit zum Wachsen brauchen.

Bedeutung für die Ausübung psychiatrischer Pflege

Diese Theorie kann den Pflegenden den unmittelbaren Zusammenhang von pflegerischem Hilfebedarf und pflegerischem Hilfsangebot verdeutlichen und für den Pflegeprozess nutzbar machen. Ob Pflege beim Patienten etwas bewirkt hängt u.a. von einer lebendigen Beziehung zwischen Pflegenden und dem Patienten ab. Dabei geht Orlando davon aus, dass Pflege eigenständig den Bedarf erhebt und entscheidet wie die direkte pflegerische Hilfe aussehen muss.

Patterson/Zderad

Josephine Patterson und **Loretta Zderad** beziehen ihre theoretischen Überlegungen auf Ausführungen zur **Humanistischen Pflege** und sind inspiriert durch ihren beruflichen Hintergrund in der psychiatrischen Pflege. Sie bringen einen Beitrag zum Erkennen der Lebenswelt und zum Erleben von Menschen und betonen, dass pflegerisches Handeln empathisch geschehen muss. Sie beschreiben das „Mitsein“ in der professionellen Pflege als wesentlich. „Die Pflege ist ein Vorgang, der sich zwischen menschlichen Wesen abspielt. In jeder Pflegesituation rufen sich Manifestationen der Lebensfähigkeit und Lebenslage dieser menschlichen Wesen gegenseitig hervor und wirken aufeinander ein. Dies erlegt der Pflegekraft eine Verantwortung für sich selbst, für ihre eigene Verfassung auf. Der Ausdruck „humanistische Pflege“ wurde mit Bedacht gewählt. Damit soll das theoretische Bestreben bezeichnet werden, dieses Element der Verantwortung als ein wesentliches Merkmal einer als Kunst und Wissenschaft ausgeübten Pflege neu zu bekräftigen und ins helle Licht zu rücken. Die humanistische Pflege ist mehr als eine wohlwollende und technisch kompetente, einseitige Subjekt-Objekt-Beziehung der Pflegekraft zum Patienten. Vielmehr wird hier die Pflege als eine verantwortungsvolle, ergründete, gegenseitige Beziehung definiert. Deren Bedeutsamkeit verlangt nach begrifflicher Formulierung auf der Basis eines existentiellen Gewahrwerdens seiner Selbst und des anderen“.[31]

Existentielle Erfahrungen in Form von Einmaligkeit und Andersartigkeit, sowie Einklang mit sich selbst, Wert und Unwert, Entwicklung und Entscheidung sind zentrale Schlüsselbegriffe. Diese verlangen ein ungeteiltes Engagement im Sinne des Verpflichtetseins der Pflegekraft gegenüber den sich anvertrauenden Personen und ihren Angehörigen. Die Wahlmöglichkeiten und die Bedeutung der zwischenmenschlichen Beziehungen, die sich aus dieser Verantwortung ergeben bedeuten, sich der Einmaligkeit und Einzigartigkeit eines jeden Menschen bewusst zu sein und sich gegenseitig Entfaltung und Wachstum zu wünschen. Dies impliziert voneinander zu profitieren. Zwischenmenschliche Handlungsabläufe in der Pflege enthalten Möglichkeiten, menschliche Kräfte und Ressourcen aufzugreifen.

Dem Wohlbefinden eines Menschen kommt eine zentrale Bedeutung zu und lässt sich am inneren Unbehagen eines Menschen einschätzen:

- An Beziehungen zu anderen Menschen, die einen als reale und ernst zu nehmende Person bestätigen
- Durch gefühlsmäßige Anpassung an die Umgebung je nach eigenen Möglichkeiten und Werten
- Durch Gegenwartsbewusstsein und Anpassung an die gegenwärtige Wirklichkeit, vor allem mit dem Verständnis, welchen Einfluss die Vergangenheit darauf hat und welche Distanz gebraucht wird
- Durch Wahrnehmen und Einschätzen der eigenen Möglichkeiten, Grenzen und Kräfte und wie diese künftig eingesetzt werden können.

Zwölf Leitlinien von pflegerischen Verhaltensweisen liegen zugrunde:

- **Würde und Wert fördern** durch das Bewusstsein der persönlichen Identität (beispielsweise mit Namen ansprechen und auch angesprochen werden)
- **Recht des Gegenüber auf die eigene Entscheidung respektieren,** da es dessen Leben und Vorhaben betrifft, Auskünfte, Interpretation, Deutung und Erklärung nur soviel wie der Gegenüber möchte und dann umfassend
- **Gefühlsäußerungen für gültig erklären** stellt eine wichtige Basis von Ehrlichkeit und Begründungen im Umgang dar
- **Dasein und Dabeisein als eine Form** mit Ablehnung oder „nicht Zustimmung“ umzugehen
- **Mit aufrichtigen und warmen Gefühlen dem anderen begegnen** heißt, dass seine negativen Selbstbilder in den Hintergrund treten können
- **Recht von Betroffenen auf Pflegen von Beziehungen** zu unterstützen und zu verteidigen ist Aufgabe und Pflicht zugleich
- **Respektieren der persönlichen Entscheidungen des Betroffenen,** wenn das momentane Befinden nicht dagegen spricht
- **Rückmeldung als wichtiges Verhalten** wird sowohl eingesetzt um Vergangenes deutlich zu machen als auch Lebenserfahrung, Verhaltensweisen und -muster für künftige Gefühlsäußerungen und Strategien zu nutzen
- **Ermutigung des Betroffenen, sich zu äußern und zu reden**, um ihn und seine Verhaltensweisen besser zu verstehen
- **Überprüfung der eigenen Reaktionen und Intuition** mit dem Ziel daraus für künftige Situationen zu lernen

[31] Paterson, Josephine G.; Zderad, Loretta T.: Humanistische Pflege, Verlag Hans Huber Bern, 1999, Seite 11 und 12

- **Prinzip Hoffnung** dient zur Ermutigung und beinhaltet auch den Hinweis auf individuelle (auch kleine und kleinste) Fortschritte
- **Angemessenes Selbstbild unterstützen,** durch Bestätigung und Förderung der Selbstständigkeit und Autonomie und Ermöglichen positiver Erfahrungen.

Bedeutung für die Ausübung psychiatrischer Pflege

Die wechselseitige Bedingtheit von Reaktionen und Gegenreaktionen wird in diesem Ansatz sehr deutlich. Vor allem wird klar, dass die Person, die Einstellung zur eigenen Biografie und zum persönlichen Leben der Pflegeperson entscheidend für den menschlichen Umgang und somit für eine auf humanistischer Basis ausgeübte Pflege ist. Die Person des Pflegenden ist wie auch in anderen Theorien der Faktor, inwieweit Pflege überhaupt angenommen und wirksam werden kann und wie der betroffene Mensch profitiert. Pflege ist selbst als Phänomen, als Merkmal oder Wirkfaktor zu betrachten, die ihr Augenmerk auch auf das subjektive Erleben richtet. Nach Martin Buber wächst der Mensch und seine Fähigkeiten innerlich, um sich zu anderen Menschen in Beziehung zu setzen, also vom „ich" zum „du" zu werden. Dies bedeutet eine Zuwendung zum anderen mit dem ganzen Wesen, ohne die eigene Kritikfähigkeit aufzugeben. In der Pflege geht es immer um den Bereich der Beziehung zwischen Pflegenden und den anderen, mit denen sie in Berührung kommen, z.B. Patienten, Angehörige, Kollegen oder Angehörige anderer Berufe.

Peplau

Hildegard Peplau beschreibt die psychodynamische Pflege und führt bereits 1952[32] aus: „Die Aufgabe der Pflege und der Pflegeausbildung besteht in einer die Reife fördernden Entwicklung der Persönlichkeit; dies setzt die Anwendung von Prinzipien und Methoden voraus, die den Prozess des Ringens mit den alltäglichen interpersonalen Problemen und Schwierigkeiten ermöglichen und leiten."

Definition der Pflege nach Peplau: „Pflege ist ein signifikanter, therapeutischer, interpersonaler Prozess. Sie wirkt in Kooperation mit anderen menschlichen Prozessen, die dem einzelnen in der Gesellschaft Gesundheit ermöglichen. In spezifischen Situationen, in denen ein professionelles Gesundheitsteam gesundheitsbezogene Dienstleistungen erbringt, beteiligen sich die Pflegekräfte an der Organisation von Bedingungen, die die natürlich ablaufenden Tendenzen im menschlichen Organismus unterstützen. Die Pflege ist ein edukatives Instrument, eine die Reife fördernde Kraft, die darauf abzielt, ein kreatives, konstruktives, und produktives persönliches und gesellschaftliches Leben zu fördern."[33]

Peplau selbst aus der psychiatrischen Pflege kommend, stellte fest, dass es zahlreiche **Faktoren gibt, die der Gesundung eines Menschen entgegenstehen,** beispielsweise:

- Patienten, Fachpersonal und dem sozialen Umfeld, in dem der Patient lebt, fehlen einschlägige Kenntnisse
- Patient ist vielleicht schon so lange krank, dass er ohne umfassende, langfristige und professionelle Hilfe unfähig ist, „gesund" zu denken
- Wiederherstellung der Gesundheit ist durch fehlende Ressourcen, d.h. durch die beschränkten Mittel des Patienten, das begrenzte Wissen der Pflegenden und die begrenzten finanziellen Mittel der Gemeinschaft eingeschränkt
- Pflegende sind unfähig, sich richtig zu organisieren, was zur Folge hat, dass es ihnen nicht gelingt, bei anderen wirksame Veränderungen zu erreichen
- Arbeitsbeziehung zwischen der Pflegefachkraft und dem Patienten ist unbefriedigend und verschlechtert die Chance auf Gesundung.

In der Pflegekraft-Patienten-Beziehung unterscheidet Peplau **vier Phasen,** die ineinander greifen

Die **Orientierungsphase** mit der Frage **„welche Probleme gibt es?".** Pflegende machen eine Einschätzung (Assessment). Sie nehmen mit dem Betroffenen Kontakt auf und erkennen unterschiedliche Zielsetzungen

In der **Identifikationsphase** wird die Frage gestellt **„was müssen wir tun?".** Ein Pflege- und Behandlungsplan wird erstellt, Ziele formuliert und Prioritäten gesetzt

Die **Nutzungsphase** zeichnet sich durch die Frage **„wie pflegen wir?"** aus. Die entspre-

[32] Peplau Hildegard E: Interpersonal relations in nursing, G. P. Putman's Sons New York, 1952

[33] Peplau, Hildegard E.: Interpersonale Beziehungen in der Pflege – ein konzeptueller Bezugsrahmen für eine psychodynamische Pflege. Recom Verlag Basel, 1995

chend geplanten Maßnahmen werden mit dem Betroffenen durchgeführt und geübt.
Die **Ablösungsphase** bereitet die Entlassung vor und fragt **„auf welche Weise hilft die Pflege den Betroffenen?“**. Eine Bewertung (Evaluation) der Pflege findet statt. Die Pflege wird rückwirkend betrachtet und beurteilt.
Verschiedene Merkmale und Punkte können in den Phasenübergängen auf die Pflegekraft-Patienten-Beziehung angewandt werden: pas-

Rolle	Inhalt	Bedeutung
Die Rolle als Fremder	• Beginn der professionellen Beziehung • Individuelle pflegerische Ansätze/Anknüpfungs-möglichkeiten • Vorurteilsfreie Begegnung • Respekt und Interesse	Bei der Aufnahme geht es darum, dem Betroffenen das Gefühl zu vermitteln, willkommen zu sein, eine Atmosphäre zu schaffen, wo sich der psychisch kranke Mensch angenommen fühlt. Bei Wiederaufnahme mit Unvoreingenommenheit und Neugier sowohl dem Patienten als auch seinen Angehörigen begegnen
Die Rolle des Unterstützenden	• Informationsquelle sein • Zuhörer und Vermittler sein • Hilfsmöglichkeiten aufzeigen	Den psychisch Kranken laufend zu informieren, Fragen aufzuwerfen und gemeinsam nach Antworten zu suchen. Existenzielle Probleme aufgreifen. Die Verantwortung soweit als möglich beim Betroffenen zu lassen (☞ Abb. 2.7)
Die Rolle als Lehrender	• Dem Betroffenen Wissen vermitteln, das er braucht • Einblick in seinen Gesundheitszustand ermöglichen • Dem Betroffenen helfen, seinen Gefühlen auf die Spur zu kommen	Mit dem Betroffenen sein subjektives Erleben thematisieren. Auf die Spurensuche nach seinen Fähigkeiten, Fertigkeiten und Ressourcen zu gehen, dabei zu überlegen, was ihn dazu befähigen kann, weitgehend gesund zu bleiben bzw. die für sich jeweils adäquate Lebensqualität zu erhalten. Wo, wie und wann kann Hilfe in Anspruch genommen werden kann
Die Führungsrolle	• Demokratische partnerschaftliche Verhaltensweisen • Aktive Gestaltung der Kontakte und Beziehung • Entscheidungsfähigkeit fördern	Handlungsabläufe in der Pflege den Bedürfnissen der psychisch kranken Menschen anpassen. Ziele so formulieren, dass sie für den Patienten nachvollziehbar und erreichbar sind. Ein Klima schaffen, in dem Kontakte geknüpft werden können (Kontakt stiftend), das Fehlerfreundlichkeit beinhaltet und ermutigt Neues auszuprobieren
Die Rolle als Stellvertreterin	• Die Übernahme von Verantwortung oder einer bestimmten Rolle, Ersatzfigur sein • Ähnlichkeiten und Verschiedenheiten von Menschen aufzeigen • Komplexe Beziehungs-muster erfassen	An die Stelle eines Anderen zu treten bedeutet, sich bewusst zu sein, dass es „nur eine Stellvertretung“ und nicht eine „Übernahme“ der Rolle ist und die Gründe z. B. in Ähnlichkeit und Unterschieden der Personen zu stellen. Gefühle der Machtlosigkeit und Hilflosigkeit spielen gegenüber realen Person eine zentrale Rolle. Durch die Ersatzrolle kann auch die Beziehung wachsen und tragfähiger werden
Die Rolle als Berater	• Unterstützung bei Bewältigung der Krankheit • Selbstvertrauen fördern • Reflexion von Verhalten und Gefühlen	Pflegende haben die Selbstständigkeit und Autonomie des Betroffenen im Blick. Sie sind Wegbegleiter und Ansprechpartner in Krisen und beim Bewältigen der alltäglichen Situationen. Sie nehmen sich immer wieder zurück und fragen: „Was kann der Mensch selbst und wo braucht er Unterstützung oder Motivation?“

Tab. 2.6: Rollen der Pflegenden nach Peplau.

siv – aktiv, subjektiv – objektiv, wenig Fähigkeiten – viele Fähigkeiten, oberflächliche Beteiligung – tiefgehende Beteiligung, Ignoranz – Aufklärung, Abhängigkeit – Autonomie, wenig Verpflichtungen – viele Verpflichtungen, Blickpunkt auf Einzelheiten – Blickpunkt auf Gesamtheit, Spontanität – Rationalität, eingeschränkte Interessen – umfassende Interessen.

Die **sechs Rollen** (☞ Tab. 2.6), die Peplau den Pflegenden zuweist lassen sich nicht strikt trennen, sondern sind miteinander verbunden. Eine Rolle kann eine Reihe von Normen und Mustern beschreiben, die ein Mensch in unterschiedlichen Situationen anwenden kann oder die ihm zugeschrieben werden.

Die Rollen, die Pflegekräfte einnehmen ergeben sich aus der Notwendigkeit in der Zusammenarbeit mit dem einzelnen psychisch kranken Menschen oder aus den Aufgaben, die ihnen in der Institution oder von der Gesellschaft zugewiesen werden. Zwischenmenschliche Beziehungen und eine tragfähige Beziehung verpflichten zum verantwortlichen und bewussten Handeln in der Pflege.

Pflege ist eine komplexe Tätigkeit und erfordert von Pflegenden, dass sie verschiedene und vielfältige Aufgaben erfüllen können. Deshalb hält es Peplau für notwendig, dass nicht nur der Betroffene sich weiterentwickelt, sondern auch der einzelne Pflegende. Dabei stellt sie das Fördern von Gesundheit und Gesundheitserziehung in den Vordergrund mit dem Ziel, eine (Lebens-)Qualität zu erreichen, die es dem betroffenen Menschen ermöglicht sich gut zu fühlen und sein Wohlbefinden aufrechtzuerhalten.

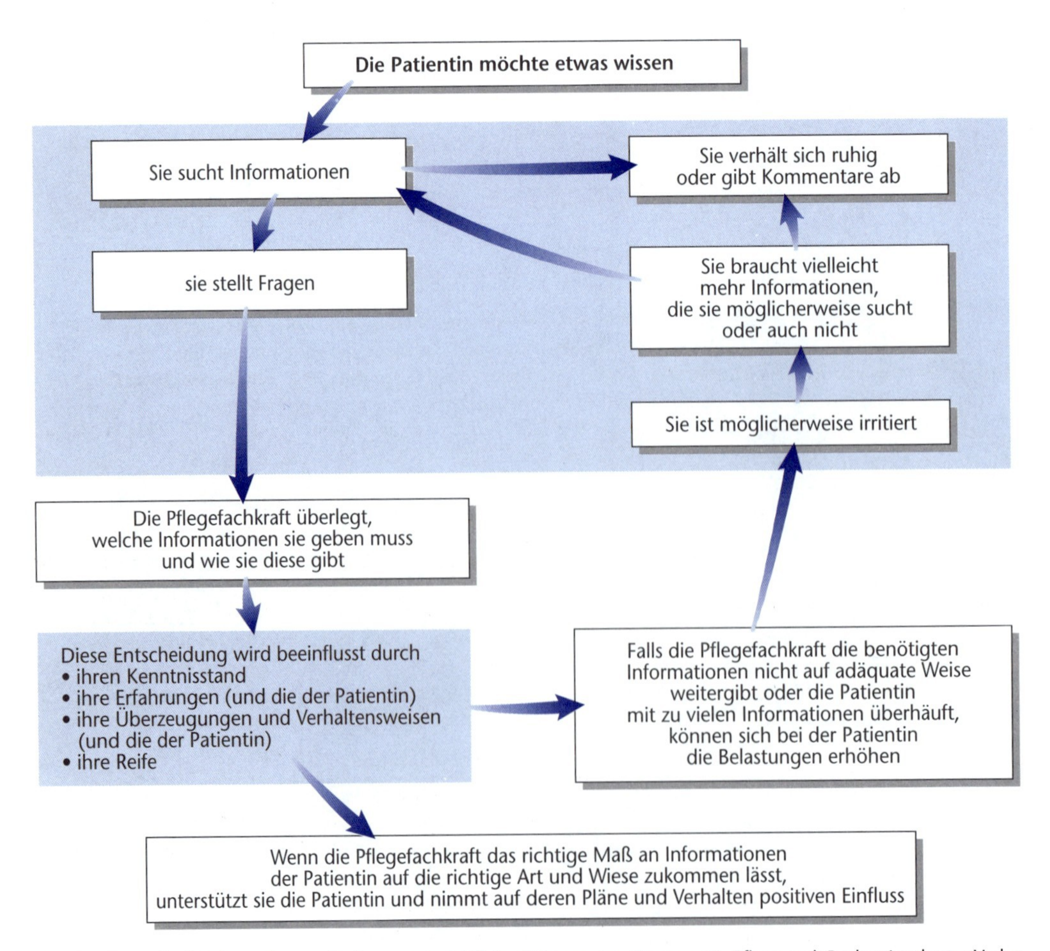

Abb. 2.7: Pflegende als Informationsquelle, Ressource und Unterstützung. Aus: Simpson, H.: Pflege nach Peplau. Lambertus Verlag Freiburg, 1997.

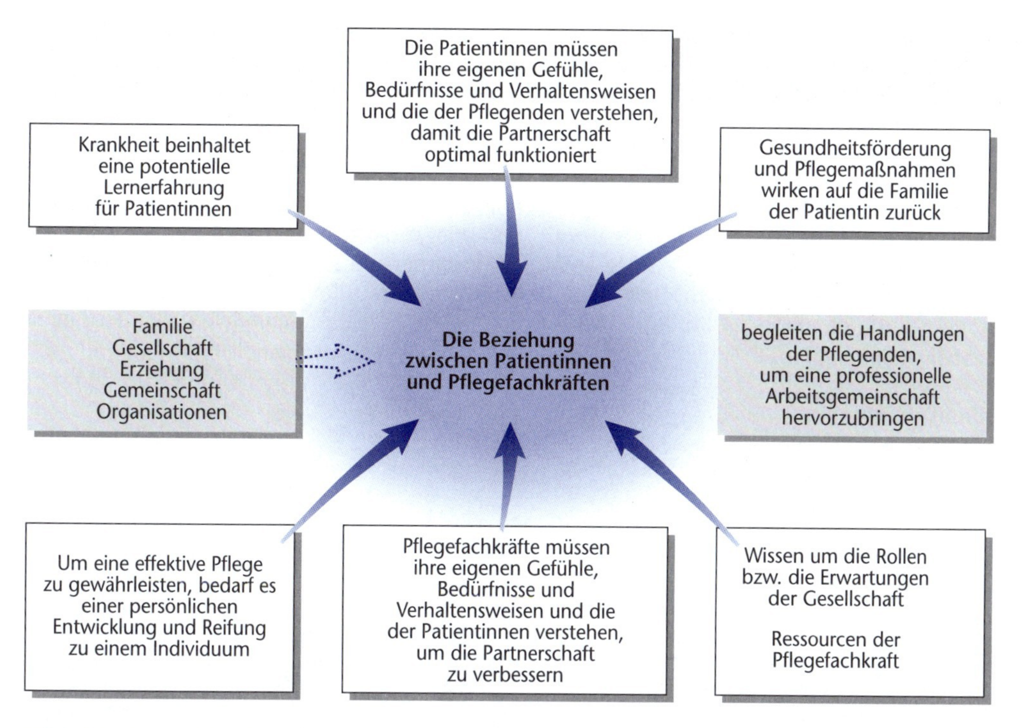

Abb. 2.8: Einflüsse auf die Pflege nach Peplau. Aus: Simpson, H.: Pflege nach Peplau. Lambertus Verlag Freiburg, 1997.

Pflegetheoretische Grundlagen von Hildegard Peplau als Anregung zur Einarbeitung neuer Mitarbeiter, Anleitung von Schülern und Weiterbildungsteilnehmern
Josuks, Pech und Woecht[34] regen an die Einarbeitung und Praxisanleitung z. B. nach den Phasen von Hildegard Peplau in der Praxis anzuwenden.

- Welche Probleme gibt es oder kann es während der Einarbeitung geben?
- Was muss der Anleitende tun?
- Wie wird eingearbeitet?
- Auf welche Art und Weise hilft es den Mitarbeitern?
- Wie ist die Einschätzung des neuen Mitarbeiters?
- Welche Prioritäten und Ziele sollen gesetzt werden?
- Wie geschieht die Evaluation und Bewertung?

[34] Josuks, Hannelore; Pech, Georg; Woecht, Friedhelm (Hrsg.): Praxisanleitung in der Intensiv- und Anaesthesiepflege, Schlütersche Verlag Hannover, 2002

Bedeutung für die Ausübung psychiatrischer Pflege
Die Beziehung steht im Mittelpunkt und ist in der psychiatrischen Pflege von zentraler Bedeutung. Die Person und die Persönlichkeit der Pflegenden trägt in der Wirksamkeit von Pflege zur Bewältigung der Erkrankung und zum Reifen im Sinne von Sinngebung in der Situation bei. Der Patient-Pflegekraft-Beziehung muss die entsprechende Aufmerksamkeit zukommen. Beziehung bedeutet vor dem Hintergrund dieser Theorie empathisches Einfühlen und Reflexion in Bezug auf die eigene Person. Sowohl Patient als auch Pflegende können von den gemeinsam durchlebten Situation lernen und profitieren.

Rizzo-Parse
Rosemarie Rizzo-Parse befasst sich in ihrer Theorie mit „Mensch–Leben–Gesundheit“. Sie formuliert Annahmen über das menschliche Werden.

- **Menschliches Werden zeigt sich in der freien Wahl** des persönlichen Sinns in einer Situation während des intersubjektiven Beziehungsprozesses von Wertpräferenzen.

Phase	Rolle	Inhalt	Zeit/ Bemerkung
Orientierungsphase	Rolle der Fremden (Unbekannten). Ersatzrolle (Stellvertreterrolle). Oft wird der Stationsleitung (SL), der Stellvertretenden Stationsleitung (SSL) oder einarbeitenden Mitarbeitern (MA) eine Ersatz- oder Stellvertreterrolle zugewiesen. Das bedeutet, dass der neue MA, ohne sich dessen bewusst zu sein, in den „alten MA" jemand anderen sieht. Der anleitende MA hilft dem neuen MA die Unterschiede in seiner Rolle und deren der Person zu sehen, an die er sich erinnert.	Kennen lernen der Station, da das neue Arbeitsgebiet fremd ist, ein Mitarbeiter zur Einarbeitung wird zugeteilt. Formale Information und übliche bürokratische Erledigungen, Vorstellung und Anleitung, gemeinsames Arbeiten mit dem zugeteilten Mitarbeiter.	Zeit: von:___ bis:___ keine Vorurteile, den Mitarbeiter so akzeptieren wie er ist.
Identifikationsphase	Rolle des Lehrenden (Lehrerrolle). Diese Rolle ist eine Kombination aus allen Rollen, überschneidet sich vor allem mit der Beraterrolle und geht davon aus, was der MA weiß, wie er sein Wissen anwendet und neue Fähigkeiten entwickelt. Rolle des Unterstützenden (als Hilfsperson)	Der neue Mitarbeiter wird entsprechend seinen Vorkenntnissen gefordert und sucht seinen Platz im Team, selbstständige überschaubare Aufgaben. Hilfsmittel, z. B. Einarbeitungskatalog, gezielte Arbeitsabläufe.	Zeit: von:___ bis:___ Ausreichende und aufklärende Informationen, spezielle Antworten auf Fragen, konstruktives Lernen.
Nutzungs- oder Ausbeutungsphase	Rolle der Führungsaufgaben (Führungsrolle, oder auch Rolle des einarbeitenden MA). Diese Rolle bezieht den demokratischen Prozess mit ein und hilft dem neuen MA durch eine (Arbeits-)Beziehung bestehend aus Kooperation und aktiver Teilnahme, die vor ihm liegenden Aufgaben zu erfüllen.	Umsetzung der bisherigen Einarbeitung, immer mehr Selbstständigkeit in der Arbeit, weniger Unterstützung, Verantwortungsübernahme.	Zeit: von:___ bis:___ Mehr Verantwortung übergeben, selbstständiges Arbeiten erwarten.
Ablösungsphase	Rolle des Beraters (Beraterrolle) Der einarbeitende MA gibt dem neuen MA zu verstehen, was in der gegenwärtigen Situation am Ende der Einarbeitung erwartet wird und hilft so diese Erfahrungen in die tägliche Arbeit einzubauen und dabei im Hintergrund Ansprechpartner zu bleiben.	Der neue MA arbeitet selbstständig und ist ins Team integriert, Abschlussgespräch, Beurteilung der bisherigen Arbeit.	Einarbeitung abgeschlossen.
Peplau hält Beratung, Aufklärung und Unterstützung für wichtige Aufgaben der Pflege, sie unterscheidet zwei Kategorien des Lehrens, eine erzieherische Kategorie, z. B. Informationen geben, Wissen erweitern und eine erfahrende Kategorie, z. B. Nutzen der Erfahrung des Lernenden als Grundlage, um Lernziele bzw. Lernergebnisse zu entwickeln.			

Tab. 2.7: Einarbeitung neuer Mitarbeiter auf der Basis der Theorie von Hildegard Peplau.

- **Menschliches Werden entsteht in der gemeinsamen Gestaltung** (cocreating) von rhythmischen Beziehungsmustern in einem gegenseitigen Austausch mit der Umwelt.
- Menschliches Werden bedeutet **ein multidimensionales gemeinsames Transzendieren** (cotranscending) in den sich entfaltenden Möglichen.

Dabei unterscheidet sie drei Prinzipien

- **Prinzip 1:** Den Sinn multidimensional zu strukturieren heißt, die Wirklichkeit durch das Versprachlichen (languaging) von **Wertungen und Vorstellungen** mitzugestalten, das bedeutet, dass die Menschen explizit-unausgesprochen einen persönlichen Sinn festlegen, indem sie bestätigen, oder zurückweisen, was durch das Ausleben des Möglichen aus den verschiedenen Bereichen der Umwelt durch Sprechen-Schweigen und Bewegen-Stillhalten bevorzugt wird.
- **Prinzip 2:** Rhythmische **Beziehungsmuster** mitzugestalten (cocreating) bedeutet, die paradoxe Einheit von Enthüllen–Verbergen (revealing–concealing) und Ermöglichen – Begrenzen (enabling–limiting) in Verbindung–Trennung (connecting–separating) zu leben. Menschen gestalten im Werden den Prozess Mensch–Umwelt durch das Ausleben scheinbarer Widersprüche mit. Diese Rhythmen sind Enthüllen–Verbergen (Zeigen–Verstecken), Ermöglichen–Begrenzen (Möglichkeiten und Begrenzungen) und Verbinden–Trennen (Mitsein–Entfertsein).
- **Prinzip 3: Gemeinsam in Richtung auf das Mögliche zu transzendieren** bezieht sich auf ein Erstarken einzigartiger (Lebens-)Weisen, die im Prozess des Transzendierens entstehen. Menschen verändern sich mit ihren Hoffnungen unaufhörlich, indem sie sich durch Bestätigung–Zurückweisung drängend–widerstrebend bewegen, wenn sie in Sicherheit–Unsicherheit vom Fremden zum Vertrauten wandeln.

Bedeutung für die Ausübung psychiatrischer Pflege

Selbstbestimmtheit und Autonomie als Basis von Menschsein. Pflegerisches Handeln überlegt sich z.B. inwieweit der Widerstand eines Patienten eine Ressource ist, seine Autonomie zu behalten und sein „So-Sein in der Welt" zu verteidigen. Pflegende müssen sich mit diesen Aspekten mehr auseinander setzen und zu gemeinsamen Lösungen finden.

Rogers

Martha Rogers sieht die Umwelt des Menschen als Energiefelder, die wesentlich für den Lernprozess sind. Sie betont, dass sich der Mensch in seiner Ganzheit in einem kontinuierlichen Prozess und in Wechselbeziehung mit seiner Umwelt befindet. Der Mensch kann nur als Ganzes verstanden und nicht auf Einzelteile reduziert werden. Sie sieht Pflegende als wesentlichen Teil der Umgebung des Klienten und betrachtet sie als einzigartigen Dienst, der sich mit „einheitlichen Menschen" beschäftigt, die sich von der Summe der Teile unterscheiden. Sie betont, dass dies die Krankenpflege von anderen Berufen und Wissenschaften unterscheidet.

Rogers bezeichnet das „Phänomen Mensch" als zentrales Anliegen der Pflege. Sie sieht den Begriff „Mensch" in dem Sinn, dass das menschliche Wesen ein spezifisches System darstellt, dessen charakteristische Eigenschaft die einer Ganzheit ist.

- **Der Mensch: einheitliches Ganzes,** das seine eigene Vollkommenheit besitzt und das wesentliche Merkmale manifestiert, die mehr und anders sind als die Summe seiner Teile. Die typischen Eigenschaften, die einen Menschen ausmachen, resultieren aus der Beobachtung des Menschen und lassen ihn als Ganzes erkennen. Der Mensch ist ein einheitliches Ganzes, das seine eigene Vollkommenheit besitzt und das wesentliche Merkmale manifestiert, die mehr sind.
- **Der Mensch: ein offenes System,** bedeutet, dass die Menschen untrennbar mit der natürlichen Welt verbunden und in kontinuierlicher selbstverständlicher Interaktion mit ihrer Umwelt sind. Umweltfaktoren spielen eine wichtige Rolle in der Entwicklung des Menschen. Der Mensch ist gleichzeitig fähig, sich an eine Vielzahl von Umweltbedingungen anzupassen. „Mensch und Umwelt tauschen kontinuierlich Materie und Energie miteinander aus."
- **Die Unidirektionalität des Lebens** wird von der Frage begleitet, ob das Leben ein Ziel hat. Rogers bezieht sich auf Teilhard de Chardin, also dass Vorhersagen unabdingbar für begründete Handlungen sind, die die Verbesserung des Daseins der Menschen zum Ziel haben. Die Reihenfolge kann genauer als die Geschwindigkeit der Veränderungsprozesse entlang der Lebensachse vorausgesagt werden. Mensch und Umwelt entfalten sich

demzufolge als ein einheitliches Ganzes. Somit ist die Zukunft – wie auch die Vergangenheit – Teil der evolutionären Geschichte des Universums. „Der Lebensprozess entwickelt sich unumkehrbar und unidirektional entlang des Raum-Zeit-Kontinuums."
- **Muster und Organisation des Lebens** beinhalten, dass der Mensch ein hochkomplexer Organismus ist und das Wesen dieser Komplexität und ihre charakteristischen Gesetzmäßigkeiten immer wieder nach grundlegenden Theorien beforscht werden müssen. Gleichzeitig vollziehen sich beim Menschen wie selbstverständlich Veränderungsprozesse und lassen so neue Muster entstehen. „Muster und Organisation kennzeichnen den Menschen und lassen seine innovative Ganzheit erkennen."
- **Der Mensch: ein fühlendes denkendes Wesen.** Der Mensch ist sich seiner selbst und seiner Umwelt bewusst ist. Er ist sterblich und fortwährend auf der Suche nach dem Sinn des Lebens und des Todes. Der Mensch ist ein Wesen, das empfinden kann, in Tiefe und Ausmaß seiner Gefühle sehr viel weiter entwickelt als bei anderen Lebewesen. Er versucht seine Erfahrungen zu ordnen und zu verstehen. Verständnis reicht über das bloße Aneinanderreihen von Fakten und Ereignissen hinaus. „Der Mensch ist dadurch gekennzeichnet, dass er die Fähigkeit besitzt, abstrakte Begriffe und bildhafte Vergleiche zu formulieren, zu sprechen, zu denken, wahrzunehmen und zu empfinden."

„[...] die Welt harmonisch konfus: Wo wir Ordnung in Vielfalt erkennen und wo, ob aller Unterschiedlichkeit der Dinge, alle übereinstimmen."
(Alexander Pope)

Fünf **Schlüsselbegriffe** liegen der Theorie zu Grunde:
- **Energiefeld** (energy field) als grundlegende Einheit von Leben und Nicht-Leben
- Unter **Muster** (pattern) wird die unterschiedliche Charakteristik des Energiefeldes verstanden, die als einzelne Welle wahrgenommen wird
- Als **multidimensional** wird ein Bereich bezeichnet, der nicht-linear und ohne räumliche oder zeitliche Attribute ist
- Mit **einheitlichen Menschen,** dem (Energie-) Feld „Mensch" (unitary human beings/human field), wird ein nicht-reduzierbares, unteilbares, multidimensionales Energiefeld bezeichnet, das durch feststehende Charakteristika und durch Muster gekennzeichnet ist, die besonders für das Ganze und durch das Wissen über seine Teile nicht vorhersagbar sind
- Die **Umwelt/Umweltfeld,** das **Feld** (environment, environmental, field), meint ein durch Muster gekennzeichnetes und nur zusammen mit dem Feld Mensch vollständiges nicht reduzierbares, unteilbares, multidimensionales Energiefeld.

Rogers hat keine Handlungstheorie oder Handlungsanleitung für die Praxis mit ihrem Ansatz zur Verfügung gestellt, sondern eine allgemeine theoretische Perspektive. Gegenstand ist das allgemeine Wissen der Entwicklung und komplexen Funktionsweise des menschlichen Lebens. Sie formuliert die Interaktion zwischen Mensch und seinem Umfeld als ein rhythmisches Muster des Energieaustausches und als Aufgabe der Pflege. Rogers stellt fest, dass sich immer neue Fragen ergeben.

„Wenn eine Untersuchung gut durchdacht ist, wird sie nicht nur eine neue Antwort nach sich ziehen, sie wird etwas wesentlich Wertvolleres bewirken, und zwar eine neue Frage. – Eine Frage, an die zuvor noch nie gedacht worden ist." (J. Robert Oppenheimer)

Bedeutung für die Ausübung psychiatrischer Pflege

Die umfassende Theorie geht davon aus, dass die Kunst der Krankenpflege darin besteht, die Erkenntnisse der Pflegewissenschaft zum Wohle der pflegerisch betreuten Menschen anzuwenden. Dabei wird betont, dass pflegebedürftige Menschen Anspruch auf eine wissenschaftlich fundierte Pflege haben und sie brauchen. Gesundheit und Wohlbefinden sind zentrale Bestandteile der Theorie. Dies zeigt sich in der Förderung von Gesundheit aller Menschen und ihrem Umfeld mit den Energiefeldern und Wellen als „reale Welt".

Roy

Schwester Callista Roy stellt den **Schlüsselbegriff Adaption** in den Mittelpunkt ihrer Überlegungen und sieht den Menschen als Teil eines komplexen Systems. Ihr Modell zählt nach Afaf Meleis (☞ Tab. 2.3) zu den Pflegeergebnismodellen. Das vielfältige System kann durch **interne** und **externe Veränderungen** gestört werden. Sie sieht das Ziel der Krankenpflege darin, dem

Problem	Fokaler Stimulus	Kontextualer Stimulus	Residualer Stimulus
Angst	Angst schnürt die Kehle zu	wegen der Angst eingeschränkter Mobilitätsradius, Angst alleine nach draußen zu gehen	Eingeschränktsein im Handlungsspielraum führt zu vermindertem Selbstwertgefühl und reduziertem Selbstvertrauen

Tab. 2.8: Beispiel für Stimuli nach Roy

Menschen zu helfen, sich anzupassen, z. B. an Veränderungen seiner physiologischen Bedürfnisse, seines Selbstkonzeptes, seiner Rollenfunktion und seiner Abhängigkeitsbeziehungen durch Krankheit und Gesundheit. Die Krankenpflege übernimmt die Rolle als Förderer der Anpassung durch jedes der von ihr beschriebenen **Anpassungsmodifikationen.** Durch Bewerten des Verhaltens und durch Unterstützung bei der Bewältigung der beeinflussenden Stimulierungen.

Die vier Anpassungsmodifikationen sind:

- Physiologische Bedürfnisse
- Selbstkonzept
- Rollenfunktionen
- Beziehungen in gegenseitiger Abhängigkeit.

Roy geht davon aus, dass der Mensch ein angeborenes und ein erworbenes Adaptionsverhalten hat, das sich auf Grund von biologischen, psychologischen und sozialen Faktoren entwickelt. Sie betont, dass Veränderungen im Lebensumfeld eines Menschen eine Adaption erfordern. Überlegungen und Handlungen der Pflege sollen das Verhalten des Betroffenen eingeschätzen, um dann diejenigen Reize zu identifizieren, die ein Adaptionsverhalten auslösen. Roy unterscheidet drei Stimuli (Reize):

- **Fokale Stimuli** mit denen der Mensch direkt konfrontiert ist, die Reaktion des Betroffenen muss sofort erfolgen, damit eine Anpassung an das veränderte Umfeld möglich ist.
- **Kontextuelle Stimuli** treten parallel zu einem fokalen Stimulus auf, tragen zur Gesamtreaktion bei und können dadurch das Adaptionsverhalten beeinflussen.
- **Residuale Stimuli** sind Faktoren, die das Adaptionsverhalten beeinflussen, deren Wirkung sich jedoch nicht bestätigen lässt, weil sie nicht in der momentanen Situation entstanden sind, sondern aus Vorerfahrungen, persönlicher Einstellung, Überzeugungen und Meinungen resultieren.

In diesem Modell werden dem Menschen zwei Reaktionen zugeschrieben, eine adaptive Reaktion, welche die Integrität des Menschen fördern und eine ineffektive Reaktion, die nicht zu dem Ziel beitragen, sich anzupassen bzw. Dinge zu bewältigen. Dies beinhaltet auch, seine Rolle in der Gesellschaft wahrzunehmen und entsprechend auszuüben.

Bedeutung für die Ausübung psychiatrischer Pflege

Die Ansätze von Schwester Callista Roy bedeuten im psychiatrisch pflegerischen Alltag Anre-

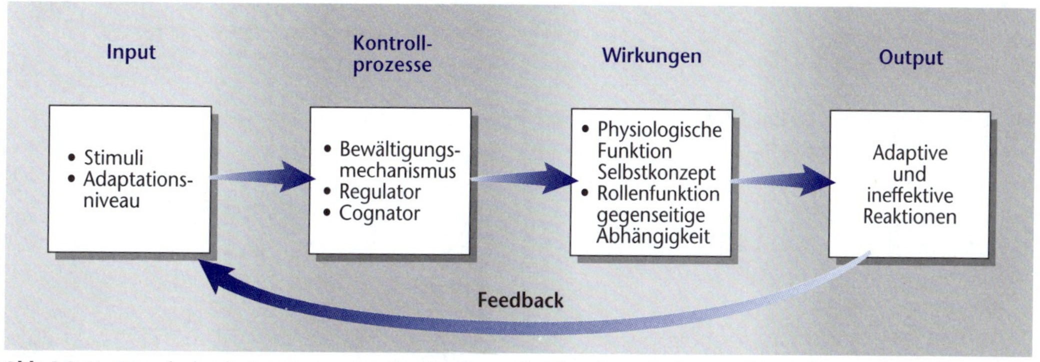

Abb. 2.9: Der Mensch als adaptives System. Aus: Marriner-Tomey, A.: Pflegetheoretikerinnen und ihr Werk. Recom Verlag Bad Emstal. Nach: Sister Callista Roy (1984). Introduction to Nursing: An adaption model (2nd ed). p. 30.

Positiv	Negativ
• Entwicklung von unten nach oben • Theorie ist nicht „übergestülpt" • Einführung wird von „oben" unterstützt • Gibt Kontrolle über das Handeln • Integration des gesamten Teams • Zugang zu Wissen, Aus-, Fort- und Weiterbildung • Integration von kranken Menschen und deren Angehörige in den Entwicklungsprozess • Hohe Motivation aller MA, da zusammen erarbeitet und allgemein das Gleiche Verstehen, auch unter der Theorie • Ideen und Vorstellungen der MA werden einbezogen, Kommunikation, Diskussion, Motivation zur Beteiligung • Neue Erkenntnisse ausprobieren, umsetzen • Nachvollziehbares System • Einbeziehen vieler Berufsgruppen, hohe Akzeptanz • Qualitätssicherung, Einbringen von eigenen Ideen • Moderation einer externen Person zur Sammlung und Zusammenstellung der Ergebnisse • Einbeziehung des gesamten Teams, wenn alle mitarbeiten, vertreten es auch alle • Weiterentwicklung der Pflege • Akzeptanz der Pflege • Transparenz und Nachvollziehbarkeit • Anerkennung der Pflege • Bessere Organisation • Qualität bzw. vorhandenes ist besser zu überprüfen, Liegezeiten verkürzend, patientenorientiertes Arbeiten • Motivation der Mitarbeiter, Leistungssteigerung, Verbesserung der Qualität, Aktivierung der Ressourcen von Mitarbeitern • Das Gefühl etwas neues zu entwickeln, ein Teil davon zu sein, Anerkennung von höherer Hierarchieebene, Motivation der Mitarbeiter, Leistungssteigerung	• Sehr aufwendig, daher schon die Organisation schwierig • Auf ein Minimum begrenzter Zugang zu Wissen in Aus-, Fort- und Weiterbildung der MA • Keine Unterstützung durch das Management • Zugangsverweigerung zu externen Berater und Organisationen bzgl. professioneller Entwicklung • Zeitmangel, Zeitfaktor, Desinteresse, Überforderung, Einbau in den Stationsalltag oft nicht möglich, hoher Prozentsatz an Leihkräften und Aushilfen, Angst vor Veränderung • „Eigenbrötelei" einer Station, kein gemeinsames Handeln einer Klinik • Keine Akzeptanz von theoretischen Ansätzen in der Pflege • Hohe finanzielle Anfangsbelastung, wird vom Management abgelehnt, darf nur neutral oder kostensenkend sein • Überforderung der Mitarbeiter, kein Verständnis von Seiten der Mitarbeiter, Boykott, Zeitmangel der Durchführung, Theorie gut, Praxis nicht durchführbar, zum Scheitern verurteilt • Ablehnung, Überforderung • Keine Motivation für Mitarbeiter durch hohen Arbeitsaufwand für Einzelne • Veränderungen schrecken immer ab „wir haben das immer so gemacht" • Ablehnung wegen zu hoher Kosten • Keine Motivation, etwas „Neues" durchzusetzen • Keine Lust auf Veränderung • Zeitaufwendig, da alle MA und Hierarchien miteinbezogen sind, von Theorie in Praxis kann die lange Zeit Frust erzeugen, zu viele Meinungsverschiedenheiten
In den einzelnen Aussagen wird deutlich, dass die Pflegenden zwar die Notwendigkeit von theoretischen Ansätzen für ihr tägliches Handeln sehen, dass sie jedoch die Rahmenbedingungen so einschätzen, dass es große Schwierigkeiten gibt, auch in der Motivation zu Veränderungen. Theorien leben von der ständigen Überprüfung und Anpassung und können dabei helfen, dass der Pflegeberuf in Bewegung bleibt.	

Tab. 2.9: Vor- und Nachteile der Einführung und Arbeit mit selbst angepassten Pflegetheorien.
– Brainstorming eines Lehrgangs –

gungen zu geben, damit der einzelne psychisch kranke Mensch im Rahmen seiner individuellen Möglichkeiten nach Bewältigungsstrategien sucht, sie entwickelt und Anpassungsleistungen erbringt. Es ist notwendig ihm Rückmeldung über sein Verhalten und seine Rollenausübung in den unterschiedlichsten Situationen zu geben. Die zwischenmenschliche Beziehung und zwischenmenschliches Verhalten unterstützen den Prozess der Veränderung und Anpassung.

Watsons

Jean Watsons Philosophie und Wissenschaft der Krankenpflege umfasst:

- Bildung eines humanistischen-altruistischen Wertesystems
- Nahebringen von Glaube – Hoffnung
- Bildung der Sensibilität sich selbst und anderen gegenüber
- Entwicklung einer helfenden und vertrauenden Beziehung
- Förderung und Akzeptanz von positiven und negativen Gefühlen
- Systematische Anwendung von wissenschaftlichen Problemlösungsmethoden bei Entscheidungen
- Vorkehrungen für eine unterstützende oder korrigierende, geistige, physische, soziokulturelle und spirituelle Welt
- Hilfe zur Befriedigung der menschlichen Bedürfnisse
- Anerkennung der existentiell-phänomenologischen Kräfte.

Hauptannahmen der Theorie

- Krankenpflege kann nur auf zwischenmenschlicher Grundlage effektiv demonstriert und praktiziert werden
- Pflege besteht aus Pflegefaktoren, die zur Befriedigung bestimmter menschlicher Bedürfnisse führen.
- Wirksame Pflege fördert die Gesundheit und die individuelle Entfaltung bzw. die der Familie
- Pflegereaktionen akzeptiert eine Person nicht nur wie er oder sie jetzt ist, sondern auch wie er oder sie sein können
- Pflege führt eher zu Gesundheit als Heilung
- Pflegetätigkeit verbindet biophysikalisches Wissen mit dem Wissen des menschlichen Verhaltens, um Gesundheit herzustellen oder zu fördern und denen zu dienen, die krank sind.
- Pflegewissenschaft ergänzt daher die Heilwissenschaft
- Pflegetätigkeit steht im Mittelpunkt der Krankenpflege.

Bedeutung für die Ausübung psychiatrischer Pflege

Allgemein menschliche Verhaltensweisen sind in der professionellen Pflege nicht wegzudenken. Watsons Theorie kann als allgemein philosophisch bezeichnet und als alltäglich auszuübende Grundeinstellung zum Beruf verstanden werden. Pflege als allgemein menschliche Tätigkeit setzt sich auch in professioneller Ausübung fort.

2.4.3 Fazit

„Es gibt kein zurück mehr. Die neuen Horizonte wollen erschlossen werden.“
(Martha Rogers, Pflegetheoretikerin, gestorben 1998)

Die getroffene Auswahl von Pflegetheorien ist zufällig und könnte noch erweitert werden.

Die Überlegung, was für welche Situation und für welche Station eine „richtige Pflegetheorie“ ist, zeigt sich in der Diskussion und Anwendung in der Praxis. Inwieweit sich die Praxis der vorhandenen Theorien bedient und sie auf die individuellen Bedürfnisse anpasst, ist eine Frage der Abwägung und des Umgangs mit den vorhandenen Theorien. Die Diskussion der unterschiedlichen Theorien im Hinblick auf ihre Umsetzbarkeit in der Praxis ist notwendig und trägt zur Theorie-Praxis-Verknüpfung bei.

Literaturtipp

Fawcett, Jaqueline: Konzeptuelle Modelle der Pflege im Überblick, Verlag Hans Huber Bern, 1998

Kollak, Ingrid; Hesok, Suzie Kim (Hrsg.): Pflegetheoretische Grundbegriffe, Verlag Hans Huber Bern, 1999

Marriner-Tomey, Ann: Pflegetheoretikerinnen und ihr Werk, Recom Verlag Basel, 1992 (engl.: Nursing theorists and their work, The C. V. Mosby Company St. Louis, 1986)

Meleis, Afaf Ibrahim: Pflegetheorie – Gegenstand, Entwicklung und Perspektiven des theoretischen Denkens in der Pflege, Verlag Hans Huber, 1999

Osterbrink, Jürgen (Hrsg.): Erster internationaler Pflegetheoriekongreß Nürnberg, Verlag Hans Huber Bern, 1998

Schaeffer, Doris; Moers, Martin; Steppe, Hilde; Meleis, Afaf (Hrsg.): Pflegetheorien – Beispiele aus den USA, Verlag Hans Huber Bern, 1997

2.5 Zielsetzungen in der Psychiatrischen Pflege

„Es soll nicht genügen, dass man Schritte tue, die einst zum Ziele führen, sondern jeder Schritt soll Ziel sein und als Schritt gelten.“ (Johann Wolfgang von Goethe)

Die wichtigsten Instrumentarien, die Pflegenden in der psychiatrischen Pflege zur Verfügung stehen, sind die eigene Person und das eigene Verhalten.

Die Situation des psychisch kranken Menschen

Im Vorfeld der Erkrankung entstehen häufig Missverständnisse, Kommunikationsstörungen, Kränkungen, Ablehnungen und Gewaltsituationen, die schlimmstenfalls zu einer Einweisung gegen den Willen des Betroffenen geführt haben und somit den selbstverständlichen und unbelasteten Beziehungsaufbau erheblich stören können. Das Anknüpfen an Vergangenes ist erschwert und die vorangegangenen Ereignisse werden während der (stationären oder teilstationären) Behandlung oft nicht ausreichend bearbeitet.

Psychisch Kranke sind in ihrer Beziehung zu sich und ihrer Umgebung in ihrer Wahrnehmung beeinträchtigt und haben deshalb Probleme, ihr Umfeld und die sie umgebenden Menschen einzuordnen. Viele psychisch Erkrankte können ihre Gefühle nicht mehr verständlich gegenüber Anderen äußern und leiden an ihrer ausgeprägten Sensibilität.

Kontaktaufnahme zu psychisch kranken Menschen

Eine professionell pflegerische Beziehung ist Grundlage jeden pflegerischen Handelns. Voraussetzung für den Beziehungsaufbau und deren Gestaltung ist **Authentizität.** Geäußerte Wertvorstellungen müssen mit dem Handeln übereinstimmen und der Pflegende muss die Bereitschaft und Fähigkeit zur **Reflexion** aufbringen. Einen Zugang zu einem psychisch kranken Menschen zu finden und mit ihm eine verlässliche, tragfähige Beziehung aufzubauen, erfordert von Pflegenden eine besondere Kontakt- und Beziehungsfähigkeit und ist keinesfalls selbstverständlich. Es ist immer wieder die Gratwanderung zwischen „in Respekt Grenzen zu wahren“ und „Achtsamkeit und Fürsorglichkeit“. Jedes Beziehungsgeschehen ist komplex und einzigartig und eine ständige Auseinandersetzung mit dem Gegenüber und sich selbst. Die professionelle gemeinsame Beziehungsentwicklung ist als Prozess zu begreifen und bildet das Fundament für gemeinsame Erfahrungen, Erlebnisse und Entwicklungen. Es geht letztendlich darum, sich als Pflegende immer wieder neu auf die unterschiedlichsten Situationen einzulassen und neugierig auf den Menschen gegenüber zu sein und zu bleiben.

2.5.1 Pflegerische Zugangswege zum psychisch Kranken

Bei der ersten Kontaktaufnahme des Pflegenden mit dem Betroffenen und/oder seinen Angehörigen beginnt der Beziehungsaufbau und oft eine längerfristige Begleitung. Um den Beziehungsaufbau zu erleichtern, kann der Pflegende gezielt spezifische Zugangswege einsetzen, die hilfreich sein können. Nach Schädle-Deininger und Villinger[35] sind dies:

- Der **körpernahe Zugang,** den Pflegende vor allem bei psychisch kranken Menschen benutzen, die keinen oder wenig Bezug zu ihrem eigenen Körper haben und ihre Bedürfnisse nicht ausreichend wahrnehmen können oder stark zurückgezogen sind. Pflegekräfte fragen z. B. nach Hunger und Durst, nach Müdigkeit und Schlaf oder nach dem Bedürfnis bei einem Bad zu entspannen.
- Das **gemeinsame Tun,** das Pflegende besonders als Zugang bei Menschen nutzen, die verbal schlecht oder ungenügend zu erreichen sind, sehr isoliert und/oder ihre Fähigkeiten nicht zeigen können. Pflegekräfte räumen z.B. gemeinsam auf oder kochen, gehen zusammen einkaufen oder spazieren, blättern in Fotoalben oder besuchen zunächst gemeinsam eine (Selbsthilfe-)Gruppe.
- Die **Konversation,** die Pflegende besonders bei dem psychisch Kranken anwenden, der sich scheut über sich selbst zu sprechen, sich schwer zu Recht findet oder sich mit seinen Problemen im Kreis drehen. Pflegekräfte knüpfen an alltägliche Ereignisse an, reden über Beruf und Familie oder Freizeitgestaltung.
- Der **problemorientierte Zugang,** den Pfle-

[35] Schädle-Deininger, Hilde; Villinger Ulrike: Praktische Psychiatrische Pflege – Arbeitshilfen für den Alltag, Psychiatrie Verlag Bonn, 1996, Seite 122 ff.

gende vor allem für Menschen brauchen, die ihre Probleme nicht wahrhaben wollen und bagatellisieren, ihre Gefühle nicht genügend äußern oder von ihren Problemen erdrückt werden und/oder Konflikten aus dem Weg gehen. Pflegekräfte stellen die inneren und äußeren Konflikte des Betroffenen in den Mittelpunkt ihrer Gespräche oder handeln stellvertretend für ihn, indem sie wahrgenommene Gefühle aussprechen und Kontakte herstellen.
- Der **medizinnahe Zugang,** den Pflegende vor allem bei stuporösen (bewegungsarmen) Menschen oder bei denen, die ihre Krankheit negieren und sonst keine Nähe zulassen können einsetzen. Pflegekräfte benutzen Mittel wie, z. B. Vitalwertkontrolle, erklären von Wirkungen und Nebenwirkungen der Medikamente oder reden über Krankheitssymptome, um Kontakt aufzunehmen und zu gestalten.

2.5.2 Phasen einer pflegerischen (Arbeits-)Beziehung

Um eine (professionelle) Beziehung gestalten zu können, muss sich der (professionelle) Helfer darüber im Klaren sein, dass die eigene Erfahrung, Haltung und situative Gegebenheiten schon im Vorfeld die Begegnung prägen, z. B. eigene Furcht vor Verantwortung in der Beziehung oder Ablehnung und unkooperatives Verhalten des psychisch Kranken.

Hildegard Peplau[36] beschreibt vier Phasen pflegerischer Beziehung (☞ Kap. 2.4.2), die sich in manchen Punkten überschneiden, jedoch helfen können Beziehungen bewusst zu gestalten. Die einzelnen Phasen laufen nicht immer nacheinander und in gleicher Ausprägung, sondern abhängig vom Verlauf der Erkrankung können sie sich wiederholen oder stagnieren.

- Die **Orientierungsphase** beginnt mit dem Suchen des Betroffenen nach Hilfe und führt zur Klärung der Situation und der derzeitigen Probleme. Ziel ist es, die Ängste des Betroffenen zu reduzieren und Freiraum und Kraft für problemlösende Aktivitäten zu schaffen.
- Die **Identifikationsphase** ist vor allem dadurch charakterisiert, dass die Pflegekraft unterschiedliche Rollen übernimmt, die Äußerung von Gefühlen zulässt und dem Betroffenen die Möglichkeit zur kontinuierlichen Klärung der Erwartungen an die Pflegekraft gibt. Der Betroffene kann Vertrauen gewinnen und die Fürsorge der Pflegekraft dazu nutzen, Bedürfnisse zu entwickeln und zu befriedigen.
- In der **Nutzungs- oder Ausbeutungsphase** nimmt die Pflegekraft durch Zuhören, Reflektieren, Erklären und Interpretieren eine beratende Rolle ein und ermöglicht dem Betroffenen aktiv die zur Verfügung stehenden Hilfen zu nutzen und sich in Entscheidungen einzubringen. Der Betroffene kann aus den Hilfs- und Konfliktlösungsangeboten und der Fürsorge Nutzen ziehen.
- In der **Ablösungsphase** wird die Verantwortung Lösungen zu finden zunehmend auf den Betroffenen verlagert, die Pflegekraft unterstützt ihn bei der Integration der Krankheit in sein Leben. Der Patient macht Zukunftspläne und bereitet sich darauf vor wieder eigenständig und autonom zu leben und sich aus der Rolle des Kranken zu befreien.

In diesem Zusammenhang beschreibt Peplau **sechs unterschiedliche Rollen** (☞ Tab. 2.6), die eine Pflegekraft in der Beziehung zum kranken Menschen einnimmt und die in der gemeinsamen Arbeit wechseln.

Die **Rolle des Fremden** zu Beginn des Kennenlernens oder in einer Krise dient dazu eine Vertrauensbasis aufzubauen, den Betroffenen zu akzeptieren und Vorurteile abzubauen. In der **Rolle als Ressource** unterscheidet die Pflegeperson zwischen Informationsfragen und emotionalen Mitteilungen und handelt entsprechend. Dabei klärt sie über Gesundheitsprobleme, mögliche Hilfen und die Behandlung auf. In der **Rolle als Lehrer** unterstützt die Pflegeperson durch positive Rückmeldungen, kontinuierlichen Beistand und ermutigt dazu Neues zu probieren. Die **Rolle als Führungsperson bringt dem Patienten Wertschätzung entgegen** und beteiligt ihn aktiv und partnerschaftlich am Pflegeprozess. In der Beziehungsgestaltung zeigt sich die Übertragungssituation in der **Rolle als Ersatzperson,** in deren Verlauf der Betroffene zwischen dem Pflegenden als Person und den übertragenen Rollen unterscheiden lernt. Eine der wichtigsten professionellen Aufgaben der Pflege ist nach Peplau die **Rolle als Berater,** die Reaktion auf die vom Betroffenen geäußerten Wünsche.

[36] Peplau, Hildegard Interpersonale Beziehung in der Pflege, Recom Verlag Basel, 1995

Ziele für den psychisch Kranken in einer tragfähigen Beziehung

- Erwerb von persönlichen und sozialen Kompetenzen durch die aktive Teilnahme am Betreuungs- und Beziehungsprozess
- In Krisen auf eine Bezugsperson zurückgreifen können
- Mit seiner Krankheit und/oder Behinderung leben lernen
- Eine für ihn angemessene Lebensqualität erhalten oder erreichen
- Sich in seinem Lebensraum entfalten können.

Psychiatrische Pflege hat im Wesentlichen die Wiederherstellung der Beziehung zu sich und zur Umgebung zum Ziel. Die Erweiterung von sozialen Kompetenzen, vor allem in alltagspraktischen Fähigkeiten und im Hinblick auf Selbstbestimmung, Eigenverantwortung und Autonomie in der Gestaltung des Alltags trotz Krankheit und/oder Behinderung spielen neben dem Erwerb von Strategien zum Umgang mit der Erkrankung bzw. Behinderung eine wichtige Rolle.

Psychiatrische Pflege orientiert sich am einzelnen psychisch kranken Menschen und verfolgt Zielsetzungen als Richtschnur, die jedoch in der jeweiligen Situation veränderbar sein müssen, um aktuelle Ereignisse, Befindlichkeiten und/oder Krisen in das tägliche Handeln einzubeziehen.

2.5.3 Ziele und Wiederherstellung von Fähigkeiten

„[...] dass erst eine große Fülle von Gegenständen vor uns liegen müsse, ehe man darüber denken könne, dass man erst selbst etwas leisten, ja dass man fehlen müsse, um seine eigenen Fähigkeiten und die der anderen kennenzulernen.“
(Johann Wolfgang von Goethe)
Der professionell psychiatrisch Pflegende zieht die vorhandenen und gebräuchlichen Hilfsmittel zur Arbeitserleichterung, Begleitung und Unterstützung im pflegerischen Prozess heran, nutzt sie und bringt sich kontinuierlich auf den neuesten Wissensstand.

Wiederherstellung und Ausbau der Beziehung zu sich und zur Umgebung

„Wie jedes gegen sich selbst einen Bezug hat, so muss es auch gegen andere ein Verhältnis haben.“ (Johann Wolfgang von Goethe)
Psychisch kranke Menschen verlieren durch sozialen Rückzug und ihre veränderte Wahrnehmung den Bezug zu sich, zum unmittelbaren und weiteren Umfeld. Begleitsymptome wie der Mangel an Konfliktbewältigung, extreme Stimmungsschwankungen oder Distanzlosigkeit, gepaart mit Verletzlichkeit und Dünnhäutigkeit stellen im Vorfeld der Behandlung fast unüberwindbare Probleme dar, die es in der gemeinsamen Arbeit zu bewältigen gilt. Dies gelingt nicht immer.

Selbstwahrnehmung der Pflegenden
Um hilfreich zu sein, muss der einzelne Pflegende sich seiner Beziehungsfähigkeit und der eigenen Kontaktmöglichkeiten bewusst sein:

- Wann stoße ich an Grenzen und was halte ich im Kontakt aus; wie bewahre ich Distanz und wie viel Nähe kann ich zulassen?
- Welche Art und Weise der Kontaktaufnahme ist mir angenehm, welche Form des Umgangs kann ich schlecht aushalten?
- Was ist mir in Beziehungen wichtig, was trägt dazu bei, sie auch über längere Zeit aufrechtzuerhalten?
- Welche Ereignisse in meinem Leben haben mich emotional gravierend geprägt, über die ich auch nicht mit jeder Person spreche?
- Auf welche Art und Weise hole ich mir Rückmeldung über mein Verhalten und wie kläre ich Beziehungen zu anderen Menschen?

Hinsichtlich des psychisch Kranken
Individuelle Zielsetzungen sind gemeinsam mit dem psychisch erkrankten Menschen und vor dem Hintergrund seiner Bedürfnisse und Lebensgeschichte zu erstellen:

- Kontakte und Beziehungen erhalten, gestalten und ausbauen (Familie, Freunde, Nachbarn, Arbeitskollegen, professionelle Hilfen)
- Missverständnisse erkennen und klären (hinsichtlich der Krankheitsphase, Verletzlichkeit oder emotionalen Verfassung, Belastung)
- Grenzen der emotionalen Belastung erkennen, beschreiben und diesen rechtzeitig entgegenwirken (welche Gefühle werden in wel-

cher Situation ausgelöst, welches Verhalten ist dann möglich und angezeigt)
- Bedürfnisse nach Beziehungen wahrnehmen, eigene Möglichkeiten erproben und passende Kontaktsituationen auswählen (Gruppen- oder Einzelkontakte, Freizeitgestaltung und Ablenkung, sprechen über Vergangenes oder Zukünftiges).

Der psychisch kranke Mensch kann durch die Modellfunktion der Pflege neue Wege in der Kontakt- und Beziehungsaufnahme ausprobieren.
Er kann Strategien, um Konflikte zu erkennen, zu reduzieren und zu bewältigen, in Begleitung der Pflege erlernen und üben.

Erweiterung der sozialen Kompetenz, vor allem der alltagspraktischen Fähigkeiten

„Unser Alltagsleben besteht aus lauter erhaltenden, immer wiederkehrenden Verrichtungen. Dieser Zirkel von Gewohnheiten ist nur Mittel zu einem Hauptmittel, unserem irdischen Dasein überhaupt, das aus mannigfaltigen Arten zu existieren gemischt ist.“
(Novalis)
Jeder muss seinen Alltag individuell gestalten und bewältigen, um mit seinen Bedürfnissen zu leben bzw. sie zu befriedigen. Trotz guter Alltagsplanung werden immer wieder auch unvorhergesehene Dinge geschehen. Psychisch kranke Menschen lassen sich häufig schon von kleinen Dingen aus dem Konzept bringen und können den Alltag dann nicht mehr selbstständig bewältigen. Es ist Aufgabe der Pflege, gemeinsam mit dem Patienten seine Fähigkeiten zu erweitern, so dass er das Alltagsleben in einem für ihn guten Sinn meistern kann.

Selbstwahrnehmung der Pflegenden
Um unterstützend sein zu können, muss sich die Pflegende ihrer eigenen sozialen Kompetenzen und Bewältigungsstrategien in ihrem Alltag bewusst sein:
- Wie sehe ich meine eigenen Fähigkeiten, Möglichkeiten und Grenzen in Gruppen und bei größeren Veranstaltungen?
- Wie gehe ich mit Misserfolgen und Nicht-Können um?
- Wann wird mir der Kontakt oder das Zeit-Teilen zu viel?
- Was bedeutet Arbeit, Freizeit und Wohnen in meinem Alltag?
- Wann gestehe ich mir zu, mich zurückzuziehen, nichts zu tun oder etwas liegen zu lassen?
- Welchen alltäglichen Fertigkeiten und Anforderungen gehe ich gerne aus dem Weg?

Hinsichtlich des psychisch Kranken
Individuelle Zielsetzungen sind gemeinsam mit dem Erkrankten und vor dem Hintergrund seiner Bedürfnisse und Lebensgeschichte zu erstellen:
- Hilfebedarf beim Patienten ermitteln in den Bereichen Wohnen, Arbeit, Freizeit und Unterstützung, Behandlung, Pflege (was kann der Mensch alleine, wo braucht er Unterstützung, was muss ich mit ihm zusammen tun, wo braucht er Motivation, wo „sanften“ Druck?)
- Bedürfnisse wahrnehmen, Selbstpflegefähigkeiten erhöhen, Selbstpflegedefizite finden
- Eigene (auch kleine) Ziele verfolgen, die den persönlichen Möglichkeiten angemessen sind (auch wirtschaftliche Aspekte einbeziehen)
- Fertigkeiten zur Selbstversorgung, Selbstständigkeit und Autonomie trainieren, Fähigkeiten wiederentdecken und ausbauen
- Das subjektive Wohlbefinden trotz der Erkrankung/Behinderung in den Mittelpunkt des Handelns stellen
- Über Möglichkeiten sinnvoller Tätigkeiten verfügen und in Kooperation ausschöpfen
- Kooperation im Bemühen um Stabilität und der Schaffung einer Tages- und Wochenstruktur
- Gesundheitsstabilisierende Faktoren im Alltäglichen erarbeiten.

Der psychisch Kranke erfährt, dass er trotz seiner Erkrankung seine alltäglichen Bedürfnisse und Tätigkeiten (manchmal auch nur mit Unterstützung) erfüllen kann. Er orientiert sich an der Realität, bewältigt seinen Alltag, kennt seine Hilfsmöglichkeiten und kann diese gezielt anfordern.

Gestaltung und Bewältigung des Alltags trotz Krankheit und/oder Behinderung

„Kein Mensch will begreifen, dass die höchste und einzige Operation der Natur und Kunst die Gestaltung sei, und in der Gestalt die Spezifikation, damit jedes ein besonderes Bedeutendes werde, sei und bleibe."
(Johann Wolfgang von Goethe)
Krankheit und Behinderung erschweren es dem Menschen, seinen Alltag nach seinen Wünschen und Bedürfnissen zu gestalten. Individuelle Lösungen und Hilfen sollen dabei helfen, so selbstständig wie möglich den Alltag autonom zu gestalten und zu bewältigen. Pflege gibt die notwendige Unterstützung und verhilft dem Betroffenen zu einer bestmöglichen Lebensqualität.

Selbstwahrnehmung der Pflegenden
Um auf diese Weise hilfreich zu sein, muss sich die Pflegende ihrer eigenen Strategien bei Belastungen und ihres Lebensentwurfes bewusst sein:

- Wann bin ich zufrieden und fühle mich wohl?
- Woran messe ich Lebensqualität?
- Wann und wie versuche ich anderen meine Normen und Regeln aufzudrängen, als Maßstab zu nehmen und wenig in Frage zu stellen?
- Welche Möglichkeiten und Chancen sehe ich mein Leben zu gestalten?
- Was möchte ich von Zeit zu Zeit verändern, um nicht auf der Stelle zu treten?
- Was fällt mir schwer, zu was muss ich mich zwingen?
- Welche Begebenheiten in meiner Biografie und welche Ecken meiner Persönlichkeit möchte ich vor anderen Menschen verstecken?
- Wie reagiere ich in unvorhersehbaren Situationen und welche Unterstützung brauche ich, um mich Problemen zu stellen?
- Was hindert mich, liebenswerte Seiten an einem Menschen mit störendem Verhalten zu finden?

Hinsichtlich des psychisch Kranken
Individuelle Zielsetzungen sind gemeinsam mit dem Erkrankten und vor dem Hintergrund seiner Bedürfnisse und Lebensgeschichte zu erstellen:

- Auseinandersetzung mit dem Alltag und dessen Bewältigung unterstützen und fördern
- Anzeichen von Überforderung frühzeitig wahrnehmen und entsprechend reagieren
- Anforderungen an die jeweils eigene Lebensqualität ergründen und in die derzeitigen Bedingungen integrieren
- Eigene Maßstäbe, Normen, Regeln und Lebensweisen zurückgewinnen oder finden und in unterschiedlichen Situationen umsetzen und reflektieren
- Unvorhergesehene Situationen bearbeiten und präventive Handlungsmöglichkeiten erarbeiten
- Ethische, soziokulturelle und wirtschaftliche Grundsätze in der Auseinandersetzung berücksichtigen und im Alltag einbeziehen
- Soziales Umfeld in Überlegungen und Planung einbeziehen, aufklären und in der Auseinandersetzung mit dem Alltag und der Krankheit unterstützen
- Konstruktive Auseinandersetzung mit Konflikten, Problemen im Alltag und in der Auseinandersetzung mit der Erkrankung weiterentwickeln und Alternativen ausprobieren.

Der psychisch Kranke erlebt seine Erkrankung als Teil seiner Person und erkennt, dass sie in den Alltag integrierbar ist. Er erkennt Möglichkeiten im Umgang und erarbeitet eine für ihn eigene und angemessene Lebensqualität und weiß, dass menschliches Erleben individuell und abhängig von z.B. Krankheit, Krisen, Anders-Sein, Armut und sozialer Herkunft ist.

Selbstbestimmung, Eigenverantwortung und Autonomie

„Die Verantwortung trägt jeder einzelne oder niemand." (Zenta Maurina)
„Du bist zeitlebens für das verantwortlich, was du dir vertraut gemacht hast."
(Antoine de Saint-Exupéry)
Das Recht auf Selbstbestimmung ist in unserer Verfassung verankert. Psychisch kranke Menschen haben durch die Krankheit oft ihre Unabhängigkeit und Selbstständigkeit verloren. Durch diese Verunsicherung geben sie häufig die Verantwortung ab oder haben sie durch das Krankheitsgeschehen eingebüßt. Psychiatrisch Pflegende geben die Verantwortung an den

Betroffenen soweit möglich und so schnell als möglich zurück und fördern auf unterschiedliche Art und Weise Selbstbestimmung, Eigenverantwortung und Autonomie.

Selbstwahrnehmung der Pflegenden
Um auf diese Weise hilfreich zu sein, muss sich die Pflegende ihrer Verantwortung und ihrer eigenen Selbstständigkeit im Alltag bewusst sein:

- Wie nehme ich meine Stärken und Schwächen wahr und wie gehe ich damit um, wo nehme ich diese Wirkung auf andere in den Blick?
- Welche(s) Menschenbild(er) liegen (liegt) meiner Wahrnehmung und meinem Handeln zu Grunde?
- Welches Bild habe ich von mir selbst, von meinem Beruf?
- Übernehme ich Verantwortung für mein (berufliches) Handeln, kann ich begründen, warum ich so und nicht anders gehandelt habe?
- Welche Wertvorstellungen leiten mich und wie überprüfe ich sie?
- Wie treffe ich Entscheidungen, wovon lasse ich mich lenken, was unterstützt und was hemmt sie?
- Bin ich mir meiner unterschiedlichen Rollen und Rollenzuweisung bewusst?

Hinsichtlich des psychisch Kranken
Individuelle Zielsetzungen sind gemeinsam mit dem Erkrankten und vor dem Hintergrund seiner Bedürfnisse und Lebensgeschichte zu erstellen:

- Ziele und Vorstellungen eines autonomen und selbstständigen Lebens herausfinden und in kleinen Schritten umsetzen, dabei immer wieder überprüfen, ob sie mit den derzeitigen Möglichkeiten übereinstimmen
- Wertvorstellungen im Leben aufgreifen, überprüfen und in den Alltag, die Erkrankung und Behinderung integrieren
- Über- und Unterforderung erkennen und Strategien zur Vermeidung anstreben
- Wahlmöglichkeiten zusammentragen und Entscheidungsfindung üben, unterstützen und im Alltag verankern
- Selbstwahrnehmung üben und überprüfen, auch im Hinblick auf Angehörige und das soziale Umfeld
- Auf Konflikte einlassen, Kompromisse suchen und finden, sich Ungereimtheiten und unangenehmen Situationen und Tätigkeiten stellen
- Neuerkrankung oder krisenhafte Zuspitzung auch als Chance begreifen.

Der psychisch Kranke festigt seine Selbstständigkeit, grenzt sich gegenüber anderen ab und übernimmt Verantwortung für sich und seine Beziehungen. Er integriert seine Krankheit in sein Leben.

Erwerben von Strategien zum Umgang mit Krankheit, Behinderung und Krisen

„Die so genannte Gesundheit kann nur im Gleichgewicht entgegengesetzter Kräfte bestehen, wie das Aufheben derselben entsteht und besteht nur aus einem Vorwalten der einen über die anderen.“
(Johann Wolfgang von Goethe)

Psychisch Kranke und behinderte Menschen brauchen Hilfen und Möglichkeiten, wie sie mit Krisen umgehen und wo sie sich hinwenden können. Sie müssen lernen, dass Krankheit oder Behinderung im Zusammenhang mit der eigenen Lebensgeschichte gesehen werden kann. Der Betroffene lernt neu erworbene Unterstützung und Lösungsstrategien in seinen Alltag zu integrieren. Pflegende tragen einen wesentlichen Beitrag in der Alltagsbewältigung, in der Erarbeitung von Frühwarnzeichen, Auswahl von Copingstrategien und in der Gestaltung eines förderlichen Milieus dazu bei.

Selbstwahrnehmung der Pflegenden
Um auf diese Weise hilfreich zu sein, muss sich die Pflegende ihrer eigenen Einstellung zu Gesundheit, Krankheit und Behinderung und ihres Umgangs in Ausnahmesituationen bewusst sein:

- Wie gehe ich mit meiner Gesundheit um, wie verhalte ich mich bei einer Erkrankung?
- Was verbirgt sich hinter meinem Gesundheits- und Krankheitsverständnis, welche Annahmen habe ich mir zu Eigen gemacht?
- Welche Strategien und Hilfsmöglichkeiten stehen mir zur Verfügung, um mit Krankheit bei mir und anderen umzugehen, zu verstehen und sie zu bewältigen?
- Welche Hilfen nehme ich in Anspruch, wenn ich mich in einer Ausnahmesituation oder einer Krise befinde, was hilft mir, welche Unterstützung brauche ich, was ist hinderlich, was macht mich eher wütend?

Hinsichtlich des psychisch Kranken
Individuelle Zielsetzungen sind gemeinsam mit dem Erkrankten und vor dem Hintergrund seiner Bedürfnisse und Lebensgeschichte zu erstellen:

- Stellenwert und die Auswirkungen der Krankheit auf die Biografie erarbeiten und daraus resultierende Veränderungen ableiten
- Eigenes Verständnis von Krankheit und Gesundheit überdenken und korrigieren (z. B. durch Auseinandersetzung in Gruppen, Psychose-Seminaren)
- Angehörige und soziales Umfeld, soweit erforderlich und gewünscht, beteiligen
- Am eigenen Selbstbild arbeiten, um überschaubare Ziele für die Zukunft festzulegen
- Gesundheitsstabilisierende, gesundheitsfördernde und gesundheitserhaltende Komponenten aufgreifen, ausbauen, etablieren und in den Alltag integrieren
- Frühwarnzeichen, Risikofaktoren, belastende Lebenssituationen und zu beobachtende Veränderungen herausfinden, wenn möglich auch mit Angehörigen und dem Umfeld, Unterstützung durch Bezugspersonen erkennen
- Verschiedene Möglichkeiten des Krankheitsverlaufs im Zusammenhang mit der eigenen Biografie und der Krankheitsentwicklung sehen
- Eigenverantwortlichkeit für die Bewältigung und Vorbeugung von Wiedererkrankung erkennen und Möglichkeiten der Ver- und Bearbeitung nutzen
- Informationssammlung über Hilfsmöglichkeiten und Versorgungsstrukturen
- Nach durchstandener Krise mögliche Ursachen erforschen und entsprechend vorbeugend handeln

Der psychisch Kranke erlebt, dass er der Krankheit/Behinderung nicht schutz- und machtlos ausgeliefert ist und versteht sich und die Erkrankung/Behinderung besser. Er kann die Krankheit in sein Leben integrieren und sich im Krisenfall rechtzeitig Hilfe holen. Er hat gelernt Krisen zu bewältigen und kennt vorbeugende Maßnahmen.

2.6 Die Situation der Pflegenden

„Wie steht's mit ihrer Gesundheit? Ich bitte Sie, sorgen Sie doch für diesen Leib mit anhaltender Treue. Die Seele muss nun einmal durch diese Augen sehen, und wenn sie trüb sind, so ist's in der ganzen Welt Regenwetter." (Johann Wolfgang von Goethe)

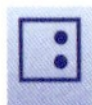

Psychohygiene: Seelischer Gesundheitsschutz durch die Bestimmung auslösender Faktoren, die Untersuchung der Ursachen und Vorbeugung von
- Seelischen Störungen
- Psychischen Erkrankungen
- Fehlanpassungen.

Pflegende sind in ihrem Beruf zeitweise starken seelischen Belastungen ausgesetzt. Reflexion und Bearbeitung belastender Situationen bieten Möglichkeiten der Psychohygiene, z. B. mittels Supervision, kollegialer Beratung, Fallbesprechungen, Balint- oder Selbsterfahrungsgruppen, aber auch in unterstützenden Gesprächen mit Kollegen oder im Team.

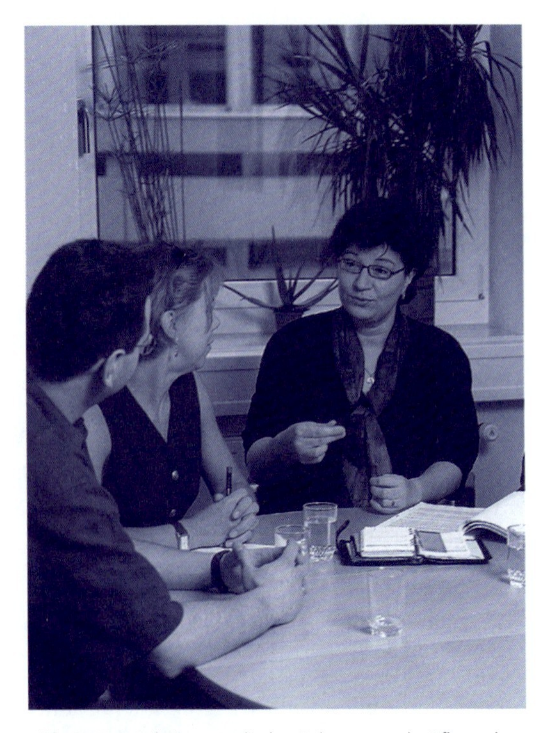

Abb. 2.10: Bearbeitung seelischer Belastungen der Pflegenden während der Supervision. [K103]

Pflegende von Menschen mit psychischen Erkrankungen sind nicht nur durch ihr praktisches Handeln gefordert, sondern im Besonderen durch die Einbeziehung ihrer eigenen Persönlichkeit und des eigenen biografischen Hintergrunds. Vorlieben und Interessen der Pflegenden sind Bestandteil der Beziehung zum Betroffenen, so plaudert z. B. jemand der selbst gerne strickt motiviert mit einer psychisch erkrankten Frau über Strickmuster oder jemand, der sich für Fußball interessiert, weiß, wer am Wochenende gewonnen hat und ist für psychisch erkrankte Fußballfans erster Ansprechpartner.

Angst, Enttäuschung, Mitleid, Hoffnungslosigkeit, Freude und andere Gefühle sind nicht nur Begleiter des Betroffenen, sondern aller professionellen Helfer. Deshalb müssen Pflegende von regelmäßig ihr Tun und ihre Gefühle reflektieren. Sonst besteht die Gefahr, dass Beobachtungen und Wahrnehmungen zu subjektiv werden und daraus Fehleinschätzungen und Fehlentscheidungen entstehen. Persönliche Unsicherheit kann zu mangelnder Verantwortungsbereitschaft führen.

Pflegende müssen immer wieder versuchen, sich über die eigenen Anteile der Wahrnehmung und in den Beziehungen klar zu werden. Sie müssen sich diesem reflektorischen Prozess immer wieder von neuem aussetzen.

Angst

Psychisch kranke Menschen können bei allen Menschen Gefühle des Unheimlichen und Rätselhaften auslösen. Zu dieser diffusen Angstquelle tritt die konkrete und begründete Angst vor z. B.

- Übersehen von sich anbahnenden Krankheitszeichen
- Übersehen von Aggressivität
- Übersehen von Suizidalität
- Zu viel Nähe
- Bestehende oder entstehende zu große Distanz in der Beziehung zum Kranken
- Durch Verletzlichkeit und Dünnhäutigkeit bedingte Auseinandersetzungen.

Das notwendige Aushalten dieser Konflikte macht Angst und führt zu psychischen Belastungen.

Angstquellen entspringen nicht nur aus dem Kontakt mit Patienten. Häufig sind es auch eigene Ansprüche an die Qualität der Begleitung und Pflege des Betroffenen. Unerfahrenheit im Fachgebiet kann Druck und Versagensangst nach sich ziehen.

Aus der Angst der Mitarbeiter können immer wieder Probleme entstehen. Aber Angst ist normal und berechtigt und deshalb sollte im (Pflege-) Team und in Reflexionsverfahren die Möglichkeit bestehen, über diese Ängste zu sprechen.

Übertragung und Gegenübertragung

Übertragung: bedeutet ganz allgemein eine emotionale Reaktion in einer Situation, die ihren Ursprung in früheren Erfahrungen mit ähnlichen Situationen hat und die dem augenblicklichen Tatbestand oder Sachverhalt jedoch nicht angemessen ist

Psychologisch: Gefühle, die der Klient dem Therapeuten gegenüber entwickelt und die eigentlich einem anderen Menschen (z. B. der Mutter) gelten

Gegenübertragung: bedeutet allgemein bewusste oder unbewusste emotionale gefühlsmäßige Reaktionen eines Menschen auf sein Gegenüber

Psychologisch: Gefühle, mit denen der Therapeut auf eine Übertragung antwortet.

Das Begriffspaar der Übertragung und Gegenübertragung stammt aus der *Psychoanalyse.* Beide spielen eine wichtige Rolle in der Beziehung und in Arbeit mit Menschen, besonders im psychosozialen Feld. Sie müssen erkannt und bearbeitet werden, da sie sonst den gemeinsamen Prozess und die gemeinsame Arbeit gefährden können.

Beispiel

Eine Pflegende wird durch einen psychisch Kranken stark an ihren älteren, dominanten Bruder erinnert, empfindet den Kranken als extrem schwierig, verwöhnt oder unkooperativ. Es gelingt ihr nur schwer oder gar nicht, eine tragfähige (Arbeits-)Beziehung zu ihm aufzubauen. Dies kann zu einer großen Belastung werden, sowohl für den Betroffenen als auch für die Pflegende.

Es ist wichtig in diesem Wechselspiel einerseits seine persönlichen Schwächen oder auch Fehler zu sehen und andererseits die daraus resultierende Stärke in bestimmten Situationen, z. B. in einer Auseinandersetzung, gezielt einzusetzen.

Mögliche Schwierigkeiten der Pflegenden

Was macht die Arbeit mit einem psychisch kranken Menschen für professionelle Helfer schwierig?
Psychisch kranke Menschen würden keine Anforderungen an professionell Pflegende stellen, wenn nicht ihre Erkrankung sie dazu zwingen würde. Sie haben oft kein Bedürfnis die Pflegenden kennen zu lernen oder ihnen ihre persönliche Geschichte zu erzählen. Kranke wollen von Pflegenden ernst genommen werden, so wie sie sind, und selbst entscheiden, welche Angebote sie annehmen wollen.
Manchmal ist es leichter, wenn sich Pflegende bewusst machen, dass jeder Mensch sein eigenes Tempo braucht, seine eigenen Handlungsmöglichkeiten und Handlungsstrategien, seinen eigenen Willen und eigene Vorstellungen zur Verfügung hat.

- Pflegende fühlen sich hilflos, weil der Betroffene ihnen vor Augen hält, dass keine ihrer Vorschläge etwas nützt und fühlen sich in ihrer fachlichen Kompetenz und Helferrolle infrage gestellt.
- Pflegende bekommen Angst, dass sie im entscheidenden Augenblick oder in einer bestimmten Situation nicht richtig reagieren und dies nicht verantworten können.
- Pflegende fühlen sich dem Betroffenen oder seinem Umfeld ausgeliefert und verlieren dadurch ihren Entscheidungs- und Handlungsspielraum oder tun Dinge, die er sie näherem Betrachten für nicht richtig halten.
- Pflegende fühlen sich angesichts des Verhaltens der Betroffenen (z. B. destruktiv oder Abweisung) ohnmächtig und wissen nicht, wie sie Grenzen setzen und ihre Gefühle unter Kontrolle behalten sollen.
- Pflegende befürchten Zielscheibe von Angriffen des Patienten oder seiner Angehörigen zu werden.
- Pflegende haben keine Möglichkeiten über „negative“ Aspekte der aktuellen Pflege wie Ekel, Gerüche, Verwahrlosung oder gespannte Atmosphäre zu reden.
- Pflegende haben keine oder kaum Gelegenheit über krankheitsbedingte Belastungen in der Beziehung zu sprechen wie, z. B. manisches Verhalten, Beziehungsstörungen bei Menschen mit einer Borderline-Störung oder dem Nicht-Können bei depressiven Menschen.
- Pflegende haben wenig Auswahl, sich in kritischen, anstrengenden oder Angst machenden, bedrohlichen Situationen unkompliziert Rat oder Hilfe zu holen.

2.7 Teamarbeit als Bestandteil beruflichen Handelns

„Die Weisheit eines Menschen misst man nicht nach seinen Erfahrungen. Sondern nach seiner Fähigkeit, Erfahrungen zu machen.“ (George Bernard Shaw)

Team bezeichnet eine Gruppe von Menschen, die mit einem Thema oder der Lösung einer Aufgabe beschäftigt sind und in einem Arbeitsprozess strukturiert, koordiniert und geplant zusammenarbeiten. Ein **multiprofessionelles Team** ist eine interdisziplinäre Gruppe von Mitarbeitern. Die unterschiedlichen Berufsgruppen arbeiten umfassend zusammen und jeder bringt seine Kompetenz ein. Das **therapeutische Team** hat eine gemeinsame interdisziplinäre Zielsetzung im Hinblick auf die Behandlung.

Der Mensch als soziales Wesen braucht ein gemeinschaftliches Miteinander mit anderen Menschen. Jeder Mensch ist vom Leben in einer Gruppe abhängig. In der Gruppe besteht für den Einzelnen die Möglichkeit, sich zu verhalten und sich sicher zu fühlen. Er kann in verschiedenen Gruppen unterschiedliche Rollen einnehmen. Dies lässt sich im Arbeitszusammenhang nutzen. Der Beitrag des Individuums in das Arbeitsgeschehen und die gemeinsame Aufgabe im Team sollte in einer Balance gehalten werden, so wie es der Arbeitsplatz erfordert. Die Kenntnisse der einzelnen Berufsgruppen summieren sich und ergeben so im Zusammenwirken ein umfassendes Angebot für den von Krankheit betroffenen Menschen. Durch Diskussionen im Team und die unterschiedlichen beruflichen Blickwinkel bleiben

Förderlich	Hinderlich
Wertschätzung und Akzeptanz untereinander, die Vielfalt der verschiedenen Persönlichkeiten als Chance erkennen	Fähigkeiten und Grenzen des einzelnen Mitarbeiters werden nicht berücksichtigt
Interesse, sich fachliche Kompetenz zu erwerben	Konkurrenz und Neidgefühl
Bereitschaft jedes Teammitglieds, Verantwortung für die eigenen Handlungen zu übernehmen	Zuschieben der Verantwortung auf die nächst höhere Ebene hierarchische Strukturen
Arbeitsdisziplin: Pünktlichkeit bei gemeinsamen Terminen, Vereinbarungen einhalten, übernommene Aufgaben durchführen	Unbeliebte Aufgaben liegen lassen, unzuverlässig sein
Ziele der Arbeit sind transparent, können von jedem hinterfragt werden und werden regelmäßig auf ihre Gültigkeit überprüft	Sprachbarrieren werden hingenommen
Unterschiedliche Meinungen der Teammitglieder erkennen, die Begründung dafür zu verstehen versuchen, zum Kompromiss kommen und Entscheidungen treffen	Entscheidungen fallen autoritär
Täglich anfallende Aufgaben und ihre Prioritäten sind allen klar	Fehlender Arbeitsplan
Schwerpunktaufgaben der einzelnen Berufsgruppen sind geregelt, die Kompetenzen werden respektiert	Rollendiffusion
Regelmäßige Teambesprechungen, Fallkonferenzen und Supervision	Schichtarbeit, Nachtdienst, Teilzeitarbeit: Kommunikation und gemeinsame Zielsetzung erschwert
Konflikte werden benannt, Kritik wird konstruktiv geäußert	Schwierigkeiten werden nicht dort angesprochen, wo sie hin gehören

Tab. 2.10: Was Teamarbeit fördert und was sie behindert.
In Anlehnung an Schädle-Deininger/Villinger[37]

einzelne Vorgänge dynamisch und erweitern die fachliche Sicht jedes Mitarbeiters. Gemeinsame Zielsetzungen und eine Kommunikationsstruktur, die dies ermöglicht, sind unerlässliche Voraussetzung.

Jeder Mitarbeiter bringt eigene Voraussetzungen in die gemeinsame Zielsetzungen und Arbeit ein. Umfang und Intensität sind von beruflicher Kompetenz und Erfahrung, sowie der Persönlichkeit des Einzelnen abhängig. Persönliches Engagement, die Bereitschaft zu lernen und sich auf Beziehungen und Auseinandersetzungen konstruktiv einzulassen, spielen eine bedeutende Rolle (☞ Tab. 2.10).

Im Idealfall sind die unterschiedlichen Berufsgruppen im Rahmen ihrer Fähigkeit und fachlichen Kompetenz gleichberechtigt und im Wissen aufeinander angewiesen.

Aufgabe eines therapeutischen Teams ist die optimale Patientenbetreuung
nach Edgar Heim[38]

- **„Austausch von Wissen und Erfahrungen** aus Theorie und unmittelbar klinischer Beobachtung mit Bezug auf die Krankheitsprozesse [Gesundheitsprozesse, Anm. d. Verf.] des einzelnen Patienten

[37] Schädle-Deininger, Hilde; Villinger, Ulrike: Praktische Psychiatrische Pflege – Arbeitshilfen für den Alltag, Psychiatrie Verlag Bonn, 1996, Seite 172

[38] Heim, Edgar: Praxis der Milieutherapie, Springer Verlag Berlin, 1984

- **Klärung und Reflexion der so gesammelten Informationen** in Hinblick auf die Beschlussfassung
- **Erarbeiten eines realistischen Betreuungskonzeptes,** indem jeder Rollenträger nach seinen fachlichen und persönlichen Möglichkeiten zum Entscheidungsprozess beiträgt. Wo dies äußere Bedingungen zulassen, wird der Entscheid am besten durch Konsens angestrebt
- **Laufende Überprüfung des Behandlungsplanes** eines jeden Kranken mit klarer Rollenzuteilung an die verschiedenen Betreuer

Gemeinsame Aufgaben in der Organisation und Gestaltung der Abteilung umfassen

- **Erarbeiten eines realistischen Arbeitskonzeptes,** das zugleich als Grundlage für umschriebene Arbeitsabläufe wie auch als Motivation zum Erreichen der jeweils festgelegten Zielsetzungen dient
- **Laufendes Überprüfen der** Abteilungsstruktur [**Einrichtungsstruktur**; Anm. d. Verf.], ihrer organisatorischen Abläufe, ihrer baulichen Gestaltung, ihrer materiellen und personalen Bedürfnisse
- **Reflexion der Gruppendynamik** der Abteilung [der Einrichtung; Anm. d. Verf.] und ihrem Funktionieren als Großgruppe oder im Ablauf der spontanen und formellen Kleingruppenprozesse
- **Wahrnehmen von gemeinsamen Aufgaben gegenüber anderen Einheiten,** gegenüber dem Krankenhaus als Ganzem [oder dem sozialen Umfeld, dem Träger, internen und externen Kunden; Anm. d. Verf.]

Beim **ständigen Reflektieren der Bedürfnisse** der einzelnen Mitglieder und des gesamten Teams sind insbesondere zu beachten

- **Verantwortliches Mitdenken** der angeführten und zusätzlichen Aufgaben, speziell der Entscheidungsprozesse
- **Anleiten und Einführen neuer Teammitglieder** in die formellen Aufgaben und in die Teamzusammenarbeit mit ihren besonderen Aspekten
- **Klären der Interaktionsprozesse im Team** selbst; dies allenfalls auch nach den Regeln der individuellen Psychodynamik, und zwar dort, wo der einzelne vom Teamprozess betroffen ist oder wo sein psychisches Befinden das Team wesentlich tangiert
- **Angemessenes Bearbeiten von internen und externen Konflikten.“**

Aus diesen Punkten wird deutlich, dass Teamarbeit fester Strukturen bedarf, z.B. feste Besprechungszeiten, aktive Teilnahme und Teilnahmepflicht, außerdem werden Ergebnisse festgehalten. Teamfähigkeit, ein Zusammenwirken in einem Team zum Wohle von kranken und behinderten Menschen sowie deren Angehörigen, erfordert soziale Kompetenz jedes einzelnen Teammitgliedes, unabhängig von Berufsgruppenzugehörigkeit. Voraussetzung für sach- und fachkompetentes Handeln ist ein kontinuierlicher Prozess. Kooperations-, Kritik- und Konfliktfähigkeit sind dabei ebenso wichtig wie die Fähigkeit zur Selbstkritik, autonomem beruflichen Handeln und die Übernahme von Verantwortung. Ein bisschen Witz und Selbstironie wie bei Wilhelm Buschs „Kritik des Herzens“ schadet jedoch nicht.

„Die Selbstkritik hat viel für sich. / Gesetzt den Fall, ich tadle mich; / So hab' ich erstens den Gewinn, / Dass ich so hübsch bescheiden bin; / Zum zweiten denken sich die Leut, / Der Mann ist lauter Redlichkeit; / Auch schnapp' ich drittens diesen Bissen / Vorweg den andern Kritikküssen; / Und viertens hoff' ich außerdem / Auf Widerspruch, der mir genehm. / So kommt es denn zuletzt heraus, / Dass ich ein ganz famoses Haus.“ (Wilhelm Busch)

2.8 Die Situation von Angehörigen

„Leute, die keine Verwandten mögen, sollten bedenken, dass sie selbst welche sind.“
(J. F. Bloberger)

Angehörige werden sowohl im stationären als auch ambulanten Setting vor allem für die Fremdanamnese und als eine wichtige Informationsquelle be- und genutzt. Sie werden weniger als diejenigen gesehen, die mit dem psychisch erkrankten Menschen einen langen Weg hinter sich haben bis eine Behandlung oder Hilfe in Anspruch genommen wurde. Darüber hinaus stellen sie einen wesentlichen Teil in der Bewältigung der Krankheit, in der Unterstützung des psychisch Kranken im Alltag und der Integration ins tägliche Leben dar. Deshalb ist es wichtig und notwendig, sie von Anfang an in das Behandlungsgeschehen einzubeziehen. Die Wünsche des Betroffenen müssen dabei berücksichtigt und gleichzeitig auch das Leid der Angehörigen erfasst werden.

2.8.1 Eigenreflexion und Anleitung von Angehörigen

Angehörige befinden sich oft in der Zwickmühle zwischen ihrem betroffenen Familienmitglied und den professionellen Helfern. Es ist wichtig, dass Angehörige psychisch Kranker erfahren, dass sie ihre Nöte und emotionalen Verstrickungen aussprechen und sich so entlasten können. Die Akzeptanz der Vielfalt familiärer Wirklichkeiten mit ihrer jeweils eigenen Bedeutung, die sie für das einzelne Familienmitglied hat, ist zentraler Punkt in der Angehörigenarbeit. Es geht dabei um das Verständnis von Wirkungszusammenhängen (Verstrickungen) und nicht um Wirkungs- und Ursachen-Wahrnehmung (Schuldzuweisung) (☞ Tab. 2.11). In diesem Zusammenhang werden Ressourcen kennen gelernt, festgestellt und gefördert. Defizite sind nicht orientierungsgebend. Die Bedeutung von Ereignissen in der Lebens- und Krankengeschichte des einzelnen Beteiligten werden begriffen und reflektiert.

Oft ist eine lange Zeit des Leidens auf beiden Seiten vorausgegangen. Die Versuche, Probleme oder das „Anders-Sein" selbst, ohne professionelle Hilfe zu lösen und zu meistern, sind häufig zahlreich. Vorurteile und Schuldzuweisungen, wie z. B. „Bei der Mutter, kein Wunder" oder „Wie die aufeinander reagieren, muss ja alles schief gehen", helfen in der konkreten Situation nicht weiter, sondern sind im Kontakt hinderlich.

Betroffene		**Angehörige**	
Problem	**Lösungsansatz**	**Problem**	**Lösungsansatz**
Betroffene nehmen sich und ihre Umgebung oft anders wahr, z. B. haben sie kein Interesse an Sauberkeit und Ordnung	Was empfinden Betroffene als Hilfe, was nicht?	Angehörige sind in das Krankheitsgeschehen involviert, z. B. ist es schwer für sie zu verstehen, dass der Kranke zwar körperlich dazu in der Lage ist aufzuräumen, jedoch nicht den Antrieb dazu hat oder seine äußere Unordnung Ausdruck seiner inneren Befindlichkeit ist	Welche Strategien können sie entwickeln, um die nötige Gelassenheit und auch Abstand zu bekommen?
Betroffene fühlen sich oft von den Anforderungen ihres Umfeldes überfordert, was zu Spannungen führt	Wie kann erkannt werden, wann Kranke Entlastung und wann sie Anregung brauchen?	Angehörige stellen oft die Krankheit des Familienmitgliedes in den Mittelpunkt und nehmen ihre eigenen Bedürfnisse nicht wahr	Wie können Angehörige an ihr eigenes Leben und eigene Bedürfnisse denken und so leben, dass sie durchhalten?
Betroffene sind verletzlich, dünnhäutig und geraten schnell unter Stress	Wie kann dies im Alltag durch Atmosphäre und Klima berücksichtigt werden?	Angehörige erleben es oft leichter, dem Kranken die Verantwortung abzunehmen, als ihn immer wieder zu ermuntern, selbst Dinge zu entscheiden. Diese Fürsorglichkeit behindert die Selbstständigkeit des Betroffenen	Welche Möglichkeiten und Wege können Angehörige ausprobieren?

Tab. 2.11: Die Situation des psychisch kranken Menschen und seiner Angehörigen.

Betroffene		Angehörige	
Problem	**Lösungsansatz**	**Problem**	**Lösungsansatz**
Betroffene sind nicht sehr konfliktfähig und mit emotionaler Kritik überfordert	Wie kann Ärger vermieden werden und welche Möglichkeiten gibt es, sich auf die wichtigsten Auseinandersetzungen zu beschränken?	Angehörige haben oft Mühe damit, dass der Kranke sich schwer an Regeln und Normen halten kann oder sie verletzt	Was hilft, gelassener zu sein, sich darauf einzustellen, Spannungen zu reduzieren, einfache, überschaubare Regeln aufzustellen
Betroffene wollen manchmal viel Nähe und fühlen sich bei einer gewissen Distanz abgelehnt	Wie und wodurch kann die Balance zwischen Zuwendung und Abstand halten besser gelingen?	Angehörige empfinden die Beziehung und Kommunikation anstrengend, vor allem wenn es zu Auseinandersetzungen oder zu keiner Reaktion kommt, so dass gefühlsmäßige Reaktionen die Diskussionen bestimmen	Wie können Konflikte sachlicher gelöst werden, wie kann die Kommunikation eindeutig sein, wie kann die nötige Distanz erreicht werden?
Betroffene fordern häufig die Anwesenheit eines oder eines bestimmten Familienmitgliedes	Wie kann zwischen ständiger Präsenz und Abwesenheit abgewogen werden?	Angehörige sind oft durch ihre langjährigen Erfahrungen mit der Krankheit und ihrem „Expertentum" in Gefahr, nicht rechtzeitig professionelle Hilfe in Anspruch zu nehmen	Wie kann rechtzeitig erkannt werden, welche Frühwarnzeichen der Krankheit sich anbahnen und abgewogen werden, ob Hilfe von außen nötig ist und was in der Familie aufgefangen werden kann?
Betroffene brauchen beim alltäglichen Umgang viel Toleranz von Seiten der Bezugspersonen	Wie kann großzügig gehandelt und trotzdem die eigenen Grenzen wahrgenommen werden?	Angehörige befinden sich oft im Dilemma, den Kranken nicht zu über-, aber auch nicht zu unterfordern	Wie können Punkte herausgefunden werden, zu prüfen, was in den Alltag zu integrieren ist und wo Grenzen sind?

Tab. 2.11: Die Situation des psychisch kranken Menschen und seiner Angehörigen. *(Fortsetzung)*

Kinder von psychisch kranken Eltern sind besonders hilfe- und unterstützungsbedürftig.

Der Umgang mit psychisch kranken Menschen erfordert einerseits ein hohes Maß an Geduld, Ermutigung und Anteilnahme, anderseits eine gewisse innere Distanz zum Erkrankten, durch die verhindert wird, dass Angehörige und professionell Pflegende sich z.B. in depressives Geschehen hineinziehen lassen. Jeder kranke Mensch braucht intensive persönliche Zuwendung und das Gefühl, sich geborgen fühlen zu können. Gleichzeitig brauchen Angehörige, das Umfeld und die Pflegende, die Möglichkeit sich abzugrenzen und die Chance zu überprüfen, wann sie an die Grenzen ihrer eigenen Leistungsfähigkeit gelangen und Abstand benötigen.

Es ist wichtig im Zusammenhang von psychischem Krank-Sein, die Umgebung und Familie als bedeutsam zu erkennen, dass alle Beteiligten gleich viel leiden und dies häufig nicht ausreichend in die Pflege, Begleitung, Betreuung oder Behandlung eingeschlossen wird.

Regeln in der Wahrnehmung der Familie nach Dörner, Egetmeyer, Koenning[39]

[39] Dörner, Klaus; Egetmeyer, Albrecht; Koening, Konstanze: Freispruch der Familie, Psychiatrie Verlag Bonn, 1997, Seite 64 ff.

- **„Psychiatrisches Handeln bedeutet, dass ich mich nie auf einen Einzelmenschen, sondern immer auf eine ganze Familie einlasse"**, das bedeutet, dass ein Mensch immer Teil einer Familie, ihrer Beziehungen und Geschichte ist und dies gilt besonders für die gefühlsmäßige Existenz, die vor allem auch bei psychischen Störungen entscheidend beeinflusst ist
- **„Die Familie ist der Ort der Entstehung psychischer Störungen, aber bei Gott nicht ihre Ursache und daher auch nicht der Anlass für Schuldzuschreibung"**, das bedeutet, dass wir immer als professionell Tätige verführt sind, das sonst in der Medizin übliche Schema und Prinzip Ursache–Wirkung zu denken und außer Acht lassen, dass jede Störung auch auf dem jeweiligen biografischen Hintergrund als Selbsthilfeversuch hinsichtlich des reinen Überlebens angesehen werden kann, jedoch um den hohen Preis der Einengung und des gefühlsmäßigen Realitätskontaktes
- **„Die Familie ist größer und umfangreicher als man denkt"**, das bedeutet, dass die Kleinfamilie nur die halbe Wahrheit ist, dass es oft im Freundes- und Bekanntenkreis oder am „Familienrand" wichtige Bezugspersonen oder eine Person gibt, die dem Betroffenen näher steht als die „eigentliche nächste Bezugsperson". Diese Bedeutung wird häufig unterschätzt
- **„Die Familie ist länger und dauerhafter als man denkt"**, das bedeutet „Familienrätsel" zu lösen, um Einfälle oder Hilfen für den alltäglichen Umgang zu bekommen, sich mit der Biografie des einzelnen Individuums in seiner Familie zu befassen und mit den „allgegenwärtigen" Familiengeschichten und deren Bedeutung
- **„Ich habe mir ein Bild von den Entwicklungsstufen im Erwachsenenalter zu machen"**, das bedeutet, dass die Psychologie und die Psychoanalyse sich bisher ausschließlich auf das Kindes- und Jugendalter beschränkt haben, das Erwachsenenalter nicht berücksichtigen. Deshalb ist es wichtig aus der Erfahrung die Frage zu stellen, welche Lebensaufgaben in späteren Lebensaltern im Vordergrund stehen und damit mehr die pädagogische Wahrnehmung in den Vordergrund zu stellen
- **„Ich habe ständig mein Bild vom Sinn, von der Funktion, von der Aufgabe der Familie aus der Erfahrung anzureichern"**, das bedeutet nicht zuletzt für Professionelle zu erkennen, dass alle Familienmitglieder gleiche Rechte und Chancen haben und dass die Familie den Sinn hat, in einem endlosen Austausch die widersprüchlichen, grundlegenden sozialen Handlungstendenzen immer wieder ins Gleichgewicht zu bringen.

Deshalb gehören zur psychiatrischen Arbeit selbstverständlich Angehörigengruppen und Psychose-Seminare (auch für Kinder- und Jugendliche).

2.8.2 Angehörigengruppen

Geleitete Angehörigengruppen verfolgen beispielsweise folgende Ziele (Deger-Erlenmaier, Heim, Sellner)[40]:

- Aufhebung der Isolation, Angehörige kommen wenigstens zur Gruppe aus ihren vier Wänden
- Eigene Probleme relativieren sich, Angehörige treffen auf Menschen mit ähnlichen Problemen, ein Zusammengehörigkeitsgefühl und Solidarität wird entwickelt
- Der Einzelne wird entlastet und ist nicht mehr mit seiner Situation allein und auf seine Lage fixiert und kann sich durch die Gruppe bis zu einem gewissen Maß distanzieren
- Gesunder Egoismus wird gefördert, indem eigene Bedürfnisse mehr wahrgenommen werden
- Angehörige erfahren dadurch mehr soziale Orientierung und können sich zunehmend entfalten und anderes erleben
- Angehörige bekommen in der Gruppe in unterschiedlicher Weise Rückmeldung, Bestätigung und aufgezeigt wo Grenzen zu beachten sind.

Für Angehörigengruppen gilt, dass die beste Führung den Beteiligten das Gefühl vermittelt: „Wir haben es selbst geschafft".

[40] Deger-Erlenmaier, Heinz; Heim, Susanne; Sellner, Bertram (Hrsg.): Die Angehörigengruppe – Ein Leitfaden für Moderatoren, Psychosoziale Arbeitshilfen 12, Psychiatrie Verlage Bonn, 1997

Literaturtipp

Bombosch, Jürgen; Hansen, Hartwig; Blume, Jürgen (Hrsg.): Trialog praktisch – Psychiatrie-Erfahrene, Angehörige und Professionelle gemeinsam auf dem Weg zur demokratischen Psychiatrie, Paranus Verlag Neumünster, 2004

Deger-Erlenmaier, Heinz; Titze, Elke; Walter, Karlheinz (Hrsg.): Jetzt will ich's wissen – Rat und Hilfe für Angehörige psychisch Kranker, Psychiatrie Verlag Bonn, 1996

Deger-Erlenmaier, Heinz; Heim, Susanne; Sellner, Bertram (Hrsg.): Die Angehörigengruppe – Ein Leitfaden für Moderatoren, Psychosoziale Arbeitshilfen 12, Psychiatrie Verlage Bonn, 1997

Dörner, Klaus: Egetmeyer, Albrecht; Koening, Konstanze: Freispruch der Familie, Psychiatrie Verlag Bonn, 1997

3 Pflegewissen vernetzen

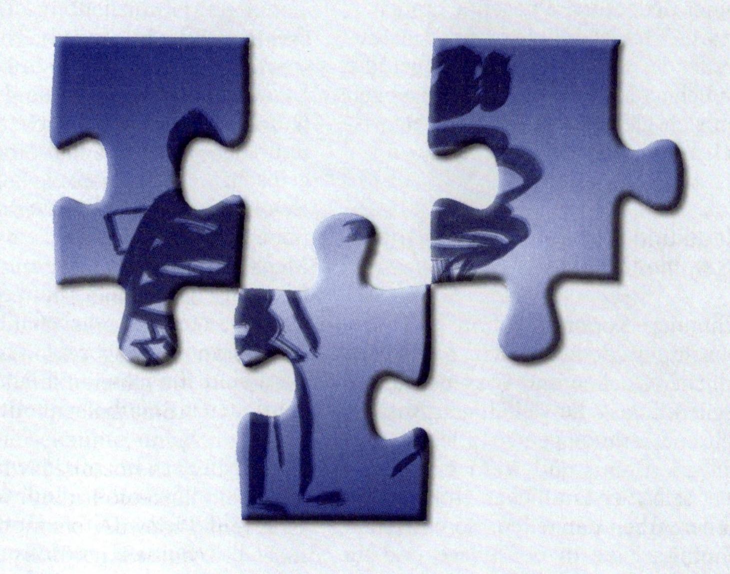

3 Pflegewissen vernetzen

„Der Erwerb irgendwelcher Kenntnisse ist stets von Nutzen für den Verstand, denn er vermag dann alles Unnützige abzuweisen und lediglich das Beste zu bewahren.“
(Leonardo da Vinci)

Wissenselemente aus unterschiedlichen Richtungen sind gerade in einem Beruf, der auf Zusammenarbeit und Integration von Handlungsabfolgen und Informationszusammenfluss verschiedener Berufsgruppen angewiesen ist, von entscheidender Bedeutung. Pflegende brauchen ein vernetztes, interdisziplinäres und institutionsübergreifendes Denken, ohne dabei die eigene berufliche Identität zu vernachlässigen und müssen sich gleichzeitig des eigenen wissenschaftlichen Rahmens bewusst sein.

3.1 Pflege und sozialwissenschaftliche Zusammenhänge

In Wahrnehmung, Kommunikation und Verhaltensbeobachtung bedient sich die Pflege unterschiedlicher Quellen und Wissenschaften. Wichtig erscheint, dass die vielfältigen Ansätze und theoretische Grundlagen in pflegerisches Handeln integriert sind und werden und dadurch einen selbstverständlichen Inhalt und Bestandteil der Arbeit darstellen. So entstehen neue Erkenntnisse, die in der Pflege und im Pflegewissen fest verankert sind.

3.1.1 Pädagogische und psychologische Ansätze in der psychiatrischen Pflege

„Die große Schwierigkeit bei psychologischen Reflexionen ist, dass man immer das Innere und Äußere parallel oder vielmehr verflochten betrachten muss. Es ist immerfort Systole und Diastole, Einatmen und Ausatmen des lebendigen Wesens; kann man es auch nicht aussprechen, so beobachte man es genau und merke darauf.“ (Johann Wolfgang von Goethe)

Jeder Mensch eignet sich im Laufe seines Lebens (soziale) Normen und Werte an, die sein Verhalten gegenüber anderen beeinflussen und bestimmen. Zahlreiche Einflüsse wie, z.B. Gruppen- und Schichtzugehörigkeit, Normen und Werte in (Herkunfts-) Familie, von Freunden und am Arbeitsplatz, allgemeine Wertvorstellungen der Gesellschaft und vor allem die eigene Lebensgeschichte prägen den Menschen entscheidend.

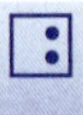

Pädagogik ist die **Fähigkeit** und Wissenschaft des Unterrichtens und des Lehrens und beruht auf der Überzeugung Wissen zu vermitteln.
Psychologie bezeichnet die Wissenschaft vom menschlichen Erleben, Verhalten und Handeln und erhebt den Anspruch menschliches Denken, Fühlen und Tun systematisch zu beschreiben.

Lerntheoretische Ansätze

Lerntheoretische Ansätze besagen, dass erwünschtes Verhalten systematisch gefördert und unerwünschtes Verhalten unterdrückt oder gelöscht werden kann.
Belohnung und Bestrafung sind wichtige und übliche Mittel, um gezielt auf das Verhalten von Menschen Einfluss zu nehmen. In der psychiatrischen Pflege geht es häufig darum gezielt auf das Verhalten des psychisch Kranken einzuwirken. Kenntnisse über die Psychologie des Lernens sind für plan- und sinnvolle Pflegeinterventionen also unbedingt erforderlich.

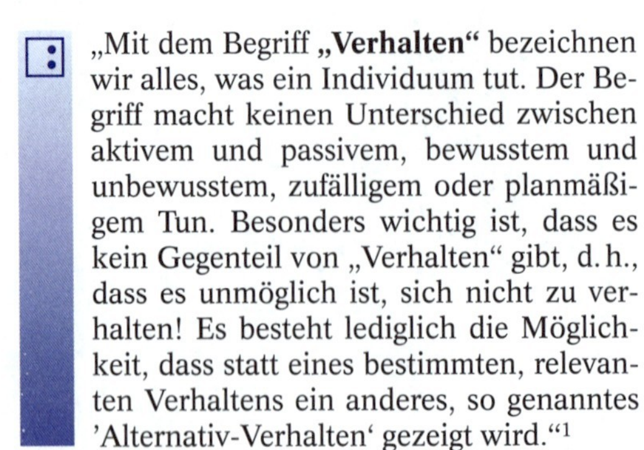

„Mit dem Begriff **„Verhalten“** bezeichnen wir alles, was ein Individuum tut. Der Begriff macht keinen Unterschied zwischen aktivem und passivem, bewusstem und unbewusstem, zufälligem oder planmäßigem Tun. Besonders wichtig ist, dass es kein Gegenteil von „Verhalten“ gibt, d.h., dass es unmöglich ist, sich nicht zu verhalten! Es besteht lediglich die Möglichkeit, dass statt eines bestimmten, relevanten Verhaltens ein anderes, so genanntes 'Alternativ-Verhalten‘ gezeigt wird.“[1]

Die Konsequenzen seines Verhaltens können für den Einzelnen unangenehm, angenehm, neutral oder belanglos sein. Verhaltensänderungen erfordern in aller Regel die positive Verstärkung oder Belohnung des erwünschten, nicht die Bestrafung des unerwünschten Verhaltens. Lob kann als positiver Verstärker großzügig eingesetzt werden, sollte aber authentisch und glaubhaft sein.

[1] Kistner, Walter: Der Pflegeprozeß in der Psychiatrie. Gustav Fischer Stuttgart Jena Lübeck Ulm, 1997

In einer professionellen Arbeitsbeziehung orientiert sich der psychisch erkrankte Mensch an seinem fachkompetenten Helfer, Begleiter oder Pflegenden.

Lernen am Modell
Die Vorbildfunktion auf allen Ebenen des Zusammenlebens sollte psychiatrisch Pflegenden bewusst sein. Lernen am Modell oder Lernen durch Imitation ist ein wichtiger Aspekt in der psychiatrisch-pflegerischen Arbeit. Letztlich sind alle Beteiligten, z. B. Mitarbeiter und Angehörige, als Modell und dadurch zu vorbildhaftem Verhalten herausgefordert. Der Betroffene wird besonders solche Verhaltensweisen nachahmen, von denen er annimmt oder sieht, dass diese Erfolg haben oder wenn sie in sein Lebensmuster passen.

Positive Verstärkung
Positive Konsequenzen können als zufälliger oder geplanter Effekt auftreten. In der psychiatrischen Pflege werden sie bewusst und gezielt eingesetzt, um das Verhalten des Betroffenen zu bestärken und sein Selbstbewusstsein zu fördern. Die Frequenz des gewünschten Verhaltens erhöht sich und zusätzlich die Motivation beim Patienten und Pflegenden.

- Die Verstärker müssen für den Patienten attraktiv sein, sonst „wirken" sie nicht. Ist die Belohnung für die Teilnahme an einer ambulanten Patientengruppe weniger attraktiv als ein (unerwünschtes) Alternativ-Verhalten wie etwa Im-Bett-Bleiben, wird der Patient das Alternativ-Verhalten vorziehen. Belohnungen müssen dem Patient als Erwachsenem angemessen sein. (z. B. Kekse oder Zigaretten wirken schnell lächerlich und fördern ein unangebrachtes Abhängigkeitsverhältnis).
- Die Verstärkung muss (zumindest anfangs) konsequent und zeitnah zum gewünschten Verhalten erfolgen. Nur so wird gerade für schwer psychisch erkrankte Menschen der Zusammenhang ausreichend deutlich und schafft mehr Antrieb.
- Der Verstärker darf nicht auf anderen, bequemeren Wegen erreichbar sein.

Negative Konsequenz
Negative Konsequenzen oder negative Verstärker sind in der Lernpsychologie berechtigt und haben dort ihren Platz. In der psychiatrischen Pflege haben sie keine Relevanz, da dies beim psychisch Kranken, beim erwachsenen Menschen eher zu einem Vermeidungsverhalten führt.

Motivation
Allgemein versteht man unter der Motivation eines Menschen den Wunsch etwas auszuprobieren, zu gestalten oder zu bewirken. Motivation bestimmt das Ziel und die Richtung, den Schwerpunkt, die Stärke und die Dauer des (leistungs-) Verhaltens. Jeder Mensch ist in unterschiedlichem Ausmaß grundsätzlich motiviert und hat Beweggründe etwas so oder anders zu tun. Die individuelle spezifische Motivation bewirkt, dass eine einzelne Person in einer bestimmten Situation oder Konstellation auf eine bestimmte Art und Weise reagiert und handelt. Dies geschieht mit dem ihm eigenen individuellen Einsatz und den jeweils persönlichen Zielen.

Beeinflussende Variablen nach Reinhard Sprenger[2]

- Die Person: Synonyme für Motivation sind Antrieb, Drang, Wille, Wunsch, Streben; Wörter, die auf die Innenseite des Menschen verweisen – der Mensch „ist" motiviert, d. h. die Person selbst durch und mit ihren Bedürfnissen, Wünschen, und Einstellungen.
- Die Situation: Hier finden sich Begriffe, die auf die umgebenden Rahmenbedingungen, die Außenseite verweisen: Anreiz, Anregung, Ermächtigung, Möglichkeit, Prämie, Ziele – der Mensch „wird" motiviert, d. h. beeinflusst durch die Rahmenbedingungen, die Situation, denen sich der Einzelne gegenüber sieht.

Das (Leistungs-) Verhalten ergibt sich aus dem Zusammenwirken von Außen- und Innenseite. Sprenger stellt fest, dass „der Versuch andere Menschen zu motivieren, sie durch bestimmte Anreize zum gewünschten verhalten zu bringen, sich als Trugschluss erweist. Man könne zwar andere beeinflussen, nicht aber dauerhaft steuern. Motiviert sei man erst dann, wenn das, was man tue, das eigene Selbstkonzept stärke".

> Sprenger: „Motivation heißt: 'Ich will!'
> Die Frage nach dem Was und Warum führt zur spezifischen Motivation, die bei jedem Menschen individuell ausgeprägt ist.

[2] Sprenger, Reinhard K: Mythos Motivation – Wege aus einer Sackgasse. Campus Verlag Frankfurt/Main New York, 1992

Motivation wird immer beeinflusst durch die Person und ihr Selbstkonzept, sowie durch die Situation und die Rahmenbedingungen.
Fremdsteuerung – das so genannte 'Motivieren' – ist auf Dauer nicht möglich."

Selbstkonzept/Selbstbild

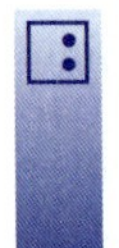

Als **Selbstkonzept (Selbstbild)** wird die Gesamtheit der Einstellungen und Auffassungen einer Person bezeichnet, die sie im Hinblick auf sich selbst und von sich selbst hat.

Jede Person verfügt über ein in ihm gespeichertes Selbstbild, das sie sich im Laufe ihres bisherigen Lebens durch in ihr gespeicherte Erfahrungen erworben hat. In der Interaktion mit anderen, mit der umgebenden Umwelt entsteht das eigene Selbstbild. Im Selbst wird der Wesenskern einer Person sichtbar in den affektiven, kognitiven und spirituellen Qualitäten (Eigenschaften), die einen Menschen vom anderen unterscheiden und sein Ego (ich) ausmachen, bezogen auf Wahrnehmung, das ihm eigene Wesen, sein Bewusstsein und seine Identität.
Das Selbstbild kann in ein körperbezogenes (Körperbild) und ein leistungsbezogenes (im Zusammenhang mit Leistungsfähigkeit, Beanspruchungsvermögen, sozialer Beziehungen) Selbstbild unterteilt werden.
Die Bedeutung und Wahrnehmung von Lebensereignissen, besonders von Krisen und kritischen Zuspitzungen werden durch Veränderungen des Selbstbildes geprägt, als bedrohlich erlebt und weniger als Chance begriffen.
Nach Tausch[3] ist das Selbstbild eng mit Selbstachtung verbunden: „Die Selbstachtung ist die gefühlsmäßige wertende Einstellung einer Person zu sich selbst, zu ihrer eigenen Person. Es ist die Achtung und Wertschätzung, die eine Person für sich selbst, für ihr Selbst empfindet. Selbstachtung ist weitgehend gleichbedeutend mit Selbstwertgefühl, mit positiven Empfindungen, Gefühlen und Einstellungen zu sich selbst."

Vor diesem Hintergrund spielen Selbstbild, Selbstachtung und die eigene Wertschätzung eine wesentliche Rolle in der Beurteilung von Situationen und im Umgang mit Belastungen. Demzufolge hat das eigene Selbstkonzept Auswirkungen z. B. auf

- Den Umgang mit kritischen Lebenssituationen
- Das Gesundheits- und Vorsorgeverhalten
- Die Auseinandersetzung mit Verlusten und Bewältigungsmöglichkeiten
- Die subjektive Einschätzung
- Die Möglichkeit zu Veränderungen
- Das soziale Verhalten.

Bei einem psychisch kranken Menschen, der immer wieder erkrankt, sind die eigenen Lebensziele, Wertvorstellungen, die soziale Rolle und Funktion gefährdet und in Frage gestellt. Häufig verliert er auch die Kontrolle über die eigene Lebenssituation und fühlt sich in seiner persönlichen Identität bedroht. Destruktives Verhalten, Selbstabwertung, Ärger, Zorn, Überempfindlichkeit und Verleugnung von Problemen seitens des Betroffenen kann möglicherweise so besser eingeordnet und verstanden werden.
„Wenn eine schwere chronische Krankheit in das Leben eines Menschen einbricht, löst sich seine gegenwärtige Existenz von seiner vergangenen Existenz ab; die Vorstellungen vom Selbst in der Zukunft sind getrübt oder sogar zerstört. Die Identität, die er in der Vergangenheit hatte und in der Zukunft zu behalten gehofft hatte, ist nicht mehr vereinbar mit seiner Identität in der Gegenwart. Aus Identitätsresten muss er eine neue Konzeption entwickeln, wer er einmal war, was er jetzt ist und zukünftig sein wird." (Corbin/Strauss)[4]

Konflikte (Konfliktlösung)

„Jeder von uns kocht bei einer anderen Temperatur." (Ralph Waldo Emerson)
Es gibt wohl keinen Menschen, der bei genauer Betrachtung Freude an Konflikten hat. Die meisten Menschen haben ein großes Bedürfnis nach Harmonie. Konflikte gehören jedoch unausweichlich zum menschlichen Leben. Sie

[3] Käppeli, Silvia (Hrsg.): Pflegekonzepte – Phänomene im Erleben von Krankheit und Umfeld, Band 2. Verlag Hans Huber Bern, 1999, Seite 12

[4] Corbin, Juliet; Strauss, Amselm:Weiterleben lernen – chronisch Kranke in der Familie. Piper Verlag München, 1993

bringen Stress mit sich, kratzen am eigenen Selbstwertgefühl und verbrauchen Energie.
Im täglichen Leben wird selten zwischen Problem und Konflikt unterschieden. Die Begriffe werden synonym verwendet.

Als **Problem** wird eine Sachfrage, ungelöste Frage oder eine Aufgabe bezeichnet, die momentan nicht befriedigend erklärt oder gelöst werden kann, jedoch unbedingt gelöst oder geklärt werden will oder muss. Hierzu werden zusätzliche Informationen oder andere Ansätze benötigt.
Als **Konflikt** wird ein Streit zwischen Menschen bezeichnet, der auf unterschiedlichen Meinungen oder Zielvorstellungen beruht, die gegenseitig nicht akzeptiert werden, weil sich jeder der Parteien im Recht fühlt. Dabei kommt es oft zu Verleumdungen, Beleidigungen und Erniedrigungen. Sie enden häufig in einem Teufelskreis von gegenseitigen Vorwürfen.

Fragen zur Selbstwahrnehmung der Pflegenden

- Wie sieht es mit meiner Toleranz für eigene und fremde Fehler aus?
- Wann interessiere ich mich für andere, mir fremde Themen, Zielvorstellungen, Meinungen und Einstellungen?
- Welche Sprache benutze ich, um meine Argumente, meine Gefühle auszusprechen und mitzuteilen?
- Frage ich nach, wenn ich etwas nicht verstanden habe oder etwas mir nicht einleuchtet?
- Kann ich bei Unstimmigkeiten Dinge differenzieren?
- Ist meine Welt schwarz-weiß oder sehe ich auch Nuancen, ohne meine Standpunkt außer Acht zu lassen?
- Wie gehe ich mit eigenen Wünschen um, wie treffe ich Vereinbarungen?
- Bin ich bei Ärger oder Wut nicht mehr zu bremsen, welche Möglichkeiten stehen mir zur Verfügung mich zu ent-ärgern oder ent-wüten?
- Muss ich immer Recht haben oder kann ich andere Standpunkte wirken lassen und überprüfen?
- Was kann ich tun, um meine Stärken und Schwächen kennen zu lernen und zu akzeptieren, Kraft und Mut zu bekommen, mein Selbstbewusstsein zu stärken, auch hinsichtlich Konfliktsituationen?
- Wie nehme ich meine mir eigenen Signale im Denken, Fühlen, Handeln, aber auch auf der körperlichen physiologischen Ebene wahr?

3.1.2 Pflege und Sprache

„Stimmt die Sprache nicht, so ist das, was gesagt wird, nicht das, was gemeint ist, so kommen die Werke nicht zustande. Entstehen die Werke nicht, so gedeihen Moral und Kunst nicht. Gedeihen Moral und Kunst nicht, so funktioniert die Rechtspflege nicht. Trifft die Rechtspflege nicht, so weiß die Nation nicht, wohin Hand und Fuß setzen. Also dulde man keine Willkür in den Worten." (Li Tai-Peh)

- Was ist Sprache?
- Wozu brauchen und gebrauchen Pflegende die Sprache?
- Welche Sprache will ich als Pflegender sprechen und was ist mir wichtig, wenn ich mich verständlich machen will?

Sprache ist ein Mittel zum Austausch von Informationen. Wenn Sprache in Beziehung tritt, spricht man von (menschlicher) Kommunikation. Sprache dient als Kommunikationsmittel und macht das „Mensch-Sein" im eigentlichen Sinne aus. Sprache kann aufbauend, aber auch verletzend sein. Sie kann unterstützt werden durch z. B. Mimik, Gestik, Tonfall, Gebärden, in der Lautstärke oder Körperhaltung. Die Wortwahl und der Grad der Verbindlichkeit spielen dabei eine entscheidende Rolle, ob der andere Mensch mich und meine Sprache akzeptieren kann.
Wird Sprache zur **Kommunikation** eingesetzt, so soll sie **Nachrichten**, also Zeichen und Signalfolgen von einem Sender zu einem Empfänger übermitteln und wird dadurch für ihn zur **Information**, wenn er sie entschlüsselt. Sprache ist eine besondere Art, Erfahrungen festzuhalten und sie im Umgang mit anderen Menschen zu erleben. Menschliches Zusammenleben ist dadurch individuell, in Gruppen und in gegenseitigem Verständnis möglich.
Der Benutzer benötigt verschiedene Einzelteile, wie das Alphabet als Gesamtheit aller Zeichen der Sprache, das Wort als Aneinanderreihung von Buchstaben, den einzelnen Satz als kleinste sprachliche Äußerung, der aus mehreren Wörtern besteht und sich nach Grammatikregeln aufbaut und die Grammatik als Regelwerk

der Satzbildung, um den Inhalt der Sprache zu verdeutlichen. Sprache und ihre Anwendung sind ein komplexer und zentraler Vorgang, der sich vielseitig im Alltag zeigt und vollzieht.
Die Macht von Worten darf nicht unterschätzt werden, was sich im beruflichen Alltag z. B. in einer Entfremdung der Sprache durch das Gebrauchen einer Fachsprache verdeutlicht. Die Kluft zum Patienten und seinen Angehörigen wird dadurch größer, gleichzeitig ist sie aber auch Ausdruck fachlicher Kompetenz und sprachlicher Verständigung innerhalb der Berufsgruppe Pflege.
Die Notwendigkeit sich in sprachlicher Form begreiflich zu machen, bezweifelt niemand. Pflegende müssen sich in ihrem beruflichen Alltag bei unterschiedlichen Menschen verständlich machen, z. B. mit Patienten, Angehörigen, Kollegen und Vertretern anderer Berufsgruppen. Pflegende brauchen sprachliche Kompetenz, um eine Übersetzungsleistung in Bezug auf die verschiedenen Bezugsgruppen herzustellen.
Die Schrift oder das Verschriftlichen ist eine spezielle Form der Sprache. Pflegende berichten und schreiben über die in ihrer Betreuung befindlichen Personen. Die Macht, darüber zu entscheiden, was wichtig ist, was ausgeblendet werden kann und was möglicherweise den Betroffenen beschäftigt liegt in ihrer Hand. Die Sprache der Pflegenden soll deshalb eine positive Grundhaltung und eine möglichst objektive Tatsachenbeschreibung darstellen. Dies erfordert viel Können, Reflexion und das Bewusstsein, manche Dinge als subjektiv kennzeichnen zu können.
Die Sprache bildet auch einen Grundpfeiler jeder Wissenschaft, indem sie mit Hilfe von Wörtern den ihr eigenen Bereich in Abgrenzung zu anderen definiert. Eine exakte Sprache hilft zur Verständigung und einem einheitlichen Verständnis von Sachverhalten innerhalb der eigenen Berufsdisziplin. Nur, wenn eine gemeinsame Klarheit über Begrifflichkeiten vorliegt, können Theorie, Praxis und Wissenschaft sich gemeinsam entwickeln.
Daraus resultiert, dass Pflegende Sprache, gezielt, flexibel und in bedachter Wortwahl im jeweiligen Kontext einsetzen und sich situationsgerecht ausdrücken.

3.2 Kommunikation und Gesprächsführung

„Wer aufmerksam zuhört, vernünftig fragt, gelassen antwortet und zu sprechen aufhört, wenn er nichts mehr zu sagen hat, ist im Besitze der nötigsten Eigenschaft, die das Leben erheischt.“ (Johann Caspar Lavater)

Als **Kommunikation** wird ein Vorgang bezeichnet, der eine informative Botschaft von einer Person zur anderen überträgt.
Nonverbale Kommunikation übermittelt eine Nachricht, indem alle Sinne des Körpers eingesetzt werden, ohne Worte zu benutzen.
Als **kongruente Kommunikation** wird ein Kommunikationsmuster beschrieben, bei dem eine Person die gleiche Botschaft/ Nachricht auf verbaler und nicht-/nonverbaler Ebene übermittelt.
Gesprächsführung ist eine Sammelbezeichnung für das Beachten bestimmter Aspekte und erarbeiteter Grundlagen beim Führen eines unterstützenden oder helfenden Gesprächs.

„Gute“ Kommunikation bewirkt nicht nur, dass das alltägliche Zusammenleben besser funktionieren kann, sie steigert auch die Motivation und die Bereitschaft, Verantwortung zu übernehmen, und fördert damit das Wohlbefinden.
„Gute“ Kommunikation zeigt sich

- In aktivem Zuhören
- Durch Aussprechen von Gefühlen
- Im Wiederholen oder Beschreiben des Gesagten mit eigenen Worten
- Im Zusammenfassen oder in Beziehung setzen des Inhaltes
- In der Fähigkeit Gedanken weiterzuführen und zu klären
- Im Geben von Denkanstößen.

Grundlagen eines pflegerisch-psychiatrischen Gesprächs, ob geplant, situativ, im alltäglichen Kontakt oder beim gemeinsamen Tun sind Empathie, Akzeptanz, Kongruenz und respektvoller Umgang mit dem Gegenüber.

Selbstreflexion

- In welchen Konstellationen treten bei mir Kommunikationsschwierigkeiten/-probleme auf?
- Was hilft mir in diesen Situationen? Was wünsche ich mir an Unterstützung?
- Wie, wo, bei wem hole ich mir Feedback bezüglich meines kommunikativen Verhaltens?
- Was lerne ich oder habe ich aus gestörter Kommunikation oder misslungenen Gesprächen gelernt, wie davon profitiert?
- Wo sehe ich im Hinblick auf Kommunikation und Gesprächsführung meine Stärken, meine Schwächen?

Probleme im Gespräch und Interventionsmöglichkeiten

Häufige Probleme

- **Der psychisch Kranke möchte oder kann nicht sprechen.** Oft genügt einfach Da-zu-sein oder Dabei-sein und damit ein Signal zu setzen, dass er sich auf den Helfer verlassen kann und er bestimmen kann wann und worüber er redet. Wichtig ist, diese Situation und Spannung auszuhalten, mit zutragen und abzuwägen, wann der Zeitpunkt gekommen ist, sich auszuklinken.
- **Der psychisch Kranke bricht das Gespräch ab.** Eigene Grenzen zu zeigen ist eine wichtige Ressource des Betroffenen. Eventuell war das Gespräch zu belastend für ihn oder es hat ihn aufgewühlt. Wichtig ist, dass der Pflegende trotzdem im Kontakt bleibt und vermittelt, dass das Gespräch auch zu einem anderen Zeitpunkt aufgegriffen und weitergeführt werden kann und er sich dadurch nicht abgelehnt oder gar beleidigt fühlt.
- **Der psychisch Kranke wünscht oder fordert, ein Geheimnis zu wahren.** Es ist eine generelle Frage, ob alles, was der psychisch Kranke einem durch die entstandene Beziehung anvertraut für andere Beteiligte relevant ist. Es kann durchaus sinnvoll sein abzuwägen, welche Informationen weitergegeben werden, wie und in welchen Umfang dies geschieht und was für den Betroffenen und für seine Gesundheit oder Sicherheit maßgeblich und relevant ist. Gleichzeitig muss der Betroffene wissen, dass alle an der Behandlung Beteiligten sich regelmäßig über sein Befinden austauschen.
- **Der psychisch Kranke weint oder ist sonst außer sich.** Gefühle zu äußern gehört zur Bewältigung einer Situation oder des Psychisch-Krank-Seins und wird so auch in die Kommunikation, ins Gespräch und in Zielsetzungen der pflegerischen Begegnung einbezogen. Gemeinsam mit dem Kranken herauszufinden, wie er seine Gefühle so äußern kann, dass es für ihn und seine Umwelt in Ordnung oder er dadurch entlastet ist, ist gemeinsames Ziel.

Jedes Gesprächsproblem kann Ausdruck von Verzweiflung oder Ausweglosigkeit sein und fordert erhöhte Aufmerksamkeit und entsprechendes Handeln von Pflegenden.

Keine Lösungen „präsentieren"

Jeder ist Experte für seine Lebensweise, was ihm gut tut, wie er mit Unvorhergesehenem umgeht und im Umgang mit Krankheit und deren Bewältigung.

Pflegende meinen oft eine Lösung für die Probleme des psychisch Erkrankten gefunden zu haben und „präsentieren" ihm diese. Schnelle Lösungen sind zum einen ungeeignet, zum anderen wirken sie respektlos. Der Patient fühlt sich nicht ernst genommen oder bekommt das Gefühl, er sei eigentlich selbst schuld an seinen Problemen, denn die „Lösung" liege offensichtlich auf der Hand. Er wird sich zurückziehen.
Gemeinsam mit dem Betroffenen suchen Pflegende nach Lösungen seiner Probleme und im Gespräch Ansatzpunkte, um einen gemeinsamen Nenner für die gemeinsame Arbeit und einen gemeinsamen Weg zu finden. Dabei muss manchmal ein Umweg, Irrweg, eine Sackgasse oder Einbahnstraße beschritten und ausprobiert werden. Wichtig sind die gesammelten Erfahrungen. Auch wenn nicht alles gelingt, in einem konstruktiven Miteinander wird nicht nur das Scheitern gesehen, sondern auch die Erkenntnis festgehalten.
Hilfreiche Fragen:

- Welche Vorstellungen, Bedürfnisse oder bisherige Erfahrungen gibt es bezüglich einer Lösung?
- Wie wird das Problem bewertet?
- Was hilft, um einer Lösung näher zu kommen, welche Unterstützung wird benötigt?
- Was hindert an einer konstruktiven Lösung?
- Mit welchen Gefühlen ist die Situation verbunden?

„Willst Du etwas wissen, frage einen Erfahrenen und keinen Gelehrten." (Chinesisches Sprichwort)
Ein psychisch Kranker kann die Erkenntnisse, die er sich selbst erarbeitet hat und die ihm einsichtig sind, besser in sein Leben und seine Bewältigungsstrategien im Alltag integrieren.

Kommunikation nach Schulz von Thun

Pflegenden sind viele Aspekte der Kommunikation nach Friedemann Schulz von Thun[5] aus der Ausbildung bekannt. In der psychiatrischen Pflege haben die einzelnen Bausteine dieser theoretischen Ansätze eine grundlegende Bedeutung für die Wahrnehmung des Gegenübers, für eine gelungene Kommunikation und für einen verständnisvollen Umgang.

Die vier Ebenen

Nach Schulz von Thun hat jede Nachricht vier Ebenen:

- **Selbstoffenbarungsebene:** Inwieweit bringe ich mich selbst ein, wo sind meine Grenzen? Störungen in der Kommunikation können auf dieser Ebene durch Imponier- und Fassadentechniken entstehen oder durch demonstrative Verkleinerung.
- **Sachebene:** Wie kann ich in kritischen Situationen die sachliche Seite in den Vordergrund stellen? Störungen in der Kommunikation können sich auf dieser Ebene durch mangelnde Sachlichkeit und mangelnde Verständlichkeit verstärken.
- **Beziehungsebene:** Auf welche Weise kann ich Kontakte und Beziehungen reflektieren? Störungen in der Kommunikation können sich auf dieser Ebene durch Projektion, Übertragung und unverbindliche Kontakte bemerkbar machen.
- **Appellebene:** Welche Verhaltensweisen stehen mir zur Verfügung um wirksam zu motivieren? Störungen in der Kommunikation können durch unwirksame, verdeckte oder paradoxe Appelle hervorgerufen werden.

Um eine umfassende Wahrnehmung der Situation zu ermöglichen und gleichzeitig zu differenzieren, muss die Aufmerksamkeit im Gespräch allen vier unterschiedlichen Kommunikationsebenen gelten.

Nach Schulz von Thun ist ein Empfänger von Botschaften mit seinen zwei Ohren biologisch schlecht ausgestattet. Er braucht vier Ohren, um die vier Seiten einer Botschaft aufzunehmen. Je nachdem welches der vier Ohren der Empfänger gerade vorrangig „eingeschaltet" hat, nimmt das geführte Gespräch einen unterschiedlichen Verlauf. Oft ist sich der Empfänger gar nicht bewusst, dass er ein Teil der Ohren ausblendet und dadurch die Weichen für das zwischenmenschliche Miteinander stellt.

Die vier Ohren

- **Das Sachohr** ist auf Tatsachen programmiert: „Wie ist der Sachverhalt zu verstehen?"
- **Das Beziehungsohr** hört vor allem, ob kritisiert oder hilfreich miteinander geredet wird: „Das hält der von mir!" „Wie geht sie mit mir um?"
- **Das Selbstoffenbarungsohr** hört das Bedürfnis oder das Gefühl: „Was ist mit ihm los?"
- **Das Appellohr** hört, wozu der Sprecher einlädt, den Wunsch, die Absicht, was der Gegenüber denken fühlen oder tun soll: „Wo will er mich hinhaben?" „Was soll ich denken auf Grund dieser Äußerung?".

Pflegende brauchen die Fähigkeit eine gesendete Botschaft auf allen vier Ebenen zu hören, um dann auszuwählen, auf welchen Aspekt einer Mitteilung reagiert werden soll.

Gesprächsformen zur Verbesserung der Kommunikationsstruktur in Besprechungen

„Wir bringen wohl Fähigkeiten mit, aber unsere Entwicklung verdanken wir tausend Einwirkungen einer großen Welt, aus der wir uns aneignen, was wir können und was uns gemäß ist." (Johann Wolfgang von Goethe)
Gesprächformen und deren Anwendung in Besprechungen, zur Entscheidungsfindung oder zur Reflexion sind ein Hilfsmittel im beruflichen Alltag. In der Zusammenarbeit der Berufsgruppen wird beklagt, dass Entscheidungen

[5] Schulz von Thun, Friedemann: Miteinander Reden – Störungen und Erklärungen, Allgemeine Psychologie der Kommunikation. Rowohlt Verlag Reinbek, 1996

Methode	Wesentliche Aspekte
Nimwegener Methode der ethischen Fallbesprechungen	Teambesprechungen können so strukturiert werden, wenn es um offene Entscheidungssituationen im Alltag geht. Die Methode hat sich z. B. im Alltag bewährt, wenn bei schwierigen Behandlungssituationen eine Entscheidung im Team verantwortet werden muss.
Hermaneutische Methode der Fallbesprechung	Diese Methode baut auf der philosophischen Lehre vom Verstehen und der Interpretation auf und nutzt dies für den Bereich der Praxis. Es geht weniger um eine Lösung des Problems als vielmehr darum, ein vom gesamten Team oder von einzelnen Mitarbeitern erfahrenes (moralisches) Unbehagen genauer zu untersuchen oder zu verstehen. Diese Methode eignet sich besonders für retrospektive Besprechungen, also dafür, dass bereits getroffene Entscheidungen analysiert und evaluiert werden und sich daraus ein verändertes Verständnis für den künftigen Umgang mit ähnlichen Situationen ableitet.
Das Sokratische Gespräch ☞ Abb. 3.1	Ein Weg für die vertiefende Besprechung, vor allem begrifflicher Unklarheiten. Anhand eines konkreten Beispiels werden unter Anwendung der Erfahrung und der denkerischen Fähigkeiten der Teilnehmer des Gesprächs weitere Aspekte angesprochen und die Situation in einen größeren Zusammenhang gestellt. Nimmt sehr viel Zeit in Anspruch, ist strukturiert, besonders für grundsätzliche normative Fragen geeignet.

Tab. 3.1: Gesprächsformen in Besprechungen.

nicht transparent sind. Die folgenden Gesprächsformen können zu einer Besprechungskultur und größerer Nachvollziehbarkeit von Beschlüssen beitragen (☞ Tab. 3.1 + Abb. 3.1).
Ziel und gemeinsames Anliegen dieser Gesprächsformen ist es, zu besserer Einsicht zu gelangen oder durch selbständiges Denken des Einzelnen zum selbstgesteuerten Lernen und zu mehr Vertrauen in die eigene Handlungskompetenz zu gelangen. Die Teilnehmer diskutieren gleichberechtigt und jede Meinung zählt. Ebenso wichtig ist die Bereitschaft aller sich aktiv am Gespräch zu beteiligen, anderen Gesprächsteilnehmern zuzuhören und zu versuchen deren Argumente zu verstehen. Jeder Teilnehmer ist für einen konstruktiven Gesprächsverlauf und hinreichende Flexibilität verantwortlich. Auf diesen Grundlagen basierende Gespräche können in Fallbesprechungen eingesetzt werden und zur Entscheidungsfindung bei kritischen und ethischen Fragestellungen im Team beitragen.

Kontakt, Gespräch und Sprache in der psychiatrischen Pflege

Im Gespräch mit psychisch erkrankten Menschen ist es für Pflegende von besonderer Bedeutung unterschiedliche Techniken und Hilfskonstruktionen zu kennen und zu nutzen. Jeder, Pflegende und Erkrankter wenden sich als ganze Person einem anderen Menschen zu.
Als konkretes Beispiel werden hier die Schritte des Sokratischen Gespräches exemplarisch aufgeführt, um ein mögliches Vorgehen bei schwierigen Entscheidungsfindungen zu erläutern. Und zu verdeutlichen, dass dem Urteilen ein Prozess vorausgegangen sein muss.
Das Thema wird vom Konkreten, vom persönlichen Erfahrungsbereich ausgehend in Schritten untersucht, verallgemeinert und abstrahiert. Alle sind gleichermaßen beteiligt. Die im Verlauf des Gesprächs aufgestellten Fragen, Vermutungen und Behauptungen werden geprüft und durch Argumente begründet oder verworfen. Die Bemühungen streben nach einem gemeinsamen Urteil, dem alle zustimmen können.

Relevanz für die psychiatrische Pflege

Das Interesse an einer gleichberechtigten und wohl durchdachten Entscheidung ist gerade in Grenzsituationen oder bei ethisch-moralischen Fragen angezeigt. Die Entscheidung kann im Team besser getragen werden, wenn ein gemeinsamer Prozess stattgefunden hat und jeder das Gefühl hat, beteiligt gewesen zu sein, vor allem dadurch, dass keine „hierarchische“ Meinung mehr wiegt.

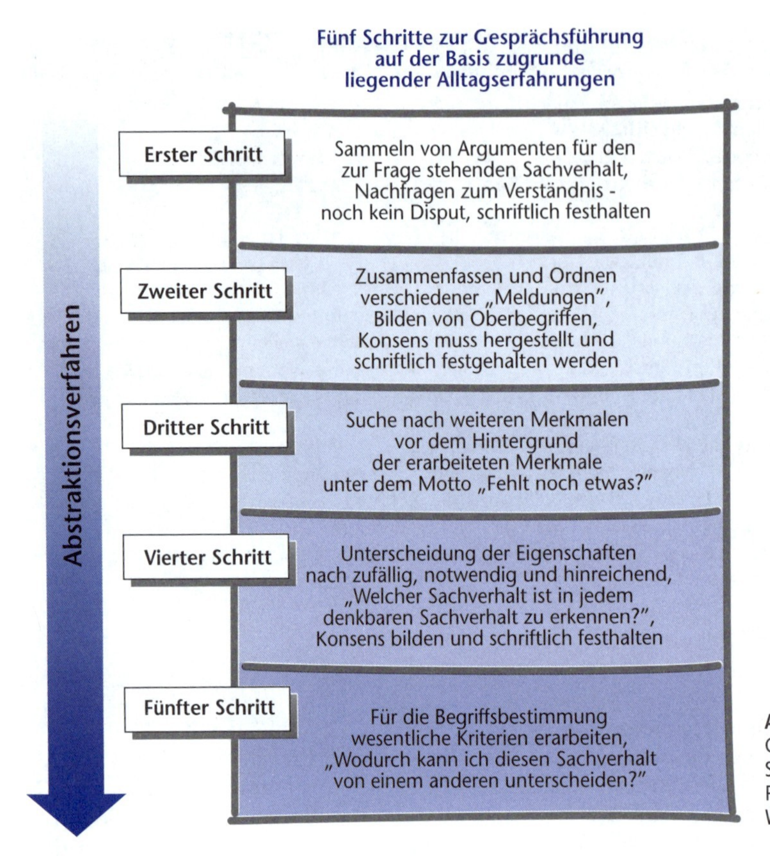

Abb. 3.1: Schritte des Sokratischen Gesprächs. Aus: Horster, D.: Das Sokratische Gespräch in Theorie und Praxis. Leske und Budrich Verlag, Wiesbaden 2002.

3.3 Beobachtung und Wahrnehmung

„Es ist daher das Beste, wenn wir bei Beobachtungen soviel als möglich uns der Gegenstände und beim Denken darüber soviel als möglich uns unserer selbst bewusst sind."
(Johann Wolfgang von Goethe)

Die Grundhaltung gegenüber Psychiatrie, psychischen Erkrankungen und psychisch kranken Menschen ist vielen Einflüssen ausgesetzt, z.B. eigenen Erfahrungen, Vorbildern, politischen und sozialen Strömungen und derzeitigen Auffassungen psychischer Krankheiten und aktueller Literatur. All das wird wesentlich in unsere Wahrnehmung, Beobachtung und das daraus resultierende Handeln einfließen und beeinflussen wie wir auf Krankheitssymptome reagieren, was wir versuchen zu verstehen und was wir bereit sind mit dem psychisch kranken Menschen auszuhalten, zu durchleben bzw. ihn dabei zu begleiten.

Beobachtung ist eine Methode, die zielgerichtet das Verhalten und Erleben von Menschen wahrnimmt. Beobachtungen sind oft nicht messbar, sondern subjektiv. Der Einzelne nimmt immer nur einen Teil der Wirklichkeit wahr.
Wahrnehmung ist ein psychischer Vorgang, bei dem der Einzelne aus seiner Umgebung (äußere Wahrnehmung) und aus sich (innere Wahrnehmung) Informationen erhält. Wahrnehmung ist subjektiv und wird in unterschiedlichen Situationen und verschiedenen Sachverhalten durch Einstellungen, Ansichten, Gefühle und Erwartungen beeinflusst und vom Wahrnehmenden interpretiert.

In jeder **Begegnung** und in jeder Situation werden gleichzeitig sehr viele Dinge wahrgenommen. Es ist pflegerische Aufgabe Wahrnehmung im Hinblick auf (Kranken-)Beobachtung zu systematisieren und sich dabei der (pflege-)theoretischen Grundlagen zu bedienen.

Hilfen bei der Beobachtung und Wahrnehmung

Menschliches **Erleben und Verhalten** ist wesentlich durch die Art und Weise geprägt, wie Menschen mit ihrer Umwelt in Kontakt treten und durch das Bild, das sie sich von ihrer Umwelt, von anderen und von sich selbst machen. Um das Erleben und Verhalten von psychisch Kranken zu verstehen, ist es wichtig Mechanismen und Prozesse zu kennen, die die Wahrnehmung und Kommunikation von Menschen beeinflussen und bestimmen. Es gibt wenig objektive und messbare Beobachtungen im Zusammenhang mit psychischen Erkrankungen, deshalb ist es wichtig sich vorhandener Hilfsmittel zu bedienen.

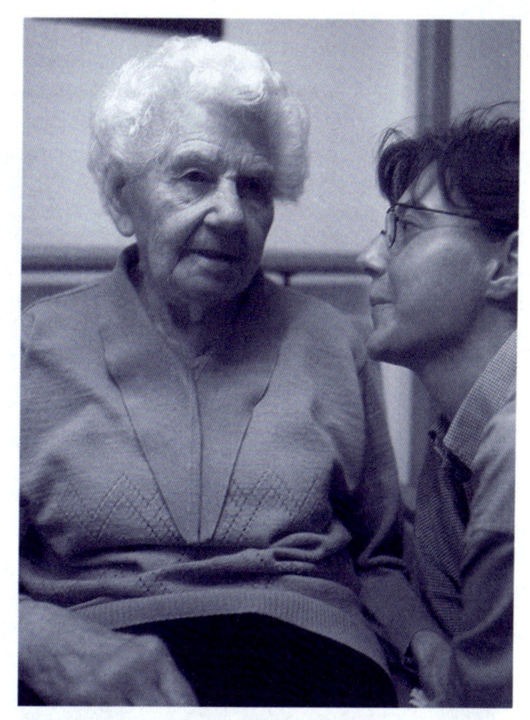

Abb. 3.2: Beobachtungen und Wahrnehmungen sind nicht messbar, sondern subjektiv. So nimmt die Zuhörerin in diesem Bild vielleicht ganz andere Dinge wahr, als möglicherweise ein junger Pflegeschüler oder der Ehemann der Erzählerin, denn bei der Wahrnehmung ist nicht nur das Gehörte und Gesehene ausschlaggebend, sondern auch, wie es der Wahrnehmer aufgrund eigener Ansichten und Erwartungen interpretiert. [K157]

Kriterien der Beobachtung und Wahrnehmung

- Veränderte Kommunikation z. B. Aufgeschlossenheit, Gesprächsbereitschaft, Ansprechbarkeit, Wortkargheit, Unkonzentriert-Sein
- Verändertes Verhalten, z. B. auffällige alltägliche Verrichtungen, vermehrter Sauberkeits- und Ordnungsdrang, Umräumen oder Unruhe, Verschenken von persönlichen und für die eigene Person bedeutenden Dingen
- Veränderte Stimmung, z. B. Traurigkeit, Gereiztheit, Stimmungsschwankungen im Tagesverlauf
- Veränderte Mimik und Gestik, z. B. Verarmung oder Steigerung von Mimik und Gestik, Verlangsamung der Ausdrucksweise
- Veränderte Sprache, z. B. Sprachverarmung, unzusammenhängende Sprache, Tonfall, Lautstärke und Tonfrequenz
- Veränderte äußere Erscheinung, z. B. vernachlässigte oder auffällige Kleidung, vernachlässigte Körperpflege, keinen Bezug zum eigenen Körper haben, keinen Wert auf die Wirkung des Äußeren legen, extrem geschminkt sein
- Veränderte Wahrnehmung, z. B. Stimmenhören, Selbstgespräche, Sinnbedeutungen oder Verkennung
- Veränderter Umgang mit Krankheit und Behinderung, z. B. dass bisherige Bewältigungsstrategien nicht mehr taugen oder benutzt werden
- Veränderte soziale Fähigkeiten, z. B. Pünktlichkeit, Einhalten von Verabredungen, Reduzierung von Kontakten und Besuchen
- Veränderter Bezug zur Umgebung, zum Umfeld, z. B. Integration in die Familie, Nachbarschaft oder häusliche Gemeinschaft, Arbeitsplatz oder Beschäftigung
- Verändertes Freizeitverhalten, z. B. ständige Aktivitäten oder Rückzug, tausend Dinge interessant finden und anfangen aber nicht zu Ende führen
- Veränderte Wirkung und/oder Nebenwirkungen von Medikamenten.

Diese Wahrnehmungen sind wichtiger Bestandteil der Krankenbeobachtung und können Aufschluss über das Befinden des psychisch kranken Menschen geben.

Beobachtungsaspekte und Systematisierung

Jede Begegnung, jeder Kontakt und jede Beziehungsaufnahme ist ein komplexes Geschehen und gleichzeitig wichtigste Grundlage jeder pflegerischen Beziehung. Es ist hilfreich, die

Beispiel:
Frau Josefa Klein wird von der ambulanten Pflege seit einiger Zeit betreut. Sie hat eine Depression, die sich zum gegenwärtigen Zeitpunkt vor allem durch Antriebslosigkeit zeigt. Oft ist beim Hausbesuch zunächst nicht klar, wo sie Unterstützung braucht und wo eher Ermunterung und Motivation.

Aktionen, Reaktionen der psychisch Kranken	Antworten, Aktionen, Reaktionen und Empfindungen der Pflegenden	Analyse und Vermutungen der Pflegenden
Frau Klein wird auf der Couch liegend angetroffen, ihr Mann hatte die Haustüre geöffnet. Sie dreht sich langsam mir zu und sagt: „Mir geht es heute sehr schlecht, ich muss liegen bleiben." Dabei wirkt sie hellwach und scheint alles um sich herum genau zu registrieren. Herr Klein ist im Türrahmen stehen geblieben und gibt durch seine lebhafte Mimik zu verstehen, dass er nun erwarte, dass etwas geschieht.	Pflegende: „Nun erzählen Sie erst einmal Frau Klein, was sich seit meinem letzten Besuch ereignet hat und wie sie heute Nacht geschlafen haben." Mir geht durch den Kopf „immer die gleiche Leier". Außerdem habe ich einen Augenblick das Bedürfnis mich schützend vor Frau Klein zu stellen, mich auf die Couch zu setzen und ihre Hand zu halten. Ich mache es nicht, sondern setzte mich auf einen Stuhl nahe bei Frau Klein, habe das Bedürfnis zunächst mit ihr allein zu sein und bitte deshalb, wie schon öfter, Herrn Klein eine Kanne Tee zu kochen.	Bei näherem Überlegen vermute ich, dass Frau Klein sich wieder durch von dem Anspruch ihres Mannes zu funktionieren, überfordert fühlt. Die Reaktion von Herrn Klein lässt vermuten, dass er heute Morgen schon alle Tricks angewandt hat, um seine Frau zu irgendetwas zu bewegen. Also der alte Teufelskreis. Depressives Krankheitsgeschehen, dynamisch betrachten, heißt, dass u. a. die Angst vor Versagen eine entscheidende Rolle spielt und von Schuldgefühlen gegenüber anderen begleitet wird. Die Hilflosigkeit des Ehemannes gegenüber dem Verhalten muss mehr in den Mittelpunkt gestellt werden.

Tab. 3.2: Anhaltspunkte zur Beobachtung – eine minimale oder sehr kurze Gesprächssequenz.[6]
☞ Kap. 2.4.2 Peplau

Situation, die angetroffen wird auf sich wirken zu lassen und die wahrgenommenen Gefühle zu registrieren, um eine Standortbestimmung vorzunehmen.
In Tabelle 3.2 wird eine Situation beschrieben, die viele Pflegende kennen. Die Szene wurde, nachdem sie stattgefunden hatte, genau aufgeschlüsselt. Dabei durchleben Pflegende jeden Schritt noch einmal und erkennen so, was sie aktiv beobachtet und wahrgenommen haben und was unbewusst in ihre Reaktionen eingeflossen ist und dadurch ihre Handlungen beeinflusst hat. Wenn Pflegende regelmäßig Begegnungen rekonstruieren, so lernen sie sich und ihre Wahrnehmung besser kennen und können Kontakte und Beziehungen gezielter gestalten.

Zur Reflexion
Um sich der eigenen Wahrnehmung im Einzelnen bewusst zu werden, empfiehlt es sich, eine Situation zu rekonstruieren und schriftlich festzuhalten. Was habe ich gesehen, was habe ich dabei gedacht und was habe ich dabei gefühlt?

Bewusst-Sein der Subjektivität von Wahrnehmung

Pflegende müssen sich im Klaren darüber sein, dass sie Teil der zu beobachtenden Situation sind. Sie sind in ihr tätig, agieren und können zu **Fehlerquellen** beitragen. Beobachtungen und Wahrnehmungen sind verschiedenen Einflüssen ausgesetzt. Der sog. **Haloeffekt** spielt dabei eine große Rolle. Der Wahrnehmende hat die Tendenz, sich bei der Beurteilung, z. B. einer Person, von dem guten oder schlechten Eindruck und den hervorstechenden Persönlichkeitsmerkmalen beeinflussen und leiten zu

6 Schädle-Deininger, H.: Kapitel 17 Pflege von Menschen mit psychischen Erkrankungen. In: Baumgartner et al.: Häusliche Pflege heute. Urban & Fischer Verlag, München 2003

lassen. Die eigene Verfassung, Persönlichkeit und das jeweilige Temperament sind ebenso von Bedeutung.

Weitere beeinflussende Faktoren der Wahrnehmung

- **Vorinformationen:** Wenn man z. B. weiß, dass der Patient früher suizidal oder gewalttätig gewesen ist, achtet man automatisch stärker auf neue Hinweise für Suizidalität oder Aggressionen und Anzeichen von Gewalt.
- **Vorurteile:** Ein verbreitetes Vorurteil ist z. B., dass Betroffene mit langen Krankheitsverläufen keine Chancen auf Besserung haben. Man erwartet bei solchen Patienten folglich weniger Erfolge und bemüht sich nicht in dem Maße um sie, wie um kürzer Erkrankte. Fehlende Therapiefortschritte scheinen das Vorurteil zu bestätigen.
- **Geschlechtsspezifisches Rollendenken:** Von Frauen wird gemeinhin erwartet, dass sie sich z. B. hingebungsvoll um ihre Kinder kümmern. Tun sie es nicht, fällt dies auf. Bei Männern wird diesem Bereich oft weniger Beachtung geschenkt, so dass schwere Beziehungsstörungen übersehen werden können.
- **Gewöhnung:** Pflegende haben sich häufig an die „normalen" (gängigen) Nebenwirkungen von Medikamenten wie, z. B. Müdigkeit und Antriebslosigkeit gewöhnt. Sie werden als unbedeutend eingestuft. Angehörige sind dadurch verunsichert oder erschrocken Der psychisch Kranke leidet darunter.
- **Eigene Wünsche und Bedürfnisse:** Pflegende wünschen sich Erfolg in ihrem Handeln und wollen manchmal eine Verschlechterung zunächst nicht wahrnehmen oder nehmen in der Absicht zu helfen dem psychisch kranken Menschen einen Teil seiner Autonomie und Selbstständigkeit.

Um Fehlerquellen von Subjektivität möglichst zu vermeiden oder auszuschließen, ist die Infragestellung eigener Beobachtungen, sei es durch eigene Reflexion, in einem (multiprofessionellen) Team oder durch Supervision, Fallbesprechungen und kollegialen Beratung unerlässlich. Nur so kann Subjektivität der Einzelbeobachtung gemindert oder vermieden werden. Gemeinsam werden Beobachtungen wie Puzzleteile zusammengetragen und ergeben ein Bild. Die Interpretation der Beobachtungen und eigenen Wahrnehmungen wird relativiert. Ambulant Pflegende sind in einzelnen Situationen mit ihren Wahrnehmungen, Beobachtungen und Entscheidungen allein und müssen deshalb besonders darauf achten, wie, wo und in welcher Form ihre Arbeit überdacht und kontrolliert wird oder werden kann.

3.4 Beziehungsgestaltung

„Worte seien überflüssig? Und wo brächte man unter, was zwischen den Worten steht?" (Stanislaw Jerzy Lec)

Pflege baut auf Beziehungen auf. Die Beziehungsgestaltung aber deshalb als Pflegetechnik zu bezeichnen, würde ihr – vor allem in der psychiatrischen Pflege in ihren vielfältigen Dimensionen von Kontakt, Beziehung, Begegnung, Verbindung und Begleitung – nicht gerecht. Beziehungsgestaltung ist eine zentrale Aufgabe psychiatrischer Pflege und gestaltet sie menschlich spannend. Bei länger andauernder Begleitung entwickelt sich Vertrautheit, nach durchstandenen Krisen ein Stück Weg, der gemeinsam zurückgelegt wurde und durch Kontakte mit dem Umfeld, Gespräche mit Angehörigen entsteht ein Netz von Bezügen. Professionelle Helfer erleben den Betroffenen in unterschiedlichen Situationen und setzen deshalb Beziehung nicht vordergründig als Instrument ein. Trotz des Einsatzes professioneller Nähe und Distanz bleibt Pflege ein Beruf, der menschliches Miteinander sowohl fachlich als auch persönlich und sozial in Einklang bringt. Pflegende brauchen Organisationsformen, die als äußerer Rahmen begreifbar und Basis zwischenmenschlicher Begegnungen sind.

Bezugspflege: Eine Pflegeperson (Bezugsperson) lässt sich auf die Beziehung zu einem Patienten ein, ist zuständig und verantwortlich für die zu begleitende und betreuende Person und begegnet ihm mit Respekt und Akzeptanz, bezieht seine Lebens- und Krankheitsgeschichte, sein Umfeld und seine Biografie ein und orientiert sich an seiner größtmöglichen Selbstständigkeit und Autonomie.

Primary Nursing: Von ihrer Begründerin Marie Manthey[7] als ein personenbezoge-

[7] Manthey, Marie: Primary Nursing. Verlag Hans Huber Bern, 2002

nes Pflegesystem bezeichnet, das im Kern aus der persönlichen Zuordnung einer Pflegekraft zu einem oder mehreren Patienten besteht, das bedeutet die Zuständigkeit und Verantwortung für die Pflege von der Aufnahme bis zur Entlassung und beinhaltet die Kontrolle über das eigene pflegerische Tun.
Beziehungspflege: Sowohl Hildegard Peplau[8] als auch Ida Jean Orlando (Pelletier)[9] betonen in ihrer jeweiligen Theorie die wechselseitige Beziehung und das prozesshafte Geschehen zwischen Pflegenden und Patienten und dessen professionelle Bearbeitung und Klärung, vor allem aber auch die Selbstreflexion und die damit verbundene differenzierte Wahrnehmung.
Diese Pflegesysteme sind Hilfsmittel beim Beziehungsaufbau und in der Beziehungsgestaltung, in der gezielten Kommunikation und in der zielgerichteter Planung und Durchführung von psychiatrischer Pflege.

3.4.1 Organisationsformen einer professionellen Beziehung

Eine tragfähige **professionelle Beziehung** zeichnet sich durch offene Gestaltung aus, in der der Betroffene ebenso wie der professionelle Helfer jeweils eigene Anteile im gemeinsamen Miteinander und im gemeinschaftlichen Arbeiten einbringen kann. Der Pflegende kann dabei zunächst der „Motor" in der Beziehungsaufnahme und Beziehungsgestaltung sein und sich seiner Persönlichkeit und Fachlichkeit bedienen.
Anders als ein gesunder Mensch hat ein beziehungsgestörter psychisch Kranker größere Schwierigkeiten, sich auf wechselnde Bezugspersonen einzustellen und zu ihnen eine Beziehung aufzubauen. Daher wird zur Betreuung eine Organisationsform gewählt, die es ermöglicht eine Beziehung herzustellen, zu gestalten und zu erhalten. Der Betroffene und seine Angehörigen brauchen einen verlässlichen Partner und eine Vertrauensperson, um ihre Situation überschaubarer und berechenbarer, aber auch erträglicher zu machen. Durch eine längerfristige Beziehung werden von Pflegenden mehr Ressourcen, Stärken, gesunde Anteile, Fähigkeiten wahrgenommen und liebeswerte Seiten entdeckt, Symptome, Defizite und das „Nicht-Können" treten dabei in den Hintergrund. Beziehungen können aber auch das Problem, dass die beiden Aufeinandergetroffenen nicht gut miteinander zurechtkommen mit sich bringen. Sympathie und Antipathie sind genauso menschlich, wie Übertragung oder die Erinnerung an einen Menschen mit dem man schlechte Erfahrungen gemacht hat. Ein Wechsel der Bezugsperson muss daher im Extremfall möglich sein.

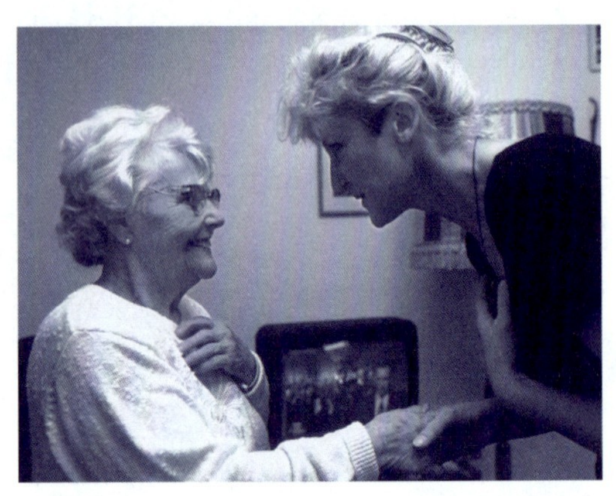

Abb. 3.3: Der psychisch kranke Mensch braucht einen verlässlichen Partner. Daher ist die Bezugspflege Bestandteil professioneller psychiatrischer Pflege [K157].

Wenn die psychische Belastung für einzelne Mitarbeiter durch auffällige und belastende Situationen extrem steigt, sollte eine Entlastung und Verteilung auf mehrere Schultern ermöglicht werden.
Eine effektive Arbeitsbeziehung kann nur dann entstehen, wenn der professionelle Helfer die Vielschichtigkeit von Beziehungen kennt und die Bereitschaft hat, sich auf den Anderen einzulassen, das Gegenüber so akzeptieren kann, wie es ist, seine Individualität respektiert und eine Haltung von Sorge, Anteilnahme und die Bereitschaft sich selbst infrage zu stellen einbringt.

Mögliche Aspekte und Ziele

- Der psychisch Kranke erkennt, in welcher Situation er sich wohl fühlt und in welcher nicht.
- Der psychisch Kranke ist in der Lage seine Gefühle wahrzunehmen und zu beschreiben.

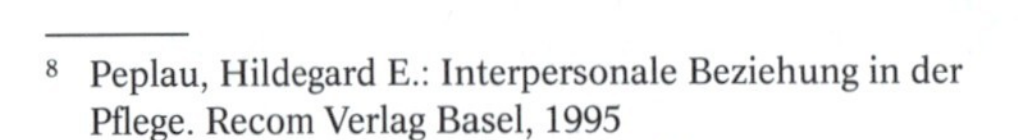

[8] Peplau, Hildegard E.: Interpersonale Beziehung in der Pflege. Recom Verlag Basel, 1995
[9] Orlando, Ida Jean: Die lebendige Beziehung zwischen Pflegenden und Patienten. Verlag Hans Huber Bern, 1996

- Der psychisch Kranke fühlt sich im Kontakt mit dem professionellen Helfer und anderen Kontaktpersonen sicher.
- Der psychisch Kranke kann neue Kontakte aufnehmen und gestalten.
- Der psychisch Kranke kann Missverständnisse erkennen, aufgreifen und klären.
- Der psychisch Kranke lernt, wie viel Nähe er braucht, wie viel Distanz für ihn notwendig ist und kann dies äußern.
- Der psychisch Kranke weiß, welche Gefühle andere in ihm auslösen und wie er darauf reagieren kann.
- Der psychisch Kranke erarbeitet mit Unterstützung Kenntnisse darüber, wann er in Gefahr ist, Beziehungen und Kontakte abzubrechen und wie er sich davor schützen oder rechtzeitig Hilfe holen kann.
- Der psychisch Kranke weiß, wann ihm Beziehungen oder Kontakte Angst machen oder zu eng werden.
- Der psychisch Kranke erkennt, welche Situationen ihn verletzen, ärgern oder ablehnend machen.

Grundeinstellungen
Beziehungen leben vom wechselseitigen Geben und Nehmen.
Wenn wir Positives beim Patienten bewegen wollen, muss zuerst uns etwas Positives bewegen.

3.4.2 Aktive Beziehungsgestaltung

Voraussetzung für die aktive Gestaltung von Beziehungen, ist die wechselseitige Definition des Beziehungsgegenstands, der Art und der Grenzen der Beziehung, z. B. zeitlich (Dauer und Häufigkeit), inhaltlich (Thematik) und persönlich (Nähe, Intimität).

Zwischenmenschliche Beziehungen nach Carl Rogers

Beziehung erfordert auf meiner Seite:
- Authentizität und Transparenz, ich zeige mich dem Anderen und mir selbst mit meinen wirklichen Gefühlen
- Warmes Akzeptieren und schätzen des anderen als eigenständiges Individuum
- Einfühlung, die Fähigkeit, den anderen und seine Welt mit seinen Augen zu sehen.

Dann wird der Andere in dieser Beziehung:
- Aspekte seiner selbst, die er bislang unterdrückt hat, erfahren und verstehen
- Wahrnehmen, dass er stärker integriert ist und eher in der Lage sein, effektiv zu agieren
- Dem Menschen, der er sein möchte, ähnlicher werden
- Mehr Selbstständigkeit und Selbstbewusstsein zeigen
- Mehr Persönlichkeit entwickeln, einzigartiger und fähiger zum Selbstausdruck
- Verständnisvoller, akzeptierender gegenüber anderen sein
- Angemessener und leichter mit den Problemen des Lebens fertig werden können.

Carl Rogers: „Die Beziehung, die ich als hilfreich erfahren habe, lässt sich durch eine Art von Transparenz meinerseits charakterisieren, die meine wirklichen Gefühle hindurch scheinen lässt, als ein akzeptierendes, anderen als besonderer Person eigenen Rechts und eigenen Werts, und ein tiefes mitfühlendes Verstehen, das mir ermöglicht, seine private Welt mit seinen Augen zu sehen. Sind diese Bedingungen erfüllt, werde ich meinem Klienten ein Weggefährte sein; ich begleite ihn auf der beängstigenden Suche nach sich selbst, die zu unternehmen er sich jetzt frei fühlt.“[10]

Pflegerische Beziehung

Grundlagen
- Pflegefachliches Wissen, sowie Pflegefertigkeiten und Pflegefähigkeiten
- Beziehungsfähigkeit (Interesse und Zuwendung zum Patienten/Klienten)
- Verantwortungsfähigkeit, Verantwortungsbereitschaft, Verantwortungsübernahme
- Das „richtige“ Maß von Nähe und Distanz
- Akzeptanz des kranken Menschen als selbstbestimmter Partner
- Einbeziehung des Patienten/Klienten und des sozialen Umfeldes in den Pflegeablauf
- Planung und Gestaltung der Gesamt- und weiterführenden Behandlung.

[10] Rogers, Carl R.: Die klient-bezogene Gesprächstherapie. Kindler Verlag München, 1973

Pflegefachliche Kompetenz in der Beziehungsgestaltung
- Kommunikationsformen, Kommunikationsebenen
- Bedingungen für gelungene Kommunikation schaffen
- Hindernisse für Kommunikation ausräumen
- Konfliktlösungsstrategien, -analyse

Pflegerische Zugangswege zum Patienten
- Milieugestaltung sozialer Rahmenbedingungen
- Menschliches Verhalten, Rollenübernahme (auch in Gruppen und in der Gruppendynamik)
- Selbstwahrnehmung, Reflexion, Supervision
- Teamarbeit, Koordination, Kooperation
- Patientenbeobachtung.

Beziehungspflege ist die bewusste Wahrnehmung, professionelle Bearbeitung und Klärung der interpersonellen (zwischen zwei oder mehreren Personen) und interdependenten (sich in gegenseitiger Abhängigkeit befindend) Aspekte einer Pflegende-Patient-Beziehung im Pflegeprozess. Sie zeichnet sich aus durch:
- Bewusstes Eingehen und Gestalten der Beziehung zum Nutzen des Patienten, Pflegende nehmen unterschiedliche Rollen ein, wägen zwischen dem Patienten Verantwortung – Abnehmen und – Zurückgeben ab, nehmen Gefühle wahr, die ausgelöst werden
- Professionelle Nähe und Distanz, fachliches Wissen, Fertigkeiten und Fähigkeiten, Beziehungsfähigkeit, Akzeptanz des Patienten als mündigen Partner, Verantwortungsfähigkeit, -bereitschaft und -übernahme, Einbeziehung des Patienten und seines Umfeldes in die Behandlung, Pflege
- Selbstwahrnehmung, an sich z. B. folgende Fragen zu stellen wie, welchen Anteil bin ich bereit mit anderen Menschen zu teilen? Woran erkenne ich bei mir selbst rechtzeitig, dass mir die Beziehung zu einem bestimmten Menschen zu viel wird?
- Bedürfnishierarchie, wenn elementare Grundbedürfnisse nicht befriedigt und Wahrnehmungsmöglichkeiten eingeschränkt sind, wird es schwer fallen, sich auf Zuwendung und Beziehung einzulassen oder sich selbst zu verwirklichen
- Pflegerische Zugangswege zum Patienten sind im körpernahen Bereich, im gemeinsamen Tun, in der Konversation, im medizinnahen Bereich und problemorientiert
- Der Patient sollte, Vertrauen fassen können, körperliche und seelische Bedürfnisse befriedigt wissen und sich sicher und aufgehoben fühlen, indem sowohl die Kontinuität der betreuenden Person als auch die des pflegerischen Vorgehens gewährleistet ist
- Faktoren, die pflegerische Beziehungen zum Patienten im Vorfeld beeinflussen können, sollen bewusst werden, weiß ich z. B. bei welchen Patienten mir die Beziehungsaufnahme besonders schwer fällt?
- Reflexion des beruflichen Handelns, Möglichkeiten und Grenzen des eigenen Tuns, Fehler entdecken, vermeiden und wissen, dass sich Fehler nicht vollständig verhindern lassen.

Beziehung – Verbindung zeigt sich laut Schädle-Deininger und Villinger:[11]
- In der gemeinsamen Haltung der beteiligten Personen, das Menschsein miteinander zu teilen, d. h. das Wissen, dass Menschen immer aufeinander angewiesen sind;
- in der Bereitschaft, sich auf den anderen einzulassen;
- einer Haltung, die es dem anderen erlaubt, sich so zu zeigen, wie er ist, ohne dass er befürchten muss, dass er wegen seines Soseins abgelehnt wird;
- aufmerksam zu sein für die eigenen Empfindungen und die des anderen und dies einander zu vermitteln;
- sich gegenseitige Akzeptanz und Wachstum der Individualität zu wünschen
- dass im Handeln ein Ergebnis von Sorge und Anteilnahme an dem anderen Menschen deutlich wird.

Fragen zur Reflexion
- Was nehme ich wahr, wenn ich mit einem Patienten reden will?
- Wie finde ich ihn vor?
- Was löst er in mir aus?
- Wie interpretiere ich die Situation?
- Wann wird mir der Kontakt, die Beziehung zu einem Patienten zu viel?
- Was habe ich durch meine Beziehungsgestaltung von psychisch kranken Menschen gelernt?
- …

[11] Schädle-Deininger, Hilde; Villinger, Ulrike a. a. O., Seite 118 ff.

Nach Dörner[12] haben professionelle Helfer es nicht nur mit dem einzelnen psychisch Kranken in Beziehungen und im Handeln zu tun, sondern mit einem Beziehungsgeflecht. „Es gibt kein Individuum, sondern was mir gegenüber tritt, ist ein Teil einer Familie, einer Nachbarschaft, eines Arbeitskollektivs. Indem ich in eine solche Begegnung eintrete, übernehme ich auch die Zuständigkeit für alle Mitglieder der Familie, der Nachbarschaft, des Arbeitskollektivs, die unter der Situation gleich viel leiden und die alle wieder zu sich selbst finden wollen. Zu jeder psychischen Begegnungssituation gehören also mindestens drei unterschiedliche Menschen-Sorten: ein psychisch Kranker, ein Angehöriger und ein psychiatrisch Tätiger. Dadurch ist die psychiatrische Begegnung von vornherein nie nur eine lineare Beziehung zwischen zwei Menschen, sondern ein trianguläres, ein zirkuläres Gebilde […]"

Rückmeldung geben/Feedback

„Durch Rückmeldungen erfährt der einzelne, wie andere sein Verhalten wahrnehmen und erleben. Rückmeldungen verbessern die soziale Wahrnehmung und ermöglichen ein wirksames Lernen im Beziehungsbereich."
(Otto Marmet)

Rückmeldung oder ein Feedback geben ist ein ständiger Prozess in der Kommunikation zwischen Menschen. Dies geschieht meist nonverbal (Mimik, Gestik, Körpersprache) und nicht geplant. Diese Signale sind mehrdeutig, interpretierbar, können zu Missverständnissen führen und zur Verunsicherung in der Beziehung beitragen. Wenn z. B. der eine Gesprächspartner immer wieder die Augen verdreht, in die Luft schaut und ständig die Füße bewegt, kann der Andere interpretieren, dass er vom Thema gelangweilt ist, sich nicht konzentrieren kann, weil ihn etwas Anderes beschäftigt, er unter Zeitdruck steht oder Rückenbeschwerden hat.
Um dem Gegenüber Sicherheit zu geben und eindeutige Signale zu vermitteln, ist es erforderlich durch das eigene Verhalten den Bereich der Interpretierbarkeit so weit als möglich zu reduzieren. Feedback-Regeln dienen diesem Prozess und sollten gezielt und bewusst angewendet werden (Schädle-Deininger und Villinger)[13].

Ich-Form
Feedback wird in der ICH-Form mitgeteilt und nicht per wir oder man.
Begründung: Die Inhalte von Feedback sind vorwiegend bestimmt durch die subjektive Wahrnehmung und die Wertvorstellung dessen, der die Rückmeldung äußert. Der Empfänger kann die Inhalte leichter annehmen, wenn sie subjektiv mitgeteilt werden und so kein Urteil über ihn besprochen und gesprochen wird.

Zeitlicher Zusammenhang
Feedback wird in der aktuellen Situation gegeben, in engem zeitlichem Zusammenhang oder überhaupt nicht.
Begründung: Nur in der aktuellen Situation oder kurz danach ist ein Ereignis beiden Gesprächspartnern so gegenwärtig, dass sein Ablauf von beiden Seiten vollständig erinnert wird, und sie die unterschiedlichen Gefühle vergleichen können, die dadurch ausgelöst werden. Schon einige Zeit später wird das Ereignis in der Erinnerung verändert.

Umfang
Feedback wird in dem Umfang gegeben, der dem aktuellen Aufnahme- und Konzentrationsvermögen des Gegenübers entspricht.
Bemerkungen: Weniger ist oft mehr, weil es vom Gegenüber besser angenommen werden kann. Gleichzeitig braucht der Empfänger Zeit und Gelegenheit, für sich zu überprüfen, ob er das Gesagte zutreffend findet.

Inhalt
Feedback bezieht sich nur auf beobachtbares Verhalten.
Begründung: Deutungen und Interpretationen können den Empfänger verletzen, werden als Urteile über die eigene Person erlebt und führen dazu, dass er sich verschließt. Wenn vom Feedback-Geber konkrete angenehme oder unangenehme Verhaltensweisen beschrieben werden, hat der Empfänger die Möglichkeit zu unterscheiden, ob er etwas ändern möchte. Dem

[12] Dörner, Klaus: Psychiatrische Erstbegegnung in Würde in: Borsi, Gabriele M.: Die Würde des Menschen im psychiatrischen Alltag, Verlag Vandenhoeck Ruprecht Göttingen, 1989

[13] Schädle-Deininger, Hilde; Villinger, Ulrike: a. a. O. (Seite 103 ff.)

Empfänger bleibt es überlassen, ob er nach Erklärungen für sein Verhalten suchen will.

Positives
Feedback umfasst auch positive Gefühle und Wahrnehmungen.
Begründung: Zur vollständigen Wahrnehmung eines Menschen gehört das Erkennen von positiven Verhaltensweisen. Im Alltag wird dies dem Gegenüber viel zu selten mitgeteilt. Zu viel Bestätigung hat noch niemandem geschadet.

Grund
Feedback gibt Informationen und trägt damit zur Klärung einer Beziehung bei.
Begründung: Der Feedback-Geber informiert den Empfänger über seine positiven und negativen Verhaltensweisen mit dem Ziel, die zwischenmenschliche Orientierung zu verbessern. Primäres Ziel darf nicht sein, das Verhalten des anderen zu verändern. Bei gegenseitiger Klarheit in der Beziehung (Verbindung) bestehen mindestens zwei Möglichkeiten. Der Geber versteht das Verhalten des Empfängers besser und kann es dann leichter tolerieren, oder der Empfänger ändert sein Verhalten.

3.5 Pflegerische Hilfsmittel

„Nicht nur wer Grundsätze weiß, wird uns helfen, sondern wer Maße kennt."
(Ludwig Strauss)
Die inzwischen in der Pflege erarbeiteten Hilfsmittel können, sinnvoll angewendet, die tägliche Arbeit erleichtern und Grundlage für die Nachweisbarkeit von Pflege sein. Sie dienen im Rahmen der Finanzierung als Basis. Psychiatrische Pflege beinhaltet vor allem aber nicht messbare Anteile, wie Intuition, Empathie und persönliches Engagement.

Eigenständigkeit in der Pflege bedeutet:
- **Selbstständigkeit** beim Übernehmen von Aufgaben, im Treffen von Entscheidungen, in Zielsetzungen und Planungen
- **Verantwortung** für die Folgen getroffener Entscheidungen, Rechenschaftsbericht gegenüber z. B. Patient, Klient, Behörden, Gesetz.

Klassifikationen und Begriffe

„Begriff ist Summe, Idee Resultat der Erfahrung; jene zu ziehen wird Verstand, dieses zu erfassen, Vernunft erfordert."
(Johann Wolfgang von Goethe)
Es besteht kein Zweifel daran, dass die Pflege, um als Disziplin ernst genommen zu werden, systematisiert werden muss. Die Frage, ob mehr Wert auf technische Aspekte durch Klassifikationen und dadurch immer weniger Zuwendung, menschliches Miteinander und Beziehung gefragt sind, muss im Einzelnen oder von den Pflegenden vertreten und beantwortet werden.
Viele Klassifikationen sind aus dem angloamerikanischen Sprachgebrauch übernommen worden. Bisher fehlt die Umsetzung und Evaluation und die daraus möglicherweise resultierende Anpassung. Davon abhängig wird sich zeigen, ob sie ohne weiteres in die deutsche Pflege übertragbar sind.
In Tabelle 3.3 werden einige Begrifflichkeiten erklärt, die derzeit in der Pflege mehr Eingang finden.
Alle aufgeführten Instrumente sind Hilfsmittel in der Pflege, die zu einer verbesserten Praxis führen können. Derzeit sind sie in Deutschland nur in einzelnen Institutionen verbreitet und in die alltägliche Pflege integriert. An einigen Stellen scheinen sie zu statisch für den Benutzer zu sein. Sprache und Wortstereotypien müssen hinterfragt werden oder sind gewöhnungsbedürftig. Die einzelnen Instrumente müssen daraufhin zu überprüft werden, ob sie im eigenen Arbeitsbereich hilfreich und anwendbar sind und dem gestellten Auftrag dienen.

3.5.1 Pflegeprozess und Pflegeplanung als Bestandteil eines Gesamt-Behandlungsplans

Der **Pflegeprozess** ist ein Hilfsmittel oder Instrument und stellt einen Zyklus professioneller Pflegehandlungen dar. Er ist ein systematisches Vor- und Herangehen zur Gestaltung der Pflegebeziehung.
Die **Pflegeplanung** befasst sich mit festgelegten und umfassenden Pflegemaßnahmen, die realistisch und messbar sind und Prioritäten setzt.

Abkürzung/ Begriffe	Beschreibung	Ziel
Acendio	Sonderkonferenz der Organisation für gemeinsame europäische Pflegediagnosen, -interventionen und -ergebnisse (Proceedings of the Special Conference of the Association of Common Eurpoean Nursing Diagnosis, Interventions and Outcomes in Vienna, 2002)	Bekanntmachen des derzeitigen Standes der Fachsprachen- und Klassifikationsentwicklung wie die neue NANDA-Taxonomie der Pflegediagnosen, die Pflegeintervention, die Pflegeinterventionen (NIC), die Klassifikationen der Pflegeergebnisse (NOC) und Pflegepraxis (ICNP) und weitere weniger bekannte
Assessment	Beurteilung, Bewertung, Einschätzung des Pflegebedarfs	In der Pflege, in der Regel im Pflegeprozess, eine standardisierte und dokumentierte Einschätzung des Zustandes vom Patienten, Grundlage: Daten, Beobachtung
Benchmarking	Benchmarking in der Pflege wird zum Vergleich und zum Messen von Dienstleistungen eingesetzt	Der Vergleich dient der Wettbewerbssteigerung, sich zu behaupten und ist ein relativ junges Managementkonzept. Damit soll die Effizienz und die Effektivitätder Pflege (des Unternehmens) gesteigert werden
Critical Pathways	Critical Pathways sind Interdisziplinäre Versorgungspfade	Sie dienen der besser abgestimmten Zusammenarbeit zwischen den Berufsgruppen und zur Qualitätssicherung, Versorgungspfade können in den unterschiedlichsten Handlungsfeldern fallbezogen standardisiert entwickelt und gestaltet werden und sind ein wichtiges Element des „Fall-Managements“
DRGs	Diagnosis Related Groups = Fallpauschalen, DRGs bewirken Verweildauerverkürzungen, Pflege ist betroffen	Die Verlagerung der Leistungen vom stationären in den ambulanten Bereich, die Frage wie und wo die Pflege in diesem medizinisch orientierten System eingreifen kann, muss geklärt werden
ICIDH	International Classification Impairments, Disabilities and Handicap	Die drei Aspekte impairments (Schädigung), disabilities (Fähigkeitsstörung) und handicaps (Beeinträchtigung) sind voneinander unabhängig. Haben jedoch Bedeutung für den individuellen Hilfebedarf des Betroffenen und die individuellen Hilfsangebote
ICNP	Internationale Klassifikation für die Pflegepraxis Hrsg. vom ICN (International Council of Nurses). Die deutschsprachige Ausgabe ist vom Deutschen Berufsverband für Krankenpflege (DBfK), Schweizerischer Berufsverband für Krankenpflege (SBK), Österreichischer Gesundheits- und Krankenpflegeverband (ÖGKV)	Ist eine gemeinsame Grundlage der Pflegepraxis, denn nur wenn benannt werden kann, was Pflegende tun, ist Pflege auch nachweisbar, finanzierbar, lehrbar und zu managen. Die ICNP will dazu beitragen, für Pflegephänomene eine gemeinsame Fachsprache zu benutzen, zu definieren, zu schematisieren und die Pflegergebnisse in einer Klassifikation zusammenzufassen
NANDA	North American Nursing Diagnosis Association	Pflegediagnosen sollen zu einer einheitlichen Fachsprache verhelfen, Bereiche der Pflege beschreiben,

Tab. 3.3: Übersicht der gängigen Begriffe und (Pflege-)Klassifikationssysteme.

Abkürzung/ Begriffe	Beschreibung	Ziel
NANDA	Amerikanische Pflegervereinigung zur Erstellung und Verabschiedung von Pflegediagnosen	Pflege entwickeln und Qualität sichern. Sie müssen auf ihre Übertragbarkeit überprüft werden
NiC	Nursing Interventions Classifikation Pflegeinterventionen sind allgemeine Ziele und Tätigkeiten der Pflege	Als Pflegeinterventionen wird ein komplexes Gefüge einzelner Pflegemaßnahmen bezeichnet, die auf der Grundlage pflegerischen Wissens ausgeübt werden und mit dem Patienten gemeinsam erarbeitet werden. Pflegeinterventionen umfassen folgende Tätigkeiten: direkte (körperliche und psychosoziale), indirekte (patientenferne, jedoch in seinem Interesse), pflege-initiierte (auf der Basis einer Pflegediagnose eingeleitete) und arztinitiierte (Handlungen, die von einem Arzt angeordnet sind)
NOC	Nursing Outcomes Classification Bezeichnet die Einstufung von Pflegeergebnissen	Pflegeergebnisse beschreiben den Zustand, das Verhalten, die Erlebnisse und die Auffassungen von Betroffenen und halten die Resultate (positive und negative) von Pflege fest. Dafür wurden eigene Messinstrumente entwickelt
Pflege-phänome	Klassifiziert Pflegehandlungen, definiert sie und setzt sie in einen Bedeutungszusammenhang	Begrifflichkeiten und Inhalte, die für die Pflege im Zusammenhang mit spezifischen Aspekten und Wahrnehmungen des menschlichen Lebens relevant sind wie z. B. gesund und krank sein, individuelles Menschsein und menschliche Entwicklung. Auch hier gibt es International eine Klassifikation, wo Begriffe wie „Selbstfürsorge, Häusliche Fürsorge und Lebensstil-Aktivitäten" zu finden sind
RAI	Resistent Assessment Instrument – Beurteilung, Dokumentation und Pflegeplanung in der Langzeitpflege und geriatrischen Rehabilitation	Das Manual ist ein evaluiertes Hilfsmittel in der Einschätzung von Pflegesituationen bei alten Menschen, es dient beispielsweise der Entwicklung und Evaluation von Versorgungspfaden, den Analysen von Versorgungsverläufen und der Entwicklung und Implementierung von Entlassungsplänen

Tab. 3.3: Übersicht der gängigen Begriffe und (Pflege-)Klassifikationssysteme. *(Fortsetzung)*

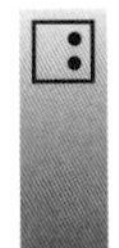

Die **Integrierte Behandlungsplanung** stellt ein multiprofessionelles Vorgehen dar, bei dem die unterschiedlichen Berufsgruppen in Kooperation und Koordination jeweils ihre Kompetenzen zum Wohle des betroffenen Menschen einbringen.

Wichtige Voraussetzung für den Pflegeprozess ist die Haltung oder Einstellung des Pflegenden, einfühlendes, empfindsames Verstehen und respektvolle Annahme. Der gesamte Pflegeprozess wird gemeinsam mit dem Patienten abgesprochen:

- Pflegende teilen das Ergebnis der Pflegesituationseinschätzung (Datensammlung und Analyse = Assessment) mit und überprüfen gemeinsam mit dem Patienten, ob diese Einschätzung zutrifft.
- Sie suchen gemeinsam nach Zielen und Wegen und berücksichtigen dabei die Bedürfnisse und Wünsche des Patienten.
- Bei der Entscheidung über Ziele und Interventionen ist der Pflegende in der Rolle des Beraters und lässt den Patienten bestimmen.

Im pflegerischen Alltag werden Pflegeplanung und Pflegeprozess häufig synonym gebraucht.

Die Pflegeplanung kann als Teilschritt des Pflegeprozesses gesehen werden. Die Abfolge der einzelnen Pflegeprozess- und Planungsschritte wird in vier Schritten (es sind auch sechs möglich) dargestellt (☞ Abb. 3.5). Das Prinzip der Pflegeplanung ist Bestandteil der Grundausbildung und wird in der Weiterbildung vorausgesetzt. Für die Einschätzung und Festlegung (Assessment) des Pflegebedarfs sind wesentliche Voraussetzungen seitens des Pflegenden, umfassendes Pflegewissen und Wissen aus den angrenzenden Disziplinen erforderlich.

Im Sinne einer effektiven Zusammenarbeit und gemeinsamer Behandlungsziele in der Betreuung und Behandlung eines psychisch kranken Menschen, ist es sinnvoll, dass die einzelnen Berufsgruppen die Ziele gemeinsam formulieren und ihre spezifischen Beiträge zu einem gemeinsamen Ganzen zusammenfügen, um sie in einem kontinuierlichen Prozess zu bewerten.

Auf dieser Basis baut die Pflege ihren Prozess zur Lösung der pflegerischen Alltagsprobleme, in Absprache mit dem Patienten auf und organisiert ihre spezifischen Maßnahmen. Die einzelnen Schritte werden regelmäßig überprüft und neu angepasst.

Der Pflegeprozess dient dazu,

- Aktuelle Pflegeprobleme zu erkennen
- Potenzielle Pflegeprobleme zu erkennen, präventiv zu reagieren und vorzubeugen
- Einen Plan zu entwickeln, der die aktuellen und potenziellen Pflegeprobleme zu lösen versucht
- Zu erkennen, welche anderen Hilfen einbezogen werden müssen
- Ziele zu verfolgen und die Zielerreichung zu überprüfen.

Dokumentation

Die **Dokumentation** im Pflegebericht ist ein **Rechenschaftsbericht** über den **Verlauf** und die Wirkung **der erbrachten Pflege,** sowie über das wechselnde Befinden des Patienten, Klienten oder Bewohners. Die Eintragungen im Pflegebericht sollen sich insgesamt auf die Probleme und Zielsetzungen des betroffenen Menschen beziehen und Rückmeldung über die Wirkung der Maßnahmen geben (Regelkreis, Feedbacksystem).

Der **Pflegebericht** soll übersichtlich, anschaulich, konkret und logisch sein, das Informationsziel verfolgen, regelmäßige Eintragungen enthalten und eine Unterscheidung von Wesentlichem und Unwesentlichem treffen in einer einfachen Darstellung und mit geläufigen Wörtern.

Und welches ATL jetzt zuerst?
Wie sag ich's bloß den Eltern?
Und welchen Sinn gibt's für ihn?
-Ihre Spritze-
-Fiebermessen-
-Essen!-
-Trinken!-
"Visitenplan"
-schreib, schreib-
-Ab ins Röntgen!-
-renn, renn-
FLORI '05

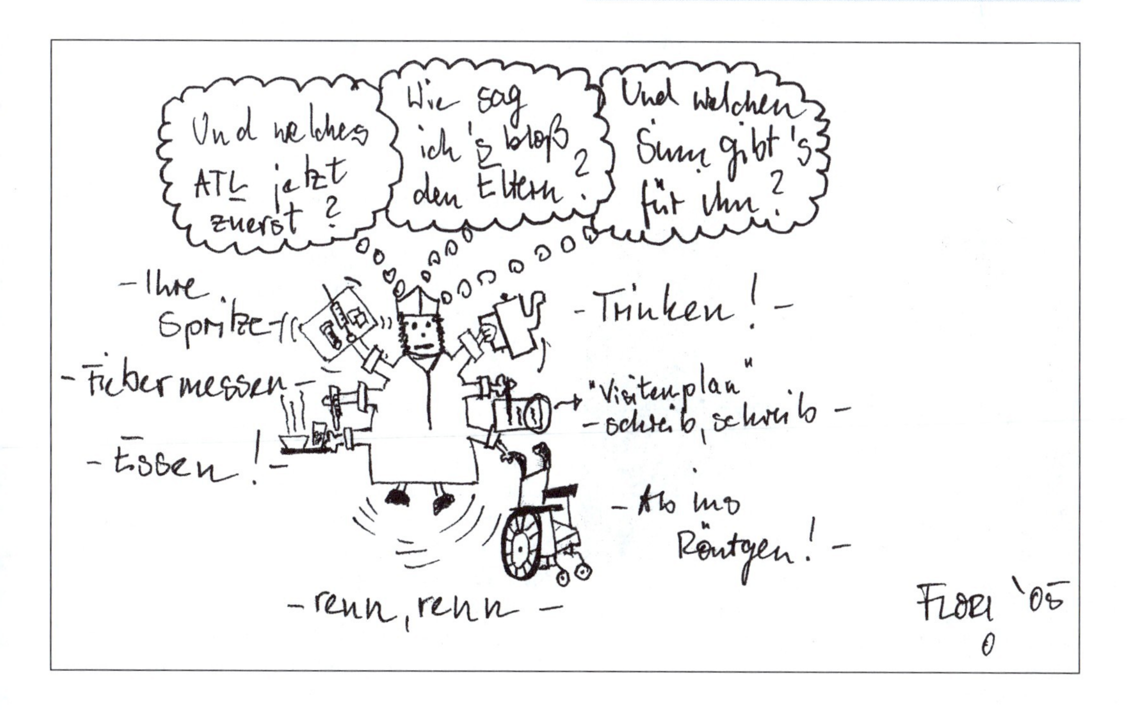

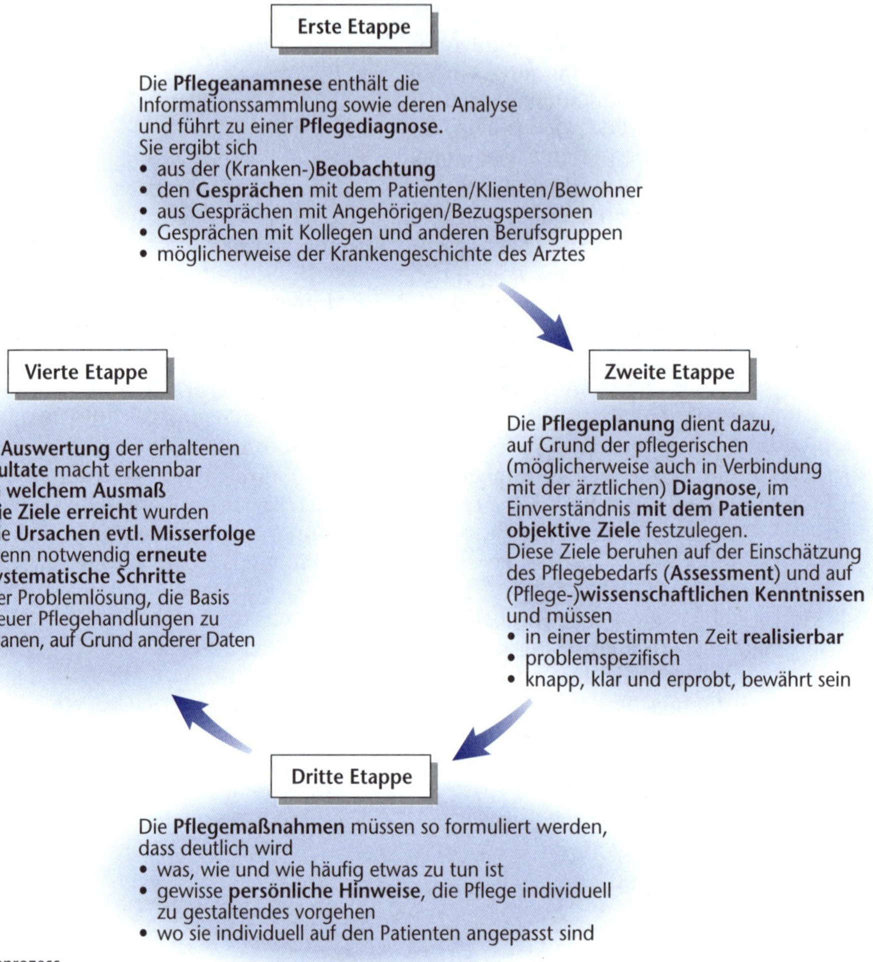

Erste Etappe

Die **Pflegeanamnese** enthält die Informationssammlung sowie deren Analyse und führt zu einer **Pflegediagnose.**
Sie ergibt sich
- aus der (Kranken-)**Beobachtung**
- den **Gesprächen** mit dem Patienten/Klienten/Bewohner
- aus Gesprächen mit Angehörigen/Bezugspersonen
- Gesprächen mit Kollegen und anderen Berufsgruppen
- möglicherweise der Krankengeschichte des Arztes

Zweite Etappe

Die **Pflegeplanung** dient dazu, auf Grund der pflegerischen (möglicherweise auch in Verbindung mit der ärztlichen) **Diagnose,** im Einverständnis **mit dem Patienten objektive Ziele** festzulegen.
Diese Ziele beruhen auf der Einschätzung des Pflegebedarfs (**Assessment**) und auf (Pflege-)**wissenschaftlichen Kenntnissen** und müssen
- in einer bestimmten Zeit **realisierbar**
- problemspezifisch
- knapp, klar und erprobt, bewährt sein

Dritte Etappe

Die **Pflegemaßnahmen** müssen so formuliert werden, dass deutlich wird
- was, wie und wie häufig etwas zu tun ist
- gewisse **persönliche Hinweise**, die Pflege individuell zu gestaltendes vorgehen
- wo sie individuell auf den Patienten angepasst sind

Vierte Etappe

Die **Auswertung** der erhaltenen **Resultate** macht erkennbar
- in **welchem Ausmaß die Ziele erreicht** wurden
- die **Ursachen evtl. Misserfolge**
- wenn notwendig **erneute systematische Schritte** der Problemlösung, die Basis neuer Pflegehandlungen zu planen, auf Grund anderer Daten

Abb. 3.4: Pflegeprozess.

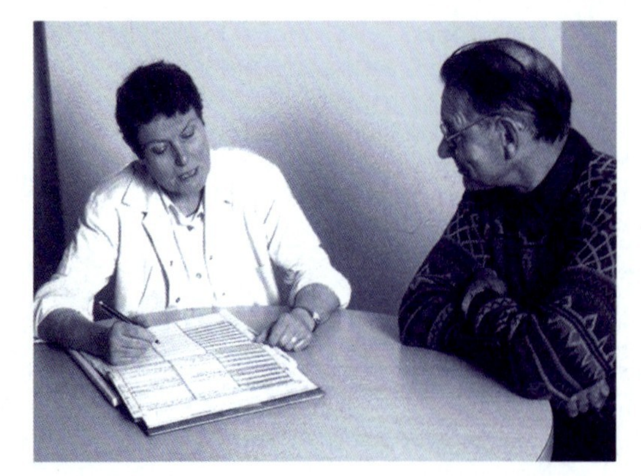

Abb. 3.5: Eine gemeinsam erstellte Pflegeplanung gibt dem psychisch erkrankten Menschen Sicherheit und gewährleistet, dass dieser sich und seine Probleme in der Planung wieder findet. [K183]

Hilfreiche Fragen zum Pflegebericht
- Welche Reaktionen zeigte der Patient auf die einzelnen Maßnahmen?
- Welche kurzfristige und längerfristige Wirkung konnte erzielt werden?
- Wie ist das Befinden jetzt?
- Sind Veränderungen im „Zustand" eingetreten (positive, negative, keine)?
- Inwieweit wurden Teilziele oder die gesetzten Ziele erreicht?

Der Pflegebericht dient neben dem Nachweis zur **Beurteilung der Pflegewirkung** der **Informationssammlung.** Diese Informationen sind ein Teilbereich der Gesamtplanung und -behandlung.
Wird Pflege und Behandlung von psychisch Kranken unter umfassenden Gesichtspunkten

betrachtet, so wird deutlich, dass ein möglichst ganzheitliches Bild nur durch die unterschiedlichen Gesichtspunkte und Blickwinkel verschiedener Berufsgruppen zustande kommt.
Deshalb fließt in der psychiatrischen Pflege die Pflegeplanung zunehmend in eine integrierte Behandlungsplanung ein, in die der Patient weitgehend aktiv einbezogen ist. Das multiprofessionelle Team legt gemeinsam Ziele, Möglichkeiten und Vorgehensweisen fest.

Grundlagen und Einflussfaktoren in der Umsetzung von Pflege- und Behandlungsplanung
- Menschenbild/Ethik/Philosophie/Leitbild
- Auffassung von (psychiatrischer) Pflege
- Pflegetheorien/Pflegemodelle
- Stationsziele/Stationskonzept/Versorgungsnetz/Versorgungsstruktur
- Bezugspflege/Primary Nursing/Zimmerpflege
- Interdisziplinäre Zusammenarbeit
- Systematische Fortbildung in Pflegeplanung/Pflegeprozess und Hilfsmittel wie Standards, Standardpflegepläne, Pflegediagnosen.

Notwendiges Wissen und Fähigkeiten, um pflegerisches Handeln zu planen (Felicity Stockwell[14])
- Genügend Kenntnisse über Theorie und Praxis des Pflegens, um zu wissen, was aller Voraussicht nach effektiv, sicher und durchführbar ist
- Kenntnisse über Gesetze, die sich auf berufliche Verantwortlichkeit, die Pflichten der Pflege und zu rechtfertigendes Risiko beziehen
- Die Fähigkeit, Ziele oder Zielvorgaben zu identifizieren und festzulegen
- Die Fähigkeit, das ganze Spektrum an pflegerischen Fertigkeiten und Interventionen bewusst zu machen und in Worte zu fassen
- Die Fähigkeit, geeignete pflegerische Interventionen im Hinblick auf ein spezielles Ziel vorherzusagen
- Die Fähigkeit, Prioritäten zu setzen im Hinblick darauf, welche Pflegemaßnahmen für den einzelnen Patienten am wichtigsten sind und welche Patienten die verfügbare Zeit und die vorhandenen Fertigkeiten am dringlichsten benötigen
- Die Fähigkeit, die bestmögliche Strategie pflegerischer Interventionen festzulegen
- Die Fähigkeit, gemeinsam beschlossene Pläne zusammenzufassen und niederzuschreiben.

[14] Stockwell, Felicity: Der Pflegeprozess in der psychiatrischen Pflege. Verlag Hans Huber Bern, 2002

Die Planung umfasst z. B. folgende Aspekte:
- Üben und Pflegen von größtmöglicher Eigenständigkeit und Autonomie im täglichen Leben, dabei wahrnehmen und fördern von Ressourcen, Stärken, Fähigkeiten und Fertigkeiten
- Kommunikative Fähigkeiten, erkennen und befriedigen von Bedürfnissen
- Umgang mit Konflikten
- Tages- und Wochenstrukturierung vor allem im lebenspraktischen Bereich
- Beziehung zu sich selbst und zu anderen
- Auseinandersetzung mit der Erkrankung, Frühwarnzeichen
- Gestaltung der Atmosphäre, des Klimas und des Milieus
- Wahrnehmen von Veränderungen, Krankheitszeichen oder Nebenwirkungen von Medikamenten und selbstständiger Umgang mit Medikamenten
- Stärkung des Selbstbewusstseins
- Einbeziehen des Hilfesystems
- Anknüpfen an den Ressourcen, Fähigkeiten und Fertigkeiten.

Wenn Pflege von psychisch kranken Menschen beinhaltet, sie im Alltag zu begleiten und zu unterstützen, eine Wegstrecke mit ihnen zu gehen und gemeinsam Prozesse zu durchlaufen, bedeutet das, dass der Pflegeprozess flexibel und nicht zu starr angewendet werden muss, um auf die jeweilige Situation individuell zu reagieren und die anstehenden Problemlösungsschritte zu bewältigen.
Im ambulanten Bereich ist eine entsprechende Zusammenarbeit und Austausch aller Beteiligten, ob Professionelle oder Bezugspersonen und weiteres Umfeld unerlässlich. Pflegende sind vor Ort gefordert, die eigenen Ziele zu verfolgen und sie vor dem Hintergrund der Zusammenschau der differierenden beruflichen Perspektiven zu sehen. Gleichzeitig werden sowohl der Betroffene, die Bezugspersonen als auch sein Umfeld in Planungsschritte einbezogen und die notwendigen Informationen weitergegeben.
Der Begriff Pflegeprozess umschreibt eine umfassende und systematische Planung, Durch-

führung, Überprüfung und Dokumentation von pflegerischen Maßnahmen. Dies ist im Zusammenspiel der Koordination und Kooperation mit anderen Beteiligten an der Betreuung und Begleitung von psychisch erkrankten Menschen zu sehen. In diesem Prozess werden die (Pflege-)Bedürfnisse des Betroffenen und seiner Umgebung erkannt und systematisch gemeinsam nach Lösungen und Lebensqualität gesucht.
Bisher finden EDV gestützte Systeme auch im Hinblick auf die kürzere Verweildauer von psychisch kranken Menschen und der möglichen Zeitersparnis bei der Dokumentation, durch die Verwendung von Bausteinen in Standardpflege- und Behandlungsplänen zu wenig Beachtung. Sie werden sicher in absehbarer Zeit einen größeren Stellenwert bekommen.

3.5.2 Pflegestandards

Standard bedeutet Maßstab, Normalmaß, Muster, Durchschnittsbeschaffenheit, Norm.
WHO: Ein **Standard in der Pflege** ist ein vereinbartes Maß an für einen bestimmten Zweck benötigter pflegerischer Betreuung. Ein Standard ist ein an einem Kriterium ausgerichtetes erreichbares Leistungsniveau. Die tatsächliche Leistung wird daran gemessen.

Pflegestandards sind allgemein gültige und akzeptierte Normen, die den Aufgabenbereich und die Qualität der Pflege definieren. Pflegestandards legen themen- und tätigkeitsbezogen fest, was die Pflegepersonen in einer konkreten Situation generell leisten wollen/sollen und wie diese Leistung auszusehen hat (Adelheid von Stösser)[15].
Der ICN (Weltbund der Krankenschwester und Krankenpfleger) hat für Pflegestandards Richtlinien festgelegt:

- Standards sollen der Erreichung eines festgelegten Zieles dienen. Der Zweck von Standards besteht darin, die Qualität von Dienstleistungen festzulegen.
- Standards sollten auf klaren Definitionen von beruflicher Tätigkeit und Verantwortung beruhen.
- Standards sollten die größtmögliche Entwicklung des Berufs im Einklang mit seinem potenziellen gesellschaftlichen Beitrag fördern.
- Standards sollten umfassend und flexibel genug sein, um ihren Zweck zu erfüllen und gleichzeitig Freiraum für Innovation, Wachstum und Veränderung ermöglichen.
- Standards sollten ein allgemeines gleiches Niveau der Berufsausübung fördern und zu beruflicher Identität und Beweglichkeit ermutigen.
- Standards sollten die Gleichberechtigung und gegenseitige Abhängigkeit der Berufsgruppen anerkennen, die unentbehrliche Dienstleistungen anbieten.
- Standards sollten so formuliert werden, dass im Beruf ihre Anwendung und Nutzung erleichtert wird.

Kurz: Standards sollten
- sinnvoll
- anwendbar
- realistisch
- verständlich
- nachvollziehbar
- messbar

sein.

Wozu Pflegestandards?

Pflegestandards
- können eine einheitliche Durchführung von Pflegemaßnahmen gewährleisten
- dienen zur Qualitätssicherung der Pflege
- schaffen Vergleichbarkeit
- sind Grundlage der theoretischen und praktischen Ausbildung
- können als Grundlage für den Personalbedarf herangezogen werden
- bilden die Grundlage für Transparenz, Nachweisbarkeit und Beurteilung pflegerischer Leistungen.

Aus dem betriebswirtschaftlichen Bereich sind die Begriffe **Struktur-, Prozess- und Ergebnisstandard** übertragen:
- **Strukturstandards** beschreiben die Voraussetzungen, unter denen die Pflege zu erbringen ist, z. B. Organisationsform, Materialien, Personalbedarf, Kompetenzabgrenzung, räumliche Erfordernisse, Zeit.
- **Prozessstandards** beschreiben Art und Umfang des pflegerischen Handelns, orientiert an

[15] Stösser, Adelheid von: Pflegestandards – Erneuerung der Pflege durch Veränderung der Standards. Springer Verlag Berlin, 1993

der pflegerischen Zielsetzung legen sie den Qualitätsanspruch fest, z. B. generelle Problemstellung – Zielsetzung – Maßnahmenplan (Standardpflegepläne), Beschreibung einzelner Maßnahmen (Handlungsabläufe), Auflistung von Maßnahmen (Aufgabenspektrum).

- **Ergebnisstandards** beschreiben die angestrebte Veränderung im Verhalten und im Gesundheitszustand des Patienten, es werden generelle Pflegeziele festgelegt, anhand derer das Pflegeergebnis am Patientenzustand im Ist-Soll-Vergleich bewertet werden kann.

Standards dienen der Arbeitserleichterung und Qualitätssicherung und unterstützen den Nachweis der Pflege und die Leistungserfassung.

Voraussetzungen zur Einführung/ Durchführung von Pflegestandards

- Die Pflegepersonen müssen mit dem Pflegeprozess vertraut sein.
- Die Pflegedienstleitung muss die Einführung unterstützen.
- Die Pflegestandards müssen von den Pflegenden selbst erstellt werden.
- Die Pflegepersonen müssen fortgebildet werden, wie z. B. die Umsetzung in die Praxis erfolgen kann.
- Die Ausarbeitung und Einführung von Pflegestandards braucht viel Zeit zur Reflexion, zum Ausprobieren, Verändern und zur Anpassung.

Standards sind im Alltag nur dann eine brauchbare Hilfe, wenn sie regelmäßig überprüft und angepasst werden.

Eine gemeinsame Erarbeitung von Standards dient dem gleichen Wissensstand und der Identifikation mit der festgeschriebenen Vorgehensweise. Die damit verbundene Erleichterung in der Planung und Dokumentation der Pflege wird oft unterschätzt. In Tabelle 3.4 wird eine Struktur und Möglichkeit der Umsetzung aufgezeigt.

3.5.3 Pflegediagnosen

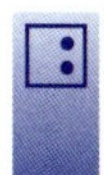

Eine **Pflegediagnose** ist eine Aussage, die ein aktuelles oder potenzielles gesundheitliches Problem beschreibt, das zu behandeln Krankenschwestern und -pfleger berechtigt und befähigt sind (Marjory Gordon, 1989).

Die Pflegediagnose benennt ein **Gesundheitsproblem,** das mit Hilfe pflegerischer Interventionen behandelt und/oder gelöst werden kann.

In den USA entstand Anfang der siebziger Jahre das Bedürfnis nach einer verbindlichen und allgemein verständlichen Umschreibung der Pflegeprobleme und Pflegesituationen, die dann Pflegediagnosen genannt wurden (Nursing diagnoses). In Folge dieser Arbeit und den Diskussionen darum, entstand die **NANDA (North American Nursing Diagnosis Association).** Ziel der NANDA ist es international eine verbindliche Terminologie und Taxonomie (Klassifikation) zu schaffen, die die Interventionen von Pflege betreffen. Die NANDA stützt sich dabei auf die Definition von Pflege „Pflege ist das Erkennen und Behandeln von menschlichen Reaktionen auf bestehende und potenzielle Gesundheitsprobleme“ der **ANA (American Nurses Association).** Die Nanda erhofft sich dadurch eine genaue Umschreibung von Wissen und Können der professionell Pflegenden, die Schaffung einer gemeinsamen Sprache auch für die Pflegeforschung und eine Unterstützung beim Pflegeprozess und in der Dokumentation. Es liegen zahlreiche Übersetzungen von Pflegediagnosen vor, die sich nicht ohne weiteres auf unsere Auffassung von Pflege und auf unser Gesundheitssystem übertragen lassen.

Die aus dem amerikanischen übersetzten psychiatrischen Pflegediagnosen können nichts desto trotz dabei helfen, das pflegerische Handeln zu strukturieren und die notwendigen und richtigen Schwerpunkte zu setzen, den Betroffenen an seiner Pflege zu beteiligen und das Umfeld selbstverständlich mit einzubeziehen. Durch die Anwendung von Pflegediagnosen im Alltag könnte die Qualität der geleisteten Arbeit nachvollziehbar, begründbar und überprüfbar gemacht werden.

Pflegediagnosen dienen der Strukturierung von wissenschaftlich fundiertem pflegerischen Wissen und der professionellen Entwicklung, der Vereinheitlichung und Vergleichbarkeit, der einheitlichen Sprache und Begriffsentwicklung in der Pflege.

Pflegediagnosen können in fünf Kategorien unterschieden werden:

- Die **Verdachtspflegediagnose** ist eine Arbeitshypothese (regt zur Beobachtung an).
- die **aktuelle Pflegediagnose** beschreibt einen Zustand, der vom „Normalen“ abweicht und messbare Kriterien aufweist (hoffnungslose Stimmung).
- Die **Hoch-Risiko-Diagnose** bezeichnet die besondere Anfälligkeit (Beurteilung eines Individuums, einer Familie oder einer Gemeinde, die anfälliger für die Entwicklung eines Problems als andere in einer ähnlichen Situation ist).
- Die **Symptomdiagnose** oder korrespondierende Diagnose definiert eine charakteris-

Standard Spielegruppe/Spielerunde	
Klinik/Station/Standard Nr. (Bezeichnung):	Erstellung/Überprüfung:
Zielsetzung	
• Förderung und Anregung zur sozialen Kommunikation durch Integration und Rückmeldung • Förderung von Kommunikation und Auseinandersetzung durch miteinander sprechen, miteinander spielen • Förderung von Ausdauer, Feinmotorik Koordination (je nach Spiel auch Bewegung, Körperwahrnehmung) • Förderung der Konzentrationsfähigkeit und der Entscheidungsfindung • Ablenkung von Krankheit, Spaß haben • Möglichkeit, nebenbei andere Verhaltensweisen auszuprobieren	
Vorbereitung	
• Situationsanalyse (je nach Ausgangslage Interesse erfragen oder teil-/strukturiert vorgeben) • Rahmenbedingungen überprüfen (z. B. vorhandene Spiele geeignet, Zimmertemperatur) • Überlegungen möglicher Zwischenfälle (wer könnte stören, Hilfsmittel und Hilfestellungen im Einzelnen) • Motivation, Vorschläge integrieren • Durchführung • Zeitdauer festlegen • Aufgabenverteilung (z. B. wer erklärt Spielregeln, Veränderung von Spielregeln, weil zu Komplex) • Überprüfung, ob das Spielangebot in dem Augenblick noch richtig ist • Wahrnehmung von Veränderungen bei Betroffenen (z. B. Über- und Unterforderung, Schwierigkeiten) • Unterstützung bei Bedarf	
Nachbereitung	
• Motivation zum gemeinsamen Aufräumen • Weitergabe von Beobachtungen, vor allem im Verhalten und in Bezug auf die Gruppendynamik • Feedback als positive Verstärkung • Reflexion über Verlauf und Beteiligung der Anwesenden	
Hinweise	
• Je nach Gruppe Spiele wählen, wo nicht verloren und gewonnen werden kann • Abwertende und übergriffige Spieler begrenzen • Einhalten von Spielregeln und Zeit • Neues ausprobieren • Mitarbeiter können sich zurücknehmen, können aber auch gewinnen!	
Personal- und Zeitbedarf	
• Dauer je nach Vorhaben (drinnen oder draußen) sollte zwei Stunden nicht übersteigen • Der Zeitpunkt des Angebots ist im Wochenplan abgestimmt und integriert • Je nach Spiel und Teilnehmerzahl ein bis zwei Mitarbeiter	

Tab. 3.4: Standard für eine Gruppe.

SCHWESTER RITA:
ZUVERLÄSSIG
& SICHER
NEUE METHODEN!
PFLEGEDIAGNOSE

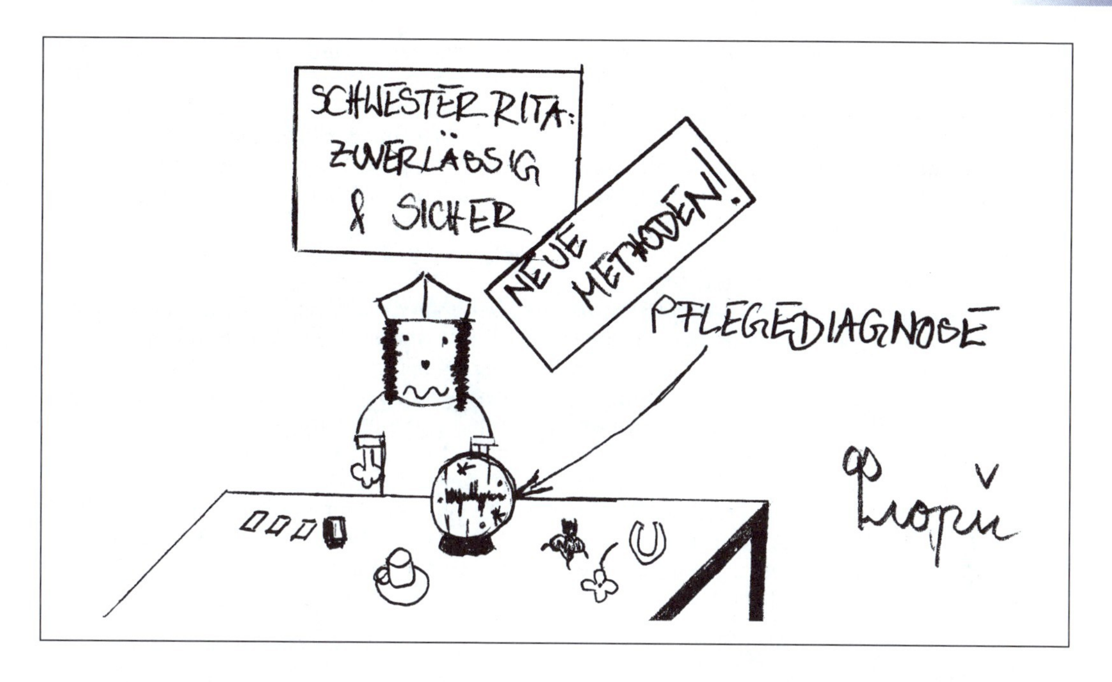

tische Ansammlung, cluster genannt, von Pflegediagnosen, die fast immer bei einem bestimmten Krankheitsbild auftreten.
- Die **Wellnessdiagnosen** dienen der Verbesserung des Gesundheitszustandes zur Prävention, Gesundheitsförderung und Gesundheitsberatung (z. B. bei Übergewicht, Ess- und Ernährungsverhalten).

Pflegediagnosen sind eine Orientierungshilfe und ein Hilfsmittel der Pflege. Sie können hilfreich bei Verhandlungen mit den Kranken- und Pflegekassen sein, weil dadurch die Leistungen dargestellt werden und in Verbindung mit entsprechend dokumentierten Maßnahmen ein Nachweis zur Verfügung steht.

Im Alltag ist die Einordnung in Pflegediagnosen nicht immer klar und deutlich, vor allem dann nicht, wenn Pflegende unterschiedliche kulturelle Hintergründe haben.

3.5.4 Pflegevisite

Visite ist ein regelmäßiger Besuch. **Pflegevisite** bezeichnet einen Besuch beim kranken Menschen und ein regelmäßiges Gespräch über den Pflegeprozess und die Zielerreichung.

Eine wichtige Voraussetzung für die Pflegevisite ist eine (Grund-)Haltung oder Einstellung, die einfühlendes, empfindsames Verstehen und eine respektvolle Annahme jedes zu pflegenden Menschen will. Dazu gehört, dass die Pflegeperson eine gewährende Beziehung mit Echtheit und Kongruenz (= Übereinstimmung, Deckungsgleichheit) anbieten kann. Der gesamte Pflegeprozess wird gemeinsam mit dem Patienten abgesprochen. Pflegende teilen das Ergebnis der Pflegesituationseinschätzung (Datensammlung und Analyse = Assessment) mit und

• Gefahr einer Körperschädigung
• Mangelernährung
• Beeinträchtigte Denkprozesse
• Wahrnehmungsstörungen
• Beeinträchtigte sozial Interaktion
• Schlafstörung

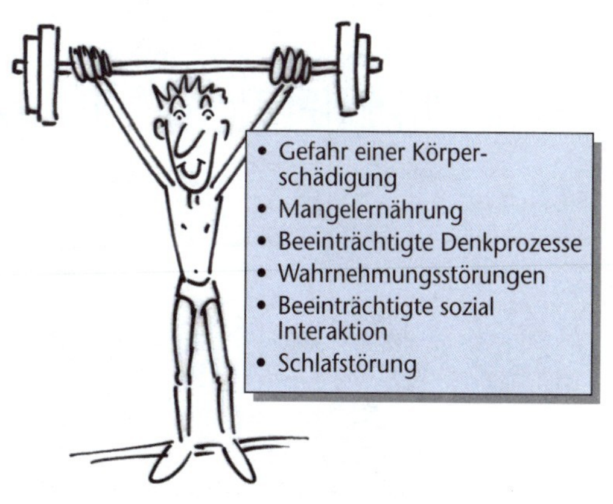

Abb. 3.6: Verbreitete Pflegediagnosen bei einem Menschen mit der ärztlichen Diagnose Manie.

überprüfen gemeinsam mit dem Patienten, ob diese Einschätzung zutrifft. Sie suchen gemeinsam nach Zielen und Wegen und berücksichtigen die Bedürfnisse und Wünsche des Patienten bei der Entscheidung über Ziele und Interventionen. Pflegende sind in der Rolle des Beraters und lassen den Patienten mitbestimmen.
Die Pflegevisite sollte als klienten-/patientenzentrierte Beratungssituation verstanden werden, bei der dazu ermutigt wird, dass der einzelne Betroffene sein Erleben von Situationen und Befindlichkeiten dargestellt. Mit Hilfe des Fachwissens der Pflegeperson wird gemeinsam nach Lösungen oder Lösungswegen gesucht.
Die Pflegevisite dient der Qualitätssicherung. Sie trägt dazu bei, dass andere Berufsgruppen, Patienten und Angehörige wahrnehmen und erkennen, dass Pflege wissenschaftlich begründet, patientenorientiert und fachkompetent durchgeführt wird.

Die Pflegevisite unterstützt die gemeinsame
- Benennung der Pflegeprobleme und Ressourcen bzw. der Pflegediagnose
- Vereinbarung der Pflegeziele
- Festlegung der Pflegeinterventionen
- Evaluation (= Überprüfung) der Pflege.

Ziele

- Der Patient soll gezielt in die Pflege einbezogen werden, der Patient fühlt sich ernst genommen und ist motiviert, da er aktiv am geschehen beteiligt ist und nicht nur passiver Pflegeempfänger (Ressourcen können besser erfasst werden, Informationen werden direkter vermittelt).
- Die Wirksamkeit der Pflege soll durch die Pflegevisite laufend überprüft und bewertet werden (direkte Beobachtung und Wahrnehmung in der einzelnen Situation und im Austausch).

Können Sie mir mal den Rücken kratzen?
Och, Sie haben ja immer noch nicht gefrühstückt...
...und jetzt hab' ich schon das Mittagessen gemacht!
...und angezogen sind Sie auch nicht - dabei hab' ich doch alles bereit gelegt!
FLORI '05

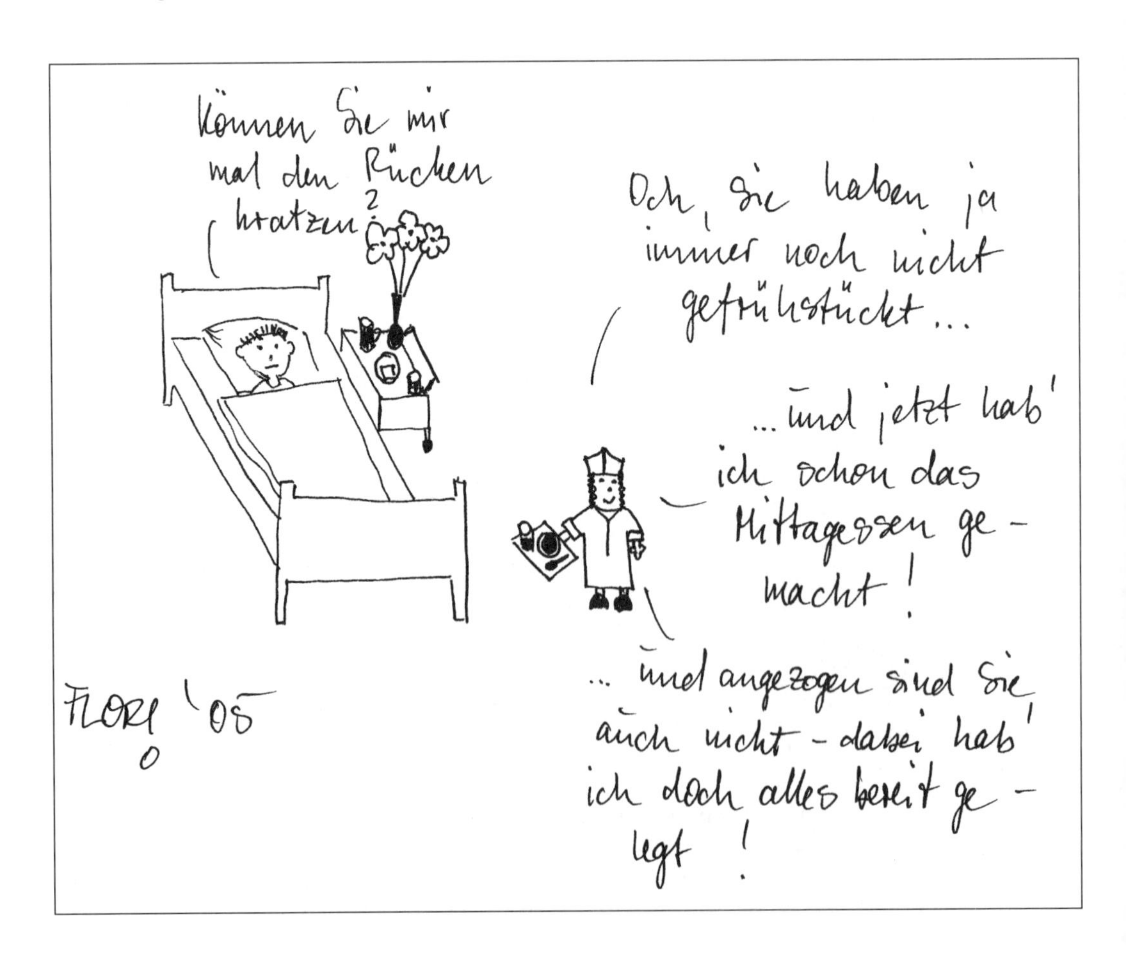

- Pflegerische Fragen und Fragen des Patienten können im Beisein aller Beteiligten geklärt werden (gleicher Informationsstand der unmittelbar mit dem Patienten arbeitenden Personen).

Fragen

Um die Effektivität der Pflegevisite zu erhöhen ist es sinnvoll für die Station einen Katalog mit Standardfragen zu entwickeln, die als Gedächtnisstütze dienen und den Patienten und dessen Angehörige einbeziehen:
- Wie ist das derzeitige, das aktuelle Befinden des Patienten?
- Welche Pflegeprobleme stehen bei ihm im Vordergrund?
- Welche und in welchem Umfang wurden Teilziele der Planung erreicht?
- Welche Aspekte bzw. Pflegemaßnahmen können beibehalten werden, wo sind neue Ansätze notwendig?
- Welche neuen (Teil-)Ziele müssen formuliert werden?
- Sind spezifische oder spezielle Interventionen notwendig, z. B. Pflegekonzil, Ernährungs- oder Stomaberatung, längerfristige Entlassungsvorbereitung, Planung der Nachsorge?

Beteiligte Personen

An der Pflegevisite beteiligt sind zum einen die „Pflegeempfänger" und diejenigen Personen, die als direkte Bezugspflegende (Primary Nurse) oder direkt zugeordnete Pflegende (associated Nurse) zuständig sind. Andere Berufsgruppen, z. B. Physiotherapeuten, nehmen nur dann teil, wenn dies aufgrund einer besonderen Situation erforderlich ist oder der Patient dies wünscht. Die Anwesenheit der Stationsleitung/Pflegedienstleitung ist in der Regel nicht erforderlich, sie kann sogar hemmend wirken, da sie an der direkten Pflege nicht beteiligt sind. Pflegedienstleitungen sollten nicht an der Pflegevisite teilnehmen, da deren Rolle eine Management- und keine Pflegeexpertenfunktion ist (Kellnhauser 1995). Je mehr fremde Personen an der Pflegevisite teilnehmen, desto weniger partizipiert der Patient. Das Selbstbestimmungsrecht von Patienten und ihr Einbezug in pflegerelevante Entscheidungen ist die Grundlage für die Suche nach geeigneten Methoden und Organisationsformen, die ein partizipierendes Miteinander ermöglichen. Die Pflegevisite sollte als klienten-/patientenzentrierte Beratungssituation verstanden werden, bei der dazu ermutigt wird, dass der einzelne Betroffene sein Erleben von Situationen und Befindlichkeiten darstellt und mit Hilfe des Fachwissens der Pflegeperson gemeinsam nach Lösungen oder Lösungswegen sucht.

Zeitlicher Rahmen und Planung

Die Dauer und der zeitliche Rahmen der Pflegevisite sollte im Voraus verbindlich festgelegt werden. Die Pflegevisite sollte dann durchgeführt werden, wenn alle teilnehmenden Personen dazu bereit sind. Pflegevisiten sollten regelmäßig durchgeführt werden. Häufigkeit und Intensität sind von den anstehenden Pflegeproblemen abhängig. Die Pflegevisite sollte in keinem Fall der Arztvisite gleichen, das bedeutet z. B. nicht am Fußende des Bettes zu stehen und Maßnahmen über den Kopf des Patienten hinweg zu diskutieren anstatt mit ihm zu reden. Abhängig von der Mobilität des Patienten kann der Pflegende z. B. auf einem Stuhl am Kopfende des Patienten oder mit ihm am Tisch sitzen. Im Gespräch der Pflegevisite hat sich die narrative Gesprächstechnik bewährt. Dabei wird davon ausgegangen, dass ein Mensch, wenn er dazu aufgefordert wird von sich zu erzählen, mit dem beginnen wird, was ihn am meisten beschäftigt, was ihm am nächsten und am wichtigsten ist. Auf diese Weise ergibt sich das Gesprächsthema und es zeigt sich, welche Bedürfnisse, Fragen und Probleme der Patient hat. Erwartungen, die er an die Pflege und Behandlung stellt, fließen ins Gespräch ein.

> **Beispiel**
> „Herr Müller, ich möchte Ihnen gerne Frau Schmidt, meine Kollegin vorstellen, sie löst mich jetzt im Dienst ab und ist heute bis 21.00 Uhr für Sie zuständig. Damit Sie einige Dinge von Ihnen weiß, die sich zu einem Bild zusammenfügen können, möchte ich Sie bitten, ihr zu erzählen, warum Sie heute bei uns eingewiesen und eingeliefert wurden…" oder „…bitte erzählen Sie uns doch , wie es Ihnen geht, wie Sie sich fühlen und was Sie beschäftigt…" oder „…bitte erzählen Sie uns, wie Sie den heutigen Tag erlebt haben".

Übergabeinformationen können in die Pflegevisite einfließen und integriert werden. Pflegerisches Handeln wird dadurch transparenter und verständlicher und kann ggf. sofort durchgeführt werden, z. B. an welchen Therapien nimmt er teil. Der Vorteil für die Pflegenden liegt darin, nicht nur pflegerelevante Informationen zu hören, sondern auch begleitende Informationen zu sammeln, z. B. was macht der Patient in der Ergotherapie, welche Medikamente wurden angesetzt, welche körperlichen Beschwerden hat er, wie ist sein Schlaf. Welche Informationen zu welchem Zeitpunkt gegeben werden, muss im Einzelfall entschieden werden, um den Patienten nicht zu sehr zu belasten oder zu überfordern. Die Reflexion darüber könnte z. B. in Dienstbesprechungen erfolgen.

Organisatorischer Ablauf

Die Pflegevisite gliedert sich in drei Teile:
- Vorbesprechung
- Visite mit Gesprächsbeteiligung von Patient, Pflegeperson und wenn möglich Angehörigen
- Nachbesprechung

In der **Vorbesprechung** wird festgelegt, welche Fragen und Themen zu klären sind und welche Themen beim Patienten nicht angesprochen werden sollten (z. B. das Ergebnis der Biopsie eines Tumorpatienten, der noch nicht ärztlich über die Diagnose aufgeklärt wurde oder heikle Konflikte im Umfeld der Familie).
Im **Gespräch** mit dem Patienten steht der gegenseitige Informationsaustausch im Vordergrund, der möglichst störungsfrei ablaufen sollte und auf einem verständlichen Sprachniveau basiert. Gemeinsamkeiten und Ziele werden betont. Es empfiehlt die Tür des Patientenzimmers in dem die Pflegevisite stattfindet, zu kennzeichnen, z. B. mit einem Schild mit der Aufschrift: „Pflegevisite, Türe bitte nur in dringenden Fällen öffnen!". Zimmernachbarn – auf Wunsch des Patienten – bitten hinauszugehen.
Das Ziel der **Nachbesprechung** ist die Ergebnissicherung und Reflexion des Ablaufs der Pflegevisite. Dabei erfolgt auch die Dokumentation der geplanten Veränderungen im Pflegeplan oder im Hilfsmitteleinsatz und die Informationsweitergabe von spezifischen Problemen an andere Berufsgruppen.
Bei der Auswertung können Fragen herangezogen werden:
- Wie war der Ablauf der Pflegevisite?
- War sie gut moderiert, die Gesprächsführung aufmerksam durchgehalten?
- Wurde dem Patienten genügend Raum zum Reden gelassen?
- Wurde die geplante Zeit eingehalten?
- Was muss verändert werden?
- Welche Dinge müssen dokumentiert und auf den Weg gebracht werden?
- Gibt es ein Feedback der Beteiligten?

Das Selbstbestimmungsrecht von Patienten und ihr Einbezug in pflegerelevante Entscheidungen ist die Grundlage auf der Suche nach geeigneten Methoden und Organisationsformen, die ein partizipierendes Miteinander ermöglichen. Ein Instrument hierfür ist die Pflegevisite.

3.5.5 Milieugestaltung

„Alles Lebendige bildet eine Atmosphäre um sich her." (Johann Wolfgang von Goethe)

Milieu: Ort, Stelle, Lage, Lebensumstände, soziale, wirtschaftliche, ökonomische und kulturelle Faktoren des lebensbestimmenden Umfeldes.
Milieutheorie: Psychologische Lehre, wonach das Milieu (Umfeld, Umgebung, Lebensraum) im Gegensatz zum Ererbten der allein entscheidende Faktor für die seelische und charakterliche Entwicklung des Menschen ist.
Milieugestaltung: Organisation der Lebensumwelt an den natürlichen Bedürfnissen von Bewohnern, Klientinnen und Patienten im jeweiligen Setting orientiert (Krankenhaus, Pflegestation, Tagesklinik oder -stätte, Wohnheim oder ambulanter Bereich).
Milieutherapie wird meist der Soziotherapie zugeordnet und beinhaltet eine Umgebungsveränderung und damit verbunden eine positive Auswirkung auf die psychische Krankheit und deren Besserung.
Atmosphäre: eigenes Gepräge, Ausstrahlung, Stimmung, Fluidum (insbesondere von einer Person oder einer Sache ausgehende Wirkung).

In der Psych PV (☞ 4.3.2) wird festgelegt „Spezifische Voraussetzung der stationären psychiatrischen Behandlung ist die Gestaltung des therapeutischen Milieus. Es bietet dem Patienten einen therapeutischen wirksamen Lebensraum in der psychiatrischen Einrichtung unter

Berücksichtigung der speziellen Störungen und Krankheitsdauer.“[16]

Bereits 1966 beschrieb Barton[17] Institutionen milieuschädigende Faktoren zu, vor allem, wenn Isolation, Passivität, Regression und Resignation vorherrschen. Deshalb muss es Ziel der Pflege sein im institutionellen Rahmen diese Einflüsse so gering wie möglich zu halten und gezielt ein Klima zu schaffen, in dem Wachstum und Veränderungen möglich sind. Milieugestaltung ist daher als eine zentrale pflegerische Aufgabe zu verstehen.

Die Beziehung zum psychisch kranken Menschen steht dabei im Vordergrund, die Umgebungsfaktoren und baulich-räumlichen Verhältnisse tragen zur Atmosphäre bei. Das Einbeziehen der Betroffenen in die Gestaltung und Verantwortung der Tages- und Wochenstrukturierung ist ebenso tragend für ein gutes Miteinander wie Selbstbestimmung und Autonomie. Milieu ist abhängig von (Edgar Heim[18]):

- **Partizipation:** Mitentscheid, Mitverantwortung und Autonomie
- **Offener Kommunikation:** Informationsaustausch, Informationsklarheit und individueller emotionaler Begegnung
- **Sozialem Lernen:** Reflexion, Lernen und Aktivierung
- **Leben in der Gemeinschaft:** Kommunikation, soziales Aktionsfeld und soziale Kompetenz

Teamorientiertes Arbeiten

Teamorientiertes Arbeiten ist zentraler Bestandteil der Milieugestaltung. Jeder Mitarbeiter bringt andere Voraussetzungen für die gemeinsame Arbeit mit, welche die Teambildung beeinflussen. Sie sind abhängig von

- Der Kompetenz, dem Ausbildungsstand und der Erfahrung, welche der Einzelne in ihrem Beruf hat (z. B. wie lange im Beruf, unterschiedliche Arbeitsplätze in der psychiatrischen Versorgung)
- Der Funktion, welche der Einzelne von der Institution übertragen bekommt (z. B. Stationsleitung, Auszubildender, Oberarzt)
- Der Biografie, der soziokulturellen Herkunft und Sozialisation der einzelnen Mitarbeiter (hat z. B. Einfluss auf die Verständigung untereinander)

[16] Kunze, Heinrich; Kaltenbach, Ludwig: Psychiatrie Personalverordnung. Kohlhammer Verlag Stuttgart, 1996, Seite 34

[17] Finzen, Asmus (Hrsg.): Hospitalisierungschäden in psychiatrischen Krankenhäusern. Piper Verlag München, 1974

[18] Heim, Edgar: Praxis der Milieutherapie. Springer Verlag Berlin, 1984

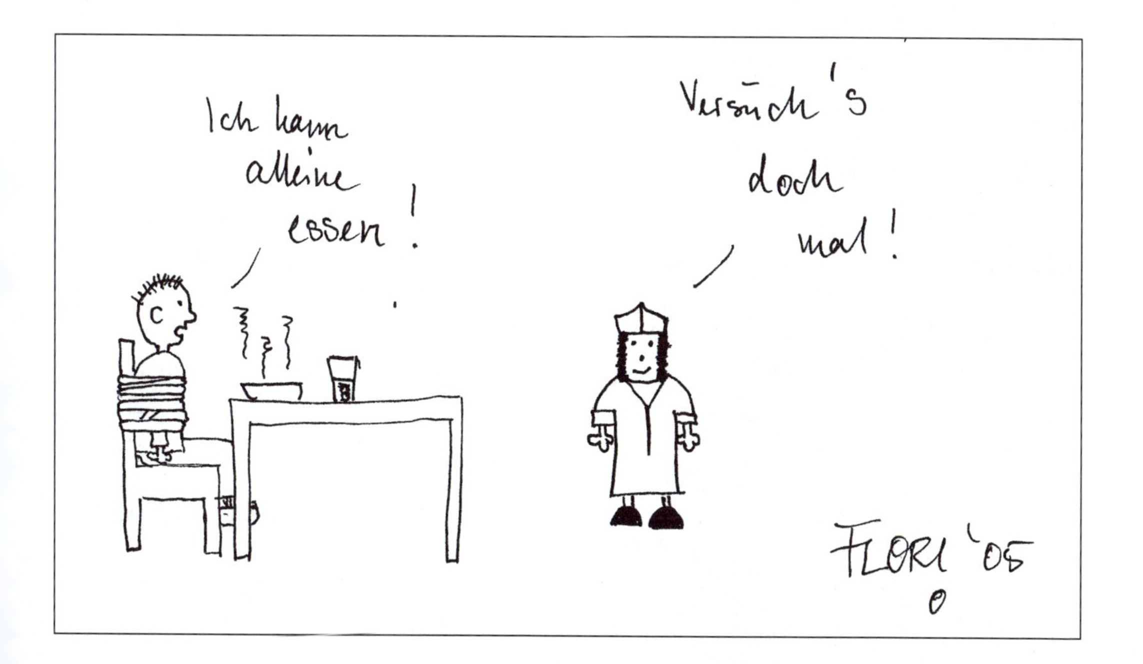

- Der Persönlichkeitsstruktur und den Fähigkeiten der Einzelnen (z. B. Beziehungen einzugehen und Konflikte auszutragen, z. B. mit unterschiedlichsten Patienten(-gruppen), Kollegen, Vertretern anderer Berufsgruppen)
- Dem Interesse und Engagement, das der einzelne Mitarbeiter der gemeinsamen Aufgabe in den unterschiedlichen Einrichtungen der psychiatrischen Versorgung entgegenbringt, sich für eine Weiterentwicklung einsetzt und den daraus folgenden Erwartungen an die eigene Berufszufriedenheit.

Therapeutisches Team

Edgar Heim geht davon aus, dass ein therapeutisches Team:

- Seine **gemeinsamen Aufgaben der optimalen Patientenbetreuung** wahrnimmt und sich mit seinen Aufgaben auseinander setzt, z. B. Austausch von Informationen, Erarbeitung und Durchführung von therapeutischen Konzepten, ständige Überprüfung der Betreuung und Behandlungsergebnisse
- Seine **gemeinsamen Aufgaben in der Organisation** und Gestaltung der Einrichtung ausführt, z. B. durch beschriebene Arbeitsabläufe, Reflexion der Arbeit, Überprüfung der Strukturen und Motivation zum Erreichen der festgesetzten Ziele
- Seine **Verantwortung innerhalb des gesamten Teams** und in den Teamprozessen wahrnimmt und regelmäßig die Bedürfnisse der einzelnen Teammitglieder reflektiert, z. B. durch verantwortliches Abwägen der Entscheidungsprozesse, durch Klären der Interaktionsprozesse, durch formale Aufgaben der Zusammenarbeit.

Milieutypen

Edgar Heim unterscheidet fünf Milieutypen, wobei die Grenzen fließend sind und sein müssen:

- Das **strukturierende Milieu,** das in einer akuten Situation vorherrscht, z. B. in einer Krise oder bei einem Notfall.
- Das **equilibrierende Milieu,** das in der Regelversorgung im Vordergrund steht, z. B. auf einer Aufnahmestation und in Tageskliniken.
- Das **reflektierende Milieu,** das für stabilere Patienten oder für bestimmte Patientengruppen geeignet ist, z. B. Psychotherapie- oder Entlassungsstationen.
- Das **animierende Milieu,** das bei chronisch erkrankten Menschen angewandt wird, z. B. im komplementären Bereich, in rehabilitativen Einrichtungen.
- Das **betreuende Milieu,** das bei schwerer psychisch kranken und geistig behinderten Menschen zum Tragen kommt, z. B. in Dauereinrichtungen, Heilpädagogischen Heimen oder in der Gerontopsychiatrie.

Edgar Heim erwähnt auch die **Milieutypen** nach Gunderson:

- **Kontrolle** dient dem Aufrechterhalten der psychischen Grundbedürfnisse der Patienten und ihrer Entlastung von unzumutbarer Bürde der Selbstkontrolle, dadurch wird selbst- und fremdgefährlichen Gewaltakten vorgebeugt.
- **Unterstützung** meint die bewusste Anstrengung des sozialen Umfeldes, es dem Patienten angenehmer zu machen und sein Selbstbewusstsein zu heben. Der Patient wird als jemand gesehen, der Bedürfnisse hat, die er nicht selbst erfüllen kann und wobei er von den Betreuern unterstützt wird.
- **Strukturierung** bezieht sich auf alle Aspekte des Milieus, die eine voraussehbare Organisation von Zeit, Ort und Person bewirken, Struktur ermöglicht es dem Patienten, sich im Milieu sicher aufgehoben zu fühlen, weder bedrängt zu sein, noch im Stich gelassen zu werden.
- **Engagement** schließt jene Prozesse ein, die den Patienten veranlassen, sich aktiv der sozialen Umwelt zuzuwenden und sich mit ihr einzulassen. Das Ziel ist die Ich-Stärkung und das Verändern von gestörten Verhaltensmustern.
- **Valorisierung** meint jene Milieuprozesse, die die Individualität des Patienten betonen und geschieht dadurch, dass ein individuelles Behandlungsprogramm angestrebt wird das dem Patienten das Recht zusteht, sich zurückzuziehen, Geheimnisse zu haben und mit Unterstützung bis an die Grenzen seine Fähigkeiten zu gehen.

Positive Milieugestaltung

Eine **positive Milieugestaltung zeigt sich** an Folgendem:

- Inwieweit kann der psychisch Kranke seine sozialen Beziehungen ausbauen, bringt sich in den Tages- und Wochenablauf ein und fin-

det ein Klima vor, in dem Probleme offen angesprochen werden und sich die Betroffenen gegenseitig unterstützen können?
- Bestimmt ein Gesamtbehandlungskonzept den Alltag und wird der einzelne psychisch Kranke angeleitet und mit ihm ein Plan erarbeitet?
- Welche Anstrengungen werden zur Unterstützung von Selbstständigkeit unternommen, wie wird Verantwortung eingefordert und wie mit Emotionen umgegangen, wie funktioniert die Vernetzung zwischen stationär und ambulant und umgekehrt?

Wirkfaktoren

Praxisnahe Wirkfaktoren sind in den unterschiedlichen Zielen der Milieugestaltung beim einzelnen psychisch kranken Menschen zu überprüfen:
- In der Gestaltung der äußeren Umgebung, z. B. Möglichkeiten von Rückzug und Besuch empfangen, Unterstützung bei der Gestaltung der persönlichen Umgebung
- Im demokratischen Umgang, z. B. Art und Weise des Treffens von Entscheidungen, Gegensätze artikulieren und gegebenenfalls aushalten, Verantwortung übernehmen
- In zwischenmenschlicher Kultur, z. B. Grenzen bewahren, Einhalten von Rechten und Pflichten auf beiden Seiten
- Im eigenen Rollenverständnis, z. B. adäquates äußeres dienstliches Auftreten der Mitarbeiter, Patienten in ihren unterschiedlichen Rollen wahrnehmen
- Im Umgang mit Nähe und Distanz, z. B. genaues Überlegen, wann Zuwendung und Berührung eine angemessene Weise im Miteinander sind und wann Abstand sinnvoll ist
- Im Einsetzen von Hilfsmittel, z. B. eine offene Atmosphäre gestalten, signalisieren von Ansprechbar-Sein, gemeinsam etwas arbeiten oder spielen.

Milieu-Wirkfaktoren können an der Verfolgbarkeit ihrer Ziele gemessen werden:
- Abwechslung und Spaß haben
- Gut tun mit den anderen fröhlich zu sein und zu lachen
- Neue Fähigkeiten und Möglichkeiten entdecken
- Wieder Lust bekommen auch Zuhause wieder Freizeitaktivitäten auszuüben, sinnvolle Freizeitgestaltung
- Umgang in und mit einer Gruppe üben
- Verantwortung zu übernehmen oder wieder erlernen zu übernehmen
- Stärkung von Selbstvertrauen und Selbstsicherheit und Selbstständigkeit erlangen
- Gemeinschaftssinn wird gefördert
- Etwas dazu lernen, Neues erfahren, neue Ideen bekommen
- In der Gruppe sich gegenseitig lernen zu akzeptieren, respektieren und tolerieren
- Ablenkung von Krankheit und Defiziten
- Alle Sinne werden angesprochen
- Freizeitaktivitäten können die kognitiven Fähigkeiten trainieren
- Einfach Spaß haben, partnerschaftlichen Umgang erfahren und ungezwungen kommunizieren können.

Schädle-Deininger und Villinger[19] haben mehrere Faktoren identifiziert, die ein förderndes und heilendes Milieu beeinflussen. Das Milieu jeder Institution wird demnach wesentlich durch den ungeschriebenen Konsens der Mitarbeiter über Wertvorstellungen, Menschenbild, Arbeitsauftrag, berufliches Rollenverständnis, Vorstellungen von Zusammenarbeit, Stil der Problemlösung und der Kultur der Auseinandersetzung und Diskussion geprägt. Dazu gehört dass
- Der Patient das Recht hat, den Professionellen Informationen vorzuenthalten
- Sich die Beteiligten darüber klar sind, dass sie häufig nicht wissen, was gut für den Patienten ist
- Der Patient Experte seiner Erkrankung ist, er seine Entscheidungen trifft (auch, wenn sie vom Team für falsch gehalten werden), er bei Fehlentscheidungen die notwendige Unterstützung bekommt und ein fehlertolerantes Klima herrscht
- Der Betroffene seine Verantwortung weitmöglichst behält
- Die Professionellen auch bei schwierigen und langwierigen Krankheitsverläufen nicht resignieren
- Gegenseitiges voneinander lernen können möglich ist und alle für alles verantwortlich sind
- Die Arbeit von außen fachlich und politisch, auch von Angehörigen und Betroffenen kontrolliert wird.

[19] Schädle-Deininger, Hilde; Villinger, Ulrike: a. a. O. Seite 140–170

Wie und in wieweit die Verantwortlichen den gesellschaftlichen Auftrag der psychiatrischen Versorgung in einer Gemeinde und entsprechenden Einrichtungen übernehmen, bestimmt das Milieu jeder beteiligten Institution und deren Qualität.

3.5.6 Gruppen

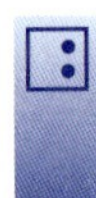

Gruppe: Mindestens drei Menschen, die in einem dynamischen Prozess stehen. Die Kommunikation geschieht von Angesicht zu Angesicht.

Gruppen sind ein wichtiges Instrument in der psychiatrischen Versorgung. Pflegende haben in der Psych PV (☞ 4.3.2) einen spezifischen Schwerpunkt in den gruppenbezogenen Aufgaben. Deshalb gehören Gruppen zur täglichen Arbeit. Viele Pflegende erleben Gruppen als anstrengend oder haben wenige Erfahrungen damit. In Tabelle 3.5 sind einige Aussagen zum Erleben vom Leiten einer Gruppe zusammengefasst.

Hinter pflegerischen Gruppen verbergen sich vielfältige Vorschläge und Aktivitäten mit unterschiedlichen Zielen und Arten des Angebots (☞ Abb. 3.7).

Pflegende bieten psychisch kranken Menschen Aktivitäten in Gruppen an, damit sie ihren Handlungsradius erweitern können, um ihren Alltag wieder besser zu bewältigen und in der Kommunikation mit anderen sicherer zu werden. Gruppenangebote müssen in Abständen daraufhin überprüft werden, ob sie in dieser Art und Weise den Anforderungen an die zu betreuenden Menschen noch gerecht werden, z. B. hinsichtlich ihrer wirtschaftlichen Grundlage.

Die Ziele von Milieugestaltung wie z. B. Leben in der Gemeinschaft, offene Kommunikation, soziales Lernen und Partizipation, können durch eine Morgenrunde oder Stationsversammlung unterstützt werden.

Beispiel einer Gruppe in der Struktur eines Standards

Eine **Morgenrunde** oder **Stationsversammlung** könnte die folgenden Kriterien aufweisen:

- **Ziele.** Beispielsweise Entwicklung und Förderung von Kommunikation, Interaktion, Informationsaustausch, Förderung von Verantwortung, Autonomie, Übungsfeld für Ansprechen von sozialen Problemen und Förderung der sozialen Kompetenz
- **Vorbereitung.** Beispielsweise möglichst vollständige Anwesenheit der Patienten und der Mitarbeiter, Vorbesprechung einzelner anliegender Probleme im Team und Reflexion der letzten Gruppe (Protokoll), Vorbesprechen der Runde mit ängstlichen Patienten, Festlegen des Moderators (Unterstützung), Rahmenbedingungen checken (Stuhlkreis, gelüftet, ausreichend Sitzgelegenheiten, wer bedient Telefon und übrige Organisation, Störungen vermeiden, Patienten alle in Straßenkleidung)
- **Durchführung.** Beispielsweise Begrüßung, Vorstellen neuer Patienten und Mitarbeiter, Verabschiedung der zu entlassenden Patienten, Entschuldigen wenn jemand fehlt, Festlegen des Protokollanten, Sammlung

Spaß an Gruppen (positiv)	Schwierigkeiten mit Gruppen (negativ)
• Ganzheitliches Erleben • Gruppendynamik nutzen • Erleben der Patienten auf der Station im Zusammenhang • Entwickeln von Gemeinsamkeit • Unterschiedliche Einstiegsmöglichkeiten in den Tag • Sich ausprobieren können • Andere Sichtweisen entwickeln • Patienten in einem anderen Zusammenhang erleben • Den Tag gemeinsam beginnen	• Erwartungen an mich als Leiter • Disziplinierung • Wann eingreifen, wann nicht • Unsicherheit Gruppen zu leiten • Bei bestimmten Themen nicht zu wissen, welche Reaktion richtig ist • Kaum Handlungsmöglichkeiten zu haben • Mangel an geeigneten Hilfsmitteln

Tab. 3.5: Positive und negative Aspekte beim Leiten einer Gruppe lt. der Einschätzung von Weiterbildungsteilnehmern.

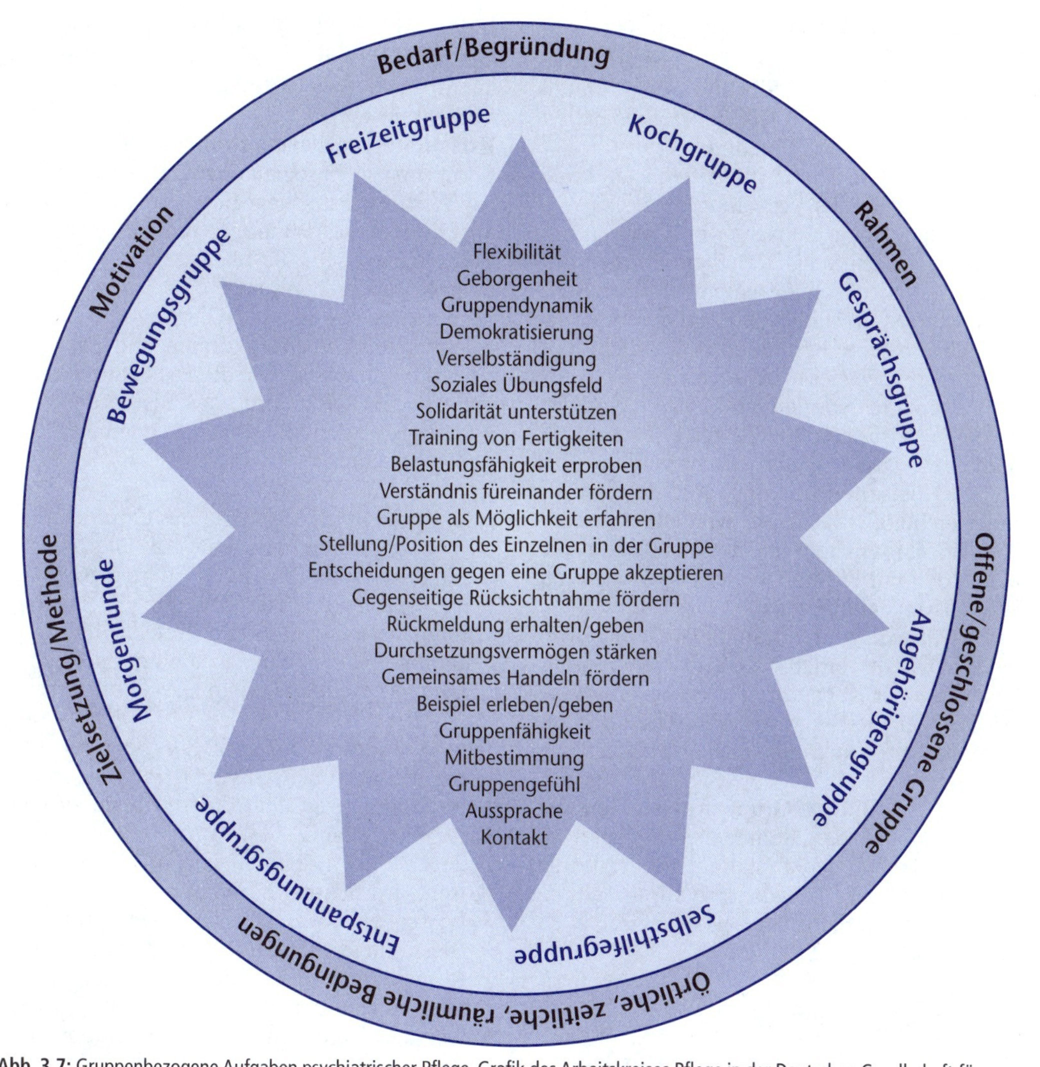

Abb. 3.7: Gruppenbezogene Aufgaben psychiatrischer Pflege. Grafik des Arbeitskreises Pflege in der Deutschen Gesellschaft für soziale Psychiatrie e.V.

aktueller Themen, Blitzlicht über momentanes Befinden, Inhalte (Wochenrück- oder Ausblick; Themenschwerpunkte über Zusammenleben, Nachsorgeeinrichtungen, gemeinsame Vorhaben, Organisatorisches wie Ämterverteilung, aktuelle Themen, Verschiedenes) Schlussblitzlicht

- **Organisation.** Beispielsweise könnte in den Standard an dieser Stelle integriert werden, wenn die Runde/Versammlung an den verschiedenen Tagen der Woche unterschiedliche Schwerpunkte hat
- **Nachbereitung.** Beispielsweise gemeinsam umräumen, falls notwendig, Nachbesprechung, Wie lief das Gespräch, was wurde übersehen, welche Patienten haben sich beteiligt, gab es schwierige Situationen, muss jetzt auf etwas geachtet werden, was könnte anders gemacht werden? Dokumentation (Protokoll, Kurven, Doku-System), Vorbereitung von Beschlüssen z. B. Bestellung in der Küche
- **Hinweise zur Durchführung.** Beispielsweise empathische Grundhaltung zeigen und Modell sein, indem der Moderator sich einbringt, Realitätsprinzip einhalten, aktuelle Probleme, Strategien bei Schweigen überlegen, Anregungen, Kritik und Wünsche aufgreifen

- **Personal- und Zeitbedarf.** Beispielsweise mindestens zwei Pflegekräfte, Vorbereitung 15 Minuten, Durchführung 45 Minuten, Nachbesprechung 20 Minuten, für die Patienten verpflichtende Teilnahme
- **Literatur.** Z. B. Fachzeitschriftenartikel oder Bücher dienen der Vertiefung.

In der Regel leben Menschen in Gruppen und dort zeigt sich ihr Sozialverhalten. Für den Einzelnen ist das Zusammensein mit anderen Menschen lebensnotwendig. Jeder Mensch hat in einer Gruppe eine bestimmte Rolle, die er einnimmt oder zugewiesen bekommt. Eine Gruppe gibt bestimmte Normen und Regeln vor. Ein nützlicher Gruppenprozess zeichnet sich dadurch aus, dass z. B. ein akzeptierendes und offenes Klima herrscht und dort Schritte zur Zielerreichung eingeleitet werden. Entscheidungsfindung entsteht im Konsens und Probleme werden mit Für und Wider abgewogen und Alternativen herangezogen.

Einige Pflegediagnosen können auch auf Gruppen angewandt werden, z. B. Selbstversorgungsdefizit in einer Kochgruppe, Vereinsamungsgefahr in einer Freizeitgruppe oder Unwirksames Rollenverhalten im Rollenspiel und in der Theatergruppe.

Die Frage, wie und wo Gruppen angeboten werden, hängt von den Rahmenbedingungen ab. Ein vernetztes Angebot (stationär, teilstationär, ambulant) erweist sich als sinnvoll, um auf die Bedürfnisse von Betroffenen gezielter und nachhaltiger reagieren zu können.

3.5.7 Umgang mit Krisen

„Allein es gibt Perioden im menschlichen Leben, die wollen überstanden sein."
(Richard Benz)

In der internationalen Pflegeklassifikation, International Classifcation for Nursing Practice wird eine **Krise** als ein Wendepunkt zum Besseren oder Schlechteren bei Verlust- oder Stresssituationen bezeichnet, bei dem es für eine begrenzte Zeit zu Unausgeglichenheit, Spannung und ineffizienter Kommunikation kommen kann. Auf psychiatrische Krankheiten bezogen bedeutet dies, eine für kurze Zeit auftretende psychische Störung im Verlauf einer chronischen Krankheit oder aus dem Gesunden heraus, die psychiatrische Hilfe erfordert.

Demzufolge ist die **Krisenbewältigung** der Prozess des Überwindens einer Krise. Dies umfasst sowohl die gedanklichen und die Handlungsstrategien der betroffenen Person selbst, als auch die Inanspruchnahme unterstützender Maßnahmen.

Krisenintervention oder eine Soforthilfe ist jede Form von psychosozialem, psychiatrischem und psychotherapeutischem Eingreifen im Hinblick auf (Krankheits-)Symptome und abweichenden Verhaltensweisen, die im Zusammenhang mit einer Krise zu sehen sind.

Eine Grundlage für den Umgang mit sich abzeichnenden Krisensituationen und Eskalationen ist es zu wissen, wie die Entstehungsbedingungen von Krisen sind, das Risiko dazu und aggressions- und gewaltbegünstigende Faktoren zu kennen.

In Krisensituationen sind die Grundrechte eines Menschen zu wahren, ethische Grenzsituationen zu erkennen, der rechtliche Rahmen nicht zu verletzen und gleichzeitig adäquate Hilfe zu leisten. Das erfordert eine hohe persönliche, soziale und fachliche Kompetenz pflegerischen Handelns.

Jede Veränderung im Verhalten oder der Stimmung des Betroffenen ist von Pflegenden deshalb daraufhin zu überprüfen, ob sie zu einer Krise führen kann.

Fachgerechtes Erkennen von und Handeln in Krisen wird sichtbar durch:

- Wissen um Krankheitssymptome und deren Bedeutungen für krisenhafte Zuspitzungen
- Rechtzeitiges Eingreifen bei angespannten Situationen
- Genaue Beobachtung, Beschreibung und Abschätzung der Situation
- Erkennen der eigenen Möglichkeiten und Grenzen
- Rechtzeitige Inanspruchnahme von Hilfemöglichkeiten bei eigener Überforderung oder Gefährdung
- Rechtzeitiges Erkennen, wann Krisen in jeglicher Hinsicht gefährlich werden können (Eigen- oder Fremdgefährdung)
- Überlegtes Handeln in angemessener Zeit und Bewahrung der Ruhe
- Planung angemessener individueller Vorsichtsmaßnahmen
- Einsetzen aller zur Verfügung stehender Mittel der Deeskalation
- Erkennen von Ursachen für die Entwicklung von Krisen

- Gemeinsame Klärung mit dem Betroffenen, was bei ihm zu Krisen führen kann
- Unterstützung des Betroffenen, Ursachen und Sinn von Krisen zu erkennen
- Rechtzeitiges Erkennen, wann weitere Hilfen gebraucht werden
- Individuelle Begleitung beim Durchleben und Durchstehen der Krise
- Aufarbeitung der Krise und mögliche Vorbeugemaßnahmen.

Eine Krise ist immer auch eine Chance, Veränderungen wahrzunehmen und zu verstehen. Krisen ermöglichen es, die Krankheit besser in das jeweilige Erleben und Leben zu integrieren und dabei herauszufinden, was in eine Krise geführt hat. Pflegende begleiten und unterstützen Menschen, aus Krisen zu lernen und sich dabei weiterzuentwickeln.

In Krisen muss situationsabhängig und schnell abgewägt und entschieden werden, dabei bleibt immer ein Teil Rechtsunsicherheit, falls etwas schief läuft.

3.5.8 Umgang mit Aggressionen und Gewalt

„Vergessen wir nicht, dass die Beweggründe der menschlichen Handlungen gewöhnlich unermesslich zahlreicher, komplizierter und verschiedenartiger sind, als wir sie nachher immer erklären, und dass sie sich selten eindeutig kundtun. Für den Erzähler ist es manchmal das Beste, sich mit der einfachen Darlegung der Ereignisse zu begnügen."
(Dostojewski in „Der Idiot")

Aggressionen: Im Brockhaus wird Aggressivität als Neigung zu schneller, heftiger Reaktion, im engeren Sinne als Angriffsbereitschaft, Angriffsbedürfnis, feindseliges Verhalten, als situationsbedingte Reaktionsbereitschaft oder als Persönlichkeitsmerkmal eines Menschen, in extremer Ausprägung auch als Symptom von Persönlichkeitsstörungen oder Erkrankungen beschrieben.
Gewalt wird im Brockhaus als Anwendung von physischem und psychischem Zwang gegenüber Menschen definiert und umfasst sowohl die rohe, gegen Sitten und Recht verstoßende Einwirkung auf eine Person als auch die willkürliche Gewalt in Macht- und Herrschaftsstrukturen.

Der Begriff Gewalt wird sowohl für die Befugnis zur Unterbindung von roher Gewalt innerhalb einer Gemeinschaft (ordnende Gewalt), als auch die Trägerschaft von Gewalt durch das Einsetzen einer schaffenden Ordnung mit personalen und sachlichen Gewaltmitteln (Zwangsmittel) benutzt.

Theorien und Ansätze

- **Endogene Aggressionstheorien:** Lorenz geht von einem angeborenen Aggressionsinstinkt aus, der zur Verteidigung des unmittelbaren Umfeldes dient.
  Pflegerisch gesehen bedeutet diese Theorie nur ein Erklärungsversuch und gibt wenig Anhaltspunkte für das tägliche Handeln.
- **Psychoanalytische Theorien:** Freud macht zwei antagonistische Triebe verantwortlich, den Widerstreit zwischen dem Lebenstrieb (Eros) und dem Todestrieb (Thanatos). Neuere Psychoanalytiker sehen aggressives Verhalten als ein sozialpsychologisches Phänomen mit prägendem Einfluss von frühkindlichen Erlebnissen und Bezugspersonen. Battegey und Horn nehmen eine Antriebsenergie analog zur Libidoenergie an.
  Pflegerisch gesehen bieten sie nur Erklärungsmuster und tragen zur Abrundung des Themas bei.
- **Frustrations-Aggressions-Hypothese:** Dollard und Miller gehen davon aus, dass jeder Aggression eine Frustration zu Grunde liegt, die als Triebblockierung begriffen wird, wie z. B. eigenes Versagen, Bedrohung, Belästigung, psychische/physische Entbehrungen und so zielgerichtete Aktivitäten verhindern.
  Pflegerisch gesehen hilft diese Erklärung für pflegerische Ansätze im Alltag, da bei den meisten psychisch erkrankten Menschen die Frustrationstoleranz gesenkt ist und in den heutigen Krankheitserklärungsmodellen die Verletzbarkeit und Stressoren eine Rolle spielen.
- **Lerntheoretische Aggressionsmodelle:** Bandura geht davon aus, dass aggressives Verhalten wie jedes andere Verhalten durch Lernen erworben wird, vor allem durch Beobachtung und wenn aggressives Verhalten zum gewünschten Erfolg führt (Modell-Lernen, Verstärkungslernen).
  Pflegerisch gesehen sind Aspekte der Vorbildfunktion der Pflegenden, verhaltensthe-

rapeutische und pädagogische Ansätze in der Pflege die wichtigste Basis im alltäglichen pflegerischen Tun.

- **Sozialtheroretische Aggressionsmodelle:** Entstehung von Aggressionen und Gewalt im sozialen Kontext, z. B. Aggressivität als Massenphänomen bei Überbevölkerung, aggressives Verhalten bei einem Ungleichgewicht im Rang innerhalb oder zwischen gesellschaftlichen Gruppen oder in Verbindung mit Konformitätsdruck, Gruppenzwang, Sündenbockbildung, Rollenverhalten und Benachteiligung.
  Pflegerisch haben diese Modelle vor allem Bedeutung für den Ort pflegerischen Handelns, z. B. in der Ambulanz, der Gemeinde und für die Integration ins Umfeld und für den Umgang mit sozialen Kontakten eines Betroffenen.
- **Neurobiologische Vorstellungen** über die Entstehung von Aggressionen oder integrative Theorien, die mehrere der genannten in sich vereinen. Mit diesen Sichtweisen rückt mehr die jeweils aktuelle Situation ins Blickfeld und die akute Veränderung, z. B. durch biologische und biochemische Einflüsse.

Besondere Aspekte bei psychisch erkrankten Menschen

„Alle psychisch kranken Menschen fühlen sich ihrer selbst nicht sicher und haben daher mehr Angst als andere Menschen. Das Extrembeispiel dafür sind Menschen mit paranoiden Ängsten, die sich in ihrer Person und/ oder ihrer körperlichen Unversehrtheit von anderen Menschen oder Dingen bedroht fühlen. Sie wehren sich gegen den subjektiv erlebten Angriff mit unterschiedlichen Mitteln. Eines davon ist der Versuch, sich andere Menschen vom Hals zu halten, große Distanz herzustellen durch Rückzug oder bedrohliches Verhalten.“[20]

Alltägliches **gewaltbegünstigendes Verhalten** der psychiatrischen Pflege entsteht nach Schädle-Deininger und Villinger in der Regel aus:

- Den banalen menschlichen Unzulänglichkeiten, Nachlässigkeiten und Versäumnisse, die in angespannten Situationen gewaltbegünstigend wirken
- Den im Alltag schwerer ins Gewicht fallenden Haltungen, die den Patienten nicht als erwachsenen autonomen Menschen mit seiner einzigartigen Lebensgeschichte und seinen nur ihm eigenen Fähigkeiten ansehen und ernst nehmen.

Spannungen werden erkannt durch:

- Ablehnendes und abweisendes Verhalten des Patienten, das sich z. B. in gereiztem Tonfall, in Rückzug, Feindseligkeit und Kurz-Angebunden-Sein ausdrückt
- Angespannte Körperhaltung und durch Getrieben-Sein des Patienten, was sich z. B. in

[20] Schädle-Deininger, Hilde; Villinger, Ulrike a. a. O. Seite 259

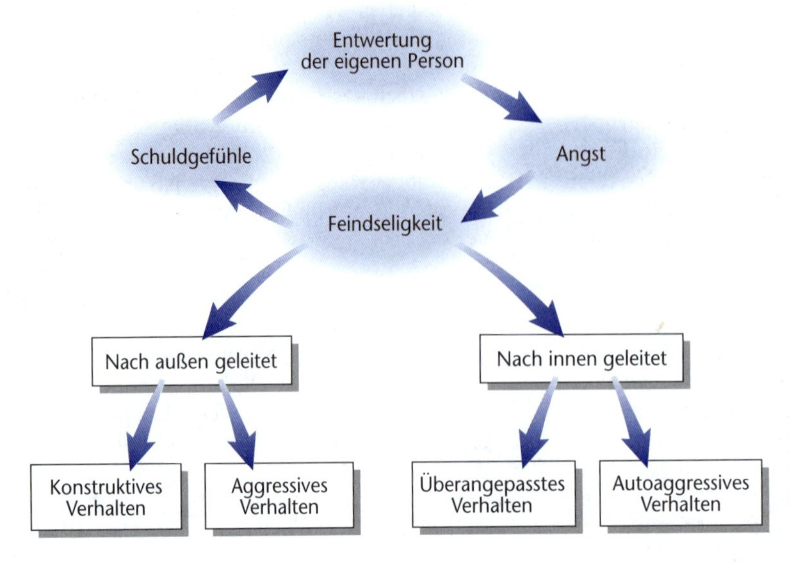

Abb. 3.8: Darstellung des Ausdrucks von Zorn (aus Schädle-Deininger/Villinger: Praktische Psychiatrische Pflege. Psychiatrie Verlag Bonn, 1996).

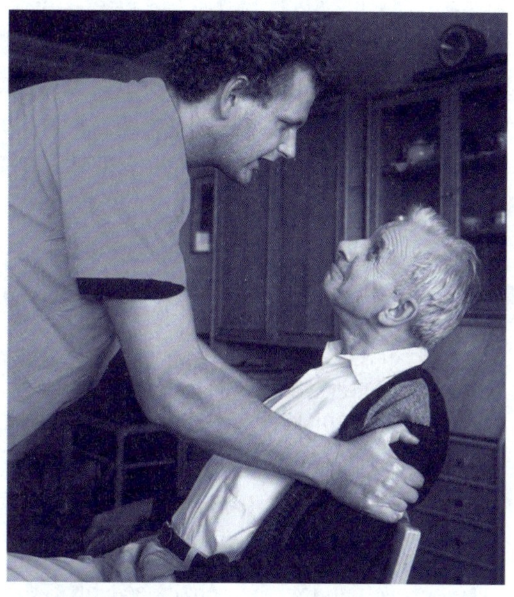

Abb. 3.9: Werden Probleme und Konflikte rechtzeitig erkannt, so können Spannungen und aggressives Verhalten vermieden werden. [K157]

motorischer Unruhe, geballten Fäusten, stechendem Blick, Kettenrauchen und Anspannung bis zur Erregung bemerkbar macht
- Verbales und Nonverbales Drohen des Patienten, das sich z. B. in Streitlust, andere Menschen piesacken oder sie mehr oder weniger bewusst missverstehen, anderen Angst einjagen, forderndem Verhalten, gewalttätigen und bedrohlichen Gebärden, Gestik und Mimik, abwertenden Äußerungen, Sachbeschädigung und ohnmächtige Wut zeigt
- Äußerungen von Angst des Patienten, wie z. B. sich bedroht fühlen, nicht mehr erreichbar sein, ambivalentes und rasch wechselndes Verhalten.

Pflegeziele

Mögliche Pflegeziele sind:
- Der Patient ist in der Lage Gefühle, wie Wut oder Feinseligkeit bei sich selbst wahrzunehmen.
- Er holt sich Hilfe, wenn er befürchtet die Kontrolle über sich zu verlieren.
- Der Patient bearbeitet in kleinen Schritten seine Probleme.
- Er akzeptiert sich mit seinen Stärken und Schwächen.
- Der Patient entwickelt wirksamere Verhaltensweisen als die bisherigen um Aggressionen zu kontrollieren.
- Er wird sich über mögliche Folgen seiner Aggressivität klar.
- Mitarbeiter sind in der Lage beherrschen und Methoden, in angespannten Situationen für Entspannung und Sicherheit zu sorgen.
- Mitarbeiter sind in der Lage Grenzen der Belastbarkeit und Geduld bei sich und anderen zu erkennen und rechtzeitig zu handeln.
- Mitarbeiter schaffen den entsprechenden Rahmen, sich mit Tätlichkeiten jeglicher Art auseinanderzusetzen.

Die Unterbindung von aggressiven Äußerungen und Gefühlen kann kein Ziel in der Pflege sein!

Situationseinschätzung

Fragen und Anhaltspunkte, die helfen können, die einzelne Situation einzuschätzen:
- Welche Ereignisse sind der aggressiven Handlung direkt vorausgegangen?
- Wie sieht das aggressive Verhalten aus?
- Wo und wem gegenüber hat der Patient seine Beherrschung verloren?
- War der Ausbruch vorhersehbar?
- Welche Verhaltensmöglichkeiten (und Ressourcen) stehen dem Patienten zur Verfügung, um mit Stress und Frustration fertig zu werden?
- Was hält der Patient von sich selbst, wie sieht er sich selbst?
- Was will der Patient mit seinem aggressiven Verhalten erreichen?

Die **Atmosphäre** und das **Milieu** spielen im Zusammenhang von Aggression und Gewalt eine bedeutende Rolle. Ein Klima, in dem eine offene Kommunikation herrscht und negative Ereignisse benannt und angesprochen werden, wirkt gewalttätigem Verhalten entgegen. **Pflegende sind Vorbild** im Ansprechen und in der Vermittlung von notwendigen **Zwangsmaßnahmen**. Sie zeigen mit ihrem Verhalten gleichzeitig auf, dass **Gewalt im sozialen Miteinander kein adäquates Verhalten** darstellt. **Normen, Regeln und Grenzen** im täglichen Miteinander sind allen Beteiligten transparent und die Konsequenzen bei Nichteinhalten allen bekannt. In Begegnungen herrscht eine **eindeutige und klare Kommunikation,** so dass der psychisch kranke Mensch weiß, woran er sich orientieren und Vertrauen entwickeln kann. **Über- und Unterforderung** wird vermieden, da beides aggressionsfördernd wirkt. Der Patient kann seine bisherigen **Gewohnheiten** und sein **individuelles Verhalten** soweit als möglich beibehalten.

Leitlinien pflegerischen Handelns bei Aggressionen

Nach Schädle-Deininger und Villinger[21] gilt es bei Aggressionen in erster Linie vorbeugend zu handeln. Sie haben Leitlinien erstellt, die pflegerisches Handeln beim präventiven Handeln, beim Handeln bei entstehenden Spannungen und beim Handeln bei Gefahr umfassen, sowie Anregungen zur Auseinandersetzung mit Aggressionen und Gewalt geben.
Wo Menschen miteinander zu tun haben, gibt es Meinungsverschiedenheiten, Streit, Konflikte und Probleme. Dies gilt besonders auch in der Begegnung zwischen Betroffenen und Helfern, im Dörner'schen[22] Sinn: In der Begegnung begegnen sich Gegner. Denn die beiden können aus je ihrer Position häufig nicht das Gleiche wollen und diese Haltung setzt den einzelnen Professionellen in die Lage, Streitigkeiten und Konflikte als etwas Normales und Alltägliches anzusehen, als etwas Notwendiges zu begreifen, um sich weiter und eine Streitkultur zu entwickeln. Dazu gehören nach Schädle-Deininger/Villinger die folgenden Fähigkeiten:
- Genau zuhören können
- Die Meinung des anderen als die seine respektieren
- Kritik situationsbezogen und annehmbar zu äußern
- Den Diskussionsgegner weiterhin wertzuschätzen
- Die Kritik auf die eigene Meinung zu beziehen, nicht auf die eigene Person
- Den Willen zu haben, eine Lösung zu finden, die für alle Beteiligten akzeptabel ist.

Auch hier haben die Mitarbeiter Vorbildfunktion wie in allen weiteren Verhaltensweisen für die Patienten.

[21] Schädle-Deininger, Hilde; Villinger, Ulrike: Praktische Psychiatrische Pflege – Arbeitshilfen für den Alltag. Psychiatrie Verlag Bonn, 1996, Seite 272 ff.
[22] Dörner, Klaus in: Borsi. Gabriele M. ((Hrsg.): Die Würde des Menschen im psychiatrische Alltag. Vandenhoeck & Ruprecht, 1989

Weitere **vorbeugende Maßnahmen** sind:
- **Meinungen** von Betroffenen werden ernst genommen und Standpunkte diskutiert und abgewogen.
- **Kritik** kann in einem zwischenmenschlichen Klima geäußert werden, Kompromisse werden gefunden.
- **Beschlüsse und Entscheidungen**, an denen der einzelne Betroffene nicht beteiligt werden kann, werden ihm erklärt und transparent gemacht.
- **Nähe und Distanz** werden beachtet, die professionelle Beziehung gestaltet, gleichzeitig Vertrauen hergestellt und Grenzen aufgezeigt.
- **Missverständnisse und Fehler** werden besprochen und entsprechend aus der Welt geschafft.
- **Unter- und Überforderung** orientieren sich an den Möglichkeiten des Patienten, seine Biografie wird in die gemeinsamen Schritte einbezogen und seine Grenzen beachtet.
- **Spielräume** im Verhalten und im Tun werden an den Bedürfnissen des Betroffenen ausgerichtet und mit ihm ausgehandelt.
- **Präsent-Sein** zeigt sich im Wahrnehmen von Veränderungen beim psychisch kranken Menschen und darin mit ihm Neues auszuprobieren, aber auch darin, Normen und Regeln durch die eigene Haltung geltend zu machen und die Atmosphäre, die herrscht, zu erkennen und gegebenenfalls zu handeln.

Weitere Aspekte von **Handeln bei Spannungen:**
- **Raum und Zeit** braucht es zur Lösung von Konflikten, auch wenn nicht jeder Konflikt lösbar ist oder sich von selbst löst, geht es um Geduld, die notwendigen Schritte, Zuwendung und Suche nach möglichen Lösungen.
- **Vorgeschichte** als eine Quelle von möglichen Reaktionen des betreffenden Menschen zu vergegenwärtigen, hilft zu erkennen, wann und in welcher Situation der Betroffen ärgerlich reagiert oder gekränkt ist.
- **Rückmeldungen** dienen dazu, dass der psychisch Kranke rechtzeitig seine Wirkung auf andere erkennen und alternative Reaktionsweisen zur Eskalation anwenden kann.
- **Normen und Regeln** gelten für alle, auf Grenzüberschreitungen wird reagiert oder sie werden, wo möglich verhindert, indem rechtzeitig auf sie aufmerksam gemacht wird.
- **Einsatz von Aktivitäten** und weitere Maßnahmen können als konstruktiver Abbau von Spannungen gesehen werden, beispiels-

Zweck/Ziel des Handelns	Art des Handelns
Vorbeugend handeln	**Informationen** Der Patient erhält ausreichende, für ihn verständliche Informationen über alle Dinge, die ihn betreffen. Veränderungen werden frühzeitig mitgeteilt. Es wird darauf geachtet, dass der Patient den Umfang der Informationen verarbeiten kann. Der Informationsaustausch unter den Mitarbeitern erfolgt regelmäßig, im Bedarfsfall sofort, vollständig, schriftlich und mündlich.
Handeln bei entstehender Spannung	**Selbstkontrolle** Der Mitarbeiter verhält sich zielgerichtet und geplant. Er einigt sich mit den anwesenden Kollegen, welche Aufgaben am wichtigsten sind, wer welche anpackt, und welche jetzt zurückstehen müssen. Einer fühlt sich besonders verantwortlich, in der Nähe der angespannten Situation zu bleiben und sich durch nichts anderes ablenken zu lassen. Wenn eine solche Lage länger andauert, wird für rechtzeitige Ablösung gesorgt. Der Mitarbeiter fragt den Patienten direkt, ob er sich noch im Griff hat. Die Mitarbeiter erkennen, wenn sie mit verletzenden Äußerungen eines Patienten nur indirekt gemeint sind, und sind in der Lage, sie bei Bedarf unkommentiert stehen zu lassen. (Im Umgang mit einem katatonen Patienten wird am deutlichsten, was mit selbstkontrolliertem Verhalten gemeint ist.)
Handeln bei Gefahr	**Hilfe holen** Je nach Einschätzung des Geschehens wird die ausreichende Zahl von Mitarbeitern zusammengerufen, im Zweifelsfall eher zu viele als zu wenige. Eine ausreichende Zahl von Helfern führt mit höherer Wahrscheinlichkeit dazu, dass ein bedrohlicher Patient sich der Übermacht beugt.
Auseinandersetzung	**Information** Nach kurzer Verständigung über das Vorgefallene informiert ein Mitarbeiter die Mitpatienten, dass die Sicherheit hergestellt ist und gibt ihnen Gelegenheit, über ihr eigenes Befinden, ihre Befürchtungen, ihren Abscheu und über ihre Beobachtungen zu sprechen oder ihre Kritik zu äußern. Die Patienten werden so umfassend wie möglich informiert, ihre Fragen werden beantwortet, soweit es die Schweigepflicht erlaubt. Zum frühest möglichen Zeitpunkt spricht der dazu am besten geeignete Mitarbeiter mit dem betroffenen Patienten ausführlich über das Geschehen, versucht, ihm die Entscheidungen der Mitarbeiter zu erklären und bietet ihm an, über seine Gefühle zu sprechen und die Dinge aus seiner Sicht zu schildern. Beobachtungen, Einschätzungen, erfolglose und erfolgreiche Maßnahmen werden ausführlich und vollständig dokumentiert und in der mündlichen Übergabe weitergegeben. Der „Täter“ hat ein Recht darauf, dass die Schweigepflicht gegenüber nicht beteiligten Personen und Institutionen gewahrt wird.

Tab. 3.6: Leitlinien Pflegerisches Handeln bei Aggressionen nach Schädle-Deininger/Villinger.

weise körperliche Betätigung oder auch „Meckerstunden“, Time-out, Entspannungsübungen, Rückzug ins Bett, Atemübungen.

Weitere Anhaltspunkte hinsichtlich **Handeln bei Gefahr:**

- **Information** bezieht sich darauf, was jetzt geschieht, wenn sich der Patient nicht sofort wieder kontrollieren kann.
- **Sicherheit herstellen** meint, dass die Helfer solange vor Ort bleiben, bis keine Gefahr mehr besteht.
- **Klare Anweisungen** bedeutet ein Mitarbeiter hat das Kommando und alle anderen richten sich danach, differente Auffassungen werden erst anschließend besprochen.
- **Schutz vor Verletzungen** heißt, dass Mitarbeiter, wenn möglich, alle verletzungsgefährdenden Gegenstände wie Uhren, Ringe oder auch Wurfgegenstände entfernen, darauf achtet, dass sie nicht durch Gewalt vom Patienten verletzt werden, **die Einzelbetreuung eines fixierten Patienten wird gewährleistet.**

- **Mitpatienten betreuen**, das heißt, ein Mitarbeiter bleibt bei den anderen Patienten und versucht ihre Angst und Unsicherheit über den Vorfall aufzufangen und falls jemand von den Aggressionen in Mitleidenschaft gezogen wurde, handelt er entsprechend.
- **Bei Gefahr oder Gefahr im Verzug: SOFORT HANDELN !**

Weitere Gesichtspunkte bei der **Auseinandersetzung:**

- **Angst wahrnehmen** und die Befürchtung, dass ein ähnlicher Vorfall wieder passieren kann, ob ausgesprochen oder unausgesprochen, wenn irgend möglich offen ansprechen, möglichst mit dem „Aggressor", wenn es ihm besser geht.
- **Milieu und Atmosphäre** tragen häufig nicht offensichtlich zur Eskalation bei und müssen reflektiert werden, beispielsweise auch in der Supervision im Hinblick auf Unstimmigkeiten im Team im Umgang mit dem Betreffenden, übersehen von biografischen Hinweisen.
- **Lernen aus Fehlern** kann in diesem Zusammenhang bedeuten, rückblickend doch noch Mosaike zu entdecken, woran die Spannung hätte früher wahrgenommen werden, z. B. durch Teambesprechungen.
- **Grenzen erkennen** bedeutet, sich auch darüber bewusst zu sein, dass trotz aller erdenklichen Maßnahmen Aggressionen und Gewalt passieren wie sonst überall auch und dass auch manchmal die Ursachen nicht herausgefunden werden können.
- **Verantwortlichkeit** meint, dass jeder erwachsene Mensch für sich selbst verantwortlich ist, so auch der psychisch Kranke, beispielsweise im Zusammenhang mit Aggressionen für Dinge, die zu Bruch gehen und nur in Ausnahmefällen hingenommen werden.
- **Vorbehalte** bestehen, wenn ein Betroffener wieder aufgenommen wird und von früheren Aufenthalten Aggressionen oder Straftaten bekannt sind, Mitarbeiter nehmen diese Informationen ernst und sind sich bewusst, dass möglicherweise die Beziehung und der Umgang dadurch beeinflusst sind.
- **Verständnis fördern** beginnt damit mit dem psychisch kranken Menschen auf die Suche zu gehen, sein eigenes Verhalten besser zu verstehen, gemeinsam zu überlegen, wie er seine Selbstkontrolle besser behalten kann, welche Alternativen er im Verhalten hat, damit sein Selbstwertgefühl zu steigern.
- **Vorbeugen ist besser als sich mit vorhandener Aggression auseinanderzusetzen!**

Angehörige werden in den Prozess des Verstehens einbezogen und in die gemeinsamen Überlegungen, wo der Betroffene Unterstützung braucht, um nicht immer wieder in die „Aggressionsfalle" zu geraten.

In diesem Zusammenhang wird eine **ausführliche Pflegediagnose** dargestellt, um ein Hilfsmittel in der Pflege aufzuzeigen und zu verdeutlichen, dass neben einem verstehenden auch ein systematischer Zugang hilfreich sein kann. Die Pflegeprioritäten bei den Pflegediagnosen „Gefahr der fremdgefährdeten Gewalttätigkeit" und „Gefahr der selbstgefährdeten Gewalttätigkeit" unterscheiden sich weder in den Maßnahmen und noch im Pflegeergebnis. Eine Pflegediagnose steht mit anderen in Beziehung und kann diese einbeziehen.

Pflegediagnosen

Gefahr der fremdgefährdeten Gewalttätigkeit

Pflegediagnose in Anlehnung an Doenges et al.[23]: Risiko, dass eine Person Verhaltensweisen zeigt, die anderen körperlichen, emotionalen und/oder sexuellen Schaden zufügen können.

Risikofaktoren

Vorgeschichte der Gewalttätigkeit: gegen andere gerichtet (z. B. schlagen, Beißen, Kratzen, Treten), Drohungen (z. B. Verfluchen, Drohbriefe, Schimpfen), Asoziales Verhalten (z. B. Stehlen, Einfordern von Privilegien, Ignorieren von Anweisungen), Indirekt (z. B. Gegenstände von der Wand reißen, mit den Füßen stampfen).

Andere Faktoren

- Neurologische Beeinträchtigungen
- Kognitive Beeinträchtigungen
- Missbrauchserfahrungen und Miterleben von Gewalt
- Pränatale und perinatale Komplikationen/Abnormitäten
- Drogen-/Alkoholmissbrauch, pathologische Intoxikation
- Psychotische Symptome
- Straftaten mit motorisierten Fahrzeugen
- Suizidales Verhalten, Impulsivität, Verfügbarkeit von Waffen

[23] Doenges, Marilyn E.; Moorehouse, Mary Frances; Geissler-Murr, Alice C.: Pflegediagnosen und Maßnahmen. Verlag Hans Huber Bern, 2002

- Körpersprache und direkt geäußerte Absicht der Schadenszufügung
- Gewalttätige Gedanken

Anmerkung: Eine Risiko-Diagnose (Gefahr) kann nicht durch Zeichen und Symptome belegt werden, da das Problem noch nicht aufgetreten ist und die Pflegemaßnahmen die Prävention bezwecken.

Pflegeinterventionsklassifikation (NIC)

- Verhalten: Interventionen zur Förderung der psychosozialen Lebensgestaltung und zur Erleichterung von Veränderungen der Lebensweisen
- Verhaltenstherapie: Interventionen zur Verstärkung oder Förderung erwünschter Verhaltensweisen oder zur Veränderung unerwünschter Verhaltensweisen
- Empfohlene Pflegeinterventionen: Aggressionskontrolle, Umgebungsmanagement, Gewaltprävention.

Pflegeergebnisklassifikation (NOC)

Empfohlenes Pflegeergebnis: Aggressionskontrolle

Gefahr der selbstgefährdeten Gewalttätigkeit

Risiko, dass eine Person Verhaltensweisen zeigt, mit denen er/sie sich selbst körperlichen, emotionalen und/oder sexuellen Schaden zufügen kann.

Risikofaktoren

- Alter 15–19 Jahre; über 45 Jahre
- Familienstand (allein stehend, verwitwet, geschieden)
- Beruf (arbeitslos, kürzlicher Arbeitsplatzverlust/Versagen am Arbeitsplatz), Beschäftigung (Leitungsfunktion, Verwalter/Besitzer eines Geschäfts, Selbstständiger, ungelernter Arbeiter)
- Konfliktreiche zwischenmenschliche Beziehungen
- Familienhintergrund (chaotisch, konfliktreich, Selbsttötung in der Familie)
- Sexuelle Orientierung: bisexuell (aktiv), homosexuell (inaktiv)
- Körperliche Gesundheit (schwere Depression, Psychose, schwere Persönlichkeitsstörung, Alkoholismus oder Drogenmissbrauch)
- Emotionaler Zustand (Hoffnungslosigkeit, [ansteigende Stimmung bei depressivem Zustand], Verzweiflung, zunehmende Angst, Panik, Wut, Feindseligkeit), mehrere Suizidversuche in der Vorgeschichte, Suizidgedanken (häufig, intensiv, anhaltend), Planung eines Suizids (klar und spezifisch), Methode und Verfügbarkeit von zerstörerischen Mitteln)
- Persönliche Ressourcen (wenig gebildet, wenig Einsicht gewährend, Affekte nicht verfügbar und wenig kontrolliert)
- Soziale Ressourcen (wenig Auskünfte, sozial isoliert, nicht reagierende Familie)
- Verbale Hinweiszeichen (über Tod sprechen „das Leben wäre besser ohne mich", Erkundigungen über tödliche Dosis von Medikamenten)
- Verhaltensbezogene Hinweiszeichen (Schreiben verzweifelter Liebesbriefe, wütende Nachrichten an jemanden senden, der die Person zurückgewiesen hat, Weggeben von persönlichen Besitztümern, eine große Lebensversicherungspolice auszahlen lassen, Personen, die sich autosexuell betätigen (z. B. Asphyxierung).

Anmerkung: Eine Risiko-Diagnose (Gefahr) kann nicht durch Zeichen und Symptome belegt werden, da das Problem noch nicht aufgetreten ist und die Pflegemaßnahmen die Prävention bezwecken.

Patientenbezogene Pflegeziele oder Evaluationskriterien

Der Patient

- Ist sich der Realität der Situation bewusst
- Äußert, zu verstehen, weshalb dieses Verhalten auftritt
- Erkennt die auslösenden Faktoren
- Drückt realistische Selbsteinschätzung/erhöhtes Selbstwertgefühl aus
- Nimmt an der Pflege und Selbstversorgung teil und erfüllt die eigenen Bedürfnisse auf selbstbewusste Weise
- Zeigt Selbstkontrolle, was sich durch entspannte Körperhaltung, gewaltfreies Verhalten ausdrückt
- Nutzt Ressourcen und das soziale Beziehungsnetz auf wirksame Weise.

Maßnahmen oder Pflegeinterventionen

1. Pflegepriorität: Einschätzen ursächlicher oder beeinflussender Faktoren

- Ermitteln der ursächlichen Dynamik der Situation gemäß der beschriebenen Risikofaktoren
- Feststellen, wie der Patient selbst die Situation wahrnimmt. Auf Abwehrmechanismen (z. B. Verleugnung, Projektion) achten
- Achten auf frühe Anzeichen von Stress/Anpassung/erhöhter Angst (z. B. Reizbarkeit,

mangelnde Kooperation, forderndes Verhalten, Körperhaltung/Ausdruck)
- Erkennen von Zuständen, die möglicherweise die Fähigkeit, das eigene Verhalten unter Kontrolle zu halten, beeinträchtigen (z. B. akutes/chronisches, organisches Psychosyndrom)
- Beachten der Laborresultate
- Beachten von Zeichen einer Selbsttötungs-/Tötungsabsicht (z. B. Wahrnehmung von Todesgedanken/Angstgefühlen, während des Zusammenseins mit dem Patienten, Warnungen des Patienten: „Es spielt keine Rolle", „Ich wäre lieber tot", Stimmungsschwankungen)
- Beachten von suizidalem/homozidalem/gewalttätigem Verhalten in der Familienanamnese
- Direktes Ansprechen von Absichten, wie Gewalttätigkeit/Suizid, wenn der Patient seinen Gedanken/Gefühlen gemäß handeln möchte, um gewalttätige Absichten zu erkennen
- Bestimmen von Gegenständen/Möglichkeiten mit deren Hilfe Gewalt/Selbsttötung verübt werden kann
- Ermitteln der Bewältigungsformen des Patienten, Beachte: Der Patient glaubt, dass es keine andere Möglichkeit als Gewalt gibt
- Erkennen von Risikofaktoren und Hinweisen, die auf Kindesmisshandlungen/Vernachlässigung hindeuten, z. B. unerklärbare, häufige Verletzungen, Gedeih- und Entwicklungsstörungen.

2. Pflegepriorität: Den Patienten bei der Übernahme von Verantwortung für impulsives Verhalten und für sein Gewaltpotenzial unterstützen

- Aufbau einer therapeutischen Beziehung zwischen Pflegeperson/Patient – wenn möglich – kontinuierliche Betreuung durch die gleiche Pflegeperson, vermittelt ein Gefühl des Vertrauens, das es dem Patienten erlaubt, **Gefühle offen zu diskutieren**
- Direktes Kommunizieren, offen und eindeutig, um manipulatives Verhalten nicht zu unterstützen
- Beachten möglicher Motivationsquellen für eine Veränderung (z. B. wiederholtes Scheitern von Beziehungen, Verlust des Arbeitsplatzes), Kriseninterventionen können einen Anreiz für Veränderungen darstellen, die Intervention muss jedoch rechtzeitig erfolgen, um **nachhaltige Wirkung** zu zeigen
- Dem Patienten helfen zu erkennen, dass sein Handeln möglicherweise eine Reaktion auf eigene Ängste ist (z. B. Angst vor Kontrollverlust), Abhängigkeit oder Gefühl der Machtlosigkeit
- Sich Zeit nehmen, den Gefühlsäußerungen des Patienten zuzuhören, anerkennen der Realität seiner Gefühle und ihm versichern, dass Gefühlserlebnisse/-äußerungen in Ordnung sind (evtl. die **Pflegediagnose Störung des Selbstwertgefühls** einbeziehen)
- Konfrontation des Patienten mit seiner Tendenz, die Situation/das eigene Verhalten herunterzuspielen
- **Erkennen von Faktoren** (Gefühle/Ereignisse), die den gewaltsamen Verhaltensweisen vorausgegangen sind
- Besprechen der Auswirkungen des Verhaltens auf Andere und Konsequenzen des Handelns
- Anerkennen, dass Selbsttötung/Mord eine reale Verhaltensmöglichkeit ist, besprechen der Folgen des Handelns, wenn es tatsächlich ausgeführt würde. Fragen, wie es dem Patienten bei der **Lösung seiner Probleme** helfen würde
- Akzeptieren des Zorns des Patienten, ohne mit Emotionen zu reagieren, dem Patienten gewähren, zornige Gefühle auf annehmbare Weise zu äußern, und ihn wissen lassen, dass das Pflegeteam da ist, um ihm zu helfen, sich unter Kontrolle zu halten, dies fördert **Akzeptanz der Gefühle und Sicherheit**
- Unterstützen des Patienten, angemessene Lösungen/Verhaltensweisen zu erkennen (z. B. körperliche Aktivitäten/Übungen), um **das Gefühl der Angst und die damit verbundenen physischen Symptome abzubauen**
- Dem Patienten Möglichkeiten geben, etwas zu tun/zu unternehmen und negative Formulierungen wie „tu das nicht", „das darf man nicht" vermeiden.

3. Pflegepriorität: Unterstützen des Patienten bei der Selbstkontrolle

- Abschließen verbindlicher Vereinbarungen mit dem Patienten über seine Sicherheit/die Sicherheit anderer
- Dem Patienten so viel Kontrolle/Entscheidungsmöglichkeiten zu geben, wie dies in der aktuellen Situation möglich ist, dies **fördert das Selbstbewusstsein und stärkt das Vertrauen in die Fähigkeit Verhalten ändern zu können**

- Ehrlich bei Information im Umgang mit dem Patienten sein
- Feststellen aktueller/früherer Erfolge und Stärken, besprechen der Wirksamkeit verwendeter Bewältigungsformen und möglicher Veränderungen (evtl. die **Pflegediagnose Unwirksames Coping** einbeziehen), **der Patient ist sich oft der positiven Aspekte des Lebens nicht bewusst, einmal erkannt können diese eine Basis für Veränderungen darstellen**
- Unterstützen des Patienten, zwischen Realität und Halluzinationen/Wahnvorstellungen zu unterscheiden
- Dem Patienten mit positiver Einstellung/Haltung begegnen, so als ob er die Kontrolle für das eigene Verhalten hat, verantwortlich ist, jedoch daran denken, dass sich der Patient möglicherweise nicht unter Kontrolle hat, vor allem wenn er/sie unter dem Einfluss von Suchtmitteln steht
- Distanz wahren und den Patienten nicht berühren, wenn sich aus der Situation erkennen lässt, dass er keine Nähe erträgt (z. B. nach einem Trauma, posttraumatische Reaktion)
- Ruhig bleiben, im Verhalten klare und bestimmte Grenzen setzen (einschließlich der jeweiligen Konsequenz bei Verstoß)
- Den Patienten hinweisen, in Sichtweite des Personals zu bleiben
- Verabreichen verordneter Medikamente, darauf achten, dass der Patient nicht zu stark sediert wird
- Auf Interaktion und kumulative Effekte bei medikamentöser Therapie achten
- Geben von positiven Rückmeldungen bei Bemühungen des Patienten, dies **ermutigt zur Fortsetzung erwünschten Verhaltens**
- Beachten von Todesfantasien, falls solche ausgedrückt werden.

4. Pflegepriorität: Unterstützen von Patienten/Bezugsperson(en), mit der bestehenden Situation besser umzugehen

- Abstimmen der Maßnahmen auf die betroffene(n) Person(en), gemäß Alter/Beziehung zum Patienten
- Ruhige, sachliche und wertfreie Haltung bewahren, dies **verringert Abwehrreaktionen**
- Beachten, wer im Falle von Morddrohungen/-absichten die möglichen Opfer sind, initiieren entsprechender Maßnahmen entsprechend den rechtlichen/ethischen Vorschriften
- Besprechen der Situation mit der misshandelten/geschlagenen Person, informieren über Wahl und Wirksamkeit verschiedener Maßnahmen, die ergriffen werden können
- Dem Betroffenen helfen zu verstehen, dass Gefühle des Zorns und der Rache angemessen sind, in der Situation ausgedrückt, aber nicht ausgelebt werden dürfen (evtl. die **Pflegediagnose posttraumatische Reaktion** einbeziehen)
- Ermitteln von verfügbaren institutionellen Ressourcen.

5. Pflegepriorität: Gewährleisten/Fördern von Sicherheit im Falle von gewalttätigem Verhalten

- Für eine sichere, ruhige Umgebung sorgen und gefährliche Gegenstände aus der Umgebung des Patienten entfernen
- Einhalten von Distanz zu einem Patienten, der um sich schlägt/zuschlägt, ausweichen, Maßnahmen zur Kontrolle der Situation einleiten
- Zusätzliche Personen verständigen
- Annähern an einen aggressiven, angreifenden Patienten nur von vorne, außer Reichweite bleiben, bestimmt/sicher auftreten, „Kommandohaltung" einnehmen, die Arme am Körper anliegend
- Direkten, andauernden Blickkontakt halten, falls angezeigt
- Dem Patienten sagen, wann die Grenzen erreicht sind, dies kann genügen, ihn zu befähigen, die eigenen Handlungen zu kontrollieren
- Mit leiser, aber bestimmter Stimme sprechen
- Dem Patienten das Gefühl geben, die Situation im Griff zu haben, um **ein Sicherheitsgefühl zu vermitteln**
- Einen Weg für Personal und Patient offen halten und in dauernder Bereitschaft sein, sich schnell zu bewegen
- Verwenden von Sicherheitsgurten – falls nötig – beim Festhalten des Patienten, den Patienten absondern, bis er die Selbstkontrolle wieder erlangt, verabreichen der verordneten Medikation.

6. Pflegepriorität: Fördern des Wohlbefindens (Beratung, Patientenedukation und Entlassungsplanung)

- Beteiligen des Patienten an der Pflegeplanung, entsprechend der Situation, ihm Ermöglichen, seine Bedürfnisse nach Unterhaltung zu befriedigen, wichtig ist , das Erlebnis, sich etwas Gutes zu tun zu erlernen

- Unterstützen des Patienten, sich selbstsicher, anstatt manipulativ, unsicher und aggressiv zu verhalten
- Sprechen mit der(n) Bezugsperson(en) über die Gründe für das Verhalten des Patienten, Feststellen, wie wichtig den Beteiligten die Aufrechterhaltung der Beziehung ist
- Planen von Strategien als Hilfestellung z. B. für die Eltern, damit sie lernen, ihre Elternrolle wirksamer zu erfüllen
- Feststellen, welches soziale Netz vorhanden ist
- Bei Bedarf Verweis auf andere dem derzeitigen Stand angemessene Stellen, Möglichkeiten und Einrichtungen

Weitere Pflegediagnosen, die je nach Situation und Ausgangslage möglicherweise zusätzlich relevant sind:

- Beeinträchtigte elterliche Fürsorge
- Unwirksames individuelles/familiäres Coping
- Störung des Selbstwertgefühls
- Posttraumatische Reaktion, Vergewaltigungssyndrom.

Schwerpunkte der Pflegedokumentation

Pflegeassessment oder Neueinschätzung

- Individuelle Ergebnisse der Einschätzung, inklusive der Art des Problems (z. B. Suizidalität/Fremdgefährdung), Risikoverhalten und Ausmaß der Impulskontrolle, Pläne zur Ausführung der Gewaltvorhaben
- Wahrnehmung der Situation durch den Patienten, Motivation zur Veränderung.

Planung

- Pflegeplan/-interventionen und beteiligte Personen
- Details der Vereinbarung bezüglich Gewalt gegen sich oder andere
- Plan zur Patientenanleitung, -schulung und -beratung.

Durchführung/Evaluation

- Ergriffene Maßnahmen zur Gewährleistung der Sicherheit, inklusive Angabe der gefährdeten Personen
- Reaktionen auf Interventionen/Anleitung und ausgeführte Pflegetätigkeiten
- Zielerreichung/Fortschritte in Richtung Zielerreichung
- Anpassung und Veränderung des Plans.

Entlassungsplanung

- Langfristige Bedürfnisse nach Entlassung sowie die Verantwortlichkeit für die notwendigen Maßnahmen
- Vermitteln an andere Gesundheitsberufe.

Pflegeinterventionsklassifikation (NIC)

- Verhalten: Interventionen zur Förderung der psychosozialen Lebensgestaltung und zur Erleichterung von Veränderungen der Lebensweise
- Verhaltenstherapie: Interventionen zur Verstärkung oder Förderung erwünschter Verhaltensweisen oder zur Veränderung unerwünschter Verhaltensweisen
- Empfohlene Pflegeinterventionen: Aggressionskontrolle, Umgebungsmanagement, Gewaltprävention
- Pflegeergebnisklassifikation (NOC): Aggressionskontrolle.

In der Internationalen Klassifikation für die Pflegepraxis (ICNP) des ICN[24] in der deutschsprachigen Ausgabe der deutschsprachigen Pflegeverbände ist zu lesen, dass es in der Systematik von Vorgehensweisen auch darum geht, vergleichbare Pflegedaten sowie eine gemeinsame Sprache zu entwickeln und damit Pflegeinterventionen zu benennen und zu vereinheitlichen.

Definiert wird z. B. Selbstkontrolle: Aggression ist eine Art von Selbstkontrolle mit den spezifischen Merkmalen: Disposition zur Selbstbeherrschung bei aggressivem, streitsüchtigem und destruktivem Verhalten gegenüber anderen.

Durch die immer kürzere Verweildauer in psychiatrischen Kliniken und durch die zunehmend wenigeren Möglichkeiten der Integration von psychisch kranken Menschen in einen an seinen Möglichkeiten orientierten Arbeitsprozess, werden Aggressionen vorprogrammiert. In der Pflege werden in dieser Hinsicht mehr Variationsmöglichkeiten von Interventionen und psychiatrisch-pflegerischen Konzepten entwickelt werden und beforscht müssen.

[24] ICNP®, Internationale Klassifikation für die Pflegepraxis, Teil I (herausgegeben von Matthias Hinz, Frank Dörre, Peter König und Peter Tackenberg), Teil II (aus dem Englischen von der deutschsprachigen ICNP-Nutzergruppe), deutschsprachige Ausgabe in Zusammenarbeit mit: Deutscher Berufsverband für Krankenpflege (DBfK), Schweizer Berufsverband für Krankenpflege (SBK), Österreichischer Gesundheits- und Krankenpflegeverband (ÖGKV). Verlag Hans Huber Bern, 2003

Abschließendes

Inwieweit die genannten pflegerischen Ansätze hilfreich sind, wird sich in der täglichen Anwendung dieser Instrumente zeigen.
Aus den Untersuchungen von Richter[25] und Steinert[26] geht hervor, dass gravierende (schwere) Gewalttaten bei psychisch Kranken nicht häufiger vorkommen als in der Normalbevölkerung. Alltägliche (leichte) Delikte wurden bisher weniger untersucht. Angenommen wird jedoch, dass die Dauer der Erkrankung, vor allem ohne medizinische Behandlung eine Rolle spielt. Trotzdem gibt es – wie auch sonst in der Bevölkerung – eine kleine Gruppe von psychisch Kranken, die immer wiederkehrende aggressive Ausbrüche zeigen. In solchen Situationen sind alle Mitarbeiter aufgefordert, sich Verhaltensstrategien zu überlegen und zu einem Konsens in der gemeinsamen Vorgehensweise zu finden.
Buijssen[27] weist darauf hin wie wichtig es ist, dass nach einem stattgefundenen Patientenübergriff, einem bleibenden Trauma entgegen gewirkt werden muss. Vor allem geht es darum den Vorgang im Zusammenhang zu verstehen und Wut, Scham, Selbstzweifel, Angst, Schock und ähnliche Empfindungen und Reaktionen auszusprechen, von Kollegen anerkannt zu bekommen und diese aufzuschreiben. Kollegen müssen auf das sehr belastende Ereignis Rücksicht nehmen, in dem überlegt wird, wie der Kollege entlastet und unterstützt werden kann.
Die Frage wie Gewalt und Gewalttätigkeit in der Psychiatrie reduziert werden kann, muss eine Frage bleiben, die professionell Tätige permanent beschäftigt. Dabei geht es im Wesentlichen darum, inwieweit ein neues Rollenverständnis im psychiatrischen Feld notwendig ist. Sind z. B. getroffene Behandlungsvereinbarungen, Akteneinsicht und gemeinsam mit dem Patienten bewertete Behandlungen ein Schritt dahin? Können Psychoseseminare, präventive Ansätze und Angehörigengruppen im Vorfeld zu einer entspannenderen Atmosphäre beitragen? Beschwerdestellen, Ombudsleute und Patientenfürsprecher, andere kontrollierende Gremien und eine generelle Dokumentationspflicht können Transparenz in die Behandlung bringen. Wichtig ist den tabuisierenden Mantel des Schweigens zu lüften und das Ziel einer gewaltarmen Psychiatrie zu verwirklichen.

Weitere theoretische Grundlagen
„Die einzige Sprache, die jeder versteht, ist die Sprache des menschlichen Gesichts.“ (Ernst Bloch)
Unterschiedliche **theoretische Ansätze und Grundlagen der Kommunikation und Gesprächsführung** sowie deren **analytische Betrachtungsweise** können im Alltag hilfreich sein und lassen einzelne Reaktionen Verhaltensweisen, Aktionen und Zusammenhänge besser erkennen und einordnen. Die einzelnen therapeutischen Verfahren sind mit der Ausübung psychiatrischer Pflege verwoben und bilden in vielen Ansätzen eine theoretische Grundlage, z. B. die Pflegetheorie von Hildegard Peplau (☞ Kap. 2.5.2), in der pflegerischen Beziehungsgestaltung (☞ Kap. 2.6.2) oder in der Anwendung von Bezugspflege.

3.6 Psychotherapeutische Verfahren

„Die Stimme der Vernunft ist leise, doch sie ruht nicht, ehe sie sich Gehör verschafft hat.“ (Sigmund Freud)

Jeder Mensch kann im Laufe seines Lebens in eine Situation geraten, in der persönliche Probleme ein Ausmaß annehmen, dass sie nicht mehr aus eigener Kraft gelöst werden können. Groben Schätzungen nach, befinden sich – wenn auch nur vorübergehend – jährlich ca. 10 % der Bevölkerung in einer derartigen Krisensituation[28]. Häufig wird von den Betroffenen professionelle Hilfe in Anspruch genommen. Zur Behandlung stehen unterschiedliche Therapieverfahren zur Verfügung, wobei der Therapeut im Einzelfall im Einvernehmen mit dem Hilfebedürftigen entscheiden wird, welche therapeutische Behandlung sinnvoll für den Klienten ist bzw. sein kann.

[25] Richter, Dirk: Patientenübergriffe auf Mitarbeiter psychiatrischer Kliniken: Häufigkeit, Folgen, Präventionsmöglichkeiten. Lambertus Verlag Freiburg, 1999
[26] Steinert, Tilmann: Aggressionen bei psychisch Kranken. Enke Verlag Stuttgart, 1995
[27] Buijssen, Huub: Wenn der Beruf zum Alptraum wird: Traumatische Erfahrungen in der Krankenpflege. Beltz Verlag Weinheim, 1997
[28] Koppel, Glenn T.: Basiswissen Psychotherapic. Vandenhoeck & Ruprecht Göttingen, 1994

Die bekanntesten psychotherapeutischen Verfahren

- **Konfliktzentrierte Verfahren:** Psychoanalyse und daraus abgeleitete Verfahren wie z. B. tiefenpsychologisch fundierte Psychotherapie.
- **Systemische Theorien:** Entwicklung aus der Systemtheorie der Naturwissenschaften, z. B. systemische Familientherapie. Einzelne Teile werden nicht isoliert betrachtet, sondern in ihrem jeweiligen Kontext (Zusammenhang). Dadurch entsteht mehr Zuwendung zur Beziehung zwischen Individuen, also dahin, wo sich das Erleben und Verhalten ereignet.
- **Psychodrama:** Gruppenpsychotherapeutisches Verfahren, das im spielerischen Verfahren zum besseren Verstehen der eigenen Gefühle und Motive beitragen will.
- **Verhaltenstherapie:** Zu den lerntheoretischen und verhaltenstherapeutischen Schulen zählen alle Varianten der kognitiven, humanistisch-existentialistisch-phänomenologischen Betrachtungsweisen.
- **Suggestive Verfahren:** Entspannende Verfahren wie Autogenes Training, Progressive Muskelentspannung oder Hypnose.
- **Erlebnisorientierte Verfahren:** Bekannt als **Gestalttherapie** und in den 1960er Jahren aus den Theorien der Psychoanalyse und der Gestaltpsychologie abgeleitet.

Was sich zwischen Pflegenden und psychisch kranken Menschen abspielt, ist mit Hilfe von analytischen Erklärungsmuster oder psychotherapeutischen Zusammenhängen und unterschiedlichen Ansätzen von Verhaltenstheorien besser einzuordnen, zu verstehen und ins tägliche Handeln zu integrieren.

Einige Aspekte dieser unterschiedlichen theoretischen Ansätze werden hier ausgeführt. Sie sind exemplarische Ausführungen und vermitteln die unterschiedlichen Sichtweisen eines Menschen und seiner Probleme. Je nach Situation erleichtert eine synoptische Zusammenschau das Erfassen des Umfangs der Konflikte und Störungen.

Diese Grundlagen können dem Pflegenden zu einer klaren Analyse von Situationen und zur Reflexion dienen.

3.6.1 Pflege und zentrale Aspekte der Psychoanalyse

„Wenn die Leute ihre Träume aufrichtig erzählen wollten, da ließe sich der Charakter eher daraus erraten als aus dem Gesicht.“ (Georg Christoph Lichtenberg)

Die **psychoanalytische Theorie** wurde von Sigmund Freud (1856-1939) entwickelt. Zentrale Aspekte sind die Unterscheidung der Ebenen des Bewusstseins: das Bewusste, das Vorbewusste, das Unbewusste, die Bereiche der Persönlichkeit: das Ich, das Über-Ich, das Es und die Abwehrmechanismen.

Psychotherapeutische Verfahren dienen der Behandlung von seelischen Leidenszuständen, Beziehungs- und Verhaltensstörungen sowie körperlichen Symptombildern bei seelischen Zusammenhängen mit psychologischen Mitteln (Kommunikation).

Psychotherapie wird von dafür ausgebildeten Therapeuten auf der Basis eines Vertrages mit Einzelnen, Paaren, Familien oder Gruppen durchgeführt. Ziel ist es, Krankheitssymptome bzw. Konflikte zu beseitigen und seelische und persönliche Weiterentwicklung („Reifung“) zu fördern.

In den Grundgedanken und seinem psychoanalytischen Modell geht Sigmund Freud davon aus, dass uns ein Teil unserer Gefühlswelt verborgen ist. Die wichtigsten Begriffe werden nachfolgend erklärt.

Das Bewusste, Vor- und Unbewusste

Freud differenziert drei Bewusstseinsebenen:

- Das **Bewusste** ist dem Augenblick verbunden und bezeichnet den Teil unseres Geistes, der registriert, was in unserem Kopf vor sich geht sowie die bewusste Ebene dessen, was wir gerade denken. **Diese Inhalte können mit Hilfe des Gedächtnisses reproduziert werden.**
- Das **Vorbewusste** bezeichnet die Dinge, die – auch wenn sie augenblicklich nicht aktuell sind – sehr schnell wieder ins Gedächtnis gerufen werden können. Daran wird deutlich, dass das Bewusste und Vorbewusste sehr eng miteinander verbunden und fließend sind. Erinnerungen werden durch Querverbindun-

gen rasch vom Vorbewussten ins Bewusste gebracht.
- Das **Unbewusste** betrifft unsere Wünsche, Gedanken und Gefühle, die weit zurück liegen und über die wir keine Kontrolle mehr haben, die emotional so belastet sind, so dass wir uns nicht mehr daran erinnern möchten (Abwehr). Das bedeutet, wir sind uns ihrer nicht (mehr) bewusst und können sie deshalb nur schwer (wieder) ins Gedächtnis rufen.

Die **Psychoanalyse** verfolgt den Ansatz, Unbewusstes wieder ins Gedächtnis zu rufen, unbewusste Zusammenhänge herzustellen und zu klären sowie eine Verbindung zwischen dem jetzigen Verhalten und einer früheren Situation bzw. Erlebnissen herzustellen.

Es, Ich und Über-Ich

Freud unterscheidet drei Bereiche der Persönlichkeit:
- Das **Es** ist der Teil unserer Persönlichkeit, der vom Lustprinzip beherrscht wird. Das Es entwickelt sich aus Reflexen und instinktivem Verhalten und impliziert, dass Impulse, die aus dem Es entstehen, wollen sofort befriedigt werden.
- Das **Ich** ist Teil unserer Persönlichkeit und wird aus dem Es heraus entwickelt und wird auch als Selbst bezeichnet „das bin ich". Das Ich folgt dem so genannten Realitätsprinzip und muss die eigenen Bedürfnisse und die Wirklichkeit der Umwelt in Einklang bringen.
- Das **Über-Ich** ist der Teil unserer Persönlichkeit, der sich erst nach dem Es und dem Ich entwickelt und vertritt Normen, Regeln und Sanktionen der Gesellschaft und ist der Sozialisationsprozess, durch den man lernt, moralische Entscheidungen zu treffen. Dieser Teil der Persönlichkeit wird uns in der Regel von den Eltern weitergegeben.

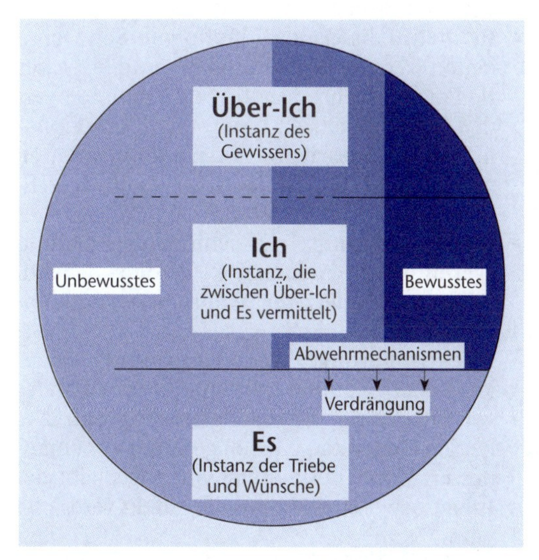

Abb. 3.10: Beziehung von Es, Ich und Über-Ich, nach Sigmund Freud. Aus Baumgartner et al.: Häusliche Pflege heute. Urban & Fischer Verlag München, 2003.

Entwicklung der Persönlichkeit

Die **Entwicklung der Persönlichkeit**, auch psychosexuelle Entwicklung genannt, ist ein weiterer Aspekt der Freud'schen Theorie.

Zwei Formen von **Energien** beeinflussen nach Freud den menschlichen Organismus: die Libido und der Thanatos.
- Als **Libido** wird die Energie bezeichnet, die mit lebensspendenden, konstruktiven, fördernden und aufbauenden Prozessen zu tun hat. Nach Koppel[29] ist die Libido „auch eine erotogene, das heißt Erotik erzeugende Energie. Dies muss so sein, denn Erotik und Sexualität sind auf die Erhaltung der Art, auf Reproduktion, Kreieren und Aufbauen neuen Lebens gerichtet. In diesem Sinne ist Zusammenhang zwischen Sexualität und Libido-Energie logisch und natürlich.
- Als **Thanatos** wird die Energie bezeichnet, die mit dem Tod verbunden ist, die aggressive und zerstörerische Form der Energie.

Phasen der psychosexuellen Entwicklung

Nach Freud gibt es verschiedene Phasen in der **psychosexuellen Entwicklung.** Die Libido-Energie hat ihren Ursprung im Es und wird durch verschiedene Körperzonen in den unterschiedlichen Phasen der Entwicklung befriedigt und ist danach benannt.
- Die **orale Phase** beginnt mit der Geburt (oder vorher) und reicht ungefähr bis zum zweiten Lebensjahr. Der Organismus erlangt seine Befriedigung durch den Mund. Das Kleinkind erfährt die Welt um sich z. B. dadurch, dass es alles in den Mund nimmt oder durch Lutschen, ein angeborenes Re-

[29] Koppel, Glenn T.: Basiswissen Psychotherapie. Vandenhoeck & Ruprecht Göttingen, 1994, Seite 41

flexverhalten. Das Saugen an der Brust muss nicht gelernt werden, sondern geschieht einfach.
- Die **anale Phase** schließt sich an und ist gekennzeichnet durch das „Sauber werden". Das Kind lernt den Schließmuskel und somit den Stuhlgang zu kontrollieren. Die Befriedigung der Libido konzentriert sich auf die Ausscheidungen. Kinder spielen in dieser Zeit gerne mit Schlamm und Erde.
- Die **phallische Phase** erstreckt sich ungefähr vom 4. bis 6. Lebensjahr und ist aus psychoanalytischer Sicht eine komplizierte Phase im Leben eines Menschen. Diese Phase ist gekennzeichnet durch den *Ödipuskomplex* (Rivalisieren des Jungen mit dem Vater um die Gunst und den Besitz der Mutter) und *Penisneid* (beruht auf der Annahme, dass Mädchen unglücklich sind und sich einen Penis wünschen).
- Die **Latenzphase** zwischen dem 7. bis 11. Lebensjahr ist dadurch gekennzeichnet, dass in der psychosexuellen Entwicklung nicht viel passiert. Nach der Einschulung entwickelt sich das Kind eher kognitiv und intellektuell und baut seine Fähigkeiten und Fertigkeiten aus.
- Die **genitale Phase** schließt die Entwicklung zwischen dem 12. bis 18. Lebensjahr ab. Bis zum jungen Erwachsensein wird gelernt, reife emotionale und sexuelle Beziehungen einzugehen.

Heute wird aus psychologischer und psychoanalytischer/psychotherapeutischer Sicht die Entwicklung damit nicht als beendet betrachtet, sondern als ein lebenslanger Prozess begriffen.

Abwehrmechanismen

Abwehr beinhaltet alle Maßnahmen des Ichs, die mit unerträglicher Unlust verbundene Konflikte aus dem bewussten Erleben ausklammern. **Abwehrmechanismen** werden gelernt, unbewusst eingesetzt und laufen automatisch ab.

Frühe oder primitive Abwehrmechanismen
- **Introjektion** (Vorläufer von Internalisierung und Identifizierung)
- **Projektion** (Vorläufer von Externalisierung und Selbst-Objektivierung)
- **Projektive Identifizierung**
- **Spaltung** und **Fragmentierung.**

Reifere Abwehrmechanismen
- **Verdrängung:** Häufigster Abwehrmechanismus. Verdrängung findet statt, wenn ein Gedanke, eine Erinnerung, ein Wunsch oder ein Gefühl aus dem Bewusstsein tief ins Unbewusste verdrängt wird, so dass nichts davon erinnert wird. Jeder verdrängt jeden Tag eine Menge und hat tief in seinem Inneren vieles, womit er am liebsten nichts mehr zu tun hätte. Dies geschieht unbewusst. Uns ist nicht bewusst, dass wir verdrängen. Wenn uns die Verdrängung bewusst wäre, wäre es keine Verdrängung.
- **Verleugnung:** Bestimmte Aspekte der Realität oder Wahrheiten im Leben können nicht akzeptiert werden. Der Verlust eines geliebten Menschen wird z. B. lange Zeit nicht als Realität hingenommen. Der Hinterbliebene kann weiterleben, ohne daran zu glauben, dass der geliebte Mensch unwiederbringlich tot ist. „Das kann nicht wahr sein", so könnte sich Verleugnung ausdrücken, die gewöhnlich in den ersten Stunden nach einer persönlichen Katastrophe auftritt.
- **Verschiebung:** Aufgestaute Wut oder Frustration wird an jemand oder etwas anderem ausgelassen, der oder das nicht Verursacher dieses angestauten Gefühls ist. Hierdurch ermäßigt sich die Bedrohung selbst, aber der Ersatzgegenstand ist mit dem ursprünglichen Gefühl durch eine Assoziationskette verbunden.
- **Intellektualisierung:** Emotionale Schwierigkeiten werden durch rationales und logisches Reden abgewehrt. Emotionale Probleme werden sehr theoretisch besprochen. Emotionalität wird ausgeschaltet, um die Konfrontation mit eigenen Gefühlen zu vermeiden, z. B. Triebangst in der Pubertät.
- **Rationalisierung:** Entschuldigungen und „vernünftige" Argumente werden benutzt, um dem Schmerz der Wahrheit zu entkommen.
- **Affektisolierung:** Zwei oder mehrere Gedanken oder Gefühle, die nicht miteinander vereinbar sind, treten gleichzeitig auf. Die beiden Gedanken bleiben getrennt voneinander im Kopf. Bei diesem Vorgang bleibt der Inhalt bewusst, während der Affekt verdrängt wird.
- **Reaktionsbildung:** Abwehr nimmt die Form einer Reaktion gegen etwas an, das der Mensch eigentlich fürchtet, z. B. einen eige-

nen Impuls oder ein eigenes Gefühl. **Verkehrung ins Gegenteil** bezieht sich auf einen vorübergehenden Zustand. Mit der **Wendung gegen die eigene Person** werden andere vor aggressiven bzw. sadistischen Impulsen geschützt.

- **Ungeschehenmachen:** Wünsche oder Gedanken, die ein schlechtes Gewissen verursachen, werden versucht rückgängig gemacht zu werden, als ob es nie geschehen wäre.
- **Sublimierung:** Ähnelt der Verschiebung, die Voraussetzungen für diesen Abwehrmechanismus sind frustrierte oder blockierte Gefühle. Die Triebregung wird von ihrem ursprünglichen Ziel weg und einem kulturell höherwertigen (desexualisierten) neutralisierten Ziel zugeführt (Kulturleistung).
- **Regression:** Bezieht sich auf die Rückkehr zu Verhaltensweisen, die für eine frühere (kindlichere) Entwicklungsphase typisch sind.
- **Projektion:** Eigenschaften, die an sich selbst abgelehnt werden, werden auf jemand anderen übertragen. Analog zur schlechten Erfahrung dient Projektion dazu, unangenehme Gefühle z. B. infolge nicht beherrschbarer Triebregungen oder böse innere Objekte zu beseitigen. So projiziert z. B. der Psychotiker das eigene innere Böse in seinen Verfolger.
- **Projektive Identifizierung:** Die Projektion unterscheidet sich von der projektiven Identifizierung dadurch, dass die erstrebte Projektion der bösen, aggressiven, entwerteten Selbst- und Objektimagines nicht vollständig gelingt. Es besteht eine Ich-Schwäche, unter der die Ich-Grenzen angesichts der Heftigkeit der Projektion durchlässig werden. Deshalb erlebt der Projizierende gefährliche, rachsüchtige Objekte, mit denen er noch identifiziert bleibt. Er muss das bedrohliche Objekt kontrollieren, beherrschen und es angreifen, bevor es ihn angreift. Der Impuls und die Angst bleiben bewusst.
- **Introjektion:** Das Saugen des Kindes an der Mutterbrust kann als erste primitive Abwehrform, Introjektion, verstanden werden, weil mit diesem Vorgang innere Spannung und Hunger beseitigt werden. Gleichzeitig ist es eine Beziehung in Form der Einverleibung und kann deshalb als Vorform späterer psychischer Einverleibungen von Objekten auf der Grundlage einer differenzierten seelischen Struktur gesehen werden. Einverleibungsvorgänge spielen eine große Rolle, z. B. wenn das Kind im Verlauf des ödipalen Geschehens die Liebe zu den Eltern partiell durch Identifizierung ersetzt.
- **Spaltung und Fragmentierung:** Spaltung ist ein archaischer Mechanismus für eine unreife Organisation, in der gute und böse Objektaspekte noch nicht integriert werden können. Werden einzelne abgespaltene Anteile darüber hinaus weiter aufgespalten, so spricht man von Fragmentierung. Den abgespaltenen Anteilen soll dadurch ihre Bedrohlichkeit genommen werden. Nimmt die Fragmentierung innerhalb eines Individuums überhand, so kann dies zum Erlebnis der Auflösung des Ichs führen, was sich z. B. in Form von Vernichtungsangst bei Psychotikern manifestieren kann.

Weitere Begriffe der psychoanalytischen Theorie

- **Übertragung:** Eine in der Behandlungssituation entstehende Vorstellung, die sich in der Beziehung Therapeut und Klient einstellt und die Wiederholung einer Beziehung aus der Vergangenheit darstellt.
- **Gegenübertragung:** Spezifische in der Regel unbewusste emotionale Reaktionen des Therapeuten auf die subjektive Art und Weise der Übertragung des Klienten auf sich.

Die Psychoanalyse kann als ein Verfahren bezeichnet werden, das unbewusste seelische Vorgänge untersucht und die Technik der freien **Assoziation** anwendet. Als freie Assoziation werden ungelenkte Gedankengänge bezeichnet, die spontan sprachlich geäußert werden. Diese Methode ist nach Freud der unmittelbare Zugang zum Unbewussten. Mit dieser Hilfskonstruktion können verdrängte seelische Erlebnisse aufgedeckt werden.

Der Begriff **Traumdeutung (Traumsymbolik)** spielt im Zusammenhang der Psychoanalyse eine Rolle. Gemäß der Auffassung der Psychoanalyse aktivieren Geschehnisse des Tages unbewusste und verbotene Wünsche (z. B. unbewusste Triebwünsche). Der Traum stellt den Versuch dar, sie zu erfüllen oder erfüllen zu können. Dabei werden Ängste ausgelöst. Durch **Traumarbeit** werden die Träume so gewandelt, dass sie angesprochen und bearbeitet werden können.

Tägliche Konflikte zwischen den einzelnen Ich-Instanzen sind normal und jeder muss damit umgehen und diesen Problemen begegnen. Dazu werden die Abwehrmechanismen eingesetzt. Vor dem psychoanalytischen Hintergrund wird eine neurotische Symptomatik als ein missglückter Bewältigungsversuch eines Konfliktes betrachtet, der aus der Biografie abzuleiten ist und verstanden werden kann. Die unbewussten Zusammenhänge von psychischen Strukturen, dem Unterbewusstsein mit den unbewussten Erlebnisinhalten und der Aktualisierung durch das Alltagsgeschehen und -erleben sind zentral im Miteinander und deshalb auch für die Pflege.

Relevanz für die psychiatrische Pflege
Die Psychoanalyse ermöglicht mit ihren theoretischen Ansätzen das Erwerben der Fähigkeit, Dinge zu ergründen und zu analysieren. Oft ist es im pflegerischen Alltag zunächst unverständlich, warum sich ein psychisch kranker Mensch in dieser oder jener Weise verhält oder verhalten muss. Wenn deutlich wird, dass Pflegende in der Übertragungs- oder Gegenübertragungssituation bewusst die eine oder andere überlegte Reaktion gezielt einsetzen können, hilft dies den Beteiligten insgesamt weiter. Die Frage nach eigenen persönlichen Anteilen vor dem Hintergrund der individuellen Entwicklung und Sozialisation kann mit den Ansätzen der Analyse zusätzlich verfolgt werden. Das Verständnis für das Abwehren bestimmter Gefühle, Erlebnisse und/oder traumatischen Ereignissen fällt mit diesem Wissen leichter, denn damit werden die vermeintlich persönlichen Angriffe seitens des psychisch Kranken oder von Kollegen relativiert. Vor allem werden Subjektivität bzw. die subjektive Sicht von Wahrnehmung, Erleben und Befindlichkeit geschult und in einen umfassenden Zusammenhang gestellt. Ein psychoanalytischer Blick versucht Geschehnisse vor dem Hintergrund der Biografie des einzelnen Menschen zu ergründen und Zusammenhänge zur jetzigen Situation herzustellen.

3.6.2 Pflege und zentrale Aspekte von Verhaltenstheorien

„Die allgemeine Annahme, nach der Erfolg Menschen dadurch verdirbt, dass er sie eitel, egoistisch und selbstzufrieden macht, ist ein Irrtum. Im Gegenteil: In den meisten Fällen macht er sie bescheiden, tolerant und liebenswürdig. Misserfolg verbittert Menschen und macht sie grausam.“
(William Somerset Maugham)

Verhalten ist im weitesten Sinn die Gesamtheit von feststellbaren, beobachtbaren und messbaren Reaktionsweisen oder Zustandsäußerungen auf Reize.
Abweichendes Verhalten bezeichnet soziales Handeln, das durch Nichteinhalten von anerkannten Normen und Werten die Mitmenschen stört.
Verhaltensmodifikation beruht auf dem Einsatz behavioristischer Methoden mit dem Ziel unerwünschtes Verhalten bzw. Reaktionen zu verändern.
Verhaltenstherapie beruht auf Erkenntnissen von Lerntheorien und Verhaltensforschung. Sie ist ein in der **Lerntheorie** begründetes psychotherapeutisches Verfahren, bei dem versucht wird, psychische Störungen abzuwandeln, abzubauen und ein angepasstes Verhalten zu bilden. Im Gegensatz zur traditionellen Psychotherapie behandelt die Verhaltenstherapie nur das offen beobachtbare gestörte Verhalten direkt.

Die Verhaltenstheorien gehen davon aus, dass **abweichendes oder gestörtes Verhalten** schrittweise durch **Lernprozesse** erworben wurde und deshalb durch Lernen wieder verändert werden kann. Verhalten und Erleben bilden eine Einheit, welche die Kognition, die Motive, den sozialen Kontext und die Emotionen einschließt. Demnach beruht **soziales Verhalten** (gruppenbezogen) auf erlernten Verhaltensweisen, die vor allem durch die Persönlichkeits- oder Charakterstruktur, Denk- und Verarbeitungsprozesse, die soziale Rolle, die vorherrschenden Normen und die Motivation bestimmt werden. Im Gegensatz zur Psychotherapie betrachtet die Verhaltenstherapie nicht in erster Linie Konflikte, Motivation, Emotionen, Gedanken und Gefühle, die einem bestimmten Verhalten zu Grunde liegen können. Nur das offen beobachtbare Verhalten steht im Mittelpunkt der therapeutischen Interventionen (z. B. Angst vor großen Plätzen oder vor bestimmten Tieren). Verhaltenstherapie kann als problemorientiert bezeichnet werden, die bei komplexeren Störungen eine nach der anderen mit unterschiedlichen Techniken behandelt (z. B. Aversionstherapie, Token-Verstärkungssystem, Reizüberflutung, Gedankenstopp, Selbstsicherheits- oder Entspannungstraining).

Zentrale Begriffe

Konditionieren (nach Pawlow) beinhaltet die Verknüpfung eines neutralen **Stimulus** und einer **Reiz-Reaktion**ssequenz und spielt in Ansätzen in der Therapie und in der Forschung eine Rolle.
Operante Konditionierung ist mit dem Ziel verbunden, das Verhalten nicht nur kurzfristig zu unterdrücken, sondern eine vollständige Beseitigung zu erreichen. Jedes Verhalten hat eine Wirkung auf die Umwelt und daraus resultierende Folgen. Durch Rückmeldung (Feedback) wird die Wahrscheinlichkeit, dass das Verhalten wiederholt wird, beeinflusst (Skinner/Thorndike).
Lernen am Modell (Bandura) geht von der Vorstellung aus, dass durch Beobachtung eines Anderen dessen Verhalten in mehr oder weniger ausgeprägter Form nachgeahmt wird oder werden kann.

Methoden

Vier mögliche Konsequenzen werden im Hinblick auf ein „beeinflusstes" Verhalten beschrieben.

- **Positive Verstärkung:** Eine erwünschte Folge des Verhaltens führt zu einem angenehmen Resultat und die Wahrscheinlichkeit steigt, dass das Verhalten wiederholt wird.
- **Negative Verstärkung:** Ein unangenehmer, unerwünschter Reiz wird vermieden bzw. gelöscht.
- **Bestrafung:** Folgt nach dem Auftreten eines unerwünschten Verhaltens. Bestrafung muss, um effektiv zu sein, angemessen, intensiv und unmittelbar erfolgen.
- **Löschung oder Extinktion:** Das Verhalten hat keine Konsequenz, erfährt also weder Bestärkung noch Bestrafung.

Einen wichtigen Stellenwert im psychiatrischen Alltag nimmt das **Lernen am Modell** ein (Beobachtungslernen, Soziales Lernen, Imitation oder Identifikation). Eine Person verändert ihr eigenes Verhalten auf Grund der Beobachtung des Verhaltens eine anderen Person (= Modell), in Zielrichtung des beobachteten Verhaltens und eignet sich dieses Verhalten (als neues Verhalten) an. Durch diesen Mechanismus kann vorhandenes Verhalten oder Reaktionen verstärkt oder gehemmt werden. Positives (erfolgreiches) Verhalten des Modells bestätigt oder negatives (bestrafendes) Verhalten des Modells unterbindet das Verhalten. Um Modelllernen zu ermöglichen muss ein gewisses Maß an Aufmerksamkeit und Ausnahmefähigkeit seitens des Beobachters vorhanden sein.
Beim Modelllernen ist die sprachliche Kommunikation, also eine gemeinsame Bearbeitung von Konflikten, aktives Zuhören und das Senden von Ich-Botschaften von Nutzen.
Erwünschtes Verhalten wird aufgebaut, indem z. B. vorgemacht, nach Lösungsideen gefragt, Verantwortung übertragen, positiv bekräftigt, erläutert und überzeugt wird.
Unerwünschtes Verhalten wird abgebaut, indem z. B. Verhalten ignoriert oder gestoppt, die Aufmerksamkeit auf die geschädigte Person gelenkt wird und negative Konsequenzen erfolgen.

Verhaltensmodifikation durch Selbstkontrolle

Verhaltensmodifikation durch Selbstkontrolle ist eine Abwandlung der operanten Verfahren. Selbstkontrolltechniken unterscheiden sich von anderen Techniken dadurch, dass die Kontrolle des Verhaltens durch das Individuum selbst erfolgt und nicht durch einen externen und Reiz, der verstärkt wird. Kanfer[30] beschreibt vier selbst regulierende Prozesse:

- **Selbstbeobachtung**
- **Selbstbewertung**
- **Selbstverstärkung**
- **Selbstkontrolle.**

Die Bedingungsanalyse von Problemverhalten wird als eine Verhaltensgleichung, dem SORKC-Schema (☞ unten) beschrieben, wodurch die funktionalen Bedingungen des Verhaltens symbolisiert werden. Dabei wird nach systematischen Wenn-dann-Zusammenhängen gesucht und davon ausgegangen, dass menschliches Verhalten im Zusammenhang mit der Umwelt steht und von Umweltbedingungen beeinflusst wird. Der zeitliche Zusammenhang, welches Ereignis dem Verhalten vorausgegangen ist oder ihm nachfolgt, spielt dabei eine Rolle. Durch die

[30] Halder-Sinn, Petra: Verhaltenstherapie. Kohlhammer Verlag Stuttgart, 1985

Analyse dieser Ereignis-Verhaltens-Sequenz kann die Reaktion oder das Verhalten eines Menschen erklärt werden, ebenso wie die Motive, Affekte und Bewertungen.

Komponenten des SORKC-Modells

- **S** = Stimulus oder Reiz (bestimmte Merkmale einer Situation, vorausgehende Bedingungen)
- **O** = Organismusvariablen (Vulnerabilität, körperlicher Zustand)
- **R** = Reaktion (emotionales, physiologisches, kognitives, motorisches Problemverhalten)
- **K** = Kontingenz (zeitliche und Häufigkeit der Aufeinanderfolge von Konsequenzen)
- **C** = Consequence (positive, negative oder neutrale nachfolgende Bedingung).

Die vier Ebenen der Reaktion

Emotional, z. B. hoffnungslos, traurig, leer, freudig

Kognitiv, z. B. gedanklich formal: sprunghaft, grübeln; inhaltlich: selbst abwertend

Physiologisch, z. B. Zittern, Herzklopfen, Unruhe, Schwitzen

Motorisch, z. B. bewegungslos, steif, unruhig.

Angewandte Verhaltenstherapeutische Theorien am Beispiel eines Menschen mit einer Depression

Bei der Depressionstherapie sind wesentliche Komponenten darin zu sehen, dass es gelingt, dem Betroffenen den **Zusammenhang von Denken, Fühlen und Verhalten** zu vermitteln und ein theoretisches Modell der Krankheit an die Hand zu geben. Mit dem Betroffenen werden Methoden erarbeitet, wie er sich Ablenken, seinen Beschwerden entgegen wirken und sie tolerieren kann. In Kooperation und systematischem Vorgehen wird die Mitarbeit des Patienten gefordert und gefördert und an alltäglichen Situationen aufzeigt. Zusammenhänge werden verständlich, geübt und überprüft (Selbstbeobachtung anregen, alternative Verhaltensweisen erarbeiten und alternative Gedanken sammeln, neue Fertigkeiten und Fähigkeiten aufbauen, Angehörige einbeziehen, Rückfälle thematisieren und darauf vorbereiten).

Grundsätzlich werden bei Depressionen Ansatzpunkte eines kognitiv-verhaltenstherapeutischen Verfahrens angewandt. Dabei stehen der **Aufbau positiven Verhaltens**, die **Modifikation dysfunktionaler Gedanken** und die **Reattribution** im Mittelpunkt.

Es gibt bei Depressionen drei wesentliche **verhaltenstherapeutische Erklärungsmodelle:** Das kognitive Modell nach Beck, die Theorie der erlernten Hilflosigkeit von Seligman und das Modell des Verstärkerverlustes nach Lewinsohn[31].

Seligman

Seligmans Theorie ist dem klassischen Konditionieren zuzuordnen. Er geht davon aus, dass die Erfahrung der **Unkontrollierbarkeit** zu einem psychischen Zustand von **Hilflosigkeit** führt und dadurch die Initiative zu aktivem Handeln grundsätzlich beeinträchtigt wird. Er betont, dass dabei nicht das **traumatische Ereignis** an sich die Reaktion der Hilflosigkeit auslöst, sondern dass das traumatische Ereignis weder durch aktives noch passives Handeln oder Reagieren verhindert werden kann. Das Geschehen ist nicht kontrollierbar. Die Erfahrung der Nichtkontrollierbarkeit führt zur (erlernten) Hilflosigkeit. Diese Hilflosigkeit zeigt sich in veränderten, aber stabilen Verhaltensweisen wie z. B. Passivität, Motivationsminderung, verminderte Leistungs- und Lernfähigkeit sowie Reizbarkeit. Somit sind diese Zeichen der Hilflosigkeit zentrale Merkmale von Depressivität und ursächliche Bedingung von Depression. Werden die genannten Aspekte in bestimmter Art und Weise bewertet (attribuiert), entwickelt sich die Erwartung, dass auch künftige Ereignisse zu den gleichen Erfahrungen führen werden. Je sicherer und größer die Erwartung einer unkontrollierbaren Situation ist, desto stärker werden die **defizitären Reaktionen** (Symptomatik einer Depression) ausgebildet.

In diesem Prozess haben **Ursachenzuweisungen** eine zentrale Bedeutung und die Verarbeitung der Erfahrungen von Hilflosigkeit auf dieser Basis hängen von drei Dimensionen der Ursachenbewertung **(Kausalattribuierung)** ab:

- Der globalen versus spezifischen Attribution
- Der stabilen versus variablen Attribuition
- Der internalen versus externalen Attribution.

Die globale Attribution bezieht sich auf verschiedene Situationen; überdauernde und im-

---

[31] Revenstorf, Dirk: Psychotherapeutische Verfahren – Band II Verhaltenstherapie. Kohlhammer Verlag Stuttgart, 1996

Dimension	Internal		External	
	Stabil	instabil	Stabil	Instabil
Global	Ich bin nicht fähig, in Referaten mich so zu präsentieren, dass mein Wissen und meine Stärken deutlich werden.	Ich bin beim Vortragen und Sprechen vor einer Gruppe immer nervös und mache daher einen unsicheren und unkonzentrierten Eindruck.	Die Fachweiterbildung richtet sich nach vorgegebenen Kriterien, Abweichungen sind in diesem Rahmen sowieso nicht möglich.	Referate am Nachmittag in der letzten Stunde können aus meiner Sicht nicht gut enden, weil bereits die Luft raus ist.
Spezifisch	Ich habe für die Weiterbildung nicht genügend Vorwissen, bin im Lernen ungeübt.	Meine Zuhörer waren nicht aufmerksam und zugewandt, deshalb kam ich nicht richtig in Form.	Die Fachweiterbildung ist bekannt dafür, dass sie hohe Anforderungen an die Einzelne stellt und Leistungen kritisch beleuchtet.	Alle Zuhörende waren schon auf Feierabend eingestellt und dementsprechend unkonzentriert.

Tab. 3.7: Mögliche Attribierungsmuster, dargestellt an einer Weiterbildungsteilnehmerin.

mer wiederkehrende Ursachen beziehen sich auf stabile Attribution; die internale Attribution bezieht sich auf die Ursachen, die in der Person selbst liegen im Unterschied zum Zufall oder den äußeren Umständen (☞ Tab. 3.7).

Beck

Die **theoretischen Ansätzen von Beck** belegten in den 1950er Jahren durch eine Reihe klinischer Untersuchungen, dass Denkstörungen der Kern aller psychischen Störungen sind und stellte dies später auch anhand der Phobie dar. Beck hat für seine Untersuchungen einen Fragebogen entwickelt, der verschiedene Bereiche der negativen Befindlichkeit abfragt.

Beck betont z. B., dass die Depression nicht der üblichen Klassifizierung entsprechend, als affektive Störung zu bezeichnen sei, sondern ihren Ausgangspunkt in der Missdeutung aller Erfahrungen der betreffenden Person hat. Gleichzeitig sind regelmäßige Abweichungen von Logik und Realität zu beobachten. Daraus werden ganz willkürliche sehr einseitige Schlussfolgerungen gezogen.

Daraus ergeben sich die folgenden Überlegungen bei einem depressiven Menschen.

Nicht die Situation an sich beeinflusst die Gefühle einer Person, sondern die **Interpretation der Situation.**

Personen mit psychischen Störungen halten auf Grund ihrer **fehlerhaften Informationsverarbeitung oder logischen Denkfehlern** an ihren Grundannahmen fest, obwohl sie sowohl der Erfahrung als auch den Erkenntnissen widersprechen.

Typischen Denkfehler eines depressiven Menschen:

- Selektive Verallgemeinerung
- Abwehr von Positivem
- Ziehen von willkürlichen Schlüssen
- Über- bzw. Untertreiben
- Falsche Ursachenzuschreibung.

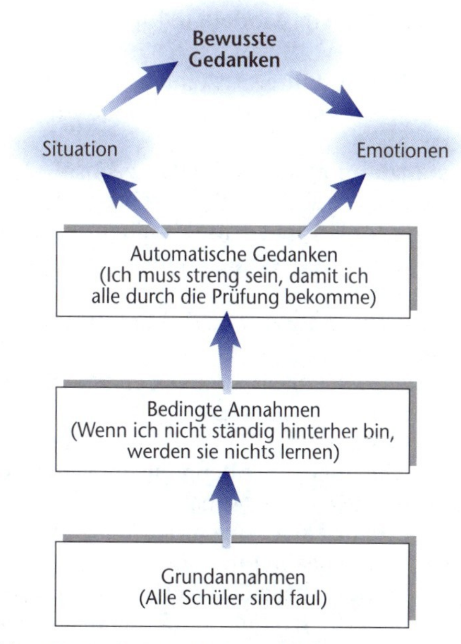

Abb. 3.11: Das kognitive Modell nach Beck.

Ereignis/Situation
Gedanke
Gefühl
Eine Weiterbildungs-teilnehmerin grüßt nicht
„Was habe ich falsch gemacht?"
Selbstzweifel Unsicherheit
„Wahrscheinlich ist sie in Gedanken woanders!"
Belustigt und verwundert

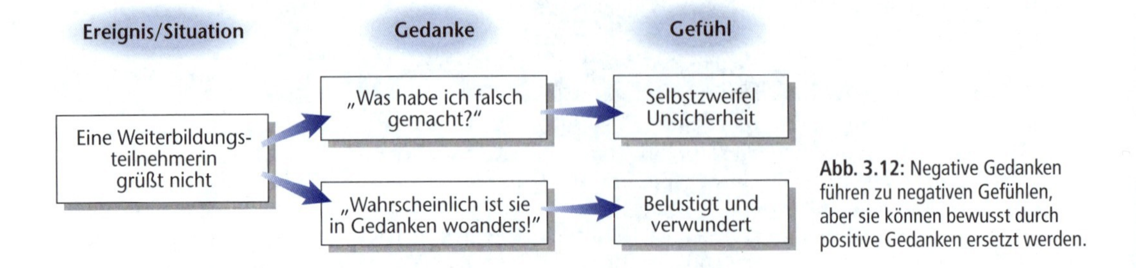

Abb. 3.12: Negative Gedanken führen zu negativen Gefühlen, aber sie können bewusst durch positive Gedanken ersetzt werden.

Beck formuliert das Prinzip der kognitiven Triade, die davon ausgeht, dass der depressive Mensch
eine negative Sicht der eigenen Person hat, an negativen Zukunftserwartungen festhält und seine Umwelt negativ interpretiert.
In der kognitiven Therapie nach Beck spielt der Sokratische Dialog (☞ Kap. 3.2) im Krankheitsverständnis und im Vorgehen eine wichtige Rolle und spiegelt sich in folgenden erkenntnisgeleiteten Fragen:

- **Hedonistische Disputation.** Ein Streitgespräch um das Lustprinzip: „Tut es Ihnen gut so zu denken?", die Frage nach der Sinnhaftigkeit.
- **Empirisch-logische Disputation.** Erfahrungsgemäßes und folgerichtiges Streitgespräch: „Gibt es auch andere Möglichkeiten das Ereignis zu sehen?", die Frage nach anderen Erfahrungen und Belegen.
- **Einbeziehen von Modellen.** Blick auf andere Möglichkeiten: „Wie könnte Ihre Schwester diese Situation Ihrer Ansicht nach gut bewältigen?", die Frage nach der Erweiterung der Denkmuster.
- **Distanzierung durch Rollenwechsel.** Einnehmen einer anderen Sichtweise: „Was würden Sie Ihrer Tochter in derselben Situation raten?", die Entfernung vom eigenen Standpunkt.

Die Schwerpunkte bei der Vermittlung der Sichtweise sind:

- Erklären der angenommenen Mechanismen und theoretische Ansätze
- Identifikation der Gefühle und automatischen Gedanken des depressiven Menschen in bestimmten Situationen
- Infrage stellen der Angemessenheit im Hinblick auf die Realität in Frage
- Erarbeitung realitätsnäherer Gedanken, Überprüfung auf Richtigkeit (Realitätstestung), Übertragung auf verschiedene Situationen.

Gefühle werden durch bestimmte Situationen und Gedanken hervorgerufen und entstehen nicht zufällig.

Lewinsohn
Die **Verstärkungstheoretischen Ansätze nach Lewinsohn** setzen am **Lernen aus Konsequenzen** an. Diesen Prozess soll in Gang gesetzt bzw. an den entsprechenden Stellen durchbrochen werden. Das geringe Maß positiver Verhaltensanteile wirkt nach seiner Auffassung auslösend für depressives Verhalten. Die Depression wird durch die kleine Rate verhaltenskontingenter positiver Verstärkung aufrechterhalten. Der Anteil des möglichen noch zu verstärkenden Verhaltens wird noch geringer. Nach Lewinsohn ist der Gesamtanteil positiver Verstärker abhängig vom Umfang der potenziell verstärkenden Ereignisse und Aktivitäten, der Erreichbarkeit bestimmter Verstärker zu bestimmten Zeitpunk-

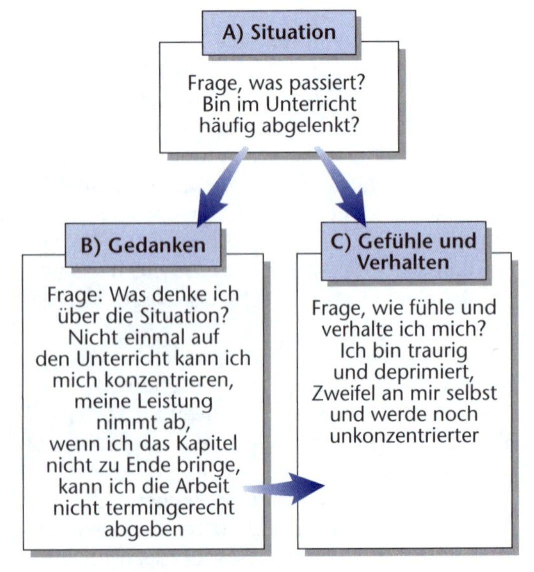

Abb. 3.13: Das ABC der Gefühle.

ten und den vorhandenen Verhaltensmöglichkeiten.

Depressiver Kreislauf

Der Verlust z. B. einer Person, der Gewohnheiten, der Gesundheit oder materieller Dinge bedeutet den Wegfall eines gewohnten (positiven) Verstärkers und führt zu verminderter Aktivität. Der betroffene Mensch reagiert mit depressivem Fühlen, Denken und Verhalten, was zu weiterer Verminderung von Aktivitäten führt. Dadurch folgt ein weiterer Wegfall von positiven Verstärkern und weitere Aktivitätsverminderung oder es wird dadurch Zuwendung (z. B. Entlastung, Hilfe, Anteilnahme oder Sympathie) erreicht und somit eine Verminderung von Aktivitäten.

Rezidivprophylaxe

Die Verhaltenstherapie bietet spezifische Programme und Module zum besseren Krankheitsverständnis und zur Vorbeugung eines Rückfalls an.

- Sich mit der Krankheit auseinander setzen (Motivation, Information)
- „Was bedeutet die Krankheit für mich und meine Umgebung?"
- Erarbeitung von Faktoren, die einen Rückfall begünstigen (individuelle Risiko- und Verhaltensanalyse)
- „Woran kann ich erkennen, dass ich krank werde, was kann ich tun?"
- Mögliche Hilfen aufzeigen (Institutionen, Kontaktmöglichkeiten Selbsthilfegruppen) „Was ist mir dabei wichtig?"
- Zusätzlicher Ausbau von Fähigkeiten und Fertigkeiten (Konfliktbewältigung, Situationsanalyse)
- „Wie gehe ich mit Problemen um, welche Alternativen gibt es, wie kann ich möglicherweise vorbeugen?"

Gedankliche Verzerrungen

- **Alles-oder-Nichts-Denken**, sobald eine Leistung nicht perfekt ist, wird dies als Versagen aufgefasst, „Schwarz-Weiß-Denken".
- **Geistiger Filter**, es werden nur negative Details herausgegriffen und sich darin „gebadet", so dass alles getrübt wird.
- **Übertriebene Verallgemeinerung**, ein negatives Ereignis wird generalisiert und als Serie von Niederlagen begriffen.
- **Voreilige Schlussfolgerung**, geleitet von negativen Interpretationen, auch wenn nichts belegt werden kann, z. B. wird eine vermeintliche Ablehnung nicht überprüft.

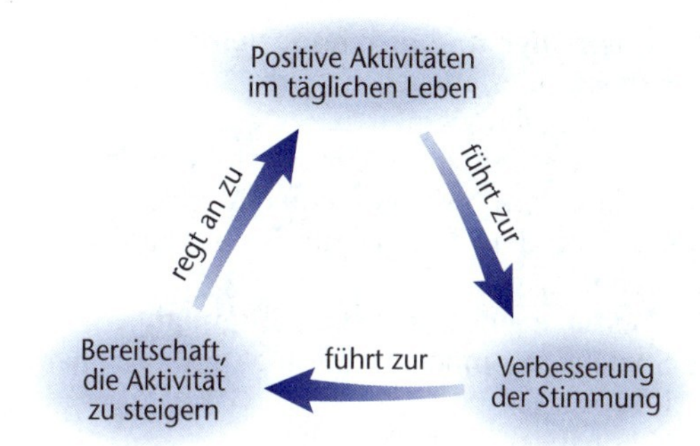

Abb. 3.14: Der Zusammenhang zwischen positiven Aktivitäten und Stimmung.

- **Abwehr des Positiven**, positive Erfahrung zählt nicht, damit kann die negative Grundüberzeugung aufrechterhalten werden.
- **Über- und Untertreibung**, Überschätzung der Wichtigkeit bestimmter Dinge, z. B. einer Leistung, eines Fehlers, oder Unterschätzung der eigenen Fähigkeiten.
- **Wunschaussagen**, vermeintliche Motivation durch Aussagen die jedoch Druck verursachen und damit Teilnahmslosigkeit nach sich ziehen, z. B. „man muss", „es gehört sich, dass …".
- **Emotionale Beweisführung**, „ich fühle, also muss es wahr sein", die Annahme, dass durch die negativen Gefühle der Sachverhalt genau ausgedrückt wird.
- **Etikettierung** ist eine besondere Form der Verallgemeinerung, Irrtümer werden nicht wahrgenommen, „Ich habe ewig schlechte Noten".
- **Dinge persönlich nehmen**, sich für etwas verantwortlich fühlen, mit dem man in Wirklichkeit nichts zu tun hat.

Stress

Ein gewisses Maß an Stress gehört zum menschlichen Leben und gibt Auftrieb, Motivation und Energie. Stress bedeutet allgemein Druck, Belastung, Spannung, begleitet von **körperlichen Reaktionen**. Sie dienen dem Zweck, das Gleichgewicht wieder zu erleben. Stress wird durch unspezifische Faktoren ausgelöst und führt zum **Verlust des Gleichgewichts.** Stress ist individuell und erfordert deshalb die Analyse des individuellen Verhaltens, auf dem neue Handlungsmuster aufgebaut werden können. Zwei Aspekte sind dabei von Bedeutung:

- **Kurzfristige Erleichterung**, die aufgetretenen Stressreaktionen werden verändert

- **Langfristige und problemorientierte Stressbewältigung**, wobei die Ursachen des Stresses verändert werden.

Die Ansatzpunkte: bei den Stressoren die Umwelt verändern, beim einzelnen Menschen, sich selbst verändern und bei der Stressreaktion die Erregung drosseln.

Verbesserung der Stressbewältigung
- Soziales Kompetenztraining und Problemlösungstraining
- Zeitmanagement
- Entspannung, Sport
- Einstellungsänderung und Selbstinstruktion
- Aufbau angenehmer Aktivitäten und sozialer Kontakte.

Relevanz für die psychiatrische Pflege

Die vielfältigen Ansätze der Verhaltenstheorien sind im psychiatrisch-pflegerischen Alltag selbstverständlich verankert. Pflegende können dieses reichhaltige Potenzial gezielt einsetzen, sei es zum besseren Verständnis der unterschiedlichen Mechanismen oder zur Motivation und zum Üben von Fähigkeiten. Einzelne Aspekte eignen sich hervorragend, um sich der eigenen Mechanismen im Verhalten bewusster zu werden und somit eigene Anteile in der Kommunikation und in der Beziehung zum Patienten auf ihre Wirkung zu überprüfen. Ob eine konstruktive wechselseitige Interaktion stattfinden kann, wird davon abhängen, ob Pflegende und Patient aufeinander abgestimmt und nach einem Plan miteinander arbeiten können. Instrumente und die Klarheit von Beziehungen helfen Missverständnisse zu besprechen und auszuräumen, sowie Anspannung und Stress zu reduzieren.

3.6.3 Pflege und zusammenfassende Aspekte der Transaktionsanalyse

„Es hat immer einen unendlichen Nutzen, sich so zu gewöhnen, dass man sich selbst zu einem beständigen Gegenstand seines Nachdenkens macht.“ (Wilhelm von Humboldt)

Die **Transaktionsanalyse** ist eine von Eric Berne (1910–1970) in den 1960er Jahren entwickelte Theorie der menschlichen Persönlichkeit und Konzept der Einzel- und Gruppenpsychotherapie, das Verhaltensweisen, Denkmuster und Gefühle des Menschen mit Hilfe verschiedener Ich-

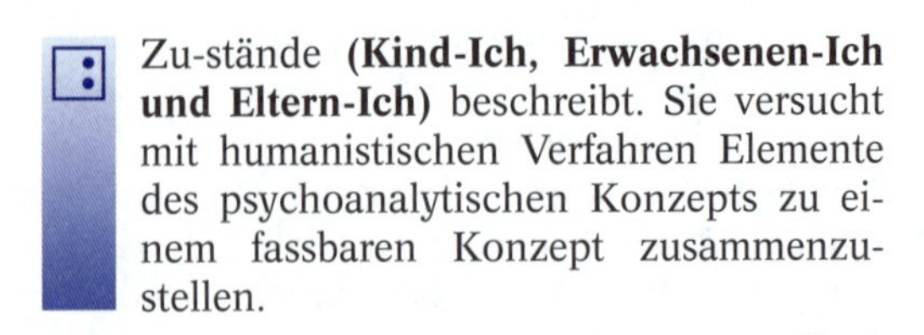

Zu-stände **(Kind-Ich, Erwachsenen-Ich und Eltern-Ich)** beschreibt. Sie versucht mit humanistischen Verfahren Elemente des psychoanalytischen Konzepts zu einem fassbaren Konzept zusammenzustellen.

Die Theorie zielt darauf ab, Lebensmuster und Lebensentwürfe sichtbar zu machen, Kommunikationsformen und Spiele der Erwachsenen aufzudecken. Sie hilft die Kommunikation (sowohl verbale als auch nonverbale) zwischen Menschen differenziert zu analysieren und zu sehen. Die Transaktionsanalyse wird als systematische Analyse in professionellen Beziehungen oder bei neurotischen und psychosomatischen Erkrankungen angewendet. Das Selbsterleben in verschiedenen Situationen steht im Vordergrund der Betrachtung. Das Verhalten und die Beziehungen zu anderen wird auf immer wiederkehrende Verhaltens- und Kommunikationsmuster untersucht und analysiert.

Drei Ich-Zustände
- **Eltern-Ich:** Enthält Ge- und Verbote, Wert- und Moralvorstellungen, Hilfe und Fürsorglichkeit, Ideale und Vorstellungen, z. B., was andere von mir erwarten. Von Eltern, Lehrern und anderen Personen dem Kind mitgegeben. Das Eltern-Ich hat zwei Bestandteile, den **fürsorglichen** und den **kritisch-moralischen** Teil.

Beispiel

„Nimm doch einen Schirm mit, es könnte regnen“ **(fürsorglich)**

„Herr Doktor, wenn Sie rechtzeitig Blut abnehmen würden, müssten die Patienten nicht dauernd warten“ **(kritisch-moralisierend).**

- **Kindheits-Ich:** Alle Gefühle und Reaktionen aus der Kindheit, Empfindungen, Tagträume, Fantasie, Wünsche, Begeisterungsfähigkeit, Trotz, Hass, Enttäuschungen. Kommt dreifach vor: **spielerisch** (ich habe gewonnen), **rebellisch** (ich mache nicht, was du sagst) und **angepasst** (ich werde mir das zu Herzen nehmen).
- **Erwachsenen-Ich:** Tatsachen und Realität werden ausgewertet und aus dem Eltern- und Kindheits-Ich daraufhin überprüft, ob sie der Situation im Augenblick angemessen sind. Das Erwachsenen-Ich ist sachlich, infor-

miert, stellt fest und analysiert und spricht den Partner auf der gleichen Ebene an.

Beispiel
„Welche Erfahrungen hast Du mit dem neuen Konzept/dem Standard für Gruppen in der Umsetzung gemacht als Du gestern die Stationsversammlung geleitet hast?"

Zu einer **erwachsenen Persönlichkeit** gehören alle drei Anteile des Ichs (☞ Tab. 3.8). Je nachdem welche überwiegen, ist die Person z. B. weniger partnerschaftlich, moralisierend oder weniger an der Realität orientiert. Wenn der Umgangsstil mit anderen partnerschaftlich sein soll, werden Erwachsenen-Ich, Teile des spielerischen Kindheits-Ichs und ein wenig fürsorgliches Eltern-Ich von Nutzen sein. Das kritisch-moralisierende Eltern-Ich, das rebellische und das angepasste Kindheits-Ich stehen einem partnerschaftlichen Umgang im Weg.
Ein weiterer Begriff ist die Transaktion. Eine **Transaktion** analysiert das Selbsterleben eines Klienten und sein Verhalten anderen Menschen gegenüber. Ziel ist das Akzeptieren der eigenen Person und die Veränderung des gewohnten Verhaltens.
Beziehungen enden immer wieder in Sackgassen. Als Hilfe bei der Reflexion von Beziehungs- und Transaktionsmustern kann die Analyse einzelner Kontakte, Begegnungen, die verbale und nonverbale Kommunikation zwischen einzelnen Personen (Transaktionen) dienen. Das Wissen von den unterschiedlichen Persönlichkeitsinstanzen hilft beim analysieren.
Transaktionen geben die Haltung der Beteiligten wieder und auf die folgenden Formeln gebracht:
- Ich bin o.k. – Du bist o.k.
- Ich bin o.k. – Du bist nicht o.k.
- Ich bin nicht o.k. – Du bist nicht o.k.
- Ich bin nicht o.k. – Du bist o.k.

Eltern Ich-Zustand	Erwachsene Ich-Zustand	Kind Ich-Zustand
Empathie Erfahrung Fürsorge Moral Kritik	Analyse Kognitivität Logik Sachlichkeit Verantwortung	Anpassung Abhängigkeit Emotionalität Kreativität Natürlichkeit

Tab. 3.8: Persönlichkeitsinstanzen.

Relevanz für die psychiatrische Pflege
Die Ansätze der Transaktionsanalyse helfen zu einer Umgehensweise in gegenseitiger Akzeptanz und ermöglichen den Menschen als selbststeuerungsfähiges Individuum wahrzunehmen und verstehen zu lernen. Die Pflege kann diese Ansätze für den Alltag nutzen, in dem sie den psychisch kranken Menschen dabei unterstützt in den unterschiedlichen Situationen zu erkennen, wann und welcher „Ich-Zustand" (Erwachsenen-Ich, Eltern-Ich, Kindheits-Ich) seine Transaktion (Kommunikationsverhalten) in unangemessener Weise leitet und wie er dem entgegen steuern kann. Ein akzeptierendes Verhalten kann zur Stärkung des Selbstbewusstseins des Betroffenen gezielt eingesetzt werden. Transaktionsanalytische Ansätze können Pflegenden dabei helfen die Ich-Instanz zu mobilisieren. Dies ermöglicht sachlich zu bleiben, aber auch wahrzunehmen, dass Kreativität im Kindheits-Ich verankert ist und dies gezielt im Alltag durch Phantasie beim pflegerischen Vorgehen einzusetzen. Dieser Ansatz kann helfen, in den eigenen Spiegel und in den Spiegel des Anderen zu blicken.

Je mehr es den Partnern in der Pflegende-Patient-Beziehung gelingt, sich gegenseitig in einem „Du bist o.k. – Ich bin o.k." zu begegnen und in Kontakt zu treten, desto wahrscheinlicher ist die gegenseitige Akzeptanz und partnerschaftliche Begegnung.

3.6.4 Pflege und grundlegende Sichtweisen der Themenzentrierte Interaktion

„Das ist es, was wir Persönlichkeit nennen – eine aufgespeicherte Kraft, die unmittelbar und durch ihre bloße Gegenwart wirkt."
(Ralph Waldo Emerson)

Die **Themenzentrierte Interaktion (TZI)** nach Ruth Cohn kann bei Gesprächen und in der Kommunikation ein hilfreicher Ansatz sein. Dabei handelt es sich um eine gruppendynamische Methode für Arbeits-, Selbsterfahrungs- und therapeutische Gruppen. Die Themenzentrierte Interaktion zielt darauf ab, zwischen den Bedürfnissen der einzelnen Gruppenmitglieder und der Gruppe insgesamt lebendiges Lernen zu ermöglichen und die **Balance zwischen dem Individuum** (Ich), **der Gruppe** (Wir), **dem glo-**

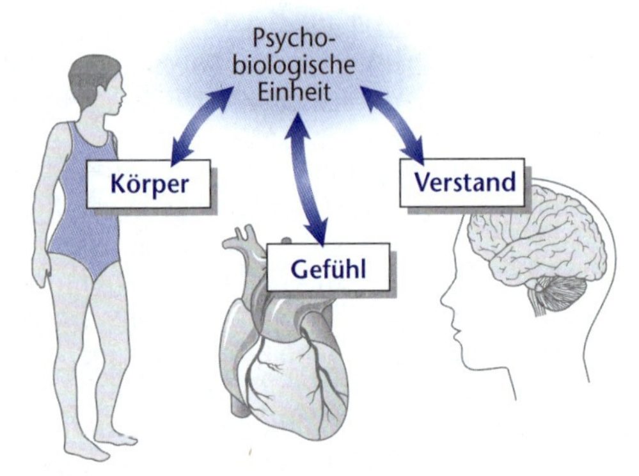

Abb. 3.15: Grundverständnis der Themenzentrierten Interaktion.

balen Umfeld (Globe) und **dem Thema** (Es) herzustellen.

Zu Grunde liegende Aspekte:

- Der Mensch ist eine psycho-biologische Einheit
- Ehrfurcht gebührt allem Lebendigen und seinem Wachstum
- Freie Entscheidung geschieht innerhalb bedingender innerer und äußerer Grenzen.

Ruth Cohn[32] sieht die Aufgabe darin, „unsere Kinder und uns selbst psychologisch angemessen zur Achtung vor dem Leben zu erziehen und dass wir darum lebensnotwendige Mittel mit allen Menschen und lebenden Wesen teilen müssen. Darin liegt, so glaube ich, die Aufgabe aller Therapien und allen erzieherischen humanistischen Bestrebens, organisatorisch ein globales System aufzubauen, in dem solche Erziehung zur Lebensachtung ermöglicht wird."

Grundsätze in der Themenzentrierten Interaktion

- **Vertrete dich selbst** in deinen Aussagen (Ich-Botschaften)
- **Störungen haben Vorrang** (Ansprechen, was an der Teilnahme hindert)
- **Hüte dich vor Verallgemeinerungen** und vorschnellen Urteilen bzw. Bewertungen.

Im Einzelnen formuliert Ruth Cohn:

- „Leite dich selbst bewusst: sieh nach innen, wie es in dir aussieht, was du möchtest und sollst, und nach außen, was es dort gibt, und entscheide zwischen allen Gegebenheiten, was und wie du etwas tun willst.
- Beobachte, was dir im Weg steht und geh damit realistisch um.
- Erbitte Hilfe und hilf – nicht mehr oder weniger als nötig ist.
- Überfahre nicht; lass dich nicht überfahren.
- Über deine Sinne (sieh, höre, empfinde...) um ihrer selbst willen. – Dann werden sie auch in Zweckbereichen aushelfen.
- Werde wach für deine Gefühle. Sie gehören zu deinem Wert und deiner Wichtigkeit. – Sie sind jedoch nicht gültige Aussagen über die allgemeine, geteilte ('objektive') Wirklichkeit. (Die Welt ist nicht so, weil ich so fühle).
- Denke klar und unterscheide dein eigenes sachlich reflektiertes Urteil von unreflektierten Sätzen, die von deiner persönlichen und geschichtlichen Herkunft in dir sind oder die dem Wunsch entstammen, im Gruppenfluss mit zu schwimmen oder unterzutauchen.
- Drücke dich klar aus – niemand außer dir kennt deine inneren Vorgänge: Gefühle, Motive, Aussagen sind Brücken von Insel zu Insel.
- Zuhören, Nachdenken und Aussagen sind unterschiedliche Tätigkeiten. Gleichzeitigkeit sinkt ihr Niveau (z. B. wenn ich über meine Gegenaussage nachdenke, während der andere spricht). Dies bedeutet, dass Schweigen und Meditation zu echter Kommunikation gehören.
- Frustrationen schaffen Feindseligkeiten. Frustriere dich und andere nicht mehr als unvermeidbar. Reagiere auf deine Frustrationen emotional und/oder sachlich; begegnende Aktivität vermindert Feindseligkeit.
- Gefühle sind Talente, die erzogen und verzogen werden können. Spiele und Übungen können hilfreich sein zur Entfaltung von Empathie (Mitschwingen), Mut (sich selbst stellen), Intuition (Abkürzungswege zum Verstehen und Entscheiden).
- Kommunikation (bekannt geben und erfassen) kann verbessert werden durch aufmerksame Einstellung, gezielte Übungen und interaktionelle Hilfsregeln.
- Sei dein eigener Therapeut: vertraue dich dir an und warte auf deine verstehende und aktivierende Antwort. Diese mag die Wünschbarkeit für Hilfe einbeziehen. Suche die auf, lass sie ein und wähle, was dir entspricht."[33]

[32] Cohn, Ruth C.: Von der Psychoanalyse zur themenzentrierten Interaktion – Von der Behandlung einzelner zu einer Pädagogik für alle. Klett-Cotta Verlag Stuttgart, 1997

[33] Cohn, a. a. O. Seite 214 ff.

Vertrauen entsteht, wenn jemand wirklich zuhört, den anderen anerkennt, ihn ernst nimmt, ihm entgegnet, ihn weiterführt und nicht Recht haben muss. Dies gibt dem Menschen das Urvertrauen, dass er wichtig und wertvoll ist.

Relevanz für die psychiatrische Pflege
Für die Pflege ist die themenzentrierte Interaktion sehr hilfreich beim Leiten von Gruppen. Das Aufgreifen der einzelnen Regeln kann die Dynamik unterstützen oder bei einer gezielten Intervention helfen. Die Haltung, dass der einzelne Mensch für sich selbst verantwortlich ist, kann zur Unterstützung herangezogen werden z. B., dass dem Betroffenen nicht mehr abgenommen wird als notwendig. Die Methode der TZI kann auch in Besprechungen eingesetzt werden und strukturierend wirken. Sie unterstützt in Gruppen und Einzelsituationen die Wahrnehmung und den Umgang mit eigenen Gefühlen. Der Pflege kommt auch der Anspruch entgegen, nicht zu verallgemeinern, sondern die Einzelheiten und Verhaltensweisen individuell zu betrachten und sich selbst als Person zu vertreten. Diese Methode kann helfen, die eigenen Gefühle mehr wahrzunehmen und gezielt Themenschwerpunkte zu setzen.

3.6.5 Pflege und die Klientenzentrierte Gesprächspsychotherapie nach Carl Rogers

„Ich spreche als Einzelner, aus einem Kontext persönlicher Erfahrung und persönlicher Lernerlebnisse“ (Carl Rogers)
In der klientenzentrierten (oder non-direktiven) Gesprächspsychotherapie geht Rogers davon aus, dass jeder Mensch genug Kräfte besitzt seine eigenen Probleme zu lösen und dass diese erst gelockert und „befreit“ werden müssen. Dem Klienten wird Wärme, Einfühlung und Verständnis entgegengebracht. Wichtige Begriffe sind: **Kongruenz** = Echtheit, Übereinstimmung, Authentizität und bedeutet, dass sich der Professionelle (Therapeut) seiner eigenen Gefühle und Impulse bewusst ist. **Empathie** = einfühlendes Verstehen und verdeutlichen, verbalisieren der emotionalen gefühlsmäßigen Erlebnisinhalte und bedeutet, dass sich der Professionelle (Therapeut) in das Erleben des Klienten einfühlt und ihm mitteilt, was er aus seinem Gesagten verstanden hat. **Wertschätzung** = Achtung, Akzeptanz, und emotionale Wärme gegenüber dem Klienten und bedeutet, dass der Klient nichts für eine „bedingungslose Wertschätzung“ tun muss, er wird um seiner selbst willen respektiert, akzeptiert und geschätzt.
Rogers Ansatz liegt der Versuch zu Grunde, dem Klienten die fehlende Erfahrung grundsätzlicher Akzeptanz zu ermöglichen. Zudem basiert die klientenzentrierte Gesprächspsychotherapie auf der **Verbalisierung von Gefühlen**, im Wiederholen des Mitgeteilten mit eigenen Worten und hilft somit dem Gesprächspartner sich selbst und seine Bedürfnisse mehr wahrzunehmen und auf sich selbst zu hören. Wenn der betroffene Mensch in Übereinstimmung mit sich selbst leben kann und unterstützt wird, seine **Selbstheilungskräfte** zu mobilisieren, sein psychisches Wachstumspotenzial zu entfalten und sich selbst zu verwirklichen, entsteht psychische Stabilität. Trotz Störungen oder psychischer Erkrankung wird der Betroffene als kompetent angesehen, als jemand, der Fähigkeiten und Ressourcen hat, die geweckt werden müssen, um die Krise, Krankheit zu überwinden oder sein Verhalten zu ändern.
Rogers[34] geht in sieben Phasen in der Therapie vor und legt ein mögliches Konzept der Kontrolle menschlichen Verhaltens in fünf Punkten fest:
„Es ist uns möglich, zu entscheiden, den Menschen als selbstaktualisierenden Prozess des Werdens zum Wert zu erheben; desgleichen ist es möglich, Kreativität und den Prozess, den Wissen sich selbst überschreitend mit positiven Wertvorstellungen zu verbinden.
Wir können mit den Methoden der Wissenschaft die Bedingungen entdecken, die diesen Prozessen notwendigerweise vorausgehen; kontinuierliches Experimentieren ließe uns noch bessere Mittel entdecken, um diese Ziele zu erreichen.
Es ist möglich, dass Individuen oder Gruppen mit einem Minimum an Macht oder Kontrolle diese Bedingungen festlegen. Dem gegenwärtigen Wissensstand entsprechend benötigt man dazu als einzige Autorität diejenige, die bestimmte Qualitäten zwischenmenschlicher Beziehungen herzustellen in der Lage ist.
Unsere heutigen Kenntnisse verweisen darauf, dass Individuen, die diesen Bedingungen aus-

[34] Rogers, Carl R.: Entwicklung der Persönlichkeit – Psychotherapie aus der Sicht eines Therapeuten. Klett Cotta Verlag Stuttgart, 2000

gesetzt sind, eher Selbstverantwortung tragen. Fortschritte auf dem Weg zur Selbstaktualisierung machen, flexibler, einzigartiger und differenzierter, eher schöpferisch anpassungsfähig werden.
Eine solche Anfangsentscheidung würde also die Entwicklung eines sozialen Systems oder Subsystems in Gang setzen, in dem Werte, Wissen und Anpassungsfertigkeiten und sogar der Begriff der Wissenschaft sich ständig verändern und über sich hinaus schreiten würden. Im Vordergrund stünde die Vorstellung vom Menschen als einem Prozess des Werdens".
Das Ehepaar Tausch, beide Psychologen, hat in den 1970er Jahren diesen Ansatz in Deutschland verbreitet.
In der klientenzentrierten Gesprächstherapie wird davon ausgegangen, dass die verantwortungsvolle persönliche Entscheidung das wesentliche Element des Menschseins bildet. Professionell Tätige in der psychosozialen Versorgung müssen sich darum bemühen, die wissenschaftlichen Erkenntnisse zur Befreiung der Menschen und der Menschheit einzusetzen bzw. anzuwenden. Der Schwerpunkt liegt dabei auf dem Prozess und nicht auf dem Endergebnis. Das Individuum trägt die Verantwortung für persönliche Entscheidungen.

Relevanz für die psychiatrische Pflege
Professionelle und positive Gesprächsführung ist als Grundlage psychiatrischer Pflege unbedingt notwendig. Der anthropologische Ansatz Rogers, dass der Mensch als Person im Mittelpunkt steht, kommt dem Menschenbild und den Auffassungen der Pflege entgegen und kann deshalb problemlos ins pflegerische Handeln integriert werden. Die anthropologisch-wissenschaftlich orientierte Grundlage und die Anwendung auf einzelne Lebensbereiche (z. B. Kommunikation zwischen Einzelnen und Gruppen, Kreativität, Familienleben, Unterricht) bildet ein breites Spektrum für den Einsatz der Gesprächsführung. Wenn die drei zentralen Begriffe Kongruenz, Empathie und Wertschätzung im pflegerischen Alltag umgesetzt werden, ist es leichter mit einem psychisch kranken Menschen in Kontakt und in eine konstruktive Arbeitsbeziehung zu treten. Selbstübereinstimmung erleichtert die Gefühle bei sich selbst und bei anderen wahrzunehmen. Gegenseitige Akzeptanz ist Voraussetzung für Vertrauensbildung und ein tragfähiges Miteinander. Der Klient hat in dieser Form des Gesprächs die Möglichkeit zu erfahren, dass er um seiner selbst Willen akzeptiert und geliebt wird und dass Zuwendung nicht an Bedingungen geknüpft sein muss.

3.6.6 Konfrontation im Gespräch

„Man ist eigentlich nur lebendig, wenn man sich des Wohlwollens anderer erfreut." (Johann Wolfgang von Goethe)
Das **Aufzeigen von Widersprüchen** zwischen dem Vorsatz eines psychisch erkrankten Menschen und seinem Verhalten ist ein Baustein in der psychiatrischen Pflege. Dies kann dazu dienen, die Motive und/oder Hintergründe von Handlungsweisen und Erleben oder nicht wahrgenommene Konflikte deutlicher zu machen. So können alternative **Verhaltensmöglichkeiten erarbeitet** und erprobt werden. Dabei ist es besonders wichtig, dass nicht gewertet, sondern Hilfestellung bei der Lösung dieser Widersprüche angeboten wird.
In diesem Zusammenhang sind **die Übereinstimmung von kommunikativen Signalen, die Offenheit zur Selbstwahrnehmung** und dem eigenen inneren Erleben, bzw. der eigenen Befindlichkeit von großer Bedeutung, begleitet von der Bereitschaft, dieses Erleben dem Gegenüber mitzuteilen **(Kongruenz).**
Hilfreiche Fragen:
- Wurde etwas nicht ausgesprochen, was hätte gesagt werden müssen?
- Ist etwas unklar, was hätte geklärt werden müssen?
- Wurde etwas vorausgesetzt, was nicht ohne weiteres hätte vorausgesetzt werden können?
- War alles so besprochen, dass klare Handlungen abzuleiten waren, eine Struktur erkennbar war?
- War eine Überforderung zu erkennen?

Ein psychisch Kranker braucht Orientierung und Rückmeldung über sein Verhalten und sein Handeln in einer tragfähigen akzeptierenden Beziehung und in einem geschützten Rahmen.

Eine vertrauensvolle Zusammenarbeit und ein Sich-öffnen im Gespräch braucht Geduld, Offenheit, Ehrlichkeit, Flexibilität, Zeit und die Akzeptanz des Fortschrittsrhythmus des betroffenen Menschen, um eine tragende Beziehung entwickeln und auch Krisen gemeinsam durchstehen zu können.

Relevanz für die psychiatrische Pflege
Die Auseinandersetzung mit anderen Menschen fällt psychisch Kranken oft schwer. Sie gehen dann am liebsten Schwierigkeiten aus dem Weg. Pflegende haben daher die Aufgabe, den Betroffenen darin zu fördern, dass er sich Problemen stellen kann. Eine Möglichkeit ist ein direktes Umgehen mit dem beobachteten Verhalten durch unmittelbares ansprechen der subjektiven Wahrnehmung. Das sofortige, klare und möglichst nicht wertende Ansprechen von Konflikten, Gefühlen und Wahrnehmungen gibt dem psychisch kranken Menschen Orientierung, Sicherheit und die Möglichkeit zeitnah Probleme zu lösen oder Emotionen auszudrücken. Der Patient kann die Erfahrung machen, dass eine direkte Konfrontation nicht einen „Liebesentzug" nach sich zieht.

3.6.7 Gestalttherapie

„Keine tausend Plastiktüten lassen eine Wüste blühen. Und tausend leere Gesichter machen einen leeren Raum nicht voll." (Fritz Perls)
Gestalttherapie als Behandlungsform ist eng verbunden mit den Namen Fritz und Lore Perls[35]. Sie entwickelten ein Therapiekonzept, das davon ausgeht, dass Menschen ihre Persönlichkeit unter dem Einfluss von Umwelt und Mitmenschen entwickeln und dass unvollständig bearbeitete Erlebnisse und Erfahrungen Abwehr auslösen. Die Therapie ist erlebnisorientiert und wird in Einzel- oder Gruppentherapien durchgeführt. Sie setzt an der eigenen Wahrnehmung und der von anderen Menschen an. Die therapeutischen und gestalterischen Techniken und Medien kommen aus Gestaltpsychologie wie z. B. die Anwendung von **Rollenspielen, Körperarbeit und kreativen Elementen.** Die Bezeichnung „Gestalt" bezieht sich auf den ganzheitlichen Charakter der Wahrnehmung des Verhaltens von Menschen und des seelischen Geschehens.
Nach Perls dient die Abwehr dazu, die Mitmenschen auf sich aufmerksam zu machen und deren spontane Hilfe zu erwirken. Die Abwehr hält den Betroffenen in Unselbstständigkeit und Hilflosigkeit gefangen. Das Leben wird beengt. Es erstarrt in Klischees und festen Rollenzuschreibungen. Ziel der Therapie ist, die Abwehr abzubauen, um selbstständig, selbstbestimmt, selbstverantwortlich und erwachsen handeln zu können. Die Gestalttherapie will die Persönlichkeit in ihrer wahren Gestalt wieder herstellen, damit sie sich selbst in vollem Umfang wahrnimmt. Die Therapie hat den **Ansatz im Hier und Jetzt** und vermeidet Interpretationen und Reflexion, die nicht weiter bringt.

> Das Gebet der Gestalttherapie nach Perls:
> „Ich tu, was ich tu, und du tust, was du tust.
> Ich bin nicht auf dieser Welt, um nach deinen Erwartungen zu leben,
> Und du bist nicht auf dieser Welt, um nach den meinen zu leben.
> Du bist du, und ich bin ich,
> Und, wenn wir uns zufällig finden, – wunderbar.
> Wenn nicht, kann man auch nichts machen."

Der Mensch braucht andere Menschen! Die Gestalttherapie basiert auf einem existenziellen Ansatz. Dieses Verfahren beschäftigt sich nicht nur damit Charakterstrukturen und Symptome zu behandeln, sondern mit der Existenz des ganzen Menschen. Es zeigt sich in der Zentrierung auf die zwischenmenschliche Beziehung und in der Übernahme der Verantwortung für das eigene Handeln. Die dialogische Philosophie Martin Bubers bildet die Grundlage und Haltung und ist ethisches und anthropologisches Fundament der Gestalttherapie. Die Beziehung hat ihren Sinn und Wert in sich selbst. Die Gestalttherapie geht zudem davon aus, dass die Ich-Du-Haltung durch die Art und Weise der Beziehung hinsichtlich des Habens und Gebrauchens (Ich-Es) in Frage gestellt ist. Der andere Mensch wird Mittel zum Zweck und somit verdinglicht, was sich außerhalb von ihm selbst gestaltet. Die heilende Kraft der **Ich-Du-Beziehung** soll in der Therapie erfahren, entwickelt und in die eigene Person integriert werden.
Bewusstsein bedeutet in der Gestalttherapie, dass der einzelne Mensch in seiner Ganzheit mit sich und anderen Menschen in Kontakt steht, mit all seinen Sinnen und die Sinne mit

[35] Perls, Frederick S. (genannt Fritz): Gestalt-Therapie in Aktion. Klett-Cotta Verlag Stuttgart, 2002

der Umwelt. „Gewahrsein ist freies Erspüren dessen, was in dir auftaucht, was du tust, fühlst oder vorhast. Sie ist ein Grundelement und eine umfassende Ganzheit. Ohne Bewusstsein gibt es keine Kenntnis einer Wahlmöglichkeit.“[36]
Nach Perls umfasst das Bewusstsein drei Ebenen:

- **Interne Reize:** Wahrnehmen des Selbst (körperlich und emotional z. B. Aufregung, Angespannt-Sein, Herzklopfen, Durst, Müdigkeit und das, was ich spüre)
- **Externe Reize:** Wahrnehmen der Außenwelt, z. B. Parfüm riechen, den Baum sehen, Geräusche hören, den Wind spüren, was ich wahrnehme
- **Intermediative Reize:** Gedanken, Projektionen, Phantasien, z. B. was erwartet mich in der Weiterbildung, welche Kollegen werde ich dort treffen, ich denke.

Ziele der Gestalttherapie

- Erweiterung von Ressourcen
- Lebensfreude und Sinnlichkeit
- Ausweitung des Bewusstseins
- Selbstvertrauen und Selbstbewusstsein
- Eigene Kreativität wiederentdecken
- Kontaktfähigkeit vertiefen und erweitern.

Das vorrangige Anliegen der Gestalttherapie ist nicht das Lösen von Problemen, sondern das Erforschen der Problemsituationen und die Bedeutung der jeweiligen Situation im Lebenszusammenhang.

Relevanz für die psychiatrische Pflege
Die einzelnen Elemente der Gestalttherapie können Pflegenden dabei helfen, dem Gegenüber Raum zu lassen. Der Ansatz der Selbstbestimmtheit eines Menschen ist im Alltag nicht immer selbstverständlich. Professionelle glauben oft zu wissen, was der Betroffene braucht und wie er sein Leben in die Hand nehmen und gestalten soll. Im Kontakt ist nicht nur der Inhalt des Gesprächs wichtig, sondern auch Mimik, Gestik, Körperhaltung und Atmung, die sich in einer umfassenden Sichtweise von Menschen wieder finden. Die Gestalttherapie verstärkt, dass der Einzelne Experte für sein eigenes Leben ist, der seinen Entwicklungsprozess selbst steuert. Der Betroffene wird darin begleitet, seinen eigenen Wahrnehmungen zu vertrauen, die Sinnhaftigkeit der Geschehnisse für sein Leben zu ergründen und Beziehungen neu zu definieren.

[36] Perls, Frederick: a. a. O.

3.7 Verfahren zur Reflexion und zur Konfliktbewältigung

„Wer recht erkennen will, muss zuvor in richtiger Weise gezweifelt haben.“ (Aristoteles)
Im psychiatrischen/psychosozialen Alltag arbeiten viele Menschen mit sehr unterschiedlichen Berufen zusammen. In diesem Miteinander brauchen die verschiedenen Berufsgruppen eine Steuerung und konstruktive Prozesse zur Konfliktbewältigung (Reflexionsverfahren).
Im Pflegealltag werden unterschiedliche Möglichkeiten der Reflexion gebraucht. Fallbesprechungen, Supervision, Balintgruppen, Kollegiale Beratung oder Coaching sind Verfahren „des Nachdenkens unter Anleitung“, sie dienen der Verbesserung von institutionellen Rahmenbedingungen und der Professionalisierung der Beteiligten. Die damit verbundene Reflexion kann den Beteiligten Hilfestellung geben, berufliche Themen zu beleuchten und zu bearbeiten.

3.7.1 Fallbesprechung

„Die Sprache wurde uns gegeben, um die Gedanken auszudrücken.“ (Molière)
Die Fallbesprechung ist ein strukturierter patientenbezogener Austausch von Informationen, Beobachtungen und emotionalen Begebenheiten aller an der Behandlung beteiligten Mitarbeiter, in der Absprachen über ein weiteres Vorgehen getroffen werden.
Die Fallbesprechung dient dazu

- Die Kontinuität der Behandlung zu verstärken
- Die Informationen zu bündeln
- Effektive und effiziente Pflege, Therapie und Abläufe zu sichern
- Die multiprofessionelle Zusammenarbeit zu unterstützen und zu festigen
- Gegenseitige Unterstützung, Beratung und Lernen zu fördern
- Zu einer ständigen Reflexion der Arbeit beizutragen.

Bei einer Fallbesprechung wird die Situation eines Patienten (z. B. Zustand bei Aufnahme, Biografie, Krankheitsverlauf, bisherige Maßnahmen, Wirkung, weiteres Vorgehen) ausführlich erörtert. Fallbesprechungen werden entweder multiprofessionell mit anderen Berufsgruppen oder in nur einer Berufsgruppe, z. B. nur von Pflegenden durchgeführt. Wichtig ist, dass möglichst viele Beteiligte an der Besprechung teilnehmen können.

Ziele
- Patienten-/klienten-/bewohnerbezogene Besprechung zur Problemlösung oder zum Erheben des Bedarfes
- Umfassendere und vervollständigende Wahrnehmung von Problemen und Fragestellungen
- Kontinuität in der Pflege und/oder Behandlung
- Vereinheitlichung der Pflege, Therapie und der Abläufe
- Sicherheit im Umgang
- Versorgung des Patienten in den Mittelpunkt stellen
- Kontinuierliche Fortbildung und Wissenserweiterung
- Kollegiale Unterstützung
- Reflexionsmöglichkeit, Korrekturansätze.

Rahmenbedingungen
- An einem bestimmten Tag und zu einer bestimmten Uhrzeit
- In einem festen Rhythmus, z. B. einmal im Monat
- Möglichst viele Mitarbeiter sollen beteiligt sein
- Störungsfreier und ausreichend großer Raum, möglichst außerhalb der Station
- Wandtafel oder Flipchart sind hilfreich, um Ergebnisse festzuhalten oder zu visualisieren
- Andere Mitarbeiter oder Leistungserbringer können hinzu gezogen werden
- Krankenakten, schriftliche Dokumentationen können benötigt werden
- Material zum Problem oder zur Vertiefung der Fragestellung kann unterstützend wirken
- Auswahl eines Patienten für die Fallbesprechung.

Die Frage, ob ein kranker oder pflegebedürftiger Mensch von einer Fallbesprechung profitiert, hängt von einigen Faktoren:
- Hat er einen komplexen Versorgungs- und Koordinierungsbedarf?
- Sind viele Berufsgruppen oder Leistungserbringer beteiligt?
- Treten akute Probleme auf und besteht Interventions- oder Handlungsbedarf?
- Besteht Gefahr, dass sich der Zustand des Patienten verschlechtert und kann dies durch gezielte Interventionen abgemildert oder verhindert werden?

Dokumentation
Fallbesprechungen sollten im entsprechenden Dokumentationssystem festgehalten und dokumentiert werden (z. B. in der Akte, Kurve):
- Teilnehmer an der Fallbesprechung
- Ergebnisse, z. B. Änderung der Pflege- und/oder Therapieziele
- Datum, wann erneut überprüft werden sollte, ob die Ziele erreicht oder die Absprachen eingehalten wurden.

7-W-Frageschema
- **Was:** Was ist oder sind die Probleme im Einzelnen? (aus der Sicht des Patienten/Klienten, der Bezugsperson, der einweisenden Stelle)
- **Wer:** Wer ist der Patient/Klient überhaupt? (Besonderheiten, typische Merkmale, Eigenschaften)
- **Wann:** Seit wann besteht das Problem?
- **Wie oft:** Wie sind Verlauf, Frequenz und Intensität des Problems zu beschreiben?
- **Wie:** Wie zeigt sich das Problem?
- **Wo:** Wo tritt das Problem vorwiegend auf? Ist es lokalisierbar?
- **Warum:** Unter welchen Bedingungen tritt das Problem auf?

5-Handlungsschritte
- **Inventarisieren** (sammeln aller Informationen)
- **Analysieren** (Ursachen- und Bedingungserörterung, unterschiedliche Sichtweisen)
- **Prioritätensetzung** (Abwägen, Absprache, Abstimmung)
- **Handeln** (ausführen der gewählten Schritte, Handlungsstrategien im Hinblick auf Zielsetzungen)
- **Auswerten** (Zielerreichung, weiteres Vorgehen, Erweiterung der Situationsperspektiven).

Wirkung
Was können Fallbesprechung/Supervision und anderen **Formen der Reflexion bewirken?**
- Systematische Analyse (und besseres Verstehen) von Zusammenhängen

- Wirkung des eigenen Verhaltens auf andere bewusst machen
- Erleichterung der Wahrnehmung von Gefühlen, die andere in mir auslösen
- Eröffnen anderer Sichtweisen eines Problems, Erkennen von „blinden Flecken"
- Befähigen auch unangenehme Gefühle auszusprechen und sich trotzdem akzeptiert fühlen
- Erweiterung der fachlichen Kompetenz, Reflexion der Grundhaltung.

Evaluation
- Was ist gut gelaufen?
- Was ist nicht so gut oder schlecht gelaufen?
- Ist die Fragestellung beantwortet?

3.7.2 Supervision

„Supervidieren heißt von oben betrachten, die Arbeit eines Anderen mit den Augen der erfahrenen Kritikerin, des einfühlsamen Lehrers, des kritischen Experten anschauen."
(Holloway)

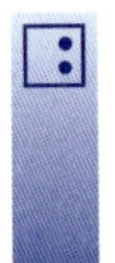

Supervision kommt aus dem Lateinischen super und videre = etwas überschauen, etwas von oben ansehen und hilft berufliche Identität und Rollensicherheit zu entwickeln und mit der eigenen Person in Einklang zu bringen.

Supervision soll das persönliche und individuelle Repertoire an Verhaltens- und Handlungsmöglichkeiten im lebendigen Lernen erweitern und damit die Berufszufriedenheit erhöhen.
Der Supervisor ist als Moderator tätig. Er fördert den Prozess der Problemlösung und löst weder inhaltliche noch strukturelle Probleme selbst.
Supervision kann in **Gruppen, in Teams oder Einzeln** genutzt werden. Sie kann eine zeitlich befristete Maßnahme mit definierten Zielen sein, z. B. lösen eines Konfliktes in einer Einheit, einem Team oder zur Entwicklung von neuen Perspektiven. Sie kann längerfristig mit regelmäßigen Fallbesprechungen zu **Sicherung von Qualität** in der Arbeit erfolgen und zur **Erweiterung der beruflichen Kompetenz** beitragen.
Supervision will Geschehnisse, Schwierigkeiten und **Probleme ohne den sonst üblichen Zeitdruck mit Distanz ansehen und reflektieren,** den Beteiligten die Erfahrung vermitteln, dass sie z. B. mit dem Problem nicht alleine belastet sind. Die Darstellung des Problems unterstützt es, zu verbalisieren und sich so mehr über das Problem klar zu werden und es besser zu verstehen.
Supervision dient der **Bewältigung von Belastungen** im Zusammenhang mit der beruflichen Tätigkeit und der **Professionalisierung beruflichen Handelns.** Sie dient im Wesentlichen den folgenden Zielen:
- Dem Prozess des Erkennens, Lernens und Verstehens um neue Initiative und Handlungsperspektiven zu entwickeln
- Exemplarische Konflikt- und Disziplinarprobleme lösen
- Fördern der Persönlichkeitsentwicklung
- Veränderung und Verbesserung des Arbeitsklimas
- Stärkung von Durchsetzungskraft, Bearbeitung von erhöhten Ansprüchen und Entwicklung der eigenen Stärken
- Unterstützung der Personalentwicklung
- Erweiterung der Kommunikations- und Kooperationsfähigkeit
- Erleichterung im Umgang mit schwierigen Patienten
- Verbesserung der Konflikt- und Verhandlungsfähigkeit.

Supervision ist wie alle anderen Reflexionsverfahren ein Mittel der Schulung von Selbst- und Fremdwahrnehmung und sollte im Pflegeberuf ein selbstverständliches Hilfsmittel sein.

3.7.3 Balintgruppe

Die wichtigste Balint-Regel lautet: *„Alles, was wir tun, alles, was wir empfinden, hat mit dem Patienten zu tun. Wir würden uns als Einzelperson oder als Team anders verhalten, wenn wir z. B. mit Kohlen handelten. Deswegen sind wir gut beraten, auch unsere Teamkonflikte im Licht dessen zu sehen, was wir mit dem Kranken machen." (Michael Balint)*

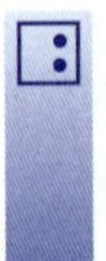

Balintgruppe: Arbeitsgruppe mit einer begrenzten Anzahl von Teilnehmer (in der Regel 8–12), die sich in regelmäßigen Abständen trifft, um Probleme mit Klienten zu besprechen und im Ergebnis zu einer verbesserten Behandlung und Beziehung zu kommen.

Michael Balint, Arzt, gebürtig in Ungarn, der Begründer der Balintgruppen hat zunächst nach dem zweiten Weltkrieg auf methodische Weise Fallkonferenzen mit Sozialarbeitern in London gemacht. Er hat das Ziel verfolgt, dass die Teilnehmer lernen, die unbewussten Prozesse in der Arbeit mit ihren Klienten vor dem Hintergrund psychoanalytischer Theorien besser wahrzunehmen. Er setzte dies als eine wirksame psychodynamische Methode zur Einstellungsänderung ein. Balintgruppen waren lange Zeit nur in der Ärztefortbildung verankert.

Im Unterschied zur Fallbesprechung wird die Gruppe von einer analytisch geschulten Person geleitet. Der freie Bericht über einen Patienten (Fallbeispiel) ist das wichtigste methodische Element der Arbeit in einer Balintgruppe. Die Gruppe trägt dazu bei, dass Beziehungen, der Klient besser verstanden und die eigenen Anteile in der Interaktion wahrgenommen werden.

Der Balintgruppe legt ein psychodynamisches Krankheitsverständnis zu Grunde und richtet ihr Hauptaugenmerk auf Regression, Übertragung und Gegenübertragung. Daraus ergeben sich die Leitfragen:

- Was macht der Klient mit dem Professionellen?
- Was macht der Professionelle mit dem Klienten?
- Welche Gefühle werden speziell im professionell Tätigen, aber auch in den anderen Balintgruppen-Teilnehmern geweckt?

Wichtige Leitfragen der Gruppenmitglieder sind:

- Welche Empfindungen und Gefühle hätte ich in einer solchen Situation?
- Wie hätte ich in der Situation mit dem Klienten gehandelt?

Die Balintgruppe hilft dem Einzelnen durch Austausch und Verstehen und führt zu einer verbesserten Selbstwahrnehmung und Akzeptanz der eigenen Gefühle.

3.7.4 Kollegiale Beratung

„Wenn ich mich auf das Problem konzentriere, wird es größer. Wenn ich mich auf die Lösung konzentriere, wird diese wirkungsvoller." (Anonyme Alkoholiker)

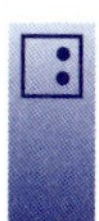

Beratung ist eine Sammelbezeichnung für unterstützende, sprachvermittelte Informationen zum Zweck und zur Hilfe von Entscheidungen und zur Orientierung.

Kollegiale Beratung wird in der Regel dort angewendet, wo Kommunikation und Beziehungsgestaltung zu den professionellen Aufgaben gehört. Sie hat das Ziel Veränderungen herbeizuführen mit **Blickrichtung auf zukünftige Lösungen** und wird als Intervision zwischen gleichberechtigten Kollegen verstanden, um sich gegenseitig zu unterstützen.

Vorteile der Kollegialen Beratung sind, dass sie kostengünstig ist, bedarfs- und teilnehmerorientiert und der zeitliche Aufwand ökonomisch ist. Das **Selbsthilfepotenzial, die kommunikative Fähigkeit und die Eigenverantwortung** der Mitarbeiter werden gestärkt.

Der einzelne „Kollegiale Berater" braucht für diese Aufgabe besondere Fähigkeiten:

- Interesse an der persönlichen Entwicklung eines Anderen
- Suche nach den Ressourcen, Potenzialen des Gegenübers
- Eindeutigkeit im Verhalten
- Hilfe für das eigenständige Denken des Anderen
- Vertrauen aufbauen können
- Anerkennung anderer
- Rückmeldung geben und damit dem Anderen zeigen, wo er dran ist
- Unterstützung geben und dem Gegenüber erleichtern, sich selbst zu erkennen.

Moderationsaufgabe

- Wo wollen wir hin?
- Welche Aufgabe hat der Einzelne in welcher Zeit?
- Welche Mittel und Kompetenz brauchen wir dazu?

Die Kollegiale Beratung läuft nach dem Motto „Experten beraten Experten" und nach einem bestimmten Schema ab:

Neben Supervision kann Kollegiale Beratung eine wichtige Hilfestellung sein, wenn Anforderungen sich ständig verändern oder Aufgaben wachsen und sich die Arbeit verdichtet. Sich im Kollegenkreis fachkundig zu beraten und somit seine Handlungsmöglichkeiten zu erweitern kann die Arbeitssituation erleichtern.

1. Eröffnung der Sitzung

- Wer bringt etwas ein?

Zeitdauer ca. 5 Minuten

2. Darstellung des Problems, des Falls und Orientierung

- Beschreibung der Situation
- Formulierung von Fragenstellungen
- noch nicht nachfragen!

Zeitdauer ca. 15 Minuten

3. Befragung und Hypothesenbildung

- Verständnis- und Informationsfragen
- Erweiterung der Sicht und genaue Betrachtung,
- es werden Eindrücke geäußert
- noch keine Lösung!

Zeitdauer ca. 20 Minuten

4. Stellungnahme, Differenzieren und Beurteilen

- Statements abgeben
- der „Fallgeber" hört zu, was die Beratenden einbringen
- keine Diskussionen!

Zeitdauer ca. 30 Minuten

5. Lösungsvorschläge, Entscheidungen und Übersetzungen

- jeder teilt mit, was er anstelle des Ratsuchenden tun würde,
- der Ratsuchende gibt Rückmeldung, welche Vorschläge er seinerseits umsetzen möchte
- keine Diskussion!

Zeitdauer ca. 15 Minuten

6. Austausch, Abschließen, Beenden

- Persönliche Anmerkungen, was nehme ich mit aus dem Gespräch,
- Verbesserungsvorschläge?

Zeitdauer ca. 5 Minuten

Abb. 3.16: Phasen der Kollegialen Beratung.

3.7.5 Coaching

„Vieles erfahren haben, heißt noch nicht, Erfahrung besitzen."
(Marie von Ebner-Eschenbach)

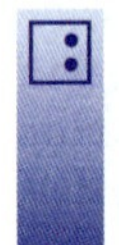

Coaching ist ein im beruflichen Zusammenhang stehender interaktiver, personenzentrierter Begleitungs- und Beratungsprozess, der zeitlich begrenzt und zielorientiert thematisch definiert ist.

Coaching hat sich als Methode zunehmend verbreitet. Coaching bezeichnet eine **individuelle Beratung** von einzelnen Personen, Teams oder auch Gruppen, die Problemstellungen am Arbeitsplatz fachlich-sachlich und auch psychologisch und soziodynamisch bearbeitet. Im Mittelpunkt steht die **Entwicklung von Selbstreflexion und Eigenkompetenz,** ebenso wie die Selbstwahrnehmung, Verantwortung und Selbsthilfe. Der Prozess ist **lösungs- und ressourcenorientiert,** der Einzelne wird gefördert und beim Ausbau seiner Wahrnehmung unterstützt. Gemeinsam werden individuell angemessene Lösungen entwickelt. Zur fachgerechten Durchführung wird eine entsprechende Weiterbildung benötigt.
Coaching ist vor allem ein Instrument von Führungskräften, um die Qualifizierung von Mitarbeitern voranzutreiben. Personalentwicklung ist eine zentrale Aufgabe von Leitung. Führen kann verstanden werden, Mitarbeiter zu motivieren, eine Leistung zu erbringen. Coaching kann von Führungskräften selbst durchgeführt oder delegiert werden. Der Coach muss Mitarbeiter unterstützen, ihnen helfen ihre Stärken auszubauen und Schwächen zu korrigieren und sie anleiten, ihre Aufgaben im Hinblick auf die Zielsetzung und Zielerreichung erfolgreich umzusetzen.

3.7.6 Selbsterfahrung

„Um zur Selbsterkenntnis zu gelangen, muss der Mensch aus seinem Schneckenhaus herauskommen und sich selbst leidenschaftslos betrachten." (Mahatma Gandhi)
Um mit psychisch kranken Menschen und ihren Angehörigen zu arbeiten, muss ich wissen wer ich bin, wo meine Stärken und Schwächen liegen, welche Wertvorstellungen ich habe und wo meine Grenzen sind. Nur dann kann ich mich authentisch verhalten und mit mir selbst im meinem Handeln übereinstimmen.

J. Campbell[37] beschreibt vier Aspekte mit denen wir uns unseres Selbst bewusst werden:

- **Psychologische Komponente:** zeigt sich im Selbstbild, in den Eigenheiten, den Gefühlen, der Motivation und bedeutet, seine eigenen Gefühle sensibel wahrzunehmen und Stressoren zu erkennen, welche die Gefühle beeinflussen
- **Physikalische Komponente:** besteht darin sich und seine körperlichen Grenzen wahrzunehmen und Veränderungen zu erkennen und zu wissen, was man körperlich leisten kann
- **Umgebungskomponente:** befasst sich mit dem Kontext und setzt sich zusammen aus den Beziehungen zu anderen Menschen, zum sozialen Umfeld und dem Wissen um Beziehungen zwischen den Bezugspunkten
- **Philosophische Komponente:** definiert das eigene Leben, die eigene Haltung zu existenziellen Fragen und beeinflusst unser ethisches Verhalten.

Um im Laufe seines beruflichen Lebens seine Erkenntnisse zu erweitern, reflektieren wir unzählige Situationen und beziehen die Erkenntnisse in unser folgendes Handeln ein. Erst wenn wir uns anderen Menschen zu erkennen geben und sie wissen, woran sie sind, kann das Gegenüber reagieren und ich erfahre aus seiner Reaktion etwas über mich. Die eigene Akzeptanz hängt entscheidend von den Rückmeldungen ab, die uns andere Menschen geben. Ein geringes Maß an Selbsterkenntnis bedeutet mehr Unsicherheit. Offenheit und sich dem Gegenüber als Person zu erkenne geben, ist ein zentraler Punkt in der psychiatrisch-pflegerischen Arbeit und im täglichen Miteinander der Begleitung und Betreuung.

Selbst- und Fremdwahrnehmung sind wichtige Bestandteile der gesamten psychiatrischen Versorgung. Nur wer sein eigenes Verhalten beobachtet, kann es analysieren und wenn notwendig verändern. Die Rückmeldungen von Kollegen und Betroffenen sind Bestätigung oder Korrektur der eigenen Einschätzung und Wahrnehmung.

[37] Campbell zitiert nach: Schädle-Deininger; Hilde, Villinger, Ulrike: a. a. O., Seite 118 ff.

3.7.7 Pflege und Konfliktbewältigung

„Schlag die Tür nicht ein, sie lässt sich leicht mit einem Schlüssel öffnen."
(Rassul Gamsatow)

Ein **Konflikt** ist das, was entstehen kann, wenn die Absichten, Ziele, Wertvorstellungen, Auffassungen und dergleichen von zwei oder mehr Menschen oder Gruppen einander widersprechen.

Der **Widerspruch** kann auch im Inneren eines Menschen bestehen.

Einen **Konflikt bewältigen** heißt, aus einem destruktiven (sinnlosen) Konflikt einen konstruktiven (sinnvollen) Konflikt zu machen.

Kritik: Beurteilung, Unterscheidung, die Fähigkeit zur Prüfung, Stellung nehmen.

1 mir selbst und anderen bekannt	2 nur anderen bekannt
3 nur mir bekannt	4 weder mir noch anderen bekannt

Johari-Fenster:
Jedes Quadrat
– oder jede Fensterscheibe –
zeigt einen Aspekt der Person

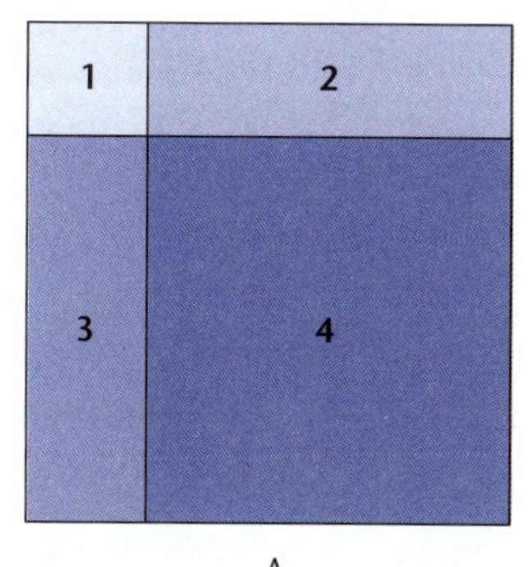

A
Person mit wenig Selbsterkenntnis

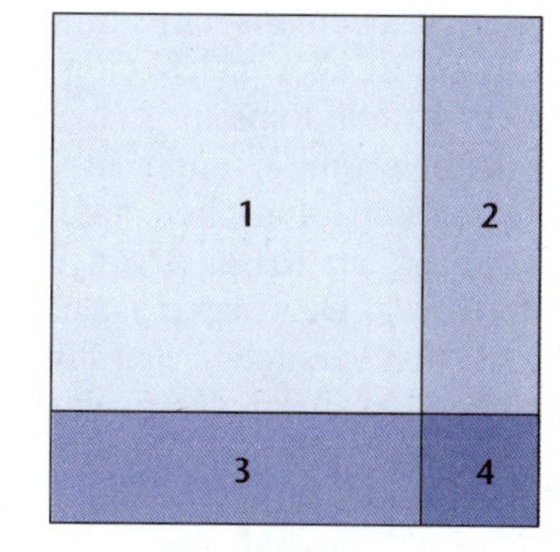

B
Person mit umfassender Selbsterkenntnis

Johari-Fenster, die das unterschiedliche Ausmass der Selbsterkenntnis zeigen

Abb. 3.17: Johari-Fenster mit unterschiedlichen Anteilen von Selbsterkenntnis (aus Schädle-Deininger, Villinger: Praktische Psychiatrische Pflege. Psychiatrie Verlag Bonn, 1996).

FLORI '05
TAGES
rückblick
NEWS
Meine Topthemen
des Tages:
· Was soll anders werden?
· War ich zufrieden?
· Geht vielleicht noch mehr?
· Was hätte besser gehen können?
· Wo war der Frust?

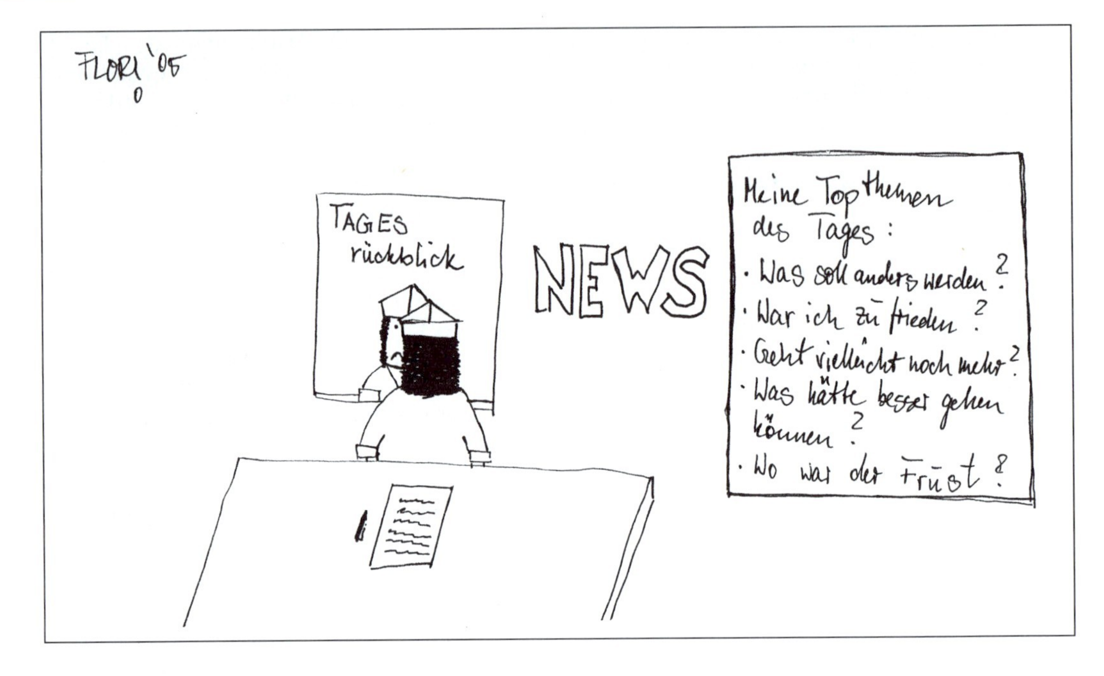

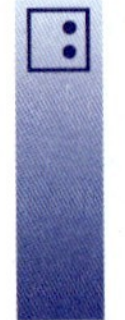

Kritikfähigkeit wird als Teil der allgemeinen Intelligenz angesehen und zeigt sich in der Fähigkeit, komplexe Sachverhalte zu prüfen und nach Abwägen des Für und Wider zu einem begründeten Urteil zu gelangen.

Die Worte „Konflikt“ und „Problem“ werden umgangssprachlich oft synonym gebraucht. „Problem“ ist der übergeordnete Begriff. Eine Aufgabe, die werden soll, aber die Lösung noch unklar ist, ist ein **Problem,** das gelöst werden muss. Ein schwerer Konflikt mit einem Gegenüber, ist ebenfalls ein Problem. Nicht jedes Problem ist aber gleichzeitig ein Konflikt. Von einem Konflikt spricht man, wenn Gegensätze jeglicher Art miteinander in Widerstreit stehen. Die meisten Menschen denken bei dem Wort „Konflikt“ an Krise, Ärger, Streit, Wortgefecht oder Krieg. Der Begriff ist häufig angstbesetzt. Menschen versuchen Konflikten aus dem Weg zu gehen, weil sie als Störung, als etwas Unangenehmes empfunden werden. **Konflikte und Spannungen sind normal** und gehören zum Leben. Die Aufgabe von Pflegenden ist es, den auftretenden Konflikten nicht aus dem Weg zu gehen, sondern sie anzunehmen und/oder zu lösen. Konflikte eröffnen Chancen zur persönlichen Weiterentwicklung und zur Weiterentwicklung der Einrichtung.

Hilfreich ist, wenn sich die Pflegende bewusst macht:

- Welche Vorstellungen, Erlebnisse, Haltungen und Beziehungskonstellationen sie mit Krankheiten in Zusammenhang bringen und welche Empfindungen und Verhaltensrituale damit verbunden sind und waren.
- Wie sie selbst mit Krankheiten umgehen und welches Verhalten sie von ihrer Umgebung erwarten und erfahren oder erfahren haben.
- Wie sie Krankheiten bei anderen wahrnehmen und auf welche Verhaltensweisen sie in welcher Weise abwehrend reagieren.
- Wie sie mit Kranken so umgehen können, dass diese sich als Individuum und als Kranker annehmen können.
- Wie sie sich vor Überforderung und Übergriffen von einem Kranken schützen können, ohne ihn und seine Situation aus dem Blick zu verlieren.

Kritik adäquat zu üben ist eine wichtige Voraussetzung Konflikte lösen zu können. Feedbackregeln (☞ 3.4.2) können dies erleichtern. Nach Leuzinger und Luterbach ist es eine undankbare Aufgabe, Kritik zu üben. Unangenehme Gefühle werden damit assoziiert, das Wort Kritik ist wie das Wort Kontrolle belastet. Mit dem Wort „kritisieren“ sind Redewendungen wie z. B. „jemanden anfahren“, „anherrschen“, „fertig machen“, „etwas an den Kopf werfen“, eine Predigt

Formen des Umgangs mit Kritik	Auswirkungen des Umgangs
Vorbeugetechnik	Die Person formuliert etwas sehr vorsichtig, um es bei Angriffen leicht wieder zurücknehmen zu können. z. B. „Darf ich einmal etwas Dummes sagen" Dies kann auch als Indiz dafür gedeutet werden, dass die betreffende Person Angst vor möglicher Kritik hat
Rechtfertigungstechnik	Die Person wehrt den Kritikpunkt ab und verteidigt ihr Verhalten, begründet, rechtfertigt z. B. „Ich musste so reagieren, weil" Sie verteidigt ihren Standpunkt auch dann, wenn sie insgeheim einräumt, dass der andere vielleicht recht haben könnte
Gegenangriffstechnik	Die Person kritisiert den Vorschlag des Gegenüber, die Kritik wird scheinbar gelassen hingenommen, das gehört sich einfach so, dass man sich kritisieren lässt, nach geraumer Zeit erfolgt der Gegenschlag, irgendwann zeigt jeder eine Schwäche
Projektionstechnik	Die Person wehrt den „Angriff" sofort ab und sucht den/die Fehler bei(m) anderen Beispielsweise „Dass das Ganze schief gelaufen ist, geht nicht zu meinen Lasten, schließlich war es Ihre Idee und Ihr Vorschlag"
Resignationstechnik	Die Person hört nicht mehr zu, wenn Kritik geäußert wird, die Kritik, der „Angriff" wird als so ungerechtfertigt erlebt, dass die Person nicht reagiert, sondern aufgibt und sich zurückzieht, oft wird diese Person durch viele Erlebnisse zu dieser „inneren Emigration" gedrängt

Tab. 3.9: Abwehrmaßnahmen bei Kritik nach Leuzinger/Luterbacher.[38]

halten", „ins Gebet nehmen", „herumhacken", „eins auf das Dach geben", verbunden. Menschen setzen deshalb bei Kritik Abwehrmaßnahmen entgegen, die wiederum Auswirkungen auf den Umgang ableiten (☞ Tab. 3.9).

Gängige Umgangsformen mit Konflikten

- **Konfliktvermeidung:** bei Menschen mit Angst und starkem Harmoniebedürfnis, es besteht die Gefahr, dass eigene Bedürfnisse zu kurz kommen.
- **Konfliktverleugnung:** bei Menschen, die nach dem Lustprinzip leben, dadurch eingeschränkte Realitätsprüfung, es besteht die Gefahr einer depressiven Krise, wenn der Betroffene von der Realität eingeholt wird.
- **Konfliktverschärfung:** bei Menschen mit übertriebenem Gerechtigkeitsbedürfnis, Gefahr der Blindheit für die Bedürfnisse und Sichtweise anderer.
- **Konfliktbearbeitung:** bezeichnet die reife Form des Umgangs mit Konflikten.

Konfliktlösung braucht **emotionale Intelligenz** und ist in den letzten Jahren zu einem Schlüsselbegriff in der Weiterbildung geworden. Gemeint ist die Fähigkeit, mit Menschen und Gefühlen gut umgehen zu können. Der konstruktive Umgang mit Konflikten kann erlernt und geübt werden. Das bedeutet Konflikte nicht dem Zufall zu überlassen, sondern beherzt und mit Verstand zu bearbeiten.

Arten eines Konflikts

Man unterscheidet zwischen **„äußeren und inneren Konflikten"**. Bestehen die Gegensätze zwischen zwei oder mehreren Personen, handelt es sich um einen äußeren Konflikt, spielen sich die Gegensätze im Inneren einer Person abspielen, dann handelt es sich um einen inneren Konflikt.

Strukturelle Konflikte werden vor allem durch ungünstige (Rahmen-)Bedingungen verursacht. Trotzdem reagieren Menschen auf Grund ihrer individuellen Einstellung und Verhaltensweise verschieden.

Der **personale** (**Konflikt**-)Ansatz fragt, warum reagiert der eine so und der andere ganz an-

[38] Leuzinger, Andreas; Luterbacher, Thomas: Mitarbeiterführung im Krankenhaus, Verlag Hans Huber Bern, 2000

ders? Was ist zu tun, damit die Beteiligten eine alle zufrieden stellende Lösung finden? **Interpersonelle Konflikte** sind zwischen verschiedenen Personen oder zwischen einer Person und einer Gruppe zu suchen, die sich aus unterschiedlichen Haltungen, Bedürfnissen, Eigenschaften, Worten und Einstellungen ergeben.

Kollektive Konflikte entstehen zwischen rivalisierenden Gruppen (z. B. Kulturen, Minderheiten, Mehrheiten, Arbeitgeber, Arbeitnehmer).

Personelle Konflikte bezeichnen das Problem der Person mit seiner Rolle, man unterscheidet zwei Arten: Den Inter-Rollenkonflikt, z. B. zwischen Beruf und „guter Mutter" und den Intra-Rollenkonflikt, z. B. Vorgesetzter sein und guter Kollege.

„Gott gebe mir die Kraft, um das zu ändern, was ich ändern kann, die Gelassenheit, um das zu tragen, was ich nicht ändern kann, und die Weisheit, das eine vom anderen zu unterscheiden." (Friedrich Christoph Oetinger)

Konfliktkultur bedeutet, die Fähigkeit, in Konfliktsituationen angemessen und konstruktiv zu agieren und reagieren, z. B. Zuhören, gemeinsames Besprechen des Konflikts, engagiertes Streiten für die eigene Sache, überlegtes Nachgeben, Finden kreativer Lösungen und diplomatisches Schlichten.

Fragen zur Analyse des Konflikts

- Wie ist der vorliegende Konflikt beschaffen (Art des Konfliktes)?
- Auf welcher Ebene bzw. auf welchen Ebenen befindet sich der aktuelle Konflikt?
- Auf welcher Stufe befindet sich der Konflikt?

Formen eines Konflikts

- Der **informelle Konflikt** wird unkontrolliert ausgetragen. Kennzeichnend sind: Beleidigungen, bewusst harte Konfrontation, feindselige Atmosphäre, im schlimmsten Fall bewusst eingesetzte psychische und physische Gewalt.
- Bei einem **formalisierten Konflikt** halten sich die beteiligten Personen bzw. Gruppen an bestimmte Spielregeln. Kennzeichnend sind: partnerschaftliches Gespräch, Kompromissbereitschaft, Bereitschaft zum Anhören der Gegenseite.
- Der **umgeleitete Konflikt** wird verschoben und entlädt sich nicht gegen den eigentlichen Adressaten, sondern dort, wo ein geringerer Widerstand zu erwarten ist, z. B. die Wut gegen den Vorgesetzten wegen ungünstiger Arbeitsbedingungen entlädt sich gegen Nachgeordnete.

Ebenen eines Konfliktes

- **Sachkonflikte** machen sich an Fakten fest, z. B., dies oder das System A ist am sinnvollsten für uns und zwar aus folgenden Gründen..., ich halte B für zweckmäßiger, weil...
- **Beziehungskonflikte** entstehen auf Grund von Antipathie, aber auch durch ungeklärte Beziehungen, z. B. wer führt und wer wird geführt, wer versteht mehr von einer Sache. Viele Konflikte, die auf der Sachebene ausgefochten werden, sind in Wirklichkeit Beziehungskonflikte bzw. eine Kombination von beidem.
- **Wertekonflikte** entstehen auf Grund unterschiedlicher Normen und Werte, Lebenseinstellungen, Weltanschauungsfragen und unterschiedlichen Lebensstilen. Vor allem konservative und progressive Menschen geraten schnell in hitzige Debatten über z. B. Taktgefühl, politische Aspekte, Fortschritte.

Typische Fehler beim Lösen von Konflikten

In der Praxis schleichen sich im Umgang mit Konflikten immer wieder Fehler ein. Wenn Pflegenden dies bewusst ist, können sie gezielt gegensteuern. In Tabelle 3.10 werden wichtige Fallen dargestellt.

Konflikte können entstehen, wenn situationsbedingte Bedürfnisse nicht zusammenpassen, z. B. möchte Frau Albern, weil sie müde ist eine Pause machen, Frau Blau ist fit und will weiter arbeiten, Frau Chaos will jetzt das neue Projekt besprechen und Frau Durst möchte an der angefangenen Arbeit weiter machen. Überdauernde Bedürfnisse stimmen nicht überein, z. B. Schichtdienst und Abendmensch bzw. Frühaufsteher. Bedürfnisse verschiedener Lebensart wie Temperament und Lebensweise unterscheiden sich gravierend, z. B. in Bezug auf Prioritäten, unterschiedliche Wertvorstellungen. Diese Aspekte erfordern unterschiedliche Lösungsansätze und Vorgehensweisen.

Ratschläge erteilen	Über die notwendigen Informationen hinaus sind dem Patienten/Klienten Belehrungen wenig hilfreich. Informationen umfassen angemessenes Verhalten und den Sinn von Untersuchungen und Behandlungen (in der notwendigen und dem Patienten zuträglichen Ausführlichkeit). Dauerhafte Lösungen für Probleme können nur vom Patienten selbst kommen. Beschränken Sie sich darauf, klärende Fragen zu stellen und die Aufmerksamkeit auf Aspekte zu lenken, die der Patient bislang nicht beachtet hat.
Belehren	Der Patient verfügt über seine eigene Lebenserfahrung, Belehrungen passen nicht zum Umgang mit eigenverantwortlichen und mündigen Menschen. Der Patient hat Ihnen seine Krankheitserfahrung voraus, ist sein eigener Experte.
Verhören	Sie sind kein Detektiv, der um jeden Preis alle Schwächen des Patienten offen legen muss. Das Bedürfnis des Patienten, nicht alles (gleich) preiszugeben, ist unbedingt zu respektieren. Der Patient hat das Recht, uns Informationen vorzuenthalten. Oft sind Informationen auch nicht für unsere Problemlösung notwendig.
Moralisieren	Stellen Sie nicht Ihre Wertvorstellungen über die des Patienten. Die Art seiner Lebensgestaltung muss dem Patienten, nicht Ihnen gerecht werden. Es ist etwas anderes, wenn der Patient die Interessen und Bedürfnisse anderer Patienten oder den reibungslosen Stationsablauf verletzt. Der Patient hat seine persönliche Entwicklung, seine eigene Sozialisation.
Klassifizieren	Stecken Sie den Patienten in keine typologische oder diagnostische Schublade. Sie ignorieren damit seine Einzigartigkeit. Wir behandeln und pflegen Menschen, keine Diagnosen. Respekt, Würde, Akzeptanz und Toleranz sind wichtige Aspekte unseres Handelns.
Bagatellisieren	Nicht die äußerlich sichtbare Not sondern das subjektive, innere Leiden des Patienten ist der Maßstab für Dringlichkeit mitmenschlicher Hilfe. Wenn Sie wissen wollen, wie stark ein Mensch durch seine Krankheit betroffen ist, schauen Sie sich die Auswirkungen dieser Krankheit auf sein Leben an. Die Auswirkungen auf sein Umfeld sind weitere wichtige Punkte. Leiden und Umgang mit Krankheit sind individuelle und persönliche Erfahrungen.

Tab. 3.10: Konfliktlösungsfehler und Erklärungen für diese nach Boessmann und Röder: Krisenmanagement für Pflegeberufe.[39]

Lösungsansätze bei Konflikten

Es gibt viele Möglichkeiten Konflikte zu lösen. Wichtig dabei ist, die Lösungsmöglichkeiten zu suchen, die für den Betroffenen und für den Pflegenden passen. In Tabelle 3.11 werden einige Aspekte aufgezeigt.

Weitere Aspekte zu Konflikt-Beziehungen

- Versuchen Sie nicht sofort zu reagieren. Warten Sie bis die erste Woge Ihrer körperlichen Reaktion vorüber ist.
- Warten Sie bis Sie sich wieder beruhigt haben, aber nicht länger. Das Problem darf nicht „verjähren". Wählen Sie den nächstmöglichen Zeitpunkt das kritische Thema anzusprechen.
- Bevor Sie das Problem ansprechen überlegen Sie was Sie sagen und wie Sie es sagen wollen. Überlegen Sie auch, welche nachteiligen Konsequenzen Ihre Offenheit haben könnte, was kann schlimmstenfalls passieren?
- Denken Sie auch immer daran, welche Konsequenzen es haben wird, wenn Sie das Thema weiterhin vermeiden. Das Problem wird Ihnen mit großer Wahrscheinlichkeit immer wieder begegnen und Sie belasten.
- Wenn Sie sich entschlossen haben Offenheit zu wagen, beginnen Sie mit etwas, was Sie an dem Gegenüber schätzen. Loben sie Teilaspekte des Anderen. Erst dann äußern Sie, was Sie stört.
- Sprechen Sie in erster Linie von sich selbst, wie Sie das Problem wahrgenommen und er-

[39] Boessmann, Udo; Röder, Walburga: Krisenmanagement für Pflegeberufe – Problemstellungen und Lösungsstrategien. Hippokrates Verlag Stuttgart, 1998

Reiben Sie sich nicht auf	Sie sind für das Wohl vieler Patienten verantwortlich. Beißen sie sich nicht an einem die Zähne aus. Vergeuden Sie nicht Ihre kostbare Energie und Zeit, die Ihnen bei anderen fehlt.
Lassen Sie sich auf keinen Machtkampf ein	Sie werden den Kampf verlieren, denn der Patient wird (in neurotischer Weise) nicht eher ruhen, bis er seinen Willen hat. Der Machtkampf könnte seiner Gesundheit (und Ihrer!) mehr schaden als das Fehlverhalten, um das es geht.
Üben Sie Verbundenheit	Für den Umgang mit schwierigen Patienten gilt es zuerst eine Beziehungsbasis herzustellen. Erst wenn der Patient sich verstanden fühlt, haben Sie einen Zugang zu ihm. Hierbei bewährt sich die Technik der positiven Deutung, sie bewirkt auf kommunikative Weise Anerkennung, Verständnis und Aufwertung des Patienten.
Versuchen Sie die Dinge positiv zu deuten	Ein Fehlverhalten kann auch eine Ressource oder Fähigkeit sein oder so aufgefasst werden. Mit positiven Deutungen werten Sie den Patienten auf.
Werten Sie den Patienten auf	Sein (Sucht-) Verhalten wird als eine – wenn auch nicht optimale – Form der Lebensbewältigung anerkannt, die möglicherweise Schlimmeres verhindert, z. B. eine depressive Verstimmung, Depression oder Suizidgefährdung. Wenn sich der Patient in dieser unerwarteten Weise verstanden fühlt, helfen Sie ihm seine Widerstände aufzugeben. Vielleicht kann er irgendwann selbst sagen, dass ihm sein (Sucht-) Verhalten Sorgen bereitet und er etwas ändern will.
Beachten Sie die Metakommunikation	Der formale Ablauf eines Gespräches ist mindestens ebenso wichtig wie die Inhalte, die darin besprochen werden. Ein wesentliches Merkmal von Verbundenheit ist die gemeinsame Sprache. Stellen Sie sich auf das Vokabular, die Wortwahl und den Satzbau Ihres Patienten ein. Eine gemeinsame Sprache lässt sich auch nonverbal, auf der Ebene des körpersprachlichen Ausdrucks sprechen. Wenn die Kommunikation funktioniert, zeigt sich das an Übereinstimmungen in der Körperhaltung, Mimik, Stimmmodulation, im Atem- und Sprechrhythmus.
Ersetzen Sie „Können" durch „Wollen"	Die Überzeugung, etwas zu können aber nicht die erforderliche Kraft, Zeit, Fähigkeit, Durchhaltevermögen zu haben, ist weit verbreitet. Nichts steht dem Glück der Gesundheit vieler Menschen mehr im Wege als diese Selbstlüge. Dulden Sie nicht, dass ein Patient sagt: „Ich kann nicht". „Ich kann nicht" bedeutet nichts anderes als „Ich will nicht". Nicht zu wollen ist das gute Recht jedes Patienten. Aber er soll sich bewusst sein, dass er nicht will. Es gibt viele gute Gründe nicht zu wollen. Einer der häufigsten ist Bequemlichkeit. Ein anderer ist, auf Lust und Genuss nicht verzichten zu wollen. Es gibt noch eine oft wenig beachtete Art nicht zu wollen, nämlich Angst.
Angst	Ein Patient der Alkohol oder Tabletten zur Beruhigung oder als Stimulans einnimmt, befürchtet mit Recht, dass er ohne das Suchtmittel in einen unerträglichen Zustand gerät. Nicht selten sind die Ängste der Patienten irrational, d. h. sie beruhen auf falschen Überzeugungen.
Der Patient braucht eine Vision	Wenn Sie etwas Zeit für einen Patienten erübrigen können, sprechen Sie mit ihm über seine Zukunft, welche Pläne hat er, welchen Sinn es in seinem Leben gibt, was er glaubt, was nach dem Tod auf ihn zukommt. Eine wichtige Frage ist, was er tun will, wenn er keine Beschwerden mehr hat. Sie werden viel erfahren über die tieferen Beweggründe des Patienten und ihn besser verstehen.
Sie sind Vorbild	Ob Sie es wollen oder nicht, der Patient wird sich an Ihrem Vorbild orientieren. Patienten tun nur das was sie wollen genauso wie Sie selbst und dabei ist es wenig nützlich die Welt in richtig und falsch oder gut und schlecht einzuteilen.

Tab. 3.11: Lösungsmöglichkeiten und Erklärungen für diese bei Konflikten in Anlehnung an Boessmann und Röder.

lebt haben, was Ihnen auf die Nerven ging, welches Ihrer Bedürfnisse nicht beachtet wurde. Drücken Sie Ihre Gefühle aus (Ich-Botschaften).
- Vermeiden Sie wertende Aussagen über ihren Gesprächspartner.

Konfliktlösungstechniken

Viele Konfliktlösungstechniken können erlernt und praktisch umgesetzt werden. Einstellungen dagegen können nicht von einem Tag auf den anderen per Knopfdruck geändert werden. Sie können durch Wissen, Einsicht und persönliche Erfahrungen entwickelt werden.
- **Konstruktive Konfliktlöser: Nicht nach Schuldigen, sondern nach Lösungen suchen,** an jemanden den Zorn auslassen zu wollen, ist menschlich, weiter hilft jedoch, was kann getan werden, wie kann der Schaden gering gehalten werden, wo liegen mögliche Lösungen.
- **Die „Win-Win-Strategie" verfolgen:** es geht darum, dass nicht einer als Verlierer aus dem Konflikt hervor geht, sondern beide Parteien „Gewinner" sind, d. h. offen für kreative Lösungen und Kompromisse zu sein, trotz Rivalität Gesicht wahren.
- **Mögliche Ursachen für die unterschiedliche Wahrnehmung berücksichtigen:** es gibt bewusst und unbewusst mehrere Faktoren, z. B. Interessen, Ziele, Motive, Erfahrungen, Erziehung und Prägung, Selbstbewusstsein, Einstellung zu anderen Menschen.
- **Den Konflikt aus verschiedenen Blickwinkel betrachten:** aus der Sicht des Ichs: Geht es mir um Sieg und Niederlage, um einen Kompromiss oder um eine Konsensfindung? Habe ich mich unter Kontrolle oder lasse ich mich provozieren? Welche Argumente und Gefühle habe ich? Welche Gegenargumente erwarte ich? Welche Risiken sind absehbar oder zu welchen Zugeständnissen wäre ich bereit?
- **Aus Sicht des Konfliktpartners:** Geht es ihm um Sieg oder Niederlage, einen Kompromiss oder Konsens? Hat er eine „offene Rechnung" mit mir? Was soll erreicht werden? Maximal-/Minimalziele, Risiken, Argumente.

Beispiel

Die Anleitung von Auszubildenden und Weiterbildungsteilnehmern kommt im Arbeitsalltag häufig zu kurz. Dieser Auftrag wird oft nur teilweise erfüllt werden. Einige wichtige Aspekte um **Konflikten vorzubeugen** sind:
- Dem Anzuleitenden zuhören können, d.h. die Fähigkeit besitzen, genügend Geduld und Zeit aufzubringen
- Den Anzuleitenden uneingeschränkt ernst nehmen und seine Probleme als wichtig anerkennen können
- Zuversicht ausstrahlen, d. h. an die Fähigkeiten, die Ressourcen, das Reifen und Lernen glauben
- Die eigene Erfahrungen mit Anleitungssituationen, den Problemen und Schwierigkeiten einbringen, d. h. eigene menschliche und unvollkommene Fähigkeiten als Ausgangspunkt benutzen
- Sich in den Anzuleitenden einfühlen können und wollen, zur emotionalen Anteilnahme bereit sein und dazu, sich auf mögliche Schwierigkeiten im Kontakt und in der Anleitungssituation einzulassen
- In seinen verbalen und nonverbalen Äußerungen glaubhaft und echt sein.

Zur Reflexion

Erinnern Sie sich an Situationen
- In denen Sie Schwierigkeiten hatten, mit einer Anleitungssituation umzugehen
- In der Sie Situationen heruntergespielt bzw. übertrieben dargestellt haben
- Sie sich als Anzuleitender allein gelassen, vernachlässigt und missachtet gefühlt haben
- Sie sich als Anzuleitender über das Verhalten anderer (z. B. Pflegende, Ärzte, Mitpatienten, Partner, Eltern, Besucher) geärgert haben
- Sie von anderen positive Rückmeldung bekommen und sich darüber gefreut haben
- Sie die Art und Weise der Anleitung zum Nachdenken angeregt hat
- Ihnen die Anleitung bzw. das Verhalten ihres Anleiters Angst gemacht hat
- Sie die Umgehensweise des Anleiters/eines anderen Menschen nicht akzeptieren konnten
- Sie das Verhalten des Anleiters unpassend und übertrieben gefunden haben
- Sie sich über das Verhalten ihres Anleiters/eines anderen Menschen geärgert haben
- Sie sich über Ihr Verhalten dem Anleiter gegenüber geärgert haben.

Konflikte mit Kollegen, im Team oder mit anderen Berufsgruppen

Peter Heigl[40] empfiehlt einen **„Werkzeugkasten“ für Konfliktgespräche** zu haben, der benutzt wird und dessen Bestandteile mit der Zeit zum selbstverständlichen Handwerkszeug werden. Im Werkzeugkasten befinden sich: „Ich-Botschaften“, „Verständnis und Wertschätzung zeigen“, „Konflikte direkt ansprechen“, „offen sagen, was **mir** nicht passt“, „Win-Win-Strategie“, „Bambustechnik“, „mögliche Kompromisse im Voraus bedenken“, „Zeitvorgaben nennen“, „kurzfristige und langfristige Ziele benennen“, „zielorientiert sprechen und fragen“ und „Kompromisse nachjustieren“. Die Kompetenz mit Konflikten adäquat umzugehen zeigt sich in der flexiblen Anwendung von den unterschiedlichen Werkzeugen.

Die Bambus-Technik

Die Bambus-Technik ist häufig das Mittel der Wahl. Der Bambus leistet dem Sturm keinen Widerstand, sondern biegt sich, legt sich flach, gibt nach und steht dann wieder auf. Das ist für ihn die beste Überlebenschance und gleichzeitig seine Stärke (☞ Tab. 3.12).

[40] Heigl, Peter: 30 Minuten für faires Streiten und gute Konflikt-Kultur. Gabal Verlag Offenbach, 2003

	Wofür steht es	Beispiel
B	Bestätigen, bejahen	Ja, ich verstehe das Problem
A	Aufmerksamkeit/Anerkennung signalisieren	Sagen Sie mir bitte, doch noch […]
M	Möglichkeit von Mängeln zugeben	Da ist leider Folgendes passiert […]
B	Bereitschaft zum Diskutieren zeigen	Reden wir jetzt darüber, was wir gemeinsam […]
U	Umlenken der Emotionen auf die Sachebene	Und wie können wir jetzt am besten […]
S	Sachebene/Sachgerechtigkeit anstreben	Ich sehe z. B. folgende zwei Wege […]

Tab. 3.12: Die Bambus-Technik.

Es ist oft besser, seinem Konfliktpartner zunächst zuzuhören und ihm zu signalisieren, dass sein Ärger, seine Sorgen oder Nöte verstanden werden. Erst dann sollte man dazu übergehen, ihm die eigene Sichtweise zu erklären bzw. Lösungen anzubieten.

Weitere Strategien

- **Ziele Festlegen:** Was will ich, was wollen wir erreichen? Dabei gilt die Anwendung von SMART (spezifisch, messbar, ausführbar, realistisch, terminiert).
- **Ziele und Prioritäten ordnen:** Sinnvolle Reihenfolge festlegen und sich entscheiden (Was ist unbedingt erforderlich? Wäre schön…, Kann warten…, große, mittelschwere, geringe Bedrohung).
- **Geeignete Strategien suchen:** Eine Liste der Reaktionsmöglichkeiten kann eine Hilfe sein (Kriterien: Zeitaufwand, Wirksamkeit), Entscheiden (nicht unternehmen, einen Kompromiss schließen, zu lernen mit der Situation zu leben, auf Zeit spielen, sich mit dem Betreffenden auseinanderzusetzen, einen Dritten als Vermittler hinzuziehen, Fertigkeiten wie Führungsstil, Kommunikation, Wut- und Konfliktmanagement erlernen und bedarfsgerecht einsetzen).
- **Zeitplan festlegen:** Um längerfristig besser mit schwierigen Kollegen auszukommen, sollte festgelegt werden, welche konkreten Punkte geändert werden sollen, geeignete Strategien überlegt und ein Zeitplan aufgestellt werden. Der Zeitplan muss unbedingt eingehalten werden.
- **Den Plan mit jemanden besprechen:** Es empfiehlt sich das Vorgehen mit jemand Vertrauten zu besprechen, der immer wieder danach fragen kann, ob das Vorhaben in die Tat umgesetzt wurde.
- **Protokoll führen:** Veränderungen im Sinne einer „Fortschritts-Ziel-Kontrolle“ festhalten, z. B. folgende Aspekte: aktuelle Situation, was Sie getan haben, ihr Verhalten, wer sonst noch an der Interaktion beteiligt war, was die anderen getan haben, deren Verhalten, was hätten sie tun sollen, was sie dabei und danach gedacht und empfunden haben, mit welchen Aspekten ihres Verhaltens und Vorgehens sie zufrieden waren und wo sie noch etwas verbessern können.
- **Beurteilen Sie die eigenen Fortschritte:** In regelmäßigen Zeitabständen sollte der Erfolg

beurteilt und überprüft und die Fortschritte analysiert werden damit ggf. die Strategie geändert werden kann.

- **Lob für erzielte Erfolge:** Längerfristige Ziele sind mühsam und schwierig zu erreichen, deshalb sollte jede bewältigte Hürde wahrgenommen und verinnerlicht werden, Zwischenziele registriert werden und nicht nur das Endziel. Wenn alles erreicht ist, ein besonders dickes Lob!

Verhalten in Konflikten

In Konflikten mit Kolleginnen zeigt sich häufig ein Verhalten, das einer Konfliktlösung im Weg steht.

Konflikt schürendes Verhalten	Fehler	Lernziel
Verallgemeinern: „Das machen Sie immer so", – „Sie machen alles falsch"	In einer „Alles-oder-nichts-Sprache" sprechen	Differenzieren Nur beobachtbares Verhalten kritisieren Wörter wie „immer" – „alle" – „nie" vermeiden
Einlösen des „Fehlerrabattmarkenbuches": – „Und vor vier Wochen haben Sie auch schon …" – „… und da ist noch …"	Zu viele Kritikpunkte auf einmal, die zu weit in der Vergangenheit liegen	Immer nur einen Kritikpunkt ansprechen, in einer sauberen I-Sprache sagen, was einen stört
Abwerten: „Sie sind faul …" – „Sie sind ein Drückeberger"	Schmutzige I-Sprache benutzen, den ganzen Menschen schlecht machen, nicht konkrete Fehler kritisieren, autoritäre Sprache	Saubere I-Sprache, saubere A-Sprache, konkrete Fehler kritisieren
Verärgert reagieren: Stimme ist laut, schreien	Losreden, ohne sich selbst in „Zimmertemperatur" gebracht zu haben	Mit einer Ent-ärger-S-Sprache auf „Zimmertemperatur" bringen
Egozentrisches Reden: „Wenn ich nicht wäre, würde alles schief laufen"	Die I-Sprache dominiert die A-Sprache, aufblähen der eigenen Person	Die Balance halten zwischen I- und A-Sprache
Autoritär sein: „Das passt mir nicht, sie müssen sich ändern"	Schmutzige I-Sprache („Ich und der liebe Gott können alles, Widerrede zwecklos")	Die Sichtweise des Konfliktpartners erfragen, in einer sauberen A-Sprache reden, den Grund der Kritik mitteilen (saubere I-Sprache)
Undifferenziert drohen: „Wenn Sie das noch einmal machen, dann wird etwas passieren")	Schmutzige I-Sprache, der Angesprochene weiß nicht, worauf er sich einstellen muss	Ent-ärgern, mitteilen der Konsequenzen klar und deutlich in sauberer I- und A-Sprache, mehr loben
I-Sprache = Individuelle Sichtweise A-Sprache = Interesse am anderen Menschen S-Sprache = Sprachform		

Tab. 3.13: Verhalten in Konflikten (Fey).

3.8 Gesundheitsförderung

„Wir wollen nicht wissen, was Gesundheit ist, wir wollen lieber gesund sein als erkennen, was die Gesundheit ist.“ (Aristoteles)

Gesundheit ist nach der WHO ein Zustand körperlichen, geistigen und sozialen Wohlbefindens und Fehlen von Krankheiten sowie anderen abnormen Bedingungen. G. ist von daher kein statischer Begriff, sondern unterliegt Veränderungen und Anpassung, der Begriff wird ganzheitlich aufgefasst im Sinne der Salutogenese.
Salutogenese (Gegensatz Pathogenese): Prozess der Gesunderhaltung steht im Vordergrund, gleichzeitig wird betont, dass sich das Individuum im Kontinuum zwischen „krank“ und „gesund“ bewegt und wie es ihm gelingt trotz (gesundheitlicher) Belastungen gesund zu bleiben.
Gesundheitsförderung: bezeichnet das Folgeprogramm der Gesundheitserziehung. Im Verständnis der WHO zielt die Gesundheitsförderung auf einen Prozess ab, der allen Menschen ein höheres Maß an Selbstbestimmung ermöglicht, ihre Ressourcen aktiviert und sie dadurch zur Stärkung ihrer Gesundheit befähigt. Gesundheitsförderung beinhaltet das individuelle Verhalten und die Lebensverhältnisse.
Ottawa Charta: 1986 von der WHO verabschiedetes grundlegendes Dokument zu Zielen/Strategien der Gesundheitsförderung.
Gesundheitsaufklärung: Informationen über Risikofaktoren, über gesundheitsförderliche, gesundheitseinschränkende und gesundheitsschädigende Einstellungen und Verhaltensweisen.
Gesundheitsfürsorge: bedeutet eine Verpflichtung gegenüber dem anvertrauten hilfsbedürftigen Menschen, geeignete Heil- und Hilfsmaßnahmen anzubieten und zu überwachen, gegebenenfalls rechtliche Maßnahmen und Schritte einzuleiten.
Integrierte Versorgung: umfasst disziplin-, berufsgruppen- und institutionsübergreifenden Ansatz von Hilfen und kontinuierliche Versorgung des Betroffenen.
Prävention: vorbeugende Maßnahmen zur Bekämpfung von Krankheiten = *primäre Prävention*, Maßnahmen, die gesundheitsschädigenden Faktoren entgegenwirken = *sekundäre Prävention*, dienen der möglichst frühen Diagnose und Therapie von Erkrankungen. *Tertiäre Prävention* verhindert Krankheitsrückfälle, bzw. begrenzt oder gleicht Krankheit aus.
Primäre Gesundheitsversorgung: heißt Hilfe vor Ort anzubieten, im Lebens- und Arbeitsfeld, die einzelnen Menschen zur aktiven Gestaltung ihrer Gesundheit zu aktivieren und den Zugang zu Hilfen niederschwellig anzubieten.

Gesundheit und Gesundheitsförderung ist längst nicht mehr ein Problem der einzelnen Länder, sondern wird als gemeinsame Aufgabe von der Weltgesundheitsorganisation als Unterorganisation der Vereinten Nationen wahrgenommen mit dem Ziel der internationalen Zusammenarbeit.
„Gesundheitsförderung […] um ein umfassendes körperliches, seelisches und soziales Wohlbefinden zu erlangen, ist es notwendig, dass sowohl Einzelne als auch Gruppen ihre Bedürfnisse befriedigen, ihre Wünsche und Hoffnungen wahrnehmen und verwirklichen sowie ihre Umwelt meistern bzw. ändern können […] Die Verantwortung für Gesundheitsförderung liegt deshalb nicht nur bei dem Gesundheitssektor, sondern bei allen Politikbereichen […]“ Ottawa Charta zur Gesundheitsförderung der WHO 1986.[41]

3.8.1 Grundlagen

1977 haben sich die Mitgliedsländer der WHO weltweit zum Ziel gesetzt, dass alle Menschen der Welt bis zum Jahr 2000 ein Gesundheitsniveau erreichen sollen, das es ihnen erlaubt, ein sozial und wirtschaftlich produktives Leben zu führen. Die primäre Gesundheitsversorgung stellt unter Einbeziehung der Öffentlichkeit den Kern dieses Ziels dar, d. h. dass nicht mehr die kurative (heilende) sondern die präventive Gesundheitsversorgung im Vordergrund steht.
Die WHO hat den Pflegeberufen beim Verfolgen dieser Ziele eine zentrale Rolle zugedacht. Die europäische Abteilung für Pflegewesen der WHO hat erklärt, dass die verschiedenen Tätigkeiten der Pflegenden sich nach globalen

[41] www.euro.who.int. (Zugriff am 30.11.2003)

Handlungsgrundsätzen aufgliedern lassen. Pflegende können das Betreuungsziel festlegen. Trotz unterschiedlicher Traditionen, Gegebenheiten und Betreuungsrahmen können Pflegende pflegerische Prioritäten in jeder Situation setzen und überprüfen. Nach diesen Vorgaben soll die Betreuung unter allen Umständen folgende Aspekte aufweisen:

- Auf bestmögliche Weise zum Überleben des Betroffenen beitragen
- Sowohl im Hinblick auf den einzelnen Betroffenen als auch auf die Gemeinschaft so viel wie möglich zur Verhütung von Krankheiten und Komplikationen beizutragen
- Dem Betroffenen die unterschiedlichen Möglichkeiten aufzeigen
- Auf die bestmögliche Weise den Betroffenen und seine Fähigkeiten den Alltag zu leben unterstützen
- Den Betroffenen unterstützen seine Ressourcen und Energie so einzusetzen, dass er sein Ziel erreicht.

Die Aufgabe der Pflege betrifft den Menschen in gesunden und kranken Tagen mit dem Ziel der Förderung, Erhaltung und Wiederherstellung von Gesundheit. Die Einbeziehung von psychischen, sozialen, wirtschaftlichen, umweltbedingten und biografischen Gegebenheiten bei den Pflegezielen für den einzelnen Betreuten sollte zu einem unverzichtbaren Teil krankenpflegerischen Handelns werden. Ebenso spielen die Berücksichtigung und Entwicklung von

Ziele	Anmerkungen
1 bis 12	Unterschiede in der gesundheitlichen Lebensqualität auszugleichen ist eine gesamtgesellschaftliche Aufgabe. Die Berufe in der Krankenpflege können in diesem Kontext immer nur so gut funktionieren, wie die Gesellschaft, deren Teil sie sind. Die gesellschaftliche Umorientierung müsste bewirken, dass Umwelt- und Gesundheitspolitik mehr Priorität erhalten als bisher. Die Bereitschaft, an einer Veränderung mitzuwirken, ist bei den Pflegeberufen vorhanden, die Rolle der Einzelkämpfer wollen sie jedoch nicht übernehmen.
13 bis 17	Wenn der Schlüssel zur „Gesundheit für alle" in der primären Gesundheitsversorgung liegt, müssen die Bürger informiert werden und vor allem die relevanten Berufsgruppen in die politischen Planungen einbezogen werden, vor allem diejenigen, die über eine Praxisnähe, ein ganzheitliches Krankheitsverständnis und die nötige Fachkompetenz haben, im besonderen auch die krankenpflegerischen Berufe. Dabei wird die unmittelbare Einflussnahme der Pflege auf das Gesundheitsverhalten der Bevölkerung hervorgerufen, allerdings werden Veränderungen in den Rahmenbedingungen für die Pflege gefordert.
18 bis 25	Das holistische Pflegeverständnis berücksichtigt die Umwelt und deren Wechselwirkung auf den Lebensprozess oder die Lebensaktivitäten des Menschen. Betont wird, dass die Berufe in der Krankenpflege dazu beitragen wollen, Solidarität und politische Mitverantwortung zu fördern und zu stärken. Es wird auch darauf hingewiesen, dass der gesundheitlichen Gefährdung der Pflegeberufe mehr Beachtung geschenkt werden soll, gleichzeitig sollen Pflegende selbstkritisch ihr eigenes Gesundheitsverhalten reflektieren.
26 bis 31	Um einen effizienten Beitrag der Pflegenden zur primären Gesundheitsversorgung zu erreichen, müssten die gesetzlichen Grundlagen des Gesundheitswesens überprüft und gegebenenfalls modifiziert werden, beispielsweise die Pflegeleistungen bei den Krankenkassen und deren eigenständige Verordnung In der beruflichen Praxis hatten die Pflegenden stets Teamfähigkeit zu beweisen und Koordinationsaufgaben zu leisten und können deshalb verantwortungsvolle Aufgaben übernehmen.
32 bis 38	Die Rolle und Bedeutung der Pflege bei der Gesunderhaltung, der Heilung und der Rehabilitation könnte durch geeignete multidisziplinäre oder berufsspezifische Forschungsvorhaben, die durch die öffentliche Hand finanziert werden, bewiesen und dem notwendigen Stand angepasst werden. Pflege im ganzheitlichen Sinn ist dynamisch und flexibel und hat die Fachkompetenz, das pflegerische Angebot jeweils auf die individuell notwendigen Bedürfnisse hin zu modifizieren.

Tab. 3.14: Kurzfassung des Berichtes und der Stellungnahme zu den Zielen „Gesundheit für alle" – Implikationen für das Pflegewesen.

Ressourcen des jeweiligen Klienten eine wichtige Rolle im Prozess des „Wiederaufbaus" der selbstpflegerischen Fähigkeiten des Betroffenen.

> „Die bestehenden Strukturen, vornehmlich des Gesundheitswesens, erschweren es den Angehörigen der Krankenpflegeberufe, ihre Fähigkeiten und Kenntnisse in dem von ihnen erstrebten Maß einzusetzen und die Ziele der Gesundheit 2000 konsequent zu verwirklichen. Besonders ihre Aktionsmöglichkeiten in der Gesundheitsvorsorge sind gering. So erscheint auch der Berufsgruppe Krankenpflege eine Umsetzung selbst von Teilen der Regionalziele nur möglich, wenn die Pflegeberufe darin voll verantwortlich und entscheidungsbefugt ihre Rolle übernehmen können. Zur Kooperation mit den anderen Gesundheitsberufen unter Einbeziehung der praxisnahen Selbsthilfegruppen [...] sind sie gerne bereit."[42]

Im Originalpapier der WHO wird festgestellt, dass die Ziele die Regierungen anregen sollen, die beruflichen Gruppierungen und die Bevölkerung zu verifizieren, welche gesundheitlichen Maßnahmen und Programme für ihr Land am besten geeignet sind.

Steppe[43] fasste die 38 Regionalziele, die 1984 als erstes gemeinsames Programm der Länder Europas verabschiedet wurden, in einem Vortrag in sechs Punkten zusammen:

- **Chancengleichheit,** das heißt, dass Gesundheit für alle nur dann erreicht werden kann, wenn das gegenwärtig noch zwischen den Ländern und innerhalb der Länder bestehende Gesundheitsgefälle soweit als möglich abgebaut wird.
- **Die Förderung der Gesundheit,** das heißt, der Ausgangspunkt der Gesundheitspolitik soll Gesundheit und nicht Krankheit sein.
- **Die Beteiligung der Bevölkerung,** das bedeutet, dass die Betroffenen selbst die Kompetenz für ihre Gesundheit erhalten und umfassend informiert und aktiv miteinbezogen werden müssen.
- **Die multisektorale Zusammenarbeit,** die davon ausgeht, dass Gesundheit nicht nur ein Problem des Gesundheitswesens ist, sondern alle gesellschaftlichen Bereiche betrifft und alle ihren Teilleisten müssen, z.B. im Umweltschutz.
- **Primäre Gesundheitsversorgung als Eckpfeiler des Gesundheitssystems.** Primäre Gesundheitsversorgung geht davon aus, dass Gesundheitsdienste bereits dort angeboten werden müssen, wo Menschen leben und arbeiten, dass diese Dienste für alle zugänglich, akzeptabel und bezahlbar sind. Die Übersetzung von „primary health care" mit primärer Gesundheitsversorgung wird dem konzeptionellen Anspruch nicht ganz gerecht, denn in unserem Begriff der Versorgung ist die aktive Beteiligung der Betroffenen nicht von vornherein enthalten, die jedoch ein zentrales Moment des WHO-Programms ist.
- **Die internationale Zusammenarbeit.** Diese dokumentiert, dass Gesundheitsprobleme nicht an den Landesgrenzen aufhören, sondern gemeinsam bewältigt werden können.

Bei aller Zustimmung zum Grundprinzip der Forderungen gibt es jedoch auch Kritik an der allzu idealistischen Ausrichtung der Ziele insgesamt. Realistischer angesetzte Vorhaben lassen motivierende Erfolge leichter zu und fördern somit die Entwicklung. Es ist anzumerken, ob die Persönlichkeit des Einzelnen und seine Entscheidungsfreiheit ausreichend berücksichtigt und seine positive Beeinflussbarkeit richtig gesehen wird. Die angebliche Chancengleichheit für alle, täuscht leicht über die sowohl kulturellen als auch wirtschaftlichen Unterschiede hinweg.

3.8.2 Gesundheitsbezogene Aufgaben der Psychiatrischen Pflege

Wenn alle Erkenntnisse und Ansätze von psychischen Erkrankungen betrachtet werden, so wird deutlich, dass nach wie vor keine klaren oder genau zu definierenden Ursachen zu benennen sind. Viele Phänomene und Situationen können beschrieben werden, dennoch stoßen professionelle Helfer immer wieder an ihre Grenzen. Dies begründet sich in der Subjekti-

[42] Ziele der „Gesundheit für alle" – Implikationen für das Pflegewesen – Bericht und Stellungnahme zur Vorbereitung der Europäischen Pflegekonferenz im Juni 1988 in Wien (Stellungnahme unterstützt durch die Bundesregierung von den Pflegeverbände ADS, DBfK und ÖTV)

[43] Steppe, Hilde: DGSP-Perspektiven Gesundheit für alle – Perspektiven der Weltgesundheitsorganisation für das Jahr 2000 Auswirkungen auf die Psychiatrie, in: Schädle-Deininger, Hilde et al:. Wegbeschreibungen – DENK-Schrift über psychiatrisch-pflegerisches Handeln. Mabuse Verlag Frankfurt, 2000

vität psychischen Krankheitserlebens und der Einmaligkeit der Lebensgeschichte, des Empfindens, der gegenwärtigen Erfahrung und der Verarbeitung des psychischen Leidens des Betroffenen. Deshalb ist es notwendig, dass psychiatrisch Tätige ihre Einstellung zu psychischer Krankheit regelmäßig überprüfen und die Erfahrungen von Betroffenen ernst nehmen und sich darauf einlassen.

Wolff stellt in seiner Jahresarbeit im Rahmen der Weiterbildung Fachpflege in der Psychiatrie am Klinikum der Johann Wolfgang Goethe-Universität fest:

- „[…] Die meisten psychiatrischen Behandlungsformen orientieren sich überwiegend an den Defiziten der Erkrankten. Dadurch tragen sie zu einer negativen Etikettierung bei
- Psychiatrisch Pflegenden fallen an den Patienten zuerst die Defizite auf
- Die psychiatrische Pflege orientiert sich überwiegend am medizinischen Krankheitsmodell
- Die psychiatrische Pflege ist eine der wenigen Berufsgruppen, die kompetenzorientiert arbeiten könnte. Diese Möglichkeiten sind den Pflegenden aber weitgehend unbekannt oder sie werden kaum benutzt
- Weil die Ressourcen nicht genutzt werden, arbeitet die psychiatrische Pflege nicht präventiv. Sie unterlässt es, den Erkrankten dabei zu helfen, ein positives Selbstbild zu finden und zu bewahren.“[44]

Salutogenese pflegerisch

Wenn die einzelnen Begriffe zueinander in Beziehung gebracht werden ist festzustellen, dass Modelle, die das Prinzip der Prävention beinhalten, sich des Musters der Pathogenese bedienen und daran orientiert sind. Sie haben nicht die Vermeidung und Entschärfung krankmachender Faktoren im Blick, die auf der salutogenetischen Sichtweise (innere und äußere gesundheitsförderliche Faktoren) beruht.

Der Begriff Salutogenese (Entstehung von Gesundheit) ist verbunden mit dem Namen Aaron Antonovsky[45], der das Konzept Gesundheit (health-ease) und Krankheit (disease) als Lebenskontinuum identifiziert und damit zur Pathogenese (Krankheitsentstehung) abgrenzt. Das salutogenetische Modell geht der Frage nach und untersucht ständig die Prozesse wie Gesundheit erhalten oder wiedererlangt wird. Dabei setzt er auf das **Kohärenz**gefühl (SOC = Sense of Coherence) des einzelnen Menschen, nämlich die Annahme eines verständlichen, bedeutungsvollen und beeinflussbaren Lebens. Dies bedeutet, dass die übergreifende Fähigkeit, potenziellen Stressoren zu begegnen, also vorausschauend zu denken, zu einer gesundheitsstärkenden Entwicklung führt. Das SOC ist, so Antonovsky „[…] eine globale Orientierung, die ausdrückt, in welchem Ausmaß man ein durchdringendes, andauerndes und dennoch dynamisches Gefühl des Vertrauens hat, dass

- Stimuli (Reize), die sich im Verlauf des Lebens aus der inneren und äußeren Umgebung ergeben, strukturiert, vorhersehbar und erklärbar sind,
- Ressourcen zur Verfügung stehen, um den Anforderungen, die diese Stimuli stellen zu begegnen,
- diese Anforderungen Herausforderungen sind, die Anstrengung und Engagement lohnen.“[46]

Im Alltag fragt Pflege konkret: „Welche Ressourcen, Fähigkeiten, Kompetenzen, Kräfte und Mechanismen hat dieser psychisch kranke Mensch, um Wohlbefinden, Gesundheit zu entwickeln oder die verbliebenen Fähigkeiten, Kraftreserven, Widerstandskraft zu erhalten und mit Belastungen, Problemen umzugehen?“
Psychiatrisch Pflegende verfolgen mit dem einzelnen psychisch kranken Menschen vor dem Hintergrund seiner Biografie und Kompetenzen gesundheitsorientierte Ziele, erkennen Frühwarnzeichen und entwickeln Copingstrategien (Coping = Abwehr).

Antonovsky hat einen Fragebogen entwickelt, um das Kohärenzgefühl zu erfassen. Dieser kann in ähnlicher oder abgewandelter Form Anhaltspunkt für die psychiatrische Pflege sein, vor allem hinsichtlich Copingstrategien und Krankheitsbewältigung von Betroffenen. Der

[44] Wolff, Stephan: Wie nehmen Pflegende in der Psychiatrie ihre Patienten wahr? Kompetenzorientierte psychiatrische Pflege, in: Psych. Pflege Heute 6/2002 (Seite 300–309), Thieme Verlag Stuttgart

[45] Antonovsky, Aaron: Salutogenese – Zur Entmystifizierung der Gesundheit. dgvt-Verlag Tübingen, 1997

[46] Antonovsky, Aaron: a. a. O., Seite 36

Die Fragen beziehen sich auf verschiedene Aspekte des Lebens. Auf jede Frage sind sieben Antworten möglich, alle Fragen sollen beantwortet werden.			
1. Wenn Sie mit anderen Leuten sprechen, haben Sie das Gefühl, dass diese Sie nicht verstehen?	habe nie das Gefühl	–1–2–3–4–5–6–7–	habe immer das Gefühl
2. Wenn Sie in der Vergangenheit etwas machen mussten, das von der Zusammenarbeit mit anderen abhing, hatten Sie das Gefühl, dass die Sache [...]	keinesfalls erledigt werden würde	–1–2–3–4–5–6–7–	sicher erledigt werden würde
14. Wenn Sie über ihr Leben nachdenken, passiert es häufig, dass Sie	fühlen, wie schön es ist zu leben	–1–2–3–4–5–6–7–	sich fragen, warum sie überhaupt da sind
15. Wenn Sie vor einem schwierigen Problem stehen, ist die Wahl einer Lösung [...]	immer verwirrend und schwierig	–1–2–3–4–5–6–7–	immer völlig klar
18. Wenn in der Vergangenheit etwas unangenehmes geschah, neigten Sie dazu, [...]	sich daran zu verzehren	–1–2–3–4–5–6–7–	zu sagen, „nun sei's drum, ich muss damit leben" und weitermachen
22. Sie nehmen an, dass Ihr zukünftiges Leben	ohne jeden Sinn und Zweck sein wird	–1–2–3–4–5–6–7–	voller Sinn und Zweck sein wird
23. Glauben Sie, dass es in Zukunft immer Personen geben wird, auf die Sie zählen können?	sie sind sich dessen ganz sicher	–1–2–3–4–5–6–7–	sie zweifeln daran
24. Kommt es vor, dass Sie das Gefühl haben, nicht genau zu wissen, was gerade passiert? [...]	sehr oft	–1–2–3–4–5–6–7–	selten oder nie
27. Wenn Sie an Schwierigkeiten denken, mit denen Sie in wichtigen Lebensbereichen wahrscheinlich konfrontiert werden, haben Sie das Gefühl, dass	es ihnen gelingen wird, diese Schwierigkeiten zu meistern	–1–2–3–4–5–6–7–	sie die Schwierigkeiten nicht werden meistern können
28. Wie oft haben Sie das Gefühl, dass die Dinge, die Sie täglich tun, wenig Sinn haben?	sehr oft	–1–2–3–4–5–6–7–	selten oder nie
29. Wie oft haben Sie Gefühle, bei denen Sie nicht sicher sind, ob Sie sie kontrollieren können?	sehr oft	–1–2–3–4–5–6–7–	selten oder nie

Tab. 3.15: Ausgewählte Fragen aus dem Fragebogen zur Lebensorientierung nach Antonovsky.

nachfolgende Auszug (☞ Tab. 3.15) aus den Fragen soll als Anregung zur Weiterentwicklung für Gespräche und als Grundlage für pflegerische Beratung dienen.
Die Frage, die sich durch die Theorie von Antonovsky zieht ist die Bedeutung der Sinnhaftigkeit von Krisen und der Widerstandsfähigkeit, die entgegen gebracht werden kann. Damit schließen diese Überlegungen an elementaren Grundsätzen und Theorien der Pflege an, z. B. mit Fragen:

- Wie können Ereignisse im Leben eingeordnet und verstanden, ein Sinnzusammenhang gefunden werden und wie ist das im Zusammenhang mit dem sozialen Umfeld zu sehen?
- Wie kann eine (pflegerische) Beziehung so gestaltet werden, dass sie tragfähig ist und die einzelnen Schritte in den Alltag integrieren kann?
- Wie kann die Lebensqualität des einzelnen psychisch kranken Menschen so gestaltet werden, dass er auch mit Freude und Zuversicht in die Zukunft blicken kann?
- Welche Unterstützung, Hilfe, Anregung und welches Klima/Milieu ist nötig, um Neues zu erproben und sich einlassen zu können?
- Wie ausgeprägt sind die physischen, psychischen und sozialen Ressourcen und wo können sie begleitet, unterstützt und ausgebaut werden?

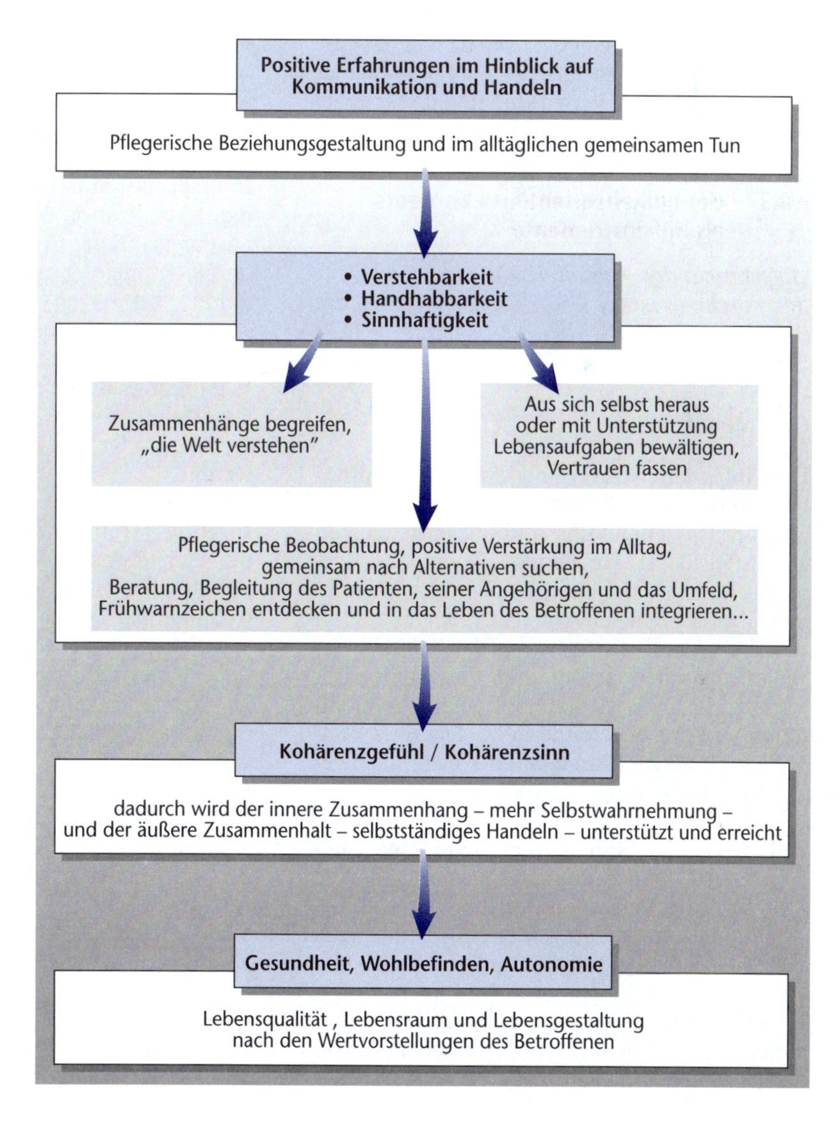

Abb. 3.18: Schema des pflegerischen Beitrags zur Gesunderhaltung.

- Wie können Vorurteile ausgeschlossen und jede Krise und Erkrankung als neue Chance begriffen werden?
- Wie kann das Umfeld so einbezogen werden, dass es der Gesundheit des Betroffenen dienlich ist und er in seinem Bemühen sich gesund zu erhalten unterstützt wird?

Vielleicht kann sich psychiatrisch pflegerisches Verständnis daran messen lassen, dass die Bedeutung von Sinn und Sinnzusammenhang mehr umfasst als den bloßen Zweck der Beeinflussung und das Verständnis für biografischer Zusammenhänge, nämlich die Antwort auf die Frage „Warum und Wozu lebe ich?“. Pflege muss sich diesen existenziellen Fragen stellen und gemeinsam mit den Betroffenen nach Antworten suchen. Dazu braucht die Pflege geeignete Instrumente oder Rahmenbedingungen, die zur Verwirklichung dieser Ziele beitragen.

3.8.3 Gesundheitsorientierte Konzepte als Hilfsinstrumente

„Es ist nicht das Wissen allein, was uns glücklich macht, es ist die Qualität des Wissens, die subjektive Beschaffenheit des Wissens.“ (Novalis)

Case Management

Eine integrierte Versorgung kann nur stattfinden, wenn die Koordination und Kooperation aller an der Behandlung und Pflege Beteiligten gewährleistet ist. Netzwerke, Kooperationsgemeinschaften und Qualitätssicherungsmaßnahmen über den eigenen Arbeitsbereich hinaus bilden die Grundlage. Dabei spielen die Schnittstellen zwischen ambulanter und stationärer Versorgung sowie Medizin, Pflege und Rehabilitation eine entscheidende Rolle. Die Einzelfallbetreuung **(Case Management)** bekommt wesentliche Bedeutung.

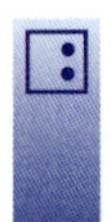

Als **Case Management** wird eine integrierte Versorgungsorganisation mit dem Ziel die Versorgungsqualität zu erhöhen und sich am einzelnen hilfsbedürftigen Menschen zu orientieren, bezeichnet.

In der Literatur[47] werden sechs relevante Formen von Case Management beschrieben, die zunehmend in der Pflegepraxis eine Rolle spielen:

- **Bezugspflege-Case-Management** (Primary Nurse Case Management): Das Konzept sieht vor, dass neben den unmittelbaren Pflegeleistungen auch die Koordination und Kooperation im Hinblick auf alles, was den Patienten betrifft (z. B. Entlassungsplanung, Kontakte herstellen zu anderen Versorgungseinrichtungen, Plan erstellen, wie bei einer erneuten Krise oder Erkrankung vorgegangen wird) von der Bezugspflegenden (Primary Nurse) übernommen wird.
- **Spezialisiertes Pflege-Case-Management** (Advanced Practice Case Management): Pflegeexperten (mit einem entsprechenden in der Regel akademischen Abschluss in der Pflege) sind, meist im klinischen Bereich, für ein bestimmtes Krankheitsbild oder eine bestimmte Abteilung zuständig und nicht in der direkten Pflege tätig. Sie ermitteln Ergebnisse in der Pflege (Versorgung) und übernehmen Forschungsaufgaben.
- **Inanspruchnahme Pflege-Case-Management** (Utilization Review Nurse Case Management): Die Case-Managerin überprüft im Nachhinein (retrospektiv mit Dokumentation und Akten) die Nutzung des Versorgungsangebots und des Nutzens der Einrichtung, was letztlich zur Optimierung der Versorgungssituation beitragen soll. Pflege-Case-Management kann als Planungsinstrument oder zur Bedarfserhebung genutzt werden.
- **Case Management in der häuslichen Versorgung** (Home Care Case Management): unterscheidet sich von den anderen Formen nur durch den Ort des Handelns (beim Betroffenen zu Hause) und ermittelt den tatsächlichen Pflegebedarf (Mehrfachbetreuung oder Unterversorgung werden vorgebeugt). Die Kommunikation, Koordination und Kooperation aller an der Versorgung Beteiligten wird optimiert.
- **Gemeindebezogenes Case Management** (Community-Based Case Management): Prävention mit dem Ziel Individuen und Gruppen zu unterstützen, soziale und regionale Aspekte wahrzunehmen, gesundheitliche Risiken zu identifizieren und politische Interventionen anzuregen. Gesundheitsförderung

[47] Ewers, Michael; Schaeffer, Doris (Hrsg.): Case Management in Theorie und Praxis. Verlag Hans Huber Bern, 2000

und Empowerment werden als wesentliche Aufgaben umgesetzt.

- **Case Management in der Versorgung chronisch Kranker** (Chronic Care Case Management): Es wird auf die Belange von chronisch kranken Menschen reagiert. Die Erhebung der gesundheitlichen und/oder sozialen Risiken, denen sie ausgesetzt sind, gehört zu den Aufgaben. Ergebnisse der Betreuung, ökonomische Aspekte und die Lebensqualität des einzelnen Betroffenen sind zentrale Punkte. Eine besondere Version ist das Konzept des Case Management in der Langzeitversorgung (Long Care Case Management), das auf ältere Menschen mit andauerndem Hilfebedarf ausgelegt ist, um sowohl im ambulanten als auch im stationären Bereich Risiken der Langzeitversorgung zu begegnen.

Vor diesem Hintergrund wird deutlich, dass die psychiatrische Pflege in naher Zukunft ihre Konzepte ausbauen und präzisieren muss, um ihren Versorgungsauftrag zu erfüllen und den vielfältigen Problemen psychischer Erkrankungen näher zu kommen. Pflegende übernehmen dann die Verantwortung für das Assessment, die Planung, die Steuerung und Evaluation der Pflege und Versorgung von einzelnen Betroffenen und definierten Gruppen. Zu diesen Aufgaben wird ebenso die Entwicklung neuer Konzepte und (Hilfs-) Instrumente gehören, wie die Zusammenarbeit mit anderen Berufsgruppen und Institutionen, Anleitung und Beratung von Mitarbeitern, kranken Menschen, Angehörigen und Bürgern.

Die einzelnen Aufgaben des Case Managements werden in den unterschiedlichen Tätigkeitsbereichen der psychiatrischen Pflege unterschiedliche Schwerpunkte haben. Große Teile der Aufgaben lassen sich im personenzentrierten Ansatz wieder finden, verknüpft mit der direkten Arbeit mit psychisch kranken Menschen, was im Bereich der Psychiatrie sicher ein besserer Weg ist, da organisatorische Hilfen und Unterstützung ein Weg zum psychisch kranken Menschen, vor allem auch in Krisen sein kann.

Empowerment

Die Eigenverantwortlichkeit des Einzelnen wird bei diesem Konzept zum Dreh- und Angelpunkt. Bei Mitarbeitern, die Verantwortung übernehmen, wird in der täglichen Arbeit deutlich, dass sie leistungsbereiter sind und eigene Ideen und Konzepte erarbeiten und umsetzen. Im psychiatrisch-pflegerischen Handeln kann dies umgesetzt werden, in dem psychisch kranken Menschen möglichst wenig Verantwortung abgenommen wird und sie ermuntert werden, ihre eigenen Entscheidungen zu treffen und angemessene Lösungen zu finden. Der Empowerment-Ansatz geht davon aus, dass im professionellen Alltag die Fähigkeiten von Betroffenen zu wenig wahrgenommen und in das professionelle Handeln einbezogen werden. Im Sinne der Grundsätze der Gemeindepsychiatrie gilt „soviel Selbsthilfe wie möglich, soviel Fremdhilfe wie nötig". Der Betroffene, seine Wünsche und Vorstellungen sind die Grundlage professionellen Handelns und prägen die Haltung zu jedem Einzelnen.

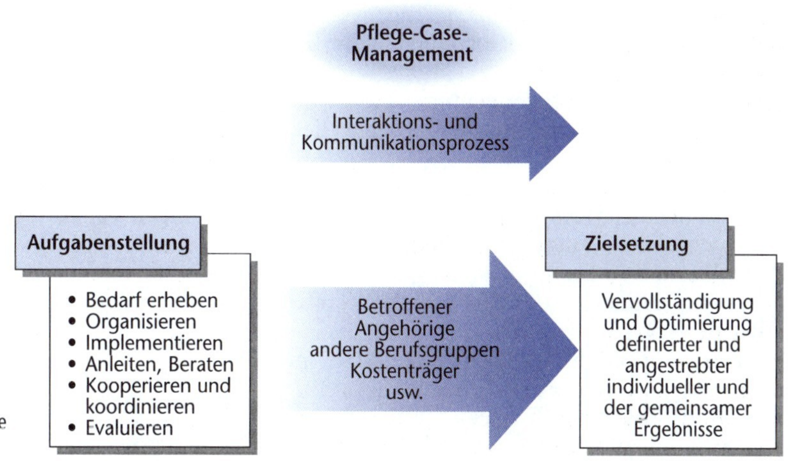

Abb. 3.19: Aufgaben eines Case Management Pflege.

Die Krankenschwester als
REZEPTBUCH
... und was soll ich dagegen tun?
Also:
Man nehme ...
FLORI '05

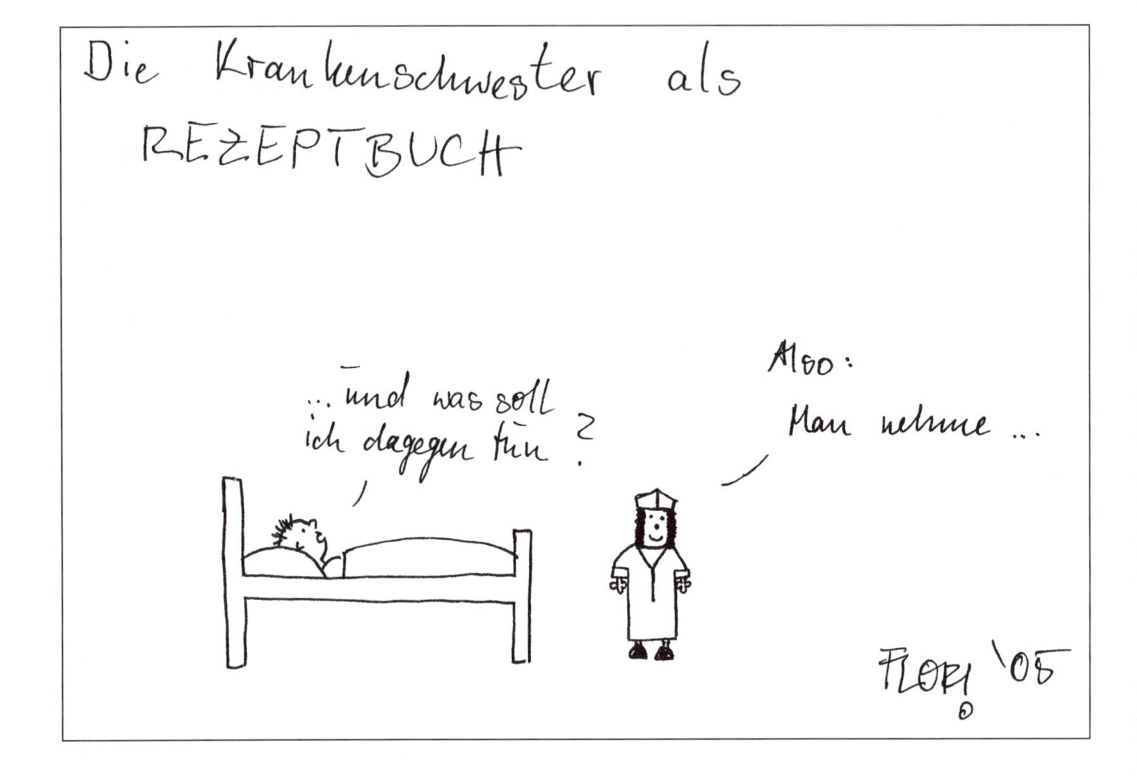

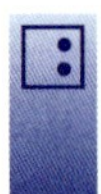

Empowerment bedeutet Fähigmachen, Selbstbefähigung, Menschen in Mangelsituationen eigene Stärken zugänglich machen.

Professionelle Unterstützung im Sinne des Empowerments zielt zuallererst auf die Erhaltung, Förderung und Erweiterung der Selbstgestaltungskräfte von Betroffenen ab, damit sie eigene Fähigkeiten (wieder-) entdecken und ausbauen und ihre Ressourcen eigenverantwortlich und eigenständig einsetzen und ihr Leben gestalten können.
Grundlagen von Empowerment:

- Die Fähigkeit, eigene Entscheidungen treffen zu können
- Über einen Zugang zu Informationen und Ressourcen zu verfügen
- Verschiedenen Handlungs- und Wahlmöglichkeiten zu haben
- Als Individuum das Gefühl zu haben, etwas zu bewegen
- Veränderungen im eigenen Leben und im sozialen Umfeld in Angriff nehmen
- Sich als Teil einer Gemeinschaft und sich nicht allein zu fühlen
- Kritisch denken und Beeinflussung durchschauen
- Zorn, Wut und Aggressionen erkennen und äußern
- Neue Fähigkeiten erwerben, die für den Einzelnen selbst wichtig sind
- Seine Rechte erkennen
- Rückmeldungen geben können und Kritikfähigkeit erlangen
- Ein positives Selbstbild entwickeln
- Stigmatisierung entgegen wirken und überwinden
- Die Einstellung, dass aus jeder Krise gelernt werden kann
- An die ständige Weiterentwicklung eines Menschen glauben.

Knuf und Seibert[48] gehen in ihren Ausführungen Fragen zur Anregung von Empowermentprozessen nach und wollen zur Reflexion über Möglichkeiten zur Unterstützung solcher Prozesse anregen. Sie unterteilen die Fragen in

[48] Knuf, Andreas; Seibert, Ulrich: Selbstbefähigung fördern – Empowerment und psychiatrische Arbeit. Psychiatrie Verlag Bonn, 2000

unterschiedliche Schwerpunkte, die folgendermaßen auf die psychiatrische Pflege zusammengefasst werden können:

- *Fähigkeiten entdecken!* Fragt z.B. danach welche Fähigkeiten der Betroffene hat, ohne die ihm die Bewältigung der Krankheit bisher misslungen wäre. Welche Fähigkeiten er sich durch die Krankheit angeeignet und mit welchen Fähigkeiten er die professionellen Helfer schon verblüfft hat. Welche Fähigkeiten und Fantasien an ihm bewundernswert sind.
- *Selbsthilfe ersetzt Fremdhilfe!* Fragt z.B. danach ob der Betroffene das Problem kennt und was es schlimmer machen könnte und warum er das Problem nicht alleine lösen kann. Welche Ressourcen er mobilisieren kann und welche Fremdhilfe er braucht.
- *Wer will was?* Fragt z.B. welche Ziele der Betroffene und welche der professionelle Helfer hat. Ob sich die Ziele widersprechen und inwieweit sie voneinander akzeptiert werden können. Welchen Auftrag der Betroffene dem Professionellen gibt und welchen dieser gerne hätte.
- *Innere Barrieren!* Fragt z.B. nach dem jeweiligen Krankheits- und Behandlungsverständnis. Wie lässt sich darin Selbstbefähigung und eine tragfähige Beziehung integrieren. Wie stark sind das „Selbstwirksamkeitsgefühl" und mögliche Traumatisierungen und „erlernte Hilflosigkeit", welche die Eigenaktivität einschränken.
- *Die Persönlichkeit des Helfers!* Fragt z.B. nach den Fähigkeiten Anderen Verantwortung nicht abzunehmen, sondern beim Gegenüber zu belassen. Ungewöhnlichen Lebensentwürfe des Betroffenen zu respektieren und selbstständig werden zu lassen.

Im weitesten Sinn bedeutet dieser Ansatz für Pflegende, sich auf einen neuen Lernprozess einzulassen und sich der Einmaligkeit jedes einzelnen Betroffenen mit seiner Lebensgeschichte, Krankheitsbewältigung bewusst zu sein und sich somit auf dessen Lebenswelt einzustellen und zu fühlen.

Übergangs-/Überleitungspflege (Pflegeüberleitung, Brückenpflege) und Entlassungsmanagement

Dieser pflegerischen Aufgabe der Begleitung beim Übergang von einer Versorgungseinrichtung in die andere oder nach Hause, wird oft viel zu wenig Aufmerksamkeit gewidmet. Das Ziel ist die Koordination und Kooperation zwischen den einzelnen Beteiligten und die Sicherstellung der kontinuierlichen Pflege, Behandlung und Betreuung. Grundlagen bilden die Bedürfnisse und Ressourcen des Betroffenen und seines Umfelds unter Berücksichtigung der finanziellen Möglichkeiten, im Sinne einer integrierten Versorgung (Versorgungsverbund, Netzwerk, Koordination und Zusammenarbeit zwischen stationären, komplementären und ambulanten Diensten). Gerade in der Psychiatrischen Pflege oder in der psychiatrischen Versorgung wäre eine Form der Überleitung in vielen Situationen hilfreich, um den Übergang bei sehr irritierbaren Betroffenen weniger störanfällig zu gestalten.

Folgende Punkte sind dabei **wesentlich:**

- Überblick über die Gesamtbehandlung, z.B. durch Teilnahme an der Behandlungs-, und Pflegeplanung, ärztlichen und pflegerischen Visite
- Entlassungsvorbereitung in Absprache mit allen Beteiligten, im Sinne eines Entlassungsmanagements (Organisation, Maßnahmen, Information und Dokumentation)
- Bedarfserhebung im Hinblick auf Hilfen, Unterstützung und die Beschaffung von Hilfsmitteln
- Klärung der Finanzierung und Verfassen eines Überleitungsberichts.

Hauptziele einer Entlassungsplanung:

- Verbesserung der dauerhaften Betreuung
- Schulung pflegerischer Kompetenz zur Beurteilung der mentalen, körperlichen und funktionalen Fähigkeiten
- Verbesserung der kommunikativen Kompetenz, professionelle Identifikation und Beurteilung von Ressourcen beim Betroffenen nach der Entlassung
- Beratung und Einbeziehung aller professionell Beteiligten bei der Entwicklung und Auswertung
- Pflegerische Patientenaufklärung zur Aktivierung von Ressourcen und Fähigkeiten, Aufbau einer dauerhaften Betreuung
- Koordination und Zusammenarbeit, Verantwortung für ein gemeinsames Miteinander und Austausch von Informationen
- Orientierung am einzelnen Betroffenen
- Verbesserung der pflegerischen Kompetenzen zum Erkennen des Gesundheits- und

Krankheits-Kontinuums in Abhängigkeit von Patientenbedürfnissen
- Steigerung der beruflichen und persönlichen Zufriedenheit der professionellen Helfer
- Beratung von Angehörigen und Umfeld
- Beratung und Einflussnahme auf eine professionelle (Gesamt-) Versorgung.

Beispiel

Herr Schäfer, seit längerem an einer psychischen Erkrankung leidend und in Abständen immer wieder in stationärer Behandlung, soll mit Hilfe eines Entlassungsmanagements und einer Überleitung nach Hause, mehr Sicherheit vermittelt werden.

Vor der Entlassung wären beispielsweise die folgenden Punkte abzuklären.

Auf Herrn Schäfer bezogen
- Zu welcher Tageszeit und an welchem Wochentag wird Herr Schäfer entlassen (Mittagessen noch auf der Station, Freitag muss an Wochenendeinkauf gedacht werden)?
- Wer besorgt mit Herrn Schäfer die notwendigen Lebensmittel und macht mit ihm einen Essensplan?
- Wo wird das Mittagessen bestellt, muss es

Pflegeplan eines Detailproblems		
Pflegediagnose	**Angestrebte Ergebnisse**	**Pflegerische Maßnahmen**
Selbstversorgungsdefizit (in einem zu spezifizierenden Bereich, beeinträchtigte Fähigkeit, Aktivitäten des täglichen Lebens aus- oder zu Ende zu führen)	Herr Schäfer ernährt sich zu Hause ausreichend und befindet sich in einem guten Allgemeinzustand.	Unterstützung und Begleitung so lange wie nötig im häuslichen Umfeld.
Spezifischer Bereich: Mangelnde Fähigkeit, sich ausreichend und angemessen zu ernähren, isst nur wenig.	Nahziel	
	• Herr Schäfer nimmt an den Mahlzeiten teil, isst und trinkt ausreichend, er lässt nur wenige Bissen auf dem Teller liegen. • Herr Schäfer bestellt sein Essen selbstständig.	• Herausfinden der Vorlieben und Abneigungen in Bezug auf die Ernährung von Herrn Schäfer. • Aufklärung über Nahrungszusammensetzung und ausreichendes Essen und Trinken. • Gespräch über Bedürfnisse und Hindernisse der Nahrungsaufnahme und möglicher Erklärungen durch Herrn Schäfer.
	Längerfristig	
	• Herr Schäfer isst und trinkt ausreichend, auch zu Hause. • Herr Schäfer kauft entsprechend für das Frühstück und Abendessen ein. • Herr Schäfer nimmt mittags einen Service in Anspruch, um ausreichend versorgt zu sein.	• Die Wohnung mit den Versorgungs- und Einkaufsmöglichkeiten zusammen mit Herrn Schäfer überprüfen. • Herausfinden, welche Form der „Mittagsessensversorgung" Herr Schäfer am ehesten (zunächst für eine begrenzte Zeit) zulassen kann, z. B. Essen auf Rädern, (eingefrorene) Fertiggerichte, Servicedienst oder selbst abholen des Essens bei der Metzgerei um die Ecke.
Geplanter Entlassungstag		

eine mögliche Kontrolle geben, z. B., wenn Herr Schäfer bei Essenslieferung nicht aufmacht?

- Welche Hilfen, Motivation und Unterstützung braucht Herr Schäfer?
- Was oder welche Tätigkeiten fallen ihm am schwersten und welche am leichtesten?
- Welche Befürchtungen hat er selbst und was hat ihm im stationären Rahmen geholfen und ihn weiter gebracht?
- Welche weiteren Schritte sind anzustreben, um Herrn Schäfer zur weitestgehenden Selbstständigkeit und Autonomie zu verhelfen?
- Wie kann das weitere Umfeld in die Planung mit einbezogen werden, ohne sich zu überfordern (kurze Besuche zu den Essenszeiten, gemeinsames Kaffeetrinken)?
- Ist Aufklärung und Beratung notwendig, z. B. beim gemeinsamen Einkaufen oder bei der Erstellung des Einkaufzettels?
- Was könnte unerwartet auftreten, welche Möglichkeiten und Hilfen gibt es dann?
- Was tun, wenn trotz aller Vorbereitung die Hilfestellungen und Maßnahmen nicht ausreichen bzw. Herr Schäfer so nicht zurecht kommt?

Auf die Vernetzung bezogen

- Wer war vor der stationären Aufnahme an der Betreuung von Herrn Schäfer beteiligt?
- Wer muss informiert werden über das weitere Vorgehen und welche Hilfen bzw. Notwendigkeiten stehen derzeit im Vordergrund?
- Wer kann welche Aufgaben übernehmen und wie laufen die Informationen zusammen?
- Wer ist die Hauptbezugsperson?
- Welche Möglichkeiten der Absprache sind gegeben, z. B. Fallkonferenz, Gemeindepsychiatrischer Verbund?

Überleitungspflege erleichtert den Übergang von einer Einrichtung in die andere oder vom stationären Rahmen in die häusliche ambulante Umgebung, auf der organisatorischen und zwischenmenschlichen Ebene und bezieht ethische Aspekte ein.

Psychische Erkrankungen sind nur im Zusammenhang mit der jeweils eigenen Biografie und Entwicklung hinsichtlich der Lebens- und Krankheitsgeschichte, der Grundeinstellung zu Krankheit, Gesundheit, Behinderung, einer vernetzten Versorgungsstruktur und der gesellschaftlichen Toleranz und Solidarität gegenüber Anders-Sein, Behindert-Sein und Krank-Sein in einem Gleichgewicht zu halten. In diesem erhält der einzelne psychisch kranke Mensch, ganz gleich an welcher Krankheit er leidet, die notwendigen Chancen, Hilfen, Begleitung, aber auch die notwendige Zeit für seine Entwicklung.

„Sei misstrauisch gegen den, der behauptet, dass man entweder nur dem großen Ganzen oder überhaupt nicht helfen könne. Es ist die Lebenslüge derer, die in der Wirklichkeit nicht helfen wollen und die sich vor der Verpflichtung im einzelnen bestimmten Fall auf die große Theorie hinausreden. Sie rationalisieren ihre Unmenschlichkeit. Zwischen ihnen und den Frommen besteht die Ähnlichkeit, dass beide durch 'höhere' Erwägungen ein gutes Gewissen haben, wenn sie dich hilflos stehen lassen." (Max Horkheimer)

Literaturtipps

Pflege und sozialwissenschaftliche Zusammenhänge, Kommunikation und Gesprächsführung, Beobachtung und Wahrnehmung, Beziehungsgestaltung

Borsi, G. (Hrsg.): Die Würde des Menschen im psychiatrischen Alltag. Verlag Vandenhoeck & Ruprecht Göttingen, 1989

Ersser, S.; Tutton, E.: Primary Nursing – Grundlagen und Anwendung eines patientenorientierten Systems. Verlag Hans Huber Bern, 2000

Käppeli, S. (Hrsg.): Pflegekonzepte – Phänomene im Erleben von Krankheit und Umfeld, Band 2. Verlag Hans Huber Bern, 1999

Kistner, W.: Der Pflegeprozess in der Psychiatrie. Urban & Fischer Verlag München, 2002

London, F.: Informieren, Schulen, Beraten – Praxishandbuch zur pflegebezogenen Patientenedukation. Verlag Hans Huber Bern, 2003

Manthey, M.: Primary Nursing. Verlag Hans Huber, Bern 2002

Pawlowski, K.; Riebensahm, H.: Konstruktiv Gespräche führen – Fähigkeiten aktivieren, Ziele verfolgen, Lösungen finden. Rowohlt Verlag Reinbek, 2003

Petrie, P.: Kommunikation mit Kindern und Erwachsenen. Ullstein Medical, Wiesbaden, 1999

Rogers, Carl R.: Die klient-bezogene Gesprächstherapie. Kindler Verlag München, 1973

Schlettig, H.-J.; von der Heide, U.: Bezugspflege, 3. A. Springer Verlag Heidelberg, 2000

Schulz von Thun, F.: Miteinander Reden – Störungen und Erklärungen, Allgemeine Psychologie der Kommunikation. Rowohlt Verlag Reinbek, 1996

Spinner, E.: Was kostet ein Wort? Ein Lesebuch zu Sprache und Pflege. Eigenverlag Zürich, 2004
Watzlawick, P.: Menschliche Kommunikation. Verlag Hans Huber Bern, 2000
Weinhold, C.: Kommunikation zwischen Patienten und Pflegepersonal, Verlag Hans Huber Bern, 1997
Zegelin, A.: Sprache und Pflege. Ullstein Mosby Wiesbaden, 1997

Klassifikationen

Bruggen, H. van der: Pflegeklassifikationen. Verlag Hans Huber Bern, 2002
Dykes, P.; Wheeler, K. (Hrsg.): Critical Pathways – Interdisziplinäre Versorgungspfade – DRG Management-Instrumente. Verlag Hans Huber Bern, 2002
Fischer, W.: Diagnosis Relates Groups (DRGs) und Pflege – Grundlagen, Codierung, Integrationsmöglichkeiten. Verlag Hans Huber Bern, 2002
Fitzgerald-Miller, J.: Coping fördern – Machtlosigkeit überwinden – Hilfen zur Bewältigung chronischen Krankseins. Verlag Hans Huber Bern, 2003
Garms-Homoöová, V.; Gilgen, R. (Hrsg.): RAI 2,0 – Resistent Assessment Instrument – Beurteilung, Dokumentation und Pflegeplanung in der Langzeitpflege und geriatrischen Rehabilitation. Verlag Hans Huber, 2000
International Council of Nurses (ICN); Deutschsprachig in Zusammenarbeit mit DBfK, ÖGKV und SBK: ICNP – Internationale Klassifikation für die Pflegepraxis. Verlag Hans Huber Bern, 2003
Oud, N. (Hrsg.): Acendio 2002 – Sonderkonferenz der Organisation für gemeinsame europäische Pflegediagnosen, -interventionen und -ergebnisse in Wien. Verlag Hans Huber Bern, 2002

Pflegeprozess

Brobst, Ru. et al.: Der Pflegeprozeß in der Praxis. Verlag Hans Huber Bern, 1999
Kistner, W.: Der Pflegeprozess in der Psychiatrie. Urban & Fischer Verlag München, 2002
Müller, R.f: Die Pflegekraft als Schokolade – Ungewöhnliches und Ungebührliches zur Psychodynamik des Pflegeprozesses. Verlag Hans Huber Bern, 2003
Stockwell, F.: Der Pflegeprozess in der psychiatrischen Pflege. Verlag Hans Huber Bern, 2002

Pflegestandards

Snowley, G.; Nicklin, P.; Birch, J. (Hrsg.): Pflegestandards und Pflegeprozeß, 2. A. Ullstein Mosby Wiesbaden, 1995
Holnburger, M.: Pflegestandards in der Psychiatrie, 3. A. Urban Fischer Verlag München, 2004
Korecic, Jasenka: Pflegestandards Altenpflege, 4. A. Springer Verlag Heidelberg, 2005
Stösser, A. von: Pflegestandard, Erneuerung der Pflege, Band 1 und 2. Springer Verlag Heidelberg, 1994 und 1995

Pflegediagnosen

Doenges, M.; Frances M., Mary; Geissler-Murr, A.: Pflegediagnosen und Maßnahmen, Verlag Hans Huber Bern, 2002
Etzel, B. (Hrsg.): Pflegediagnosen und die Internationale Klassifikation Pflegerischer Praxis (ICNP Beta-Version), Kohlhammer Verlag Stuttgart, 2000
Gordon, M.; Bartholomeyczik, S.: Pflegediagnosen – Theoretische Grundlagen, Urban & Fischer Verlag München, 2001
Gordon, M.: Handbuch Pflegediagnosen – Das Buch zur Praxis, 4. A. Urban & Fischer München, 2003
Jaffe, M.; Sikdmore-Roth, L.: Pflegeassessment, Pflegediagnosen und Pflegeinterventionen in der ambulanten Pflege. Verlag Hans Huber Bern, 2000
Kim, M.; McFarland, G.; McLane, A.: Pflegediagnosen und Interventionen. Ullstein Medical Wiesbaden, 1999
Powers, P.: Diskurs der Pflegediagnosen, Verlag Hans Huber Bern, 1999
Townsend, M.: Pflegediagnosen und Maßnehmen für die Psychiatrische Pflege, 3. A. Verlag Hans Huber Bern, 2005

Pflegevisite

Hellmann, S.; Kundmüller, P.: Pflegevisite in Theorie und Praxis für die ambulante und stationäre Pflege – Checklisten für die praktische Anwendung und Schulungsunterlagen für die innerbetriebliche Fortbildung. Brigitte Kunz Verlag Hannover, 2003
Heering, C.: Das Pflegevisitenbuch. Verlag Hans Huber, 2004
Mason, B.: Die Übergabebesprechung – Eine systematische Perspektive. Hans Huber Verlag Bern, 2000
Regouin, W.: Berichten, Raportieren, Dokumentieren – Praxishandbuch für Pflege-, Gesundheits- und Sozialberufe. Verlag Hans Huber Bern, 2000

Milieu

Heim, E.: Praxis der Milieutherapie. Springer Verlag Heidelberg, 1984
Kunze, H.; Kaltenbach, L.: Psychiatrie Personalverordnung. Kohlhammer Verlag Stuttgart, 1996
Obert, K.: Alltags- und lebensweltorientierte Ansätze sozialpsychiatrischen Handelns. Psychiatrie Verlag Bonn, 2001
Schädle-Deininger, H.; Villinger, U.: Praktische Psychiatrische Pflege – Arbeitshilfen für den Alltag. Psychiatrie Verlag Bonn, 1996

Aggressionen und Gewalt

Doenges, M.; Frances M., Mary; Geissler-Murr, A.: Pflegediagnosen und Maßnahmen, Verlag Hans Huber Bern, 2002
Eink, M. (Hrsg.): Gewalttätige Psychiatrie – ein Streitbuch. Psychiatrie Verlag Bonn, 1997

Krisor, M.: Auf dem Weg zur gewaltfreien Psychiatrie – Das Herner Modell im Gespräch. Psychiatrie Verlag Bonn, 1992

Richter, D.: Patientenübergriffe auf Mitarbeiter psychiatrischer Kliniken: Häufigkeit, Folgen, Präventionsmöglichkeiten. Lambertus Verlag Freiburg, 1999

Ruthemann, U.: Aggression und Gewalt im Altenheim – Verständnishilfen und Lösungswege für die Praxis. Recom Verlag Basel, 1993

Sauter, D.; Richter, D.: Gewalt in der psychiatrischen Pflege. Verlag Hans Huber Bern, 1998

Schädle-Deininger, H.; Villinger, U.: Praktische Psychiatrische Pflege – Arbeitshilfen für den Alltag. Psychiatrie Verlag Bonn, 1996

Teichel, J.: Aggression im Alltag – Was inspiriert und was zerstört. Vandenhoeck & Ruprecht Göttingen, 1998

Psychotherapeutische Verfahren

Christ, J.; Hoffmann-Richter, U.: Therapie in der Gemeinschaft – Gruppenarbeit, Gruppentherapie und Gruppenpsychotherapie im psychiatrischen Alltag. Psychiatrie Verlag Bonn, 1997

Rakel, T.; Lanzenberger, A.: Pflegetherapeutische Gruppen in der Psychiatrie – planen, durchführen, dokumentieren und bewerten. Wissenschaftliche Verlagsgesellschaft Stuttgart, 2001

Schädle-Deininger, H.; Villinger, U.: Praktische Psychiatrische Pflege – Arbeitshilfen für den Alltag. Psychiatrie Verlag Bonn, 1996

Verfahren zur Reflexion und zur Konfliktbewältigung

Boessmann, U.; Röder, W.: Krisenmanagement für Pflegeberufe – Problemstellungen und Lösungsstrategien. Hippokrates Verlag Stuttgart, 1998

Cohn, R.: Von der Psychoanalyse zur themenzentrierten Interaktion – Von der Behandlung einzelner zu einer Pädagogik für alle. Klett-Cotta Verlag Stuttgart, 1997

Duxbury, J.: Umgang mir „schwierigen“ Klienten leicht gemacht. Verlag Hans Huber Bern, 2002

Fey, C.: 30 Minuten für wirkungsvolle Konfliktlösungen. Gabal Verlag Offenbach, 2000

Horster, D.: Das Sokratische Gespräch in Theorie und Praxis. Leske und Budrich Opladen, 1994

Groothuis, R.: Soziale kommunikative Fertigkeiten – Praxishandbuch für Pflege- und Gesundheitsberufe. Verlag Hans Huber Bern, 2000

Niven, N.; Robinson, J.: Psychologie für Pflegende. Verlag Hans Huber Bern, 2001

Schulz von Thun, F.: Miteinander Reden 2 – Stile, Werte und Persönlichkeitsentwicklung – Differentielle Psychologie der Kommunikation. Rowohlt Verlag Reinbek, 1996

Schulz von Thun, F.: Miteinander Reden 3 – Das „Innere Team“ und situationsgerechte Kommunikation – Kommunikation, Person, Situation. Rowohlt Verlag Reinbek, 1998

Watzlawick, P.: Menschliche Kommunikation. Verlag Hans Huber Bern, 2000

Gesundheitsförderung

Dash, K.; Zarle, N. C.; O'Donnell, L.; Vince-Whitman, C.: Entlassungsplanung Überleitungspflege. Urban & Fischer München, 2000

Deutsches Institut für angewandte Pflegeforschung (Hrsg.): Überleitung und Case Management in der Pflege. Schlütersche Verlagsgemeinschaft Hannover, 2004

Finzen, A.: Warum werden unsere Kranken eigentlich wieder gesund? – Räsonieren über das Heilen. Psychiatrie Verlag Bonn, 2002

Knuf, A.; Seibert, U.: Selbstbefähigung fördern – Empowerment und psychiatrische Arbeit. Psychiatrie Verlag Bonn, 2000

Schädle-Deininger, H.; Villinger, U.: Praktische Psychiatrische Pflege – Arbeitshilfen für den Alltag. Psychiatrie Verlag Bonn, 1996

Schernus, R.: Die Kunst des Indirekten – Ein Plädoyer gegen den Machbarkeitswahn in Psychiatrie und Gesellschaft. Paranus Verlag Neumünster, 2000

Schiffer, E.: Wie Gesundheit entsteht – Salutogenese: Schatzsuche statt Fehlerfahndung. Beltz Verlag Weinheim, 2001

4 Die psychiatrische Versorgungslandschaft

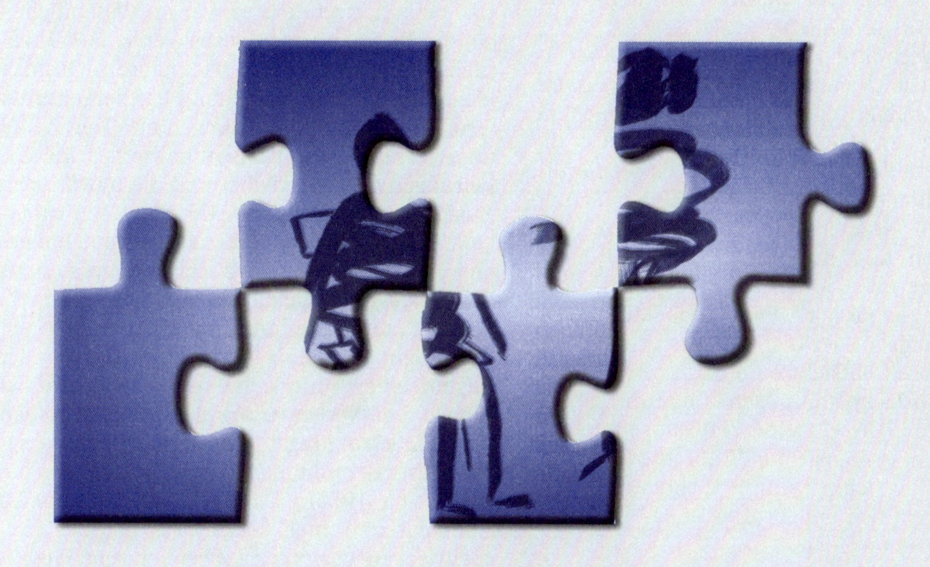

4 Die psychiatrische Versorgungslandschaft

Psychiatrische Versorgung: Gemeindenahe Psychiatrie oder Gemeindepsychiatrie ist das Angebot unmittelbarer, angemessener und einheitlicher Hilfen und Antworten auf bestehende psychische, gesundheitliche und soziale Probleme eines bestimmten Versorgungsgebietes.

„Uns hilft nicht, wer uns Krücken leiht, sondern wer uns gehen lehrt."
(Charles Tschopp)

Menschen mit einer psychischen Erkrankung bedürfen vielfältiger Hilfe durch verschiedene Berufsgruppen. Dieses Hilfsangebot muss die Aufgabe erfüllen, jedem Bedürftigen die für ihn zugeschnittenen Angebote und Unterstützung anzubieten. Kooperation, Koordination, Kommunikation und Kontinuität zählen deshalb zu den zentralen Mitteln der psychiatrischen Versorgungslandschaft. Durch das multiprofessionelle Angebot der Institutionen und die Zusammenarbeit entsteht eine umfassende Sichtweise. Mehrfachbetreuungen können so verhindert werden. Die einzelnen Hilfsangebote und Konzepte müssen regelmäßig auf ihre Wirksamkeit und Tauglichkeit durch Psychiatrie-Erfahrene, Angehörige und Professionelle überprüft und angepasst werden.

4.1 Kurzer Rückblick in die jüngere Geschichte

„Wenn der Wind des Wandelns weht, bauen die einen Mauern und die anderen Windmühlen."
(Sprichwort unbekannter Herkunft)

In Folge des Umbruchs der 1968er Jahre wurde auch die Institution Psychiatrie in Frage gestellt. Institutionskritische Impulse der Studentenbewegung formulierten humanitäre Ansprüche. Sie unterstützten die massive Kritik der Fachleute, die die unmenschlichen, menschenunwürdigen Zustände der Psychiatrie anprangerten und wodurch die **Psychiatrie-Enquête**[1] im Bundestag angestoßen wurde.

Das Interesse einer breiteren Öffentlichkeit an der Versorgung und am Schicksal psychisch Kranker nahm zu. Politiker und Presse fanden die Zustände in der deutschen Psychiatrie ähnliche beachtenswert wie in England und den USA. In England kam es Mitte der 1950er Jahre und in den USA Anfang der 1960er Jahre zur Einsetzung von Untersuchungskommissionen, die schließlich **zur Verkündigung von großen Reformwerken** führten – in England zum **Mental Health Act** (1959) und in den USA zur berühmten **Kennedy-Botschaft** (1963).

Das veränderte Interesse war im Wesentlichen auf ein Buch aus dem Desch Verlag (1969) zurückzuführen, nämlich „Irrenhäuser - Kranke klagen an"[2]. Der Lehrer Frank Fischer hatte auf Grund eigener Beobachtungen als Pflegehelfer in psychiatrischen Krankenhäusern seine Erfahrungen aufgeschrieben und die unwürdigen Zustände angeprangert. „Die Reaktion innerhalb der Psychiatrie war zunächst ablehnend. Die in der Psychiatrie Tätigen fühlten sich als die alleinigen Angeklagten und wehrten sich. Bald erkannten sie ihre Chance, endlich in der Öffentlichkeit Gehör zu finden. Das war der Beginn einer Periode hektischer Aktivität im Ringen um Verbesserung der psychiatrischen Krankenversorgung."[3] Kurze Zeit später zeigten diese Bemühungen erste Erfolge. So befasste sich 1970 z. B. der Deutsche Ärztetag erstmalig in seiner Geschichte mit der psychiatrischen Versorgung. Die Deutsche Gesellschaft für Psychiatrie und Nervenheilkunde, die sich bis dahin als reine ärztliche Fachgesellschaft verstanden hatte, wurde sozialpolitisch aktiv.

Es entstanden neue Gruppierungen, die sich für eine humane Versorgung psychisch kranker Menschen einsetzten. Der **„Mannheimer Kreis"** konstituierte sich als Vereinigung der jüngeren sozialpsychiatrisch orientierten Mitarbeiter aller Berufsgruppen in der Psychiatrie und wurde nach seiner ersten Tagung (1970) zu einer „Psychiatriebewegung". Schon im selben Jahr gründete sich aus diesem Kreis die **Deutsche Gesellschaft für Soziale Psychiatrie (DGSP) e.V.** (Herbst 1970 in Hannover). Im Januar 1971

[1] Bericht zur Lage der Psychiatrie in der Bundesrepublik Deutschland (Psychiatrie-Enquête), Bundesdrucksache 7/4200

[2] Fischer, Frank: Irrenhäuser, Kranke klagen an. Desch Verlag München, 1969

[3] Finzen, Asmus; Schädle-Deininger, Hilde: „Unter elenden menschenunwürdigen Umständen" Die Psychiatrie-Enquête. Psychiatrie Verlag Reburg-Loccum, 1979

fanden sich Politiker und professionell in der Psychiatrie Tätige zusammen und riefen die **Aktion Psychisch Kranke e.V.** ins Leben, um die Verbesserung des Schicksals von psychisch erkrankten Menschen in der Bundesrepublik zu verbessern und politisch durchzusetzen. Der Aktion Psychisch Kranke e.V. wurde ein Jahr später die Durchführung der Psychiatrie-Enquete durch die Bundesregierung übertragen. Es ist den Beteiligten gelungen, trotz vieler Querelen und unterschiedlichen Meinungen, die Enquete zu Ende zu führen und Anstoß zu Veränderungen vielfältig anzuregen und zu beeinflussen.

Mit einer Neuordnung der psychiatrischen Versorgung sollte erreicht werden, dass das Auftreten psychischer Erkrankungen und Behinderungen so frühzeitig erkannt und beeinflusst wird, dass eine schwerwiegende Beeinträchtigung möglichst abgewendet und/oder rechtzeitig behandelt wird. Die Behandlungsbedürftigkeit und Notwendigkeit stationärer Behandlung soll durch teilstationäre und ambulante Maßnahmen verringert und damit die Ausgliederung aus dem gewohnten Lebensumfeld vermieden werden. Anforderungen an eine stationäre Behandlung müssen sowohl personell als auch baulich und organisatorisch so gestaltet sein, dass eine umfassende Behandlung möglich ist und die Krankheit beeinflusst werden kann.

In der Psychiatrie-Enquete wurde1975 festgestellt, dass die psychiatrische Versorgung in der Bundesrepublik Deutschland elend und menschenunwürdig sei. Durch umfangreiche, im Detail begründete Arbeit, wurde Gemeindeintegration gefordert, Versorgungsverpflichtung für alle Einrichtungen und das Recht des Patienten auf Aufklärung sowie Öffentlichkeitsarbeit als konsequenter Bestandteil der professionellen Arbeit. Kontinuität, Kooperation, Koordination, Kommunikation und Zusammenarbeit und eine umfassende Versorgung müssen Grundlage jeglicher Konzeption in der psychiatrischen Versorgung sein.

In Folge der Psychiatrie-Enquete, des Modellprogramms Psychiatrie und der Empfehlungen der Expertenkommission entstand die 1990 verabschiedete **Psychiatrie-Personalverordnung** (Psych PV, 1991 in Kraft getreten). In der Präambel sind folgende Grundaussagen zusammengefasst: „Die Wertschätzung einer Gesellschaft für ihre psychisch kranken Mitbürger ist u. a. ablesbar an der Ausstattung – auch mit Personal – psychiatrischer Institutionen. Die Verordnung dient vor allem dem Ziel, in der Psychiatrie eine Therapie zu ermöglichen, welche die Patienten befähigt, außerhalb stationärer Einrichtungen ihr Leben weitgehend selbst zu gestalten, sie also wieder in die Gesellschaft einzugliedern. Diesem Ziel entsprechend will die Verordnung nicht nur die personellen Voraussetzungen schaffen, sondern auch **strukturelle Impulse** geben. Ihr liegt ein patientenorientierter, nicht ein institutionszentrierter Ansatz zu Grunde. Die Verordnung orientiert sich am Ziel der wohnortnahen psychiatrischen Versorgung für alle psychisch Kranken, wie in der Psychiatrie-Enquete (1975) und in den Empfehlungen der Expertenkommission (1988) formuliert. Klinisch (teil-) stationäre Psychiatrie soll integraler Bestandteil eines gemeindepsychiatrischen Versorgungsnetzes sein, das *auch* **für chronisch und schwer Kranke** zuständig bleibt. Wer infolge der Schwere und des chronischen Verlaufs seiner Erkrankung von Ausgliederung aus seiner vertrauten Umgebung bedroht ist, bedarf in besonderem Maße wohnortnaher Behandlung, damit er nicht durch wohnortferne Behandlung weiter entwurzelt wird. Die Verordnung gilt uneingeschränkt für Psychiatrische Krankenhäuser und Abteilungen mit *Versorgungsverpflichtung*. Das bedeutet Aufnahmepflicht für alle Patienten aus einem überschaubaren Einzugsbereich, die freiwillig in die Behandlung kommen oder untergebracht werden, ob nach Landesgesetzen oder Bundesgesetzbuch. Die Versorgungsverpflichtung gilt für die stationäre Einrichtung, für Patienten bleibt das Recht auf freie Krankenhauswahl unberührt.“[4]

In der **Hamburger Erklärung** anlässlich des XIV. **Weltkongresses für Soziale Psychiatrie** vom 05. bis 10. Juni 1994 unter dem Motto „Abschied von Babylon – Verständigung über die Grenzen in der Psychiatrie“ werden viele Aspekte aufgenommen und in vier Punkten von den Veranstaltern (Professionellenverbände, Angehörigen- und Psychiatrie-Erfahrene) zusammengefasst. Die Verlautbarung gilt weiterhin als Mosaikstein für ein umfassendes Verständnis in der psychiatrischen Versorgung. Auf dem Kongress waren alle in der Psychiatrie täti-

[4] Kunze, Heinrich; Kaltenbach, Ludwig (Hrsg.): Psychiatrie-Personalverordnung – Textausgabe mit Materialien zur Erläuterung. Kohlhammer Verlag Stuttgart, 1996

gen Berufsgruppen aus allen Kontinenten der Welt vertreten und setzten in dieser Form einen Meilenstein.
„Größenwahn und Sprachverwirrung in der Psychiatrie – aus der Geschichte lernen: Die Geschichte der Psychiatrie ist bis heute nicht frei von babylonischer Last. Alles für machbar zu halten und das Machbare ohne ethische Bedenken auszuführen, gipfelte letztlich in dem Begriff vom „unwerten Leben“ und den Euthanasie- und Sterilisationsprogrammen der Nazi-Zeit. Eine ungeheuere Distanz zwischen Behandlern und Behandelten ist die Voraussetzung für alle Formen von Verbrechen und Mißbrauchs der Psychiatrie. In allen Ländern diesen Mißbrauch zu verhindern und für die Anerkennung der Opfer und ihrer Familien einzutreten, sehen wir als eine wesentliche Aufgabe von Sozialpsychiatrie an.
Respekt und gegenseitige Wahrnehmung – die „empirische“ Basis der Psychiatrie: Es hat lange gedauert bis die Fachleute als Lernende auf Erfahrene und Angehörige zugehen konnten. Psychiatrie kann sich aber nur dann als empirische d. h. als Erfahrungswissenschaft bezeichnen, wenn sie die Erfahrungen von seelisch leidenden Menschen und ihrer Angehörigen gleichberechtigt einbezieht. Wir wollen deshalb zu einer gemeinsamen Sprache finden, die von Patienten, Angehörigen und Therapeuten verstanden wird. Mit diesem Kongreß hat die Psychiatrie den mühsamen Weg der dialogischen Wissenschaft und Praxis gerade erst begonnen. Wir wollen diesen Prozeß auch jenseits des Kongresses fördern. Darin sehen wir eine wesentliche Aufgabe der Sozialpsychiatrie.
Personenbezogene Hilfen – Prinzip der Gemeindepsychiatrie: Psychiatrische Hilfen müssen auf die Bedürfnisse des einzelnen Menschen und sein Lebensumfeld bezogen sein: Entmündigende Strukturen sind zu beseitigen. Die Sicherung der materiellen und sozialen Existenz, Wohnraum, Arbeit und gesellschaftliche Anerkennung sind Grundrechte und die Basis für jede weitere Entwicklung und Entwicklungsförderung. Das Erleben bzw. Miterleben psychischer Störungen muß in den Mittelpunkt der Behandlung rücken. Therapeutische Angebote sind auch jenseits von medikamentöser/neuroleptischer Behandlung zu entwickeln. Diese Aufgabe bringt Sozialpsychiatrie und Psychotherapie in einen neuen Zusammenhang. Auch chronisch psychisch kranken Menschen ein Leben in Gemeinschaft zu ermöglichen, ist ein Maßstab für Kultur. Das erfordert einen grundlegenden Strukturwandel in der psychiatrischen Versorgung zu vorwiegend ambulanter Versorgung in kommunaler Verantwortung.
Vielfalt und Toleranz – die gesellschaftliche und kulturelle Dimension: Wir brauchen in der Psychiatrie eine gesellschaftlich verankerte Ethik des wechselseitigen Respekts, der Achtung von Verschiedenheit und der solidarischen Hilfe, Menschen mit außergewöhnlichen Bewußtseinszuständen, mit psychischen Störungen bzw. seelischen Behinderungen haben ein unteilbares Lebensrecht. Allen modernen Varianten der Euthanasie und der Behindertenfeindlichkeit in egal welcher politischen Färbung treten wir entschieden entgegen.
Wollen wir psychisch kranke Menschen besser verstehen und integrieren, können wir von unterschiedlichen kulturellen Erfahrungen lernen. „Abschied von Babylon“ heißt für uns nicht, Vielfalt zu vereinheitlichen, sondern zu verteidigen. Wir wollen fremde Erfahrungen achten und Fremdenfeindlichkeit bekämpfen – im eigenen Fach und in der Gesellschaft.“[5]
Auch in den 25 Grundsätzen der verabschiedeten **Resolution der Generalversammlung der Vereinten Nationen** 1992 „Zum Schutz von psychisch Kranken und die Verbesserung der psychiatrischen Versorgung“[6] werden wesentliche Grundlagen einer psychiatrischen Versorgung festgelegt (☞ Tab. 4.1).
Um die angesprochenen Grundsätze umzusetzen und in das tägliche Handeln zu integrieren, ist ständige Reflexion des Bedarfs an Unterstützung und Hilfe der Betroffenen und ihres Umfeldes sowie das Einbeziehen der aktuellen gesundheits-, sozial- und psychiatriepolitischen Gegebenheiten und deren Überprüfung erforderlich. Pflegerische Konzepte und konkrete Angebote sind fachlich begründet regelmäßig anzupassen.

[5] Hamburger Erklärung anlässlich des XIV. Weltkongresses für Soziale Psychiatrie. In: Bock, Thomas; Buck, Dorothea; Gross, Jan; Maß, Ernst; Sorel, Eliot, Wolpert, Eugen (Hrsg.): Abschied von Babylon – Verständigung über die Grenzen der Psychiatrie. Psychiatrie Verlag Bonn, 1995, Seite 569 ff.

[6] Generalversammlung der Vereinten Nationen (46/119, 1992)

Grundsatz		Inhalt
1	Grundfreiheiten und Grundrechte	Jeder hat das Recht auf die bestmögliche psychiatrische Versorgung, die Bestandteil des Systems zur gesundheitlichen und sozialen Versorgung sein soll. Jeder psychisch Kranke bzw. jeder, der als psychisch Kranker betreut wird, ist menschlich und mit Achtung vor der angeborenen Würde des Menschen zu behandeln. Niemand darf wegen einer psychischen Krankheit diskriminiert werden. Der Begriff „Diskriminierung", bezeichnet jede Unterscheidung, Ausschließung oder Bevorzugung, die bewirkt, dass der Genuss gleicher Rechte verhindert oder eingeschränkt wird.
3	Leben in der Gemeinschaft	Jeder psychisch Kranke hat das Recht, nach Möglichkeit in der Gemeinschaft zu leben und zu arbeiten.
7	Die Rolle von Gemeinschaft und Kultur	Jeder Patient hat das Recht, nach Möglichkeit in der Gemeinschaft, in der er lebt, behandelt und gepflegt zu werden. Findet die Behandlung in einer psychiatrischen Klinik statt, so hat ein Patient das Recht, wann immer dies möglich ist, in der Nähe seines Wohnsitzes bzw. des Wohnsitzes seiner Verwandten oder Freunde behandelt zu werden und so bald wie möglich in die Gemeinschaft zurückzukehren.
8	Versorgungsnormen	Jeder Patient hat das Recht auf eine, seinen gesundheitlichen Bedürfnissen angemessene, medizinische und soziale Versorgung sowie auf eine Versorgung und Behandlung nach den gleichen Normen wie andere Kranke.
9	Behandlung	Die Behandlung eines jeden Patienten muss auf die Erhaltung und Stärkung der persönlichen Selbstständigkeit gerichtet sein.
14	Ausstattung der psychiatrischen Klinik	Eine psychiatrische Klinik muss über eine gleichwertige Ausstattung verfügen wie andere Gesundheitseinrichtungen.

Tab. 4.1: Auszüge der Resolution der Vereinten Nationen zur Versorgung psychisch Kranker.

Das Modellprogramm Psychiatrie

Von 1980 bis 1985 wurde das Modellprogramm (Förderung zur Veränderung von Versorgungsstrukturen) und der so genannte kleine Modellverbund (Förderung von Einzelprojekten) von der Bundesregierung finanziert und diente der Weiterentwicklung der Psychiatrie. Die unionsregierten Bundesländer klinkten sich aus, mit Ausnahme des Saarlandes, und hatten ihre eigenen Projekte. Baden-Württemberg hat z. B. ein eigenes Modellprogramm Psychiatrie aufgelegt, dass das Subsidiaritätsprinzip und die Beibehaltung der Trennung zwischen psychiatrischer Akutversorgung und verwahrender Fürsorge in den Mittelpunkt gestellt hat. Bayern ging vor das Bundesverfassungsgericht zur Klärung der Eingriffsrechte des Bundes in die grundgesetzlich verankerte Föderalstruktur. Für die Ablehnung der Modellförderung durch einzelne Bundesländer waren jedoch die unterschiedlichen Auffassungen über die Richtung der Veränderungen in der psychiatrischen Versorgung verantwortlich. Somit hat das Modellprogramm Psychiatrie seinen Kern, die psychiatrische Versorgung der Bundesrepublik neu zu ordnen, verfehlt. Die in Folge fehlende politische Entschiedenheit dieser Reformpolitik wirkt bis heute. Es gibt immer noch keine selbstverständliche Versorgungsverpflichtung im ambulanten und komplementären Bereich und die Finanzierungen sind weiterhin nicht daran gekoppelt. Die Vielfalt der Kostenträger und die fehlende Koordination in den Kostenübernahmen/Mischfinanzierungen sind Hindernisse bei schnellen Hilfen. Die noch immer weitgehende Orientierung am Krankenhaus verhindert ein Denken, dass das Krankenhaus „komplementär" zur Versorgung in der Gemeinde, vor Ort und in der Familie zu sehen ist. Es wurde kein grundsätzlicher Neuanfang auf

Grund eigener Erkenntnisse und Erfahrungen aus dem Ausland durch die Empfehlungen der Enquete ausgesprochen und in die Wege geleitet. Ernst von Kardorff[7] stellt fest: „Im Rückblick aus der analytischen Distanz gewonnene Einsicht legt die Interpretation nahe, dass eine Politik der Modellförderung nicht den Beginn eines Reformprozesses anzeigt, sondern vielmehr als Ersatz für eine nicht ernsthaft gewollte oder unter den gegebenen Voraussetzungen und politischen Kräfteverhältnissen nicht durchsetzbare Reform anzusehen ist. Im Bewusstsein reformorientierter Politiker und Planer erschien zu Beginn der 1970er Jahre eine Politik der Modellerprobung jedoch als rationale und realistische Strategie zur Durchführung gesellschaftlicher Reformen [...]." Gleichwohl gab und gibt es viele Ansätze, die eine Veränderung bewirkten, z. B. durch die Verankerung von Fortbildung im Modellprogramm Psychiatrie und durch Begleitforschung in 14 Modellregionen (Berlin-Kreuzberg, Berlin-Steglitz, Bremen, Hamburg-Eilbek, Kassel, Kreis Marburg-Biedenkopf, Darmstadt, Duisburg, Essen, Kreis Herford, Kreis Lippe, Oberbergischer Kreis, Wipperfürth, Saar-Pfalz-Kreis). Die Expertenkommission begleitete beratend das Modellprogramm, analysierte die Ergebnisse und legte ihren Bericht mit den Empfehlungen vor, welche die Psychiatrie-Enquete fortgeschrieben hat.

Forderungen und Empfehlungen der Expertenkommission der Bundesregierung zur Reform im psychiatrischen und psychotherapeutisch-psychosomatischen Bereich 1988[8]

Die Empfehlungen der Expertenkommission basieren auf der Grundlage des WHO-Konzepts und der Klassifikation des ICIDH (International Classification of Impairment, Disability and Handicap - eine mögliche Einstufung nach Störungen). Die Bundesarbeitsgemeinschaft Rehabilitation hat diese für ihre Arbeit übernommen[9] und auf personenzentrierte Hilfen weiterentwickelt. Sie befassen sich mit dem äußeren Erscheinungsbild (impairment) der zu Grunde liegenden Erkrankung, z. B. Störung der Affektivität, der Wahrnehmung, des Antriebs, der Merkfähigkeit, der Konzentration. Der Fähigkeitsstörung, funktionalen Einschränkung (disability) als Folge der Schädigung auf der personalen und Verhaltensebene, wie z. B. die Einschränkung der Fähigkeiten in der Alltagsbewältigung, den beruflichen Anforderungen, der sozialen Rollenerfüllung. Der dritte Aspekt umfasst die soziale Beeinträchtigung (handicap), die möglicherweise die Folge der ersten beiden Ebenen ist, z. B. Stigmatisierung und Diskriminierung, Verlust des Arbeitsplatzes und des Wohnraumes, soziale Isolation. Dieses Konzept der Krankheitsfolgen ermöglicht differenzierte Betrachtungsweisen auf die einzelnen Störungsbereiche, wobei die einzelnen Ebenen sicher nicht scharf zu trennen sind. Entsprechend flexible Hilfen lassen sich jedoch daraus ableiten.

Daraus ergeben sich folgende Anhaltspunkte, welche die Mitglieder der Kommission in ihrer Arbeit umgesetzt haben:

- **Nicht jede Beeinträchtigung löst einen Hilfebedarf aus.** Es ist notwendige Maxime, an den Bedürfnissen des Betroffenen anzuknüpfen und sein Mitwirken und seine Autonomie zu fördern.
- **Die Ausrichtung und Förderung von (noch vorhandenen) Fähigkeiten, Interessen und Neigungen** bestimmt das Handeln mit dem Ziel einer besseren Befindlichkeit des Betroffenen und dem Verbleib in seinem gewohnten Bezugsrahmen.
- **Problemlösungsorientierung** auf der Grundlage eines ganzheitlichen (umfassenden) Krankheitsverständnisses (bio-psycho-soziale Konzeptbildung) dient als Basis.
- **Kontinuierliche Begleitung** durch eine „haltende", realitätsbezugsvermittelnde, koordinierende Bezugsperson ist selbstverständlicher Bestandteil.
- **Persönliches Engagement und Reflexionsfähigkeit sowie psychiatrischer Sachverstand,** hoher Standard der professionellen Helfer (durch Fortbildung, Fachwissen und Qualitätsmanagement) sind Maßstab.

Die Kommission würdigte dreizehn Jahre nach Abschluss der Psychiatrie-Enquete und drei Jah-

[7] Kardorff, Ernst von (Hrsg.): Das Modellprogramm und die Folgen - Die Psychiatrie auf Reformkurs? Psychiatrie Verlag Rehburg-Loccum, 1985

[8] Empfehlungen der Expertenkommission der Bundesregierung zur Reform im psychiatrischen und psychotherapeutisch-psychosomatischen Bereich, Bonn 1988, Seite 156 ff.

[9] BAR-Bundesarbeitsgemeinschaft für Rehabilitation (Hrsg.): Arbeitshilfe für die Rehabilitation psychisch Kranker und Behinderter Frankfurt, 1992

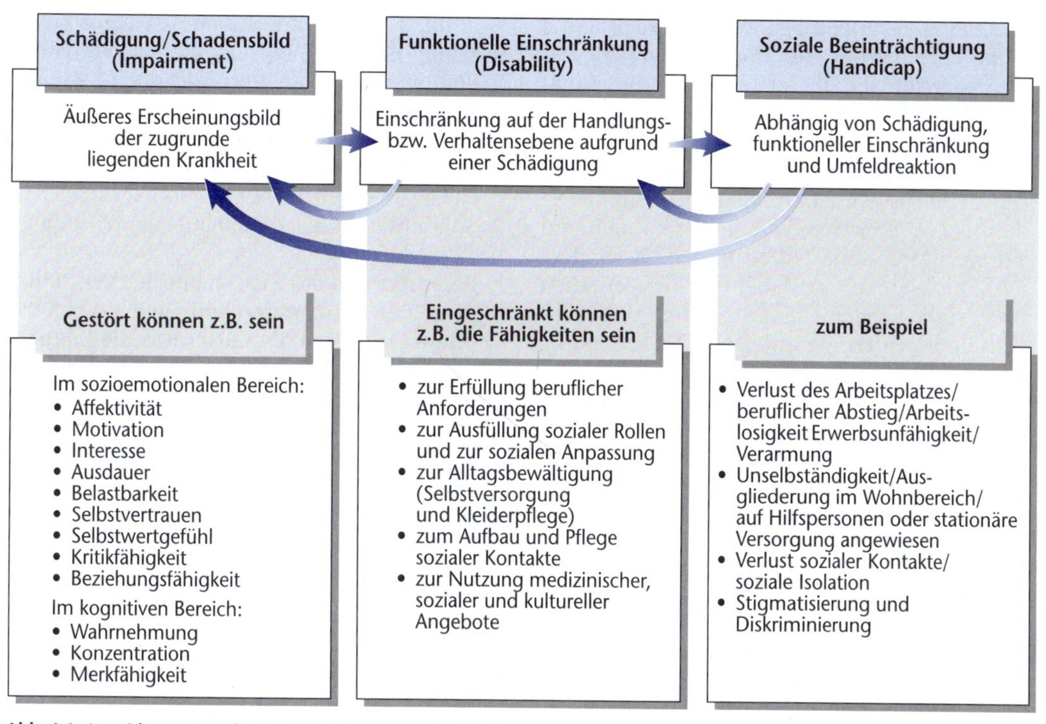

Abb. 4.1: Auswirkungen psychischer Erkrankungen und Behinderungen nach der Bundesarbeitsgemeinschaft Rehabilitation.

re nach Beendigung des Modellprogramms Psychiatrie kritisch die Ergebnisse und entwickelte Maßnahmen zur Weiterentwicklung der psychiatrischen Versorgung. Ausgeklammert wurden, weil sie nicht Teil des Modellprogramms waren, psychisch Kranke und Behinderte im Maßregel- und Strafvollzug, die Versorgung geistig Behinderter und Epilepsiekranker, obwohl der Bedarf hierfür gesehen wurde. Die Kommission empfahl, dass, wegen des Ausmaßes und der Komplexität der zu lösenden Probleme, die **gemeinsame Verantwortung von Bund und Ländern** zur Anwendung kommen soll. Nicht zuletzt weil der Bund nach dem Grundgesetz (Art. 72) unbeschadet der Länderkompetenz für das Gesundheitswesen tätig werden kann. „Wenn Angelegenheiten durch die Gesetzgebung einzelner nicht wirksam geregelt werden können und die Wahrung der Einheitlichkeit der Lebensverhältnisse über das Gebiet eines Landes hinaus dies erfordert." Vor allem aber sei der Bund gefordert, weil er für die wesentlichen Leistungen zuständig sei. Gleichzeitig warnt die Kommission vor dem Irrglauben, dass Therapie, Rehabilitation und Versorgungsmanagement so perfektioniert werden können, dass seelisches Leiden generell zu beseitigen wäre. Sie betont, dass Gesunde die Bereitschaft aufbringen müssen, seelisches Leiden zu akzeptieren und zu ertragen und so gerade das Leben von chronisch psychisch kranken Menschen erträglicher zu machen. Die gesundheitliche, soziale und materielle Lage von chronisch psychisch Kranken, so stellt die Kommission fest, ist katastrophal. Nahezu 90 % sind aus dem Erwerbsleben ausgegrenzt, leben an der Armutsgrenze von Kleinstrenten und Sozialhilfe. Die Chancen am gesellschaftlich-kulturellen Leben teilzunehmen, ist für langfristig psychisch erkrankte Menschen praktisch unmöglich. Weiter stellt die Kommission fest, dass es an fachlich kompetenten Mitarbeitern fehlt, die entsprechende Hilfen für diesen Personenkreis in den Bereichen Behandlung/Pflege/Rehabilitation, Hilfen im Bereich Wohnen, Arbeit und Freizeit anbieten.

Da die Empfehlungen nach wie vor wichtige Grundlage und politisches Programm der psychiatrischen Versorgung sind und Auswirkungen auf die psychiatrische Pflege haben, werden folgende empfohlene Schwerpunkte ausgeführt und zentrale Aussagen wörtlich zitiert (aus der Zusammenfassung Seite VIII):

- „**Aufbauend auf ihre generelle Berechtigung und Verpflichtung zur allgemeinen Daseinsvorsorge** für alle Bürger sollen die kommunalen Gebietskörperschaften (kreisfreie Städte und Landkreise) stärker als bisher die **politische Verantwortung** dafür übernehmen, daß auch ihre psychisch kranken und behinderten Bürger in ihrer Gemeinde leben können und dort angemessene Hilfen finden. Besondere Aufmerksamkeit ist dabei der Eingliederung der stark benachteiligten Gruppe der chronisch psychisch kranken Mitbürger in die Gemeinde zu widmen. [...]
- Die Planung für diesen Verantwortungsbereich, das heißt die Psychiatrieplanung, wird somit integrierter Bestandteil der Sozial- und Gesundheitsplanung der Kommunen. Planung, Aufbau und **Koordination der gemeindepsychiatrischen Versorgung** können dabei nur im partnerschaftlichen Zusammenwirken der kommunalen Gebietskörperschaften mit den Trägern der freien Wohlfahrtspflege und den Kostenträgern sowie mit schon bestehenden Einrichtungen und Diensten verwirklicht werden. Angehörigenorganisationen sollen an der Planung beteiligt werden, um eine Ausrichtung der Hilfen auf die Bedürfnisse der betroffenen Familien, ihrer Nachbarn und Freunde zu gewährleisten.
- Planung, Aufbau und Betrieb der gemeindepsychiatrischen Angebote müssen so erfolgen, daß sie die sogenannten **nicht-professionellen Kräfte und Selbsthilfepotentiale in der Gemeinde** (insbesondere Familie, Freunde, Nachbarn, Kollegen, Selbsthilfegruppen, Laienhelfer etc.) beteiligen, ihr Entstehen fördern und ihr Mitwirken stützen. Seit Beginn der Reform wird die Entwicklung der Gemeindepsychiatrie auch von wachsendem Engagement aus der Bürgerschaft getragen. [...]
- **Die Verpflichtung der Kommunen, durch Schaffung eigener Gremien** und Planungsverfahren den Entscheidungsprozeß in der Region im Einvernehmen mit allen Zuständigen zu steuern, bedeutet nicht, daß Städte und Kreise auch für das Erbringen und die Finanzierung der Leistungen im Einzelfall sowie die Trägerschaft und Finanzierung der verschiedenen Dienste und Einrichtungen zuständig sind. Es kann davon ausgegangen werden, daß sich eine Politik der Konsensbildung aller Beteiligten für das Gemeinwesen lohnt. [...] Darüber hinaus ist beim politischen Entscheidungsprozeß der Verteilung kommunaler Mittel verstärkt darauf zu achten, dass benachteiligte Gruppen, insbesondere auch die psychisch Kranken und Behinderten und ihre Familien, adäquat im Sinne eines gerechten Leistungsausgleichs gelebter Solidarität in der Gemeinde berücksichtigt werden.
- Entsprechend der Zielsetzung der **Verkleinerung der Einzugsbereiche der psychiatrischen Großkrankenhäuser war die Enquête von sogenannten Standardversorgungsgebieten** mit in der Regel 250000 Einwohnern ausgegangen. Die Standardversorgungsgebiete waren dabei nur selten deckungsgleich mit den Grenzen kommunaler Gebietskörperschaften. Auf diesem Planungshintergrund lassen sich gemeindeintegrierte Hilfssysteme nicht entwickeln. Es wird daher eher vorgeschlagen, bei der Planung künftig von den Gebieten der kreisfreien Städte und Landkreise auszugehen. Diese werden als **Planungseinheiten** bezeichnet. Größere Gebietskörperschaften sind gehalten, innerhalb der Planungseinheiten überschaubare **Versorgungsregionen** abzugrenzen. Diese Versorgungsregionen sollten für die allgemeinpsychiatrische Versorgung 100000 bis 150000 Einwohner nicht überschreiten. In der kinder- und jugendpsychiatrischen Versorgung sowie bei bestimmten Angeboten – z.B. für psychisch kranke alte Menschen sowie in der beruflichen Rehabilitation – können größere Versorgungsregionen erforderlich sein. [...]
- **Die Kommunen und ihre Partner in der freien Wohlfahrtspflege** sollen sich bei der Realisierung des gemeindepsychiatrischen Versorgungssystems auf die Angebote des außerstationären Bereichs und deren Verknüpfungen mit dem klinisch-stationären Bereich konzentrieren: Dabei sind vor allem durch verbindliche Versorgungsvereinbarungen zwischen allen Beteiligten die ambulanten, komplementären und rehabilitativen Hilfen so zu entwickeln, daß vor allem benachteiligte Gruppen nicht weiter durch die Lücken fallen. Die klinisch-stationäre Versorgung ist auf die Fälle und Situationen zu beschränken, in denen dies medizinisch indiziert ist und bei denen das Stütz- und Hilfesystem von Familie und Gemeinde tatsächlich überfordert ist. [...]

- **Das Angebotsspektrum und Leistungsfähigkeit der Dienste und Einrichtungen** in der Gemeinde sind so zu bemessen, daß sie dem Bedürfnis der chronisch psychisch Kranken und Behinderten mit komplexen Problemlagen entsprechen. Die Grundversorgung dieser Gruppen hat Vorrang vor der differenzierteren Versorgung anderer Gruppen. Diese bislang vernachlässigten Patientengruppen bekommen somit Priorität in der nächsten Stufe der Reform. Die Tragfähigkeit der gemeindepsychiatrischen Versorgungseinrichtungen für diese Patientengruppen wird gleichzeitig zum Prüfstein für die Qualität der Angebote. Der gängige Selektionsmechanismus, nach dem zunächst die weniger Hilfsbedürftigen die verfügbaren Dienste in Anspruch nehmen und deren Kapazität für dringende Notlagen blockieren, wird umgekehrt.
- **Bei der Bedarfserhebung, Bedarfsdeckung und Koordination** sollen sich die Kommunen und die anderen Verantwortlichen nicht mehr von einer institutionellen Sichtweise leiten lassen, weil dies den – vielfach auch zu aufwendigen – Mechanismus der Addition unverbundener Leistungserbringer begünstigt. Deshalb empfiehlt die Expertenkommission, **Leistungen und Maßnahmen in der Region institutionsübergreifend zu definieren**, und zwar nach den folgenden **Funktionsbereiche** geordnet:
  - Behandlung/Pflege/Rehabilitation
  - Hilfen im Bereich Wohnen
  - Hilfen im Bereich Arbeit
  - Hilfen zur sozialen Teilhabe und Verwirklichung materieller Rechte."[10]

Wenn diese Funktionsbereiche ernst genommen werden, bedeutet dies, dass einerseits eine fachliche Zusammenschau der Probleme erfolgen muss und andererseits die Gesundheit und das Grundbedürfnis nach Wohnen, Arbeit und sinnvoller Beschäftigung, Teilhabe am Leben in der Gesellschaft im Zentrum des beruflichen Handelns stehen, gleich wo dieses Handeln stattfindet. Das heißt, dass auch die psychiatrische Pflege ihre Dienstleistung in diesem Kontext erbringen muss. Die Expertenkommission führt aus:

„Psychiatrische Pflege muss insofern von der somatischen Pflege unterschieden werden, als sie nicht allein bedeutet, bei den Alltagsverrichtungen unmittelbar helfend in den Handlungsablauf einzugreifen oder ärztlich verordnete abgrenzbare Einzelleistungen wie Medikamentenvergabe oder Verbandswechsel durchzuführen. Sie muß vielmehr bedeuten, dem psychisch Kranken Hilfe zu geben, daß er die Regeln der Sorge des Menschen für sich selbst und des mitmenschlichen Umgangs als Elemente des eigenen Handlungsrepertoires wahrnimmt und umsetzt. Recht verstandene psychiatrische Pflege beschränkt sich daher nicht auf den Bereich der stationären Versorgung, sondern muß auch ein entscheidender Bestandteil der ambulanten Versorgung sein [...]."[11]

4.2 Das Versorgungssystem

„Die Gemeinschaft der Mitbürger gibt das Gefühl des Zuhauseseins." (Simone Weil)

Ein umfassendes Versorgungssystem war das Ziel der Psychiatrie-Enquete aus dem Jahre 1975. Die Ergebnisse führten zu Forderungen, nämlich eine gemeindenahe, bedarfsgerechte und umfassende **psychiatrische Versorgung aller psychisch Kranken und Behinderten** auf- und auszubauen, die **Kooperation und Koordination aller Gesundheits- und Sozialdienste** und der psychiatrisch Tätigen und vor allem **die Gleichstellung von psychisch Kranken mit somatisch Kranken** zu erreichen. Die Expertenkommission hat in ihren Empfehlungen Anstöße zur Verwirklichung eines gemeindeintegrierten Versorgungssystems gegeben.

In „Psychiatrie in der Gemeinde"[12] stellen Mosher und Burti die Frage: „Was ist überhaupt Gemeindepsychiatrie?" Die Autoren beschreiben es als Angebot unmittelbarer, angemessener und einheitlicher Antworten auf reale soziale, psychische und gesundheitliche Bedürfnisse einer definierten Bevölkerung. Weiter stellen sie fest, dass Gemeindepsychiatrie eine genügend breite Palette von Diensten, Programmen und Einrichtungen bereit stellt, wodurch jeder, der Hilfe sucht oder zu diesem Zweck geschickt wird, die seinen Bedürfnissen entsprechenden

[10] Vgl. Fußnote 6, aus der Zusammenfassung Seite VIII

[11] Empfehlungen der Expertenkommission der Bundesregierung zur Reform im psychiatrischen und psychotherapeutisch-psychosomatischen Bereich, Bonn 1988, Seite 156

Wahlmöglichkeiten in der gebotenen Vielfalt hat. „Gemeindepsychiatrie ist ein Versorgungssystem, das für und durch die Kunden organisiert ist.“

4.2.1 Pflege psychisch kranker Menschen in (teil-)stationären, komplementären und ambulanten Einrichtungen

Lange Zeit wurden psychiatrisch Kranke aus der Gesellschaft ausgegrenzt, oft erniedrigt und in manchen Systemen auch verfolgt. Nach wie vor gilt die Diagnose einer psychiatrischen Erkrankung als Makel oder unheilbar krank. Psychiatrisch kranke Menschen haben immer noch mit einer Vielzahl von Vorurteilen zu kämpfen, die ihre Eingliederung in die Gesellschaft meist erheblich erschweren.

[12] Mosher, Loren R.; Burti, Lorenzo: Psychiatrie in der Gemeinde – Grundlagen und Praxis. Psychiatrie Verlag Bonn, 1994

Stationäre Einrichtungen

Etwa jedes dritte Krankenhausbett in Deutschland steht in der Psychiatrie und doch hat es diese Disziplin bis heute nicht geschafft, sich den entsprechenden Stellenwert zu erkämpfen. Das stationäre Angebot wird im Sinne der genannten Leitlinien von Psychiatrischen Abteilungen an Allgemeinkrankenhäusern oder von Fachkliniken (den ehemaligen Psychiatrischen Landeskrankenhäusern) wahrgenommen, die ihren Einzugsbereich drastisch verkleinert und für ihre unmittelbare Umgebung den Versorgungsauftrag übernommen haben.
Die Notwendigkeit von Spezialstationen (z. B. Sucht-, Depressions-, Borderline-, Korsakowstationen) soll hier nicht erörtert werden. Eine mit verschiedenen Krankheitsbildern gemischte Station stellt sicher einen sich günstig auswirkenden Milieufaktor dar. Trotzdem sind spezifische Angebote (stationsübergreifend) notwendig, um dem einzelnen psychisch Kranken in seiner individuellen Situation, seinen (krank-

Stationärer und teilstationärer Bereich	Ambulanter Bereich	Komplementärer Bereich
Akutstation oder allgemeine durchmischte Behandlungsstation	Niedergelassener (Fach-)Arzt	Betreutes Wohnen, (betreute) Wohngemeinschaften
Behandlungsstation (unterschiedliche symptom- oder krankheitsspezifische Schwerpunkte)	Institutsambulanz	Übergangswohnheim
Rehabilitationsstation (Enthospitalisierung)	Sozialpsychiatrischer Dienst	Dauerwohnheim
Tageskliniken	Kontakt- und Beratungsstelle Psycho-sozialer Dienst Psychologische und medizinische Psychotherapeuten Ambulante Pflegedienste, Psychiatrische Pflegedienste	Tagestätten, Werkstätten für seelisch Behinderte, Selbsthilfefirmen

Abb. 4.2: Die wichtigsten Säulen der gemeindepsychiatrischen (Grund-)Versorgung.

heits-)spezifischen Problemen und seinen Bedürfnissen gerecht zu werden. Mitarbeiter brauchen gute und vielfältige Fachkompetenzen, um solche Arbeit effizient für alle Beteiligten in alltäglichen Belangen zu verwirklichen.

Pflegerische Gesichtspunkte

Durch das in der Regel gut ausgebaute komplementäre und ambulante Versorgungsnetz werden in der stationären Pflege schwerer kranke Menschen behandelt und psychisch Kranke immer früher aus der stationären Behandlung entlassen.

Das bedeutet für Pflegende die intensive Pflege schwerst psychisch Kranker, das Ertragen von Leid, die Anhäufung von gestörtem Verhalten und die konzentrierte Abfolge von Maßnahmen. Daraus erfolgen veränderte pflegerische Konzepte für die stationäre Psychiatrie wie z. B. mehr Konzentration auf Einzelfallhilfe, weniger anspruchsvolle pflegerische Gruppenangebote, vermehrte Zusammenarbeit mit nachfolgenden Einrichtungen, um pflegerische Ziele weiterzuführen.

Beziehungs- und Milieugestaltung bekommen vor diesem Hintergrund eine andere Intensität und Schwerpunktsetzung.

Teilstationäre Einrichtungen

Die **Tagesklinik** als teilstationäres Angebot ist inzwischen etabliert und eine selbstverständliche und fest verankerte Behandlungsform. Durch die tagesklinische Behandlung werden soziale Bezüge aufrechterhalten, aktuell auftretende Schwierigkeiten und Probleme können konkreter in die gesetzten Ziele einbezogen und bearbeitet werden. Das soziale Umfeld bleibt erhalten und die Tages- und Wochenstrukturierung orientiert sich mehr an der realistischen Belastungsfähigkeit des einzelnen psychisch Kranken. Allerdings werden auch höhere Anforderungen an den Betroffenen in Bezug auf die Selbstständigkeit gestellt, z. B. mit öffentlichen Verkehrsmitteln pünktlich zur Tagesklinik zu kommen, sich auf wechselnde Situationen einzulassen oder das Wochenende selbst zu gestalten. Inzwischen haben die meisten Tageskliniken nicht mehr ihren Schwerpunkt in der Betreuung chronisch psychisch kranker Menschen (Psychosen aus dem schizophrenen Formenkreis), sondern wenden sich an verschiedene Zielgruppen. Tagesklinik als Krisenintervention kann einen vollstationären Aufenthalt vermeiden.

Die **Nachtklinik** gibt es nur noch vereinzelt. Sie ist häufig in stationäre Behandlungseinrichtungen integriert. Die Patienten verbringen nur die Nächte in der Klinik, tagsüber sind sie in der Regel beruflich eingegliedert. Durch die Arbeitsmarktlage und die Doppelbelastung (Arbeit und Therapie) haben sich Nachtklinikplätze im Laufe der Jahre sehr reduziert.

Pflegerische Gesichtspunkte

- Im Zuge von knapperen finanziellen Ressourcen im Gesundheitswesen wäre es denkbar, dass teilstationäre Angebote wieder mehr ins Blickfeld treten Viele Angebote, die bisher im stationären Bereich angesiedelt sind, könnten in die Schnittstelle stationär – teilstationär verlegt werden und somit Synergie-Effekte bündeln.
- Pflegende können im teilstationären Aufgabenfeld viele theoretische Ansätze von Pflege im Tages- und Wochenablauf einbringen, da Pflege an den Ressourcen und am Alltag von psychisch kranken Menschen ansetzt und Veränderungen im Krankheitsgeschehen im Blick behält.
- Teilstationäre Arbeit bedeutet auch, die Verknüpfung von „drinnen und draußen" anzustreben, also das gewohnte Umfeld und die allgemeinen Hilfsangebote vermehrt einzubeziehen.

Ambulante Behandlung, Betreuung und Pflege

Ob ein psychisch Kranker vom niedergelassenen Hausarzt, Psychiater, Psychotherapeuten, in einer **Kontakt- und Beratungsstelle** betreut und/oder behandelt wird oder ob eine **Institutsambulanz,** der **Sozialpsychiatrische Dienst,** der **ambulante Pflegedienst** oder ein **Psychiatrischer Pflegedienst** aktiv werden, hängt in erster Linie davon ab, welche Art von Hilfe der Betroffene braucht, welche Form der Betreuung sinnvoll ist oder ausreicht. Für sich zuspitzende Situationen soll ein **Krisendienst** für den psychisch Kranken in Anspruch genommen werden können, gleich in welcher Form er existiert.

Wie sich **Behandlung, ambulante Hilfen oder Pflege** schwerpunktmäßig gestalten, wird davon abhängen, wie sich die Versorgungsstruktur im Versorgungsgebiet entwickelt hat, welche konstruktive Zusammenarbeit und Kooperationen primär entstanden sind, welche personelle Ausstattung vorhanden ist und welches Angebotsspektrum zur Verfügung steht.

Die Forderung **„ambulant vor stationär"** ist noch lange nicht mit allen Konsequenzen erfüllt. Gerade in der ambulanten (psychiatrischen) Pflege fehlen die entsprechend qualifizierten Mitarbeiter und die Möglichkeiten individuell, kompetent und personenbezogen, z. B. auf Krisen zu reagieren. Die Finanzierung ambulant psychiatrisch erbrachter Pflege ist nach wie vor unzureichend.

Pflegerische Gesichtspunkte

Pflege hat sich schon immer in der Gesundheitsversorgung von Menschen für die ambulante Betreuung zuständig gefühlt (z. B. Gemeindeschwester) und diese umfassend in unterschiedlichen Lebensbereichen betreut:

- Ambulante psychiatrische Pflege ist ein wichtiger Bestandteil der Begleitung und Betreuung psychisch kranker Menschen um den Alltag und die Krankheit zu bewältigen und mit Behinderungen zu leben.
- Psychiatrische Pflege muss deshalb in jeder Form des ambulanten Hilfsangebots enthalten sein, um dem Betroffenen, seinen Angehörigen und seinem sozialen Umfeld diesen wichtigen Teil von Unterstützung nicht vorzuenthalten. Umfassende und vielfältige Hilfe soll in den von der Expertenkommission beschriebenen Funktionsbereichen angeboten werden.
- Das Angebot psychiatrischer Pflege ist im Sinne der Psychiatrie-Reform und den damit verbundenen erarbeiteten Hilfeleistungen in einem Verbund, übergreifend, kooperativ, koordiniert, integriert und flexibel anzubieten und dem Bedarf entsprechend zu leisten. Psychisch kranke Menschen und ihr Umfeld sind darauf angewiesen, dass die Unterstützung in unterschiedlichen Situationen greift, in Krisen unproblematisch zugänglich ist und sich der Hilfebedarf nach dem derzeitigen Gesundheits- und Krankheitszustand verändern kann und andere Hilfskonstruktionen notwendig werden.
- Der pflegerische psychiatrische Hausbesuch ist ein bedeutendes Instrument für alle Berei-

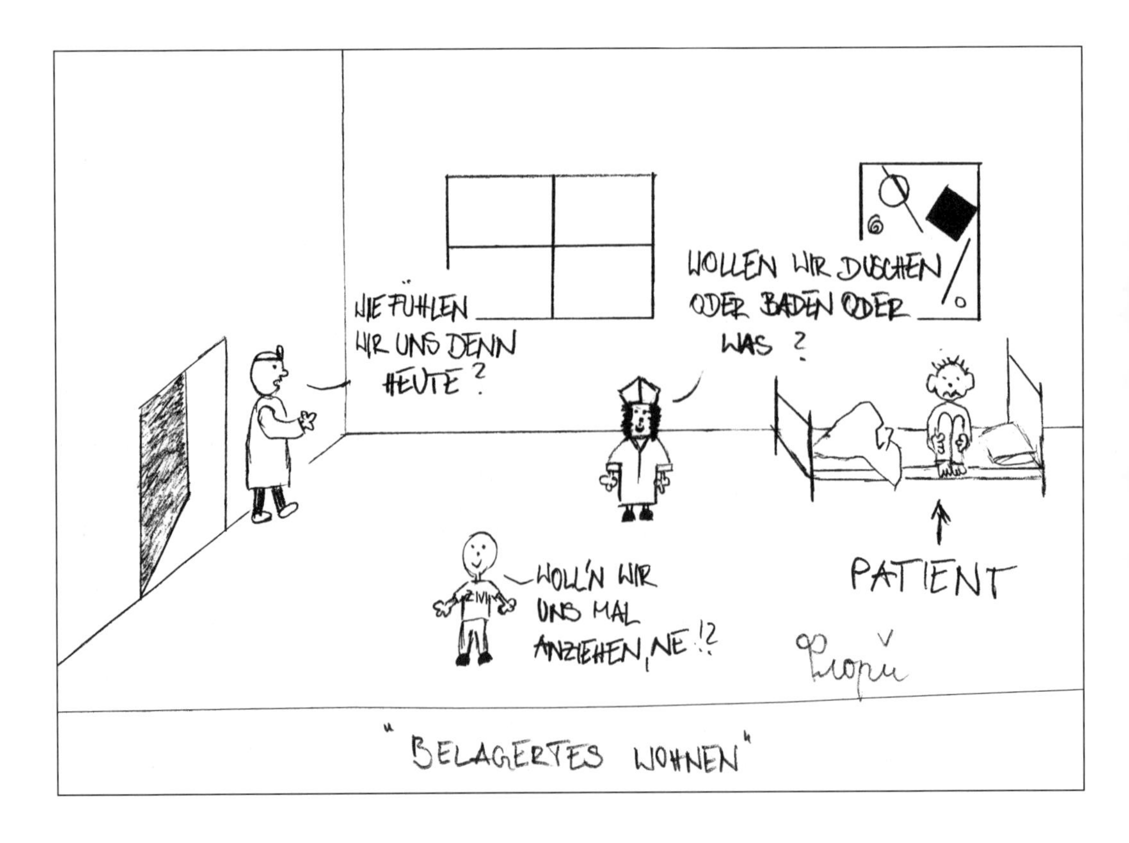

che der psychosozialen Versorgung. Aufsuchende und umfassende Hilfe ist in flexibler Intensität besonders bei den von Pflegenden zu betreuende psychisch erkrankten Menschen sinnvoll.

Familienpflege

Familienpflege ist eine Betreuungsform, die schon in den 1920er Jahren entstanden ist und in der psychiatrischen Versorgungskette lange Zeit wenig Beachtung gefunden hat. In den letzten Jahren wird die Familienpflege in einzelnen Bundesländern wieder als eine Möglichkeit der Psychosozialen Versorgung einbezogen und gepflegt. Gleichwohl sind sich Professionelle darüber einig, dass diese Betreuungsform einen wichtigen Mosaikstein in der Gesamtversorgung darstellt. Um Familienpflege in eine Versorgungsstruktur einzuführen, müssen regional Vorbereitungen getroffen und geklärt werden, ob die Familienpflege als ein Angebot der psychiatrischen Klinik, ein kommunales Trägerangebot oder ein selbstständiges Vereinsangebot installiert wird. Die Klärung der gesundheits- und sozialpolitischen Zielvorstellungen der Beteiligten sollte in das zu erarbeitende Familienpflegekonzept integriert werden. Im Vorfeld muss auch der sozialrechtliche und finanzielle Rahmen geklärt sein.

Pflegerische Sichtweise

Die Unterstützung und Betreuung von Familien stellt für die Pflege ein bekanntes Arbeitsfeld dar, wenn es z. B. um praktische Entlastung der Familie oder um Krisenintervention beim Betroffenen geht.

Empowerment und Vernetzung sind zentrale Ziele in der Koordination der Hilfen, Begleitung und Betreuung, psychiatrische Pflege muss sich diesem Angebot stellen und ihren spezifischen Beitrag als Leistung verdeutlichen.

Obdachlosigkeit

Obdachlosigkeit und psychische Krankheit wird bisher von der Pflege wenig wahrgenommen. Im stationären Bereich werden mit obdachlosen psychisch kranken Menschen häufig keine oder nur unzureichende Alternativen erarbeitet. Es ist nur wenig bekannt wie die Betroffenen auf der Straße leben und welche möglichen Alternativen existieren. Das Institut für kommunale Psychiatrie[13] hat Daten erhoben und angemahnt, dass die Konzepte der psychosozialen Versorgung dahingehend zu verändern sind, dass auch diese Personengruppe eingeschlossen wird, wie z. B. im Hotel-Plus in Köln oder im Wohnwagenprojekt in Wiesbaden. Ein veränderter Ansatz würde bedeuten, dass

- Eine effektivere Vernetzung der verschiedenen Einrichtungen und Dienste der Psychiatrie mit der Wohnungslosenhilfe erfolgt
- Das niederschwellige Angebote ausgebaut wird
- Mehr therapiefreie Räume ohne Veränderungsdruck geschaffen werden
- Eine flexible Finanzierung durch die kommunale Verwaltung besteht
- Eine Trägerübergreifende „Fall-Verantwortlichkeit“ im Sinne von Case-Management für diese Personengruppe zur Verfügung steht.

Pflegerische Sichtweise

Die Pflege hat durch ihren Auftrag alle Menschen, aller Altergruppen, jeglicher sozialen Herkunft und Ansehen der Person ihre Hilfe anzubieten und entsprechend zu handeln.

Deshalb ist es eine pflegerische Aufgabe Konzepte und Angebote für diese Zielgruppe zu entwickeln und entsprechend umfassende Hilfen auszubauen.

4.2.2 Der psychiatrische Hausbesuch

„Hüte dich, über den Mitteln nicht den Zweck zu verlieren, den reinen Charakter der Menschheit: schlichtes, verständiges, humanes Betragen.“ (Novalis)

Hausbesuche sind in der Pflege durch die häusliche Krankenpflege (☞ 4.2.1) Bestandteil der Arbeit. In einem sozialpsychiatrischen Konzept sind Hausbesuche fest integriert. Zudem sind Hausbesuche in der Personalverordnung Psychiatrie (☞ 4.3.2) in den Einzelfallbezogenen Aufgaben der Pflege verankert und mit Minutenwerten aufgenommen (Begleitung bei Hausbesuchen, Vorstellungsterminen in sonstigen Einrichtungen und Institutionen). Damit ist der ambulant aufsuchenden Hilfe und Tätigkeit psychiatrischer Pflege ein bedeutender Platz zugewiesen worden.

In Zukunft werden die psychiatrisch-psychosoziale Versorgung und die notwendigen Hilfen immer mehr in den ambulanten Bereich verlegt werden. Ziel einer Betreuung zu Hause ist es,

[13] Institut für Kommunale Psychiatrie (Hrsg.): Auf die Straße entlassen – obdachlos und psychisch krank. Psychiatrie Verlag Bonn, 1996

die Betroffenen zu befähigen, damit sie auf ihre Weise unter verschiedenen gesellschaftlichen Bedingungen leben und eine von ihnen bestimmte Lebensqualität erreichen können. Der psychiatrische Hausbesuch spielt in diesem Zusammenhang eine wichtige Rolle. Dabei ist es häufig schwierig, die Grenze zwischen zu viel und zu wenig Nähe, zwischen Aufdringlichkeit und Hilfe zu ziehen.

Im **Grundgesetz (GG)** sind die elementaren Rechte des einzelnen Menschen geregelt, wie **„das Recht auf freie Wahl des Wohnens“** (Artikel 11 GG) und die **„Unverletzlichkeit der Wohnung“** (Artikel 13 GG). In der Begleitung, Betreuung und Pflege gab und gibt es immer Einschränkungen, vor allem weil

- Menschen in einer psychischen Ausnahmesituation alleine nicht mehr zurecht kommen
- Menschen geschützt werden müssen
- Menschen der Hilfe bedürfen.

Die Frage ist, inwieweit psychiatrisch/psychosoziale Alltagsarbeit Grundrechte verletzen muss, indem z. B. die vom Betroffenen gewählte Wohnform angezweifelt wird und nicht alle Hilfsmittel ausgeschöpft werden?

Die Kontaktaufnahme zum psychisch Kranken wird geprägt durch den „Auftraggeber“, z. B. eine psychiatrische Station, einen Betreuer, Angehörige, den Vermieter oder den Haus- oder Facharzt und ob der Betroffene die Pflege und Betreuung selbst möchte und den Hilfebedarf wahrnimmt. Die Frage ist: Wie beziehen Pflegende diese Kenntnisse in die Beziehungsaufnahme und die Gestaltung der Kontakte ein? Wie machen sie auch ihre Befindlichkeit in der vorgegebenen Situation verständlich und deutlich?

Der Hausbesuch wird auch unterschiedlich verlaufen, wenn er geplant werden kann, in einer akuten Situation ganz aktuell erfolgt oder wenn sich in einer langfristigen Beziehung und Betreuung auch eine gewisse Routine eingestellt hat oder wenn er, um die häusliche Situation und Notwendigkeit von Nachsorge zu klären, in der Entlassungsvorbereitung von der Station aus durchgeführt wird.

Im Unterschied zu der kontinuierlichen Arbeit in einem multiprofessionellen Team sind die Pflegenden **bei Entscheidungen während des Hausbesuches** zunächst **auf sich gestellt**, sowohl bei Gefährdung, Medikamenteneinnahme als auch bei der Einschätzung der Erkrankung des Betroffenen.

Stoffels und Kruse[14] definieren: „Was ist in psychiatrischer Hausbesuch? Nichts scheint leichter, als diese Frage zu beantworten. Wenn ein Psychiater oder ein Mitarbeiter eines psychiatrischen Teams (Sozialarbeiter, Krankenpfleger, Psychologe etc.) einen psychisch Kranken im Rahmen seiner Berufsausübung zu Hause aufsucht, sprechen wir von einem psychiatrischen Hausbesuch. Bedeutsam ist, daß der Hausbesucher nicht als Privatperson handelt, geleitet von persönlichen Vorlieben oder Zufälligkeiten, sondern in ärztlich-therapeutische-fürsorgerischem Auftrag. Der Hausbesuch ist durch diesen Auftrag definiert. Der Hausbesucher muß sich daran halten, er handelt als Delegierter und muß seinen Auftrag stets im Auge behalten.“

Weiterhin betonen sie, dass es zu dieser Definition des psychiatrischen Hausbesuchs gehört, dass die Beziehung zwischen Besuchtem und Besucher durch eine Asymmetrie gekennzeichnet ist und dass niemand verleugnen solle, dass der Patient sich in einem Abhängigkeitsverhältnis befindet.

Im Laufe von langjährigen ambulanten Begleitungen und Betreuungen entsteht eine gewisse Vertrautheit. Der Betroffene und Professionelle haben im Laufe der Zeit manche Krise gemeinsam durchgestanden. Gastfreundschaft und die damit verbundene Rollenzuweisung sind ein weiterer wichtiger Bestandteil, aber auch hier werden die Grenzen deutlich, denn dem psychisch Kranken kommt in der Regel nicht in den Sinn, den professionellen Helfer Zuhause aufzusuchen.

Stoffels und Kruse empfehlen, sich die folgenden Fragen bei einem akuten Hausbesuch zu stellen und möglichst zu zweit durchzuführen:

- Wer hat Sie beauftragt?
- Wie lautet Ihre Hypothese über die vorliegende Interessenslage? Was wollen Sie selbst?
- Was ist Ihnen über die betreffende Personenkonstellation bereits bekannt?
- Welche Anzeichen deuten auf welche psychische Erkrankung hin? Auf welche Gegebenheiten bei dieser Erkrankung müssen Sie besonders achten?
- Gibt es eine suizidale Gefährdung? Ist mit Fremd-Aggression zu rechnen?

[14] Stoffels, Hans; Kruse, Gunther: Der psychiatrische Hausbesuch – Hilfe oder Überfall. Psychiatrie Verlag Bonn, 1996

- Wissen Sie etwas darüber, wie frühere Krisensituationen verlaufen sind? Was sollte diesmal besser gemacht werden?
- Wie dringlich ist der Hausbesuch? Was hätte ein Abwarten für mögliche Folgen?
- Welche Personen (z.B. Hausarzt, Angehörige) oder Institutionen (z.B. Sozialstation) sollten vorher benachrichtigt werden?
- Ist die Arbeitsteilung mit Ihrer begleitenden Kollegin bzw. Kollegen geklärt?
- In welcher emotionalen Verfassung sind Sie jetzt unmittelbar?
- Bleiben Sie ruhig!

Abhängig vom Krankheitsbild und der individuellen Lebenssituation stellen sich beispielsweise folgende Fragen:

- Wie muss bei einem depressiv Erkrankten zwischen dem Anspruch des Umfeldes, der Angehörigen und dem Befinden des Betroffenen abgewogen werden?
- Wann und wie ist der Besuch bei einem an einer Manie Erkrankten zu planen, der ständig unterwegs ist?
- Was überfordert, was unterfordert einen chronisch psychisch erkrankten Menschen, wo braucht er Unterstützung und Anregung?
- Welchen Grad an Würde kann ich dem alten Menschen erhalten, wann muss eingegriffen werden, z.B. bei der Nahrungsaufnahme und Haushaltsführung?

Wie kann ich auf manipulatives Verhalten eines Suchtkranken, seine Ablenkungsversuche reagieren und die notwendige Konfrontation mit der Situation und ihren Folgen aufzeigen?

Pflegende benötigen neben ihren Fachkenntnissen, um die Situation richtig einschätzen und bewerten zu können, auch pflege-/psychiatrierelevantes Rechtswissen (☞ 4.3). Voraussetzung ist die Kenntnis fachkompetenter Beratungs- und Hilfsangebote, für Betroffene und Pflegende.

4.2.3 Weitere Betreuungs- und Versorgungsmöglichkeiten

Komplementäre Einrichtungen und Arbeit

Unterschiedliche **Wohnformen** für psychisch Kranke bestimmen deren Lebensqualität und Autonomie. Das **Übergangswohnheim** hat eine begrenzte Aufenthaltsdauer und war/ist meist mit rehabilitativen Aufgabenstellungen verbunden. Übergangswohnheime sind häufig vom **Betreuten Wohnen** oder von **betreuten Wohngemeinschaften** abgelöst worden, da eine Arbeitsrehabilitative Eingliederung oft nicht mehr möglich und eine Rund-Um-Versorgung nicht nötig ist.

Für psychisch kranke Menschen, die intensivere Hilfen und kontinuierliche Versorgung brauchen, ist ein zeitlich unbefristeter Aufenthalt in einem **Dauerwohnheim** angemessen.

Ein besonders schwerwiegendes Problem ist die **Arbeitslosigkeit** vieler psychisch kranker Menschen. Arbeitslosigkeit führt in der Regel zu finanziellen Problemen, Sinnkrisen, schlechteren sozialen Beziehungen und fehlender Tagesstruktur. Arbeit und Freizeit sind nicht mehr zu unterscheiden.

Die Arbeitsachse umfasst auf der derzeitigen Arbeitsmarktlage im wesentlichen Selbsthilfefirmen, Werkstätten für Seelisch Behinderte oder Tagesstätten.

Selbsthilfefirmen sind meist kleine und wirtschaftlich schwache Unternehmen und sind Teil des allgemeinen Arbeitsmarktes. Sie schaffen Arbeitsplätze für psychisch kranke Menschen, die tariflich bezahlt werden und die Schwierigkeiten psychisch Kranker berücksichtigen.

Werkstätten für Seelisch Behinderte sind Einrichtungen, die sozialversicherungspflichtige Arbeitsplätze haben, aber nicht tarifrelevante Vereinbarungen anwenden. In der Regel werden in den Werkstätten Trainingsbereich und Produktionsbereich unterschieden, wobei die Dauerarbeitsplätze im Produktionsbereich überwiegen.

Die **Tagesstätte** gehört zu den niedrigschwelligen Angeboten, in der sowohl (stundenweise) Beschäftigungs- und Arbeitsmöglichkeiten als auch soziale Aspekte angeboten werden. Die Tagesstätte versteht sich als tagesstrukturierende Maßnahme mit einem zeitlich begrenzten Angebot und hat vor allem chronisch psychisch erkrankte Menschen im Blickfeld.

In einer Gemeindepsychiatrie stehen demzufolge die Betroffenen, ihre Angehörigen und ihr Umfeld im Mittelpunkt professionellen Handelns. Das Leistungsangebot muss sich danach richten, welche Probleme im Zusammenleben, im Alltag auftreten und wie der Einzelne in der Lage ist, diesen Schwierigkeiten zu begegnen.

Pflegerische Gesichtspunkte

Wohnen ist ein Grundbedürfnis von Menschen und wenn Pflege in ihrem Selbstverständnis für

die existenziellen Bedürfnisse von Menschen zuständig ist, ist dieser Arbeitsbereich ein zentraler Ort um psychiatrische Pflege anzubieten. Haushaltsführung, hausarbeitsnahe Tätigkeiten und persönliche Hygiene stellen für viele psychisch kranke Menschen einen Problembereich dar, in dem sie sachgerechte und kompetente Anleitung brauchen, um ihre Selbstständigkeit und Autonomie zu erhalten oder wieder zu erlangen.
Die Lebensqualität des Einzelnen wird durch ein einseitiges Hilfsangebot eingeschränkt.
Die Verknüpfung von Wohnen, Arbeit, Freizeit, entsprechenden Hilfen, Unterstützung, Begleitung und Betreuung lassen sich im komplementären Bereich umfassend multiprofessionell anbieten.
Jeder Mensch will gebraucht sein, deshalb ist ein Angebot an sinnvollem Tätig-Sein und entsprechend strukturierter Arbeit ein Bereich, den psychiatrische Pflege im Blick haben muss und in diesem Bereich neue Wege und Konzepte erarbeiten.

Selbsthilfe- und Angehörigengruppen

Diese Gruppen können von Experten geleitet, als selbständige Selbsthilfegruppen oder als reine Expertengruppen entstehen und somit unterschiedlich an einem Verein oder einer Institution angebunden sein.
Die Verbreitung von Selbsthilfegruppen, ihre Zahl und die Zahl ihrer Mitglieder nehmen ständig zu. Selbsthilfegruppen sind menschliche Begegnungen und helfen dabei mit der Krankheit leben zu lernen. Die Beteiligung der Betroffenen an diesen Prozessen muss unterstützt und gefördert werden. Sie tragen dazu bei, ein Zusammengehörigkeitsgefühl zu fördern und Mut zu machen, sich mit der eigenen Situation auseinander zu setzen.
„Selbsthilfegruppen sind freiwillige meist lose Zusammenschlüsse von Menschen, deren Aktivitäten sich auf die gemeinsame Bewältigung von Krankheit, psychischen oder sozialen Probleme richten, von denen sie – entweder selbst oder als Angehörige – betroffen sind.“[15]
Angehörigengruppen und Selbsthilfegruppen können

- Den Teilnehmern Feedback über ihr Verhalten auf allen Ebenen geben
- Die Isolation des Einzelnen aufheben
- Die eigene Situation relativieren und Solidarität entstehen lassen
- Entlasten
- Distanzierung schaffen und so die Fixierung auf bestimmte Personen etwas auflösen
- Gesunden Egoismus fördern
- Soziale Orientierung geben und zur Selbstentfaltung beitragen.

Pflegerische Gesichtspunkte
Schon in den Grundregeln der Krankenpflege sind Förderung der Autonomie und Selbständigkeit Ziel pflegerischer Interventionen. Psychiatrische Pflege hat die Aufgabe die Forderung in der Folge der Enquete „Selbsthilfe geht vor Fremdhilfe“ uneingeschränkt zu fördern. Dies schließt die Unterstützung des sozialen Umfelds und vor allem der Angehörigen ein und soll sie in die Lage versetzen, den oft schwierigen und belastenden Anforderungen gewachsen zu sein, ohne eigenen Schaden zu nehmen.
Krankheitsbewältigung, die Einstellung zum gesundheitlichen Zustand und die Entwicklung von Bewältigungsstrategien sind Mittelpunkt präventiver Arbeit psychiatrischer Pflege.

Psychose-Seminare

Ein Psychose-Seminar ist ein fachlicher Austausch zwischen Psychose-Erfahrenen, Angehörigen und professionellen Mitarbeitern, um eine gemeinsame Sprache zu entwickeln und eine gleichberechtigte Begegnung zu fördern. Psychose-Erfahrene und Angehörige sollen sich als Experten in eigener Sache anerkennen.[16]
Wesentliche Grundfragen:

- Wie sind Psychosen umfassend und nicht nur medizinisch zu verstehen?
- Was brauchen Menschen in Psychosen und was Angehörige und Mitarbeiter, um zu einer offenen und ehrlichen Begegnung und Auseinandersetzung in der Lage zu sein?

Rahmenfragen als zentrale Aspekte:

- Wie wird eine Psychose erlebt?
- Wie ist sie individuell zu verstehen?

---

[15] Matzat, Jürgen: Wegweiser Selbsthilfegruppen. Psychosozial-Verlag Gießen, 1997

[16] Bock, Thomas; Buck, Dorothea; Esterer, Ingeborg: „Es ist normal, verschieden zu sein.“ – Psychose-Seminare, Hilfen zum Dialog, Psychosoziale Arbeitshilfen 10. Psychiatrie Verlag Bonn, 1997

- Was braucht man in einem akuten Zustand?
- Wie ist die Ohnmacht zu ertragen?
- Was muss sich in der Psychiatrie ändern?

Pflegerische Gesichtspunkte
Die gleichrangige Auseinandersetzung zwischen Psychiatrie-Erfahrenen, Angehörigen und professionellen Helfern ist eine wichtige Erfahrung im eigenen Erleben von Pflegenden.
Deshalb ist es anzustreben, dass jeder Mitarbeiter in der Pflege in regelmäßigen Abständen für einen definierten Zeitraum an einem Psychose-Seminar teilnimmt.
Dadurch wird gewährleistet, dass der berufliche Rahmen in einer Weise diskutiert, reflektiert und in Frage gestellt wird, die allen Beteiligten gleichermaßen hilft entsprechende Konsequenzen für das tägliche Miteinander umzusetzen.
Die Seminarform ist eine besondere Art der Fortbildung und trägt zum besseren Verständnis füreinander bei.

Psychoedukative Gruppen

Psychoedukative Verfahren sind auf der Basis des **Vulnerabilitäts-Stress-Modells** (besondere Verletzlichkeit), der Verlaufsbeobachtung und der **Expressed-Emotion-Forschung** (gefühlsmäßiges Angespannt-Sein) für die Arbeit mit schizophrenen Patienten und ihren Angehörigen entwickelt worden.
Das Programm umfasst in der Regel acht bis zehn Gruppensitzungen, in denen Wissen über die Entstehung und Entwicklung der Erkrankung, ihre Prognose, über unterschiedliche Behandlungsmöglichkeiten, Frühwarnzeichen und Vor- und Nachsorge vermittelt wird.

Pflegerische Gesichtspunkte
Die Aufklärung über die Erkrankung und Einbindung der Betroffenen in die individuelle Situation sind für die Pflege wichtiger Bestandteil in der Alltagsbewältigung mit dem einzelnen psychisch kranken Menschen.
Frühwarnzeichen, auch im Alltagszusammenhang wahrnehmen zu lernen, ist zentraler Punkt der Vorbeugung von Rezidiven.
Im psychiatrischen Arbeitsalltag werden Fragen, die in Zusammenhang mit der Krankheit stehen, oft beim täglichen Tun nebenbei gestellt und psychiatrisch Pflegende müssen sich dem zu stellen.
Die gemeinsame multiprofessionelle Erarbeitung und Anbietung von Psychoedukativen Gruppen bietet die Möglichkeiten, unterschiedliche Facetten psychischer Erkrankung zu beleuchten und vielfältige Anstöße zur Bearbeitung zu geben.

Patientenclub

Viele Einrichtungen und Diensten in der psychosozialen Versorgung sind Patientenclubs angegliedert, die vor allem den Freizeitbereich abdecken und eine niedrigschwellige Anlaufstelle und Betreuungsmöglichkeit sind. Der psychisch kranke Mensch kann sich in der Gruppe und Aktivität „verstecken" und ist trotzdem anwesend mit seinem individuellen Befinden.
Das Angebot umfasst gemeinsame Unternehmungen, die Nutzung des Angebots in der Gemeinde, im Stadtteil oder Sing- und Theatergruppen bis hin zu Sportangeboten oder gemeinsamen Urlaubsreisen.
Patientenclubs sind häufig das Bindeglied zwischen dem stationären und ambulanten Bereich.

Pflegerische Gesichtspunkte
Freizeitgestaltung als Bestandteil von theoretischen Ansätzen in der Pflege ist eine abwechslungsreiche und vielgestaltige Aufgabe in der täglichen pflegerischen Arbeit.
Eigene Stärken, Vorlieben, Fähigkeiten und Schwerpunkte können in diesem Aufgabenbereich angeboten werden.
Ein Patientenclub ist eine Möglichkeit, wie Pflegende aus dem stationären Setting Patienten in einem stabileren Zustand erleben können.
Der damit verbundene Blick ins ambulante und häusliche Geschehen ist für die stationäre Arbeit nicht zu unterschätzen. Er vermittelt ein umfassenderes und realistischeres Bild vom psychisch kranken Menschen.

4.2.4 Gemeindepsychiatrie

„In kleinen Kreisen, in Gemeinwesen und kleinen Wirtschaftsorganisationen, die man überblicken kann, wächst der Geist der Freiheit, der Menschlichkeit und des Friedens." (Arthur Schmid)
Nach Dörner und Plog[17] in Erweiterung von

[17] Dörner, Klaus; Plog, Ursula: Irren ist menschlich. Psychiatrie Verlag Bonn, 1996

Schädle-Deininger und Villinger[18] sind die Kriterien aus Tabelle 4.2 einer gemeindenahen psychiatrischen Versorgung zu Grunde zu legen und einzufordern.
Als Grundlage zur Erfüllung dieser Kriterien dient eine Organisation, die systematisch den Betroffenen einbezieht nach dem **Motto „Verhandeln statt Behandeln"**. Gleichzeitig wird die praktische Umsetzung und Überprüfbarkeit des eigenen Handelns sowohl in der Durchführung als auch in der Dokumentation erleichtert. Für den psychisch Kranken werden immer wieder neue pflegerisch-betreuende Schwerpunkte gesetzt, um die Handlungsfähigkeit der erkrankten Person zu verbessern. Dies kann nur in unmittelbarer Zusammenarbeit mit anderen Berufsgruppen und dem derzeitigen Bedarf des Versorgungsgebiets sinnvoll verwirklicht werden.

[18] Schädle-Deininger, Hilde; Villinger, Ulrike: Praktische Psychiatrische Pflege. Psychiatrie Verlag Bonn, 1996

Merkmal	Auswirkung	Bemerkung
Gemeindeintegration ist oberster Grundsatz	Die Verantwortung für die Psychiatrische Versorgung wird von Länderebene auf die Gemeindeebene zurückverlagert. Seelische Schwierigkeiten und Krankheiten werden dort bearbeitet, wo sie entstehen und gelebt werden; in der Stadt, in der Gemeinde, am Arbeitsplatz, in der Familie.	Die Gefahr bei immer geringeren finanziellen Mitteln steigt, dass auf Gemeindeebene im Kampf um die Mittel die psychiatrische Versorgung zum Spielball wird.
Sektorisierung mit Versorgungsverpflichtung	Ein Sektor (Versorgungsgebiet) umfasst 100 000 bis 150 000 Einwohner (lt. Expertenkommission). Alle Menschen, die psychiatrische Hilfen in Anspruch nehmen müssen ein entsprechendes Angebot in ihrem Sektor (Versorgungsgebiet) vorfinden. Das gilt insbesondere für schwierige Patienten.	Bisher ist der stationäre Bereich weitgehend zur Versorgung verpflichtet. Der ambulante und komplementäre Dienst ist in vielen Versorgungsgebieten nicht als ein vernetztes umfassendes Angebot gegeben.
Selbsthilfe geht vor Fremdhilfe	Das gilt für den einzelnen Menschen, die Familie, die Nachbarschaft, die natürliche Umwelt, die Gemeinde.	Beratung und Unterstützung des Umfelds fallen weitgehend oder ganz aus den Finanzierungsmöglichkeiten der Einrichtungen heraus.
Prävention geht vor Behandlung	Die Patienten werden möglichst frühzeitig mit ihren Schwierigkeiten konfrontiert. Ziel ist es ihre Unabhängigkeit von Betreuung so schnell wie möglich zu erreichen.	Prävention und Gesundheitsförderung sind in Konzepten auf den unterschiedlichen Ebenen noch zu wenig verankert.
Ambulante geht vor stationärer Behandlung	Ausweitung der ambulanten Dienste und des Rehabilitationsbereichs, der die soziale Rehabilitation mit einschließt. Ein Patient kommt nicht in die psychiatrische Klinik, weil die ambulante Versorgung unzureichend ist, sondern nur, weil sein Befinden dies notwendig macht.	Das ambulante Netz hat die unterschiedlichen Möglichkeiten zu berücksichtigen, die Krisen oder ein veränderter Bedarf an Hilfen mit sich bringen. Die Gratwanderung zwischen Fürsorge, Selbstständigkeit und Verwahrlosung spielt dabei eine zentrale Rolle.

Tab. 4.2: Kriterien und Grundsätze einer Gemeindepsychiatrie.

Merkmal	Auswirkung	Bemerkung
Aufklärung des Patienten	Der Patient hat das Recht, vollständig über seine Erkrankung, deren Behandlung und Verlauf in verständlicher Form informiert zu werden. Er hat das Recht, Behandlungsformen und Hilfen abzulehnen, soweit dies gesetzlich zulässig ist. Er muss über die Folgen seiner Entscheidung unterrichtet werden.	Im psychiatrischen Alltag geht oft unter, dass der psychisch kranke Mensch seine Krankheit in sein Leben integrieren und für sich selbst Erklärungen suchen muss. Professionelle stellen hierfür ihr Wissen zur Verfügung.
Kontinuität	Die Mitarbeiter aller an der Versorgung beteiligten Einrichtungen und Dienste kooperieren im Sinne des einzelnen Patienten miteinander. Die Bezugspersonen eines Patienten sollen möglichst dieselben bleiben.	Es gilt mehr Möglichkeiten zu suchen, wie die strikte Trennung zwischen ambulant, stationär oder rehabilitativen Ansätzen aufzuweichen ist und diskutiert werden kann.
Koordination	Jedes Standardversorgungsgebiet braucht ein Gremium oder Forum, das den Austausch und die Abstimmung der Aktivitäten zwischen allen Diensten herstellt.	Die Bedeutung von Kommunikation und Absprache und die Suche nach gemeinsamen Lösungen muss im Sinne einer Qualitätssicherung und zum Wohl des Patienten zentraler Bestandteil in der gemeindenahen Versorgung sein.
Aus-, Fort- und Weiterbildung	Gemeindeintegrierte Psychiatrie entsteht unter der Voraussetzung, dass die in ihr Tätigen solide ausgebildet sind und durch Fort- und Weiterbildung ihr Handeln weiterentwickeln können.	Der einzelne fachkompetente Mitarbeiter soll nur die notwendige Krücke in der Weiterentwicklung des psychisch Kranken sein. Dies muss Bestandteil in der psychiatrischen Versorgung und Hilfe bleiben.
Öffentlichkeitsarbeit	Sie richtet sich an die allgemeine Öffentlichkeit, mehr noch an Politiker und Berufsgruppen, die mit Menschen zu tun haben, Angehörige und Umfeld. Die Haltung der psychiatrisch Tätigen ist der entscheidende Faktor, der Meinungen der allgemeinen Öffentlichkeit steuert. Aufklärung enthält die Forderung nach kritischer Solidarität mit den seelisch Kranken sowie nach Abbau ihrer Benachteiligung.	Angehörige und Psychiatrie-Erfahrene gehören zur Entwicklung in der psychiatrischen Versorgungslandschaft. Öffentlichkeitsarbeit kann davon profitieren. Die Einstellung jedes einzelnen psychiatrisch Tätigen und die gesundheits- sozial- und psychiatriepolitische Verantwortung ist gefragt.

Tab. 4.2: Kriterien und Grundsätze einer Gemeindepsychiatrie. *(Fortsetzung)*

Die Koordination und der Bedarf in einer Region müssen deshalb regelmäßig ermittelt und überprüft werden. Die Entwicklung eines Gemeindepsychiatrischen Verbundes ist ein fachlicher und gesundheitspolitischer Prozess. Die Einwirkungsmöglichkeiten der Kommune bestehen vor allem in der aktiven Koordination und Transparenz des Hilfesystems. Die Organisationsform eines Gemeindepsychiatrischen Verbunds wird als kommunale Steuerung angesehen und lässt sich aus den Empfehlungen der Expertenkommission zusammenfassen (☞ Abb. 4.2).
Wenn einzelne Hilfsangebote gebündelt und

Gesundheits- und Sozialausschuss
Gesundheits- und Sozialdezernent
(Psychiatrie) Koordinator
Kommunaler Psychiatrie-Beirat
• Gesundheits- und Sozialausschuss
• Leistungsträger
• Leistungserbringer
• Psychiatrie-Erfahrene und Angehörige
• Patientenbeauftragte/-fürsprecher/ Beschwerdestelle
• Psychosoziale Arbeitsgemeinschaft (PSAG)
• Sachkundige Bürger
Aufgaben
• Erörterung und Bewertung des Psychiatrieberichtes und des Psychiatrieplans
• Abstimmung und Empfehlung an die Entscheidungsträger
PSAG (Psychosoziale Arbeitsgemeinschaft)
• Mitarbeiterinnen psychiatrischer und psychosozialer Dienste
• Patienten und Angehörige
Aufgaben
• Fachlicher Austausch zur Verbesserung von Kooperation und Koordination auf der Arbeitsebene

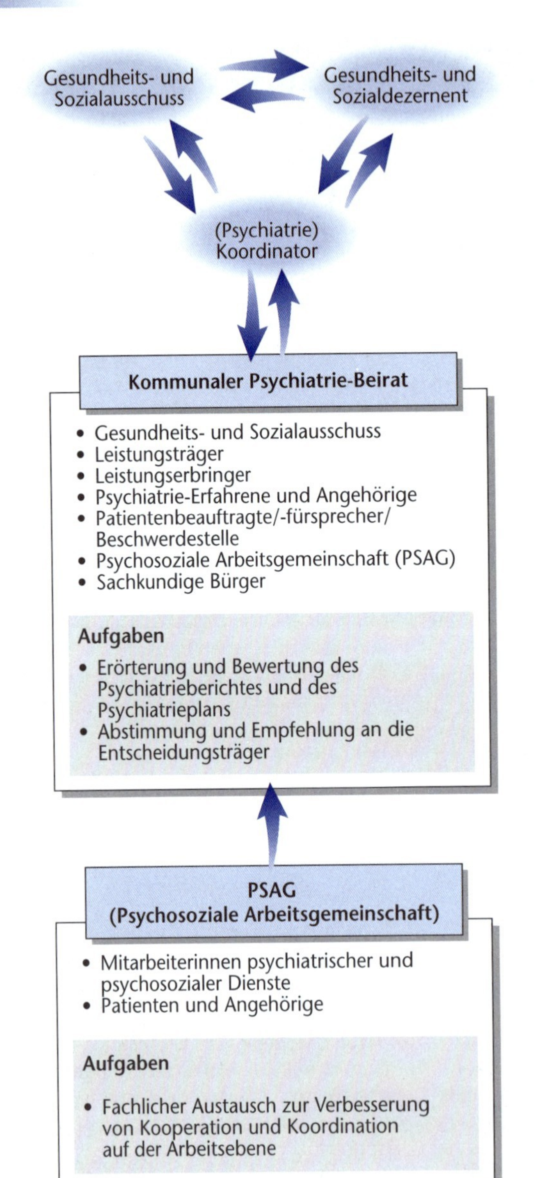

Abb. 4.3: Organisationsform und kommunale Steuerung eines Gemeindepsychiatrischen Verbundes.

flexibel gestaltet werden, muss in Funktionsbereichen eher von Unterstützung und Begleitung gedacht werden, also in Leistungen anstatt in starren Einrichtungskonzepten. In der stationären und teilstationären Behandlung wird in der Regel das „Gesamtprogramm“ der Leistungen vorgehalten, welches im ambulanten und komplementären Bereich stärker vernetzt werden muss. Die Durchlässigkeit zwischen ambulant und stationär muss mehr in den Blick aller Beteiligten gerückt werden.

Der Bereich ambulante sozialpsychiatrische Begleitung steht im Mittelpunkt der Behandlung, Betreuung, Pflege und Rehabilitation schwer und chronisch psychisch kranker Menschen. Es muss in jedem Fall immer der geeignete Weg gefunden werden, um den Betroffenen, sein Umfeld und seine Angehörigen an der Planung und am Gesamtgeschehen zu beteiligen.

Im psychiatrischen/psychosozialen Behandlungs- und Betreuungssystem sind alle Berufsgruppen des Gesundheitswesens vertreten. Die meisten Einrichtungen und Dienste arbeiten in einem multiprofessionellen Team zusammen. Die Pflege ist im ambulanten und komplementären Bereich wenig vertreten, z. B. im Betreuten Wohnen, den Sozialpsychiatrischen Diensten oder in Kontakt- und Beratungsstellen. Dadurch sind die Sichtweise und Handlungsmöglichkeiten begrenzt. Der Beitrag psychiatrischer Pflege mit dem Ansatz sich z. B. an den Grundbedürfnissen, dem Alltag des Einzelnen und der Krankenbeobachtung zu orientieren, fehlt in den Leistungen der Einrichtung. Chronisch psychisch kranke Menschen brauchen Alltagsbegleitung und Unterstützung, die dauerhaft, umfassend, kontinuierlich, langfristig und alltagsnah sein muss und deren Umfang sich im Begleitungsprozess und in der Hilfebeziehung als verlässlicher Rahmen zeigt. Nach Rahm/Mahnkopf[19] hat die kommunale (gemeindenahe) Psychiatrie einen Stand erreicht, der es erlaubt, die Auswirkungen dieser Organisationsform auf die Wirklichkeit von psychisch kranken und behinderten Menschen hervorzuheben. Die Autoren betonen, dass sich eine qualitativ hoch stehende Versorgung an vier Eigenschaften zeigt:

- **Die Versorgung muss vollständig sein**, das bedeutet aber auch, dass ein differenziertes und gegliedertes System die Gefahr in sich birgt, unangenehme und schwer zu lösende Aufgaben auszugrenzen. Besonders wenn materielle Ressourcen knapper werden, werden Hilfen eingeschränkt und reduziert. Die Verantwortung in der Versorgung wird dann aus zeitlichen Gründen nicht ausreichend wahrgenommen und Verelendung kann die Folge sein. Fehlende Existenzsicherung und

[19] Rahn, Ewald; Mahnkopf, Angela: Lehrbuch Psychiatrie für Studium und Beruf. Psychiatrie Verlag Bonn, 1999

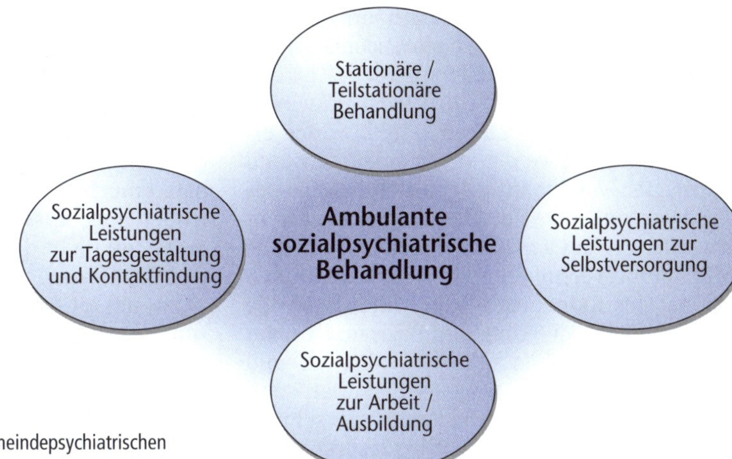

Abb. 4.4: Funktionsbereiche des Gemeindepsychiatrischen Verbundes.

nicht ausreichende Hilfen für chronisch psychisch Kranke führen zum längeren Verbleib im stationären Bereich.

- **Die Versorgung muss den vielfältigen Bedürfnissen der Klientel Rechnung tragen**, das bedeutet, dass Flexibilität in den Begleitungsformen und Betreuungssegmenten, sowie ein hoher Grad an Differenzierung notwendig sind. Ziel ist die Integration und die Teilhabe psychisch kranker und behinderter Menschen am öffentlichen und privaten Leben. Probleme werden dadurch oft größer aber Ressourcen werden wahrgenommen und mobilisiert.
- **Die einzelnen Versorgungssegmente müssen verbunden sein und für Klienten eine hohe Durchlässigkeit haben**, das bedeutet, eine offene Kooperation, Koordination und Kommunikation in der Versorgung herzustellen, um ökonomische und wirtschaftliche Arbeit zu gewährleisten. Die Orientierung am Hilfebedarf und den Bedürfnissen des einzelnen psychisch kranken und behinderten Menschen erfordert den flexiblen Einsatz von im psychosozialen Bereich beruflich Tätigen.
- **Übersichtlichkeit und Transparenz**, bedeutet die Organisationsformen der Gemeindepsychiatrie patientenorientiert zu gestalten, damit er sich orientieren kann. Die Hilfen müssen leicht zugänglich sein und den psychisch Kranken stets nach seinen Möglichkeiten einbeziehen.
- **Betreuungsqualität**, bedeutet die Effizienz der Arbeit zu überprüfen, sowohl wissenschaftlich als auch durch Psychiatrie-Erfahrene und Angehörige. Die Qualifikation der Mitarbeiter und deren Auswirkung auf die Qualität der Arbeit werden deutlicher in den Mittelpunkt der Kontrolle des Nutzens und der Wirkkraft von psychosozialem Handeln gestellt und überprüft.

4.3 Organisatorischer und rechtlicher Rahmen

„Das Fundament des Rechts ist Humanität.“ (Albert Schweitzer)

Die Rahmenbedingungen und Grundlagen auf denen pflegerisches Handeln stattfindet, sind entscheidend für den Behandlungs- und Betreuungsverlauf. Dies gilt sowohl für die Maxime „Verhandeln statt Behandeln“, als auch für die Erfüllung spezifische Aufgaben, die in der Psych PV verankert sind. Pflegende müssen sich ihren Handlungsrahmen vor Augen führen und ihn für Ihre Zielsetzungen nutzbar machen.

4.3.1 Behandlungsvereinbarung

„Verträge sind nie die Wirklichkeit selbst. Verträge stellen lediglich fest, was sein soll und was sein kann. Es kommt darauf an, was man daraus macht.“ (Willy Brandt)

Das Motto eines Behandlungsvertrages lautet:
„Verhandeln statt behandeln, behandeln durch verhandeln!“

Was ist eine „Behandlungsvereinbarung"? Sie ist eine Übereinkunft zwischen Psychiatrie-Erfahrenen und Professionellen mit dem Ziel den Umgang mit Krisen aus beiden Perspektiven zu besprechen und festzulegen, um in einer erneuten akuten Krise die in gesundem Zustand festgelegten Vereinbarungen, als Grundlage des Handelns und von Entscheidungen anzuwenden. Klare Absprachen ermöglichen, dass eine Behandlungsvereinbarung in Krisensituationen und bei der Aufnahme in die Klinik für beide Seiten eine Erleichterung und Basis im Kontakt sind. Vereinbarungen müssen realistisch und nach allen Seiten abwägend diskutiert und festgelegt sein und entsprechende Einschränkungen bei besonderen Situationen berücksichtigen.

Strukturelle Voraussetzungen für den Abschluss einer Behandlungsvereinbarung sind noch lange nicht überall vorzufinden. Der Abschluss ist noch keine selbstverständliche Grundlage psychiatrischen Handelns und vertrauensbildender Maßnahmen. Behandlungsvereinbarungen können zum besonderen Qualitätsmerkmal einer psychiatrischen Klinik werden. Dazu ist es notwendig, dass der psychisch kranke Mensch nicht als Objekt behandelt, sondern als Subjekt wahrgenommen wird. Wolfgang Völzke[20] beschreibt sein Erleben: „Als ich nach vier Psychiatrie-Aufenthalten im Dezember 1994 meine Behandlungsvereinbarung abgeschlossen habe, rechnete ich eigentlich nicht damit, dass ich sie bald brauchen würde. Im April 1995 stellte ich jedoch fest, dass ich meine psychische Krise zu Hause nicht durchstehen würde. Die Angst und das Grauen vor der stationären Psychiatrie hatte ich durch diese Behandlungsvereinbarung erheblich gemindert. Ich habe mich deswegen viel früher als sonst in die Klinik begeben. Da ich rechtzeitig gekommen war, breitete sich meine psychische Krise nicht aus, und ich konnte nach drei Wochen die Psychiatrie verlassen und nach weiteren drei Wochen wieder arbeiten. Für mich hat sich die Behandlungsvereinbarung gelohnt."

Verhandeln als Leitlinie psychiatrischen Handelns

- Durch Verhandeln Behandlungsbedingungen verbessern
- Je nach Zustand des Betroffenen Einflussnahme und Mitbestimmung unterstützen
- Verhandeln statt Behandeln, Behandeln durch Verhandeln
- Behandlungsvereinbarung als Prozess
- Klimaveränderung durch Vereinbarung
- Reduzierung von Gewalt im Klinikalltag durch Vereinbarung

Welche Aspekte ergeben sich für die Pflege?

- Veränderung der Haltung und Einstellung beim Pflegepersonal durch Behandlungsvereinbarungen
- Auseinandersetzung in der akuten Situation und darüber hinaus
- Rechtliche Aspekte der Behandlungsvereinbarung und die Konsequenzen bei Aufnahme und Behandlung

Abb. 4.5: Behandlungsvereinbarung.

4.3.2 Personalverordnung Psychiatrie (Psych PV)

Mit der Psych PV wurde der Grundstein zu einer am psychisch Kranken orientierten psychiatrischen Versorgung weiter festgeschrieben.

Vorteile der Personalverordnung Psychiatrie

- Sie berücksichtigt die Bedingungen einer modernen psychiatrischen Versorgung und fördert die Zusammenarbeit von stationären, komplementären und ambulanten Diensten.
- Durch die Beschreibung der Behandlungsbereiche und der für die Versorgung der Patienten erforderlichen Tätigkeiten der einzelnen Berufsgruppen werden Maßstäbe für eine wirtschaftliche und leistungsfähige Versorgung vorgegeben, sowie eine leistungsbezogene Budgetierung ermöglicht.
- Mit dieser Art der Personalbemessung wird eine wirksame Qualitätskontrolle möglich.
- Das Raster der Behandlungsbereiche ist in sich geschlossen und in der Praxis einfach anwendbar.
- Auf Grund der in den **Tätigkeitsprofilen (Regelaufgaben)** enthaltenen detaillierten Beschreibung der in den Personalvorgaben berücksichtigten Leistungen wird die Grund-

[20] Dietz, Angelika; Pörksen, Niels; Völzke, Wolfgang (Hrsg.): Behandlungsvereinbarungen – Vertrauensbildende Maßnahmen in der Akutpsychiatrie. Psychiatrie Verlag Bonn, 1998, Seite 26

lage für die Personalbemessung transparent und begrenzbar.

Die Psych PV geht von einem **mehrdimensionalen Krankheitskonzept** aus, das die Wechselwirkungen von somatischen/hirnorganischen, psychisch/biografischen und sozialen Dimensionen in der Behandlung und im Krankheitsverlauf berücksichtigt. Deshalb wird ein **multiprofessionelles Team** für die Behandlung gefordert. Für die Erwachsenenpsychiatrie werden neben der **medizinischen Grundversorgung**, die **Gestaltung des therapeutischen Milieus** und die **Ausrichtung auf Wiedereingliederung** als wesentliche Aufgaben der Behandlung hervorgehoben. Die strukturellen Rahmenbedingungen zur Realisierung dieser Aspekte werden durch die Einteilung in drei Teilgebiete, **Allgemein Psychiatrie, Abhängigkeitskranke** und **Gerontopsychiatrie** mit ihren 18 Behandlungsbereichen geschaffen. Die Behandlungsbereiche (☞ Tab. 4.3) sind durch die Zielgruppen, die Behandlungsziele und die Behandlungsmittel definiert.

Der geforderte hohe Aufwand und der damit verbundene Anteil an Tätigkeiten und Anwesenheit innerhalb der Versorgung schlägt sich in Minutenwerten und somit am Gewinn von Stellenanteilen nieder.

Der Personalbedarf psychiatrischer Einrichtungen wird anhand des unterschiedlichen Behandlungs- und Krankenpflegebedarfs je nach Betreuungsintensität bestimmter Patientengruppen ermittelt. Auch in gemischten Stationen müssen Patienten entsprechend ihrem Behandlungsbedarf und ihrer besonderen Behandlungsziele mit den erforderlichen Behandlungsmitteln behandelt werden. Eine sinnvolle Durchmischung von Stationen darf nicht zum Nachteil in der Behandlung werden. Für den Pflegebereich ist es eine besonders anspruchsvolle Aufgabe, ein Milieu zu schaffen, in dem unterschiedliche Bedürfnisse befriedigt werden können.

Die Regelaufgaben (Tätigkeitsprofile) der unterschiedlichen Berufsgruppen sind in der Psych PV grob festgelegt. Die pflegerischen Aufgaben sind eingeteilt in: „Allgemeine Pflege“, „Spezielle Pflege“, „Psychiatrische Pflege“ (☞ Tab. 4.6) und „Mittelbar patientenbezogene Aufgaben“.

Die Psych PV kann als Leitfaden und Strukturierungshilfe betrachtet werden, z. B. um Standards zu entwickeln. Die Zusammenarbeit kann gefördert, Kooperations- und Koordinationsmöglichkeiten erschlossen werden. Die „Mittelbar patientenbezogenen Tätigkeiten“ enthalten z. B. Dienstübergaben, Teilnahme an Therapiekonferenzen, Konzeptbesprechungen im Team, Teilnahme an stationsübergreifenden Dienstbesprechungen und stationsbezogener Supervision, Balintgruppen, hausinterne Fort- und Weiterbildung und sind in Minutenwerten angegeben. Die Psych PV ist Argumentationshilfe, auch wenn in den Budgetverhandlungen mit den Krankenkassen derzeit unter Psych. PV verhandelt wird.

4.3.3 Personenzentrierte Hilfen

Gemäß den „Empfehlungen der Expertenkommission“ (1988) gilt als Grundsatz, dass die Reform bei den chronisch psychisch kranken Menschen beginnen und den Vorrang ambulanter Versorgung berücksichtigen sollte.

In der Stellungnahme der Bundesregierung (1990) zu den „Empfehlungen der Expertenkommission“ wird festgestellt, dass „das Prinzip der Gemeindeintegration grundsätzlich für die Versorgung aller psychisch Kranker und Behinderter Gültigkeit hat“.

Die Personalverordnung Psychiatrie (1990) hat in den vergangenen Jahren wesentlich zur Verbesserung der Behandlung in Psychiatrischen

Kürzel	Behandlungsbereich
A1, S1, G1	Regelbehandlung
A2, S2, G2	Intensivbehandlung
A3	Rehabilitative Behandlung
S3	Rehabilitative Behandlung, einschließlich Entwöhnung
G3	Rehabilitative Behandlung
A4, S4, G4	Langandauernde Behandlung Schwer- und Mehrfachkranker
A5, S5, G5	Psychotherapie
A6, S6. G6	Tagesklinische Behandlung
A = Allgemeine Psychiatrie; S = Abhängigkeitskranke; G = Gerontopsychiatrie	

Tab. 4.3: Übersicht über die Behandlungsbereiche nach der Psych PV für die Erwachsenenpsychiatrie.

Allgemeine Psychiatrie			
Behandlungsbereich	**Kranke**	**Behandlungsziele**	**Behandlungsmittel**
A4 Langdauernde Behandlung Schwer- und Mehrfachkranker	Psychisch Kranke mit anhaltend akuten Symptomen und/oder erheblichen psychischen und sozialen Krankheitsfolgen	Bessern, Lindern, Verhüten von Verschlimmerung, Stabilisierung als Voraussetzung für weitere therapeutische Maßnahmen	Medizinische Grundversorgung mit hohem ärztlichem und pflegerischem Aufwand, mehrdimensionale Einzelbehandlung, Gestaltung des therapeutischen Milieus in Kleingruppen.

Tab. 4.4: Beispiel der inhaltlichen Beschreibung aufgabentypischer Schwerpunkte.

Kliniken beigetragen. In der amtlichen Begründung zur Psych PV wird betont: „Eine wichtige Voraussetzung ist der Ausbau des komplementären Bereiches", denn das Konzept der Psych PV „berücksichtigt die Bedingungen einer modernen psychiatrischen Versorgung und fördert die Zusammenarbeit von stationären, komplementären und ambulanten Diensten".
Das vom Bundesgesundheitsministerium von 1992 bis 1996 geförderte Forschungsprojekt hatte den Auftrag, Grundlagen zur Personalbemessung und die entsprechenden strukturellen Rahmenbedingungen für eine bedarfsgerechte Versorgung im „ambulanten und komplementären Bereich" zu erarbeiten.

Zentrale Forderungen an lebensfeldzentrierte (statt institutionszentrierte) Hilfen in Rehabilitation und Eingliederung

- Wahrung der Individualität der Person
- Vertrauen und Wertschätzung
- Schutz des selbst gewählten Lebensortes

Zeitwerte je Patient und Woche	
Ärzte	134 Minuten
Krankenpflege	734 Minuten
Psychologen	54 Minuten
Ergotherapeuten	113 Minuten
Bewegungstherapeuten	27 Minuten
Sozialarbeiter	59 Minuten

Tab. 4.5: Minutenwerte für den Bereich: Allgemeine Psychiatrie A4.

- Unterstützung von normalen Beziehungen und Rollen
- Ermutigung, Verantwortung zu übernehmen und Initiative zu ergreifen
- Arbeit und sinnvolle Beschäftigung
- Materielle Grundausstattung in persönlicher Verfügung.

Personenzentrierter Hilfebedarf

Um das Instrument des personenzentrierten Ansatzes in der Praxis anzuwenden, muss sich der professionelle Helfer mit folgenden Aspekten vertraut machen:
Die aktuellen Ressourcen der Person und des persönlichen Umfelds, die Art der Krankheitsverarbeitung und die gewählte Lebensform des Betroffenen sowie die entsprechend abgestimmten Betreuungs- und Pflegeziele definieren den Hilfebedarf.
Kriterien für ein Komplexleistungsprogramm:

- Anpassung der Leistungserbringung an die angestrebte Lebensform des Klienten
- Kontinuität der therapeutischen Bezugsperson und Überschaubarkeit des psychiatrischen Kontaktfelds
- Integration der Leistungserbringung nach einem ganzheitlichen (d. h. an den Wünschen und Entwicklungsmöglichkeiten des Klienten in seinem biografischen und sozialen Kontext orientierten) Konzept durch regelmäßige berufsübergreifende Abstimmung der wesentlichen Leistungserbringer (in ärztlicher Verantwortung) und Koordination der Leistungen von einer begleitenden therapeutischen Bezugsperson
- Gestufte und flexible Hilfsangebote
- Gemeindeintegration und Versorgungsver-

Einzelfallbezogene Behandlung und Betreuung	Gruppenbezogene Behandlung und Betreuung
• Fortwährende Betreuung und ständige Beobachtung von Kranken mit der jeweils im Pflegeplan vorgesehenen Intensität; tageweise Einzelbetreuung in Krisensituationen; Krisenintervention in Gefährdungssituationen • Entlastende und orientierungsgebende Gesprächskontakte; Gespräche mit Angehörigen; Anlaufstelle für Patienten, Angehörige und andere außenstehende Personen, einschließlich telefonischer Kontakte • Trainingsmaßnahmen im Rahmen des Pflegeprozesses und Mithilfe der Bewältigung des Tagesablaufes • Mitwirkung bei Einzel- und Familientherapien • Begleitung bei Hausbesuchen, Vorstellungsterminen in sonstigen Einrichtungen und Institutionen • Maßnahmen im Zusammenhang mit Aufnahme, Verlegung und Entlassung • Mitwirkung an speziellen psychotherapeutischen Maßnahmen • Hilfe beim Umgang mit persönlichem Eigentum	• Durchführung von Stationsversammlungen einschließlich „Morgenrunden" • Training lebenspraktischer Fähigkeiten, Sozialtraining, Aktivitätsgruppen im Rahmen des therapeutischen Milieus; Planung, Gestaltung und Durchführung von Aktivitäten außerhalb der Station (z. B. Spaziergänge, Ausflüge, Freizeitangebote) • Mitwirken an speziellen Therapiegruppen (z. B. Gesprächspsychotherapie, Rollenspiel, Bewegungstherapie, Beschäftigungstherapie)

Tab. 4.6: Regelaufgaben (Tätigkeitsprofile) der Pflege, am Beispiel der Aufgaben von „Psychiatrische Pflege" (☞ Text).

pflichtung – Zugänglichkeit und Koordination der Hilfen
- Hoher fachlicher Standard der psychiatrischen Fachkräfte
- Überschaubarkeit der Verantwortungsbereiche und wirtschaftliche Leistungserbringung.

Komplexleistung als personenbezogene Hilfe

Der Begriff Komplexleistung wurde aus der psychiatrischen Kenntnis entwickelt, dass seelische Erkrankungen in der Interdependenz biologischer, psychischer und sozialer Einflussfaktoren entstehen und verlaufen. Dies bedingt einen komplexen und im Verlauf der Krankheit wechselnden Hilfebedarf chronisch psychisch kranker Menschen. Das Zusammenspiel von Wohnen, sinnvoller Tätigkeit, Freizeitgestaltung und dem Bedarf an Unterstützung und Hilfe wird in diesem Zusammenhang besonders deutlich. Ein psychisch kranker Mensch, der immer wieder in Krisen geraten kann, aber auch über längere Zeit in einer bestimmten Situation verharrt, kann plötzlich eine unvorhergesehene Entwicklung nehmen. Der einzelne Betroffene kann trotz seiner Defizite in einem bestimmten Alltagsbereich zurechtkommen und in einem vordergründig als nicht gravierend gestörten Bereich möglicherweise Hilfe benötigen.

Die Umsetzung gemeindeintegrierter Psychiatrie und der damit verbundene Ausbau des komplementären Bereichs und der ambulanten Hilfen führt dazu, dass schwer psychisch kranke Menschen mit gravierenden Störungen im stationären Setting behandelt und gepflegt werden. Der Alltag der Pflege wird dadurch im stationären Bereich belastender. Die Behandlungs- und Pflegekonzepte müssen in der psychiatrischen Versorgung auf diese veränderte und sich weiter verändernde Lage überprüft und angepasst werden. Mehr am einzelnen psychisch Kranken und weniger an Gruppen orientierte Angebote sind im Akutbereich sinnvoll. Die enge Zusammenarbeit zwischen Theorie und Praxis ist notwendig, um wissenschaftliche Grundlagen zu schaffen.

Hilfe und Hilfebedarf in Betreuung, Begleitung und Pflege

„Zum Handeln gehört wesentlich Charakter, und ein Mensch von Charakter ist ein verständiger Mensch, der als solcher bestimmte Zwecke vor Augen hat und diese mit Festigkeit verfolgt." (Georg Wilhelm Friedrich Hegel)

Nach den Empfehlungen der Expertenkommission ergibt sich vorrangig die Konsequenz, dass in einer gemeindeintegrierten Versorgung Dienste und Einrichtungen, aber auch andere Hilfsangebote zur Verfügung stehen und in ein Versorgungsnetz integriert werden. Die Betreuungs- und Behandlungsformen richten sich mit ihren Angeboten maßgeblich an die **„schwierigen und chronisch" erkrankten Menschen und orientieren sich an deren Hilfebedarf in den Bereichen Wohnen, Arbeit, Freizeit, Behandlung und Pflege** (☞ Abb. 4.6).

„Traditionell bedeutet ambulant wenig und stationär viel Hilfe. Wer mit wenig nicht auskommt, muss sich in das Bett einer Einrichtung legen, um viel Hilfe zu erhalten, auch wenn er oder sie eine Wohnung hat. Das führt oft, insbesondere wenn die benötigten Einrichtungen eine Reha-Kette bilden und die Einrichtungen wohnortfern liegen, zur Ausgliederung aus dem gewohnten Lebensfeld und zur Ausbürgerung aus der Heimatstadt bzw. aus dem Heimatkreis. Wenn wir das gemeindepsychiatrische Ziel ernst nehmen, dass psychiatrische Hilfen Menschen befähigen und dabei unterstützen sollen, in ihrer selbstgewählten, gewohnten Umgebung zurechtzukommen, dann muss die eigene Wohnung der Fix- und Angelpunkt des Hilfekonzeptes sein, dem alle anderen Gesichtspunkte nachzuordnen sind. Das bedeutet, dass die professionelle Hilfe bisheriger Einrichtungen vom Raum der Einrichtungen entkoppelt werden muss, damit Hilfe zur Person in ihr Lebensumfeld kommen kann bzw. damit die Person von ihrem Lebensfeld aus Hilfe erreichen kann. Die Organisation der Hilfe muss so flexibel sein, dass Art und Umfang entsprechend dem wechselnden Bedarf ohne Abbruch der therapeutischen (pflegerischen) Beziehungen verändert, die Kontinuität gewahrt und die hilfebedürftige Person in ihrem Lebensfeld bleiben kann"[21].

Der Begriff **Komplexleistung** bedingt einen komplexen und im Verlauf der Krankheit wechselnden Hilfebedarf, gerade bei chronisch psychisch kranken Menschen. Die Komplexleistungen lassen sich nach dem Integrierten Behandlungs- und Rehabilitationsplan beispielsweise aus den folgenden Prinzipien ableiten:

- Anpassung der Leistungserbringung an die angestrebte Lebensform des Klienten
- Kontinuität der therapeutischen Bezugsperson und Überschaubarkeit des psychiatrischen Kontaktfeldes
- Integration der Leistungserbringung nach einem ganzheitlichen Konzept (d.h. an den Wünschen und Entwicklungsmöglichkeiten des Klienten und seinem biographischen und sozialen Kontext) durch regelmäßige berufsübergreifende Abstimmung der wesentlichen Leistungserbringer und durch Koordination der Leistungen von einer begleitenden therapeutischen Bezugsperson
- Gestufte und flexible Hilfsangebote
- Hohe fachlicher Standard der psychiatrischen Fachkräfte
- Überschaubarkeit der Verantwortungsbereiche
- Wirtschaftliche Leistungserbringung.

Einzelne Aspekte der personenzentrierten Hilfen und ihre Auswirkungen auf die psychiatrische Pflege

Schädle-Deininger und Storck stellen fest, dass die Zielsetzung in der Pflege bedeutet, mit dem Betroffenen eine größtmögliche Unabhängigkeit von Pflege und Betreuung zu erarbeiten. Die Begleitung des Betroffenen steht dabei im Vordergrund. Dies basiert auf dem Verständnis, dass im Mittelpunkt seine Biographie, sein soziales Umfeld und seine individuelle Möglichkeiten und Ziele das Leben in der Gemeinde stehen müssen. Der psychisch Kranke bekommt die notwendigen Hilfen, wenn er sie braucht und wird in seiner Selbstständigkeit und Autonomie von den Pflegenden unterstützt. Die Pflegenden berücksichtigen, was der Betroffene selbst kann und nehmen ihm die Entscheidung nur mit Begründung ab, wobei die Sichtweise von Kollegen und anderen Berufsgruppen korrigierend genutzt werden kann. „Die aktuellen Ressourcen der Person und des persönlichen Umfeldes, der Art der Krankheitsverarbeitung und vor allem die gewählte Lebensform des Be-

[21] Kauder, Volker; Aktion Psychisch Kranke e.V. (Hrsg.): Personenzentrierte Hilfen in der psychiatrischen Versorgung, Psychiatrie Verlag Bonn, 1998

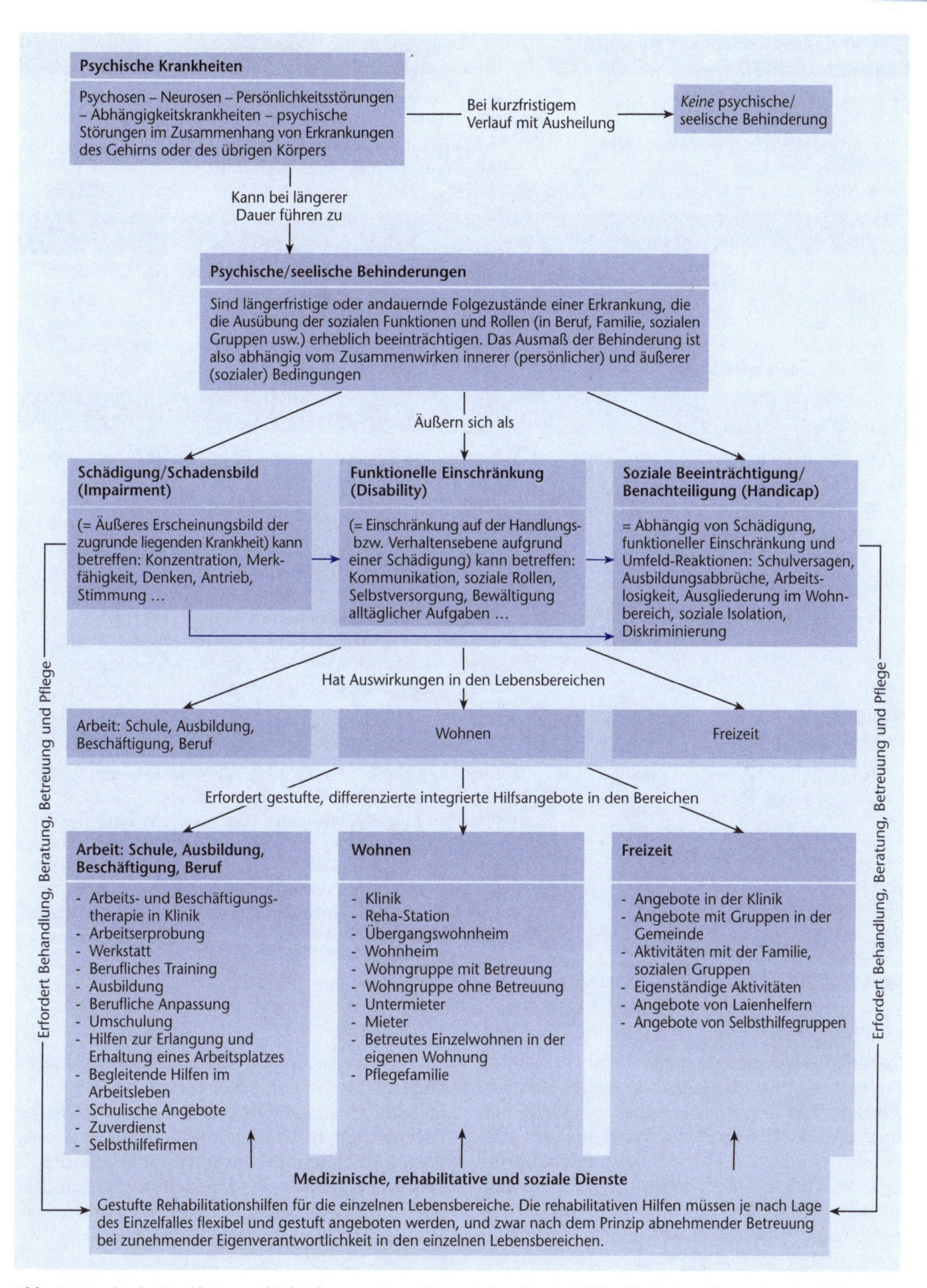

Abb. 4.6: Psychische Krankheiten und Behinderungen: Auswirkungen derselben und Hilfen für die Betroffenen. Aus: Empfehlungen der Expertenkommission mit Ergänzungen von Schädle-Deininger und Villinger, in: Schädle-Deininger, H.; Villinger, U.: Praktische Psychiatrische Pflege. Psychiatrie Verlag, Bonn 1996. [A 400]

Aktuelle Problemlage	Beispiel
• vorrangige Störung • Krankheitsbewältigung • Lebensfeldbezogene Fähigkeitsstörung • Situative Faktoren • Belastende Lebenssituation	• Herr Groh zweifelt an der Sinnhaftigkeit seines Lebens • Er kümmert sich nicht um Ordnung und Hygiene • Er vernachlässigt regelmäßige Ernährung • Sein Tag-/Nachtrhythmus ist gestört
Ziele	**Beispiel**
Vorrangige therapeutische Ziele bezogen auf • Symptomatik und Befindlichkeit • Bewältigungsverhalten unter Berücksichtigung angestrebter Veränderungen der Wohn-Lebenssituation	• Mit ihm nach der Sinngebung in seinem Leben suchen • Herr Groh akzeptiert die Mithilfe bei Ordnung und Hygiene • Er isst einmal am Tag eine Malzeit, möglichst warm • Gemeinsame Planung des Tages, wann er abends ins Bett geht
Vorgehen	**Beispiel**
Therapeutisch-rehabilitative Maßnahmen in Stichworten	• Regelmäßige (tägliche) Gespräche über zukunftsgerichtete Perspektiven führen und den Kontakt aufrechterhalten, seine Wichtigkeit als Person und Individuum dabei betonen • Seine Vorstellungen von Sauberkeit und Ordnung als Maßstab nehmen, allerdings auch auf „Missstände" hinweisen und gemeinsam nach Lösungen suchen • Eine Organisationsform finden, z. B. gemeinsames Kochen, Essenslieferung oder Essenstisch, Fertiggerichte • Planung von kleinen Gängen, möglicherweise im Zusammenhang mit dem Essen, Besorgungen, die notwendig sind, Spaziergänge, auch mit Anreizen
Erbringung durch	**Beispiel**
Beteiligte Einrichtungen und Dienste sowie Bezugspersonen	• Durch Bezugsperson unterstützt möglicherweise von weiteren Personen, die mit Herrn Groh zu tun haben • Plan über Aufgabenteilung bei „Ordnung und Sauberkeit", z. B., was (für eine begrenzten Zeit) „fremdbestimmt" übernommen werden soll • Je nach Wahl der Essensmöglichkeit Bezugsperson oder andere Beteiligte (gemeinsam Kochen), Mitarbeiter von „Essen auf Rädern"

Tab. 4.7: Beispiel zu Pflege und integrierter Behandlungs- und Rehabilitationsplan.

troffenen sowie die entsprechend abgestimmten Betreuungs- und Pflegeziele definieren den Hilfebedarf. Der Psychiatriebetroffene weiß beispielsweise Mitbetroffene finanziell zu animieren, für ihn die Flurwoche durchzuführen. Er sorgt für Tee-Meetings für die Mitpatienten, so dass er Kontakte hat. Er spricht die Bezugsperson auf die psychische Situation seines Zimmernachbarn an, damit dieser entsprechende Hilfen bekommt. Personenzentriert zu arbeiten impliziert eine Subjektorientierung, eine Beziehungs- und Bedürfnisorientierung psychiatrisch-pflegerischen Arbeitens. Das heißt nichts anderes als in der psychiatrischen Pflege die Selbsthilfe- und Selbstpflegemöglichkeiten des Psychiatriebetroffenen zu aktivieren, und zwar dort, wo sich sein Lebensmittelpunkt befindet."[22] Das Konzept des personenzentrierten Hilfebedarfs und psychiatrische Pflege bieten eine ge-

[22] Schädle-Deininger, Hilde; Storck, Günter: Psychiatrisch-pflegerische Inhalte im personenzentrierten Handeln – ein Plädoyer, in: Psych. Pflege Heute 10/2004 (Seite 249–255), Thieme Verlag Stuttgart

meinsame Handlungsgrundlage an. Beide sind geleitet vom multiprofessionellen Tun und haben die Orientierung zur Selbsthilfe. Der Hilfebedarf des Betroffenen steht im Mittelpunkt des Versorgungsgeschehens. Das Konzept des personenzentrierten Hilfebedarfs kann als ein ursprüngliches Instrument für den komplementären ambulanten Bereich auch auf den stationären Bereich übertragen und genutzt werden.
Personenzentrierte Arbeit impliziert eine Subjekt, Beziehungs- und Bedürfnisorientierung psychiatrisch-pflegerischen Handelns. Die Selbsthilfe- und Selbstpflegemöglichkeiten des einzelnen psychisch kranken Menschen werden in seinem Umfeld aktiviert.

Kriterien um vom institutionellen, ablauforientierten zum personenzentrierten Hilfebedarf zu kommen
- **Abstimmung im Team** in verbindlicher Form, vereinbarten Abständen und in verbindlich formulierten Maßnahmen
- **(Selbst-)Hilfeorientierung**, die Betroffene von Anfang an in den Pflege-, Behandlungs- und/oder Eingliederungsprozess einbeziehen
- **Normalisierung** im Sinne von Hilfe zur Selbsthilfe
- **Eingliederung** in möglichst normale Lebensverhältnisse
- **Multiprofessionalität** in der gemeinsamen Arbeit.

Einzelne zu verhandelnde Schritte im personenzentrierten Hilfebedarf
- Angestrebte Tages- und Wochengestaltung
- Problemanalyse (Unterstützungen, Belastungen, Fähigkeiten, Störungen)
- Hilfearten, -ausprägungen und -bedarf
- Ziele
- Maßnahmen (Verantwortlichkeiten für die Maßnahmen)
- Rückmeldung, Feedback
- Qualitätssicherung durch Nutzerbefragung.

Dieser Ansatz ist eine handlungsorientierte Strukturvorgabe und ermöglicht ein entsprechendes Vorgehen. Der Mensch ist Person, also hat die Pflege auch personenzentriert zu handeln und zentriert sich auf die Selbstverwirklichung des Betroffenen, also „auf den höchsten erreichbaren Wert des menschlichen Seins". Pflegerisches Handeln ist auf das „mit dem Pa-

Selbsthilfeorientierung	Die pflegerische Arbeit mit dem Psychiatriebetroffenen ist darauf ausgerichtet, wie sich die Pflegekraft für den Psychiatriebetroffenen überflüssig machen kann, damit er seine Selbsthilfepotenziale umsetzen kann.
Normalisierung der Lebensverhältnisse	Durch seelische Behinderung geprägte Ein- und Beschränkungen in der Alltagsbewältigung sind Bestandteile der Lebensverhältnisse des Betroffenen und sollen normalisiert werden.
Wahrnehmung der Beeinträchtigung schärfen	Psychiatriebetroffener und Pflegekraft, lernen voneinander die Beeinträchtigungen wahrzunehmen, die tatsächlich eine Hilfeleistung erfordern.
Belastende und entlastende Situationen erkennen und steuern lernen	Pflege gibt Eigenverantwortung an den Psychiatriebetroffenen zurück, d. h. die Pflegekraft vermittelt ihm die Fähigkeit belastende und entlastende Situationen erkennen und steuern zu können und unterstützt jeden Ansatz der Selbsthilfe.
Fördern der verbliebenen Fähigkeiten	Teile sozialer Kompetenz werden gepflegt, aufrechterhalten und erweitert.
Fördern von kompensatorischen Fähigkeiten	Fehlende und vernachlässigt Fähigkeiten ergänzen und/oder ersetzen sie werden im Alltag wahrgenommen und als Ressource genutzt.

Tab. 4.8: Konzeptuelle Inhalte der personenbezogenen Hilfen.

Nr.	Bereich	Krankenpflegekräfte	Sozialarbeiter	Ärzte	Psychologen	Ergotherapeuten	Bewegungs- und sonstige Therapeuten	Prozent
1	Ambulante psychiatrische Grundversorgung	25%	20%	35%	15%	5%	0%	100
2	Spezielle Therapieverfahren	5%	15%	30%	30%	10%	10%	100
3	Sozialpsychiatrische Leistungen zur Selbstversorgung	45%	45%	*	5%	5%	0%	100
4	Sozialpsychiatrische Leistungen zur Tagesgestaltung, Kontaktgestaltung und zur Teilnahme am öffentlichen Leben	30%	30%	*	5%	30%	5%	100
5	Sozialpsychiatrische Leistungen im Bereich Arbeit und Ausbildung	10%	40%	*	5%	40%	5%	100
6	Sozialpsychiatrische Leistungen zur Koordination des Behandlungs- und Rehabilitationsprogramm	35%	45%	5%	5%	10%	0%	100
7	Behandlungsplanung und Abstimmung	20%	25%	39%	10%	5%	1%	100

* Einbindung ärztlicher Kompetenz über die Leistungsbereiche 7, 1 und 2.

Tab. 4.9: Vergleich des prozentualen Anteils der Berufsgruppen in der personenzentrierten Arbeit nach Kauder.[23]

tienten sein"[24] ausgerichtet, als pflegerische Antwort auf den Hilfebedarf und die Aktivierung des Einzelnen. Daraus folgen die Erhöhung der Zufriedenheit bei Betroffenen und Professionellen und eine Pflege die umfassend, qualitativ und evaluierend arbeitet.
Wie die psychiatrische Pflege personenzentriert ihren Beitrag in den ambulanten und komplementären Bereich einbringt, wird sich in naher Zukunft zeigen, denn in den Erarbeitungen der Kommission bekommt die Pflege einen großen Stellenwert. Die Anteile der unterschiedlichen Berufsgruppen im personenzentrierten Ansatz wurden festgelegt. In der Verteilung der Prozente an die einzelnen Berufsgruppen wird die Bedeutung der psychiatrischen Pflege deutlich (☞ Tab. 4.9).
Eine Flexibilisierung der pflegerischen Angebote ergibt sich als Konsequenz der beschriebenen Ansätze. Sie bedeuten, dass das Denken weg von institutionellem Denken hin zu einem am Hilfebedarf des Einzelnen orientierten Handeln gelenkt werden muss. In diesem Zusammenhang muss der Anteil der ambulanten psychiatrischen Pflege in Institutambulanzen, Sozialpsychiatrischen Diensten und anderen Einrichtungen der gemeindenahen Versorgung ausgebaut werden.

[23] Kauder, Volker; Aktion Psychisch Kranke (Hrsg.): Personenzentrierte Hilfen in der psychiatrischen Versorgung, Psychosoziale Arbeitshilfe 11. Psychiatrie Verlag Bonn, 1997

[24] Benedetti, Gaetano in: Juchli, Liliane: Krankenpflege – Praxis und Theorie der Gesundheitsförderung und Pflege Kranker. Thieme Verlag Stuttgart, 1987

4.3.4 Soziotherapie[25]

Im Januar 2000 erfolgte die Einführung des § 37a des Sozialgesetzbuches V (BSHG), Soziotherapie. Sie ist eine nervenärztlich/psychiatrisch verordnete Unterstützung und Handlungsanleitung für chronisch psychisch kranke Menschen zur Überwindung krankheitsspezifischer Defizite und daraus resultierender Beeinträchtigung im sozialen Umfeld. Zielgruppen sind v. a. Menschen mit Psychosen, affektiven und wahnhaften Störungen, die gravierende Defizite aufweisen:

- Fehlende lebenspraktische Kompetenz
- Störung des Antriebs, der Ausdauer und der Belastbarkeit
- Einschränkung des planerischen Denkens und Handelns sowie des Realitätsbezugs
- Störung der Kommunikationsfähigkeit und Compliance
- Störung der kognitiven Fähigkeiten und mangelnde Krankheitseinsicht.

Soziotherapie stellt keine eigenständige Therapieform dar. Sie ergänzt das Spektrum der Hilfen und soll den Übergang von der medizinischen Behandlung zur sozialen (Re-) Integration erleichtern und unterstützen. Die Kosten sollen durch eine direkte Zuführung zu geeigneten und angemessenen Behandlungsformen gesenkt werden (☞ Tab. 4.10).

4.3.5 Pflegerische Haltung in der Versorgungslandschaft

„Das Gegenteil von gut ist gut gemeint." (Erich Kästner)

Die Einstellung wo, wie und wann psychiatrisch pflegerische Hilfsangebote zu erfolgen haben, bestimmt das alltägliche Handeln. Psychiatrisch Pflegende sind Einflüssen und gängigen Lehrmeinungen teilweise ausgeliefert. Es geht jedoch auch darum, inwieweit Pflege eigene Grundlagen, Wertvorstellungen und Haltungen bezüglich ihrer Auffassung über gemeindeorientierte psychiatrische Pflege leisten und (gesundheits-) politisch vertreten kann. Diese Aspekte müssen ausgebaut, vertieft, theoretisch begründet und untermauert werden, um zu belegen, welchen Beitrag Pflege leisten kann und welcher Grundlagen sie sich bedient.

Grundhaltungen und Ausgangsüberlegungen

- Wahrung der Individualität der Person, Vertrauen und Wertschätzung
- Unterstützung von normalen Beziehungen und Rollen, Schutz des selbstgewählten Lebensortes
- Ermutigung, Verantwortung zu übernehmen und Initiative zu ergreifen
- Materielle Grundausstattung in persönlicher Verfügung, Arbeit und sinnvolle Beschäftigung.

Die Grundsätze psychiatrischer Versorgung zeigen sich nach Dörner[26] an acht Mosaiksteinen eines Menschen- und Gesellschaftsbildes.

- **Der Mensch ist zuerst ein soziales Wesen, nicht ein Individuum.** Dies bedeutet für in der Pflege Tätige, dass sie Angehörige und das übrige Umfeld in ihr Handeln einbeziehen, also das Beziehungsgeflecht sehen und entsprechende Konzepte entwickeln, keine Schuldzuweisungen machen und zwischen den einzelnen Personen vermitteln, den einzelnen Menschen umfassend wahrnehmen und gleichzeitig Unterstützungs- und Hilfebedarf feststellen und zur Befriedigung der Bedürfnisse einzelner Beteiligter beitragen.
- **Selbstverständliche Gleichheit aller Menschen.** Dies bedeutet für in der Pflege Tätige, dass sie auf der einen Seite die Einzigartigkeit eines jeden Menschen respektieren und andererseits keinen Unterschied in ihrer Pflege machen, gleich ob jemand arm oder reich ist, welcher Nationalität er angehört oder um welche Diagnose es sich handelt, ob der Betroffene immer wieder kommt oder welche Einsichten für sein Krankheitsgeschehen bei ihm vorliegen. Sie nehmen an, dass jeder Mensch seine Bestimmung in seinem Sein hat und jeder einzelne Mensch sich dauernd verändert, wandelt und dabei auf mitmenschliche Zuwendung angewiesen ist.
- **Ich brauche für mein Menschen- und Gesellschaftsbild alle Menschen, am drin-**

[25] Internet: http://www.lichtblick.de (Zugriff am 23.11.2003) und http://www.bkk.de (Zugriff am 23.11.2003)

[26] Dörner, Klaus: Mosaiksteine für ein Menschen- und Gesellschaftsbild – zur Orientierung psychiatrischen Handelns. In: Bock, Thomas; Weigand, Hildegard (Hrsg.), Handwerks-buch Psychiatrie. Psychiatrie Verlag Bonn, 1998

<table>
<tr><th colspan="2">Soziotherapie</th></tr>
<tr><td colspan="2">Indikation:
Wenn Krankenhausaufenthalt vermieden oder verhindert werden kann oder wenn dieser geboten, aber nicht ausführbar ist</td></tr>
<tr><td colspan="2">Inanspruchnahme:
Begrenzt auf 120 Stunden innerhalb von drei Jahren</td></tr>
<tr><th>Leistungsinhalt</th><th>Leistungserbringer</th></tr>
<tr><td rowspan="2">• Erstellung des soziotherapeutischen Betreuungsplans
• Koordination von Behandlungsmaßnahmen und Leistungen
• Arbeit im sozialen Umfeld
• Soziotherapeutische Dokumentation
• Motivations- (antriebs-) relevantes Training
• Training zur handlungsrelevanten Willensbildung
• Anleitung zur Verbesserung der Krankheitswahrnehmung
• Hilfen in Krisensituationen</td><td>• Dipl. Sozialarbeiter/Sozialpädagogen
• Fachkrankenschwester/-pfleger für Psychiatrie mit mindestens dreijährige psychiatrische Berufspraxis, davon mindestens ein Jahr in einem allgemeinpsychiatrischen Krankenhaus mit regionaler Versorgung, sowie ein Jahr in einer Einrichtung der ambulanten sozialpsychiatrischen Versorgung
• Hauptberufliche Tätigkeit als soziotherapeutischer Leistungserbringer
• Einbindung in ein gemeindepsychiatrisches Verbundsystem oder vergleichbare Versorgungsstrukturen
• Kenntnisse der psychiatrischen Erkrankungen (Krankheitsbilder, Verlauf, Behandlungsmöglichkeiten)
• Kenntnisse und praktische Erfahrungen mit schwer psychisch Kranken, insbesondere im Hinblick auf deren Verhaltensweisen und Krisenfrühwarnzeichen
• Kenntnisse und Erfahrungen in koordinierender und begleitender Unterstützung und Gruppenarbeit
• Kenntnisse über komplexe, aktivierende und handlungsorientierte Methoden und Verfahren
• Kenntnisse in der Aufstellung und Umsetzung von soziotherapeutischen Betreuungsplänen
• Kenntnisse in der Formulierung von Therapiezielen
• Kenntnisse in der Dokumentation von Behandlungsverläufen
• Kenntnis des Sozialleistungssystems
• Kenntnisse in Rechtskunde, insbesondere im Hinblick auf die Betreuung psychisch Kranker</td></tr>
<tr><td>Qualitätssicherung
• In den ersten zwei Jahren 20 Doppelstunden Balintgruppe
• Jährlich vier Fortbildungsveranstaltungen (insgesamt 16 Stunden) zur allgemeinen Psychiatrie und zu sozialpädagogischen Themen
• Jährlich 16 Stunden Erfahrungsaustausch unter soziotherapeutischen Leistungserbringern (Qualitätszirkel)</td></tr>
</table>

Tab. 4.10: Leistungsinhalt und Anforderung an Leistungserbringer der Soziotherapie.

gendsten die randständigen. Dies bedeutet für in der Pflege Tätige, dass sie sich über ihren gesellschaftlichen Auftrag im Klaren sind, dass der schwächste und hilfsbedürftigste Mensch im Mittelpunkt von pflegerischen Versorgungs- und Betreuungskonzepten steht und die Zusammenarbeit der unterschiedlichen Berufsgruppen und gemeinsames solidarisches Handeln zum Wohle der Betroffenen und ihrer Familie ein wichtiger Auftrag pflegerischen Handelns ist und das Menschenbild entsprechend prägt.

- **Psychiatrische Versorgung beginnt mit den Schwächsten.** Dies bedeutet für in der Pflege Tätige, dass sie ihre Handlungsweisen darauf überprüfen, ob dieser Personengruppe die benötigte Unterstützung und Hilfe zukommt, gleich ob im stationären, ambulanten oder komplementären Bereich, dabei ist eine größere Durchlässigkeit anzustreben und mit

Argumenten zu belegen, das bedeutet auch, ein am „Nutzwert“ orientiertes soziales System und die Ausrichtung an Kriterien der Wirtschaftlichkeit zu überprüfen.

- **Meine Beziehungsaufnahme betrifft die Person, nicht die Störung des Anderen.** Dies bedeutet für in der Pflege Tätige, dass sie sich an den Ressourcen und Fähigkeiten der Betroffenen und deren Umfeld orientieren, die Beziehung gestalten, die Beziehung so lange aufrecht erhalten, wie sie benötigt wird, und dabei Würde, Autonomie und Selbstständigkeit erhalten und fördern, den Betroffenen mit Respekt, Toleranz, Akzeptanz begegnen und Sorge dafür tragen, dass sie neugierig auf jeden einzelnen Menschen bleiben können.
- **Menschen sind stets in unberechenbarer Entwicklung befindlich.** Dies bedeutet für in der Pflege Tätige, dass jede Krise auch eine Chance zur Weiterentwicklung ist, dass der einzelne Betroffene an der Stelle abgeholt wird, wo er sich befindet, die einzelne Lebensgeschichte als Grundlage begriffen wird, viele der professionellen Handlungsmöglichkeiten nur Hilfsmittel sind und dass jede Entwicklung, jede Zielsetzung nur individuell zu sehen ist und Zeit braucht.
- **Wohnen: kein Mensch ist für eine Institution geboren.** Dies bedeutet für in der Pflege Tätige, dass sie den Menschen, die der Hilfe bedürfen, möglichst in ihrem häuslichen Umfeld begegnen und dort handeln und nur in Ausnahmefällen, wenn keine andere Betreuung möglich ist in Institutionen, dabei stets seine Selbstbestimmtheit respektieren und Ausgrenzung verhindern.
- **Arbeiten: Jeder Mensch will auch notwendig sein.** Dies bedeutet für in der Pflege Tätige, dass sie in ihrem Unterstützungsbemühen das Bedürfnis nach einer sinnvollen Tätigkeit im Blick behalten und in das Alltagshandeln integrieren, auch um das Selbstwertgefühl zu stärken, Teilhabe am öffentlichen Leben und Freizeit zu ermöglichen und die Sinnhaftigkeit in der Gemeinschaft zu unterstützen.

Vor diesem Hintergrund kann die Lebensqualität des einzelnen psychisch Kranken steigen und seine Ressourcen genutzt werden, um die Krankheit zu bewältigen und besser in sein Leben zu integrieren.

Um adäquate Hilfe in einem psychosozialen Kontext vor Ort anbieten zu können, müssen sich Pflegende mit den Rahmenbedingungen auseinander setzen und für sich Position beziehen. Dabei können folgende Fragen sinnvoll sein:

- Welche (pflegerischen) psychiatrischen Hilfen stelle ich mir hilfreich vor, wenn ich z. B. in einer Krise, abhängig, depressiv oder psychotisch wäre?
- Welche Versorgungsstrukturen sind geeignet, mir die Unterstützung zukommen zu lassen, die mir in der Bewältigung von Krankheit und Krise helfen können?
- Welche Angebote von Hilfen könnte ich konstruktiv erleben, welche würde ich grundsätzlich ablehnen und welche Alternativen bräuchte ich?
- Welchen Einsatz bin ich bereit zu geben, um mich für soziale Belange einzusetzen, soziale Ungerechtigkeiten zu benennen, solidarisch zu handeln und nicht nur wirtschaftlich zu denken?
- In welchem Umfang bin ich bereit, meine tägliche Arbeit zu prüfen, zu hinterfragen und zu reflektieren und nach umfassenderen Lösungen zu suchen?
- In welchem Maß bin ich bereit, mich mit unangenehmen Reaktionen auseinanderzusetzen, wenn ich z. B. Anordnungen, Strategien oder Anweisungen so nicht nachvollziehen, akzeptieren und fachlich-inhaltlich begründen kann?
- In welchem Zusammenhang diskutiere ich Weiterentwicklungen, Anregungen und Erfahrungen mit Anderen und entwickle mit ihnen eine gemeinsame Strategie?

Die Diskussion inwieweit eine Spezialisierung in der psychiatrischen Versorgung notwendig ist, wird auch vom Kontext der Auseinandersetzung oder den jeweiligen Interessen abhängen. Es ist sicher notwendig bei bestimmten Problemstellungen wie, z. B. Abhängigkeit, Missbrauch oder gravierenden Verhaltensstörungen spezifische Hilfs- und Therapieangebote zur Verfügung zu stellen. Ob diese auf einer speziellen Station und Einrichtung oder stations- und institutionsübergreifend angeboten werden, hat in der Zugänglichkeit und Konzeption sicher entscheidende Bedeutung. Wichtig erscheint dabei, dass nicht nur Häuser, Betten oder Plätze gefüllt werden, sondern eine Gesamtversorgung im Blick bleibt. Nichtwirtschaftlich-ökonomische Interessen scheinen gerade in diesem Punkt außer Acht gelassen zu werden. Für Pfle-

gende ist es sicher verträglicher ihre Arbeitszeit mit unterschiedlichen Krankheitsbildern und Problemen zu verbringen und unterschiedlichem Pflegebedarf zu begegnen.
In einer am einzelnen Menschen und seinem Hilfebedarf organisierten psychosozialen Versorgung werden die Anforderungen an die einzelne Mitarbeiter zum selbstständigen, verantwortungsvollen Handeln steigen und in diesem Zusammenhang bekommt der einzelne (pflegerische) Mitarbeiter eine tragende Rolle. Mitarbeiter einer am psychisch kranken Menschen ausgerichteten Versorgungsstruktur müssen die Bereitschaft haben, Neues auszuprobieren, sich engagiert und aktiv für die Belange der Betroffenen und Beteiligten sinnvoll einsetzen, Projekte initiieren, sich auf dem neusten Stand von Wissenschaft und Forschung halten, eine kritische Haltung einnehmen, sich fort- und weiterbilden, Erfahrungen machen und von Anderen lernen können. In der Zukunft werden Psychiatrie-Erfahrene, eine wesentliche Rolle in der Definition von Pflege- und Behandlungszielen, der Auswahl von (Behandlungs-) Methoden und der Gestaltung des Gesundheitssystems in Anspruch nehmen. Psychiatrie-Erfahrenen-Vereinigungen und Angehörigenverbände haben in manchen europäischen Ländern mehr Mitbe-

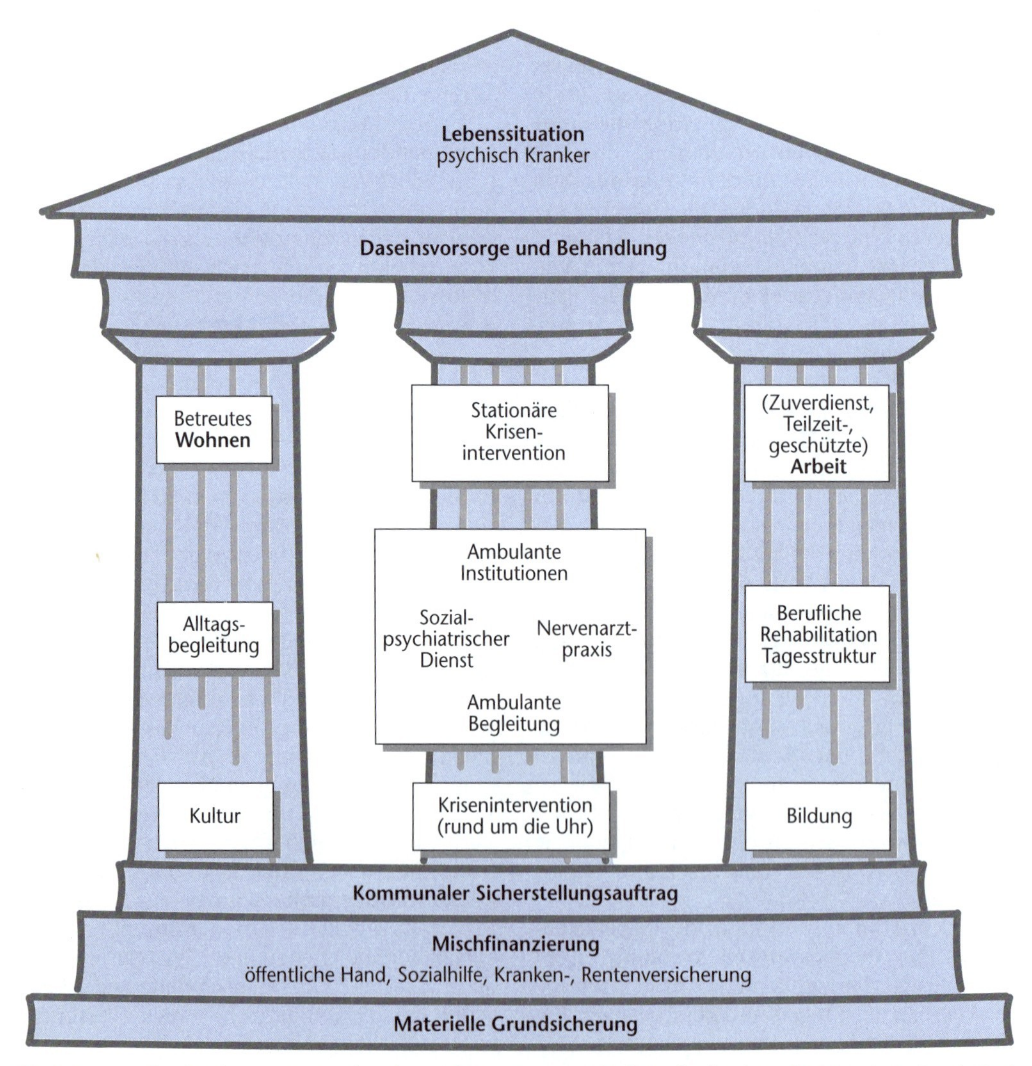

Abb. 4.7: Anzustrebende Lebenssituation und psychosoziale Versorgung psychisch Kranker (Nach: Bock/Weigand: Hand-werks-buch Psychiatrie. Psychiatrie Verlag Bonn, 2002).

stimmungsrecht und in Brüssel einen beachtlichen politischen Einfluss wie z. B. EUFAMI. Der § 26 der Charta der Menschengrundrechte der EU macht dies deutlich: Behinderte haben nicht nur ein Grundrecht auf Integration in die Gesellschaft, sondern auch auf eigenständige Gestaltung und Leben ihrer Behinderung.

Armut

„Da es nicht für alle reicht, springen die Armen ein."
(Ernst Bloch)

Psychisch erkrankte Menschen sind häufiger von Armut bedroht, da sie oft früh erkranken und dadurch noch keinen größeren „Versicherungsschutz" erreicht haben. Häufig ist der Betroffene durch die Einschränkungen der Krankheit nicht in der Lage, einer regelmäßigen Arbeit nachzugehen. Trotz Inanspruchnahme der „Hilfe zum Lebensunterhalt" können viele Erkrankte nicht am „gesellschaftlichen Leben" teilhaben, da sie sich Veranstaltungen oder eine Einladung nicht leisten können. Die dauerhafte wirtschaftliche Abhängigkeit von Angehörigen schafft neue Probleme und führt nicht dazu, ein eigenständiges, autonomes Leben zu führen.

Das Sozialhilfegesetzbuch sichert den Anspruch des hilfebedürftigen Menschen auf verschiedene Sozialleistungen. Dazu gehören Leistungen zum Lebensunterhalt und in besonderen Lebenslagen, Leistungen zur Krankenhausbehandlung, Hilfe zur Rehabilitation, bei Berufs- und Erwerbsunfähigkeit, bei Schwerbehinderung und zur Pflege.

Bei vielen Betroffenen verstärken sich vor diesem Hintergrund Isolation, Ausgegrenztsein und Kommunikationsmöglichkeiten, so dass sich Krankheits- und Hospitalisierungssymptome verstärken können.

Die Aufgabe psychiatrischer Pflege ist in diesem Zusammenhang immer wieder Anregungen zu geben, Kontaktmöglichkeiten zu erschließen und gleichzeitig auch um Veranstaltungen zu wissen, die mit einem niedrigen finanziellen Aufwand verbunden sind.

Die Lebenssituation chronisch psychisch kranker Menschen ist durch die Folgewirkung ihrer Krankheit und die damit verbundene Stigmatisierung schon sehr beeinträchtigt, deshalb gehört eine sinnvolle Beschäftigung und Tagesstrukturierung und die Teilhabe am gesellschaftlichen Leben zu den wichtigsten Zielen.

Das Armutsniveau wird nach der internationalen Pflegeklassifikation (ICNP) wie folgt beschrieben: „Relative Quote der Anzahl von Mitgliedern einer Gesellschaft, denen die finanziellen oder materiellen Ressourcen fehlen, um eine erwartete Ebene von Grundbedürfnissen zu erreichen; Armut ist nicht nach einheitlichen wissenschaftlichen Kriterien messbar, sondern wird immer im Verhältnis zu den gesellschaftlich aktuellen Versorgungsnormen gesetzt. Im Armuts- und Reichtumsbericht der deutschen Bundesregierung (2000) wird ein differenzierter Armutsbegriff verwendet, der Unterversorgungslagen unter verschiedenen Gesichtspunkten beschreibt. Dem zu Grunde liegt die Definition des Rates der Europäischen Gemeinschaft von 1984, nach der Personen, Familien und Gruppen als arm gelten, 'die über so geringe (materielle, kulturelle und soziale) Mittel verfügen, dass sie von der Lebensweise ausgeschlossen sind, die in dem Mitgliedsstaat, in dem sie leben als Minimum annehmbar ist'. Gesichtspunkte für Ursachen von Armut: Relative Einkommensarmut, kritische familiäre Lebensereignisse, soziale Brennpunkte in Großstädten, Obdachlosigkeit und Überschuldung sowie mangelnde Bewältigungskompetenz."[27]

4.3.6 Das Sozialgesetzbuch (SGB)

Zu den Aufgaben des Sozialrechtes gehört nicht nur die Abwehr von Not. Durch Gewährleistung eines menschenwürdigen Existenzminimums, sondern auch der Abbau von Wohlstandsunterschieden und die – zumindest teilweise – Sicherung des erlangten Lebensstandards.[28]

Nach § 1 soll das Recht des SGB dazu beitragen:

- Ein menschenwürdiges Dasein zu sichern
- Gleiche Voraussetzungen für die freie Entfaltung der Persönlichkeit, insbesondere für junge Menschen zu schaffen
- Die Familie zu schützen und zu fördern.

Das Sozialgesetzbuch besteht aus zwölf Büchern (☞ Tab. 4.11).

Bemerkungen

Jede Person, die durch Krankheit oder Behinderung in Not gerät und die notwendige Pflege

[27] Wied, Susanne; Warmbrunn, Angelika (Hrsg.): Pschyrembel Wörterbuch Pflege. Verlag de Gruyter Berlin, 2003, Seite 48

[28] SGB Sozialgesetzbuch. Beck-Texte im Deutschen Taschenbuch Verlag München, 28. Auflage, 2002 (Einleitung)

nicht selbst finanzieren kann, hat Anspruch auf Sozialhilfe. Nach dem so genannten Subsidiaritätsprinzip, das die Nachrangigkeit staatlicher Hilfen verlangt, gibt es diese Unterstützung aber nur, wenn der Hilfsbedürftige sich nicht selbst helfen kann und alle anderen Leistungen auf die ein Anspruch besteht, ausgeschöpft sind, dazu gehören Leistungen der Kranken- und Pflegekassen, der Beihilfe und der Rentenversicherungsträger. Auch Unterhaltsansprüche gegenüber Familienmitgliedern müssen geltend gemacht werden, bevor ein Anspruch entsteht.
Menschen, die beispielsweise an einer Demenz erkranken, sind häufig schon mit Beginn der Erkrankung den Anforderungen im und des Berufslebens nicht mehr gewachsen. Um Überforderungen und Kränkungen zu vermeiden, sollte ihnen ein rechtzeitiger und würdevoller Ausstieg aus dem Berufsleben gewährleistet und nahe gelegt werden.
Jüngere psychisch kranke Menschen haben in der Regel keine Rentenansprüche und sind auf Hilfe zum Lebensunterhalt angewiesen.

Allgemeiner Teil des Sozialgesetzbuches (SGB)

Das SGB soll die Verwirklichung sozialer Gerechtigkeit und Sicherheit durch Sozialleistungen und erzieherische Hilfen gestalten. Es soll dazu beitragen, ein menschwürdiges Dasein zu sichern und gleiche Voraussetzungen für die Entfaltung der Persönlichkeit zu schaffen. So regelt der allgemeine Teil des SGB die **sozialen Rechte,** die Bildungs- und Arbeitsförderung, die Sozialversicherung, soziale Entschädigung bei Gesundheitsschäden, die Minderung des Familienaufwands, den Zuschuss für eine angemessene Wohnung, die Kinder- und Jugendhilfe, die **Sozialhilfe** und die **Teilhabe behinderter Menschen**.
Sozialhilfe erhält, wer nicht in der Lage ist, aus eigenen Kräften seinen Lebensunterhalt zu bestreiten oder in besonderen Lebenslagen auch von anderer Seite keine ausreichende Hilfe erhält. Er hat ein Recht auf persönliche und wirtschaftliche Hilfe, die seinem besonderen Bedarf entspricht. Sie soll ihn zur Selbsthilfe befähigen, die Teilnahme am Leben in der Gemeinschaft ermöglichen und die Führung eines menschenwürdigen Lebens sichern.
Teilhabe behinderter Menschen, die körperlich, geistig oder seelisch behindert sind oder denen eine solche Behinderung droht, haben

Buch	Inhalt
1	Sozialgesetzbuch **Allgemeiner Teil**
2	Ist nicht belegt
3	**Arbeitsförderung** Inhalte (u. a.): Verordnung über die Leistungsentgelte für das Arbeitslosengeld, das Teilarbeitslosengeld, das Unterhaltsgeld, die Arbeitslosenhilfe, das Altersübergangsgeld sowie das Winterausfallgeld
4	**Gemeinsame Vorschriften für die Sozialversicherung** Inhalte (u. a.): Regelung über das Meldeverfahren zur Sozialversicherung, Überleitungsrecht zur Abwicklung des Trägers der Sozialversicherung
5	**Gesetzliche Krankenversicherung (GKV)** Inhalte (u. a.): Gesundheitsreformgesetz (GRG) Gesundheitsstrukturgesetz, Gesetz zur Beitragsentlastung der gesetzlichen Krankenversicherung, Reichsversicherungsordnung (GKV) Solidaritätsgesetz, Gesundheitsreformgesetz 2000
6	**Gesetzliche Rentenversicherung** Inhalte (u. a.): Renten-Überleitungsgesetz, Anspruchs- und Anwartschaftsüberführungsgesetz, Versorgungsruhensgesetz, Zusatzversorgungs-Gleichstellungsgesetz
7	**Gesetzliche Unfallversicherung**
8	**Kinder- und Jugendhilfe**
9	**Rehabilitation und Teilhabe behinderter Menschen** Inhalte (u. a.): Gesetz über die unentgeltliche Beförderung Schwerbehinderter im öffentlichen Personenverkehr
10	**Sozialverwaltungsverfahren und Sozialdatenschutz**
11	**Soziale Pflegeversicherung** Gesetz zur sozialen Absicherung des Risikos der Pflegebedürftigkeit
12	Gesetz zu dem Vertrag vom 18. Mai 1990 über die Schaffung einer Währungs-, Wirtschafts- und Sozialunion zwischen der Bundesrepublik und der Deutschen Demokratischen Republik

Tab. 4.11: Die zwölf Bücher des Sozialgesetzbuches.

unabhängig von der Ursache der Behinderung zur Förderung ihrer Selbstbestimmtheit und gleichberechtigten Teilnahme ein Recht auf Hilfe, um die Folgen zu mindern, die Pflegebedürftigkeit einzuschränken, einen Platz im Arbeitsleben zu sichern, eine selbstständige, selbstbestimmte Lebensführung zu ermöglichen und einer Benachteiligung entgegenzuwirken.

Relevante sozialrechtliche Aspekte
Im pflegerischen Alltag kommen die meisten der sozialrechtlichen Gesichtspunkte je nach Arbeitsfeld zum Tragen. Entsprechende Inhalte wurden bereits in der Ausbildung vermittelt, deshalb werden hier nur Teile des gesetzlichen Rahmens erwähnt, Gesetze müssen im Zweifelfall oder bei einer fundierten Argumentation nachgeschlagen werden.

Pflegeversicherung
„Pflegebedürftig im Sinne dieses Buches sind Personen, die wegen der körperlichen, geistigen oder seelischen Krankheit oder Behinderung für die gewöhnlichen und regelmäßig wiederkehrenden Verrichtungen im Ablauf des täglichen Lebens auf Dauer voraussichtlich für mindestens sechs Monate, in erheblichem oder höherem Maße der Hilfe bedürfen." (Kap. 2, §14)
Das **Pflege-Versicherungsgesetz** und seine Leistungen sollen dem Pflegebedürftigen helfen, trotz seines Pflegebedarfs ein möglichst selbstständiges und selbstbestimmtes Leben zu führen, das der Würde des Menschen entspricht. Dabei hat die häusliche Pflege Vorrang. Die Leistungen der Pflegeversicherung sind Dienst-, Sach- und Geldleistungen und richten sich nach der schwere der Pflegebedürftigkeit und danach, ob häusliche, teil- oder vollstationäre Pflege in Anspruch genommen wird.
Im § 5 wird z.B. darauf hingewiesen, dass die Pflegekassen bei den zuständigen Leistungsträgern darauf hinwirken, dass frühzeitig alle geeigneten Leistungen der Prävention, der Krankenhausbehandlung und zur medizinischen Rehabilitation eingeleitet werden, um den Eintritt von Pflegebedürftigkeit zu vermeiden.
Betont wird, dass die Pflegekassen für die Sicherstellung der pflegerischen Versorgung ihrer Versicherten verantwortlich sind. Für die Gewährung ist eine der nachfolgend beschriebenen Pflegestufen erforderlich, die durch den Medizinischen Dienst der Krankenkassen im häuslichen Umfeld festgestellt werden muss.
Grundsätzlich gilt, dass psychisch Kranke einen Anspruch auf Leistung nach der Pflegeversicherung bei entsprechend den Voraussetzungen haben. Dabei ist nach Brill[29] zu beachten, dass der Begriff der Pflege sowohl im fachlichen Sinn als auch umgangssprachlich wesentlich weiter gefasst sei. Nämlich sei dies nur auf die im Gesetz aufgezählten Verrichtungen wie Körperpflege, Ernährung und Mobilität bezogen.
Der Bedarf an Hilfe und Unterstützung in anderen Bereichen wie beispielsweise die Kontrolle der Medikamenteneinnahme, Beobachtung des Gesundheitszustandes einschließlich der Medikamentenwirkungen, entlastende und Orientierung gebende Gespräche, die Motivierung und Anleitung zu Tätigkeiten im Bereich der Freizeitgestaltung begründet keinen Anspruch auf Leistungen der Pflegeversicherung.

Kinder- und Jugendhilfe
Die Eingliederung von körperlich und geistig behinderten Kindern und Jugendlichen ist nach den Leistungen der Eingliederungshilfe im Bundessozialhilfegesetz geregelt, während die Eingliederungshilfe für seelisch behinderte Kinder und Jugendliche eine Aufgabe der Kinder- und Jugendhilfe darstellt.
Jeder junge Mensch hat das Recht auf Förderung seiner Entwicklung und auf Erziehung zu einer eigenverantwortlichen und gemeinschaftsfähigen Persönlichkeit. Die Jugendhilfe umfasst Leistungen, die zur Verwirklichung dieses Rechts beitragen sollen, in dem sie

- Junge Menschen in ihrer individuellen und sozialen Entwicklung fördert und beiträgt, Benachteiligungen zu vermeiden und abzubauen
- Eltern und andere Erziehungsberechtigte bei der Erziehung berät und unterstützt
- Dazu beiträgt, dass für junge Menschen und ihre Familien positive Lebensbedingungen sowie eine kinder- und familienfreundliche Umwelt geschaffen oder erhalten wird.

Kinder und Jugendliche haben das Recht, sich in allen Angelegenheiten der Erziehung und Entwicklung an das Jugendamt zu wenden und können ohne Kenntnis der Sorgeberechtigten

[29] Brill, Karl-Ernst: Psychisch Kranke im Recht – Ein Wegweiser. Psychiatrie Verlag Bonn, 1998

Pflegebedarf	Pflegestufe 1	Pflegestufe 2	Pflegestufe 3
Bei Verrichtungen des täglichen Lebens	Mind. 45 Minuten und wenigstens 2 Verrichtungen am Tag	Mind. 2 Stunden, wenigstens dreimal täglich zu verschiedenen Tageszeiten	Mind. 4 Stunden bei einem Bedarf „rund um die Uhr"
Bei der hauswirtschaftlichen Versorgung	Mind. 24 Min. bei mehrfachem Bedarf in der Woche	Mind. 1 Stunde bei mehrfachem Bedarf in der Woche	Mind. 1 Stunde bei mehrfachem Bedarf in der Woche
Gesamter Hilfebedarf	Durchschnittlich 90 Minuten	Durchschnittlich 3 Stunden	Durchschnittlich 5 Stunden

Tab. 4.12: Einstufung des Pflegebedarfs lt. der Pflegeversicherung.

in einer Not- und Konfliktsituation beraten werden. Vor allem dann, wenn durch eine Mitteilung an die Personensorgeberechtigte der Beratungszweck vereitelt würde.
Die einzelnen Leistungen, Hilfen zur Erziehung, Einrichtungen und Eingliederungshilfen sowie die Herausnahme von Kindern aus der Familie sind im Gesetz detailliert geregelt.
Die Träger der öffentlichen Jugendhilfe haben die Gesamt- und Planungsverantwortung. Broschüren und Auskünfte können bei den zuständigen Jugendämtern angefordert werden.

4.3.7 Weitere rechtliche Grundlagen

Betreuungsgesetz

„Humanität besteht darin, dass nie ein Mensch einem Zweck geopfert wird."
(Albert Schweitzer)
Das Betreuungsrecht hat wie das Unterbringungsrecht für pflegende Angehörige und pflegerische Berufe eine weit reichende Bedeutung und ist deshalb immer wieder auch kritisch zu hinterfragen.
Der Begriff der Betreuung ist vom Gesetzgeber mit Absicht gewählt worden um dem Betreuer keine „Rechtsmacht" zu verleihen, sondern zu betonen, dass eine „treuhänderische Zuweisung" von Rechten erfolgt, die einzig und allein auf **das Wohl des Betreuten** abzielen. Gleichzeitig soll damit auch zum Ausdruck kommen, dass es in der Ausübung der Funktion eines Betreuers in erster Linie um Fürsorge und Hilfe geht.

Die Kernvorschriften der „Rechtlichen Betreuung" finden sich in den §§ 1896 bis 1908k Bürgerliches Gesetzbuch (BGB).

Voraussetzungen der Betreuung nach §1896[30]
(1) Kann ein Volljähriger auf Grund einer psychischen Krankheit oder einer körperlichen, geistigen oder seelischen Behinderung seine Angelegenheiten ganz oder teilweise nicht besorgen, so stellt das Vormundschaftsgericht auf seinen Antrag oder von Amts wegen für ihn einen Betreuer. Den Antrag kann auch ein Geschäftsunfähiger stellen. Soweit der Volljährige auf Grund einer körperlichen Behinderung seine Angelegenheiten nicht besorgen kann, darf der Betreuer nur auf Antrag des Volljährigen bestellt werden, es sei denn, dass dieser seinen Willen nicht kundtun kann.
(2) Ein Betreuer darf nur für Aufgabenkreise bestellt werden, in denen die Betreuung erforderlich ist. Die Betreuung ist nicht erforderlich, soweit die Angelegenheiten des Volljährigen durch einen Bevollmächtigten, der nicht zu den in § 1897 Abs. 3 bezeichneten Personen gehört[31], oder durch andere Hilfen, bei denen kein gesetzlicher Betreuer bestellt wird, ebenso gut wie durch einen Betreuer besorgt werden können.

[30] Zitiert nach: Schell, Werner: Ratgeber für die Pflegenden – Betreuungsrecht & Unterbringungsrecht. Brigitte Kunz Verlag Hagen, 2001
[31] § 1897 Abs. 3: „Wer zu einer Anstalt, einem Heim oder einer sonstigen Einrichtung, in welcher der Volljährige untergebracht ist oder wohnt, in einem Abhängigkeitsverhältnis oder in einer anderen engen Beziehung steht, darf nicht zum Betreuer bestellt werden."

(3) Als Aufgabenkreis kann auch die Geltendmachung von Rechten des Betreuten gegenüber seinem Bevollmächtigten bestimmt werden.
(4) Die Entscheidung über den Fernmeldeverkehr des Betreuten und über die Entgegennahme, das Öffnen und das Anhalten seiner Post werden vom Aufgabenkreis des Betreuers nur dann erfasst, wenn das Gericht dies ausdrücklich angeordnet hat.
Die **Bestellung eines Betreuers** hängt im Wesentlichen von zwei Voraussetzungen ab:

- Ein **medizinischer Befund** ist **erforderlich**, d. h. eine psychische Krankheit, eine körperliche, geistige oder seelische Behinderung.
- Aus diesem Befund muss hervorgehen, dass der Volljährige seine **Angelegenheiten ganz oder teilweise nicht besorgen** kann.

Bereiche, in denen auf Grund des Betreuungsgesetzes Hilfe eingerichtet werden kann, sind z. B.

- **Vermögen** (Aufgabe Vermögensverwaltung)
- **Ärztliche Behandlung** (Aufgabe in Fragen der ärztlichen Heilbehandlung entscheiden)
- **Sicherstellung ausreichender Betreuung/ Pflege** (Sozialstation, sonstige Pflegedienste)
- **Beschaffung und Erhaltung einer Wohnung**
- **Aufenthaltsbestimmung** (Auswahl und Bestimmung des Aufenthaltsortes, z. B. Heim) oder auch verbunden mit **Unterbringung**, die **mit Freiheitsentzug** verbunden ist
- **Entscheidung über unterbringungsähnliche Maßnahmen** (z. B. Fixierung, Eingitterung. Medikamentengabe zur Ruhigstellung)
- **Sonstige Aufgaben der Personensorge**, sämtliche Aufgaben der Personen- und Vermögenssorge

Das grundsätzliche Ziel des Betreuungsgesetztes rückt den Erforderlichkeitsgrundsatz in den Mittelpunkt. Hilfe, Unterstützung und Beratung des Betroffenen sollen Leitlinien des Betreuers sein.
Neben demographischen Wandlungsprozessen liegt die Ursache für die Einrichtung der Hilfe über die Betreuung bei krankheitsbedingter Ablehnung von Hilfe auch in einer veränderten gerichtlichen Praxis. Das ergibt sich aus der Tatsache, dass sich eine Betreuung auf einen begrenzten Bereich gerichtlich festlegen lässt und nicht einen so großen Einschnitt wie eine Vormundschaft oder das frühere Pflegschaftsrecht bedeutet.
Im Pflegealltag herrscht oft Unsicherheit inwieweit der Betreuer einbezogen werden muss oder zuständig ist, z. B. bei Medikamentenverweigerung, bei Wohnungseinrichtung)

Pflichten eines Betreuers nach § 1901[32]
(1) Die Betreuung umfasst alle Tätigkeiten, die erforderlich sind, um die Angelegenheiten des Betreuten nach Maßgabe des folgenden Vorschriften rechtlich zu besorgen.
(2) Der Betreuer hat die Angelegenheiten des Betreuten so zu besorgen, wie es dessen Wohl entspricht. Zum Wohl des Betreuten gehört auch die Möglichkeit, im Rahmen seiner Fähigkeiten sein Leben nach seinen eigenen Wünschen und Vorstellungen zu gestalten.
(3) Der Betreuer hat Wünschen des Betreuten zu entsprechen, soweit diese dessen Wohl nicht zuwiderläuft und dem Betreuer zuzumuten ist. Dies gilt auch für Wünsche, die der Betreute vor der Bestellung des Betreuers geäußert hat, es sei denn, dass er an diesen Wünschen erkennbar nicht festhalten will. Ehe der Betreuer wichtige Angelegenheiten erledigt, bespricht er sie mit dem Betreuten, sofern dies dessen Wohl nicht zuwiderläuft.
(4) Innerhalb seines Aufgabenkreises hat der Betreuer dazu beizutragen, dass Möglichkeiten genutzt werden, die Krankheit oder Behinderung des Betreuten zu beseitigen, zu bessern, ihre Verschlimmerung zu verhüten oder ihre Folgen zu mindern.
(5) Werden dem Betreuer Umstände bekannt, die eine Aufhebung der Betreuung ermöglichen, so hat er dies dem Vormundschaftsgericht mitzuteilen. Gleiches gilt für Umstände, die eine Einschränkung des Aufgabenkreises ermöglichen oder dessen Erweiterung, die Bestellung eines weiteren Betreuers oder die Anordnung eines Einwilligungsvorbehaltes (§1903) erfordern.

§ 1903 Einwilligungsvorbehalt
(1) Soweit dies zur Anwendung einer erheblichen Gefahr für die Person oder das Vermögen der Person des Betreuten erforderlich ist, ordnet das Vormundschaftsgericht an dass der Betreute zu einer Willenserklärung, die den Aufgabenkreis des Betreuers betrifft, dessen Einwilligung bedarf (Einwilligungsvorbehalt)
(2) Ein Einwilligungsvorbehalt kann sich nicht erstrecken auf Willenserklärungen, die auf Ein-

[32] Zitiert nach: Schell, Werner: Ratgeber für die Pflegenden – Betreuungsrecht & Unterbringungsrecht. Brigitte Kunz Verlag Hagen, 2001

gehung einer Ehe gerichtet sind, auf Verfügungen von Todes wegen und auf Willenserklärungen, zu denen ein beschränkt Geschäftsfähiger nach den Vorschriften des Vierten und Fünften Buches nicht der Zustimmung eines gesetzlichen Vertreters bedarf.
(3) Ist ein Einwilligungsvorbehalt angeordnet, so bedarf der Betreute dennoch nicht der Einwilligung seines Betreuers, wenn die Willenserklärung dem Betreuten lediglich einen rechtlichen Vorteil bringt. Soweit das Gericht nichts anderes anordnet, gilt dies auch, wenn die Willenserklärung geringfügige Angelegenheiten des täglichen Lebens betreffen.
Bei **Einwilligung zu ärztliche Maßnahmen** erläutert Schell[33]: „Der Betreuer kann nicht an Stelle des Betreuten in eine Untersuchung des Gesundheitszustandes durch einen Arzt oder andere Therapeuten, eine Heilbehandlung und einen ärztlichen Eingriff einwilligen, wenn der Betreute selbst einwilligen kann. Im Gegensatz zum Abschluss des bürgerlich-rechtlichen Behandlungsvertrages kommt es für die Wirksamkeit der Einwilligung nicht auf die Geschäftsfähigkeit an, sondern auf die **natürliche Einsichts- und Steuerungsfähigkeit**. Wer Art, Bedeutung und Tragweite der Maßnahme zu erfassen und seinem Willen hiernach zu bestimmen vermag, braucht sich hierbei dem Willen eines Dritten nicht unterzuordnen (**Selbstbestimmungsrecht**). So sind insbesondere Zwangsbehandlungen Einwilligungsfähiger nicht zulässig."
Festgehalten werden muss beispielsweise in diesem Zusammenhang, dass

- Einwilligungsfähigkeit nicht mit Geschäftsfähigkeit gleichgesetzt werden kann. Eine geschäftsunfähige Person kann einwilligungsfähig sein, auch ist die Anordnung einer Betreuung ohne Folgen auf die Geschäftsfähigkeit.
- Ein Betreuter, der unter Einwilligungsvorbehalt steht, über sein Taschengeld verfügen kann und Einschränkungen nur dann greifen, wenn dies zwingend geboten ist, beispielsweise wenn verhindert werden soll, dass ein Drogenabhängiger sich Heroin besorgt.

In der Regel setzt ein Vormundschaftsrichter geeignete Angehörige, Freunde oder Bekannte als Betreuer ein. Falls keine vorhanden sind, die Bezugspersonen ablehnen oder sie nicht geeignet erscheinen, wird ein Berufsbetreuer benannt. Die Wünsche des Betroffenen müssen berücksichtigt werden. In diesem Zusammenhang sollt auch die Betreuungsverfügung erwähnt werden, da beispielsweise ein alter Mensch rechtzeitig seinen Willen und seine Vorstellungen bzgl. eines Betreuers niederlegen kann.
Das Betreuungsrecht stellt die persönliche Betreuung in den Mittelpunkt und die Wahrung und Wahrnehmung rechtlicher Interessen der Betroffenen.

Patientenverfügung

Die Diskussion um Patientenverfügungen und Behandlungsvereinbarungen, das heißt in die Einwilligung in eine Behandlung, setzt voraus, dass der Betroffene weiß, welche Möglichkeiten er hat.
Eine **Patientenverfügung** oder **Vorsorgeverfügung,** (veraltete Bezeichnung **Patiententestament)** regelt, was getan werden soll, wenn der Betroffene hilflos ist und seinen Willen nicht mehr äußern kann. Es ist sinnvoll die Patientenverfügung mit einer **Patientenanwaltschaft** zu kombinieren. Das bedeutet eine Person des Vertrauens vorsorglich zu benennen und bevollmächtigen zur Durchsetzung der in der Verfügung festgelegten Interessen **(Willensvertreter).** Rechtlich entscheidend ist nach dem Bundesgerichtshof der mutmaßliche Wille des Betroffenen.
Nach geltendem Recht bedarf jeder ärztliche Eingriff der Zustimmung und Einwilligung des Betroffenen (oder gesetzlichen Betreuers) und bedeutet gegen den Willen den Tatbestand der Körperverletzung. Er hat das Recht Vorschläge der Behandlung abzulehnen. Die Bundesärztekammer hat 1998 wie folgt dazu Stellung genommen:[34] „Patientenverfügungen sind verbindlich, sofern sie sich auf die konkrete Behandlungssituation beziehen und keine Umstände erkennbar sind, dass der Patient sie nicht mehr gelten lassen würde. Es muss stets überprüft werden, ob die Verfügung, die eine Behandlungsbegrenzung erwägen lässt, auch für die aktuelle Situation gelten soll."

[33] Schell, Werner: Ratgeber für die Pflegenden – Betreuungsrecht & Unterbringungsrecht. Brigitte Kunz Verlag Hagen, 2001, Seite 66

[34] Zitiert nach: Wied, Susanne; Warmbrunn, Angelika (Hrsg.): Pschyrembel Wörterbuch Pflege. Verlag de Gruyter Berlin, 2003, Seite 484

Die Werte- und Willensentscheidung, die einer Patientenverfügung zugrunde liegt, ist Ausdruck des in der Verfassung garantierten Rechtes auf Selbstbestimmung.

Behandlungsvereinbarungen als vertrauensbildende Maßnahme in der Akutpsychiatrie werden immer mehr zur Selbstverständlichkeit und auch in einem so genannten Krisenpass festgelegt (☞ 3.5.8).

Schwerbehinderung

Ab einem gewissen Schweregrad wird eine psychisch Erkrankung oder Behinderung als Schwerbehinderung anerkannt, da sie nicht heilbar ist. Als Behinderung wird eine Erkrankung angesehen, die dauerhaft zu Funktionsbeeinträchtigungen in allen Lebensbereichen führt. Es besteht ein Anspruch auf einen Schwerbehindertenausweis und entsprechenden Nachteilsausgleichen.

Unterbringungsrecht

„Recht ist die Einschränkung der Freiheit eines jeden auf die Bedingung ihrer Zusammenstimmung mit der Freiheit von jedermann, insofern diese nach einem allgemeinen Gesetze möglich ist." (Immanuel Kant)

Juristen benutzen den Begriff der Unterbringung fast ausschließlich in Verbindung mit Freiheitsentziehung. Als Rechtsgrundlage zur zivilrechtlichen Unterbringung von psychisch Kranken dienen die Unterbringungsgesetze der einzelnen Bundesländer. Während die meisten Bundesländer hinsichtlich der öffentlich-rechtlichen Unterbringungsvoraussetzungen und das Unterbringungsverfahren über „Hilfen und Schutzmaßnahmen für psychisch Kranke" (PsychKG) geregelt haben, gelten in vier Bundesländern noch Gesetze, die ausschließlich die Unterbringung regeln (Baden-Württemberg, Bayern, Hessen und Saarland). Die unterschiedlichen Regelungen der einzelnen Landesgesetze bestehen

- in den Formulierungen der Unterbringungsvoraussetzungen
- in den Verfahren bei einer sofortigen Unterbringung
- in der Formulierung der Unterbringungsziele.

Gemeinsam ist allen Gesetzen dass eine Zwangsunterbringung, also die Unterbringung gegen den Willen des Betroffenen nur zur Abwendung von Selbst- und Fremdgefährdung zulässig ist (☞ Tab. 4.13).

Gegen einen Unterbringungsbeschluss hat der Betroffene ein Beschwerderecht. In einigen Bundesländern gibt es dazu auch Informationsbroschüren, die dann beim Sozial- und Gesundheitsministerium des jeweiligen Bundeslandes oder bei den örtlichen Sozialpsychiatrischen Diensten vorliegen.

Fixierung

„Die Würde des Menschen ist unantastbar. Sie zu achten und zu schützen ist Verpflichtung aller staatlicher Gewalt." Artikel 1, Absatz 1 des Grundgesetzes für die Bundesrepublik Deutschland

In krisenhaften Zuspitzungen lässt es sich manchmal mit unseren derzeitigen Möglichkeiten nicht vermeiden, einen Menschen zu fixieren. Gerade deshalb müssen sich Pflegende darüber bewusst sein, was eine Fixierung für den einzelnen Betroffenen bedeutet und ihr ganzes fachliches Wissen einsetzen, um den Ablauf soweit als möglich human zu gestalten.

Als Fixierung wird jede Maßnahme bezeichnet, welche die körperliche Bewegungsfreiheit eines betroffenen Menschen einschränkt und entzieht. Sie ist nur dann zulässig, wenn der Betroffene einwilligt, Gefahr im Verzug ist oder wenn sie nach einer richterlichen Prüfung vom Vormundschaftsgericht genehmigt wurde.

Die Fixierung stellt eine Verletzung des Artikels 11 des Grundgesetzes dar, deshalb muss diese die Freiheit beschränkende Maßnahme sorgfältig gehandhabt und dokumentiert werden.

Folgendes ist zu berücksichtigen:

- Gründe für die Fixierung des Patienten, z.B. akute Eigen- und Fremdgefährdung, Notwehr und Notstand
- Ziel ist der Schutz des Patienten vor sich selbst oder der Schutz anderer vor dem Patienten
- Entscheidung und schriftliche Anweisung liegt außer „bei Gefahr im Verzug" (wo sie nachträglich eingeholt werden muss) beim Arzt und hat nach Vorschrift zu erfolgen
- Durchführung ist üblicherweise nach einem Standard mit klaren Strukturen und Anweisungen geregelt
- Überwachung und Kontrolle eines fixierten Patienten ist sicherzustellen und der Verfassung des Patienten anzupassen

Bundesland	Gesetzesgrundlage
Baden-Württemberg	Gesetz über die Unterbringung psychisch Kranker (Unterbringungsgesetz) Gericht entscheidet
Bayern	Unterbringungsgesetz (Gesetz über die Unterbringung psychisch Kranker und deren Betreuung) Gericht entscheidet
Berlin	Gesetz für psychisch Kranke Gericht entscheidet
Brandenburg	Brandenburgisches Psychisch-Kranken-Gesetz (Gesetz über Hilfen und Schutzmaßnahmen sowie über den Vollzug gerichtlich angeordneter Unterbringung für psychisch Kranke) Gericht entscheidet
Bremen	Gesetz über Hilfen und Schutzmaßnahmen bei psychischen Krankheiten Gericht entscheidet
Hamburg	Hamburger Gesetz über Hilfen und Schutzmaßnahmen bei psychisch Kranken Gericht entscheidet
Hessen	Freiheitsentziehungsgesetz oder Gesetz über die Entziehung der Freiheit geisteskranker, geistesschwacher, rauschgift- oder alkoholsüchtiger Personen Gericht entscheidet
Mecklenburg-Vorpommern	Gesetz über Hilfen und Schutzmaßnahmen für psychisch Kranke Amtsgericht entscheidet
Niedersachsen	Niedersächsisches Gesetz über Hilfen und Schutzmaßnahmen für psychisch Kranke Gericht entscheidet
Nordrhein-Westfalen	Gesetz über Hilfen und Schutzmaßnahmen bei psychischen Krankheiten Amtsgericht entscheidet
Rheinland-Pfalz	Landesgesetz für psychisch kranke Personen Gericht entscheidet
Saarland	Gesetz über die Unterbringung psychisch Kranker (Unterbringungsgesetz) Gericht entscheidet
Sachsen	Sächsisches Gesetz über die Hilfen und die Unterbringung bei psychischen Krankheiten Gericht entscheidet
Sachsen-Anhalt	Gesetz über Hilfen für psychisch Kranke und Schutzmaßnahmen des Landes Sachsen-Anhalt Gericht entscheidet
Schleswig	Gesetz für psychisch Kranke Amtsgericht entscheidet
Thüringen	Thüringer Gesetz zur Hilfe und Unterbringung psychisch Kranker Gericht entscheidet

Tab. 4.13: Unterbringungsrechte in den einzelnen Bundesländern.[35]

[35] Weber, Martina: Gesetzes- und Staatsbürgerkunde für das Krankenpflegepersonal – eine kurze Examensvorbereitung in Frage und Antwort. Brigitte Kunz Verlag Hagen, 2000

- Dokumentation: Grund, Dauer und Umfang der Fixierung, Verhalten des Patienten, z. B. auch Ausfüllen eines Überwachungsbogens und Gabe von angeordneten Medikamenten.

Die Aufarbeitung der vorangegangenen Situation und der Fixierung selbst, erfolgt im Gespräch mit dem Patienten, sobald dessen Zustand dies ermöglicht. Sofern Mitpatienten betroffen waren, soll das Ereignis in einem geeigneten Rahmen (z. B. Morgenrunde) thematisiert und bearbeitet werden.

Die Reflexion und Aufarbeitung der Situation sollte im Team möglichst zeitnah, ggf. auch in der Supervision erfolgen.

Standards zu Fixierungssituationen sind ein Hilfsinstrument, wie eine solche Maßnahme für beide Seiten sowohl für den Patienten als auch für die Professionellen möglichst fachgerecht und schonend ausgeführt werden kann. Als Anregung um einen entsprechend angepassten Standard in einer Einrichtung festzulegen, können die Ausführungen von Schädle-Deininger und Villinger[36] und Holnburger[37] dienen.

Deeskalationsstrategien und das Wissen um krisenhafte Zuspitzungen sowie Kenntnisse über den Umgang mit Aggressionen und Gewalt helfen dabei, Fixierungen zu vermeiden oder auch mit, dass sie in einer menschlichen Weise ablaufen (☞ 3.5.8).

Hilfe und Behandlung wider Willen

„So eigensinnig widersprechend ist der Mensch: zu seinem Vorteil will er keine Nötigung, zu seinem Schaden leidet er jeden Zwang.“ (Johann Wolfgang von Goethe)

Finzen und Haug[38] zitieren Daniel Hell und schreiben „Zwangsmaßnahmen sind für die stationäre psychiatrische Behandlung zwar nicht charakteristisch. Aber sie sind für die Betroffenen – die 'Opfer‘ wie die 'Täter‘ – so belastend, daß sie immer wieder eine vertiefte Auseinandersetzung über Sinn und Widersinn nötig machen.“

In der Öffentlichkeit ist die Auseinandersetzung mit psychiatrischem Handeln vor allem im Zusammenhang mit Zwangsunterbringungen, geschlossenen Stationen und der Verabreichung von Psychopharmaka gegen den Willen des Betroffenen zentraler Angriffspunkt. Dabei wird häufig außer Acht gelassen, dass gerade die Gesellschaft den Auftrag an die psychiatrischen Institutionen delegiert, störende und psychisch auffällige Menschen in irgendeiner Form zu behandeln und wieder anzupassen. Damit ist die Psychiatrie eine Institution zwischen Gewalt und Hilfe, auch wenn die gravierenden Einschränkungen nur für einen geringen Teil der Betroffenen gelten.

In Folge bedeutet dies auch, dass die in der Psychiatrie Tätigen sozusagen Gewalt im staatlichen Auftrag ausüben, um die Allgemeinheit zu schützen, da es sich oft um eine unmittelbar abzuwendende Gefahr, sei es selbst- oder fremdgefährdend, handelt.

Es gibt wenig Auseinandersetzung mit der oder über eine Zwangsbehandlung Das begründet sich darin, dass sie im Alltagshandeln der Psychiatrie nicht die Regel ist. Die Frage nach einer fachlichen Diskussion und Auseinandersetzung zwischen persönlichen Rechten und der freien Willensentscheidung aufgrund einer gravierenden psychischen Erkrankung ist vor allem dann zu beantworten, wenn die Gefahr besteht, das Leben aufs Spiel zu setzen.

Das bedeutet, dass es Kriterien bedarf eine Entscheidung der Behandlung gegen den Willen zu treffen. Beispielsweise, dass eine behandlungsbedürftige Krankheit vorliegen muss, diagnostiziert ist und die Chance besteht, dass sie erfolgreich zu behandeln ist. Außerdem muss feststehen, dass wegen der psychischen Erkrankung die Urteilsfähigkeit eingeschränkt oder aufgehoben ist.

Die in diesem Kapitel ausgeführten Gesichtspunkte dürfen nicht nur unter rechtlichen Bestimmungen betrachtet werden, sondern müssen auch durch ethische Gesichtspunkte (☞ 2.2) erweitert und reflektiert werden.

Literaturtipps

Abraham, A.: Ohne Moos nichts los. Geld und Schulden bei psychischen Erkrankungen. Psychiatrie Verlag Bonn, 2002

Aktion Psychisch Kranke e.V. (Hrsg.): 25 Jahre Psychiatrie-Enquete, Band I und Band II. Psychiatrie Verlag Bonn 2001

[36] Schädle-Deininger, Hilde; Villinger, Ulrike: Praktische Psychiatrische Pflege – Arbeitshilfe für den Alltag. Psychiatrie Verlag Bonn, 1996, Seite 284 ff.

[37] Holnburger, Martin: Pflegestandards in der Psychiatrie. Urban & Fischer Verlag München, 1999, Seite 111 ff.

[38] Finzen, Asmus; Haug, Hans-Joachim; Beck, Adrienne; Lüthy, Daniela: Hilfe wider Willen – Zwangsmedikation im psychiatrischen Alltag. Psychiatrie Verlag Bonn, 1993

Becker, T.: Gemeindepsychiatrie – Entwicklungsstand in England und Implikationen für Deutschland. Thieme Verlag Stuttgart, 1998

Bock, T.; Weigand, H.: Hand-werks-buch Psychiatrie. Psychiatrie Verlag Bonn, 1998

Brill, K.: Psychisch Kranke im Recht – Ein Wegweiser. Psychiatrie Verlag Bonn, 1998

Bundesministerium für Gesundheit: Pflegegesetz – Textausgabe. Deutsche Vertriebsgesellschaft Meckenheim, 1999

Dietz, A.; Pörksen, N.; Völzke, W. (Hrsg.): Behandlungsvereinbarungen – vertrauensbildende Maßnahmen in der Akutpsychiatrie. Psychiatrie Verlag, 1998

Dörner, K.; Plog, U.: Irren ist menschlich. Psychiatrie Verlag Bonn, 1996

Eichenbrenner, I.: Der Praktikant, die Wölfin und das Amt. Psychiatrie Verlag Bonn, 1999

Gromann, P.: Integrierte Behandlungs- und Rehaplanung – Ein Handbuch zur Umsetzung des IBRP. Psychiatrie Verlag Bonn 2001

Finzen, A.: Die Tagesklinik – Psychiatrie als Lebensschule, Piper Verlag München, 1977

Finzen, A.; Haug, H.; Beck, A.; Lüthy, D.: Hilfe wider Willen – Zwangsmedikation im psychiatrischen Alltag. Psychiatrie Verlag Bonn, 1993

Grundgesetz (Stand vom Oktober 2001). Beck Texte, Deutscher Taschenbuch Verlag München, 2001

Höfert, R.: Pflegethema: Spannungsfeld Recht. Thieme Verlag Stuttgart, 1998

Knuf, A.; Gartelmann, A. (Hrsg.): Bevor die Stimmen wiederkommen – Vorsorge und Selbsthilfe bei psychischen Krisen. Psychiatrie Verlag Bonn, 1997

König, K.: Arbeitsstörungen und Persönlichkeit, Psychiatrie Verlag Bonn, 1998

Konrad, M.; Schmidt-Michel, P. (Hrsg.): Die zweite Familie – Psychiatrische Familienpflege – Geschichte, Praxis, Forschung. Psychiatrie Verlag Bonn, 1993

Rahn, E.; Mahnkopf, A.: Lehrbuch Psychiatrie für Studium und Beruf. Psychiatrie Verlag Bonn, 1999

Scheele, N.: RSS-Ratgeber Pflegerecht – Profi-Tips für Pflegebedürftige, pflegende Angehörige und Pflegedienste. Verlag R.S. Schulz Starnberg, 1999

Schell, W.: Ratgeber für die Pflegenden – Betreuungsrecht & Unterbringungsrecht, Brigitte Kunz Verlag Hagen, 2001

Sozialgesetzbuch Bücher I–XII, 32. A. Beck-Texte, Deutscher Taschenbuchverlag München, 2005

Stoffels, H.; Kruse, G.: Der psychiatrische Hausbesuch – Hilfe oder Überfall. Psychiatrie Verlag Bonn, 1998

Tollgreve, C.: Bewegung in der Psychiatrie? DGSP-Schriftenreihe im Psychiatrie Verlag Rehburg-Loccum 1984

Wienberg, G. (Hrsg.): Bevor es zu spät ist ... Außerstationäre Standards, Krisenintervention und Modelle Notfallpsychiatrie. Psychiatrie Verlag Bonn, 1993

5 Pflege und Medizinische Disziplin

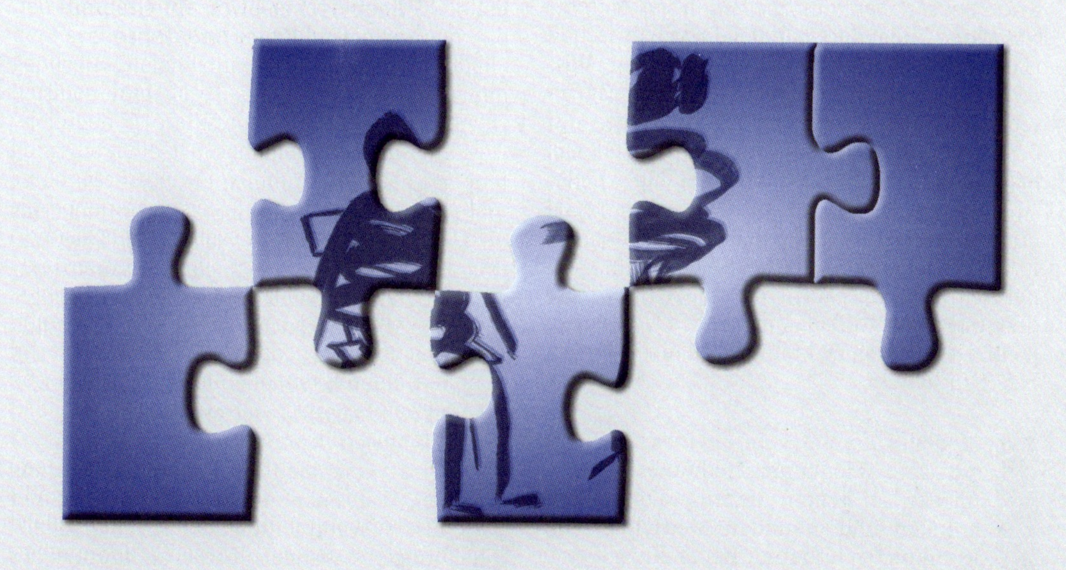

5 Pflege und Medizinische Disziplin

„Wer einem Kranken seine Ratschläge gibt, erwirbt sich ein Gefühl von Überlegenheit über ihn, sei es, dass sie angenommen oder dass sie verworfen werden. Deshalb hassen reizbare und stolze Kranke die Ratgeber noch mehr als ihre Krankheit.“ (Friedrich Nietzsche)

Im Umgang mit Menschen die an einer psychiatrischen Erkrankung leiden, steht das subjektive Krankheitserleben des Einzelnen im Vordergrund und bildet die Grundlage psychiatrischen Handelns. Gleichzeitig ist es notwendig, Wissen um die vielfältige Verwobenheit von psychischen Störungen und ihre Auswirkungen auf den Lebensalltag von Betroffenen zu haben. Psychische Krankheit wird in vielfältiger Weise sichtbar und zeigt sich z. B. in gestörten Beziehungen, verzerrten Wahrnehmungen, Ängsten, Erleben von Anderssein, Gefühllosigkeit, Traurigkeit, Wut, Gespannt- oder Getrieben-Sein oder trotz aller Anstrengungen, das Geschehen nicht beeinflussen zu können und hilflos ausgeliefert zu sein.

Medizin: kommt vom lateinischen Wort medicina „Heilkunst, Heilmittel, Arznei“ (mederi = heilen, helfen), Lehre vom kranken und gesunden Menschen, von Krankheiten und ihrer Behandlung.
Pflege: Fürsorge, Sorge, Betreuung, Schutz, Hut, Obhut, Umhegung, Wartung, Versorgung, aber auch Erhaltung und Bewahrung.

Pflegerisches Handeln in der Psychiatrie kann in der Regel auch ohne tief greifendes medizinisches Wissen auskommen. Viele Themen lassen sich vor diesem Hintergrund jedoch schneller einordnen. Die fachliche Nutzung der medizinischen Erkenntnisse und anderer Wissenschaften hat nicht die Unterordnung unter ein bestimmtes Fachgebiet zur Folge. Abgrenzung und die gleichzeitige Betonung des Gemeinsamen fördern die Zusammenarbeit, Kooperation und Koordination, wie sie sinnvoll ist und in einer integrierten (psychiatrischen) Versorgung angestrebt wird.
Die Definitionen zeigen, dass sich Pflege und Medizin ergänzen können, da sie aus unterschiedlichen Sichtweisen den Kranken und Hilfebedürftigen betrachten, differenzierte vielfältige Angebote machen können und ihre spezifischen Zugangswege zum Patienten haben.
Pflegerisches Handeln wird in unterschiedlichen Ansätzen und einzelnen Punkten dieses Kapitels aufgegriffen und exemplarisch behandelt. Viele Aspekte lassen sich auf die anderen Kapitel teilweise oder ganz übertragen und somit den pflegerischen Blickwinkel vervollständigen.

5.1 Pflegerischer Blick auf Gesundheits- und Krankheitslehre

„Es ist normal, verschieden zu sein.“ (Richard von Weizsäcker)

Psychiatrie: (griech. Psyche = Seele, iatreia = Behandlung), Fachgebiet, das sich mit Vorsorge, Diagnostik, Therapie, Rehabilitation und Nachsorge von mentalen, emotionalen und verhaltensbezogenen Erkrankungen in ihrer Gesamtheit (des Denkens, Wollens und Fühlens) des einzelnen betroffenen Menschen beschäftigt und auseinandersetzt.
Psychisch krank: „Seelische Krankheit wird verstanden als krankhafte Störung der Wahrnehmung, des Verhaltens, der Erlebnisverarbeitung, der sozialen Beziehungen und der Körperfunktionen. Es gehört zum Wesen dieser Störungen, dass sie der willentlichen Steuerung durch den Patienten nicht mehr zugänglich sind. Auch Beziehungsstörungen können Ausdruck von Krankheit sein.“[1]

Psychiatrie und **Psychotherapie** sind eng miteinander verknüpft und inzwischen in vielen Einrichtungen integraler Bestandteil bzw. Teil des therapeutischen Angebots und der Reflexion des Alltagsgeschehens
Kinder- und Jugendpsychiatrie und -psychotherapie (☞ 8) ist ein eigenes Teilgebiet der Medizin im Schnittpunkt zwischen *Psychiatrie*, *Kinderheilkunde*, *Entwicklungspsychologie* und der Kinder- und Jugendhilfe
Psychosomatik befasst sich mit Krankheiten,

[1] Definition nach den „Psychotherapierichtlinien des Bundesausschusses der Ärzte und Krankenkassen“

die körperliche Symptome und Veränderungen hervorrufen, aber seelisch (mit-)bedingt sind. Zentrale Behandlungsmethode ist die *Psychotherapie.* Psychosomatik ist heute ein von der Psychiatrie getrenntes Gebiet, obwohl es Überschneidungen gibt

Grundlage der genannten Gebiete ist die **Psychologie,** die Lehre vom (normalen) Erleben und Verhalten des Menschen. Ein Teilgebiet der *angewandten Psychologie* ist die **klinische Psychologie.** Sie befasst sich unter anderem mit der *Persönlichkeitsdiagnostik* (psychologische Tests), mit der *psychologischen Beratung* von Menschen in Krisensituationen (z. B. Eheberatung oder Drogenberatung) und der Behandlung von psychischen Störungen und Krankheiten.

Zentrale Begriffe

Zahlreiche Aufgaben haben auch in der Psychiatrie zur Spezialisierung geführt:

- **Gerontopsychiatrie** *(Alterspsychiatrie)* stellt den alten Menschen mit psychiatrischen Störungen in den Mittelpunkt und ist zu einem *Schwerpunkt* innerhalb der Psychiatrie geworden.
- **Sozialpsychiatrie** beschäftigt sich mit den gesellschaftlichen und familiären Entstehungsbedingungen und Behandlungsmöglichkeiten psychiatrischer Krankheiten. Sie untersucht z. B. die Bedeutung von zwischenmenschlichen Beziehungen, Arbeits- und Wohnverhältnissen für den Kranken und ist damit Bestandteil der psychiatrischen Versorgung. Im Allgemeinen wird damit auch eine Haltung verbunden, die den psychisch Kranken und politische Dimensionen einbeziehen.
- **Forensische Psychiatrie** befasst sich mit rechtlichen Fragen der Psychiatrie und mit Betreuung psychiatrisch kranker Straftäter.

Psychoanalyse ist die von Freud (1856 bis 1939) und Breuer (1842 bis 1925) gegründete Therapie psychischer Erkrankungen, die Freud theoretisch tiefenpsychologisch weiter entwickelte zu systematischen Untersuchungsmethoden zum System Psychotherapie, das auf dem dynamischen Unterbewussten konzeptionell beruht.

Psychotherapie beinhaltet Therapieverfahren, die auf der erweiterten Theorie der Psychoanalyse beruhen und sich in drei wesentliche Stränge teilen: tiefenpsychologische Therapie, unterschiedliche Ansätze der Verhaltenstherapie und humanistische Psychotherapie.

Compliance ist die Bereitschaft eines Betroffenen sich auf professionelle Hilfe einzulassen und ein Arbeitsbündnis einzugehen, ein Nichtzustandekommen der gemeinsamen – von Professionellen als sinnvoll angesehenen – Zusammenarbeit wird als **Non-Compliance** bezeichnet.

Psychopharmakotherapie (Pharmakopsychiatrie) bezeichnet die medikamentöse Behandlung psychiatrischer Krankheiten.

Allgemeine Aspekte

Körper und Psyche beeinflussen sich wechselseitig. Körperliche Krankheiten führen auch zu seelischen Störungen und umgekehrt. In allen Fachgebieten der Medizin sollen sich Pflegende und andere Berufsgruppen stets um einen ganzheitlichen oder umfassenden Blick bemühen und psychosomatische Aspekte beachten.

„Psychische Erkrankungen" stehen zum heutigen Zeitpunkt an vierter Stelle in der Häufigkeitsverteilung von Krankheiten. Allein für das Bundesland Hessen wird ein bemerkenswerter Anstieg von 8 % am Gesamtkrankenstand, sowie eine Zunahme von 50 % bei Arbeitsunfähigkeit auf Grund psychischer Störung konstatiert (Hessisches Sozialministerium, Pressemeldung vom 13.08.2002).

Psychische Krankheiten liegen auf Rang vier der direkten Krankheitskosten (vgl. BKK Bundesverband, 1999). Ca. 80 % der direkten Kosten psychischer Krankheiten gehen zu Lasten der Krankenhausbehandlung (vgl. Gesundheitsbericht, 1998). Sie tragen ca. 10 % an den gesamten Krankenhauskosten (geschätzt). Sie belegen Rang 6 (Tendenz steigend) bei Arbeitsunfähigkeitstagen infolge psychischer Krankheiten (vgl. BKK Bundesverband, 1999), Rang zwei (mit 13,5 %) bei den Behandlungstagen im Krankenhaus und stehen als vorzeitiger Berentungsgrund bei Männern auf dem 3. Platz (Quelle IGES Berlin, 2002).[2]

[2] IGES, Institut für Gesundheits- und Sozialforschung GmbH; http://www.iges.de/(Zugriff am 08.11.2003)

5.2 Psychiatrische Krankheitsbilder und pflegerische Krankenbeobachtung

„Es wird dahin kommen, dass man auch auf dem Gebiet der Krankheiten und Gesundheiten die Relativität entdeckt und wahrnimmt, dass die Krankheiten von heute die Gesundheiten von morgen sein können und dass nicht immer das Gesundbleiben das untrüglichste Symptom von Gesundheit ist.“ (Hermann Hesse)

Psychopathologie: Wissenschaft von der Erklärung und Klassifikation psychischer Störungen und Erkrankungen und deren Verläufe und Erscheinungsformen.
Lehre, die sich damit beschäftigt, wie der Mensch sich selbst und seine Umwelt krankhaft erleben kann und wie er sich ihr gegenüber gestört verhält. Begriffe zur Beschreibung psychischer Auffälligkeiten sind damit verbunden.
Psychopathologischer Befund: Ergebnisse aus Gesprächen, Beobachtungen, auch Untersuchungen und psychologischen Tests, die zu einer (vorläufigen) Diagnose bei psychiatrischen Erkrankungen führen.

Eine psychische Erkrankung ist für alle Beteiligten ein gravierender Einschnitt, sowohl für den Betroffenen selbst als auch für seine Angehörigen und das Umfeld. Oft sind im Vorfeld der Erkrankung viele Missverständnisse, Kommunikationsstörungen, Kränkungen, Ablehnungen und/oder auch Gewaltsituationen oder gar eine Zwangseinweisung im Vordergrund gestanden, die ein selbstverständliches und unbelastetes Zusammensein oder Zusammenleben und ein Anknüpfen an Vergangenem erschweren. Dazu kommt, dass während der (stationären oder teilstationären) Behandlung diese Vorkommnisse kaum oder nicht bearbeitet wurden.

Der psychiatrische Krankheitsbegriff

„Krankheiten, insbesondere langwierige, sind Lehrjahre der Lebenskunst und der Gemütsbildung. Man muss sie durch tägliche Bemerkungen zu benutzen suchen.“ (Novalis)

Jeder Mensch kann psychisch erkranken.
„Psychiatrische Symptome zu entwickeln ist der Versuch des Betroffenen, sich vor einer unerträglichen Situation zu schützen. Damit haben Symptome die Funktion, den psychisch kranken Menschen zu entlasten, ihn von der Verantwortung freizusprechen, ihm Rückzug zu ermöglichen oder ihn tabuisierte Wünsche aussprechen zu lassen. Art und Inhalt der Symptome haben folglich eine Bedeutung, die sich nur unter Berücksichtigung des Lebenszusammenhangs und der Persönlichkeit des Betroffenen verstehen lassen“. (H. Schädle-Deininger und U. Villinger)[3]

Der Krankheitsbegriff in der Psychiatrie ist von vielen Aspekten abhängig und deshalb auch problematisch zu betrachten. Er ist z. B. von kultureller Herkunft, Traditionen und Werten, vom (gelebten) Menschenbild, von der Bewertung von Krankheit und Gesundheit geprägt und lässt sich nur auf dieser Grundlage betrachten. Die Übergänge von psychischer Gesundheit zu psychischer Krankheit sind fließend.
Die multifaktorielle Bedingtheit psychischer Erkrankungen wird heute von keiner wissenschaftlichen Richtung mehr bestritten. Die Gewichtung der einzelnen Aspekte wie Genetik, Umfeldfaktoren, aktuelle Ereignisse, psychosoziale Entwicklung usw. ist verschieden. Im Allgemeinen herrscht Einigkeit darüber, dass mehrere Faktoren zusammentreffen müssen, bevor sich eine psychische Erkrankung bei einem Menschen entwickelt. Das Vulnerabilitäts-Stress-Modell ist am gebräuchlichsten. Es geht davon aus, dass (meist bereits vor der psychischen Erkrankung) eine Überempfindlichkeit und hohe Verletzlichkeit vorliegt, dass Stress zu erhöhter nervöser Erregbarkeit schon bei banalen Ereignissen führt und eine übergroße Offenheit für alle Art von Außenreizen die Ablenkbarkeit und Konzentration beeinflusst.
Da nur wenige psychisch kranke Menschen Kontakt zu den allgemeinen gesundheitlichen pflegerischen und/oder sozialen Diensten wegen ihrer Krankheitsprobleme aufnehmen, ist es notwendig, das eigene Krankheits- und Ge-

[3] Schädle-Deininger, Hilde, Villinger, Ulrike: Praktische psychiatrische Pflege. Psychiatrie Verlag Bonn, 1996, Seite 34

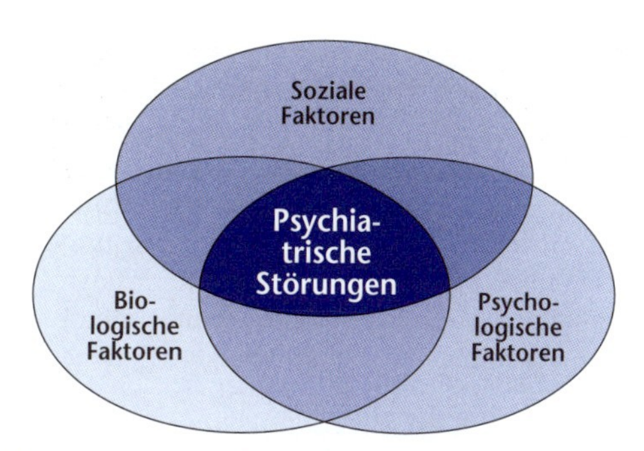

Abb. 5.1: Zusammenspiel verschiedener Faktoren, die zu einer psychischen Störung führen.

sundheitsverständnis zu überprüfen. Meist sind es medizinische oder soziale Folgeerscheinungen, die häufig Angehörige oder das Umfeld veranlassen Hilfe zu suchen.
Die Auffassung über die Entstehung von psychischer Erkrankung und das zu Grunde liegende Krankheitsmodell bestimmen die Art der Hilfe und Pflege, die dem Einzelnen und seinem Umfeld angeboten werden.
„Das pflegerische Modell betrachtet in erster Linie, wie ein Mensch mit seinen Gesundheitsproblemen umgeht, welche Ressourcen er trotz Krankheit zur Verfügung hat und wie er sie einsetzen kann, um seine Bedürfnisse zu befriedigen. Es klärt, welche Reaktionen eines Patienten auf Ereignisse und Stress ihm nützen oder schaden, wo seine Empfindlichkeiten liegen und trägt dazu bei, dass der Betroffene lernt, sie in sein Leben zu integrieren. Das Modell berücksichtigt den einzelnen Menschen, seine Biographie und seine Umgebung.“[4]

Ursachen psychiatrischer Erkrankungen

Psychiatrie und Psychotherapie sind Fachgebiete unterschiedlichster Schulen. Im Vergleich zu anderen medizinischen Disziplinen gibt es weniger wissenschaftlich gesicherte Erkenntnisse. Dies hat zur Folge, dass gleiche Krankheiten unterschiedliche Namen tragen. Gleiche Namen bezeichnen je nach Schule unterschiedliche Krankheiten und je nach persönlicher Einstellung werden verschiedenste Therapien befürwortet.
Die Frage, warum Menschen psychisch erkranken, ist letztlich weiterhin offen. Es gibt verschiedene Ansätze, die das Entstehen psychischer Erkrankung jedoch nicht alleine erklären können:

- **Biologisches Modell:** Psychiatrische Krankheiten sind durch Veränderungen der Nervenzellen oder der Neurotransmitterübertragung bedingt, also organische Gehirnkrankheiten.
- **Psychoanalytisches Modell:** Psychiatrische Erkrankungen sind zum großen Teil aus unbewältigten frühkindlichen Erlebnissen und Konflikten erklärbar
- **Verschiedene psychologische Modelle:** Traumatische Ereignisse (oft während der Kindheit) werden für ursächlich gehalten.
- **Lerntheoretisches Modell:** Psychiatrische Erkrankung wird als falsch erlerntes Verhalten angesehen.
- **Gesellschaftskritisches Modell:** Psychiatrische Erkrankungen entstehen als Folge gesellschaftlicher Bedingungen, die für den Einzelnen unerträglich sind.

Spezifische psychiatrische Phänomene und Krankheitssymptome aus pflegerischer Sicht

Psychische Krankheiten verändern das Empfinden, Erleben oder Verhalten eines Menschen. Im Gegensatz zu somatischen Krankheiten gehen sie in der Regel nicht oder nicht nur mit körperlichen Symptomen, auffälligen Laborwerten oder krankhaften Befunden bei Bildgebenden Verfahren einher. Dementsprechend stützt sich die Diagnose bei psychiatrischen Erkrankungen vor allem auf Gespräche, Beobachtungen und Informationen des unmittelbaren Umfelds.
Beurteilt werden vor allem **Konzentration, Denken, Bewusstsein, Orientierung, Aufmerksamkeit und das Gedächtnis.** Störungen zeigen sich häufig in der Wahrnehmung, im Ich-Erleben, im Kontakt zur Umgebung und Bezugspersonen, in der Stimmung, in Emotionen, in der Sinngebung, im Antrieb, in der Tagesform und in der Psychomotorik.
Dabei ist auch herauszufinden, ob sich der Patient krank fühlt **(Krankheitsgefühl),** ob er seine Störungen als Krankheit verstehen und einordnen kann **(Krankheitseinsicht)** und wie er zur Behandlung steht. Erfahrungen die er möglicherweise bereits gemacht hat und Vorschläge des Betroffenen werden in diese Überlegungen einbezogen.

[4] Schädle-Deininger/Villinger: a. a. O., Seite 29

Herkömmliche Bezeichnung	**Internationale Klassifikation psychischer Störungen** (International Classification of Diseases, ICD 10, 1991)	**Terminologie Dörner/Plog 1996**
Abhängigkeit, Sucht	Psychische und Verhaltensstörungen durch psychotrope Substanzen	Der sich und Andere versuchende Mensch
Demenz, Organische Psychosen	Organische, einschließlich symptomatischer psychischer Störungen	Der sich und Andere körperkränkende Mensch
Depression	Affektive Störungen (mit der Unterscheidung depressive Episode und rezidivierende depressive Störung)	Der sich und Andere niederschlagende Mensch
Manie	Affektive Störungen (mit der Unterscheidung manische Episode und bipolare affektive Störung	Der sich und Andere aufbrechende Mensch
Schizophrenie, Psychose aus dem schizophrenen Formenkreis	Schizophrenie, schizotype und wahnhafte Störungen	Der sich und Andere fügende Mensch
Neurosen Persönlichkeits-störungen, Psychosomatik	Neurotische-, Belastungs- und somatoforme Störungen Persönlichkeits- und Verhaltensstörungen Verhaltensauffälligkeiten	Der sich und Andere bemühende Mensch

Tab. 5.1: Die wichtigsten Krankheitsbilder der Erwachsenenpsychiatrie und ihre unterschiedliche Benennung, die je nach Schule variieren. In diesem Buch werden die jeweils am gebräuchlichsten Bezeichnungen verwendet.

5.3 Allgemeine psychopathologische Aspekte

Der gegenwärtige Krankheitsbegriff folgt im Wesentlichen diagnostischen Leitlinien, d.h. die **Klassifikation psychischer Erkrankungen** wird anhand von Kriterien als Störungen definiert. Damit wird der Erkenntnis Rechnung getragen, dass psychische Erkrankungen multifaktoriell bedingt sind und unterschiedliche Verläufe haben. Die Vielfalt von psychischen Erkrankungen und deren Symptome lassen sich nicht durch ein einziges Krankheitsmodell erklären.

Erkennen von Bewusstseinsstörungen

Bewusstsein: Gesamtheit aller psychischen Vorgänge (Gedanken, Gefühle, Wahrnehmungen, Erkennen, Erleben) verbunden mit dem Wissen um das eigene „Ich“ und die Subjektivität dieser Vorgänge.

Bewusstseinsstörung oder *Bewusstseinstrübung*: Sammelbezeichnung der Defizite in den Wahrnehmungs-, Denk- und Gedächtnisleistungen, bei der die Umgebung nicht oder nur teilweise wahrgenommen wird.

Bewusstseinsstörungen: Leitsymptom akuter körperlicher Psychosen.

Bewusstseinsstörungen können quantitativ oder qualitativ sein:

- **Quantitative Bewusstseinsstörung, Vigilanzstörung:** Minderung der Wachheit, in leichten Fällen sind Patienten nur schläfrig und benommen. Bei stärkerer Ausprägung schlafen sie, sind aber weckbar.
- **Qualitative Bewusstseinsstörungen:** Produktiv psychotische Symptome wie Halluzinationen, z.B. Alkoholdelir.

Störung der …	Vorkommen bei …	Der Betroffene …	Beobachtung …
… Orientierung zur Person	Wahn, Demenz	Kennt seinen Namen und weitere Angaben zur Person nicht	Der Betroffene reagiert nur noch auf seinen Vornamen und weiß nicht sein Geburtsdatum
… zeitliche Orientierung	Demenz, exogene Psychose	Weiß weder Datum noch Jahreszeit	Der Betroffene kann Wochentage und Jahreszeiten nicht mehr einordnen
… situative Orientierung	Wahn, exogene Psychose, Demenz	Erlebt sich in seiner gewohnten Umgebung als fremd	Der Betroffene glaubt, wenn man sich ihm nähert, dass man ihn bestehlen will
… örtliche Orientierung	Demenz, exogene Psychose	Kann sich an keinem Ort zurechtfinden	Der Betroffene meint er sei bei der Tochter, befindet sich jedoch im Krankenhaus

Tab. 5.2: Grobe Anhaltspunkte bei Orientierungsstörungen.

Erkennen von Orientierungsstörungen

Orientierungsstörung: Beeinträchtigung der Fähigkeit, sich bezüglich Zeit, Ort, Situation und eigener Person zurechtzufinden.
Desorientiertheit: *Aufhebung der Orientierung*, schwerste Form der Orientierungsstörung.

Orientierung ist

- Die sichere Hinwendung zur äußeren Welt in Raum und Zeit
- Die Fähigkeit richtige Angaben zur eigenen Person zu machen, z. B. Name, Geburtsort und Tag, Beruf, Tages- und Jahreszeit
- Sich in unterschiedlichen Situationen adäquat zu verhalten, z. B. emotional zu reagieren, Gesten und Gesprochenes nicht falsch deuten, sich in Gespräche einbringen
- Das Sich-zurecht-finden innerhalb und außerhalb des gewohnten Aufenthaltsortes und in fremden Umgebungen, z. B. nicht verwechseln von Räumlichkeiten, sich nicht verirren.

Orientierungsstörungen werden in unterschiedlichen Schweregraden unterschieden. Sie zeigen sich z. B. in schwindenden Gedächtnisleistungen, zunehmender Unfähigkeit auch einfachen Anweisungen zu folgen, in der verlangsamten Reaktion auf Fragen und der Unfähigkeit zum schlussfolgernden Denken.

Pflegediagnose: Orientierungsstörung
Springer Lexikon Pflege[5]: Mangelhafte Orientierung bezüglich Personen, Ort, Zeit und Lebensumstände über mehr als drei bis sechs Monate, die eine schützende Umgebung erforderlich macht. Kennzeichnende Merkmale sind anhaltende Orientierungslosigkeit in bekannten oder unbekannten Umgebungen, chronische Verwirrtheit, Verlust des Arbeitsplatzes oder sozialer Funktionen, was zu einer Verminderung der Gedächtnisleistung führt, Unfähigkeit einfachen Anweisungen oder Anleitungen zu folgen, Unfähigkeit zum Nachdenken, Konzentrationsschwäche und verlangsamte Reaktionen auf Fragen.

Erkennen von Aufmerksamkeits- und Konzentrationsstörungen

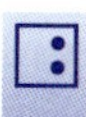

Aufmerksamkeit: Kognitive Funktion, sich konzentriert und längerfristig auf ein spezielles Thema, ein Objekt oder eine Aktivität auszurichten und zu konzentrieren.
Aufmerksamkeitsstörung: Störung der Fähigkeit, sich einem Ausschnitt der Gesamtwahrnehmung oder des Gesamterlebens *zuzuwenden.*

---

[5] Anderson, Kenneth A.; Anderson, Lois E.: Springer Lexikon Pflege. Springer Verlag Berlin Heidelberg, 2000, Seite 664

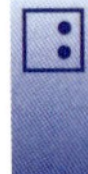

Konzentrationsstörung: Störung der Fähigkeit, über längere Zeit bei einem Ausschnitt der Gesamtwahrnehmung oder des Gesamterlebens zu *verweilen.*

Beim Gesunden besteht die Fähigkeit, die **Aufmerksamkeit** gezielt auszurichten, sich auf Dinge gleichzeitig zu konzentrieren oder andere auszublenden gegeben. Während er den Inhalt eines Vortrages verfolgt und erfasst, lenken ihn der Lärm auf der Straße oder ein andauerndes Klopfen nicht so ab, dass er den roten Faden verliert.

Aufmerksamkeits- und Konzentrationsstörungen zeigen sich darin, dass einem Gespräch nicht mehr Folge geleistet und nicht mehr zugehört wird und dass sich der Betroffene nicht längerfristig mit einer Sache beschäftigen kann. Bei unterschiedlichen Themen in der Kommunikation kann der von Orientierungsstörungen Betroffene seine Gedanken nicht zu Ende bringen. Diese Störungen treten auch bei anderen psychiatrischen Erkrankungen, z.B. bei Depressionen und psychotischem Erleben auf, haben jedoch andere Ursachen.

Pflegediagnose: Aufmerksamkeits-Konzentrationsdefizit

Pflege Lexikon[6]: Unfähigkeit, auf einen Punkt gerichtetes Bewusstsein aufrecht zu erhalten, Hauptkennzeichen sind eine eingeschränkte Fähigkeit, einer Sache länger als z.B. fünf Minuten Aufmerksamkeit zu schenken, eine leichte Ablenkbarkeit durch jegliche Art von Reizen und das Fehlen der Fähigkeit, die Aufmerksamkeit und/oder auf einen Punkt zu lenken, Nebenkennzeichen sind die Unfähigkeit, Reize abzublocken, eine erhöhte Sensibilität gegenüber Reizen, Unruhe, Verwirrtheit, Agitiertheit, Frustration und/oder Wut und Ärger.

Erkennen von Gedächtnisstörungen

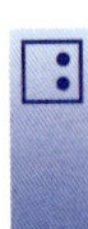

Gedächtnis: Geistige Fähigkeit oder Kompetenz, Informationen, Daten, Gesetzmäßigkeiten und Verhaltensweisen wieder zu erkennen, d.h. sie durch unbewusste assoziative Prozesse zu behalten und sich an sie zu erinnern.

[6] Georg, Jürgen; Frowein, Michael (Hrsg.) Pflege Lexikon. Ullstein Medical Wiesbaden, 1998, Seite 80

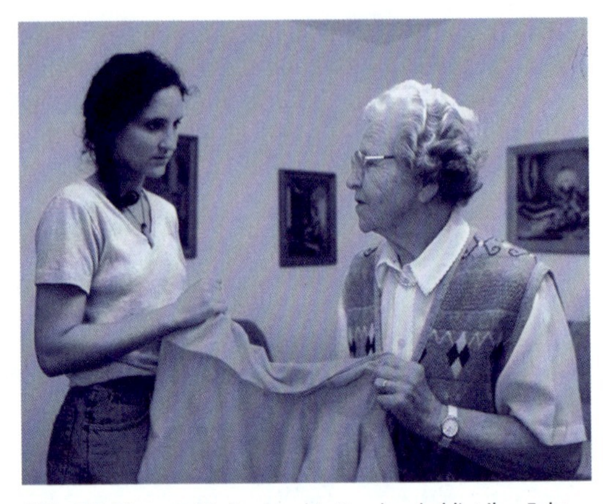

Abb. 5.2: Eine psychisch erkrankte Frau beschuldigt ihre Enkelin, die ihr beim Umziehen helfen möchte, als Kleiderdiebin, da ihre situative Orientierung gestört ist und sie die Hilfestellung verkennt. [K157]

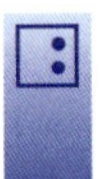

Gedächtnisstörung: Beeinträchtigung der Fähigkeit, sich Wahrnehmungen und Empfindungen zu merken und sich später daran zu erinnern.

Unser Gedächtnis besteht im Wesentlichen aus zwei Komponenten: Der Fähigkeit, Wahrnehmungen und Empfindungen zu speichern **(Merkfähigkeit)** und der Fähigkeit, diese wieder zurückzurufen **(Erinnerung).** Im praktischen Alltag sind diese beiden Komponenten nicht voneinander zu trennen.

Gedächtnisstörungen: Können die Merkfähigkeit, das Kurzzeit- und Langzeitgedächtnis umfassen. Sie betreffen zuerst meist neue Gedächtnisinhalte und erst später ältere. Lang zurückliegende Erinnerungen bleiben am längsten erhalten

Amnesie: Zeitlich oder inhaltlich begrenzte *Gedächtnislücken*, wie sie z.B. bei einer Gehirnerschütterung auftreten

Konfabulationen: Pseudoerinnerungen („scheinbare Erinnerungen"). Der Patient füllt eine Erinnerungslücke mit einem (zufälligen) Einfall aus und verkennt diesen Einfall als echte Erinnerung.

Pflegediagnose: Beeinträchtigte Gedächtnisleistung

Von der NANDA anerkannte Pflegediagnose: Eine beeinträchtigte Gedächtnisleistung beschreibt die Unfähigkeit, sich an bestimmte Gedächtnisinhalte zu erinnern oder bestimmte

Verhaltensweisen abzurufen. Sie kann in Verbindung mit physiologisch-pathologisch oder situativen Faktoren auftreten und vorübergehend oder dauerhaft sein. Kennzeichen sind Beobachtungen oder Berichte über Vergesslichkeit durch andere oder eigene Erfahrungen mit Vergesslichkeit; die Unfähigkeit zu bestimmen, ob eine gewisse Handlung ausgeführt wurde, die Unfähigkeit; neue Verhaltensweisen oder Informationen zu erlernen oder zu behalten; die Unfähigkeit, ein zuvor erlerntes Verhalten auszuführen; die Unfähigkeit, sich an Faktenwissen zu erinnern; die Unfähigkeit, sich jüngste oder vergangene Ereignisse ins Gedächtnis zu rufen; zu vergessen, eine Verhaltensweise zu einem festgelegten Zeitpunkt auszuführen.[7]

Erkennen von Denkstörungen

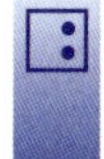

Denken: Zielgerichteter Prozess zur Verarbeitung und Verwertung von Informationen; (abstraktes) Denken ist durch Anpassungsfähigkeit, Flexibilität und durch

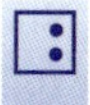

den Gebrauch von Verallgemeinerungen und Konzepten gekennzeichnet, sowie der Fähigkeit zur Problemlösung.

Denkstörungen: Störungen in der Verarbeitung und Verwertung von Informationen, die in zwei Bereiche unterteilt werden:

- **Formale Denkstörungen** mit Störungen des *Gedankenganges*
- **Inhaltliche Denkstörungen** mit krankhaftem *Gedankeninhalt.*

Formale Denkstörungen sind Störungen in den Denkprozessen, die möglicherweise

- Die Geschwindigkeit des Denkens verändern, z. B. verlangsamtes, beschleunigtes oder gehemmtes Denken
- Den Ablauf des Denkens verändern, z. B. umständliches oder eingeengtes oder an den Gedanken hängen gebliebenes Denken
- Die logische Struktur des Denkens beeinträchtigen, z. B. Denkzerfahrenheit, Ideenflucht, zusammenhangloses Denken
- Wortneubildungen (Verbindung von nicht logischen und nicht zusammengehörenden Begriffen) und Begriffszerfall (Verlust der

[7] Georg, Jürgen; Frowein, Michael (Hrsg.): a. a. O., Seite 318

Störung ...	Auftreten bei ...	Beobachtungen
... in der Denkgeschwindigkeit (verlangsamt, beschleunigt, gehemmt)	... depressiven Erkrankungen – Verlangsamung und Hemmung	Der Betroffene klagt darüber, dass er nicht denken kann, dass sich die Gedanken im Kreis drehen, dass er im Kopf leer sei
	... bei Manie – Beschleunigung	Der Betroffene redet ununterbrochen, redet schneller als er denkt
... im Denkablauf (umständlich, eingeengt)	... bei exogenen Psychosen und bei Minderbegabung umständlich	Der Betroffene kommt vom Hundertsten ins Tausendste über Umwege und bleibt an jeder Kleinigkeit hängen
	... bei exogenen Psychosen eingeengt	Der Betroffene ist auf ein Thema fixiert und lässt sich kaum ablenken
... im logischen Denken (zerfahren, ideenflüchtig, zusammenhanglos)	... bei schizophrenen Psychosen	Der Betroffene teilt sich mit, dies ist jedoch für den Außenstehenden oft nicht verständlich, erscheint als „Wortsalat"
	... bei Manie (zerfahren)	Der Betroffene hat zu viel im Kopf und kann sich schlecht konzentrieren, die Gedanken überschlagen sich

Tab. 5.3: Beispiele zu den drei wichtigsten Bereichen formaler Denkstörungen.

genauen Abgrenzung gegenüber anderen Begriffen) hervorrufen
- Gedankenabreißen (plötzliches Abbrechen eines zunächst flüssigen Gedankenganges).

Inhaltliche Denkstörungen können auch als Urteilsstörung der Realität oder Störung der Themen beim Denken verstanden werden, z. B. Wahnvorstellungen, überwertige Ideen, Zwangsvorstellung und Zwangsgedanken. Formale und inhaltliche Denkstörungen kommen häufig bei schizophrenen Erkrankungen vor, aber auch Depressionen, Intoxikationen, organischen Psychosen und Bewusstseinsstörungen.

Pflegediagnose: Veränderte Denkprozesse
Beschreibt den Zustand eines kranken Menschen, bei dem kognitive Abläufe und Wahrnehmungen gestört sind. Kennzeichnende Merkmale sind eine ungenaue Interpretation der Umwelt, kognitive Störungen (beeinträchtigte Fähigkeit, Gedanken nachzuvollziehen, Probleme zu lösen, rational zu denken, abstrakt und begrifflich zu denken), Ablenkbarkeit, Gedächtnisprobleme, Ich-Bezogenheit und erhöhte oder verminderte Wachsamkeit.

Wahn als Störung des Denkinhalts
Ein Wahn ist gekennzeichnet durch unverrückbare Überzeugungen und wird als anhaltender Irrglauben oder Selbsttäuschung bezeichnet; er ist nicht korrigierbar, auch wenn es entsprechende gegenteilige Beweise gibt. Die wahnhafte Überzeugung erlebt der Betroffene mit einer subjektiven Gewissheit, welche die Gewissheit normaler Überzeugungen übertrifft. Wahnhafte Veränderungen des Denkens treten bei den unterschiedlichsten psychischen Störungen auf: bei schizophren Erkrankungen, bei Depressionen und Manien, bei exogenen Psychosen, aber auch als isoliertes Wahngeschehen.
Wahnthemen *(Wahninhalte)* werden kulturell und sozial beeinflusst.

Häufig auftretende Wahnformen
- **Beziehungswahn:** Dinge und Ereignisse werden auf die eigene Person bezogen, oft nach objektivem Urteil belanglose Angelegenheiten, meist mit dem Gefühl des Beeinträchtigtseins oder der Befürchtung des Beeinträchtigtwerdens, z. B. hört der Betroffene die Nachbarn im Garten reden und bezieht die Bemerkungen auf sich (Vorkommen bei Schizophrenie, manisch-depressiven Erkrankungen, organischen Hirnkrankheiten).
- **Sensitiver Beziehungswahn:** Sonderform bei einer entsprechend sensitiv-asthenischen Persönlichkeit (schüchtern, leicht kränkbar, gefühlszart), auch „Liebeswahn alter Mädchen“ genannt. Betroffene glauben, dass ihre Umgebung über ihre sexuellen Wünsche und ihre Sünden spricht und verlegen ihre Selbstvorwürfe in die Umwelt.
- **Verfolgungswahn:** Die krankhafte Überzeugung verfolgt oder am Leben bedroht zu werden. Dies ist die am häufigsten vorkommende Form des Wahns und geht meist mit großer Angst einher, z. B. fühlt sich der Betroffene bestrahlt, vergiftet, in seiner Ehe verletzt (vor allem bei schizophrenen Erkrankungen).
- **Größenwahn:** Hier herrschen Selbsterhöhungstendenzen vor, die meist in ein logisches geschlossenes Wahnsystem eingebaut sind, z. B. hat der Betroffene die wahnhafte Überzeugung königlicher Abstammung zu sein, nie geahnte Entdeckungen gemacht zu haben, eine wichtige Mission erfüllen zu müssen um die Welt zu retten (vor allem bei Manie, Schizophrenie und bei der ausgeprägten Form der progressiven Paralyse).
- **Verarmungswahn:** Der Gedanke an den finanziellen Ruin der Familie und völlig verarmt zu sein, steht im Vordergrund und tritt häufig bei Depressionen im höheren Lebensalter auf, z. B. befürchtet der Betroffene, dass die Familie verhungern muss oder die Miete nicht bezahlen kann (vor allem bei Depressionen, zu Depressivität neigende hirnorganisch veränderte Menschen).
- **Versündigungs- oder Schuldwahn:** Die krankhafte Überzeugung, schwere Schuld auf sich geladen zu haben und deshalb eine gerechte Strafe zu bekommen, z. B. schlechte Gedanken gehabt und sich damit versündigt zu haben (vor allem bei schweren Depressionen).
- **Hypochondrischer Wahn:** Unkorrigierbare Überzeugung bei eindeutigen Gegenbeweisen, an einer schweren unheilbaren nicht feststellbaren Krankheit zu leiden, z. B. nimmt der Betroffene häufig schmerzhafte Untersuchungen und auch Operationen in Kauf, verneint seine depressiven Krankheitszeichen (vor allem bei Depressionen).

Mit einem Wahn umgehen
Dies ist nicht immer leicht, weil der Betroffene leicht irritierbar ist. Ein Wahn kann dem betroffenen Menschen nicht ausgeredet werden, aber ebenso falsch ist es, den Wahn zu bestärken und auf die Wahninhalte einzugehen. Dieses Verhalten würde es dem Betroffenen schwer oder unmöglich machen, den Wahn aufzugeben. Eine sinnvolle und ehrliche Strategie ist, dem Kranken zu sagen, dass man seine Überzeugung nicht teilen kann, aber seine Sicht der Dinge, seine Wahrnehmung respektiert und akzeptiert. Gleichzeitig versucht man die gesunden Anteile des Betroffenen zu stärken, z. B. beim gemeinsamen Tun, ablenkende Freizeitaktivitäten oder durch Gespräche über Themen, die nicht mit dem Wahn verknüpft sind. Für einen Menschen mit einem Wahn ist es wichtig zu erleben, dass er beispielsweise trotz des Sich-bedroht-fühlens ein Spiel machen oder beim Abwasch helfen kann.

Erkennen von Befürchtungen und Zwängen

Befürchtungen gehören zum „normalen" Befinden von Menschen, man kann sie auch als „Ängstlichkeit vor" bezeichnen, z. B. sich Unwohl fühlen vor einer Klausur, einem Bewerbungsgespräch, Prüfungen oder einer unbekannten Situationen.
Wenn Befürchtungen einen überdimensionalen Raum einnehmen und das Leben, das Verhalten bzw. das Umfeld wesentlich bestimmen, sind sie als krankhaft anzusehen. Krankhafte Befürchtungen gehen mit großem Misstrauen einher, z. B. ein unerwartetes Klingeln des Telefons kann zunächst ein unangenehmes Gefühl aufkommen lassen. Wenn jedoch bei jedem Klingeln Katastrophen angenommen werden, mit der entsprechenden Beeinträchtigung, z. B. Angst und Misstrauen den Hörer überhaupt abzunehmen, wird das Leben enorm belastet und behindert.
Als **Hypochondrie** wird ein sachlich nicht begründbares und beharrliches Festhalten an der Sorge um die Gesundheit und das Leben bezeichnet. Das ganze Denken und Handeln kreist ängstlich um das leibliche Empfinden und sorgenvoll um die Bedrohung vor schwerer unheilbarer Krankheit. Dabei wird förmlich nach Krankheitssymptomen gefahndet, z. B. richtet der Betroffene seine Aufmerksamkeit nur der Verdauung und seine ganze Lebensführung darauf aus, vermeintliche Gesundheitsgefahren abzuwehren.
Phobie (griechisch Phobeo) bedeutet in die Flucht schlagen, vertreiben erschrecken, ängstigen und zeigt sich in einer allgemeinen Angst und in unvernünftiger sich zwanghaft aufdrängender Angst vor bestimmten Situationen und Gegenständen entgegen der besseren Einsicht. Die Reaktionen und das Verhalten sind darauf ausgerichtet, die Angst zu vermeiden (Vermeidungsverhalten), z. B. hat der Betroffene panische Angst vor geschlossenen Räumen und geht deshalb nicht ins Kino oder Theater, obwohl er weiß, dass er das früher problemlos konnte.
Ein **Zwang** ist gekennzeichnet durch sich immer wieder aufdrängende, jedoch als unsinnig anerkannte Denkinhalte, Vorstellungen und Handlungsimpulse, die schwer zu beeinflussen sind. Es besteht ständig ein Kampf zwischen vernunftmäßigem Denken und übermächtig, sich aufzwingenden Ideen oder Antrieben. Am häufigsten tritt der Waschzwang auf, z. B. hat der Betroffene das Gefühl schmutzig, von Keimen behaftet zu sein oder Krankheitserreger zu übertragen und wäscht sich deshalb in sehr kurzen Abständen und nach einem bestimmten Ritual, kann sich diesem Vorgang nicht entziehen und schädigt häufig enorm seine Haut.
Die Leitsymptome von Zwängen kommen nicht nur bei Zwangserkrankungen vor, sondern auch bei schizophrenen Erkrankungen und Depressionen.
Aufgabe der Pflegenden
Im Umgang mit Menschen, die unter unangemessenen Befürchtungen und Zwängen leiden, haben Pflegende die Aufgabe, sachlich zu bleiben und die Ängste und Zwänge des Betroffenen ernst zu nehmen. Zwangserkrankte Menschen können an ihren Zwangshandlungen nicht gehindert werden, weil dadurch eine große innere Anspannung, Angst und Unruhe erzeugt wird und sie den Zwangsimpulsen nicht ausweichen können.
Nach Sigmund Freud sind alle Hemmungen, Zweifel und Impulse die Folge eines Konfliktes. Dadurch werden die psychischen Energien mobilisiert und blockiert. „Die Symptome stellen folgerichtig Kompromisse zwischen den Triebwünschen, ihren Verboten, der vom Über-Ich geforderten Sühne und verkleideten Ersatz-

befriedigung dar, zwischen denen sich das Ich nicht entscheiden kann (Ambivalenz). Thematisch dreht es sich stets um Befriedigung unedler Triebwünsche. Das Ich gebraucht die von einem sadistischen Über-Ich verhängten Strafen, um Gewissensbisse zu vermeiden."[8]

Erkennen von Wahrnehmungsstörungen

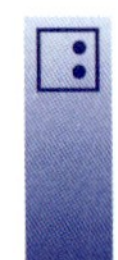

Halluzination: Erlebnisse, die ohne Reizquelle oder reales Objekt wahrgenommen, für einen wirklichen Sinneseindruck gehalten und auch als Sinnestäuschung und Trugwahrnehmung bezeichnet werden.

Alle Sinne können von Halluzinationen betroffen sein. Halluzinierende Menschen sind durch ihr inneres Erleben oft völlig in Anspruch genommen und daher sozial wenig oder nicht mehr handlungsfähig. Viele haben große Angst. Sie brauchen Abschirmung von äußeren Belastungen, eine reizarme Umgebung und Rückzugsmöglichkeiten. Gespräche und Kontakte sollten den Betroffenen nicht überfordern. Der Betroffene nimmt z. B. Geräusche und Stimmen wahr und erlebt sie ganz real, während der Gegenüber sie nicht hört. Weil diese Wahrnehmung für den Betroffenen seine Wirklichkeit ist, kann er eine entsprechende Infragestellung kaum aushalten und reagiert mit starker Angst oder Erregung.
Im Gegensatz zu Halluzinationen handelt es sich bei **Illusionen** um Verkennungen tatsächlich vorhandener Sinneseindrücke. z. B. hält das fiebernde, „phantasierende" Kind den Schrank im Zimmer für einen bedrohlichen Riesen.

Pflegediagnose: Visuelle, akustische, kinästhetische, gustatorische, taktile und/ oder olfaktorische Wahrnehmungsstörungen

Diese anerkannte Pflegediagnose beschreibt einen Zustand, in dem der Mensch eine mengenmäßige und strukturelle Veränderung der eingehenden Reize erfährt und gleichzeitig mit verminderter, übertriebener, verzerrter und gestörter Reaktion auf diese Reize antwortet. Typische Merkmale sind Veränderung der Fähigkeit zu abstrahieren, Konzepte zu erstellen oder Probleme zu lösen; Desorientiertheit, Unruhe, Reizbarkeit, unangemessene Reaktionen, Veränderung von Verhaltensweisen und sinnlicher Schärfe, plötzliche Stimmungsänderungen, Konzentrationsmangel, übertriebene emotionale Reaktionen, Müdigkeit, Haltungsveränderungen und muskuläre Verspannungen, motorische Koordinationsstörungen, Nichteinhalten von Vereinbarungen.

Erkennen von Störungen des Ich-Erlebens

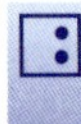

Störung des Ich-Erlebens: Gestörte Wahrnehmung und Bewusstsein der eigenen Person und der eigenen Persönlichkeit (des „Ichs") mit Störung der Abgrenzung zwischen eigener Person und Umwelt.
Ich-Störung: Entfremdungserlebnisse bei dem das eigene Ich oder Teile des Körpers als fremd oder verändert erlebt werden.

In der psychoanalytischen Theorie ist das „Ich" die Instanz, die zwischen Individuum und Realität ermittelt sowie zwischen dem Es und Über-Ich. Das Ich hat eine Organisation und ist nicht chaotisch, ihm obliegt die Ausbildung von Abwehrmechanismen und das Ich hat außerdem die Aufgabe, die Außenwelt wahrzunehmen und die entsprechende Anpassungsleistung vorzunehmen. Affekte, Denken, Lernfähigkeit, Bewegungskontrolle und Gedächtnis sind weitere wichtige Funktionen des Ichs und werden als „meinhaftig" und als zur Person gehörig erlebt.
Bei psychotischem Erleben sind die „Ich-Grenzen" durchlässig, gelockert, das Umfeld oder Gegenstände werden als „unwirklich", „seltsam", „beeinflusst" oder „gemacht" wahrgenommen und der Betroffene dadurch verunsichert, z. B. ist sich der Betroffene nicht sicher, ob er selbst denkt oder für ihn gedacht wird, die Gedanken nicht seine eigenen sind. Dies sind besonders charakteristische Störungen bei einer schizophrenen Erkrankung, wobei der Rückzug und der Versuch, Distanz zu schaffen, als Schutzmaßnahme zu verstehen ist.

Formen von Ich-Störungen

- **Derealisation:** Fremdheitsgefühl gegenüber Personen und Gegenständen, die eigentümlich fremd, nicht vertraut, unwirklich und unreal erscheinen. Tritt oft zusammen mit dem Phänomen der Depersonalisation auf, z. B. kann der Betroffene seine Lieblingsecke

[8] Peters, A.; Henriks, U.: Lexikon Psychiatrie, Psychotherapie, Medizinische Psychologie. Urban & Fischer Verlag München, 2000

Art	Definition	Wahrnehmung/Beobachtung	Erkrankungen
Akustische Halluzination	Hören von Stimmen oder Geräuschen	Der Betroffene hört die Stimme verstorbener Personen oder das Tun des Betroffenen wird von bekannten Personen kommentiert oder Handlungen befohlen, normale Geräusche werden überdimensional und bekommen eine andere Bedeutung.	Schizophrenie
Optische Halluzination	Sehen von Personen, Gegenständen oder ganzen Szenen und Handlungsabläufen	Der Betroffene sieht weiße Mäuse, er sieht die Wände in einem Krankenzimmer auf sich zukommen oder Personen im Zimmer stehen.	Akute exogene Psychose
Taktile Halluzination (Leibhalluzination)	Fühlen von Berührung, Druck, Schmerzen oder Ähnlichem	Der Betroffene klagt darüber, dass er eine Hand auf dem Rücken spürt, elektrische Schläge und Bestrahlungen, die aus der Wand kommen oder über Krabbeln, Kribbeln (Missempfindungen) auf der Haut.	Schizophrenie, exogene Psychosen
Olfaktorische Halluzination (Geruchshalluzination)	Riechen unangenehmer Gerüche	Der Betroffene riecht Gas, Verbranntes, hat Angst vor den Gerüchen und fühlt sich bedroht.	Schizophrenie
Gustatorische Halluzination (Geschmackshalluzination)	Unangenehmes, absonderliches Schmecken (oft gemeinsam mit unangenehmen Gerüchen auftretend)	Der Betroffene isst nicht, weil das Essen nach Schimmel oder bitter schmeckt, er Sand im Gebiss verspürt	Schizophrenie
Kinästhetische Halluzination (Körperhalluzination)	Fremdes und beängstigendes Körpergefühl	Der Betroffene hat den Eindruck, dass aus den Gliedmaßen Holz wächst, erlebt, dass Teile seines Körper als nicht zu ihm gehörig.	Schizophrenie

Tab. 5.4: Übersicht über häufig vorkommende Halluzinationen.

in der Wohnung als solche nicht mehr wahrnehmen und genießen.

- **Depersonalisation:** Das Gefühl dem eigenen Ich fremd gegenüber zu stehen und nicht als zur Person gehörig. Auch einzelne Körperteile werden als fremdartig wahrgenommen, z. B. fühlt sich der Betroffene leer, starr und fremd und nicht mit sich identisch.
- **Gedankenabreißen:** Der Gedankenfaden reißt einfach ab und kann nicht wieder aufgenommen werden. Oft wird dies so erlebt, als ob dies von außen bewirkt worden ist.
- **Gedankenausbreitung:** Es besteht die (krankhafte) Überzeugung, dass andere an den Gedanken teilhaben und sie einem nicht allein gehören. Das bedeutet, dass die Gedanken in dem Augenblick, in dem sie gedacht werden, von anderen mit gewusst werden.
- **Gedankenbeeinflussung:** Die krankhafte Überzeugung, dass die Gedanken manipuliert sind und von außen gemacht werden.
- **Gedankeneingebung:** Gewissheit, dass einem fremde Gedanken eingegeben werden, es muss, was andere denken, mitgedacht werden.
- **Gedankenentzug:** Das Erleben, dass die eigenen Gedanken durch eine Person oder eine außen stehende Macht entzogen werden.

Dies wird auch als Versuch einer Erklärung für das vorher genannte Ab- oder Zerreißen des Gedankenfadens angesehen.
- **Beeinflussungsgefühle:** Dabei besteht das Gefühl, dass das Denken und Handeln von außen beeinflusst wird, seine Handlungen werden gelenkt und fremde Gedanken eingegeben.

Erkennen von Affektstörungen

Affekt: Ein Zustand einer außergewöhnlichen seelischen Angespanntheit und Erregung, meist verbunden mit körperlich-vegetativen Erscheinungen.
Affektivität: Vom Denken unabhängig nach außen gekehrte und bekundete Emotionen, Affekte und Gefühle der Lust oder Unlust.

Gefühle gehören zur Grundbefindlichkeit des Erlebens eines Menschen und werden den Ich-Qualitäten zugeordnet und als angenehm oder unangenehm gekennzeichnet. Positive und negative Gefühle äußern sich individuell. Was beim einen Menschen schon als überschießend von seiner sonst wahrgenommenen Persönlichkeit her erscheint, ist bei einem anderen eher gemäßigt. Ob Emotionen, Gefühle und Affekte angemessen sind, hängt außerdem von der jeweiligen Situation ab.
In der (Kranken-)Beobachtung im pflegerischen Alltag spielen Gefühlsregungen eine bedeutende Rolle, gleich ob die Stimmung eines psychisch kranken Menschen emotional schwingungsfähig oder eingeengt, traurig oder fröhlich ist, ob sie uns adäquat oder unangemessen erscheint. Gefühle kommen einfach und sind da. Im psychiatrischen Miteinander geht es darum, die Gefühle einzuordnen und in geeigneter Form umzugehen.

Die wichtigsten Affektstörungen
- **Ängstlichkeit:** Zurückgezogenheit („Ich kann das nicht, ich traue mir das nicht zu")
- **Affektstarre:** Emotionslosigkeit, keine oder geringe gefühlsmäßige Schwingungsfähigkeit (Spannbreite der Gefühle, Erstarrung), **Affektarmut:** Gefühlsarmut
- **Ambivalenz:** Gleichzeitiges Bestehen widersprüchlicher, miteinander unvereinbarer Gefühle, Vorstellungen, Wünsche oder Absichten
- **Depression:** Traurigkeit, Niedergeschlagenheit („Nichts macht mir Freude")
- **Dysphorie:** Gedrückte, schnell reizbare oder gereizte und freudlose Stimmung, oft mit Selbstanklagen
- **Euphorie:** Heitere Stimmung, gesteigertes subjektives Wohlbefinden, übertriebener Optimismus („Ich fühle mich so stark, dass ich alles anpacken, verwirklichen kann")
- **Gefühl der Gefühllosigkeit:** Innere Leere, Empfindungslosigkeit („Kann nicht weinen, ich empfinde nichts")
- **Hoffnungslosigkeit:** Aussichts- und Ausweglosigkeit („Es wird nie mehr besser, am besten wäre ich tot")
- **Insuffizienzgefühle:** Wertlosigkeit, wenig Selbstwertgefühl, Gefühl keine Fähigkeiten zu haben („Ich bringe nichts zustande")
- **Parathymie:** Paradoxer Affekt, d. h. Gefühl und Erlebnis passen nicht zusammen (der Patient berichtet lächelnd, dass er gerade erfahren hat, dass er todkrank sei)
- **Übersteigerte Selbstwertgefühle:** Selbstüberschätzung, Eitelkeit, Überlegenheit („Ich kombiniere die Zahlen, so dass ich im Lotto gewinne").

Gefühle wie Hoffnungslosigkeit, Ängstlichkeit und alle anderen Insuffizienzgefühle sind eher kennzeichnend für eine Depression, Euphorie und übersteigertes Selbstwertgefühl werden der Manie zugeordnet, Affektarmut und Ambivalenz der Schizophrenie. Die Beschriebenen Symptome werden jedoch oft nicht gleichzeitig sichtbar und sind aber auch bei anderen psychischen Erkrankungen möglich.

Erkennen von Antriebs- und psychomotorischen Störungen

Antriebsstörung

Antrieb: Psychische Energie, die Aktivität aller psychischen Vorgänge in Bezug auf Intensität, Tempo und Ausdauer.
Antriebsstörung: Vermehrtes oder vermindertes Vorhandensein des spontanen Antriebs hinsichtlich der eigenen zielgerichteten Tätigkeit und Aktivität.

Der Antrieb ist eine psychische Grundfunktion, ist vom Willen weitgehend unabhängig und durchzieht alle Bereiche des menschlichen Lebens. Jede Persönlichkeit ist durch ihr eigenes Antriebsmuster geprägt. Der Antrieb ist nicht fassbar, sondern nur an seinen Wirkungen erkennbar und abzulesen.

Antriebshemmung oder **Antriebsarmut** beschreibt die Verringerung an Initiative und Unfähigkeit zur Durchführung beabsichtigter Handlungen. Die Betroffenen können „sich kaum zu etwas entschließen und beginnen", es fehlt ihnen an Spontaneität, Initiative und Tatkraft. Antriebslosigkeit wird oft als Ausdruck von Willens- oder Charakterschwäche begriffen, sie ist jedoch Ausdruck einer fundamentalen Störung und häufiges Symptom bei einer Depression oder Schizophrenie, die alle Lebensbereiche umfasst. Der Betroffene muss vom Pflegenden immer wieder motiviert, darf jedoch dabei nicht überfordert werden.
In extremer Ausprägung führt die Antriebshemmung oder Antriebsarmut zur völligen motorischen Bewegungslosigkeit **(Stupor)** oder Erstarrung wie eine Statue **(katatoner Stupor).** Antriebsmangel kann eine mögliche Ursache seelisch bedingter Stummheit oder beharrlichem Schweigen sein, es fehlen motorische Impulse **(Mutismus).**
Die **Antriebssteigerung** zeigt sich in Unruhe, rastlosem Unternehmungstrieb, in allgemeiner Triebhaftigkeit und ununterbrochenem Reden. Mit diesen Verhaltensweisen wird der Betroffene für sein Umfeld belastend, durch die Unfähigkeit sein Verhalten zu bewerten, verletzt er seine Mitmenschen, es fällt ihm außerdem schwer, die gebotene Distanz zu halten.
Im Umgang mit Manien, affektiven Psychosen und organischen Hirnschädigungen, die antriebsgesteigert sind, braucht die Pflege viel Geduld, eine gute Zusammenarbeit im Team und ein gutes Konfliktmanagement.

Psychomotorische Störung

Psychomotorik: Gesamtheit der durch psychische Vorgänge beeinflussten Bewegungsabläufe, willkürliche Bewegungen und körperlich-seelische Bewegungsabläufe (z. B. Ausdrucksbewegungen in Mimik, Gestik, Phonik, Haltung, Pose und Gang).
Psychomotorische Störung: Störung in der Art sich zu bewegen, Willkürbewegungen (Erscheinungsbild der Bewegung, Körperhaltung während der Bewegung).

Alle Bewegungen eines Menschen werden nicht nur von seinem Willen, sondern auch von seiner Psyche beeinflusst. Auffällige Veränderungen der Psychomotorik finden sich bei Menschen mit Schizophrenien und organischen Psychosen:

- **Stereotypien:** Bewegungen oder Worte, die gleichförmig wiederholt werden (z. B. unruhiges Nesteln beim alkoholischen Entzugsdelir)
- **Katalepsie:** Der Patient verharrt in unnatürlichen Stellungen
- **Manierierte** und **bizarre Bewegungen:** Alltägliche Bewegungen, die auffällig geziert, künstlich, überschwänglich oder posenhaft ausgeführt werden.

Alle genannten allgemeinen psychopathologischen Aspekte sind Hilfskonstrukte und entbinden nicht, sich immer wieder zu fragen, ob eine Reaktion auf dem aktuellen Hintergrund nicht einen ganz anderen Stellenwert hat und anders einzuordnen ist.

5.4 Medizinische Einteilung psychiatrischer Krankheiten und ihre Relevanz für die Pflege

Die Klassifizierung psychischer Krankheiten wird heute anhand von Kriterien und Störungen definiert. Damit wird vor allem der Auffassung Rechnung getragen, dass psychiatrische Erkrankungen verschiedene Ursachen und einen sehr unterschiedlichen Verlauf haben. Die Vielfalt psychischer Erkrankungen und ihrer Erscheinungsformen lässt sich nicht durch ein einziges Krankheitsmodell erklären.

Klassifikation nach ICD 10

Seit einigen Jahren ist das gängige Einteilungsverfahren die **ICD 10 (I**nternational **C**lassifikation of **D**iseases, Internationale Klassifikation der Krankheiten, 10. Version).
Diese Klassifikation ist stärker an Symptomen psychiatrischer Krankheiten als an möglichen Ursachen orientiert. Die traditionelle Unterscheidung zwischen Psychosen und Neurosen ist darin aufgegeben. Festgelegte **Diagnosekriterien** für bestimmte psychiatrische Erkrankungen sollen die Willkür psychiatrischer Diagnosen verringern. Symptome und Beschwerden von Betroffenen werden durch **Diagnoseleitlinien** zu Krankheitsbildern zusammengefasst.

F0	Organische einschließlich symptomatischer psychischer Störungen
F1	Psychische und Verhaltenstörungen durch psychotrope Substanzen
F2	Schizophrenie, schizotype und wahnhaft Störungen
F3	Affektive Störungen
F4	Neurotische-, Belastungs- und somatoforme Störungen
F5	Verhaltensauffälligkeiten mit körperlichen Störungen und Faktoren
F6	Persönlichkeits- und Verhaltensstörungen
F7	Intelligenzminderung
F8	Entwicklungsstörungen
F9	Verhaltens- und emotionale Störungen mit Beginn in der Kindheit und Jugend
F99	Nicht näher bezeichnete psychische Störungen

Tab. 5.5: Liste der diagnostischen Kategorien nach ICD 10.

Triadisches System

Dem traditionell triadischen System nach Kurt Schneider liegt im Gegensatz zur ICD 10 ein stark nach den Krankheitsursachen fragendes Denken zu Grunde. Wesentliche Begriffe aus dem triadischen System prägen noch heute die Sprache in der Psychiatrie.

- **Exogene** (körperlich begründbare) **Psychosen:** Durch hirnbeteiligende körperliche Erkrankungen, wie Infektions- und Stoffwechselerkrankungen oder primäre Hirnkrankheiten, bedingte Psychosen.
- **Endogene** (körperlich – noch – nicht begründbare) **Psychosen,** z. B. Schizophrenie.
- **Abnorme Variationen seelischen Wesens,** z. B. Neurosen, Minderbegabung (Oligophrenie), Sucht oder Persönlichkeitsstörungen.

Exogene und endogene Psychosen

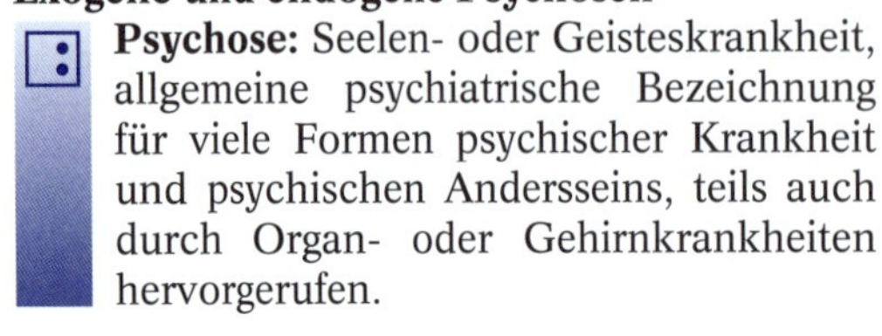

Psychose: Seelen- oder Geisteskrankheit, allgemeine psychiatrische Bezeichnung für viele Formen psychischer Krankheit und psychischen Andersseins, teils auch durch Organ- oder Gehirnkrankheiten hervorgerufen.

Exogene Psychosen (von außen kommend): symptomatische Psychose, körperlich begründbar und durch fassbare Krankheiten hervorgerufen, z. B. Vergiftungen (Alkohol, Drogen, Medikamente), Stoffwechselerkrankungen (Schilddrüse), oder Fieber und Hirntumoren. Sie werden nach eingehender Diagnostik entsprechend der zugrunde liegenden Ursache behandelt.

Endogene Psychosen (von innen her kommend): funktionelle Psychose, nicht durch eine Organkrankheit verursacht. Äußert sich in der Veränderung psychischer Funktionen. Es wird davon ausgegangen, dass die Erkrankung multifaktoriell bedingt ist, außerdem eine höhere Verletzlichkeit und Stressanfälligkeit Ursache sind, die Gewichtung ist strittig und letztendlich kann eine Psychose bisher nicht vollständig in der Ursache erklärt werden.

Die Grenze zwischen „krank" und „gesund" ist fließend. Auch was in einer Gesellschaft toleriert oder als normal angesehen wird, hängt von vielen Faktoren und Hintergründen ab.

Abweichungen im seelischen Wesens können sowohl die Intelligenz betreffen **(geistige Behinderung)**, als auch unmittelbar die Persönlichkeit **(Persönlichkeitsstörungen),** als auch das individuelle Verhalten **(Neurosen)** und die sexuellen Triebanlagen.

Bei allen psychischen Störungen und Erkrankungen spielen genetische Anlagen, Entwicklungsstörungen, Umwelteinflüsse die Ausprägung der Persönlichkeit und soziale Faktoren eine wesentliche Rolle.

Neurosen

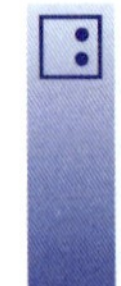

Neurose: Nach Freud eine psychische bedingte Gesundheitsstörung, deren Symptome unmittelbares Ergebnis und symbolischer Ausdruck eines seelischen Konfliktes ist, der krankmachend unbewusst bleibt.

In den neuen Diagnosemanualen taucht das Wort Neurose nicht mehr auf, sie werden als Störungen bezeichnet. Trotzdem ist der Begriff geläufig und soll deshalb erörtert werden.

Zur psychoanalytischen Sichtweise gehört, dass der Konflikt, welcher einer **Neurose** zugrunde liegt, in der Kindheitsentwicklung verwurzelt ist. Die jeweilige Symptomatik entwickelt sich aus dem innerseelischen Konflikt. Neurosen sind demnach Erkrankungen, die zu

Störungen im psychischen, körperlichen und/ oder charakterlichen Bereich führen. Psychoanalytisch gesehen entsteht ein **Konflikt** dann, wenn die Instanz **Ich** zwischen den Ansprüchen des **Es** (Instanz der Triebe und Wünsche), dem Über-Ich (Instanz des Gewissens, der erworbenen Moral und Wertvorstellungen) und der **Realität** nicht mehr vermitteln kann, d. h. wenn die seelischen Wünsche und Strebungen vom Ich oder Über-Ich nicht mehr anerkannt werden können. Konflikte, auch zwischen den drei Instanzen, sind im menschlichen Leben normal und werden auf unterschiedliche Art und Weise gelöst. Ein Mechanismus – aber eine weniger gelungene Lösung – ist die Verdrängung ins Unbewusste. Dort „gärt" der Konflikt sozusagen und macht sich dann in neurotischen Symptomen, in einem innerpsychischen unbewussten Konflikt bemerkbar, was für den Betroffenen oft lange nicht sichtbar wird und bei entsprechendem Leiden und Symptomen einer psychotherapeutischen Behandlung bedarf.

Das neurotische Symptom stellt also einen Kompromiss zwischen unbewussten seelischen Strebungen und deren Abwehr dar.

Das einzelne neurotische Symptom kann deshalb als Kompromiss im inneren unbewussten Konflikt zwischen Triebwunsch, seiner Realisierung und entgegenstehenden Prinzipien verstanden werden. Zu den Neurosen zählen: Angstneurosen, Phobien, Zwangsneurosen, Neurotische Depression, Konversionsneurosen und Psychosomatische Erkrankungen.

Alle klassischen Neurosen werden im Kapitel neurotische, Belastungs- und somatoforme Störungen zusammengefasst (☞ 6.4), die Bezeichnungen lauten wie folgt im DSM IV (**D**iagnostischen und **s**tatistischen **M**anuals psychischer Störungen).

Angststörungen (Angst-/phobische Neurosen):
- Panikstörungen mit und ohne Agoraphobie
- Agoraphobie ohne Angststörung
- Soziale und einfache Phobie
- Zwangsstörungen
- Posttraumatische Störungen
- Generalisierte Angststörung.

Somatoforme Störungen:
- Körperdysmorphe Störung
- Konversationsstörung
- Hypochondrie
- Somatisierungsstörung
- Somatoforme Schmerzstörung.

Dissoziative Störungen
- Multiple Persönlichkeitsstörung
- Psychogene Fugue
- Psychogene Amnesie
- Depersonalisationsstörung.

Psychiatrisch-medizinische Diagnosen im pflegerischen Kontext

„Das Leben ist kurz, die Kunst lang, die Gelegenheit flüchtig, die Erfahrung trüglich und die Beurteilung schwer. Es muss aber nicht nur der Arzt das Nötige tun, sondern es müssen auch der Kranke und die Umgebung sowie die äußeren Umstände mitwirken."
(Hippokrates)

Diagnose bedeutet ganz allgemein die Beurteilung einer Beschaffenheit oder eines Zustandes durch Beobachtung und daraus resultierende Schlussfolgerungen, medizinisch werden Beschwerden einer Erkrankung oder einem Krankheitsbegriff zugeordnet.

Die Frage nach Diagnosen und deren Zusammenhänge hat in der Psychiatrie immer wieder eine Rolle gespielt, beispielsweise im Zusammenspiel mit den somatischen Disziplinen und der Frage inwieweit das Krankheitsgeschehen eher im Kontext von Gesellschaft, Psyche oder körperlichem Geschehen zu sehen ist und wo eine Überlappung bzw. Zusammenspiel zu vermuten bzw. von Bedeutung ist.

Relevanz und Auswirkungen von ärztlichen Diagnosen auf die Pflege

Im Prinzip kann das pflegerische Handeln weitgehend ohne psychiatrisch medizinische Diagnosen auskommen. Allerdings kann eine Verknüpfung von pflegerischen Phänomenen und ärztlichem Befund zu schnellerem, exakten und umfassenden Erkennen und Wahrnehmen der Komplexität des Geschehens führen. Das heißt die Pflege kann die Erkenntnisse der Medizin wie auch anderer Wissenschaften nutzen, als Ergänzung zu den eigenen Wahrnehmungen und Grundlagen oder sozusagen als „Hilfswissenschaft". Im Sinne von konstruktiver Zusammenarbeit und im Zuge von vernetztem Denken, gilt es sich hinsichtlich der zu beschreibenden Störungen des Zusammenspiels der Berufsgruppen bewusst zu werden.

Diagnose und Medikamente – ein Mosaik aus pflegerischer Sicht

„Die Arzneikunde umfaßt drei Stücke: die Krankheit, den Kranken und den Arzt. Der Arzt sei Diener der Heilkunst; der Kranke soll zugleich mit ihm der Krankheit entgegenwirken.“ (Hippokrates)

In der psychiatrischen Versorgung sind Diagnose und Medikamentengabe in der Regel eng verknüpft. In einer akuten Krise ist das Medikament für den einzelnen Betroffenen oft eine Entlastung. Gleichzeitig werden die Nebenwirkungen beklagt und finden manchmal wenig Beachtung in der aktuellen Situation. Die Art und Weise wie gerade nach einer Diagnosestellung zu Beginn einer Behandlung mit Medikamenten umgegangen wird, prägt entscheidend die Einstellung des psychisch kranken Menschen.

Medikamente sind im pflegerischen Alltag fester Bestandteil und jeder Pflegende hat sie als Krücke und Unterstützung sinnvoll und notwendig erlebt. Pflegende verabreichen Medikamente und motivieren zur Einnahme. Sie trainieren mit Betroffenen, wie sie eigenverantwortlich mit Medikamenten umgehen sollen. Selbstständiges Absetzen von Medikamenten geschieht in der Regel auf Grund von Nebenwirkungen. Pflegende müssen sich deshalb ausführlich und genau über das Auftreten von Nebenwirkungen beim psychisch Kranken informieren und dieses Erleben erst nehmen, dokumentieren und mit dem Arzt eng zusammen arbeiten. Nebenwirkungen werden behandelt, aber nicht alle Nebenwirkungen sind zu beherrschen. Der sorgfältige Umgang mit Medikamenten muss in Pflegezielen und Pflegeinterventionen einfließen. Pflegende motivieren Betroffene sich vom Arzt aufklären zu lassen und integrieren Fragen in den Alltag:

- Wie wirken die Medikamente?
- Wann kann ich eine Besserung erwarten?
- Wann können die Medikamente reduziert oder abgesetzt werden?
- Was mache ich gegen meine Potenzprobleme?
- Geht die Mundtrockenheit weg?
- Warum bin ich so antriebs- oder lustlos?
- Wie ist es mit dem Auto fahren?

Da Menschen normalerweise nicht besonders gern zu Medikamenten greifen und vor allem zu solchen, welche gravierende Nebenwirkungen hervorrufen, braucht es gerade bei psychisch Kranken eine besondere Einsicht. Auch wenn Pflegende Medikamente nicht verordnen, sondern bei dieser Form der somatischen Therapie sozusagen nur mitwirken, bleibt die kontinuierliche Auseinandersetzung mit Medikamenten im Alltag Aufgabe der Pflege. Deshalb müssen Pflegende ihre eigene Einstellung zu Medikamenten überprüfen, dazu können die nachfolgenden Fragen dienen:

- Lehne ich Medikamente bei psychischen Erkrankungen eigentlich ab?
- Bin ich mit der Verschreibungspraxis in meinem Arbeitsfeld einverstanden?
- Fühle ich mich im Umgang mit Medikamenten sicher?
- Finde ich sachliche und begründete Argumente, die Einnahme zu erklären?
- Bin ich bereit mit einem psychisch kranken Menschen, der die Medikamenteneinnahme verweigert, mich auseinander zu setzen?
- Habe ich eine breite Wahlmöglichkeit an Verhaltensweisen in solchen Situationen?
- Wie stehe ich dazu, wenn ein Betroffener seine Medikamente absetzt, begleite ich ihn in Absprache, um Veränderungen rechtzeitig zu erkennen?

Weitere Ausführungen zu der Medikamentenfrage sind in den einzelnen Kapiteln im Zusammenhang mit den verschiedenen Krankheitsbildern zu finden.

Literaturtipps

Bock, T.; Dörner, K.; Naber, D. (Hrsg.): Anstöße – zu einer anthropologischen Psychiatrie. Psychiatrie Verlag Bonn, 2004

Dörner, K.; Plog, U.; Teller, C.; Wendt, F.: Irren ist menschlich – Lehrbuch der Psychiatrie und Psychotherapie. Psychiatrie Verlag Bonn, 2002

Hinterhuber, H.; Fleischhacker, W.: Lehrbuch der Psychiatrie. Thieme Verlag Stuttgart, 1997

Internationale Klassifikation psychischer Störungen (ICD 10), Verlag Hans Huber, 1992

Rahn, E., Mahnkopf, A.: Lehrbuch Psychiatrie für Studium und Beruf. Psychiatrie Verlag Bonn, 1999

Schädle-Deininger, H.; Villinger, U.: Praktische Psychiatrische Pflege – Arbeitshilfen für den Alltag. Psychiatrie Verlag Bonn, 1996

Vetter, B.: Psychiatrie – ein systematisches Lehrbuch für Heil-, Sozial- und Pflegeberufe, Urban & Fischer Verlag München Jena, 2001

6 Pflege in der Allgemeinpsychiatrie

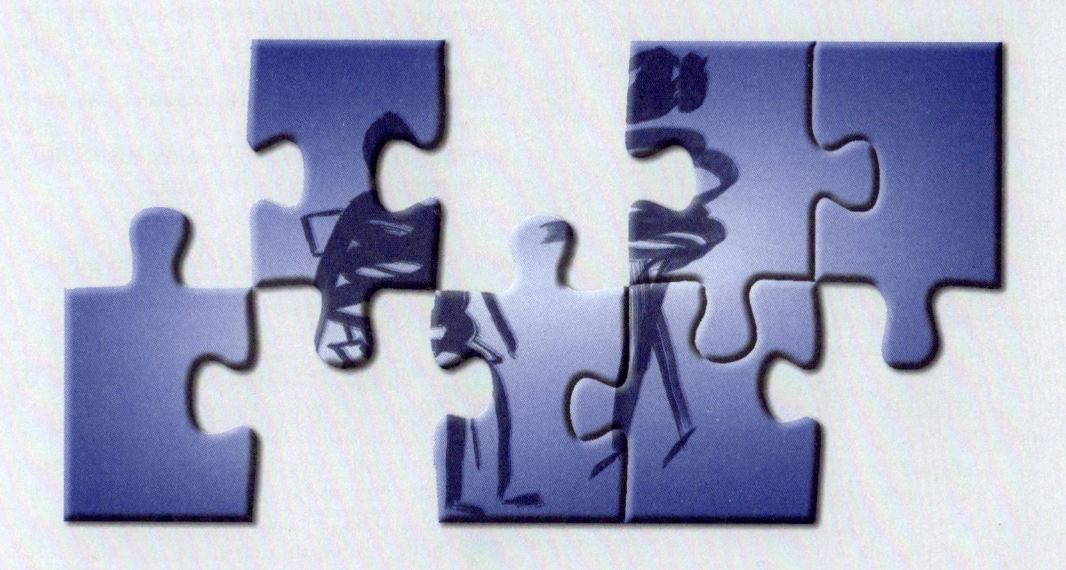

6 Pflege in der Allgemeinpsychiatrie

„Der kranken Seele geht es genau wie dem kranken Körper. Sie quält sich, erregt sich und beruhigt sich schließlich. Zu guter Letzt bleibt sie bei den Gefühlen und Gedanken stehen, die sie für ihre Ruhe am nötigsten hat.“ (Chamfer)

Unter Allgemeinpsychiatrie versteht man die Erwachsenenpsychiatrie und die dort behandelten Krankheitsbilder. Viele der Störungen sind auch in anderen Bereichen der psychiatrischen Versorgung zu finden – sei es in der Gerontopsychiatrie, im Maßregelvollzug, in der Psychosomatik oder Kinder- und Jugendpsychiatrie.

6.1 Affektive Störungen

„Unter allen Leidenschaften der Seele bringt die Trauer am meisten Schaden für den Leib.“ (Thomas von Aquin)

Affekt: (lat.: affectus = Gemütsverfassung) Nach außen sichtbar werden von Gefühlen und Emotionen, sie sind eine notwendige Äußerung der menschlichen Natur, zeitlich kurze, heftige und intensive Gefühlsregung.
Affektive Störungen: Probleme, Verstrickungen und Schwankungen des Gefühls- und Gemütslebens mit unterschiedlichen Stimmungen, Emotionen, Affekten und Trieben, in dieser Hinsicht krankhafte Veränderungen.

Einteilung der affektiven Störungen
Die medizinische Klassifikation unterscheidet bei den affektiven Störungen nicht mehr die endogenen, exogenen, neurotischen und anderen Erkrankungen in diesem Bereich, sondern nach ICD 10:
- Manische Episode (F 30)
- Bipolare affektive Störung (F 31)
- Depressive Episode (F32)
- Rezidivierende depressive Störungen (F33)
- Anhaltende affektive (F 34) und andere affektive (F 38) Störungen
- Nicht näher bezeichnete affektive Störungen (F 39), mit ihren genauer bezeichneten Unterpunkten, z. B. mittelgradig depressive Episode mit somatischen Symptomen (F 32.11).

Affektive Störungen werden als psychiatrische Erkrankungen definiert, bei denen krankhafte **Veränderungen der Stimmung** im Vordergrund stehen. Bei gedrückter Stimmung spricht man von Depression, bei gehobener Stimmung von Manie. Affektive Störungen können vielfältige Ursachen haben, z. B. können Depressionen vorwiegend organisch, psychogen oder endogen bedingt sein. In der ICD 10-Klassifikation von Krankheiten wird die früher gebräuchliche deutliche Ursachenabgrenzung aufgegeben, da meist Mischformen vorliegen. Im medizinischen Sprachgebrauch ist die alte Einteilung vielfach noch gebräuchlich, so dass es günstig ist, sie zu kennen. Danach spricht man z. B. von einer *affektiven Psychose*, wenn die affektive Störung endogen bedingt ist.

6.1.1 Depressive und affektive Störungen

Affektive Psychose

Affektive Psychose *(Zyklothymie, bipolare Psychose, manisch-depressive Krankheit):* Endogene Psychose mit phasenweise depressiver (melancholischer) oder manischer Verstimmung des Kranken. Die Phasen können rezidivieren, heilen aber in der Regel folgenlos aus. Häufigkeit ca. 0,5 bis 1% der Gesamtbevölkerung, familiär gehäuft auftretend.

Affektive Psychosen werden unterschieden in:
- **Monopolare Verläufe** mit ausschließlich depressiven Phasen (2/3 der Fälle)
- **Bipolare Verläufe** mit einem Wechsel von depressiven und manischen Phasen (1/3 der Fälle)
- Monopolare Verläufe mit ausschließlich manischen Phasen (sehr selten).

Depressive Episoden und rezidivierende depressive Störungen

„Wer nicht an sich selbst gespürt hat, was Schwermut ist, versteht das nicht, ich hatte ein Gefühl einer schauerlichen Einsamkeit. Zwischen mir und den Menschen und dem Leben der Stadt, der Plätze, Häuser und Straßen war fortwährend eine breite Kluft. Es ge-

schah ein Unglück, es standen wichtige Dinge in den Zeitungen – mich ging es nichts an." (Hermann Hesse)

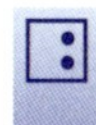

Depression: (lat.: deprimere = herunterdrücken) Krankhafter, gefühlsmäßiger und emotionaler Zustand mit Gefühlen der Hoffnungslosigkeit und Verzweiflung, Traurigkeit und Leere, Niedergeschlagenheit und Antriebslosigkeit, sowie Schwermut und geringem Selbstwertgefühl.

Jede „Depression" ist anders!

Depressive Erkrankungen gehören zu den häufigsten psychiatrischen Krankheitsbildern und führen bei etwa 15% der depressiv Erkrankten zu einem chronischen Verlauf mit einem erhöhten Suizidrisiko, schwere depressive Störungen sind bei ca. 4% anzusiedeln. Ca. 10 bis 20% der Patienten einer allgemeinen Arztpraxis sind depressiv erkrankt.

Über Faktoren, die den Verlauf einer Depression bestimmen, liegen bisher sehr wenige Daten vor.

Nach Ergebnissen des Max-Planck-Instituts für Psychiatrie erkranken in Deutschland jährlich etwa 4,4% der Männer bzw. 13,5% der Frauen an einer Depression, was ungefähr 7,8 Mio. Betroffenen entspricht (ca. 2,8 Mio. Männer, 5 Mio. Frauen, davon ca. 1% an einer bipolaren, also manisch-depressiven Störung).

Verlauf nach Hoff[1]

- Mittleres Erkrankungsalter 27 Jahre
- Dauer einer unbehandeltes depressiven Episode 6–24 Monate (wenn nicht erkannt oder unzureichend behandelt)
- Vollremission bei ca. 66%; Teilremission bei ca. 22%; „double depression" (Persönlichkeitsstörungen plus Depression) bei ca. 20%, Chronifizierung (d.h. Episodendauer > 2 Jahre) bei ca. 7% (Chronifizierung bei unzureichender Behandlung!)
- Rezidivrate nach einer Episode > 50%, nach zwei Episoden > 70%, nach drei und mehr Episoden 90%.

Krankheitsverständnis

Niedergedrücktheit und Stimmungsschwankungen gehören zum Leben eines Menschen und sind jedem bekannt. Sie machen unser menschliches Leben aus und verschwinden wieder.

Bei einer depressiven Erkrankung werden die **Stimmungstiefs** unerträglich, häufiger und länger, erfassen und beeinflussen das gesamte Leben und den ganzen Menschen. Familie, Freunde und besonders die Partner und Kinder sind mit betroffen. Depression ist deshalb nicht nur vor dem biografischen Hintergrund jedes Menschen, der persönlichen Krankheitsgeschichte und der individuellen Lebenssituation des Betroffenen sowie der betroffenen Angehörigen und/oder des Umfelds zu sehen. Der Umgang mit einem depressiven Menschen verlangt ein ganz persönliches, subjektives und individuelles Verhalten. Dies ist u.a. abhängig von Herkunft, Sozialisation, **biografischen Ereignissen,** wirtschaftliche Lage, der Schwere der Erkrankung und wie der Betroffene, seine Angehörigen und das Umfeld mit der Erkrankung umgehen. Ebenso wichtig sind einzelne Hilfestellungen, die zugelassen werden und auch geleistet werden können.

Der Umgang miteinander, mit der Erkrankung und einzelnen Situationen wird davon abhängen, inwieweit der psychisch kranke Mensch vor seiner Erkrankung im Leben integriert war und sich selbst akzeptiert hat. Für die Krankheitsbearbeitung sind Erwartungen von Bedeutung, z.B. die in der Familie aneinander gerichtet wurden und werden, ob der Betroffene in seiner Krankheit die Akzeptanz erfährt, die es ihm leichter macht seine Krankheit in sein Leben und seine Lebensgeschichte zu integrieren.

Ursachen

Die vielfältigen Ursachen psychischer Erkrankungen werden auch im Krankheitsbild der Depression deutlich und können zum besseren Verständnis und Umgang mit den Betroffenen beitragen. Ein einseitiges Verständnis jeder psychischen Erkrankung führt dazu, dass Pflegende ihre Aufgaben nicht ausreichend wahrnehmen und eine umfassende Sichtweise unterbleibt, sei es in der Einzelsituation, in der Dynamik mit dem Betroffenen oder in der Interaktion mit seinem Umfeld.

Weitere Faktoren

Persönlichkeitsmerkmale können einen Risikofaktor für die Entstehung von Depressionen dar-

[1] Hoff zitiert in: Wolfersdorf, Manfred: Krankheit Depression erkennen, verstehen, behandeln. Psychiatrie Verlag Bonn, 2000, (Seite 115)

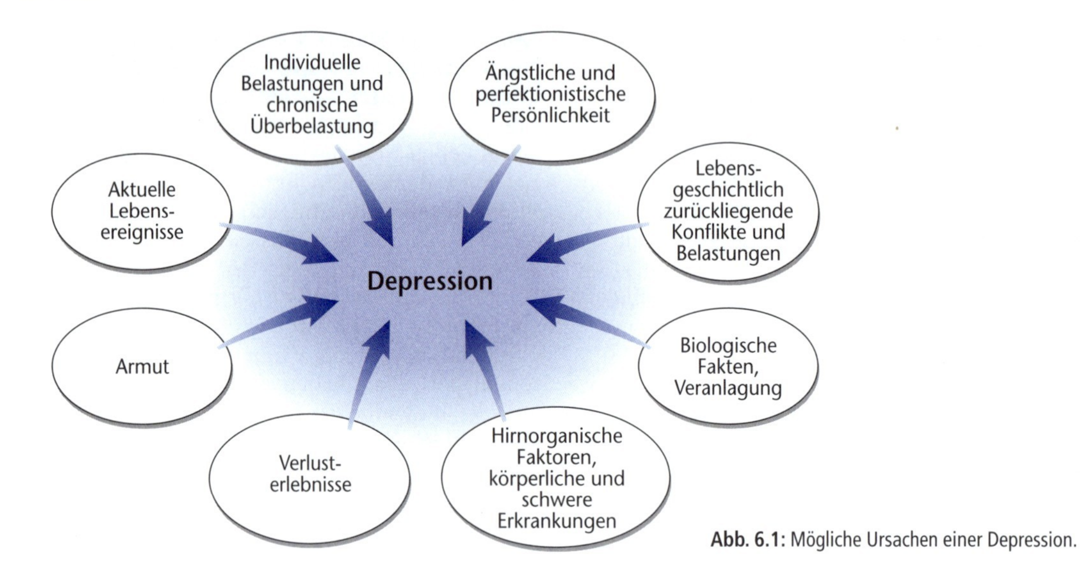

Abb. 6.1: Mögliche Ursachen einer Depression.

stellen. Die Eigenschaft „vegetative Labilität" in Verbindung mit dem Merkmal „Rigidität" kann die Gefährdung erhöhen. Auswirkungen von Stress und chronischer Überforderung, z. B. bei Angehörigen, die über lange Zeit in der Familie jemanden pflegen als Risikofaktor wirksam sein. Die Verwobenheit von physischen und psychischen Symptomen kennzeichnet das Erscheinungsbild der Depression und führt oft dazu, dass die Diagnose spät gestellt wird.

Symptome

Die Symptome der Depression werden auch die **Zeichen der „-losigkeiten"** genannt. **Leitsymptome** der Depression sind **Niedergeschlagenheit** und **Bedrücktheit** und haben mit der Traurigkeit eines Gesunden wenig gemein.

Das bedeutet:

- Die **Blockierung jeden Gefühls,** der Freude wie Trauer, Unfähigkeit zur emotionalen Resonanz, das **„Gefühl der Gefühllosigkeit",** die Empfindung in affektiven Regungen abgestorben zu sein, die Gleichgültigkeit gegenüber der Umwelt wird schuldhaft verarbeitet, die Beeinträchtigung der vitalen Gefühle, wird „leibnah" empfunden, das Erleben des eigenen Körpers ist verändert.
- Das **Denken ist gehemmt, zäh, verlangsamt, blockiert.** Das Denken tritt auf der Stelle, beschäftigt sich immer mit den gleichen sorgenvollen Inhalten, z. B. Bedrohung der Gesundheit, materielle Sicherheit, das Seelenheil. Frühere Verfehlungen und Wertlosigkeit werden für das augenblickliche Geschick verantwortlich gemacht, die **Denkstörung** schränkt die Konzentrations- und Aufnahmefähigkeit sowie das Vermögen sich der Umwelt zuzuwenden und die intellektuellen Reaktionen ein, unter Umständen bis zu einem Grad, der den Depressiven dement erscheinen lässt **(depressive Demenz).**
- Die **psychomotorische Hemmung,** die **Verlangsamung aller Bewegungsabläufe** ist sichtbar, Tatendrang, Entschluss, Wille, Handlungsvermögen sind gelähmt, der depressive Mensch kann sich nicht aufraffen, hat keine Initiative, ist teilnahmslos und reglos, Alltägliches gelingt nicht mehr, manchmal bis zur völligen Regungslosigkeit **(depressiver Stupor).**
- Gleichzeitig besteht eine **innere Getriebenheit, ziellose Rastlosigkeit** zusammen mit **Tagesschwankungen** der Stimmung oder einem **„Morgentief".**
- Begleitende **Vitalstörungen,** alle Lebenskräfte sind geschwächt und drücken sich in Schwere- und Unlustempfinden aus, leibliche Missempfindungen, außerdem Druck, **Spannungs- und Beklemmungsgefühle** im Kopf, in der Brust, im Bauch, in den Extremitäten, ein Gefühl des Fremdwerdens im gesamten Körper.

Weitere vegetative Zeichen sind:

- **Schlafstörungen,** insbesondere Durchschlafstörungen, Früherwachen.
- **Appetitlosigkeit, Verdauungsstörungen,**

Obstipation, Gewichtsabnahme, Libido- und Potenzverlust, Amenorrhö, Speichel- und Schweißsekretion nehmen ab, Haarausfall, Störung der Temperaturregulation.
- Depressive Wahninhalte, Versündigung und Schuld, Verarmung, Krankheit und Versagen treten in den Vordergrund. Ein **depressiver Wahn** kann bei schweren Verläufen entstehen und spiegelt in der Regel das negative Selbstbild des erkrankten Menschen wider, z. B. Verarmungswahn, Versündigungswahn, Schuldwahn oder hypochondrischer Wahn.

Depressionen können sich, wie alle psychischen Erkrankungen, sehr unterschiedlich äußern. Entsprechend muss ihnen von professioneller Seite begegnet werden.

Zur Reflexion
Welche Störungen beobachten und erleben wir bei depressiven Menschen, die unseren Umgang prägen?
- Der Mensch kann sich nicht freuen, ist traurig, hoffnungslos und lebensmüde.
- Dem Menschen fällt es schwer, Entscheidungen zu treffen.
- Der Mensch spricht monoton, ist unruhig und hat Angst.
- Der Mensch hat kein Interesse mehr und grübelt viel.
- Den Menschen plagt das Gefühl, sein Leben ist sinnlos, er sei wertlos.
- Der Mensch ist müde, schwunglos und in seiner Körperhaltung erschlafft.
- Der Mensch hat Schlafstörungen.
- Der Mensch hat Schmerzen, z. B. Druck auf der Brust, Kloßgefühl.
- Der Mensch leidet an Appetitlosigkeit und verliert an Gewicht.
- Der Mensch hat sexuelle Schwierigkeiten z. B. Libidoverlust.
- Der Mensch ist in seiner Mimik erstarrt und in seiner Gestik gebunden.

Depressive Zustände

Der Anteil depressiv erkrankter Menschen bei den über 65-jährigen wird allgemein unterschätzt und liegt bei etwa 10 %. Der Verlauf **depressiver Zustände im Alter** unterscheidet sich nicht von dem im mittleren Lebensalter, d. h. die Neigung zu Chronifizierung und Rezidiven ist ähnlich. Die Therapie ist genauso erfolgreich wie bei jüngeren Menschen.

Endogene Depression	Psychogene Depression
Durchschlafstörungen, Früherwachen	Einschlafstörungen
Morgentief	Abendtief
„Gefühl der Gefühllosigkeit“	Stimmungswechsel
Selbstanklage	Tendenz andere zu beschuldigen
Persönlichkeitsstruktur, (traurig/depressiv) oft grundloses Auftreten	Neurotische Symptome, (Angst, Ich-Schwäche) Konfliktfelder
Phasischer Verlauf	Früher Beginn, jahrelanger Verlauf
Umweltstabil	Ablenkbarkeit
Genetische Belastung	Biographische Auffälligkeiten

Tab. 6.1: Unterscheidung zwischen endogener und psychogener Depression.
Obwohl nach dem ICD 10 nicht mehr in endogene, exogene und neurotische Depressionen unterschieden wird, kann die folgende alte Unterscheidung erleichternd, ergänzend und verdeutlichend für die pflegerische Einschätzung sein.

Die Bagatellisierung eines depressiven Zustandes bei einem älteren Menschen als „normale Altersveränderung“, z. B. durch Angehörige, den Arzt oder den Patienten ist nicht gerechtfertigt und entschuldigt einen unterlassenen Therapieversuch somit nicht.

Der früher gebräuchliche Begriff der **„Involutionsdepression“** *(Involution = physiologische Rückbildung)* sollte vermieden werden, da suggeriert wird, Altwerden ginge natürlicherweise mit depressiven Zuständen einher.

Krankheitsentstehung
Verschiedene innere und äußere Faktoren können, wie auch bei jüngeren Menschen einen depressiven Zustand auslösen. Spezifische Bedingungen der Lebenswelt alter Menschen kommen zum Tragen:
- **Verlusterlebnisse,** wie z. B. Verlust des Lebenspartners, von Verwandten oder Bezugs-

personen, oftmals verbunden mit unzureichender Trauerarbeit
- **Unzureichende Verarbeitung** des Nachlassens körperlicher und psychischer Kräfte
- **Angst** vor dem Altwerden mit der Angst vor Verlust der Autonomie, Angst vor Siechtum und vor Abhängigkeit
- **Isolation und Vereinsamung** aufgrund mangelnder Kontakte
- **Verlust des Berufs** und, bei starker Leistungsbezogenheit, des Selbstwertgefühls, und damit der Lebensaufgabe
- **Altern in Abhängigkeit** wird oft als Scheitern empfunden und depressiv verarbeitet.

Symptome und Befunde
Die Hauptsymptome depressiver Zustände im Alter entsprechen denen der Depression (☞ 6.1.2).

Häufig ist ein gemeinsames Auftreten von Depression und Demenz mit gemeinsamer Symptomatik, z. B. tritt bei 40 % der Alzheimer Patienten eine Depression auf.

Diagnose und Differentialdiagnose
Die Diagnose ist aufgrund der unspezifischen Symptomatik im höheren Lebensalter häufig erschwert. Klagsamkeit steht häufig im Vordergrund bis hin zur „Jammerdepression" mit der Überbewertung vorhandener körperlichen Beschwerden. Neben dem Anamnesegespräch ist die Verhaltensbeobachtung, das gezielte Nachfragen und die Fremdanamnese einzuholen. Als somatische Diagnostik ist die Abklärung einer Demenz von der so genannten Pseudodemenz, Hypothyreose oder metabolischen Störung laborchemisch oder mittels darstellender Techniken vorrangig. Verschiedene Testverfahren werden zur Diagnostik der Depression und kognitiver Fähigkeiten durchgeführt und zur Verlaufsbeobachtung angewendet.

Suizidalität
„Zur Resignation gehört Charakter."
(Johann Wolfgang von Goethe)
Ist immer ein großes Problem bei depressiv erkrankten Menschen. Die gefährlichste Zeit für eine suizidale Handlung ist, die durch antidepressive Medikamente schon erreichte Antriebssteigerung beim Betroffenen, die aber noch nicht zur Aufhellung der Stimmung geführt hat.

Die Suizidrate bei an Depression Erkrankten beträgt ca. 15 bis 17 %.

6.1.2 Therapeutische Ansätze depressiver Störungen

„Es ist doch eine elende Heilmethode, wenn man seine Gesundheit der Krankheit verdankt."
(Michel de Montaigne)
Extreme Unterschiede in der Stimmungslage stellen nicht nur für den Betroffenen, sondern auch für sein Umfeld eine große Belastung dar. Das individuelle Erleben der Krankheit und ihre Ausprägung werden entscheidend beeinflussen, welche Hilfen und Unterstützung der Einzelne an einer affektiven Störung oder depressiven Episode leidende Mensch annehmen und in sein Leben integrieren kann.

Behandlungsstrategie

Wie eine Depression behandelt wird, ob ambulant oder stationär, hängt von verschiedenen Faktoren ab, beispielsweise vom sozialen Umfeld des Kranken und seiner Persönlichkeit, aber auch von der Schwere der Erkrankung und dem eventuellen Bestehen einer Suizidgefährdung. Während einige Patienten die Krankenhausaufnahme als Entlastung empfinden, stellt die Aufnahme in eine psychiatrische Klinik für andere eine Belastung mit Gefahr der Krankheitsverschlimmerung dar.
Die Therapie der Depression stützt sich auf:
- Antidepressiva (Akutbehandlung jeder schweren Depression)
- Lithiumsalze und Antiepileptika (zur Phasenprophylaxe rezidivierender Depressionen)
- Schlafentzugsbehandlung
- Lichttherapie
- Psychotherapeutische Verfahren
- Alltagsbewältigung und Milieugestaltung
- Elektrokrampftherapie bei therapieresistenten schweren (endogenen) Depressionen.

Medikamentöse Behandlung

Wie kein anderes Gebiet der biologischen Psychiatrie befindet sich die Depressionsforschung und damit auch die medikamentöse Behandlung dieser Erkrankung mit unterschiedlichen **Antidepressiva** in Bewegung.

Finzen[2] führt dazu aus: „Aus unterschiedlichen Gründen sind die Antidepressiva neben den Neuroleptika in den letzten Jahren ins Kreuzfeuer der Psychiatriekritik geraten. Als „chemische" Medikamente seien sie unnatürlich. Wegen ihrer Nebenwirkungen seien sie gefährlich. Diese unnachsichtige Kritik erstaunt umso mehr, weil die gleichen Autoren einen großzügigen Umgang mit Tranquilizern nicht selten als unerlässliche Sünde betrachten, obwohl diese ebenfalls „chemische" Medikamente sind. [...] Dem ist entgegenzuhalten, dass die psychiatrische Erfahrung jeden Tag von neuem zeigt, dass die Antidepressiva zahlreichen depressiven Kranken wirksam helfen. [...] Bei bestimmten schweren depressiven Verstimmungszuständen bedeutet der Verzicht auf eine antidepressive Medikamentenbehandlung unnötiges Leiden von langer Dauer und ein erhöhtes Suizidrisiko."
Schätzungsweise 70% der von einer lang andauernden oder rezidivierenden affektiven Erkrankung Betroffenen sprechen auf eine medikamentöse Therapie mit Antidepressiva an. Richtig dosiert und nach Verordnung eingenommen helfen sie in der Regel, verkürzen unnötiges Leiden und senken vor allem bei schweren Verläufen das Suizidrisiko.

Antidepressiva
Antidepressiva lassen sich nach Wirkungsansätzen und strukturchemischen Gesichtspunkten einteilen und unterscheiden. Sie wirken stimmungsaufhellend, je nach chemischer Zusammensetzung und Wirkungsgruppe eher beruhigend und in zweiter Linie antriebssteigernd oder die Antriebssteigerung steht im Vordergrund. Indikationen für die Behandlung mit Antidepressiva sind in der Regel mittelschwere bis schwere depressive Verstimmungen bzw. Episoden, aber auch Zwangsstörungen und Panikattacken. Sie werden auch zur Rückfallprophylaxe bei rezidivierenden depressiven Störungen eingesetzt. Antidepressiva können zudem unterstützend in der Schmerztherapie verabreicht werden.

Entgegen einem häufigen Vorurteil besteht keine Abhängigkeitsgefahr bei Antidepressiva. Sie hellen die depressive Verstimmung auf und heben nicht die ausgeglichene Stimmung eines Gesunden. Allerdings setzt die stimmungsaufhellende Wirkung je nach Präparat erst nach 10 bis 20 Tagen ein, wenn ein therapeutischer Spiegel im Blut erreicht ist.

Nebenwirkungen von Antidepressiva
Verschiedene Gruppen der Antidepressiva machen unterschiedliche Nebenwirkungen, die jedoch für den einzelnen depressiv erkrankten Menschen im Alltag und im pflegerischen Umgang eine entscheidende Rolle spielen und sehr häufig Gegenstand pflegerischer Gespräche sind. Eine wichtige Aufgabe der Pflege in der Psychiatrie ist es mit dem psychisch Kranken offen über Wirkung und Nebenwirkung von Medikamenten zu sprechen, ihn aufzuklären und abzuwägen, was ihn am meisten und was ihn am wenigsten belastet. Die Integration der Medikamente in eine Gesamtbehandlung und die Begleitung durch Pflegende sind wichtiger Bestandteil in der Lebensqualität des einzelnen Betroffenen.

Weitere Medikamente
Hypericum
Johanniskrautextrakt findet immer mehr Anwendung und wird heute nicht mehr wie früher als Placebo belächelt. Es eignet sich für die Behandlung leichter bis mittelschwerer depressiver Episoden. Johanniskraut wird häufig zu niedrig dosiert.
Lithium
Lithiumsalze werden als Prophylaxe bei bipolaren, unipolaren und affektiven Verläufen eingesetzt. Bei ca. 70% manisch-depressiv erkrankter Menschen ist es unumstritten, dass sie von einer regelmäßigen Lithium-Einnahme profitieren und Rezidive verhindern. Über den genauen Wirkungsmechanismus von Lithium ist wenig bekannt. Man nimmt jedoch an, dass es auf der Membranebene im Sinne einer Stabilisierung wirkt. Antikonvulsiva werden mit ähnlicher Indikation eingesetzt wie Lithiumsalze.
Antikonvulsiva[3]
Die prophylaktische Wirksamkeit von Carbamazepin und Valproinsäure ist inzwischen in

[2] Finzen, Asmus: Medikamentenbehandlung bei psychischen Störungen – Leitlinien für den psychiatrischen Alltag. Psychiatrie Verlag , 1998, Seite 97

[3] Finzen, Asmus: Carbamzepin-Behandlung bei affektiven Psychosen. Psychiatrie Verlag Bonn, 1991

Einteilung	Besonderheiten	Wirkstoff	Handelsnamen (Bsp.)
Tri- und tetrazyklische Antidepressiva	• Hemmen die Aufnahme von Serotonin und Noradrenalin • Häufige Nebenwirkungen ☞ Tab. 6.3 • Seltenere Nebenwirkungen Herzrhythmusstörungen, Glaukome, zerebrale Krampfanfälle, Delir	Aminotriptylin Doxepin Clomipramin Lofepramin Imipramin Dibenzepin Trimipramin Maprotilin Mianserin Nortriptylin Viloxazin Mirtazapin	Saroten® Aponal® Anafranil® Gamonil® Tofranil® Noveril® Stangyl® Ludiomil® Tolvin® Nortrilen® Vivalan® Remergil®
Selektive Serotonin-Wiederaufnahme-Hemmer (kurz *SSRI*, RI = *r*e-uptake *i*nhibitor)	• Neuere Antidepressiva • Insgesamt besser verträglich als die tri- und tetrazyklischen Antidepressiva	Fluoxetin Fluvoxamin Sertralin Citalopram Paroxetin	Fluctin® Fevarin® Zoloft® Cipramil® Seroxat®
Reversible MAO-Hemmer (kurz für **M**ono**a**min**o**xidase-Hemmer)	• Hemmen Untertyp der Monoaminoxidase, so dass Noradrenalin und Serotonin im ZNS erhöht wird • Weniger Nebenwirkungen als tri- und tetrazyklische Antidepressiva	Moclobemid	Aurorix® Jatrosom®
Weitere Antidepressiva (Mischpräparate)		Venlafaxin Nefazodon	Trevilor® Nefadar®

Tab. 6.2: Verschiedene Antidepressiva und ihre Besonderheiten.

verschiedenen Untersuchungen belegt. Vor allem bei Lithiumunverträglichkeit bieten Antikonvulsiva eine gute Alternative.

Weitere Somatische Behandlungsverfahren

Neben der medikamentösen Behandlung haben sich z.B. Schlafentzug und Lichttherapie etabliert. Die Elektrokrampftherapie bleibt auch in Fachkreisen in der konkreten Anwendung umstritten.

Wachtherapie oder Schlafentzug

Es gibt zwei Formen der Schlafentzugsbehandlung: **kompletter und fraktioneller Schlafentzug.** Beim kompletten Schlafentzug dürfen die Patienten die ganze Nacht und den darauf folgenden Tag nicht schlafen. Beim fraktionierten werden sie schon nach kurzer Schlafdauer von drei bis vier Stunden wieder geweckt und bleiben den Rest der Nacht und den ganzen nächsten Tag ohne Schlaf. Die Therapie findet in der Regel in einer stationären Einrichtung, mit unterstützenden Angeboten durch professionelle Mitarbeiter statt, um einer Ermüdung vorzubeugen. Sie kann jedoch, wenn der Betroffene und sein Umfeld sich in der Lage dazu sehen auch im häuslichen Rahmen durchgeführt werden.

Lichttherapie

Beobachtungen einer saisonalen Häufung von Depressionen **(„Winterdepression")** lenkten das Augenmerk auf die Bedeutung des (Sonnen-)Lichts und seine Nutzung in der Behandlung von Depressionen. Bei der Lichttherapie wird der Betroffene bis zu zwei Stunden täglich (meist vormittags) sehr starkem Licht etwa ent-

Häufige Nebenwirkungen	Seltene Nebenwirkungen
Niedriger Blutdruck	Überleitungsstörungen im Hirn
Beschleunigter Puls (Tachykardie)	Bluthochdruck (Hypertonie), vor allem bei bestimmten MAO-Hemmern
Verminderte Sekretabsonderung in Mund, Nase, Vagina, Tränendrüsen (Hyposekretion)	Wassereinlagerungen (Ödeme) in Gesicht, Augenlidern, Fußknöcheln
Verstopfung im Darm (Obstipation)	Hautjucken (Pruritus)
Unregelmäßigkeiten oder Ausbleiben der Periode (Miktionsbeschwerden)	Hauterkrankungen durch Sonne, Licht (Photodermatose)
Vermehrte Schweißabsonderung (Hyperhidrosis)	Herabsetzung der Schilddrüsentätigkeit (Hypothyreose)
Verlust des sexuellen Interesses (Libido- und Potenzreduktion)	Blutbildveränderungen (Leukopenie, Eosinophilie)
Gewichtszunahme	Leberfunktionsstörungen
Mangelnde Anpassungsfähigkeit der Augen (Akkomodationsstörung)	delirante Verwirrtheit (Eintrübung des Bewusstseins), epileptische Anfälle
Schwindel	Tonusverlust der Skelettmuskulatur
Zittern (Tremor)	Übelkeit, Erbrechen
Müdigkeit	
Unruhe	

Tab. 6.3: Nebenwirkungen von Antidepressiva.

sprechend dem eines hellen Sommertages ausgesetzt. Ein durch normale Glühbirnen erhellter Raum reicht nicht aus. Die Behandlung ist nebenwirkungsfrei und vor allem bei **saisonalen Depressionen** wirksam. Inzwischen gibt es diese speziellen Lampengeräte auch für den Gebrauch zu Hause.

Beschwerden	Mögliche Gegenmaßnahmen
Mundtrockenheit	Kaugummi kauen, saure Bonbons lutschen
Niedriger Blutdruck	Trockenbürsten, Wechselduschen, Gymnastik, Rosmarintee, wenn verträglich Cola oder Kaffee in Maßen trinken
Verstopfung	Ballaststoffreiche Kost, Milchzucker, Leinsamen, eingeweichtes Trockenobst
Unruhe	Spaziergänge, Tischtennis spielen, sich gezielt bewegen
Gewichtszunahme	Kalorienarme Kost, Kalorien zählen, Sport, Schwimmen
Schwindel	Hängt oft mit niedrigem Blutdruck zusammen, dann siehe oben
Müdigkeit	Bewegung, frische Luft, anregende Tees

Tab. 6.4: Pflegerische Möglichkeiten und Hausmittel bei Nebenwirkungen von Antidepressiva.

Elektrokrampftherapie
Bei „therapieresistenten" schweren depressiven Episoden oder rezidivierenden depressiven Störungen wird heute wieder vermehrt die Elektrokrampftherapie (kurz **EKT,** auch **Heilkrampfbehandlung** genannt) angewandt. Bei der EKT wird künstlich und mit Hilfe von Strom ein zerebraler Krampfanfall ausgelöst. Damit es nicht zu übermäßig starken Krämpfen kommt, wird die EKT in Narkose und medikamentöser Muskelentspannung durchgeführt.

(Psycho-)Therapeutisch relevante Verfahrensweisen für die Pflege

„Das Menschenleben ist eine ständige Schule." (Gottfried Keller)
Der Umgang mit Menschen, die an einer Depression erkrankt sind, erfordert professionelle und mitmenschliche Fähigkeiten des Zu- und Umgangs. Manchmal erscheint die Depression als eine nach innen gekehrte Aggression. Gleichzeitig ist der Betroffene verzweifelt traurig und distanziert sich von sich und den Mit-

menschen. Die Verzweiflung wird für den Betroffenen größer, je distanzierter der Abstand wird und führt in einen Teufelskreis der Selbstentwertung bei geringem **Selbstwertgefühl.** Häufig begleitet von suizidalem Verhalten. Das Ziel der Pflegeperson muss es daher sein, den Betroffenen durch die depressive Zeit zu begleiten, zu stützen und die Depression als Chance zu sehen, über sich selbst etwas zu lernen.

Psychotherapie

„Was nicht im Menschen ist, kommt auch nicht von außen in ihn hinein."
(Wilhelm von Humboldt)

Die **Psychotherapie** (☞ Kap. 3.6) wird schwerpunktmäßig bei leichten und mittelgradigen depressiven Episoden eingesetzt, früher vor allem bei neurotischen und reaktiven Depressionen. Sie ist bei jeder Form der Depression indiziert. Prinzipiell können alle Psychotherapieverfahren angewendet werden. **Verhaltenstherapeutisch** (☞ Kap. 3.6.2) werden im Besonderen die negativen Selbstwahrnehmungen und Gedankenkreise bearbeitet und der Umgang mit Belastungssituationen geübt. In **Gesprächstherapien** wird versucht, die auslösenden Konflikte oder Ereignisse **(critical life events)** zu ergründen und vor allem Frühwarnzeichen und stressreduzierende Faktoren zu erarbeiten und nach möglichen Lösungen zu suchen.

Psychoedukation

„Alles sollte so einfach wie möglich gemacht werden, aber nicht einfacher."
(Albert Einstein)

Inzwischen werden in den meisten Einrichtungen psychoedukative Gruppen angeboten, vor allem als Rezidivprophylaxe bei schizophrenen und schizoaffektiven Erkrankungen, zunehmend aber auch für depressive Störungen. Dabei kann es sich gleichermaßen um **Betroffenen- als auch um Angehörigen-Gruppen** handeln. Die Gruppen werden in der Regel als geschlossenes Programm angeboten. Für die Pflege ergeben sich daraus wichtige Aspekte, die sich in die Alltagsbegleitung der Betroffenen integrieren lassen. Sie entsprechen in wesentlichen Inhalten der pflegerischen Auffassung von Krankheit und Behinderung, der Integration von Strategien der Krankheitsbewältigung und der Fähigkeit, sich anbahnende Krankheitszeichen zu erkennen.

Dreipunkteplan für den Umgang mit individuellen Frühwarnsignalen bei einer sich entwickelnden Störung (in den meisten Gruppen verankert):

- Sich jemanden anvertrauen, mit einer Vertrauensperson reden
- Belastungen reduzieren
- Sich Hilfe holen, z.B. den behandelnden Arzt aufsuchen, Beratungsstelle.

Der Begriff der Psychoedukation wurde vor fast 20 Jahren in den USA erstmals für Behandlungsansätze bei der Aufklärung von chronisch psychisch Kranken geprägt. Wesentliches Ziel war es Compliance zu erreichen und die Rückfallquote zu reduzieren. Die Psychoedukation wird auch im Sinne einer verhaltenstherapeutischen Variante von Psychotherapie verstanden. Wienberg[4] definiert: „[...] Sie **(Psychoedukation)** fokussiert vor allem die **Problembewältigungsperspektive** und zielt darauf ab, zum Verstehen und zur Verarbeitung des Krankheitsgeschehens beizutragen, **Ängste zu reduzieren,** ein **positives Selbstbild zu fördern** und die **Autonomie** der Betroffenen zu **stärken**. Notwendige Bestandteile sind die Erarbeitung eines **gemeinsamen Krankheitskonzepts,** sowie die gezielte **Förderung der Selbsthilfe- und Bewältigungskompetenzen** der Betroffenen im Umgang mit ihrer Verletzlichkeit bzw. Erkrankung." [Hervorhebung der Autorin]

Vieles, was in psychoedukative Gruppen eingegangen ist oder psychoedukativer Ansatz genannt wird, war mehr oder weniger bewusst im klassischen sozialpsychiatrischen Handlungsrahmen von Behandlung und Rehabilitation selbstverständlicher Bestandteil.

Psychoedukative Gruppenarbeit mit schizophren und schizoaffektiv Erkrankten **(„PEGASUS")** will dazu beitragen Betroffenen ihre Würde zu erhalten oder zurückzugeben, indem sie die Selbst-Erfahrung in der Krankheit in einen Kontext setzt, der es ermöglicht, sich selbst und dem Sinn der Krankheit zu nähern.

Auch in **Psychoseseminaren** (☞ Kap. 4.2.3) sind Menschen mit einer Depression in zunehmender Zahl vertreten.

[4] Wienberg, Günther (Hrsg.): „Schizophrenie zum Thema machen" – Psychoedukative Gruppenarbeit mit schizophren und schizoaffektiv erkrankten Menschen – Grundlagen und Praxis. Psychiatrie Verlag Bonn, 1997, Seite 200

Spezifische Aspekte psychiatrischer Pflege

Im Umgang mit depressiven Menschen geraten Pflegende häufig in Gefahr, dem Betroffenen mehr Verantwortung abzunehmen als nötig und ihn dadurch unmündiger zu machen und z. B. die Tendenz sich nichts mehr zuzutrauen zu unterstützen. Deshalb muss sorgfältig begründet werden, warum dem depressiv Erkrankten dies oder jenes abgenommen wird oder wo sich der Erkrankte unbewusst „jemanden vor seinen Karren spannt".

Umgang mit den Betroffenen

Aspekte, die den Alltag mit betroffenen Menschen erleichtern:

- Der depressive Mensch befindet sich „in einem seelischen Gefängnis", aus dem er andere oft emotional nicht mehr erreichen kann und umgekehrt. Es ist deshalb schwieriger, Kontakt zu ihm aufzubauen und zu gestalten, denn auch durch Zuwendung werden die traurigen Gedanken und das „in-sich-gefangen-sein" nicht überwunden.
- Trost wird in der Trostlosigkeit nicht ernst und eher als Spott empfunden, z. B. durch Äußerungen wie „es wird schon wieder", oder „es ist doch völlig unnötig, dass Sie sich wegen solcher Kleinigkeiten schuldig fühlen". Hierdurch signalisiert der Pflegende dem Betroffenen, dass er ihn nicht versteht. Es hilft vielmehr, genau hinzuhören, worüber der Erkrankte klagt und ihm zu erklären, dass diese Symptome zu seinem Krankheitsbild gehören. Dies kann z. B. geschehen, indem der Pflegende dem Betroffenen erzählt, dass er ähnliche Schuldgefühle von anderen Menschen mit einer Depression kennt und diese Gefühle mit der Krankheit verknüpft sind und sich wieder zurückbilden werden. Sachliche Informationen erreichen den Betroffenen und helfen ihm, auch wenn er das oft (zunächst) nicht ausdrücken kann.
- Besserungssignale müssen vom Betroffenen selbst wahrgenommen und angesprochen werden. Es setzt den Betroffenen unter Druck, wenn der Pflegende ihm sagt, dass es doch „offensichtlich" schon aufwärts gehe. Sinnvoller ist es, den depressiven Menschen selbst beschreiben zu lassen, wie er sich fühlt und ihn durch Fragen zu motivieren, auch Veränderungen und Besserungen wahrzunehmen.
- Ein Wirkfaktor ist die Grundhaltung des Unvoreingenommenseins, des Akzeptierens und der Wertschätzung des depressiv Erkrankten.
- Depressive Menschen können vor allem in akuten Stadien nur unter großer Anspannung und für kurze Zeiträume äußeren Anforderungen gerecht werden und müssen deshalb entlastet und vom quälenden Grübeln abgelenkt werden. Der Pflegende informiert die Angehörigen, dass Aufforderungen zum „Zusammenreißen" und „positiven Denken" dem Betroffenen nicht helfen.
- Eine zentrale Aufgabe von Pflegenden ist die Aktivierung. Das bedeutet fördern ohne zu überfordern. Schlafen die Betroffenen z. B. tagsüber viel, verstärkt dies die Schlafprobleme in der Nacht und den Teufelskreis des Grübelns. Meist sind depressive Menschen permanent erschöpft bei gleichzeitiger Antriebslosigkeit. Die Balance zwischen Aktivität, körperlicher Betätigung und Ruhe ist die pflegerische Kunst. Die tatsächliche Überforderung bestätigt die Betroffenen in ihrer negativen Selbstwahrnehmung.
- Viele Betroffene brauchen Hilfe bei der Körperpflege, Ermutigung zur Nahrungs- und Flüssigkeitsaufnahme. Beim gemeinsamen Tun erfährt der depressive Mensch, dass er vielmehr kann, als er sich zugetraut hat.
- Durch Verlangsamung der Betroffenen brauchen Pflegende viel Geduld und die Bereitschaft, gemeinsam die „depressive Durststrecke" auszuhalten und durchzustehen.
- Die zwischenmenschliche Atmosphäre vermittelt dem Betroffenen, dass er sich die Zeit nehmen kann, die er braucht. Er erfährt, dass er mit seinen Stimmungen nicht allein gelassen wird und dass die Dauer seiner Erkrankung wenig beeinflusst werden kann.
- Pflegende arbeiten gemeinsam mit dem Betroffenen, seinen Angehörigen und dem sozialen Umfeld daran, wie er sich in seiner Umgebung sicher und geborgen fühlen kann.

Punkte, die Pflegende im Umgang mit depressiven Menschen vermeiden:

- Mangelnde Einfühlung, unterkühlte Distanziertheit
- Übergroße Nähe und Identifikation („Verschmelzung")
- Kritisierendes Verhalten und Besserwisserei
- Übernahme von Hilflosigkeit, Verzweiflung

Was soll vermittelt werden?	Wie kann es vermittelt werden?
Empathie	Verständnis, Nähe vermitteln
Akzeptanz	Zulassen von Klage; der Depressive darf depressiv sein; Klage hat Sinn; Wertschätzung
Hoffnung	Stellvertretend vermitteln; Besserung ist möglich; braucht Zeit
Suizidprävention	Offenes Ansprechen; Lebenskontinuität; Besserungschance mit Zukunftsperspektive vermitteln
Verstärkung	Achten auf nicht depressive Äußerungen, diese positiv verstärken
Kompetenz	Krankheitskonzept gemeinsam entwickeln; Zuversicht, dass Hilfe möglich, dass Kenntnis der Krankheit gegeben
Aktivierung	Planung und Besprechung von Tagesstruktur, Aktivitäten
Realitätsprüfung	Besprechen von innerem Erleben und Diskrepanz zur Realität, von eigenen Anteilen an der Psychodynamik
Motivation	Zur Änderung depressiogener Faktoren, zum Anschauen und Entdecken, zu längerfristiger Psychotherapie

Tab. 6.5: Umgang mit depressiven Menschen.
Auszüge aus einer Tabelle von Wolfersdorf[5], basierend auf der klientenzentrierten Gesprächspsychotherapie nach Carl Rogers. Enthalten sind Grundelemente des hilfreichen Umgangs mit Depressiven.

und Perspektivlosigkeit („Es ist alles so schlimm“) oder die Sichtweise („Brille“) des Betroffenen
- Diskutierendes Argumentieren, wer „Recht“ hat
- Nicht-Ernst-Nehmen des depressiven Erlebens des Betroffenen („Die Sonne scheint doch, weg mit den trüben Gedanken“)
- Versuche, dem Betroffenen einzureden, es gehe ihm besser oder gut („schön reden“)
- Versprechungen, diese oder jene Maßnahme werde dem Betroffenen helfen
- Ratschläge, jetzt diese oder jene lebenswichtige Entscheidung zu treffen
- Empfehlungen wie „alles leichter nehmen“ oder „sich zusammenreißen“
- Bagatellisierung, Abwertung oder Überdramatisierung von Erleben oder Situationen
- Überredungsversuche bei Wahnideen bzw. bei starker Einengung im Denken
- Überaktivität und zu rasche Suche nach Veränderung (Hektik in Pflege und Therapie)
- Individuelle Bedeutung von Ereignissen nicht ernst nehmen und abwerten.

Diese Aspekte im Umgang mit depressiven Menschen können auch Grundlage für die Unterstützung der Angehörigen sein und so zum besseren Umgang und Verständnis aller Beteiligten beitragen.

Umgang mit Angehörigen

Depressive Phasen können plötzlich einsetzend als auch schleichend auftreten. Sowohl bei dem Betroffenen selbst als auch bei Angehörigen und professionellen Helfern erscheint die Zeit einer depressiven Episode endlos ausgedehnt und die Vorstellung, dass diese Phase wieder aufhören kann fällt schwer.

Pflegende und betreuende Angehörige sind vielen Belastungen ausgesetzt. Es ist eine wesentliche Aufgabe psychiatrischer Pflege Angehörige darin zu unterstützen, Grenzen zu setzen, ihre eigenen Bedürfnisse wahrzunehmen und immer wieder ihr Verhalten zu reflektieren – sowohl im stationären als auch im komplementären und ambulanten Bereich.

Depressive Menschen sind oft so sehr mit sich selbst und ihren Emotionen beschäftigt, so dass sie nicht merken, welche Auswirkungen ihre Depression auf Angehörige, Freunde, Kollegen und das gesamte Umfeld haben. Angehörige erleben dies ähnlich wie professionell Pflegende.

5 Wolfersdorf, Manfred: Krankheit Depression erkennen, verstehen, behandeln. Psychiatrie Verlag Bonn, 2000, Seite 171

Was macht den Umgang mit depressiven Menschen schwierig, vor allem im täglichen Miteinander und Begleiten?

- Die Balance zwischen Eigenverantwortlichkeit und Verantwortung abnehmen bzw. Unterstützung geben
- Die ständige Überprüfung, den depressiven Menschen weder zu überfordern noch zu unterfordern
- Es ist nicht leicht, die Stimmungsschwankungen auszuhalten
- Es ist nicht immer leicht den depressiven Menschen mit seinen Sorgen und seiner Stimmung/Trostlosigkeit ernst zu nehmen und in manchen Situationen auf keine oberflächlichen Aufmunterungen zurückzugreifen
- Schuldgefühle und das Schuldsein an der Krankheit oder nicht genügend zu tun oder zu hart zu sein, verstärken sich immer wieder und erschweren den Umgang
- Unklare Suizidalität, übersehe ich möglicherweise etwas, wie soll ich damit umgehen und reagieren, fühle ich mich überfordert
- Es ist schwer mit dem Patienten seine Depression auszuhalten und zu zeigen, dass diese extreme Traurigkeit und Leere ernste Symptome sind, die behandelt werden können, dass man aus Erfahrung weiß, dass die Krankheit vorbeigeht, auch wenn der depressive Mensch es jetzt nicht glauben kann
- Das Gefühl ständig gebraucht zu werden und nicht weg zu können, angebunden zu sein
- Keine Möglichkeit zu haben mit jemanden über die eigene Situation zu sprechen.

Folgende Fragen können zur Selbstwahrnehmung hilfreich sein, um die eigene Situation für den Helfer einzuschätzen bzw. zu überprüfen:

- Wann fühle ich mich in meinem Alltag überfordert?
- Wo sehe ich meine Grenzen?
- Welche Verhaltensweisen/Handlungsweisen meines kranken Familienmitgliedes belasten mich besonders?
- Welche Konflikte gibt es im Zusammenleben?
- Welche Unterstützung habe ich?
- Wo oder mit wem kann ich über meine Probleme reden?
- Welche Gefühle bedrängen mich am meisten?

Daraus ergeben sich weitere Fragen zur eigenen Situation, dem eigenen Verhalten und eigenen Bedürfnissen, z. B.

- Wann werde ich wütend, aggressiv und unterdrücke meine Gefühle, auch von Traurig-Sein?
- Was macht mich besonders hilflos?
- Kann ich mich gegenüber dem kranken Familienmitglied abgrenzen und auch „Nein" sagen?
- Wie würde ich am liebsten reagieren und was befürchte ich, wenn ich so reagieren würde?
- Was belastet mich am meisten?
- Was glaube ich, kann ich an meinem Verhalten ändern?
- Wo und wie schaffe ich mir Entlastung, Freizeit und Entspannung? Stelle ich meine Bedürfnisse in den Hintergrund? Wann bekomme ich ein schlechtes Gewissen und werde unsicher, ob ich richtig gehandelt habe?

Angehörige stellen fest, dass

- sie sehr eingeschränkt sind und eigene Bedürfnisse nicht oder fast nicht wahrnehmen
- Hobbys aufgegeben wurden oder nicht mehr regelmäßig wahrgenommen werden
- es den meisten schwer fällt zu entspannen und die wenige Zeit, die „frei" zur Verfügung steht, in Ruhe zu nutzen
- auch das eigene Selbstbewusstsein leidet durch die Krankheit und die damit verbundenen Lebensumstände
- Schuldgefühle immer wieder durchbrechen, nicht allem gerecht zu werden, nicht immer ausgeglichen reagieren zu können; damit verbunden ein schlechtes Gewissen zu haben, erfordert viele Reserven.

Fallbeispiel – Aussagen nach Beendigung eines Kurses für pflegende Angehörige

- Frau M., Lehrerin, ihre depressive Mutter wohnt bei ihr im Haus: „Da mir im Kurs klar geworden ist, dass meine Mutter Schwierigkeiten hat, sich von mir als Tochter etwas sagen zu lassen, habe ich meinen Bruder gebeten, dass er mit meiner Mutter in meinem Beisein darüber redet, dass ich zu bestimmten Zeiten mehr Freiraum brauche und nicht immer, zu jeder Zeit von ihr angesprochen und gestört werden will, dass ich ihr zu anderen Zeiten gerne helfe und ihr zuhöre. Nach anfänglichen Schwierig-

Alltägliche Probleme	Möglicher Umgang
Herr W. nimmt seine Bedürfnisse nach Essen und vor allem nach Trinken nicht wahr, weil er zum Einen keinen Antrieb hat, zum Anderen ist ihm alles gleichgültig.	Angehörige wissen um die Vorlieben und Abneigungen bei der Ernährung und können dies gezielt einsetzen, in dem sie den Pflegenden darüber erzählen. Sie kennen die Gewohnheiten des Betroffenen, an denen angeknüpft werden kann.
Herr W. fühlt sich wertlos und sieht nicht, wie es weitergehen soll.	Angehörige wissen, welche kleinen Aufgaben der Betroffene auch in einer solchen Stimmung noch übernehmen kann. Angehörige hören geduldig den Klagen des Betroffenen zu und entlasten sich gegenseitig.
Herr W. ist antriebslos.	Angehörige wissen, wie wichtig dem Betroffenen in besseren Tagen eine ausgewogene Lebensführung ist. Sie kennen seine Gewohnheiten im Hinblick auf Bewegung. Sie wissen, wann und in welcher Weise beim Betroffenen Neugier geweckt werden kann.
Herr W. kann sich nicht entscheiden und ist Argumenten nicht zugänglich.	Angehörige können die Bereiche des Tages in überschaubare Teile gliedern und die einzelnen Sequenzen mit dem Betroffenen so weit wie nötig gemeinsam bewältigen. Sie unterstützen den Betroffenen auf ihrem Erfahrungshintergrund bei Entscheidungen oder nehmen ihm zeitweise die Entscheidung teilweise ab.

Tab. 6.6: Beispiel der Einbeziehung der Angehörigen in den Alltag eines depressiven Menschen.

keiten geht es seit zwei Wochen nun schon gut. Es fiel mir schwer am Anfang konsequent auf die Abmachungen hinzuweisen, ich glaube aber, dass es ohne diese Konsequenz nicht geglückt wäre."

- Herr Sch. ist Frührentner, er betreut seine depressive Frau: „Ich habe beschlossen, etwas mehr an mich zu denken und auch wieder etwas für mich alleine zu tun und für einen Nachmittag regelmäßig meine Tochter oder meinen Sohn zu bitten, bei meiner Frau zu bleiben, so dass ich etwas unternehmen kann. Ich glaube, dann kann ich alles auch wieder etwas gelassener angehen und die Situation wird für uns beide wieder erträglicher."
- Ehepaar M., das die depressive Mutter von Herrn Müller betreut: „Wir haben meiner Mutter zu Weihnachten einen Seniorengymnastik Kurs geschenkt, sie hat zwar über dieses Geschenk gejammert, hat sich mit etwas Nachdruck immer hinbringen lassen, obwohl sie jedes Mal anschließend an der Gymnastikgruppe bisher keinen guten Faden gelassen hat und alles kritisiert, auch dass es ihr nichts bringe."

Eine Aufgabe der Pflege in der psychosozialen Versorgung könnten im Rahmen der Pflegeversicherung „Pflegekurse für pflegende Angehörige psychisch Kranker" sein, die z. B. durch die Techniker Krankenkasse unter dem Titel **„Hilfe für pflegende Angehörige psychisch Kranker"** angeboten worden sind. Sie dauern ca. vier Monate und finden wöchentlich in einem vorgegebenen Rahmen statt, der jedoch individuell auf die Gruppe angepasst werden kann.

Anregung zur Reflexion und Wiederholung

Affektive Störungen haben viele Gesichter. Depressionen gehören zu den häufigsten psychischen Erkrankungen im Erwachsenenalter. Viele von Ihnen werden nicht im psychiatrischen Netz sondern in der Allgemeinarztpraxis behandelt. Die Haltung von depressiven Menschen bezeichnet Freya Wenzel:[6] „Ich kann nichts, ich bin nichts, man mag mich nicht, die anderen brauchen mich nicht so wie ich sie – und an allem bin ich selber schuld."

[6] Wenzel, Freya: Depression – wenn die Seele sich verfinstert, in: Psych. Pflege Heute 7/2001 (Seite 302–308), Thieme Verlag Stuttgart

Beispiel
Der niederländische Psychotherapeut Piet C. Kuiper hat in seinem Buch „Seelenfinsternis“[7] seine eigene Depression beschrieben. „In meinem Leben vollzog sich allmählich eine eigenartige Veränderung: Die Intensität meines Erlebens wurde schwächer. Die innere Melodie erklang nicht mehr, Erlebnisse verloren an Bedeutung [...] ich schlief unnatürlich viel, als ob mein Schlafbedürfnis einfach nicht zu stillen wäre. [...] meine Erlebniswelt verdorrte und verkümmerte [...] was ich wahrnahm war kein sinnvolles Bild mehr, meine Welt war zusammengeschrumpft auf das Bett zum Schlafen [...] ich grübelte viel über den Tod [...] was Spazieren gehen für gesunde Menschen zum Vergnügen macht, verkehrte sich für mich ins Gegenteil [...] ich schlurfte mit müden Muskeln vor mich hin, alles was früher aufheiternde Phantasien und kleine Geschichten mit vergnüglichen Aspekten ausgelöst hatte, wurde nun zum Anlass trübsinniger Überlegung, Elend fiel mir auf, wenn ich Menschen lachen sah, dachte ich: Wie ist das möglich, in diesem schrecklichen Leben [...] ich bestellte kein Buch mehr, da ich dachte, ich begriffe es ja doch nicht mehr und wenn ich es auch begriffe, was interessiert es mich eigentlich [...].

Fragen
- Welche Symptome stehen hier im Vordergrund?
- Welche Atmosphäre, welches Milieu sollte im Vordergrund stehen?
- Was müsste in jedem Fall vermieden werden?
- Welche Erklärungsmuster gibt es im Zusammenhang mit depressiven Störungen?
- Welche Besonderheiten sind bei einem depressiven Menschen zu beachten?
- Wie könnte die Nachsorge und Prävention aussehen?
- Welche weiteren Aspekte interessieren Sie und welche zusätzlichen Fragen würden Sie stellen?

Literaturtipps

Behrendt, B.: „Meine persönlichen Warnsignale“ – Ein psychoedukatives Therapieprogramm bei schizophrener und schizoaffektiver Erkrankung – Manual für Gruppenleiter, Materialien 50. dgvt-Verlag Tübingen, 2001

Bock, T.: Achterbahn der Gefühle – Mit Manie und Depression leben lernen. Psychiatrie Verlag Bonn, 2004

Bundesverband der Angehörigen psychisch Kranker e.V. (Hrsg.): Mit psychisch Kranken Leben – Rat und Hilfe für Angehörige. Psychiatrie Verlag Bonn, 2002

Dörner, K.; Egetmeyer, A.; Koenning-Egetmeyer, K.: Freispruch der Familie. Psychiatrie Verlag Bonn, 2001

Finzen, A.: Medikamentenbehandlung bei psychischen Erkrankungen – Leitlinien für den psychiatrischen Alltag. Psychiatrie Verlag Bonn, 2001

Kuiper, P.: Seelenfinsternis – Die Depression eines Psychiaters. Fischer Verlag Frankfurt am Main, 2000

Scheidgen, I.: Meine Freundin Johanna – Ein Leben mit Manie und Depression. Psychiatrie Verlag Bonn, 2003

Wagner-Neuhaus, D.: Depressionen – Ein Ratgeber für Angehörige. Psychiatrie Verlag Bonn, 2003

Wolfersdorf, M.: Krankheit Depression erkennen, verstehen, behandeln. Psychiatrie Verlag Bonn, 2000

6.1.3 Manische Episoden

„Johanna stieg mit allen ihren Seelenfasern hinein in die Bildwelt, die die Gedichte vor ihr ausbreiteten. Sie nahm sie mit in ihre Traumwelten und war so überflutet von ihnen, dass sie wieder anfing schlecht zu schlafen. Sie hatte wieder das Gefühl einer völligen Wachheit, eines völligen Geöffnetseins. Es schienen ihr keine körperlichen und geistigen Grenzen mehr nach außen zu existieren.“ (Ilka Scheidgen)[8]

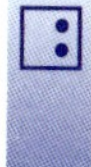

Manie: Affektive psychische Störung, die gekennzeichnet ist durch eine Hochstimmung des Betroffenen, die der Situation nicht angemessen ist und über längere Zeit andauert. Diese kann verbunden sein mit Selbstüberschätzung, Hyperaktivität, gesteigerter psychomotorischer Aktivität,

[7] Kuiper, Piet C.: Seelenfinsternis – Die Depression eines Psychiaters. Fischer Verlag Frankfurt am Main, 2000

[8] Ilka Scheidgen: Meine Freundin Johanna – Ein Leben mit Manie und Depression. Psychiatrie Verlag Bonn, 2003

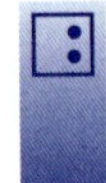

gestörter Aufmerksamkeit, Ideenflucht, starker Erregbarkeit und überschwänglicher Kontaktfreudigkeit bis hin zum Größenwahn und destruktiven Verhalten.

Im ICD 10 werden drei Schweregrade unterschieden, die sich auf die Charakteristika der Störung beziehen:
- **Hypomanie,** d.h. eine abgeschwächte Form der Manie
- **Manie ohne psychotische Symptome**
- **Manie mit psychotischen Symptomen.**

Außerdem werden andere manische Episoden und nicht näher bezeichnete manische Episoden genannt.
Meist tritt die erste manische Episode zwischen dem 25. und 30. Lebensjahr auf, bei ca. 29% kommt es zu keiner Wiedererkrankung. Die Verläufe mit ausschließlich manischen Phasen sind selten, meist sind es bipolare oder schizoaffektive Störungen. Die Persönlichkeit und die Integrations- und Funktionsfähigkeit des Betroffenen vor seiner Erkrankung hat erfahrungsgemäß einen enormen Einfluss auf den Verlauf der akuten Erkrankung. Eine langfristige Begleitung und Betreuung hilft bei bipolaren Störungen etwa 30% der Betroffenen.

Symptome

- Grundlose **Heiterkeit**
- **Gehobene Stimmung,** die übermütig strahlend und ansteckend ist
- **Überschätzung** der eigenen Möglichkeiten und Fähigkeiten
- Überschätzung der eigenen Energie
- Die Betroffenen fühlen sich in der Regel ausgesprochen wohl
- Geringe Krankheitseinsicht
- Manche manisch Erkrankte reagieren gereizt und aggressiv, insbesondere wenn ihre Umgebung sich ihnen widersetzt oder widerspricht
- **Denkstörung: Ideenflucht,** manisch erkrankte Menschen denken schneller, aber auch flüchtiger als sonst und hüpfen von Einfall zu Einfall. Durch äußere Eindrücke werden sie sofort abgelenkt, sie können sich nicht mehr konzentrieren
- Wahnformen: Ausdruck der veränderten Grundstimmung; **Größenideen** dominieren, z.B. ist eine manische Frau der felsenfesten Überzeugung, durch ihre Spenden die Armut auf der Welt beseitigt zu haben und feiert dies mit allen Mitpatienten
- Die **Antriebssteigerung** der Betroffenen führt zu einer psychomotorischen Erregung mit gesteigertem Bewegungsdrang und gesteigertem Redefluss. Manisch Erkrankte eilen von einer Beschäftigung zur nächsten, meistens, ohne zu einem Ergebnis gekommen zu sein. Sie entwickeln große Energien. Bei sehr schweren Erkrankungen sind die Menschen so erregt, dass sie toben und Gegenstände zerstören können.

Gehobene Stimmung, Größenideen und Antriebssteigerung führen oft zu einem **Realitätsverlust** und unüberlegten Handlungen des manisch Erkrankten. Typisch sind Verschuldung durch maßlose Einkäufe, Übernahme unerfüllbarer Verpflichtungen und unüberlegte Geschäftsgründungen. Zwischenmenschliche Kontakte werden schnell hergestellt und ebenso schnell wieder gelöst, durch die gesteigerte Libido kommt es manchmal zu sexuellen Ausschweifungen.
Durch diese Symptomvielfalt entsteht nicht nur großes Leid für die Angehörigen, sondern auch großer Schaden für die Zukunft der Betroffenen, z.B. durch Verschuldung oder Zerstörung partnerschaftlicher Bindungen.
Die fehlende Realitätseinschätzung kann zu **akuter Selbstgefährdung** führen.
Vegetative Symptome, insbesondere eine Verkürzung der Schlafdauer, werden nicht als störend erlebt. Die Erkrankten fühlen sich ausgeruht.
Die Phasen dauern in der Regel einige Tage bis Wochen, selten länger.

Behandlungsstrategie

Manisch erkrankte Menschen müssen behandelt werden, auch wenn sie sich subjektiv gesund und munter fühlen, um Schaden von ihnen und ihrer Umgebung abzuwenden.
In der akut manischen Phase werden Betroffene medikamentös behandelt, vorwiegend mit Antipsychotika, d.h. mit niederpotenten Neuroleptika. So soll eine Dämpfung der Übererregung erreicht werden, insbesondere bei schweren Erkrankungen. Lithium wird manchmal eingesetzt, da es eine antimanische Wirkung hat. Diese tritt erst mit einer gewissen Verzögerung ein. Deshalb wird oft eine Kombination beider Medikamentengruppen zur Pha-

senprophylaxe gegeben, zur Prophylaxe wird Lithium oder/und Carbamazepin eingesetzt.
Eine **Psychotherapie** ist während der akuten Erkrankung meist nicht durchführbar, da der Patient seine Probleme nicht erkennen kann. Im Gegensatz zur Auffassung noch vor einigen Jahren, wo eine Psychotherapie bei manisch Erkrankten als schwierig und/oder unmöglich galt, gibt es heute durchaus die Meinung, dass ein psychotherapeutischer Zugang zu einer Stabilisierung beiträgt. Mentzos[9] ist es in seiner Auffassung wichtig, dass die Manie nicht nur – wie lange geschehen – als abgewehrte Depression aufgefasst, sondern als eigenständiger Lösungsversuch eines inhaltlichen Konfliktes verstanden wird, in Verbindung mit der „manischen Aussage" (er bezieht sich auf Kröber[10]). Die Manie sei ein Konfliktlösungsversuch im Sinne des Ausschlagens der Erbschaft und des Bruchs mit den Ahnen (beispielsweise Aufkündigung des Gehorsams und die Auflehnung gegen das strenge Über-Ich). „Wäre Depression das Erstarren vor dieser Wahl, so wäre Manie der scheiternde Versuch, diese Patt-Situation aktiv zu bewältigen, ohne eine Wahl zu treffen". Gleichzeitig wird in diesem Zusammenhang betont, dass es um die Erarbeitung besserer Lösungsmöglichkeiten geht und um Kontextualisierung der Erkrankung. Es ist unklar und bisher wenig bewiesen inwieweit ein psychotherapeutischer Zugang den Betroffenen hilft, deutliche Unterstützung erfährt er jedenfalls in der Bewältigung der Erkrankung, in der Erkennung von Frühwarnzeichen und in der Erarbeitung von Entwicklungsmöglichkeiten.

Spezifische Aspekte psychiatrischer Pflege

Der Grenzenlosigkeit von Menschen, die an einer Manie erkrankt sind, ist nur mit einer Mischung aus „Grenzen setzen" und gleichzeitigem Abwägen zu bewältigen, ohne größere Auseinandersetzung zu provozieren.
Die Maßlosigkeit, mit der Betroffene z. B. ihre Lebensplanung, Kontakte und Beziehungen gestalten und gleichzeitig die Grenzen anderer Menschen nicht wahrnehmen ist enorm. Daher beachten Pflegende in der Beziehung zu Betroffenen die eigenen Grenzen besonders – und helfen so den Betroffenen, Grenzen wieder zur Kenntnis zu nehmen. Manchmal können sich an einer Manie erkrankte Menschen an klaren Regeln noch orientieren.

Leitlinie im Umgang mit Menschen, die an einer Manie erkrankt sind, ist, den Schaden sowohl für den Betroffenen als auch für andere, vor allem die Angehörigen des Betroffenen, zu begrenzen.

Pflegediagnosen
im Zusammenhang mit einer Manie nach Townsend[11]
Gefahr der Körperschädigung: Ein Zustand, bei dem ein Mensch als Folge von Umweltbedingungen/-einflüssen, die mit den Anpassungsfähigkeiten und Abwehrkräften des Betroffenseins einer wechselseitigen Beziehung stehen, dem Risiko einer Körperschädigung ausgesetzt ist.
Gewünschtes Ergebnis:
- Der Patient zeigt keine weiteren Anzeichen von körperlicher Erregung.
- Der Patient zeigt kein Anzeichen von Verletzungen, die er sich bei hyperaktivem Verhalten zugezogen hat.

Gefahr der Gewalttätigkeit gegen sich selbst oder andere: Verhaltensweisen, mit denen ein Mensch demonstriert, dass er entweder sich selbst oder andere körperlich, emotional und/ oder sexuell schädigen kann.
Gewünschtes Ergebnis:
- Der Patient ist in der Lege, seine Wut in einer angemessenen Art und Weise auszudrücken.
- Es gibt keine Anzeichen für gewalttätiges Verhalten gegen sich selbst und andere.
- Der Patient zeigt kein hyperaktives Verhalten.

Mangelernährung: Der Zustand, bei dem ein Mensch Nahrung zuführt, die nicht ausreicht, um den körperlichen Bedarf zu decken.
Gewünschtes Ergebnis:
- Der Patient ist in der Lage, die Wichtigkeit von angemessener Ernährung und Flüssig-

[9] Mentzos, Stavros: Depression und Manie – Psychodynamik und Therapie affektiver Störungen. Vandenhoeck & Ruprecht Göttingen, 1996
[10] Kröber, H. L.: Bipolare Persönlichkeit und manische Aussage. In: W. Janzarik (Hrsg.): Persönlichkeit und Psychose. Enke Verlag Stuttgart, 1988
[11] Townsend, Mary C. Pflegediagnosen und Maßnahmen für die psychiatrische Pflege. Verlag Hans Huber Bern, 2000

keitsaufnahme wahrzunehmen und zu benennen.
- Er hat sein Gewicht gehalten oder, wenn nötig zugenommen.
- Vitalzeichen/Laborwerte im Normbereich.

Beeinträchtigt Denkprozesse: Ein Zustand, bei dem ein Mensch eine Störung seiner kognitiven Abläufe und Vorgänge erlebt
Gewünschtes Ergebnis:
- Die Denkprozesse des Patienten basieren auf einer korrekten Interpretation der Umwelt.
- Der Patient kann negative und irrationale Gedanken erkennen und ihr Fortschreiten durch Interventionen beenden.

Wahrnehmungsstörung: Ein Zustand, bei dem ein Mensch eine Veränderung der Anzahl oder Muster der afferenten Reize (von innen oder außen) erfährt, begleitet von verminderten, übertriebenen, verzerrten oder beeinträchtigten Reaktionen auf Reize
Gewünschtes Ergebnis:
- Der Patient ist in der Lage, zwischen der Realität und irrealen Ereignissen und Situationen zu unterscheiden.
- Der Patient ist in der Lage, das Reagieren auf falsche sensorische Wahrnehmungen zu unterlassen.

Beeinträchtigte soziale Interaktion: Der Zustand, in dem ein Individuum in ungenügendem oder übermäßigen Maß oder in ungeeigneter Art am sozialen Austausch teilnimmt
Gewünschtes Ergebnis:
- Der Patient kann positive Aspekte an seiner Person benennen Der Patient akzeptiert die Verantwortung für sein Verhalten.
- Der Patient manipuliert andere nicht, um seine eigenen Wünsche zu befriedigen.

Schlafstörung: Schlafstörungen, die bei dem Patienten Unbehagen hervorrufen oder seinen Lebensstil beeinträchtigen
Gewünschtes Ergebnis:
- Der Patient befasst sich offen mit seinen Ängsten und Gefühlen, anstatt sie durch Hyperaktivität zu verleugnen.
- Der Patient schläft ohne Medikamente sechs bis acht Stunden pro Nacht.
- Der Patient kann innerhalb von 30 Minuten nach dem Zubettgehen einschlafen.

Pflegeprobleme
- Die ununterbrochene motorische Aktivität des Betroffenen, er ist die ganze Zeit in Bewegung und oft permanent unterwegs.
- Der Schlaf des Betroffenen ist gestört, er nimmt seine Müdigkeit nicht wahr und vermeidet Ruhe und Schlaf bis zur Erschöpfung, u. U. stört er den Schlaf anderer.
- Die Ausgabe großer Geldbeträge führt oft zum sozialen Ruin des Betroffenen.
- Das sexuelle Verhalten ist enthemmt und übliche Tabus werden oft nicht mehr eingehalten; dies führt bis zur Bedrängnis anderer.
- Durch manipulatives Verhalten versucht der Betroffene seine Wünsche und Vorstellungen durchzusetzen und kann dabei die Konsequenzen seines Verhaltens nicht sehen und einschätzen.
- Die äußere Erscheinung des Betroffenen ist oft unangepasst, die Kleidung nicht angemessen oder zusammenpassend, weder in Farbe und Form, noch dem Alter entsprechend; Frauen schminken sich teils extrem.
- Die Ernährung wird von den Betroffenen durch die permanente Hektik und Aktivität vergessen oder ignoriert, außerdem ist der Appetit herabgesetzt.
- Der Betroffene kann für sein Verhalten keine Verantwortung übernehmen und nimmt die Hilfe anderer kaum oder gar nicht an.
- Der Betroffene kann sich nicht konzentrieren, ist unaufmerksam und schweift bei jeder Irritation oder beim kleinsten Reiz ab.

Pflegemaßnahmen
Pflegeproblem: Der Betroffene wird von unzähligen Ideen getrieben, er hat Angst, dass er etwas verpassen könnte und versucht alles sofort in die Tat umzusetzen.
Pflegemaßnahmen: Der Pflegende hält ihn soweit wie möglich von Handlungen ab, die er später bereuen würde und unterstützt die Angehörigen beim gleichen Vorgehen.
Pflegeproblem: Der Betroffene reagiert in kleinen Dingen gereizt und fängt Streit an.
Pflegemaßnahmen: Der Pflegende macht sich selbst und dem Umfeld deutlich, dass sowohl er als auch die Angehörigen nicht unbedingt persönlich gemeint sind, dass diese Ausbrüche als Ventil anzusehen sind und versuchen die Streitsuche des Betroffenen wenn irgend möglich einzugrenzen.
Pflegeproblem: Der Betroffene kommt nicht zur Ruhe und Entspannung.
Pflegemaßnahmen: Der Pflegende überlegt gemeinsam mit den Bezugspersonen wie der Be-

troffene sich „abreagieren“ kann und führen mit ihm solche Aktivitäten aus. Dabei greifen sie auf die Erfahrungen des Umfeldes zurück, z. B. was entspannt ihn sonst in angespannten Situationen, welchen Sport treibt er, geht er gern spazieren oder spielt Tischtennis?

Pflegeproblem: Der Betroffene nimmt seine körperlichen Grenzen oder die Gefahr der Zerstörung seiner sozialen Existenz nicht wahr.

Pflegemaßnahmen: Der Pflegende wägt ständig mit den Angehörigen und seiner Umgebung ab, ob ein Verbleiben im häuslichen Umfeld weiterhin möglich ist und wo Unterstützung oder Entlastung gebraucht wird.

6.1.4 Bipolare Störungen

Bei bipolaren Störungen treten sowohl manische als auch depressive Episoden oder Phasen auf. Die familiäre Häufung ist relativ hoch. Das Wiedererkrankungsrisiko beträgt 3–10 %.

Verglichen mit der unipolaren Störung kommt der Auseinandersetzung mit der Erkrankung, ihren Folgen und der zu erstrebenden Stabilität eine größere Bedeutung zu. Die Lebensplanung der Betroffenen ist oft erschwert durch das Wechselbad der Stimmungen und durch die Erarbeitung von Lösungsmöglichkeiten und Früherkennungszeichen für beide möglichen Erkrankungsweisen.

Die Behandlung einer Akuterkrankung richtet sich nach den im Vordergrund stehenden Symptomen. Wesentliches Augenmerk wird bei bipolaren Störungen auf die Prophylaxe gelegt. Zur Redizivprophylaxe eignen sich Lithiumsalze, Carbamazepin und Valporat (☞ Kap. 6.1.2; 6.1.3).

Der **pflegerische Umgang** und daraus resultierende Maßnahmen richten sich ebenfalls danach, welche Probleme und affektive Stimmungen im Mittelpunkt stehen.

Fallbeispiel

Herr Werner Waschke ist 32 Jahre alt, kommt in Begleitung seiner Frau zur stationären Aufnahme auf die geschützte Abteilung. Nach eigener Aussage fühlt sich Herr Waschke wohl, er ist nur seiner Frau zuliebe ins Krankenhaus gegangen, wisse aber nicht, was er hier solle. Er gibt an, dass er eine „Glücksphase“ habe, dass ihm momentan alles gelinge. Er berichtet weiter über geschäftliche Verhandlungen, seine Chancen bei Frauen und vieles mehr. Nicht einmal so ein Erfolgsmensch wie sein Vater könne ihm das Wasser reichen. Anstatt ihn ins Krankenhaus zu schicken, solle er ihm besser anspruchsvollere Aufgaben geben, denn er sei ja ohnehin der bessere Geschäftsführer in seiner Firma. Schon längst habe er Geschäftsbeziehungen mit ausländischen Firmen geknüpft, die in diesen Tagen zum Vertragsabschluss kommen sollen.

Seit drei Wochen hat sich Herr Waschke in seinem Verhalten verändert. Er redet ununterbrochen und bringt auch bei der Arbeit nichts mehr zustande. In der Firma des Vaters habe er schon seine Ausbildung als Kaufmann gemacht. Der Vater hat ihm jetzt unter einem Vorwand Urlaub gegeben, da er schon einige Kunden vergrault hat. Er beschimpft seine Umgebung als kleinbürgerlich, altmodisch, verkalkt und inkompetent. Er hat einen Kredit aufgenommen und einen Porsche gekauft. Fast täglich geht er aus, besucht teure Lokale und macht seiner Umgebung wertvolle Geschenke. Für den Betrieb bestellt er Maschinen und Materialien, die gar nicht benötigt werden. Obwohl er ständig aktiv ist, schläft er kaum und ist ständig in Aktion.

Fragen

- Welche Probleme stehen bei Herrn Waschke im Vordergrund und wovor muss er bewahrt werden, welcher Umgang mit ihm ist ratsam?

Depressive Verstimmung
- Denkhemmung
- Psychomotorische Hemmung
- Vitalstörungen
- Wahnthemen Schuld und Verarmung

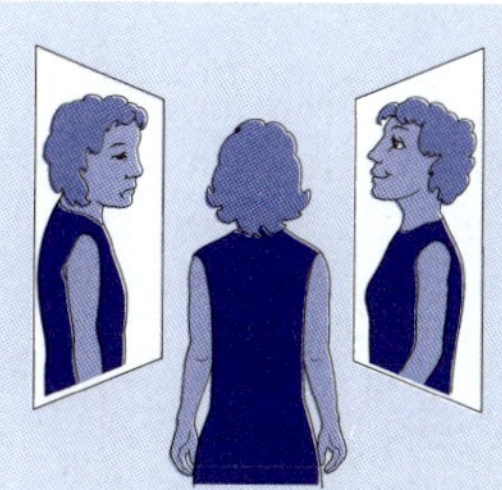

Manische Verstimmung
- Ideenflucht
- Psychomotorische Erregung
- Steigerung der Vitalgefühle
- Wahnthema Größenideen

Abb. 6.2: Die beiden Pole der bipolaren Störung: Depressive und manische Episoden wechseln sich ab. [A400-117]

- Auf welchen Ebenen wirkt sich das Krankheitsbild „Manie“ aus und wie können die Symptome erklärt werden?
- Welche pflegerischen Aspekte im Umgang mit einem manischen Patienten stellen Sie in den Mittelpunkt?
- Wie kann die Familie einbezogen und beraten werden?
- Was halten Sie für den weiteren Verlauf für wichtig und wie würden Sie diese Ziele mit Herrn Waschke erarbeiten?
- Welche weiteren Aspekte interessieren Sie und welche zusätzlichen Fragen würden Sie stellen?

Anregung zur Reflexion und Wiederholung

Manische Zustände sind vor allem für die Umgebung anstrengend und fast nicht auszuhalten. Viele Patienten bringen die Familie an den Rand des Ruins. Sie fühlen sich dabei gut. Betroffene kommen oft nicht freiwillig in eine Behandlung. Im Rahmen der Behandlung müssen häufig „Dinge wieder ins Lot gebracht werden“, z. B. Finanzen, Kaufverträge storniert.

6.2 Schizophrene Störungen

6.2.1 Schizoaffektive Störungen

Schizoaffektive Störungen: Auftreten von affektiven *(gefühlsmäßigen)* und schizophrenen, d. h. paranoiden und halluzinatorischen, Symptomen in einer Krankheitsphase.

Nach ICD 10 werden schizo-manische und schizo-depressive Episoden unterschieden. Die Diagnose schizoaffektive Störung wird nur dann gestellt, wenn sowohl eindeutig schizophrene als auch affektive Symptome gleichzeitig oder nur durch wenige Tage von einander getrennt auftreten. Trotzdem sind die Überschneidungsbereiche groß.
Das durchschnittliche Ersterkrankungsalter liegt bei 25 Jahren. Die Behandlung und Pflege richtet sich nach der jeweils im Vordergrund stehenden Problematik und erfordert hohe Flexibilität der Therapeuten und Pflegenden, um in Krisensituationen adäquat zu handeln und die Stimmungen des Betroffenen auszuhalten.
Bei schizoaffektiven Erkrankungen ist die Einbeziehung des sozialen Umfelds und der Angehörigen von besonderer Wichtigkeit. Sie unterstützt die Rückfallprophylaxe, Krankheitsbewältigung und das Erkennen von Frühwarnzeichen.
Eine Unterscheidung in Akutbehandlung und Rückfallprophylaxe ist bei dieser Störung besonders wichtig. In jeder Phase werden soziotherapeutische, psychotherapeutische und medikamentöse Aspekte miteinander kombiniert.

6.2.3 Neuroleptika

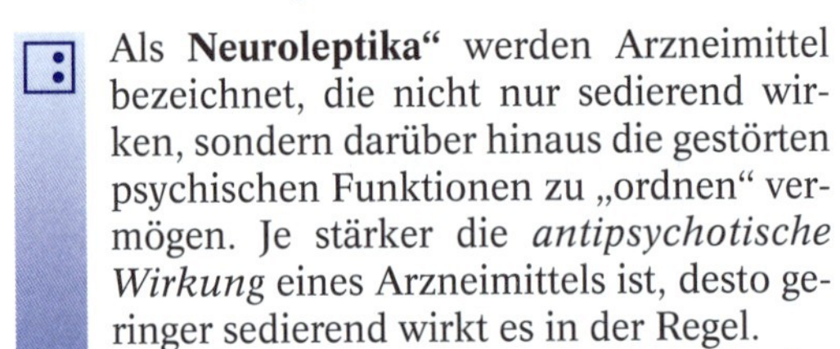

Als **Neuroleptika“** werden Arzneimittel bezeichnet, die nicht nur sedierend wirken, sondern darüber hinaus die gestörten psychischen Funktionen zu „ordnen“ vermögen. Je stärker die *antipsychotische Wirkung* eines Arzneimittels ist, desto geringer sedierend wirkt es in der Regel.
Die gängigste Einteilung der Neuroleptika hochpotente, mittelpotente und niederpotente Neuroleptika, wobei sich die Potenzbezeichnung auf die antipsychotische Wirkung bezieht.
Entgegen einem weit verbreiteten Vorurteil machen Neuroleptika nicht abhängig.

Einteilung von Neuroleptika
Die gängigste Einteilung der Neuroleptika erfolgt nach der neuroleptische Potenz, d. h. die Wirkungsintensität. Eine andere Einordnung ist z. B. nach der chemischen Struktur. Neuroleptika oder Antipsychotika beeinflussen nicht die Ursachen einer Psychose, Schizophrenie, sondern wirken spezifisch auf psychotische Symptome. **Hochpotente Neuroleptika** und in einem etwas geringeren Maß auch **mittelpotente Neuroleptika** wirken auf die quälenden Symptome wie Halluzinationen und Denkstörungen, Verfolgungsängste und motorische Erregung. **Niederpotente Neuroleptika** sind stark sedierend und wirken nur in geringem Maß antipsychotisch. Sie fördern den Nachtschlaf und beeinflussen durch ihre dämpfende Wirkung Erregungszustände.
Haloperidol (z. B. Haldol®), Benperidol (z. B. Glianimon®) und Flupentixol (z. B. Fluanxol®) werden z. B. den hochpotenten Neuroleptika zugeordnet, zu den mittelpotenten zählen beispielsweise Clopenthixol (etwa Ciatyl®) und Perazin (etwa Taxilan®), die bekanntesten niederpotente sind Levomepromazin (Neurocil®),

Chlorprothixen (Truxal®) und Thioridazin (Melleril®).

Die Einordnung nach chemischen Strukturen unterscheidet vier wesentliche Gruppen:

- Phenothiazin- und Thioxanthen-Deivate (trizyklische Neuroleptika) sind die gebräuchlichen herkömmlichen Neuroleptika wie bereits oben genannt
- Butyrophenon-Derivate, leiten sich vom Haloperidol ab und sind in ihren Wirkungen und Nebenwirkungen sehr unterschiedlich
- Rauwolfia-Alkaloide, beispielsweise Forit® (Oxypertin) spielen derzeit wegen ihrer Nebenwirkungen (Blutdrucksenkung und Depressiogenität) in der Behandlung keine Rolle
- Atypische Neuroleptika wie beispielsweise Sulirid (Dogmatil®), Clozapin (Leponex®), Olanzapin (Zyprexa®), Risperidon (Risperdal®), Serindol (Serdolect®) und Zotepin (Nopolept®).

Indikationen für hoch- und mittelpotente Neuroleptika

Indikationen sind psychotische Störungen vor allem bei Schizophrenie, schizotypen und wahnhaften Störungen, aber auch bei wahnhaften Depressionen und Manien, zudem bei hirnorganischem Psychosyndrom und Delir, weiterhin werden sie zur Rückfallprophylaxe eingesetzt.

Unerwünschte Wirkungen

Unerwünschte Wirkungen betreffen in erster Linie das extrapyramidalmotorische System:

- **Dyskinesien** sind spontan auftretende, unwillkürliche Bewegungen. Bei der Neuroleptikatherapie sind zwei Formen von Dyskinesien zu unterscheiden:
  - Gelegentlich treten zu Beginn der Therapie **Frühdyskinesien** *(initiale Dyskinesien)* auf. Meist handelt es sich dabei um schmerzhafte Zungen-, Schlund- und Blickkrämpfe oder um Krämpfe der Kiefermuskulatur. Frühdyskinesien müssen sofort mit behandelt werden, deshalb informieren die Pflegenden bereits bei Verdacht auf eine Frühdyskinesie den Arzt. Die Neuroleptikatherapie kann nach der Behandlung fortgesetzt werden.
  - **Spätdyskinesien** *(tardive Dyskinesien)* entwickeln sich erst nach länger dauernder Neuroleptikatherapie. Am häufigsten sind unwillkürliche Bewegungen der Mund-, Schlund- und Gesichtsmuskulatur, z. B. Schmatz- und Kaubewegungen. Die Spätdyskinesien gelten oft als therapieresistent.
- Bei der **Akathisie** (Sitzunruhe) hat der Betroffene einen solchen Bewegungsdrang, dass er weder ruhig sitzen noch stehen kann. Die Betroffenen trippeln auf der Stelle, laufen unruhig auf und ab und „zappeln“ auf dem Stuhl herum. Die Betroffenen leiden oft sehr darunter. Eine Akathisie ist manchmal nur schwer von einer krankheitsbedingten Unruhe zu unterscheiden. Die Behandlung der Akathisie besteht in der Dosisreduktion des Neuroleptikums.
- Das **pharmakogene Parkinson-Syndrom** zeigt sich durch Muskelsteifigkeit *(Rigor)*, Zittern *(Tremor)* und vor allem Bewegungsarmut *(Hypokinese)*. Die Betroffenen wirken steif und bewegen sich roboterhaft mit kleinen Schritten und starrer Mimik. Das pharmakogene Parkinson-Syndrom wird durch Gabe von Biperiden (z. B. Akineton®) und evtl. Umstellung des Neuroleptikums therapiert. Da Biperiden leicht euphorisierend wirkt und auch Abhängigkeitspotenzial hat, werden sie als Bedarfsmedikation heute nicht mehr so großzügig verabreicht wie früher.

Indikationen für niederpotente Neuroleptika

Ihre Indikationen sind Erregungs-, Angst- und Spannungszustände sowie Schlafstörungen.

Unerwünschte Nebenwirkungen

An unerwünschten Wirkungen sind v. a. starke Müdigkeit mit Störung der Aktivitäten und ve-

Relativ häufige Nebenwirkungen	Seltene Nebenwirkungen
Müdigkeit	Blutbildveränderungen
Reduzierte Konzentrationsfähigkeit	Bösartiges (malignes) neuroleptisches Syndrom
Gutartig verlaufende Blutbildveränderungen	Epileptische Anfälle
Leberfunktionsstörungen	Augenveränderungen
Endokrine Störungen, z. B. Milchfluss, Störungen im Blutzuckerhaushalt, Appetitsteigerung	
Vegetative Symptome (Mundtrockenheit, Verstopfung, Wärme- und Kältemissempfindungen)	

Tab. 6.7: Nebenwirkungen von Neuroleptika.

getative Nebenwirkungen, motorische Störungen hingegen sind sehr selten.
Eine seltene, jedoch gefährliche Nebenwirkung der Neuroleptika ist das **maligne neuroleptische Syndrom,** das mit Fieber, Rigor und Akinese, Bewusstseinsstörungen, starkem Schwitzen und Tachypnoe einhergeht, außerdem eine Störung in der Bildung der weißen Blutkörperchen *(Agranulozytose).*

Depotpräparate
Um die regelmäßige medikamentöse Behandlung bei chronisch Kranken zu sichern, gibt es von einigen hochwirksamen Neuroleptika Depotformen, die nur alle 1–4 Wochen als i.m.-Injektion verabreicht werden, z.B. Imap®, Haldol Decanoat®, Lyogen Depot®, Decentan Depot®, Fluanxol Depot®, Dapotum D®, Ciatyl-Depot®.

Atypische Neuroleptika
Clozapin (Leponex®) ist hinsichtlich des Wirkprofils den mittelpotenten Neuroleptika zuzuordnen. Es wird als atypisches Neuroleptikum bezeichnet, da es ein anderes Nebenwirkungsspektrum hat, insbesondere weniger Effekte auf das extrapyramidalmotorische System. Es wird oft eingesetzt, wenn bei den anderen Medikamenten extreme Nebenwirkungen auftreten. Allerdings wird häufiger eine Agranulozytose diagnostiziert. Daher wird Clozapin des Weiteren nur eingesetzt, wenn andere Neuroleptika keinen Erfolg gebracht haben. Bei unzuverlässigen Menschen, bei denen kein regelmäßiger Arztkontakt vorausgesetzt werden kann, darf es nicht gegeben werden.
Unter der Behandlung mit Clozapin müssen regelmäßige Blutbildkontrollen erfolgen. Beim Auftreten von Fieber oder Halsschmerzen muss sofort der Arzt informiert werden, da dies erste Hinweise auf eine Agranulozytose sein können. Durch diese Vorsichtsmaßnahmen und rechtzeitiges Absetzen des Arzneimittels kann ein lebensbedrohlicher Abfall der weißen Blutkörperchen in der Regel verhindert werden.

In Deutschland wird das Medikament nur an niedergelassene Ärzte abgegeben, die schriftlich gegenüber dem Hersteller versichert haben, dass sie sich mit den Risiken der Behandlung durch das Medikament vertraut gemacht haben.

Clozapin kann außerdem bedrohliche orthostatische Dysregulationen bewirken, daher wird die Therapie mit einer niedrigen Dosierung unter regelmäßigen Blutdruckkontrollen begonnen.
Nicht so bedrohlich, aber für die Betroffenen belastend, ist zu Beginn der Therapie starker Speichelfluss sowie später die Gefahr einer massiven Gewichtszunahme. Hinsichtlich des Speichelflusses kann ein Behandlungsversuch mit Pirenzipin (Gastrozepin®) unternommen werden.
Weitere Medikamente die zu den atypischen Neuroleptika zählen sind beispielsweise Risperidon (Risperdal®), Zotepin (Nipolept®), Amisulprid (Solian®), Olanzapin (Zyprexa®) und Quetiapin (Seroquel®).
Diese Substanzen haben neue Hoffnungen geweckt, da sich heute schon nach der kurzen Zeit ihrer Anwendung feststellen lässt, dass sie eine gute Wirkung auf die produktive Symptomatik schizophrener Psychosen zeigen und vor allem auch auf die Minussymptomatik einwirken. Bisher sind gravierende unerwünschte Nebenwirkungen nicht bekannt.

Pflege
Die regelmäßige Einnahme von Neuroleptika ist für viele psychisch erkrankte Menschen belastend und gleichzeitig als Prophylaxe notwendig. Sie haben oft das Gefühl, sich zwischen einer schweren Krankheit oder schlimmen Nebenwirkungen entscheiden zu müssen und sollten deshalb mit ihren Fragen, Beschwerden und Sorgen ernst genommen werden. Dabei sind immer wieder auch die Gründe zu erörtern, die für oder gegen eine Medikation sprechen. In diesem Zusammenhang ist zu erwägen, ob eine gewisse Entlastung eintreten kann, wenn der Betroffene sich entscheidet, beispielsweise ein Depot spritzen zu lassen, anstatt drei Mal täglich Tabletten zu nehmen.

- Die Aufgabe der Pflegenden betrifft nicht die Verordnung der Medikamente, jedoch die Einsicht der Notwendigkeit und die Kontrolle der Einnahme der Medikamente, sowie die Unterstützung des Betroffenen beim selbstständigen Umgang mit den verordneten Medikamenten.
- Information und Aufklärung über Wirkung und Nebenwirkung von Medikamenten im alltäglichen Umgang ist deshalb eine Aufgabe der Pflege und wird oft vernachlässigt. Fach-

lich kompetentes Wissen ist Voraussetzung, denn die Fragen der Betroffenen sind vielfältig.
- Das Zauberwort Compliance spielt im Zusammenhang mit der Einnahme von Medikamenten eine große Rolle. Darunter ist die Bereitschaft des Betroffenen zur Mitarbeit und aktiven Zusammenarbeit zu verstehen. Voraussetzung ist eine gute Beziehung zwischen dem Betroffenen und professionellen Helfer.
- Die Entscheidungsfreiheit des einzelnen schließt auch die Einnahme von Medikamenten und das Zulassen von Hilfen und Behandlung mit ein. Zumindest ist nach der derzeitigen Rechtssprechung im Konfliktfall die Freiheit höher zu bewerten als das Wohlergehen und die (Für-)Sorge.

6.2.2 Schizophrenien, schizotype und wahnhafte Störungen

„Der Wert ist weder in der Gesundheit noch in der Krankheit, sondern in der Überwindung der Krankheit, im Weg zur Gesundheit.“
(Ludwig Hohl)

Schizophrenie: Formenreiche Erkrankung und Sammelbezeichnung für psychische Störungen, die durch massive Verdrehung der Realität, Kommunikations-, Gedächtnis-, Emotions-, Wahrnehmungs- und Sprachstörungen gekennzeichnet sein kann, wobei die intellektuellen Fähigkeiten erhalten bleiben.

Häufigstes und wichtigstes Krankheitsbild der Gruppe der **Schizophrenien** sind **schizotypen und wahnhaften Störungen.**
Da es viele Erscheinungsformen der Schizophrenie gibt, spricht man auch von der *Gruppe der Schizophrenien* oder von *Psychose aus dem schizophrenen Formenkreis*. Die Häufigkeit beträgt ca. 1 % der Bevölkerung, Manifestationsgipfel ist im 20.–30. Lebensjahr, Männer und Frauen sind gleich häufig betroffen.

Krankheitsentstehung

Die Ursache der Schizophrenie ist letztlich nicht bekannt. Die verschiedenen ideologischen Richtungen sind sich heute darin einig, dass viele Faktoren zusammenwirken, die Krankheit also multifaktoriell bedingt ist. Die einzelnen Faktoren werden, je nach Lehrmeinung unterschiedlich gewichtet.
Das **Vulnerabilitäts-Stress-Modell** ist die meist gebrauchte Erklärung und integriert verschiedenen Ansätze (Vulnerabilität = Verletzlichkeit, Stress = Belastungen):
- **Neurobiochemisch** wird überwiegend eine Störung der Dopamin- und Noradrenalinwirkung im Bereich des limbischen Systems vermutet. Diese Veränderungen sollen zu einer Störung der Informationsverarbeitung führen. Es gibt noch weitere chemische Erklärungen, die jedoch eine eher untergeordnete Rolle spielen.
- Die **psychosoziale Entwicklung** wird vor allem in den tiefenpsychologischen und psychologischen Theorien als ursächlich angesehen. Defizite entstehen durch sie, z. B. eine *schwach ausgeprägte Identität* (Ich-Schwäche), die gestörte Fähigkeit Kontakt zu Menschen aufzunehmen und *Beziehungen* zu gestalten (soziale Kompetenz), die Unfähigkeit sich *Konflikten* zu stellen und Lösungsstrategien zu entwickeln und ihnen nicht auszuweichen oder die oft gering ausgeprägte *Frustrationstoleranz,* wobei unerfüllte Wünsche als Ablehnung erlebt und verarbeitet werden.
- **Auslösende Ereignisse** (life events) können sowohl positiv als auch negativ sein wie z. B. *lebensgeschichtliche Umbruchzeiten:* Adoleszenz, Familiengründung, mid-life-crisis, Berentung, Klimakterium. Diese Phasen erfordern eine Anpassung an Veränderungen und neues Rollenverhalten. Ebenso können eine *hohe gefühlsmäßige Anspannung* wie Verlust eines nahe stehenden Menschen oder Sich-verlieben zu Dünnhäutigkeit führen und gefühlsmäßiges Chaos entstehen lassen. *Chronische (dauerhafte) Konflikte* sind eine weitere Quelle in den Entstehungserklärungen, z. B. hohe unerfüllbare Erwartungen, fehlende Wertschätzung oder unterdrückte Affekte und Gefühle.
- Die von **soziologischer** Seite zeitweise bevorzugte Sicht von unzureichender Zuwendung der Mutter, übermäßiger Besorgtheit und emotionalen Wechselbädern (double-bind und schizophrenogene Mütter) gilt inzwischen als weniger relevant.
- **Genetische Aspekte** sind bei der Entstehung einer Schizophrenie anzunehmen und werden inzwischen nicht mehr bestritten. Bisher

konnten jedoch weder der Ort des Gens noch der Erbgang näher bestimmt werden. Die Ergebnisse von Familien- und Zwillingsstudien könnten ein Anhaltspunkt dafür sein. Wie bei fast allen psychischen Erkrankungen fällt auch hier eine familiäre Häufung auf, angegeben wird, dass das Erkrankungsrisiko bei Verwandten ersten Grades bei 10 % liegt.
- **Äußere soziale Bedingungen** erhöhen das Risiko einer Erkrankung, z. B. der Mangel an Arbeit oder sinnvoller Beschäftigung, lang andauernde Arbeitslosigkeit und dadurch fehlende Anerkennung, Lohn und Wechsel zwischen Arbeit und Freizeit, Armut und dadurch keine Teilhabe am gesellschaftlichen Leben und soziale Isolation, die Wohnsituation, z. B. in Wohnsilos, in sozialen Brennpunkten oder auf der Straße; Entwurzelung, z. B. durch Umzug, fremde Kultur oder Migration.

Zu diesem Modell führen Schädle-Deininger und Villinger[12] aus, dass sich im Rückblick zeigt, dass bei Menschen, die später an einer psychischen Krankheit erkrankten, die meisten bereits vor Erkrankungsbeginn überempfindlich und emotional leicht verletzlich reagierten. Sie spüren unausgesprochene Probleme und Spannungen und lassen sich dadurch irritieren, sie hören sozusagen „das Gras wachsen". Häufig dringen die verspürten Spannungen nicht ins Bewusstsein und werden so für den Betroffenen nicht handhabbar. Auch wenn er seine Wahrnehmungen ernst nimmt und aussprechen kann, negiert die Umgebung sie häufig, weil es sich meist um unangenehme Erkenntnisse handelt. Er muss sich irritiert fragen, worauf er sich verlassen kann, auf seine eigene Wahrnehmung oder auf die Mitteilung der Umgebung.

Symptome

Die Schizophrenie äußert sich in einer Vielzahl von Symptomen, die aber nicht alle bei *jedem* Erkrankten und nicht *gleichzeitig* auftreten müssen.

Störungen des Denkens und des Sprechens

Denkstörungen können sich auf den Denkablauf (formale Denkstörungen) oder auf den Denkinhalt (inhaltliche Denkstörungen) beziehen.

[12] Schädle-Deininger, Hilde, Villinger, Ulrike: Praktische Psychiatrische Pflege – Arbeitshilfe für den Alltag. Psychiatrie Verlag Bonn, 1996, Seite 30

Formale Denkstörungen (☞ 5.3), z. B. Denkhemmung, Denksperre, Ideenflucht, Zerfahrenheit, Umständlichkeit, Inkohärenz, Verworrenheit, Perseveration.
Inhaltliche Denkstörungen (☞ 5.3), z. B. wahnartige und überwertige Ideen, Zwangs- und Wahnideen.
Das Denken des Betroffenen wird verschwommen und spiegelt die Wirklichkeit wider, in der der kranke Mensch lebt. Oft werden Symbole magisch-mystisch verarbeitet **(Symbolismus),** Begriffe verschmelzen. Es bestehen Verständigungsschwierigkeiten durch Gedankensprünge **(dissoziiertes Denken),** die durch Zerfahrenheit **(Inkohärenz)** und eine persönliche Logik **(Paralogik)** zusätzlich erschwert werden. Denkstörungen zeigen sich als **Gedankenabreißen,** was von vielen Betroffenen als „Filmriss" beschrieben wird oder als **Gedankenentzug**, was als Wegnehmen der Gedanken erlebt wird. Auf der einen Seite beschreibt der Betroffene, dass er sich blockiert fühlt, auf der anderen, dass ihn unwichtige Gedanken immer wieder ablenken und zu einer Fülle von Assoziationen führen, was dann in einem **„Wortsalat"** enden kann. Zudem kann häufig die Bedeutung von Wörtern nicht mehr scharf abgegrenzt werden, so dass es zum **Begriffszerfall** kommt oder es werden neue Begriffe **(Wortneuschöpfungen, Neologismen)** gebildet.

Störungen des Affekts

Dies zeigt sich darin dass die Äußerung und Ansprechbarkeit von Emotionen und Gefühlen krankhaft gestört ist. Der betroffene Mensch erlebt sich im Affekt und in der Stimmung uneinheitlich. Er ist widersprüchlichen Gefühlen (Hass und Liebe, Angst und Glück) ausgesetzt **(Ambivalenz).** Diese Gegensätze treten gleichzeitig auf und werden nicht bewusst erlebt. Das Überspielen der Beeinträchtigung und die Verzweiflung darüber erschweren dem Gesunden sich einzufühlen und auch die Kontaktaufnahme. Die Affekte sind schwer nachvollziehbar und oft auch für den Außenstehenden paradox **(paradoxe Affekte).** Durch das veränderte Erleben reagiert der Betroffene meist deprimiert, ratlos, mit Angst und Verwirrung.
Menschen, Gegenstände oder Gespräche misst der Betroffene plötzlich eine besondere Bedeutung zu und diese alltäglichen Situationen werden mit Furcht besetzt. Die täglichen Anforderungen werden nicht mehr bewältigt, weil das

notwendige geordnete Denken misslingt und machen Angst.
Eine zu den Grundsymptomen zählende Störung des Affekts ist die nicht Übereinstimmung von Gestik, Mimik und Sprache zum Affekt **(Gefühlsverkehrung, Parathymie).**
An einer Schizophrenie leidenden Menschen wirken bei einem längeren Krankheitsverlauf häufig apathisch und gleichgültig. Die natürlichen Äußerungsmöglichkeiten sind dann beim Betroffenen erstarrt **(Affektstarre, Affektsteife)** oder er wirkt gefühlsmäßig leer **(Affektleere).**

Störungen des Ich-Erlebens
Ich-Störungen sind für schizophrene Erkrankungen charakteristisch, d. h. die Grenze zwischen Ich und Umwelt ist durchlässig geworden. Handlungen und Zustände werden als von außen, von einer Ich-fremden Instanz gemacht oder beeinflusst wahrgenommen. Der Betroffene erlebt sich in seinem Denk- und Willensprozess als unheimlich und fremd. Dies zeigt sich in Phänomenen wie **Gedankeneingebung**, der **Beeinflussung des Fühlens, Wollens und Denkens** sowie dem **Gedankenentzug.** Ein weiteres Symptom im Ich-Erleben ist die **Depersonalisation**, bei der einzelne Teile als nicht zur Person gehörig erlebt werden.

Störungen der Realität
Die Welt um den erkrankten Menschen hat sich für ihn verändert und gewinnt eine geheimnisvolle Bedeutung, er wird misstrauisch und wahnhaft und verliert sich in seiner neuen Realität, die er unabhängig von seinen früheren Erfahrungen und Erlebnissen beurteilt. Er bezieht alles auf sich und sein Leben, woraus sich schließlich ein **Verfolgungswahn,** ein Beeinflussungs- und Beeinträchtigungswahn entwickelt, vor allem Sinneswahrnehmungen gewinnen eine hervorstechende Bedeutung **(Wahnwahrnehmung).**
Dies führt zu einem weiteren Ausdruck von Schizophrenie: dem **Autismus.** Eine „Ich-Versunkenheit“ und Abkapselung von der Realität. Die Betroffenen leben gewissermaßen in einer „eigenen Welt“. Autistische Menschen können sich daher nicht so verhalten, wie es die jeweilige Situation erfordern würde. Der Betroffene merkt z. B. im Kontakt nicht, dass er Grenzen überschreitet und nimmt auch das Desinteresse und den Ärger des Gegenübers nicht wahr. Autismus ist ein Mechanismus, durch den sich ein Ich-gestörter Mensch vor Überforderungen schützt. Extrem autistisch Kranke nehmen an ihrer Umgebung keinen Anteil mehr, sprechen kaum noch **(Mutismus)** oder bewegen sich nicht mehr **(Stupor).**
Der Begriff Autismus wird häufiger bei einem anderen Krankheitsbild, dem *frühkindlichen Autismus* oder der *autistischen Störung* verwendet. Dabei handelt es sich nicht um eine Schizophrenie, sondern um eine tief greifende Entwicklungsstörung bei Kindern mit fehlender Kontaktaufnahme zur Umwelt. Frühsymptom ist die ablehnende Haltung des Säuglings der Mutter gegenüber.

Störungen des Antriebs
Zu Beginn der Erkrankung tritt häufig eine Antriebssteigerung mit Beschleunigung der Gedankengänge auf, eine **innere Unruhe** bis hin zu Erregungszuständen, was zu **Schlaflosigkeit** oder Schlafumkehr (im Tag-/Nachtrhythmus) führt. Der Krankheitsverlauf kann rasch wechselnde Veränderungen zwischen Verminderung des Antriebs mit **Größenideen** mit sich bringen.

Störungen der Psychomotorik
Die motorischen Ausdrucksbewegungen, die Gefühlslage und Antrieb normalerweise begleiten, sind oft früh gestört, z. B. **Gang, Mimik, Gestik** und die gesamten Bewegungen.
Die **Katatonie** *(engl. catatonia, Erkrankungen mit gestörter Willkürmotorik)* oder katatone Erscheinungen gehen mit extremen Störungen der Psychomotorik einher, oft mit starker innerer Anspannung. Zum katatonen Krankheitsbild können z. B. motorische **Erstarrung,** bizarre Haltungen, Automatismen, Manierismen, Grimassieren oder Bewegungsstürme gehören. Dabei nehmen Betroffene alles wahr, was in ihrer Umwelt geschieht, können sich aber nicht am Geschehen beteiligen.

Störungen der Wahrnehmung
Menschen, die an einer Schizophrenie erkranken, sind häufig vom neuen Charakter ihrer Wahrnehmungen und der bruchstückhaften Sinneseindrücke übermannt. Sie können die widersprüchlich empfundenen Gefühle nicht mehr auseinander halten.
Bestimmte **Halluzinationen** werden typischerweise als von „außen gemacht“ empfunden. Die Betroffenen erzählen z. B., sie würden bestrahlt

oder von außen mit Nadeln durchbohrt **(leibliche Beeinflussungserlebnisse).**
Besonders häufig sind Wahrnehmungsstörungen im Sinne von akustischen Halluzinationen. Bei den akustischen Halluzinationen unterscheidet man:

- **Dialogisierende Stimmen,** mehrere Stimmen, die sich unterhalten.
- **Kommentierende Stimmen,** die das Verhalten des Kranken mit Bemerkungen begleiten („sie wäscht sich").
- **Gedankenlautwerden,** der Betroffene hört seine eigenen Gedanken laut von außen.
- **Imperative Stimmen,** die Befehle geben und oft gefährlich sind („spring von der Brücke").

Geschmacks-, Geruchs- und optische Sinnestäuschungen **(optische, olfaktorische und gustatorische Halluzinationen)** sind selten, optische treten jedoch häufiger bei sehr akutem Krankheitsbeginn auf, bei der katatonen Form besitzen sie häufiger visionären Charakter, z. B. als gesehene Naturkatastrophe.
Oft werden **Plus- von Minussymptomen** unterschieden. Plussymptome sind z. B. Wahn, Halluzinationen und Denkzerfahrenheit. Zu den Minussymptomen zählen Affekt-, Antriebs- und Sprachverarmung, Lustlosigkeit, sozialer Rückzug und Mangel an Körperpflege.
In der akuten Krankheitsphase stehen meist Plussymptome im Vordergrund, im weiteren Verlauf eher die Minussymptomatik.

Einteilung schizophrener Erkrankungen
Schizophrene Erkrankungen werden nach ihren Symptomen eingeteilt. Je nachdem, welche Symptome beim Betroffenen vorherrschen, wird die Erkrankung einer von vier Unterformen zugeordnet. Diese Zuordnung gilt immer nur für die aktuelle Krankheitsphase, da im Laufe einer schizophrenen Erkrankung die verschiedensten Symptombilder auftreten können. Die Übergänge zwischen den verschiedenen Formen sind fließend:

- **Paranoid-halluzinatorische Form.** Vorherrschende Symptome sind Halluzinationen und Wahn.
- **Hebephrene Form.** Es dominieren Affektstörungen (flacher Affekt, Enthemmung, „läppisch-alberne" Gestimmtheit), oft entwickelt sich schnell eine Minussymptomatik.
- **Katatone Form.** Störungen des Antriebs und der Psychomotorik stehen im Vordergrund. Sehr selten, aber lebensbedrohlich, ist die perniziöse (maligne) Katatonie mit hochgradiger Erregung, Fieber, Kreislaufstörungen und Herzjagen.
- **Undifferenzierte Form** *(Schizophrenia simplex).* Im Vordergrund stehen Denkstörungen, Antriebslosigkeit und ein Abnehmen des Realitätsbezugs.

Süllwold[13] hat bereits 1977 im Frankfurter Beschwerde-Fragebogen (☞ Tab. 6.8) einige Faktoren dargestellt, die immer noch relevant sind und die Basisstörungen einer Schizophrenie erfassen sollen. Der Fragebogen hilft bei der Erfassung der Grundstörungen und gibt Anhaltspunkte, die in einem Gespräch angesprochen werden können, um mögliche Störungen zu erfassen. Dadurch können Veränderungen im Vergleich zu früherem Wahrnehmen und Verhalten herausgefiltert werden. Die wörtlichen Aussagen können den Kategorien zugeordnet werden und so die Wahrscheinlichkeit einer beginnenden Schizophrenie untermauern.

Diagnose

Um die Diagnose Schizophrenie stellen zu können, muss laut ICD 10 von folgenden Symptomen mindestens ein eindeutiges Symptom vorliegen, oder ein bis zwei der ersten vier Punkte oder mindestens zwei der letzten vier Punkte:

- Gedankenlautwerden, Gedankeneingebung, Gedankenentzug oder Gedankenausbreitung
- Kontrollwahn, Beeinflussungswahn, Gefühl des Gemachten deutlich bezogen auf Körper- oder Gliederbewegungen oder bestimmte Gedanken, Wahrnehmungen, Tätigkeiten oder Empfindungen (wird von außen gemacht und entzieht sich dem Einfluss des Betroffenen)
- Kommentierende oder dialogische Stimmen, die über den Betroffenen und sein Verhalten sprechen oder andere Stimmen, die aus einem Körperteil kommen
- Anhaltender, kulturell unangemessener und völlig unrealistischer Wahn, wie der, eine religiöse oder politische Persönlichkeit zu sein, übermenschliche Kräfte und Möglichkeiten zu besitzen, z. B. das Wetter kontrollieren zu

[13] Süllwold, Lilo: Symptome schizophrener Erkrankungen, uncharakteristische Basissymptome, Heidelberg, 1977, zitiert nach Rahn/Mahnkopf, Lehrbuch Psychiatrie. Psychiatrie Verlag Bonn, 2000, Seite 249

Faktoren	Beispiel für Fragen
Unspezifische Ängste	„Vor beinahe allem, was täglich auf mich zukommt, habe ich Angst"
Selektive Aufmerksamkeit	„Ich kann schlecht etwas überlegen und vorstellen und gleichzeitig mitbekommen, was um mich herum vorgeht"
Diskriminationsschwäche	„Manchmal sehe ich etwas und bin mir nicht sicher, ob ich mir dies nur vorstelle"
Mobilität und Motorik	„Beim Gehen tue ich zeitweise jeden Schritt bewusst, damit meine Bewegungen klappen"
Wahrnehmung	„Farben sehen zeitweise anders aus als gewöhnlich"
Kognitives Gleiten	„Sobald ich mich an etwas Bestimmtes erinnern will, lenken mich unpassende Einfälle ab und ich komme nicht zu dem, was ich möchte"
Blockierungen	„Manchmal bin ich kurzfristig starr und kann nicht reagieren, ich muss warten, bis es weitergeht"
Sprachstörungen	„Es fällt mir schwer, längere Sätze zu machen, weil mir so oft verloren geht, was ich gerade sagte"
Automatismenverlust	„Mit den täglichen Kleinarbeiten geht es mühsam, weil ich ständig überlegen muss: Was kommt jetzt und was kommt dann"
Bewältigungsreaktionen	„Ich muss darauf achten, mich genügend abzuschirmen, sonst werde ich wirr"
Spezielle sensorische Störungen	„Manchmal sieht alles wie weit weggerückt aus"
Körperbeschwerden	„Ich habe meist ein Druckgefühl über den Augen"

Tab. 6.8: Frankfurter Beschwerde-Fragebogen (FBF) von Süllwold.

können oder im Kontakt mit Außerirdischen zu sein
- Anhaltende Halluzinationen jeder Sinnesmodalität, begleitet entweder von
  - Flüchtigen oder undeutig ausgebildeten Wahngedanken ohne deutliche affektive Beteiligung
  - Anhaltenden überwertigen Ideen
  - Täglichem Auftreten über Wochen oder Monate hinweg
- Gedankenabreißen oder Einschiebungen in den Gedankenfluss, was zu Zerfahrenheit, Danebenreden oder Wortneuschöpfungen führt
- Katatone Symptome wie Erregung, Haltungsstereotypien oder wächserne Biegsamkeit (flexibilitas cerea), Negativismus, Mutismus und Stupor
- „Negative" Symptome z. B. auffällige Apathie, Sprachverarmung, verflachte oder inadäquate Affekte. Dies hat meist sozialen Rückzug und ein Nachlassen der sozialen Leistungsfähigkeit zur Folge. Es muss sicher gestellt sein, dass diese Symptome nicht durch eine Depression oder eine neuroleptische Medikation verursacht werden.

Verlauf und Prognose

Die Weltgesundheitsorganisation (WHO) beschreibt sechs Verlaufsbilder:
- Kontinuierlich
- Episodisch remittierend
- Episodisch mit zunehmendem Residuum
- Episodisch mit stabilen Residuum
- Unvollständige Remission
- Vollständige Remission.

Günstige Prognose	Ungünstige Prognose
Akuter Krankheitsbeginn	Schleichender Krankheitsbeginn
Unauffällige Persönlichkeit vor der Erkrankung	Persönlichkeitsstörungen
Berufliche und soziale Integration	Berufliche und soziale Desintegration
Psychische Belastung bei Erkrankungsbeginn (life events)	Fehlen von life events
Frühzeitig eingeleitete antipsychotische Therapie	Mangelhafte antipsychotische Therapie
Affektive Begleitstörungen	Fehlende affektive Störungen
Fähigkeit zu entsprechender Krankheitsverarbeitung	Ungünstige Krankheits- und Konfliktbewältigungsstrategien
Tragfähige Familienstruktur	Hostilität in der Familie
Natürlicher Umgang innerhalb des Bezugssystems	Überprotektive Bezugspersonen
Weibliches Geschlecht	Männliches Geschlecht

Tab. 6.9: Indikatoren der Einflussnahme auf die Prognose bei schizophrenen Störungen nach Fleischhacker und Hinterhuber.[14]

Der episodische (schubhafte) Verlauf ist typisch für die paranoide Form der Schizophrenie und hat eine zeitlich unterschiedliche Krankheitsdauer, die von Stunden bis zu zahlreichen Monaten reichen kann. Wiederholende akute Erkrankungen können zu unterschiedlich ausgeprägten Residuen führen. Ein eher wellenförmiger (phasischer) Verlauf führt zur Remission und ist bei der katatonen Form zu finden. Hebephrenie und die undifferenzierte Form (Schizophrenia simplex) können als prozesshaft verlaufend bezeichnet werden und tendieren dazu kontinuierlich stärkere Residualsyndrome zu entwickeln.

Die Prognose der Schizophrenien ist nicht so ungünstig wie häufig in der Öffentlichkeit dargestellt. Zwischen 20 und 30 % der Erkrankten erreichen eine völlige Heilung, ca. 40 % stabilisieren sich und können ein in die Gesellschaft integriertes Leben führen. Etwas weniger als ein Drittel hat einen schwierigen Verlauf mit behindernden Symptomen. Es handelt sich um schwere, aber gut behandelbare Erkrankungen, mit einer hohen Suizidrate von 5–10 %.

[14] Hinterhuber, Hartmann, Fleischhacker, Wolfgang W.: Lehrbuch der Psychiatrie. Thieme Verlag Stuttgart, 1997, Seite 74

Therapie

Entsprechend der vielfältigen Ursachen und Beeinflussungsfaktoren einer schizophrenen Erkrankung gibt es keine isolierte Therapieform zur Behandlung der Schizophrenie. Alltagsbewältigung, medikamentöse Therapie und sonstige therapeutische Unterstützungen müssen zur Wiedereingliederung ineinander greifen.

Grundsätzliche Regeln in der Betreuung

- Personelle und konzeptionelle Kontinuität
- Eindeutige, ehrliche und klare Kommunikation
- Erarbeiten von realistischen gemeinsamen Zielen
- Vermeidung von Über- und Unterforderung
- Orientierung an den Fähigkeiten und Ressourcen
- Erarbeitung von Bewältigungsstrategien
- Einbeziehung des Umfelds.

Medikamentöse Therapie

Medikamente, insbesondere Neuroleptika (☞ Tab. 6.7), heilen nicht die Schizophrenie, sondern beeinflussen einen Teil der Symptome. Ungefähr 20 % der an Schizophrenie erkrankten Menschen werden auch ohne die Gabe von Neuroleptika wieder beschwerdenfrei. Die medikamentöse Therapie mit Neuroleptika wirkt insbesondere auf die Plussymptomatik und dient der Reizabschirmung, um die innere Struktur wieder neu zu ordnen und die Wahrnehmung zu normalisieren. Sie wirken symptomreduzierend auf die psychomotorische Erregung, auf akute psychotische Zustandsbilder, die mit einem Wahn oder Halluzinationen einhergehen, auf Symptome bei einem chronischen Verlauf und zur Rezidivprophylaxe. Herkömmliche Medikamente können jedoch auch depressive Symptome, die häufiger im Rahmen einer Schizophrenie auftreten, verstärken.

Psychotherapeutische Verfahren

Psychotherapeutisch werden alle bekannten Verfahren eingesetzt, meist in Kombination mit Medikamenten.

Ziele der psychotherapeutischen Ansätze sind die

- Stabilisierung der Persönlichkeit
- Stärkung der Ich-Funktion
- Beeinflussung des familiären Systems
- Reduktion der Vulnerabilität
- Verbesserung der kognitiven Defizite.

Viele Konflikte und auslösende Bedingungen können erst besprochen werden, wenn die psychotischen Symptome wieder abgeklungen sind. Oft ergeben sich aus den Symptomen Hinweise auf mögliche innerseelische Konflikte, z. B. wenn eine Betroffene immer die Stimme eines ehemaligen Bekannten hört, in den sie unglücklich verliebt war und der sie nun auffordert, das Aufgebot zu bestellen. Solche Hinweise werden im Gespräch nicht einfach aufgreifen und bearbeitet, solange das „Ich“ der Betroffenen in der akuten Krankheitsphase nicht stabil genug ist.

Die bisherige Ablehnung von analytisch orientierten Verfahren in der Behandlung Schizophrener wird ganz allmählich weniger. Mentzos[15] schreibt, dass die psychotherapeutische Arbeit mit schizophrenen Patienten keine leichte, keine schnell zu erledigende und – meistens über lange Zeit – keine dankbare Aufgabe sei „[…] trotzdem scheint dieses therapeutische Vorgehen, dem die Aktivierung und Verarbeitung einer intensiven dyadischen Beziehung zu Grunde liegt, ein gangbarer (oder wahrscheinlich sogar ein unverzichtbarer) Weg zu sein, wenn man mehr als eine unsichere Symptomfreiheit und äußere Anpassung fördern will. Wir sind weit davon entfernt, leicht erlernbare therapeutische Techniken entwickelt zu haben, mit deren Hilfe man die Behandlung von Schizophrenen sicher 'in die Hand nehmen könnte‘. […]“

Soteria

„Bei der Behandlung eines Schizophrenen einmal ohne Medikamente auszukommen, ist eine besondere Kunst – aber oft auch ein Vorteil für den Kranken.“ (Manfred Bleuler)[16]

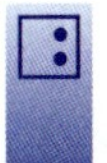

Soteria: (griech.) Erlösung, Befreiung, Geborgenheit und steht für ein spezifisches Programm in der Behandlung schizophren erkrankter Menschen.

Milieu und Begleitung sind die wichtigsten Grundpfeiler in der Behandlung von psychotischen Menschen. Diese Wirkprinzipien sind Grundlage der Soteria-Behandlung. Nach Luc Ciompi[17] bedeutet Soteria in erster Linie Hoffnung und Suche nach einer – vielleicht – besseren Schizophreniebehandlung. Er brachte die Soteria-Idee in die Schweiz, nach Europa und gründete die Soteria Bern. Während des Weltkongresses für Sozialpsychiatrie in Honolulu schloss er Bekanntschaft mit Loren Mosher, der von seinem Projekt in San Francisco auf dem Kongress berichtete und Ciompi besuchte ihn. Es war für ihn ein beeindruckendes Erlebnis im „Soteria-House“. Er war angetan von der Atmosphäre und fand, dass dies ein guter Platz nicht nur für Kranke sei, sondern für jedermann. „Man hatte einfach sofort das Gefühl, man könne sich frei bewegen, man brauche keine Rolle zu spielen, man sei nicht attackiert von irgend etwas – es war eine wohlwollende freundliche Grundstimmung […]“.[18]

Aus einem **Schizophrenieverständnis,** welches auf dem **Vulernabilitäts-Stress-Modell** beruht, entwickelten sich die Grundsätze für die Begleitung psychotischer Menschen in der Soteria. Dabei steht eine konstante psycho- und

[15] Mentzos, Stavros (Hrsg.) Psychose und Konflikt. Vandenhoeck & Ruprecht Göttingen, 1992, Seite 254

[16] Bleuler, Eugen: Lehrbuch der Psychiatrie – umgearbeitet von Manfred Bleuler. Springer Verlag Berlin, 1960

[17] Aebi, Elisabeth; Ciompi, Luc; Hansen, Hartwig (Hrsg.): Soteria im Gespräch – Über eine alternative Schizophreniebehandlung. Psychiatrie Verlag Bonn, 1996

[18] Aebi et al., a. o. O. Seite 15

soziotherapeutische Unterstützung zur Überwindung der psychotischen Krise und der zu Grunde liegenden Lebensprobleme, sowie die Erleichterung der Informationsverarbeitung im Vordergrund.
Die acht therapeutischen Grundsätze sind:

- „Überblickbares, möglichst normales“, transparentes **entspannendes** und **reizgeschütztes therapeutisches Milieu**
- Behutsame und kontinuierliche mitmenschliche Stützung während der psychotischen Krise durch **wenige ausgewählte Bezugspersonen**
- **Konzeptuelle und personelle Kontinuität** von der akuten Behandlung bis zur Wiedereingliederung
- **Klare und gleichartige Informationen** für Patienten, Angehörige und Betreuer hinsichtlich der Erkrankung, ihrer Prognose und Behandlung
- Ständige enge **Zusammenarbeit mit Angehörigen** und weiteren wichtigen Bezugspersonen
- **Erarbeitung von gemeinsamen konkreten Zielen und Prioritäten** auf der Wohn- und Arbeitsachse, mit Induktion von realistischen, vorsichtig positiven Zukunftserwartungen
- Verwendung von **Neuroleptika** nur bei nicht abzuwendender akuter Selbst- oder Fremdgefährdung, bei fehlenden Anzeichen von Besserung nach 4–5 Wochen oder bei anders nicht behebbarer Rückfallgefahr in der Nachbetreuungsphase
- **Systematische Nachbetreuung und Rückfallprophylaxe** während mindestens zwei Jahren, aufgrund einer vorherigen Analyse von individuellen Frühwarnzeichen, Belastungssituationen und möglichen Bewältigungsstrategien, gemeinsam mit Patienten, Angehörigen und Betreuern.“[19]

Die Grundhaltung und das **Setting der Soteria** unterscheiden sich von der Akutstation wie sie in der Regel in psychiatrischen Kliniken vorzufinden ist. Die bewusste Auseinandersetzung mit den vielfältigen Anforderungen und Notwendigkeiten des Alltags in einer Gemeinschaft und den Herausforderungen im Zusammenhang mit der Persönlichkeit des einzelnen psychisch kranken Menschen in seiner **Krisensituation** und die persönliche Begleitung durch die Krise, erfordern ein hohes Maß an eigener Stabilität, personaler, sozialer und menschlicher

[19] Aebi et al., a. o. O. Seite 32 und 33

Phase	Vorwiegender Schwerpunkt
Erste Phase: Beruhigung	Erste und akute Phase findet in der Regel im „weichen Zimmer" statt und dient der Angstlösung und Beruhigung durch ständige Anwesenheit der Bezugsperson. Das weiche Zimmer ist ein freundlicher entspannender Raum mit warmen Farben, wenig Reizen, Matratzen und Kissen.
Zweite Phase: Aktivierung	Die zweite Phase zeichnet sich durch viel unstrukturierte Zeit aus, es wird bewusst keine Struktur durch festgelegte Aktivitäten angeboten und es wird kein spezifisches Therapieangebot gemacht. Das Konzept der Soteria hält sich an lebenspraktische Fähigkeiten und gemeinsames Tätigsein (in Haus und Garten) und will dadurch Orientierung am Alltäglichen schaffen, neue Erfahrungen ermöglichen.
Dritte Phase: Soziale und berufliche Integration	Die Dritte Phase schafft den Übergang aus der therapeutischen Gemeinschaft in die soziale Welt außerhalb der Soteria. In dieser Phase wird hauptsächlich durch Gespräche unterstützt, der Schwerpunkt liegt auf Beratung in sozialen Fragen. Dabei wird die Anforderung gestellt, konkrete Handlungsschritte selbstständig zu unternehmen. Externe Kontakte werden ausgebaut, z. B. zur Arbeitsstelle, Schule und in Bezug auf das Wohnen, die Tätigkeit wird von der Soteria aus aufgenommen und es erfolgt Probewohnen.
Vierte Phase: Stabilisierung	Nach der Entlassung aus der Soteria erfolgt eine Nachbetreuung zur Rückfallprophylaxe und zur psychischen Stabilisierung. Die Nachbetreuung wird von den Betroffenen unterschiedlich wahrgenommen und wird in verschiedenen Weisen angeboten.

Tab. 6.10: Vier Phasen der Betreuung und Behandlung in der Soteria.

Kompetenz. Das therapeutische Milieu gestaltet sich in der Soteria laut der Erfahrungen in Bern eben nicht nur sanft, haltend, tolerant, freundlich, sondern auch spannungsreich, mühsam und hektisch. Viele in der Soteria Behandelte fanden bei einer Nachuntersuchung die Grundstimmung, die Ruhe und die **Auseinandersetzung mit dem Alltag** als das, was ihnen gut getan und geholfen hat.
Die Gestaltung einer Beziehung zur Bewältigung des Alltags und eines förderlichen Milieus sind wesentliche Aufgaben psychiatrischer Pflege. Wesentliche Elemente der Soteria-Idee können deshalb Grundlage psychiatrisch-pflegerischen Handelns sein und in Stationskonzepte einfließen.

Psychose-Seminare

„Ich will mit der Feststellung beginnen, dass die Worte 'chronisch schizophren' zusammen aus zwanzig Buchstaben bestehen und auf nichts konkretes verweisen. Es sind Worte ohne 'Referenz'. Worte auf einem Abstraktionsniveau also, das es Psychiatern ermöglicht, zu einer gewissen sinnvollen Kommunikation untereinander zu gelangen. Abgesehen von dieser Bedeutung der Unterhaltung von Kommunikation zwischen Fachkollegen sind die Worte für mich ziemlich sinnlos."
(Jan Foundraine)[20]

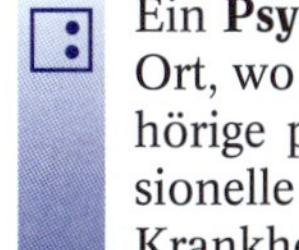

Ein **Psychose-Seminar** ist der Raum und Ort, wo sich Psychiatrie-Erfahrene, Angehörige psychisch Erkrankter und Professionelle gleichberechtigt mit den in der Krankheit gemachten Erfahrenen austauschen und auseinander setzen.
Seminar: (lat.) wird abgeleitet von *semen* und bedeutet Samen, Pflanzstätte.

Was eine Psychose für den einzelnen Menschen bedeutet, können am ehesten Psychose-Erfahrene selbst beschreiben. Dieser Auffassung war Dorothea Buck (Psychiatrie-Erfahrene) als sie zusammen mit Dr. Thomas Bock (Psychologe an der Universitätsklinik Hamburg-Eppendorf) im Wintersemester 1989/1990 das erste Psychose-Seminar in Hamburg angestoßen hat. Die Argumentation, dass nur durch die Beschreibung des Erlebens der Betroffenen selbst eine Verständigung und Auseinandersetzung mit den Phänomenen möglich ist, scheint plausibel. Dorothea Buck[21] betont, wenn die Psychiatrie als medizinische Disziplin eine empirische Wissenschaft sein will, muss sie auf den Erfahrungen der Betroffenen begründet sein. „Die Wissenschaft war und ist nicht in der Lage, schizophrene oder manisch-depressive Psychosen zu erklären, und sie wird es auch in Zukunft nicht sein. Immer deutlicher wird, dass ohne die subjektive Erfahrung kein Erkenntnisfortschritt zu erwarten ist. Wenn die Psychiatrie wirklich eine 'empirische' Wissenschaft sein will, muss sie die individuellen Erfahrungen von Patienten und Angehörigen mehr als bisher berücksichtigen."
Der Dialog in diesem **Trialog** lässt Professionelle die Ängste und Schwierigkeiten der Angehörigen mit ihren betroffenen Kindern, Geschwistern, Partnern oder Eltern besser nachvollziehen und verstehen. Gleichzeitig ermuntern Erfahrungen die Angehörigen offener in Gesprächen zu sein und Auseinandersetzungen nicht zu scheuen. Psychose-Erfahrene können ihr Erleben aussprechen, ohne zu befürchten, dass das Erleben „pathologisch" eingeordnet wird.
„Die Psychiater haben den Erfahrungen des Patienten herzlich wenig Aufmerksamkeit geschenkt" (Ronald D. Laing schon 1967 in Phänomenologie der Erfahrung).
Ziele eines Psychose-Seminars sind beispielsweise:

- Den **Austausch** zwischen den drei genannten Gruppen im Sinne eines Trialogs ermöglichen
- Eine **gemeinsame Sprache** entwickeln bzw. finden
- Dem **subjektiven Erleben** der drei Parteien Raum geben und emotionale Aspekte aussprechen
- **Gleichberechtigte Begegnung** auf gleicher Augenhöhe
- Erfahrene und Angehörige in den Psychiatriealltag einbeziehen und ihre Position stärken z.B. durch **Behandlungsvereinbarungen, Empowerment**
- **Hilfe- und Therapieansätze** mit den Beteiligten **kritisch hinterfragen**

[20] Foundraine, Jan: „Wer ist aus Holz?". Piper Verlag München, 1969

[21] Bock, Thomas; Buck, Dorothea: „Es ist normal verschieden zu sein." – Psychose-Seminare – Hilfen zum Dialog. Psychiatrie Verlag Bonn, 1997

- Psychose-Erfahrene und Angehörige als **Experten in eigener Sache** anerkennen
- **Selbsthilfe** unterstützen und stärken durch Selbsthilfenetzwerke, Unterstützung von Gruppen
- **Wahrnehmung** des psychotischen Erlebens **fördern** und unterstützen
- Psychose-Erfahrene und Angehörige als Lehrbeauftragte in die **Aus-, Fort- und Weiterbildung** der helfenden Berufe einbeziehen
- Ein **Forum für verschiedene theoretische Ansätze** schaffen und einen kreativen offenen Diskurs unterstützen
- **Psychiatrie als „empirische" Wissenschaft** fördern durch Gründung auf die Erfahrung der Betroffenen
- Die **Psychose als sinnhaftes Erleben und Erfahren,** als Ausdruck der eigenen individuellen Biographie, eines Entwicklungsprozesses, einer sensiblen Persönlichkeit oder einer Entwicklungsstörung diskutieren und Ansätze der Integration in das eigene Leben zu unterstützen und dabei die Kategorie des Sinns im Blick behalten
- **Psychose als besondere menschliche Grenzerfahrung** begreifen und auch entsprechend anthropologisch erforschen, andere Wissenschaften einbeziehen bzw. heranziehen wie z. B. Religion, Philosophie, Ethnologie oder Geschichtswissenschaften
- Das **Bild in der Öffentlichkeit** verändern, Menschen hinter Krankheiten sichtbar machen und das Menschliche an verrücktem Erleben verdeutlichen.

Aus den Zielen wird deutlich, dass das subjektive Erleben der einzelnen Beteiligten im Mittelpunkt steht. Die Auseinandersetzung bedeutet ein Ringen um Verständnis, Kompromisse, Akzeptieren anderer Standpunkte und das Entwickeln einer „Streitkultur". Die Auffassung, dass es viele Wahrheiten gibt, heißt für das Psychose-Seminar, Meinungen und Erleben nicht zu vereinheitlichen, denn die Interessen der einzelnen beteiligten Gruppen werden immer in einzelnen Bereichen unterschiedlich sein. Dies wird gemeinsam erfahren und gelernt.

Thomas Bock hat das Psychose-Seminar und Psychoedukative Gruppen verglichen (☞ Tab. 6.11). In dieser Gegenüberstellung wird deutlich, dass Psychose-Seminare nicht eine Therapie ersetzen, jedoch therapeutische Wirkung haben. Im Vordergrund steht nicht die Suche nach Ursachen, sondern nach dem Sinn der Erkrankung. Dadurch wird auch klar, dass Psychose-Seminare nicht verordnet werden können, sondern die Bereitwilligkeit des einzelnen Teilnehmers sich darauf einzulassen, andere Sichtweisen ein- und anzunehmen erfordern.

In diesem Zusammenhang wird von Thomas Bock immer wieder die Frage gestellt, wer Einsicht in was nehmen muss und was „Krankheitseinsicht" überhaupt ist. „Begreift man Psychosen in ihrem biografischen Zusammenhang, nicht nur als somatisches, sondern zugleich als seelisches und soziales Produkt, begreift man sie gar in einem Sinnzusammenhang, dann lässt sich Einsicht nicht verordnen oder trainieren, sondern nur behutsam und gemeinsam im Dialog von zwei oder – unter Beteiligung der Angehörigen – drei Partnern entwickeln. Dafür Kommunikationsstrukturen zu entwickeln und zu erproben, die dann auch in der Situation des Einzelnen Beachtung finden, kann Sinn und Aufgabe eines Psychose-Seminars sein."[22]

Für den pflegerischen Alltag bedeutet dies, im alltäglichen Miteinander immer wieder Gelegenheiten zu ergreifen, sich gemeinsam mit dem einzelnen psychisch kranken Menschen und seiner Krankheit auseinander zusetzen und damit einen Beitrag zur besseren Bewältigung der Erkrankung zu leisten.

Jeder, der mit Betroffenen und Angehörigen umfassend arbeiten will, sollte ein Psychose-Seminar besuchen und sich diese Erfahrung nicht vorenthalten. Das gilt besonders für die Weiterbildung aller Berufsgruppen.

Spezifische Aspekte psychiatrischer Pflege

So vielfältig wie das Krankheitsbild ist auch der Hilfebedarf des einzelnen betroffenen Menschen. Pflegende als kontinuierliche Bezugspersonen versuchen ganz allgemein die gesunden „Anteile" der Betroffenen zu entdecken und zu fördern, den Alltag mit ihm zu teilen und ihn dabei weder zu über- noch zu unterfordern. Der Betroffene kann erleben, dass er trotz seiner

[22] Bock, Thomas; Buck, Dorothea: „Es ist normal verschieden zu sein." – Psychose-Seminare – Hilfen zum Dialog. Psychiatrie Verlag Bonn, 1997, Seite 62

Vergleich	Psychoedukative Gruppen	Psychose-Seminare
Teilnehmer	In der Regel nehmen schizophrene Patienten teil	Teilnehmende: Psychose-Erfahrene, Angehörige, Mitarbeiter, Studenten, Bürger
Inhalt	Wissensvermittlung, allgemeines Psychoseverständnis	Austausch subjektiver Erfahrungen, Erzählen von Begebenheiten und Geschichten
Ziel	Bessere Compliance, Einsicht	Eigene Einschätzung und mehr Selbstbestimmung
Lernprozess	Einseitig	Wechselseitig
Themen	Vom Gruppenleiter festgelegt	Gemeinsam bestimmt
Theoretischer Bezug	Medizinisches Krankheitskonzept	Vielseitige Bezüge und offener Diskurs
Rollenverteilung	Basiert auf der traditionellen Lehrer-Lernender Rolle	Gleichberechtigte Rollen, offener Dialog, jeder der Beteiligten ist auf seine Art Experte
Sprache	Professionell dominierender Sprachgebrauch	Eine gemeinsame Sprache des gegenseitigen Verständnisses zu finden, ist zentrales Ziel
Problem	Sehr strukturiert vorgegeben, dadurch wird eine neue Art der Erkenntnis und Beziehung erschwert	Psychose-Seminare haben weniger wissenschaftliche Akzeptanz
Selektion?	Durch Vorgaben und „Ordnung" ist wenig Chaos erlaubt und vorhanden	Durch die Suche nach dem Gemeinsamen und das dadurch auftretende Chaos wird von den Teilnehmern eine relative Stabilität gefordert
Annäherung?	In Psychoedukativen Gruppen werden zunehmend mehr Elemente der subjektiven Erfahrung eingebaut bzw. berücksichtigt	Zum Schutz der weniger stabilen Teilnehmer wäre in manchen Situationen mehr Struktur erforderlich und auch hilfreich

Tab. 6.11: Gegenüberstellung der zwei Konzepte nach Bock.[23]

Erkrankung die alltäglichen Handlungen bewältigt. Dabei ist ein wesentlicher Ansatz, die Verantwortung in erster Linie beim Betroffenen zu belassen.

Pflegeanamnese
Aspekte, um die Pflegeprobleme besser bearbeiten zu können:

- Jetzige Beschwerden, gesundheitliche Probleme
- Allgemeines Erscheinungsbild
- Gesundheitliche Ziele und Gewohnheiten des Betroffenen
- Beziehung zu Angehörigen, sozialem Umfeld
- Freunde und gesellschaftliche Integration
- Hobbys und andere Interessen, bisherige Aktivitäten
- Routinemäßiger Tages- und Wochenablauf
- Arbeit und Beschäftigung
- Schulbildung und Beruf
- Einkommen, wirtschaftliche Situation
- Wohnsituation, Kontakte
- Weitere Inanspruchnahme von Dienstleistungen.

Mögliche Pflegeprobleme

- Der Betroffene zieht sich zurück: Herausfinden der Interessen, Möglichkeiten der Ablenkung, gemeinsames Tun wie einkaufen, aufräumen.

[23] Bock, Thomas; Buck, Dorothea: „Es ist normal verschieden zu sein." – Psychose-Seminare – Hilfen zum Dialog. Psychiatrie Verlag Bonn, 1997, Seite 58

- Der Betroffene ist im Kontakt mit anderen Menschen unsicher: Früheres Kontaktverhalten erfragen, niederschwellige Kontaktangebote gemeinsam wahrnehmen, im gemeinsamen Gespräch Aspekte der Kommunikation üben.
- Der Betroffene ist ängstlich und angespannt: Herausfinden in welchen Situationen der Betroffene entspannt ist, ihm seine unterschiedlichen Verhaltensweisen spiegeln.
- Der Betroffene ist unruhig und getrieben: Ergründen womit die Unruhe und das Getriebensein zusammenhängen könnte, für Entlastung z. B. durch spazieren gehen oder joggen sorgen.
- Der Betroffene vernachlässigt seine äußere Erscheinung: Rückmeldung geben über gepflegtes Aussehen, Gespräch über das eigene Selbstbild, beraten und unterstützen von Körper- und Wäschepflege, Hilfsmittel mit ihm besorgen.
- Der Betroffene nimmt seine Bedürfnisse nur unzureichend wahr: Gemeinsames ermitteln von Wünschen, Zukunftspläne bzw. Befürchtungen besprechen, Schritte zur Verwirklichung erarbeiten und aufzeigen.
- Der Betroffene ist misstrauisch und leicht irritierbar: Wahrgenommene Unklarheiten sofort ansprechen, ihn zum Nachfragen ermutigen, klare Aussagen und Sachverhalte, entspannte Atmosphäre schaffen.
- Der Betroffenen ist ambivalent und in seinen Entscheidungen und Handlungen blockiert: Bestärken und ermuntern zu Entscheidungen und zu Handelungen, Vor- und Nachteile gemeinsam abwägen, Ansätze verstärken.
- Der Betroffene leidet unter den Nebenwirkungen der Medikamente: Möglichkeiten aufzeigen, wie den Nebenwirkungen möglicherweise zu begegnen ist, frühere Erfahrungen mit Medikamenten mit denen er zurechtgekommen ist, einbeziehen, detaillierte Aufklärung.

Pflege kann dem Betroffenen helfen wieder Wichtiges von Unwichtigem zu unterscheiden, sein inneres und äußeres Chaos zu ordnen, Informationen einzuordnen und daraus Handlungsmöglichkeiten und -schritte abzuleiten.

Begleitung der Angehörigen

Die Angehörigen haben unmittelbar erlebt, welche Veränderung, überwiegend im Verhalten ihres Partners, Elternteils, Kind, Schwester oder Bruder vor sich gegangen ist und wie sich die sonst vertraute Beziehung verändert hat. Sie haben Reaktionen oft nicht mehr verstanden und sind in Konflikte geraten, die das Zusammenleben erschwert oder fast unmöglich gemacht haben. Es gab oft zahlreiche Lösungsversuche bis professionelle Hilfe in Anspruch genommen wurde. Vor diesem Hintergrund brauchen Angehörige und das Umfeld Verständnis, Begleitung, Unterstützung und Hilfe.

Anregung zur Reflexion und Wiederholung

Die unterschiedlichen Verläufe einer schizophrenen Erkrankung zeigen, wie wichtig es ist, die individuellen Fähigkeiten, Ressourcen aber auch Grenzen im Auge zu behalten und zu überlegen, wann der einzelne Mensch über- bzw. unterfordert ist und was getan werden kann, um ihn in seiner Weiterentwicklung oder Stabilität zu unterstützen.

Fallbeispiel

Herr Axel Albert ist 28 Jahre alt und vor knapp acht Jahren unmittelbar nach seiner Abschlussprüfung als technischer Zeichner zum ersten Mal psychisch erkrankt. Seither ist Herr Albert in Abständen regelmäßig auf der Station zur Behandlung gewesen und lebte bis vor vier Jahren bei seiner Mutter. Seit vier Jahren lebt Herr Albert im Wohnheim für psychisch Kranke, seine Mutter ist zu seiner verheirateten Schwester gezogen.

Im Wohnheim stand ein Umzug in eine betreute Wohngemeinschaft unmittelbar bevor, da Herr Albert sich „gut entwickelt" hatte. Der Umzug war mit ihm gut vorbereitet. Eine Sozialarbeiterin des Wohnheims bringt Herrn Albert in die Klinik. Er äußert, dass er Stimmen höre, die ihm sagen, falls er umziehe, würde ihm etwas zustoßen. Seine Mitbewohner hätten ihn in der letzten Zeit so komisch angesehen, sie könnten seine Gedanken lesen und ihn steuern. Außerdem seien die Autos ständig auf ihn zugefahren, die hätten es auf ihn abgesehen, er müsse auf der Hut sein, da er nicht mehr sicher sei. Er wache nachts sehr häufig deshalb auf und könne dann wegen seiner Unsicherheit nicht mehr einschlafen. Auf der Station, die Herr Albert kennt, zieht er sich zurück. Er erhält bei der

Aufnahme Medikamente und wirkt daraufhin etwas ruhiger und scheint sich auch sicherer zu fühlen. Er liegt im Bett, nimmt von sich aus keinen Kontakt auf, beteiligt sich nicht ohne Aufforderung am Essen, trägt verschmutzte Kleidung. Er klagt vor allem über Unruhe und körperliche Beschwerden.

Fragen

- Was hat möglicherweise zu dem beschriebenen Rückfall geführt und was sind die wichtigsten Probleme, die bei Herrn Albert pflegerische und therapeutisch bewältigt werden sollten?
- Welche Erkenntnisse gibt es über Verläufe bei schizophrenen Erkrankungen?
- Welche Wohnformen gibt es in Anlehnung der Expertenkommission für psychisch Kranke, erläutern Sie sie kurz.
- Welche Aspekte sind in der Kooperation und Koordination mit den Mitarbeitern des Wohnheims, der betreuten Wohngemeinschaft und der Station bzgl. Herrn Albert zu bedenken?
- Welche allgemeinen Stressoren für schizophren Erkrankte kennen Sie?
- Erläutern Sie das bio-psycho-soziale Modell der Schizophrenie, das unserem derzeitigen Wissensstand entspricht.
- Wie könnten die nächsten Schritte bei Herrn Albert aussehen?
- Welche weiteren Aspekte interessieren Sie und welche zusätzlichen Fragen würden Sie stellen?

Literaturtipps

Bock, T.: Basiswissen: Umgang mit psychotischen Patienten. Psychiatrie Verlag Bonn, 2003

Bock, T.; Deranders; J.E.; Esterer, I.: Stimmenreich – Mitteilungen über den Wahnsinn. Psychiatrie Verlag Bonn, 1992

Bock, T.; Deranders, J.E.; Esterer, I.: Im Strom der Ideen – stimmenreiche Mitteilungen über den Wahnsinn. Psychiatrie Verlag Bonn, 1994

Bombosch, J.; Hansen, H.; Blume, J. (Hrsg.): Trialog praktisch –Psychiatrie-Erfahrene, Angehörige und Professionelle gemeinsam auf dem Weg zur demokratischen Psychiatrie. Paranus Verlag Neumünster, 2004

Ciompi, L.: Affektlogik – Über die Struktur der Psyche und ihre Entwicklung. Ein Beitrag zur Schizophrenieforschung. Klett-Cotta Verlag Stuttgart, 1998

Ciompi, L.; Hoffmann, H.; Broccard, M. (Hrsg.): Wie wirkt Soteria? –Eine atypische Psychosenbehandlung kritisch durchleuchtet. Verlag Hans Huber Bern, 2001

Finzen, A.: Schizophrenie – Die Krankheit verstehen. Psychiatrie Verlag Bonn, 1993

Finzen, A.: Schizophrenie – Die Krankheit behandeln. Psychiatrie Verlag Bonn, 2001

Finzen, A.: „Der Verwaltungsrat ist schizophren“ – Die Krankheit und das Stigma. Psychiatrie Verlag Bonn, 1996

Finzen, A.: Psychose und Stigma – Stigmabewältigung – zum Umgang mit Vorurteilen und Schuldzuweisungen. Psychiatrie Verlag Bonn, 2000

Katschnig, H.: Die andere Seite der Schizophrenie – Patienten zu Hause. Psychologie Verlags Union Göttingen, 1989

Kipp, J.; Unger, H.; Wehmeier, P.: Beziehung und Psychose – Leitfaden für den verstehenden Umgang mit schizophrenen und depressiven Patienten. Thieme Verlag Stuttgart, 1996

Runte, I.: Begleitung höchstpersönlich – Innovative milieutherapeutische Projekte für akut psychotische Menschen. Psychiatrie Verlag Bonn, 2002

Sauter, D.; Richter, D. (Hrsg.): Experten für den Alltag – Professionelle Pflege in psychiatrischen Handlungsfeldern. Psychiatrie Verlag Bonn, 1999

Schädle-Deininger, H.; Wolff, S.; Walter, G.: Wegbeschreibungen – DENK-Schrift über psychiatrisch-pflegerisches Handeln. Mabuse Verlag Frankfurt am Main, 2000

6.3 Psychische und Verhaltensstörungen durch psychotrope Substanzen

„Treu bin ich dir/jeden Tag/nehme ich dich/und du nimmst mich/mehr und mehr/Ich fülle meine Leere/mit dir/mein Schmerz vergeht/Wenn du gehst/und mich zurücklässt/einsam und ausgehöhlt/nimmst du mein Ziel/meinem Glauben mit/Am Rand meiner Welt/wartest du/auf mich/treu.“
(L. L. in Leven na de Dope)[24]

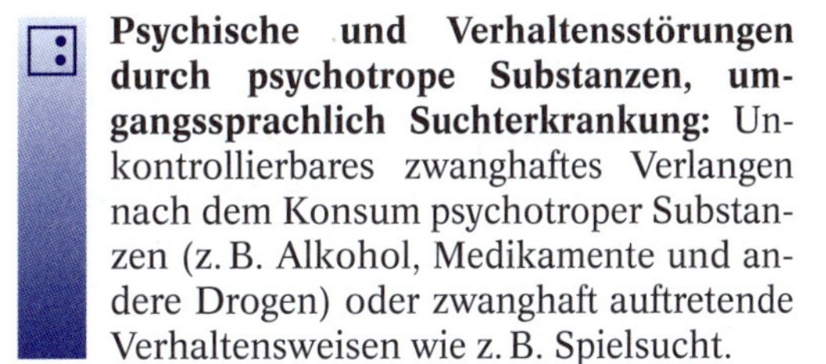

Psychische und Verhaltensstörungen durch psychotrope Substanzen, umgangssprachlich Suchterkrankung: Unkontrollierbares zwanghaftes Verlangen nach dem Konsum psychotroper Substanzen (z. B. Alkohol, Medikamente und andere Drogen) oder zwanghaft auftretende Verhaltensweisen wie z. B. Spielsucht.

---

[24] aus: Loth, Chris, Rutten, Ruud, Huson-Anbeek, Diny, Linde, Linda (Hrsg.): Professionelle Suchtkrankenpflege. Verlag Hans Huber Bern, 2002, Seite 41

Abhängigkeit: Von der WHO vorgeschlagener Begriff für Sucht und Gewöhnung; zu unterscheiden sind *psychische Abhängigkeit* (das unbedingte Verlangen nach der Droge und Kontrollverlust) und *physische Abhängigkeit* (bei Absetzen oder Reduktion der Substanz treten Entzugserscheinungen/-symptome auf).

Genaue Daten zur Häufigkeit von **Suchterkrankungen** lassen sich schwer ermitteln, denn der Übergang zwischen **Missbrauch** und Krankheit ist fließend. Die Diagnose wird nur selten in frühen Krankheitsphasen gestellt.
1995 schätzte die Deutsche Hauptstelle für Suchtgefahren[25] in Deutschland 150 000 Drogenabhängige, 2,5 Millionen Alkoholabhängige und 1,4 Millionen Medikamentenabhängige, wobei illegale Drogen schwer zu erfassen sind.
Eine Suchterkrankung führt den Betroffenen meist in ein psychisches, körperliches und soziales Leid und Elend, unter dem im besonderen Maß auch die mit betroffenen Partnern, Kinder oder sonstige nahe stehende Bezugspersonen sehr leiden.

6.3.1 Krankheitsentstehung allgemein

Es gab und gibt zahllose Theorien zur **Suchtentstehung,** letztlich ist die Ursache von Suchtkrankheiten immer noch unklar. Wahrscheinlich spielen verschiedene Faktoren eine Rolle, teils als Ursache, teils als Auslöser. Heute geht man von einem multifaktoriellen Bedingungsgefüge aus, in dem sowohl Anlagen, Entwicklung und die aktuelle Lebenssituation von Bedeutung sind.
Aus anthropologischer Sicht wird durch eine süchtige Fehlhaltung die Süchtigkeit bestimmt und ist ein dynamischer Prozess.[26] Es kann als gesichert gelten, dass die „Griffnähe" und Verfügbarkeit von Alkohol Einfluss auf das Suchtverhalten hat. Zu Beginn einer Abhängigkeit kann die Entlastung im Vordergrund stehen. Der Betroffene hofft, der Realität (finanzielle Sorgen und Konflikte oder mangelnden Leistungen) zu entfliehen und angenehme Gefühle (z. B. Entspannung, Ruhe, Harmonie, Schmerzfreiheit) durch das Suchtmittel zu erreichen. Die Erleichterung ist von kurzer Dauer und die Probleme werden auf diese Weise nicht gelöst und damit beginnt der Kreislauf immer wieder zur Droge zu greifen.
In der Biografie Suchtkranker finden sich relativ häufig gestörte Familienverhältnisse. Eltern oder Geschwister sind häufig selbst suchtkrank oder persönlichkeitsgestört. Die Vater-Kind-Beziehung ist oft negativ. Möglicherweise spielen auch übermäßige Verwöhnung und Mutterbindung eine Rolle. Das Kind konnte nicht lernen mit einem Verzicht zurecht zu kommen.
Psychoanalytiker beschreiben bei Suchtkranken eine Fixierung („Stehen bleiben") auf der „oralen" Entwicklungsstufe, in der Triebe besonders durch Stimulation im Mundbereich befriedigt werden.
Bisherige wissenschaftliche Untersuchungen verneinen die Frage nach einer bestimmten **Suchtpersönlichkeit.**
Jeder Mensch kann im Prinzip süchtig werden. Dennoch ist nicht jeder Mensch gleichermaßen suchtgefährdet.
Ob und vor allem welche Sucht ein Mensch entwickelt, hängt nicht nur von der Persönlichkeit des Betroffenen, sondern auch von den sozialen Bedingungen und Eigenschaften der verschiedenen Drogen ab.
Für die Entwicklung und Entstehung einer Suchterkrankung liegt ein drei-faktorielles Beziehungsgeschehen zugrunde, nämlich die **Droge,** das **Individuum** und das **soziale Umfeld,** sowie **auslösende Faktoren** und die Verfügbarkeit von Drogen.

Soziales Milieu
Nicht nur das familiäre Umfeld hat Einfluss auf die Entwicklung einer Abhängigkeit. Bestimmte Bevölkerungs- und Berufsschichten sind in unterschiedlichem Maß betroffen. Es ist bekannt, dass z. B. Gastwirte eher eine Alkoholabhängigkeit entwickeln, Apotheker und Ärzte der Gefahr von Morphinabhängigkeit ausgesetzt sind und doppelbelastete Frauen (Haushalt und Beruf) im mittleren Alter eher eine Abhängigkeit von Analgetika entwickeln. Wirtschaftliche Lage, sozialer Status, Gesetzgebung, religiöse Einstellung, Werbung, Mode und Konsumverhalten spielen wichtige Rollen bei der Entstehung von Suchtkrankheiten.

[25] Deutsche Hauptstelle für Suchtgefahren, Jahrbuch Sucht 1995, Berlin
[26] Feuerlein, Wilhelm: Alkoholismus – Mißbrauch und Abhängigkeit – Entstehung, Folgen, Therapie. Thieme Verlag Stuttgart, 1989

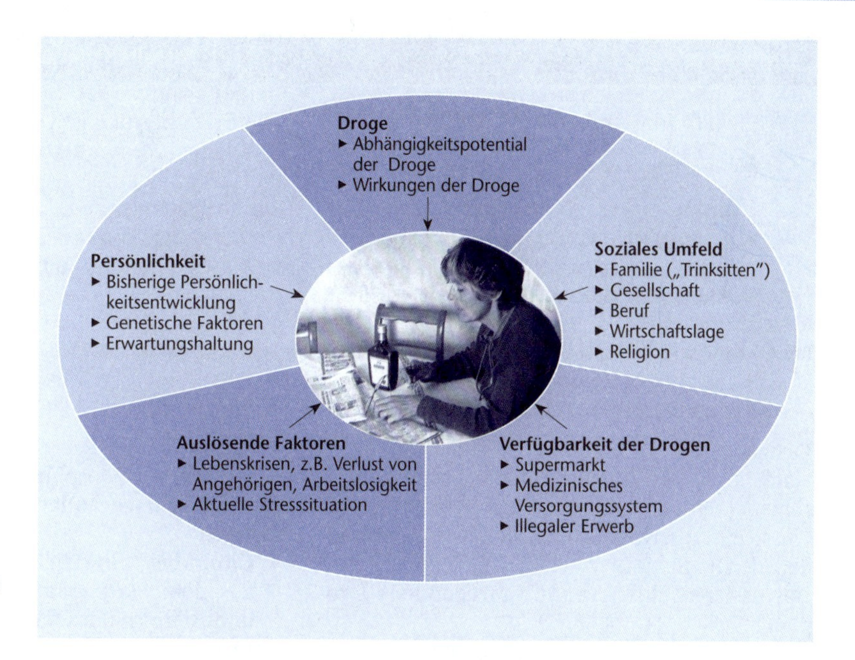

Abb. 6.3: Ob und welche Sucht sich entwickelt, hängt von vielen Faktoren ab. [K 183]

Gesellschaft und Droge

Unter Drogen versteht man ganz allgemein Stoffe, die eine Wirkung auf das zentrale Nervensystem haben. Im gesellschaftlichen Zusammenhang werden legale, wie Nikotin, Koffein, Alkohol, und illegale Drogen, wie Kokain, Heroin, Cannabis, unterschieden. Deshalb sind Drogen auch von politischem Interesse. Von Gesetzen und Einstellungen hängt wesentlich ab, wie Drogensucht und einzelne Drogen im gesellschaftlichen und politischen Zusammenhang gesehen werden. In unserer Gesellschaft wird z. B. der Konsum von Alkohol toleriert, solange die üblichen Verhaltensregeln nicht verletzt werden, während in Religionen wie dem Islam strenges Alkoholverbot herrscht.

Es gibt zahlreiche Drogenkranke, die ihre Droge durch das medizinische Versorgungssystem erhalten. Durch wahllose Verschreibung von Schlaf- und Beruhigungsmitteln wird die Gefahr der Suchtentwicklung unterstützt und oft unterschätzt.

Einteilung

Grundsätzlich können alle Genussmittel zur Droge werden und zur Entstehung einer Sucht führen. Die Verfügbarkeit der Droge spielt dabei eine große Rolle.

Suchtarten

Man unterscheidet **Tätigkeits- und Stoffsüchte.** Stoffsüchte bezeichnen Süchte, bei denen der Betroffene nach einem greifbaren Stoff abhängig ist, z. B. Alkohol. Bei Tätigkeitssüchten ist der Betroffene von einer bestimmten Tätigkeit, z. B. Glücksspielen, abhängig.

Tätigkeitssüchte sind wahrscheinlich häufiger als angenommen. Es wird geschätzt, dass allein 1 % der Bevölkerung glücksspielsüchtig ist.

Der Begriff Droge bezeichnet heute meist zur Abhängigkeit führende Substanzen, in erster Linie suchterzeugende Arzneimittel, Rauschmittel und Alkohol. Ihnen ist gemeinsam, dass sie das Bewusstsein oder Erleben verändern und in der Regel „angenehme" Gefühle hervorrufen können. Stoffe, die diese Eigenschaften nicht besitzen, z. B. Neuroleptika, „eignen" sich nicht als Suchtmittel.

Ob schon nach einmaligem „Ausprobieren" oder erst nach vielfachem Konsum eine Sucht entsteht, hängt von der Persönlichkeit des Betreffenden und von den Eigenschaften der Droge ab. Mäßiger Alkoholkonsum ohne Suchtentwicklung ist z. B. vielen Menschen möglich. Heroin führt innerhalb weniger Tage zur Sucht, „Crack" (Kokainprodukt) manchmal schon nach einmaligem Gebrauch.

Stoffsüchte	Tätigkeitsgebundene Süchte
• Nikotinsucht (psychische und physische Abhängigkeit) • Alkoholsucht (psychische und physische Abhängigkeit) • Medikamentensucht (Morphin, Barbiturate, Amphetamine: psychische und physische Abhängigkeit) • Drogen: – Kokain und Khat: psychische Abhängigkeit – Cannabis und Halluzinogene: psychische Abhängigkeit, physische Abhängigkeit in Einzelfällen möglich	• Poromanie (dranghaftes Weglaufen) • Pyromanie (dranghaftes Feuerlegen) • Kleptomanie (dranghaftes Stehlen) • Spielsucht, Arbeitssucht (workaholic) • Esssucht (Bulimie ☞ 8.2.4) • Sexuelle Süchte • Psychische Abhängigkeit

Tab. 6.12: Grobe Aufteilung der Abhängigkeiten (Süchte). Eine körperliche Abhängigkeit entwickelt sich nur bei Stoffsüchten.

Drogenarten
Nach ihren Wirkungen auf die Psyche unterscheidet man bewusstseinsaktivierende, bewusstseinsverengende und bewusstseinsverändernde Drogen.

Bewusstseinsaktivierende (anregenden) Drogen:
- Legale Drogen, wie **Koffein, Nikotin und Alkohol** in kleinen Mengen
- **Aufputschmittel** (Psychostimulantien), wie Amphetamine, Kokain und Designer-Drogen, z. B. Ecstasy
- **Schnüffelstoffe,** wie Äther, Klebstoffe und Chloroform

Bewusstseinsverengende (beruhigende) Drogen:
- **Anxiolytika** („Beruhigungsmittel") wie Benzodiazepine, z. B. Diazepam
- **Schlafmittel,** z. B. Barbiturate
- **Alkohol** in größeren Mengen
- **Opiate,** wie Morphium oder Heroin

Bewusstseinsverändernde (halluzinogene) Drogen
- **Cannabis** (indischer Hanf): Haschisch wird aus dem Harz, Marihuana aus den Blüten und Blättern der Pflanze hergestellt
- **LSD** (kurz für **L**yserg**s**äure-**d**iethylamid), eine Halluzinationen und psychische Veränderungen hervorrufende Substanz.

Beobachtbar ist, dass die süchtige Fehlhaltung des Betreffenden dazu führen kann, dass bei Abstinenz von einer Drogenart eine andere die Sucht übernimmt.

Abb. 6.4: „Genussmittel" sind immer auch potenzielle Suchtmittel. [J 660]

Entwicklung und Symptome einer Sucht

Eine Sucht entwickelt sich typischerweise über mehrere Stadien.

Stadium I: Missbrauch
Unter Missbrauch versteht man den falschen oder den vom ursprünglichen Zweck abweichenden Gebrauch einer Sache, eines Rechts oder einer Person.[27] Bezogen auf jede Art von Drogen ist demnach Missbrauch eine übermäßige oder sporadische Verwendung einer Substanz, die vom medizinischen Standpunkt aus nicht erforderlich ist.

Stadium II: Gewöhnung
Körper und Psyche stellen sich auf die schädliche Substanz ein. Der regelmäßige Gebrauch wird zur Gewohnheit (psychische Gewöhnung). Um mit zunehmendem Konsum die glei-

[27] Hinterhuber, Hartmann, Fleischhacker, Wolfgang: Lehrbuch Psychiatrie. Thieme Verlag Stuttgart, 1997

che Wirkung zu erreichen, muss die Dosis gesteigert werden und wird als körperliche Gewöhnung bezeichnet.

Stadium III: Abhängigkeit
Sucht oder Abhängigkeit sind bestimmt durch einen starken Wunsch oder Zwang, Substanzen zu konsumieren **(psychische Abhängigkeit).** Das Verlangen ist unbeherrschbar (craving) und das Hauptinteresse gilt nur noch der Beschaffung des Suchtmittels.
Der Substanzgebrauch erfolgt in diesem Stadium auch um die Entzugssymptome zu mildern **(körperliche Abhängigkeit)** wie z. B. Zittern, Schwitzen, Darmkrämpfe. Eine schwerwiegende Komplikation kann das Auftreten epileptische Anfälle sein.
Der Suchtkranke kommt ohne fremde Hilfe nicht mehr aus diesem Teufelskreis. Die Kontrollfähigkeit bezüglich des (zeitlichen) Beginns, des Aufhörens und der Menge des Konsums wird immer mehr vermindert. Es entstehen weitere Probleme z. B. am Arbeitsplatz, in der Familie und Partnerschaft. Der Betroffene verstrickt sich immer mehr in seine Probleme und ist nicht fähig sie zu lösen. Die Droge wird eingesetzt, um die Folgen der Abhängigkeit und die immer größer werdenden sozialen Schwierigkeiten zu ertragen. Das uneingeschränkte Interesse gilt nur noch der Substanz, alles andere wird vernachlässigt.
„Warum trinkst du?" fragte der kleine Prinz. – „Um zu vergessen", antwortete der Säufer. – „Um was zu vergessen?" erkundigte sich der kleine Prinz, der ihn schon bedauerte. – „Um zu vergessen, dass ich mich schäme", gestand der Säufer und senkte den Kopf. – „Weshalb schämst du dich?" fragte der kleine Prinz, der den Wunsch hatte, ihm zu helfen. – „Weil ich saufe!" endete der Säufer und verschloss sich endgültig in sein Schweigen. – Und der kleine Prinz verschwand bestürzt. – Die großen Leute sind entschieden sehr, sehr verwunderlich, sagte er zu sich auf seiner Reise. (Antoine de Saint-Exupéry, Der kleine Prinz)[28]

Exogene Psychosen durch Drogen

Da Drogen auf das zentrale Nervensystem (ZNS) wirken, können sie nicht nur zur Drogenabhängigkeit, sondern auch zu exogenen Psychosen führen, beispielsweise

- Beim **Delir,** einer Halluzinose und beim Korsakow-Syndrom durch Alkohol
- **Psychosen** (mit ähnlichen Symptomen wie bei einer Schizophrenie) durch Cannabis oder Amphetamine
- **Akute Psychosen mit Wahrnehmungsverzerrung**, Farbhalluzinationen, Erinnerungsaktivierung und dem Gefühl der Bewusstseinserweiterung durch LSD
- **Akute Psychosen mit manischen Symptomen** durch Amphetamine und Ecstasy.

Aspekte psychiatrischer Pflege

Viele Aspekte prägen den Umgang mit abhängigen Menschen. Bin ich mir darüber im Klaren, welche Unfreiheiten mein Leben bestimmen? Ist der Königsweg den ich verfolge die Abstinenz oder ist mir auch deutlich, wie schwierig der Weg dahin ist? Sehe ich einen Rückfall als Katastrophe oder als neue Chance?

Allgemeine Aspekte im Umgang mit Abhängigkeitskranken
Abhängigkeit ist eine chronische Erkrankung mit hohem Rezidivrisiko. Zwei Drittel aller entgifteten und entwöhnten Abhängigkeitskranken werden über kürzere oder längere Zeit rückfäl-

[28] Saint-Exupéry, Antoine: Der kleine Prinz. Karl Rauch Verlag Düsseldorf, 1956, Seite 33

Psychische Auffälligkeiten	Körperliche Auffälligkeiten	Auffälligkeiten im Verhalten
• Stimmungsschwankungen • Interessensverlust • Störung des Kritikvermögens • Gleichgültigkeit	• Gewichtsverlust • Schlafstörungen • Vegetative Störungen • Neurologische Ausfälle	• Bagatellisieren • Verleugnen • Beschönigen • Verheimlichen • Dissimulation

Tab. 6.13: Mögliche Symptome einer Drogensucht.

ICD-Schlüssel	Störungen durch	Beispiele für weitere Einteilung (differenzialdiagnostisch)
F 10	Alkohol	Akute Intoxikation (Rauschzustand) Schädlicher Gebrauch Abhängigkeitssyndrom Entzugssyndrom mit Delir Psychotische Störung Durch Alkohol oder psychotrope Substanzen bedingter Restzustand oder verzögert auftretende psychotische Störung Andere durch Alkohol oder psychotrope Substanzen bedingte psychische oder Verhaltensstörungen Nicht näher bezeichnete durch Alkohol oder psychotrope Substanzen bedingte psychische oder Verhaltensstörung
F 11	Opiate	
F 12	Cannabinoide	
F 13	Sedativa und Hypnotika	
F 14	Kokain	
F 15	Andere Stimulantien, einschließlich Koffein	
F 16	Halluzinogene	
F 17	Tabak	
F 18	Flüchtige Substanzen	
F 19	Multiplen Substanzgebrauch und Konsum anderer psychotropen Substanzen	

Tab. 6.14: Terminologie der Suchterkrankungen nach der ICD 10 und nach diagnostischen Aspekten.

lig, halten dem **Suchtdruck** und dem ständigen Ausgesetztsein von Suchtreizen nicht stand.

Rückfälle gehören zur Krankheit und dürfen nicht als persönlicher Misserfolg angesehen werden.

Kernprobleme oder Sinnfragen von Menschen mit einer Abhängigkeit

(Lebens-)Ziele

Das Leben ist sinnvoll, wenn es darin Ziele gibt. Jeder Mensch hat sich – bewusst oder unbewusst – Ziele für sein Leben gesteckt. Das Scheitern an diesen Lebenszielen kann, je nach Frustrationstoleranz eines Menschen, den entscheidenden Schritt zur Abhängigkeit bedeuten. Durch die Abhängigkeit lassen sich noch weniger Ziele erreichen. In diesem Teufelskreisdenken viele Betroffene an Suizid.

Werte

Das Leben ist sinnvoll, wenn es feste Wertvorstellungen gibt.

Religionen, philosophische Schulen und die überlieferten Traditionen stellen *Wertesysteme* dar. Je fester ein Mensch in einem solchen verwurzelt ist, desto eher kann er in zunächst sinnlos erscheinenden Ereignissen einen Sinn finden, z. B. „Leiden als schicksalhaft hinzunehmen". Die bestehenden Wertesysteme werden heute von vielen angezweifelt, so dass sie keinen Halt mehr darin finden. Viele Abhängige entsprechen den Wertvorstellungen der Systeme nicht und werden deshalb ausgeschlossen oder ziehen sich selbst zurück.

Kontrolle

Das Leben ist sinnvoll, wenn man das Gefühl hat, es kontrollieren zu können.

Der abhängige Mensch wird von seiner Sucht kontrolliert und bestimmt, viele Betroffene sind sich dessen auch bewusst.

Selbstwert

Das Leben ist sinnvoll, wenn Menschen das Gefühl haben, wertvoll und wichtig zu sein.

Mangelndes Selbstwertgefühl steht oft am Beginn einer „Suchtkarriere". Durch die Abhängigkeit sinkt das Selbstvertrauen des Betroffenen noch weiter. Daher ist es wichtig das Selbstwertgefühl von betroffenen Menschen zu stärken. Dem Abhängigen sollte das Gefühl vermittelt werden, als der Mensch angenommen zu sein, der er ist, z. B. sich Zeit für ihn zu nehmen, auf ihn und seine Probleme einzugehen und ihn nicht wie ein unmündiges Kind zu behandeln.

Alle diese Ansätze und Aufgaben lassen sich am besten in einem multiprofessionellen Team ergänzend gemeinsam verwirklichen.

Ko-Abhängigkeit
Der Kontrollversuch des sozialen Umfelds und der unmittelbaren Bezugspersonen, unterliegt in der Regel der gleichen Dynamik wie beim Abhängigen selbst und ist deshalb zum Scheitern verurteilt. Ko-Abhängigkeit kann sich in offener, heimlicher Unterstützung oder in inkonsequentem Verhalten manifestieren. Es folgt ein Kreislauf von Versprechungen, Enttäuschungen, Kritik und erneuen Versprechungen.
Wichtig in der Diskussion um Ko-Abhängigkeit erscheint, dass die Auseinandersetzung mit der Erkrankung, eine angemessene Reaktion und Bewältigung für Angehörige und das soziale Umfeld sehr schwer erscheint. Die Verlagerung der Verantwortung vom abhängigen Menschen auf die Bezugspersonen wird von Kritikern des Konzepts der Ko-Abhängigkeit angemerkt und sollte als Argument auch ernst genommen werden.

Spezifische Aspekte der Pflege
Pflegende spielen in der Identifikation von Suchtproblemen und in der Betreuung, vor allem der „wenig Motivierter" eine wesentliche Rolle. In der Gesellschaft gelten Abhängige oft als schwach und verantwortungslos, als Gefahr für die Gemeinschaft.
In der Betreuung und Pflege von Abhängigkeitskranken geht es im Wesentlichen darum, die Betroffenen menschlich zu behandeln, eine positive Einstellung zu haben, eine tragfähige Beziehung aufzubauen und die eigene Haltung gegenüber Abhängigkeit und süchtigem Verhalten ständig zu überprüfen und zu reflektieren.
Im Umgang mit Abhängigkeitskranken sind folgende Aspekte vordergründig:

- Umfassendes Wissen und Kenntnisse über die Ursachen, Zusammenhänge und Therapie von Suchterkrankungen
- Akzeptanz, Verständnis und Einfühlungsvermögen ohne der Gefahr der idealistischen oder unrealistischen Erwartungen zu erliegen
- Bewusstsein darüber, dass der Betroffene zwar eine Änderung wünscht, sie aber oft nicht herbeiführen kann und dass er mit einem Rückfall leben muss
- Sich bewusst sein, dass der Suchtdruck immer wieder eine entscheidende Rolle spielen und der Betroffene in eine Situation geraten kann, wo er sich immer mehr in Widersprüche verstrickt
- Wissen, dass der Sucht oft ein Konflikt oder eine andere Störung zu Grunde liegt
- Angehörige und das soziale Umfeld als wichtiger Faktor bei der Unterstützung von Suchtverhalten oder Abstinenz erkennen und einbeziehen
- Wichtigkeit von Selbsthilfegruppen erkennen
- Neigungen und Interessen, Stärken und Schwächen des Betroffenen herausfinden
- Hilfestellung anbieten, wie der Betroffene ohne das Suchtmittel sein Leben gestalten kann
- Wissen, dass es viele abhängige Menschen gibt, mit denen man ihr Überleben sichern muss und die nur kurze Zeit ohne Droge auskommen werden.

Es geht im Wesentlichen darum, die Beziehung so zu gestalten, dass der Betroffene gefordert ist, den Anforderungen an ihn nicht aus dem Weg zu gehen, Konflikte mit geeigneten Methoden auszutragen lernt; die Einsicht zu fördern, dass er an sich selbst arbeiten muss und ihm zu vermitteln unter welchen Bedingungen er Hilfe bekommt.

6.3.2 Alkoholabhängigkeit

„[...] Also, ich will von jetzt an ehrlich sein: ich kann dem Alkohol nicht sofort ganz abschwören, aber ich werde von nun an sehr mäßig trinken, vielleicht nur eine halbe Flasche pro Tag oder gar nur ein Drittel: Mit einem Drittel würde ich schon auskommen. Jetzt würde mich schon ein einziger kleiner Schnaps glücklich machen, ein winziges Stängchen, kaum ein Mund voll Schnaps, in diesem Zustand, in dem ich jetzt bin [...]." (Hans Fallada, Der Trinker)[29]

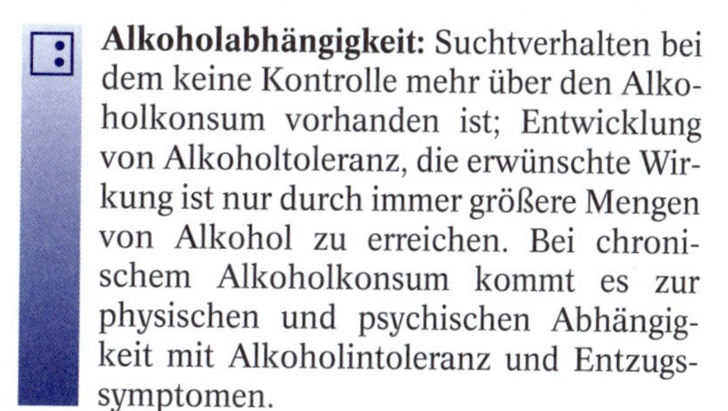

Alkoholabhängigkeit: Suchtverhalten bei dem keine Kontrolle mehr über den Alkoholkonsum vorhanden ist; Entwicklung von Alkoholtoleranz, die erwünschte Wirkung ist nur durch immer größere Mengen von Alkohol zu erreichen. Bei chronischem Alkoholkonsum kommt es zur physischen und psychischen Abhängigkeit mit Alkoholintoleranz und Entzugssymptomen.

[29] Fallada, Hans: Der Trinker. Rowohlt Verlag Hamburg-Reinbek, 1977

In Kraus und Bauernfeind (1998)[30] ist nachzulesen, dass zum Zeitpunkt der Befragung in den zurückliegenden zwölf Monaten der Anteil der Deutschen, die keinerlei Alkohol konsumiert haben im Westen bei den Männern 9,6% betrug, im Osten 6,4%, bei den Frauen im Osten 7,6%, im Westen 14,9%.

Krankheitsentstehung

Alle Menschen werden im Laufe ihres Lebens mit Krisensituationen konfrontiert, viele greifen zur Bewältigung zum Alkohol. Bei einem Teil der Menschen ist dies der Einstieg in die Abhängigkeit. Mehrere Faktoren spielen bei der Entstehung einer Alkoholabhängigkeit eine Rolle:

- **Soziales Umfeld:** Es ist z. B. maßgeblich, wie im Elternhaus mit Konflikten umgegangen wurde oder wird, ob das Kind Problembewältigungsstrategien erlernen konnte und welche Rolle der Alkohol bei Bezugspersonen einnahm bzw. einnimmt („Alkoholtradition" im Elternhaus, hoher Alkoholkonsum im Freundeskreis, der Schluck bei Problemen).
- **Erbliche Veranlagung:** Eine erbliche Veranlagung zum „Trinken" gilt heute als wahrscheinlich. Zwillingsstudien und Studien an Adoptivkindern haben ergeben, dass nahe Verwandte von Alkoholikern ein vierfach höheres Risiko an einer Alkoholabhängigkeit zu erkranken haben, als die Durchschnittsbevölkerung.
- **Krisen:** Krisensituationen spielen im Leben eine Rolle, wenn auch eher als Auslöser denn als Ursache, z. B. kann der Tod eines nahen Angehörigen oder der Verlust des Arbeitsplatzes einen labilen Menschen völlig aus dem Gleichgewicht bringen.
- **Andere psychische Erkrankungen oder Störungen:** Einige Alkoholkranke leiden an weiteren psychischen Erkrankungen, besonders Angststörungen und Depressionen. Der Alkoholmissbrauch kann auch Versuch einer Selbstmedikation sein.

Zeichen der Alkoholkrankheit

Da in unserer Gesellschaft der Konsum von Alkohol sozusagen zum guten Ton, also als normal angesehen wird, werden die Anzeichen für eine beginnende Alkoholabhängigkeit oft erst sehr spät bemerkt. Verhaltensweisen, die auf eine Alkoholabhängigkeit schließen lassen, und diagnostische Leitlinien sind nach Hinterhuber und Fleischhacker[31]:

- Ein starker Wunsch oder eine Art Zwang, Substanzen oder Alkohol zu konsumieren.
- Verminderte Kontrollfähigkeit bezüglich des Beginns, der Beendigung und der Menge der Substanz- oder Alkoholkonsums.
- Substanzgebrauch mit dem Ziel, Entzugsymptome zu mildern, und der entsprechenden positiven Erfahrung.
- Ein körperliches Entzugssyndrom.
- Nachweise einer Toleranz. Um die ursprünglich durch niedrigere Dosen erreichten Wirkungen der Substanz hervorzurufen, sind zunehmend höhere Dosen erforderlich (eindeutige Beispiele hierfür sind die Tagesdosen von Alkoholikern und Opiatabhängigen, die Konsumenten ohne Toleranzentwicklung schwer beeinträchtigen würden oder sogar zum Tode führten).
- Ein eingeengtes Verhaltensmuster im Umgang mit Alkohol oder der Substanz wie z. B. die Tendenz, Alkohol an Werktagen wie an Wochenenden zu trinken und die Regeln eines gesellschaftlich üblichen Trinkverhaltens außer Acht zu lassen.
- Fortschreitende Vernachlässigung anderer Vergnügungen oder Interessen zugunsten des Substanzkonsums.
- Anhaltender Alkohol- und Substanzkonsum trotz Nachweisen eindeutiger schädlicher Folgen. Die schädlichen Folgen können körperlicher Art sein, wie z. B. Leberschädigung durch exzessives Trinken, oder sozial, wie Arbeitsplatzverlust durch eine substanzbedingte Leistungseinbuße, oder psychisch, wie bei depressiven Zuständen nach massivem Substanzkonsum.

Einteilung von Trinkmustern (nach Jellinek)

Alkoholkranke Menschen stellen keine homogene Population dar. Die von Jellinek[32] vorge-

[30] Kraus, L., Bauernfeind, R.: Repräsentativerhebung zum Gebrauch psychoaktiver Substanzen bei Erwachsenen in Deutschland 1997, Sucht 44, Sonderheft 1, 1998

[31] Hinterhuber, Hartmann, Fleischhacker, Wolfgang: Lehrbuch der Psychiatrie, Thieme Verlag, 1997, Seite 194

[32] Jellinek zitiert nach: Feuerlein, Wilhelm: Alkoholismus – Mißbrauch und Abhängigkeit – Entstehung, Folgen, Therapie. Thieme Verlag Stuttgrat, 1989, Seite 155 ff.

schlagenen Unterscheidungskriterien machen sich an fünf Kategorien fest:

- Der **Alpha-Alkoholismus** (α-Trinker) ist gekennzeichnet durch eine starke psychische Anfälligkeit und lässt sich als Konflikt-, Sorgen- oder Erleichterungstrinker bezeichnen, z. B. um zu entspannen, um Angst oder Verstimmungen zu beseitigen oder Ärger runterzuspülen und so auch Hemmungen abzubauen. Alpha-Trinker werden nicht als abhängig eingestuft, sind jedoch gefährdet.
- Beim **Beta-Alkoholismus** (β-Trinker), auch Verführungs- und Gelegenheitstrinker genannt, besteht eine relativ geringe psychologische und physiologische Gefährdung, es besteht kein Kontrollverlust und keine sichere Abhängigkeit. Sie sind als gesellig beliebt und bekommen selten körperliche Schädigungen. Das Trinkverhalten wird soziokulturell bestimmt, Anlass sind Familienfeiern, Jubiläen, Verabredungen. Auch sie sind weder körperlich noch psychisch abhängig, aber gefährdet.
- Der **Gamma-Alkoholismus** (γ-Trinker) ist als süchtiges Trinken einzustufen. Die Betroffenen können ihren Alkoholkonsum nicht mehr steuern, sie müssen trinken, weil ihr Körper nach Alkohol verlangt und erleiden einen ausgeprägten Kontrollverlust, das eigentliche Merkmal der Alkoholabhängigkeit. Im Vordergrund stehen die psychische Abhängigkeit und die zunehmende und fortschreitende Toleranzentwicklung. Dieses Stadium führt zu körperlichen, psychischen und sozioökonomischen Schäden.
- Beim **Delta-Alkoholismus** (δ-Trinker) oder auch Spiegeltrinken spielen sozioökonomische Faktoren eine zentrale Rolle, während die psychologischen Faktoren zurücktreten. Kennzeichen ist eine gleichmäßige Aufnahme von großen Mengen Alkohol, die über den Tag verteilt konsumiert wird. Es muss ein ständiger Blutalkoholspiegel aufrechterhalten werden, um sich wohlzufühlen und sozial unauffällig zu sein. Oft entwickeln sich Delta-Trinker von gewohnheitsmäßigen Trinkern (Beta-Trinkern) zu Spiegeltrinken. Bei Delta-Trinkern steht die physische Abhängigkeit im Vordergrund, sie sind nicht abstinenzfähig.
- Der **Epsilon-Alkoholismus** (ε-Trinker) oder auch Quartalstrinker verspürt in zeitlichen Abständen einen unwiderstehlichen Drang nach Alkohol, der sich tagelang vorher durch Ruhelosigkeit und Reizbarkeit ankündigt. Er wird seltener diagnostiziert, hat aber wegen seiner schwerwiegenden psychosozialen Folgen eine nicht zu unterschätzende Bedeutung in der Praxis. Epsilon-Trinker veranstalten richtige Trinkexzesse und leben oft tagelang in einem Rauschzustand, sie trinken hemmungslos und erleiden dann einen Kontrollverlust, häufig einen „Filmriss". Diese Form weist einen höheren Altersdurchschnitt aus und einen allein konsumierenden Trinkstil. Zwischen diesen Trinkphasen leben sie häufig wochenlang ohne Alkohol und haben auch kein Bedürfnis danach, Drei Untergruppen wurden benannt und mit folgenden Merkmalen belegt:
  - 1. Gruppe: episodisches Trinken von Beginn des Missbrauchs an, kaum Auslösesituationen eruierbar
  - 2. Gruppe: häufig Übergang vom Konflikttrinken, häufig schwere psychosoziale Folgen
  - 3. Gruppe: häufig Übergang vom chronischen Alkoholismus mit häufig spezifischen Vorbehandlungen.

Weiterhin unterscheidet Jellinek, abgesehen vom Gelegenheitstrinker, folgende Typen:

- „Beginnende Gewohnheitstrinker" (Delta-Trinker)
- „Primäre Rauschtrinker", die bewusst das „High-Gefühl" des Rausches suchen (meist in der Gruppe), häufig handelt es sich um sog. „Problempersonen" mit primären psychischen Störungen und/oder Sozialisationsdefiziten
- Sekundäre, d. h. von Drogen auf Alkohol umgestiegene Rauschtrinker
- Fakultative Rauschtrinker bei Mehrfachabhängigkeit (Politoxikomanie).

Jellinek betont, dass nur der Gamma- und der Delta-Alkoholismus im eigentlichen Sinn als Krankheit aufzufassen sind.

Gesprächsführung

Wenn Pflegende mit einem Pflegebedürftigen kommunizieren, bei dem der Verdacht auf eine Alkoholerkrankung besteht, vermeiden sie folgende Gesprächsfallen:

- „Frage-Antwort-Falle", das bedeutet autoritäres Nachfragen, das dem Betroffenen letztlich nur Ja-Nein-Antworten ermöglicht
- Energische Konfrontation führt oft zur „Ver-

leugnungsfalle“ („Die anderen trinken noch mehr“)
- Will man unbedingt eine „Diagnose“ im Gespräch stellen oder die Sache auf einen Punkt bringen, droht die „Etikettierungsfalle“ („Alkoholiker“, „Abhängigkeit“, „Sucht“)
- Als „Fokussierungsfalle“ wird die Gefahr bezeichnet, dass durch die Konzentration des (professionellen) Helfers auf das Thema Abhängigkeit wesentliche Mitteilungen des betroffenen Menschen über seine Lebensprobleme ignoriert werden.

Empfohlene Expertenfragen:
- Haben Sie schon einmal versucht Ihren Alkoholkonsum zu verringern?
- Ärgern Sie sich, wenn man Sie auf Ihren Alkoholkonsum anspricht?
- Haben Sie Schuldgefühle, fühlen Sie sich schlecht wegen Ihres Alkoholkonsums?
- Trinken Sie gelegentlich morgens, um in die Gänge zu kommen?

Weitere Fragen klären z. B., ob der Betroffene schon Filmrisse *(Blackouts)* gehabt hat, ob er seinen Alkoholkonsum kontinuierlich steigert oder ob er alkoholische Getränke stürzt, damit die Wirkung schnell eintritt. Das Gespräch sollte emphatisch sein – das fällt leichter, wenn sich der Pflegende auch mit seinen eigenen süchtigen Anteilen (Nikotin? Helfersucht?) auseinander gesetzt hat. Der Betroffene sollte spüren, dass er selbst für Verhaltensänderungen zuständig ist und dass sein Gegenüber ihm dies auch zutraut, indem von Anfang an alternative Entspannungsmöglichkeiten, so genannte Gegenaktivitäten, angesprochen, einbezogen und thematisiert werden.

Begegnung

Alkoholkranken Menschen sollte ohne Vorurteile, wertfrei und mit der gleichen Wertschätzung und Fürsorge begegnet werden wie anderen Erkrankten.
- Der Wille nach Veränderung muss vom Betroffenen selbst ausgehen. Eine durch Ärzte, Pflegende oder Arbeitgeber aufgezwungene Therapie scheitert in der Regel ebenso wie eine Therapie, die dem (Ehe-)Partner zuliebe angefangen wird. Der Betroffene soll selbst Initiative entwickeln und zeigen, dass er an einer Veränderung interessiert ist. Das kann sich z. B. an den selbst vereinbarten Terminen mit der Beratungsstelle zeigen.
- Meist reichen Gespräche nicht aus, um dem Betroffenen die Erkenntnis zu vermitteln, dass er krank ist. Viele Abhängige müssen hierfür einen längeren Lernprozess durchleben. Diese Erkenntnis zeigt sich daran, dass der Betroffene seine Krankheit auch vor sich selbst nicht mehr leugnen oder verstecken muss.
- Mögliche Rückfälle dürfen nicht als Katastrophe erlebt und begriffen werden, sondern als Krise und Chance daraus zu lernen und selbst zu erkennen, dass er krank ist und über längere Zeit Hilfe braucht. Schuldzuweisungen und Anklagen helfen nicht weiter.

Alkoholbedingte Folgeerkrankungen

Alkoholismus führt zu gravierenden Organschäden:
- Nervensystem. **Entzugsdelir** mit Symptomen einer akuten Psychose; **Korsakow-Syndrom** mit massiver Störung des Kurzzeitgedächtnis, Desorientiertheit und Konfabulationen („erzählen erfundener Geschichten“); **Wernicke-Enzephalopathie,** mit Gangunsicherheit, Augenmuskellähmungen, Reflex- und Bewusstseinsstörungen; **Polyneuropathien**
- Blutbildung. Makrozytäre **Anämie**
- Herz. **Irreversible Herzinsuffizienz** infolge alkoholbedingter **dilatativer Kardiomyopathie**
- Stoffwechsel. Alkohol zerstört die Bauchspeicheldrüse. Dadurch kann es zu einer exokrinen Insuffizienz der Bauchspeicheldrüse und zu einem **Diabetes mellitus** kommen. Gefährlich ist auch die Neigung zu Unterzuckerungen, bei allein stehenden Alkoholikern nicht selten Todesursache
- Magen-Darm-Trakt. Blutungen aus **Ösophagusvarizen,** meist mit verursacht durch eine **Leberzirrhose**
- Immunsystem. Stark erhöhtes Risiko für Tuberkulose, Pneumonien und Meningitiden.

Entzugsdelir

Wird die Alkoholzufuhr unterbrochen, z. B. wenn der Betroffene versucht, abstinent zu bleiben oder bei stationärer Aufnahme, kann es zu einem **Entzugsdelir** kommen.

Mäßig abhängige Menschen durchleben „nur“ ein **Prädelir,** das Tage bis Wochen dauern kann. Der Betroffene leidet vor allem morgens unter

Zittern der Hände, quälender Unruhe, ist sehr reizbar und hat Schweißausbrüche. Seine Orientierung ist meist noch erhalten und er halluziniert nicht. Bei schwer alkoholabhängigen Menschen geht das Prädelir rasch in ein („volles") Delir über.

Hauptsymptome des Delirs:

- **Körperlich** fallen mäßiges Fieber, Schweißausbrüche, Durchfall und Erbrechen, starke Kurzatmigkeit sowie Tachykardie auf. Verlässt der Betroffene das Bett, besteht extreme Gangunsicherheit, der Gleichgewichtssinn ist gestört, und es besteht Sturzgefahr. Weitere Komplikationen sind zerebrale Krampfanfälle.
- **Psychisch** ist der betroffene Mensch örtlich und zeitlich hochgradig desorientiert, leidet unter szenenhaften visuellen Trugwahrnehmungen (Halluzinationen, z. B. „kleine Tiere"), ist hochgradig unruhig, hat einen grobschlägigen Tremor, kann nicht schlafen und durchlebt Phasen von extremer Angst oder Euphorie.

Vorsicht
Ein Delir ist ein lebensbedrohlicher Zustand, der stationär professionell behandelt werden muss.

Behandlung von Alkoholabhängigkeit

In den meisten Einrichtungen ist das Therapieziel der Behandlung von Suchtkranken dauernde Abstinenz und der damit verbundenen Haltung, dass für die meisten Süchtigen ein späterer kontrollierter Konsum („ein Glas Sekt am Geburtstag") mit großer Rückfallgefahr verbunden ist.

Das Dilemma des Abstinenzparadigmas zeigt sich darin, dass auf der einen Seite eine wirkliche Besserung beispielsweise der Alkoholabhängigkeit nur durch Abstinenz erreicht werden kann, andererseits Abstinenz für einen großen Teil eine zu hohe Schwelle darstellt und deshalb niederschwellige Angebote unverzichtbar notwendig sind.

Nach Kruse et al.[33] ist die Sicherung des (gesunden) Überlebens entsprechend dem ethischen Grundsatz „Jeder Mensch soll ein unverfügbares Lebensrecht besitzen" das vorrangige Minimalziel, denn die Gefährdung durch Unfälle, schwere körperliche Erkrankungen oder Suizide ist extrem hoch. Erst dann könne das Ziel verfolgt werden, mit dem betroffenen Menschen den Umgang mit dem Suchtmittel zu erarbeiten, der ihm dann eine für ihn befriedigendere Lebensqualität ermöglicht, z. B. durch reduzieren der Trinkmenge oder der Wechsel zu niedrigprozentigeren Alkoholika oder einschieben von Abstinenztagen oder -wochen.

Das Ziel lässt sich auch auf das soziale Umfeld ausdehnen, das gesunde Überleben von Kindern und Partnern zu sichern, beispielsweise nach Suchtmittelkonsum Schutz vor gewalttätigen Übergriffen, unansprechbarer, nicht verantwortungsbewusster, ständig berauschter Elternteil.

[33] Kruse, Gunter; Körkel, Joachim; Schmalz, Ulla: Alkoholabhängigkeit erkennen und behandeln. Psychiatrie Verlag Bonn, 2000

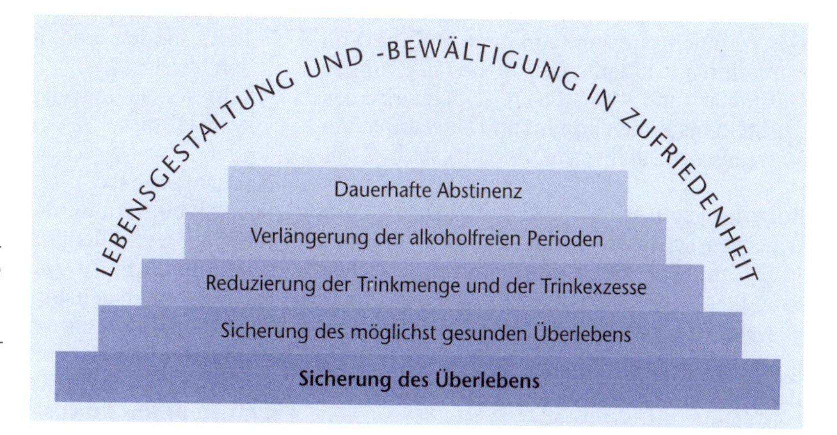

Abb. 6.5: Das suchtmittelbezogene Zielespektrum für die Suchthilfe (nach Kruse et al.: Alkoholabhängigkeit erkennen und behandeln. Psychiatrie Verlag Bonn, 2000. Modifiziert nach Körkel und Kruse 2000, S. 39).

Daraus ergibt sich, dass die Ziele für jeden einzelnen Suchtkranken individuell reflektiert, erstellt und gemeinsam erarbeitet werden müssen und wann immer möglich das soziale Umfeld einbezogen wird, was ein breites und differenziertes Hilfsangebot erfordert. „Die Wahrung bzw. Förderung der freien Zielwahl sollte ein garantiertes Recht für den Patienten sein und ein Qualitätsmaßstab für das Suchthilfesystem darstellen."[34]
Die bisherige Auffassung der Suchthilfe, die idealtypische Behandlung von Alkoholabhängigkeit in vier Phasen (Kontakt- oder Motivationsphase, Entgiftungs-, Entwöhnungs- und Nachsorgephase), wird inzwischen in der neueren Literatur z. B. auch von Kruse, Körkel und Schmalz in Frage gestellt. Dies geschieht vor allem mit der Begründung, dass beispielsweise nicht jeder Alkoholkranke eine Entgiftungsbehandlung brauche, viele Alkoholabhängige ausschließlich durch die Teilnahme an einer Selbsthilfegruppe abstinent werden oder auch dass sich eine Vielzahl der Betroffenen selbst von der Abhängigkeit löst, ohne professionelle Hilfe oder Behandlung.
Zur Verdeutlichung aber doch die bisher gängige Einteilung.

Kontakt- oder Motivationsphase
Am Anfang steht im Kontakt die **Motivation** des Betroffenen im Vordergrund, sich mit seiner Abhängigkeit zu befassen, zu konfrontieren z. B. durch (Sucht-)Beratungsstellen, (Haus-)Ärzte, aber auch durch Freunde oder Verwandte. Dabei sollten nicht nur die Abstinenz, sondern auch neue Lebensziele von Beginn an Thema sein. In der Regel spielt der Druck der Angehörigen oder des Arbeitgebers eine große Rolle und bringt Bewegung in den Teufelskreis der Sucht. Die Verpflichtung zur Teilnahme und die Konfrontation mit anderen Betroffenen in Gruppen, Gesprächs- und Aktivitätskreisen bewirkt, dass der Stein ins Rollen kommt und eine aktive Veränderung des Suchtverhaltens angestrebt wird.

Entgiftungsphase
Bei körperlicher Abhängigkeit ist eine stationäre Aufnahme zur **Entgiftung** notwendig. Diese dauert ca. zwei Wochen und ist für den Kranken oft sehr unangenehm. Er kann z. B. Angst haben, unruhig sein und ein unbeherrschbares Verlangen nach der Droge verspüren. Bei vielen Kranken treten körperliche Probleme auf, z. B. Kreislaufkrisen, zerebrale Krampfanfälle. Die Entgiftung erfolgt meist stationär in psychiatrischen Krankenhäusern oder in Allgemeinkrankenhäusern. In dieser Zeit besteht auch erhöhte Suizidgefährdung.

Entwöhnungsphase
In spezifischen Suchtfachkliniken oder auf spezialisierten Stationen psychiatrischer Kliniken findet nach der Entgiftung die **Entwöhnung** statt. Um einen Drogenkonsum zwischen Entgiftung und Entwöhnung zu vermeiden, werden die Alkoholabhängigen nach Möglichkeit direkt vom Krankenhaus, in dem die Entgiftung durchgeführt worden ist, in die Langzeiteinrichtung verlegt. Diese intensive Therapie und/oder Rehabilitation erfolgt entsprechend der Empfehlungsvereinbarung zwischen Rentenversicherungsträgern und Krankenkassen und dauert in der Regel 6–8 Wochen für Kurzzeitbehandlung und 4–6 Monate in der Langzeitbehandlung. Ziel ist nach Vorgaben der Kostenträger die Wiederherstellung oder wesentliche Verbesserung der Erwerbsfähigkeit.
Wichtige **Grundsätze** und **Ziele:**

- Akzeptierende und empathische Haltung
- Vertrauen geben und Selbstwert fördern
- Selbstverantwortlichkeit und Auseinandersetzung mit der Erkrankung unterstützen und ausbauen
- Mit der Realität des Trinkens konfrontieren
- Probleme und Zusammenhänge mit dem Umfeld und sozialen Netz herstellen und nach Lösungen suchen
- Ziele konkret definieren
- Risikosituationen für Rückfälle gemeinsam herausfinden und mögliche Verhaltensweisen überlegen
- Hilfesystem aufzeigen und Kontinuität gewährleisten.

Nachsorgephase
Die Stabilisierung des in der Therapie erreichten, vor allem im sozialen und psychischen Bereich, ist zunächst wesentliche Aufgabe bei der **Nachsorge** in Selbsthilfegruppen, in (Sucht-)Beratungsstellen, durch niedergelassene Psychotherapeuten, den Hausarzt oder durch Einrichtungen wie Betreutes Wohnen, Betreuung am Arbeitsplatz oder Tageskliniken.

[34] Kruse et al.: Alkoholabhängigkeit erkennen und behandeln. Psychiatrie Verlag Bonn, 2000, Seite 209

Wichtig ist in diesem Zusammenhang auch die Abklärung, wie mit einem Rückfall umgegangen wird.
Hilfreich und als Gerüst zum besseren Verständnis der jeweiligen Situation können die zwölf Schritte und Traditionen der größten Selbsthilfebewegung, der Anonymen Alkoholiker (AA) angesehen werden.
Sie sind jedoch nicht für jeden betroffenen Menschen geeignet. Inzwischen gibt es viele verschiedene Ansätze von Selbsthilfegruppen.
Der **Nutzen von Selbsthilfegruppen** ist vielfältig und kann unter folgenden Aspekten betrachtet werden:

- Der Gruppenteilnehmer kann über den Alkoholkonsum und die damit verbundenen Probleme reden.
- Er erfährt, dass andere auch Probleme mit der Begrenzung und Abstinenz haben, er wird unterstützt.
- Aus der Erfahrung anderer ergibt sich ein Austausch über wirksame und unwirksame Strategien und den Umgang mit dem Problem der Erkrankung.
- Krise als Chance zu begreifen, fällt in der Gemeinschaft mit anderen leichter, die auch erfahren haben, dass Rückfälle passieren.
- Erleben von Freizeitgestaltung ohne Alkohol
- Kontakte auch außerhalb der Treffen, vor allem auch um in Krisenzeiten Rückenstärkung zu erhalten.

Ambulanter Entzug

Seit einiger Zeit rückt der Vorteil **ambulanter Entzugstherapien** mehr in den Blick. Der finanzielle Aspekt ist dabei nicht unwesentlich, denn sie sind kostengünstiger als ein stationärer Aufenthalt. Der Betroffene wird weder aus der Familie noch aus dem Arbeitszusammenhang gerissen und das soziale Umfeld kann somit von Beginn an kontinuierlich in die Behandlung einbezogen werden. Die Erkenntnisse und Fortschritte in der Therapie haben eine unmittelbare Auswirkung auf den Alltag des Betroffenen und können systematisch reflektiert und auf Gefahren überprüft werden. Probleme können dort bearbeitet werden, wo sie entstehen.
Trotzdem sind die Vorteile einer stationären Entzugstherapie nicht zu unterschätzen und im Einzelnen abzuwägen. Das soziale Umfeld ist beim Betroffenen häufig nicht oder nicht mehr „funktionsfähig" oder braucht eine „Verschnaufpause". Die therapeutische Vielfalt ist eher im stationären Setting möglich, was auch gegenseitige Unterstützung und Lernen aus der Erfahrung anderer bedeutet.
Nach Kruse, Körkel und Schmalz[35] gibt es folgende Ausschlusskriterien für eine ambulante Entgiftung:

- Es muss eine „reine" Alkoholabhängigkeit bestehen, eine Politoxikomanie, d. h. die Abhängigkeit von mehreren Drogen, stellt eine Kontraindikation dar.
- Der Betroffene muss ausreichend motiviert sein, eine ambulante Entgiftung durchzuführen.
- Stabile soziale Einbindung. Der Abhängige muss von einer Bezugsperson zu Hause kontrolliert und überwacht werden.
- Keine schwere psychiatrische Erkrankung (z. B. Schizophrenie) oder neurologische Störung (z. B. epileptischer Krampfanfall, Delir) in der Vorgeschichte.
- Aktuell sollten keine schweren internistischen Erkrankungen bestehen, die eine stationäre Aufnahme notwendig machen können, z. B. Lungenentzündungen, TBC, Kopfverletzungen, Leberzirrhose, erosive Gastritis, Bauchspeicheldrüsenentzündung oder reduzierter Allgemeinzustand.
- Kontraindikation sind EKG-Veränderungen, z. B. schwere Herzrhythmusstörungen, besonders im Zusammenhang mit einem zu niedrigen Kaliumgehalt im Blut.

Mitbetroffene

Angehörige und das soziale Umfeld durchleben im Zusammenhang mit der Erkrankung mehrere Phasen. Oft wird die Krankheit zunächst ausgeblendet, dann wird versucht sie zu kontrollieren, was nicht gelingt und aufgegeben wird. Die Aufgaben und Rollen des Betroffenen werden zunächst kompensiert, später kommt es zum Ausschluss aus dem familiären Gefüge oder zur Trennung. Dies hat häufig eine Therapie und den Wunsch einen Neuanfang zu machen zur Folge.
Die **Arbeit** und der **berufliche Hintergrund** werden durch den Leistungsabfall und den auch tagsüber konsumierten Alkohol schwer

[35] Kruse et al., siehe oben, Seite 218

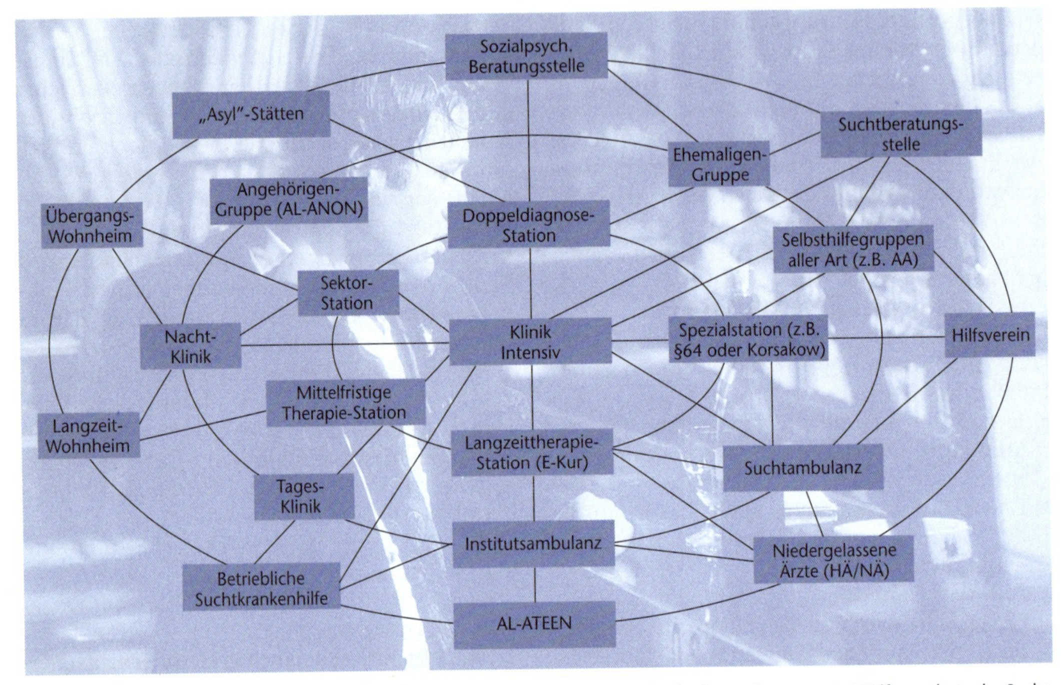

Abb. 6.6: Zur Therapie von Menschen mit einer Sucht gibt es unterschiedliche Anlaufstellen – die vernetzten Hilfsangebote der Suchthilfe, nach Machleidt und Kruse 1996 aus Kruse et al. Erstveröffentlichung: Forum ZNS. Sucht und Entzug. Mannheim 1996. [Foto: J660]

beeinträchtigt. Der Verlust der Arbeit und dauerhafte Arbeitslosigkeit, die zu Not und Armut führt, sind oft die Folge. Probleme am Arbeitsplatz werden häufig zu lange toleriert oder gar aus falsch verstandener Solidarität gedeckt.

Nicht nur für professionelle Helfer, sondern auch für Angehörige und das soziale Umfeld ist der **Rückfall** ein Problem. Rückfälle sind jedoch Bestandteil jeder Entwicklung und können alte Strukturen aufbrechen. Es ist für alle Beteiligten (Angehörige, Profis, Betroffene) nicht leicht zu der Erkenntnis zu gelangen, dass Rückfälle eher die Regel als die Ausnahme sind und eine Chance des Weiterkommens bieten. Es geht darum, gemeinsam herauszuarbeiten, welche förderlichen Elemente dieser Rückfall in sich birgt, zu welchen sinnhaften Handlungen er führen kann und welche Unterstützung und Hilfe zur Bewältigung möglich und notwendig ist.

6.3.3 Drogenabhängigkeit

Auch in der Drogenbehandlung und Drogenpolitik gilt es die Theorie abzulegen, dass eine Therapie erst durchgeführt werden kann, wenn ein Betroffener „ganz unten" ist und enormen Leidensdruck hat. Auf diese Weise würde das Leid der Betroffenen oft erhöht und die sozialen Probleme ausgeblendet.

Die Einnahme von Drogen hat verschiedene akute Wirkungen, die je nach Droge differieren und sich z. B. auswirken können als

- **Wahrnehmungseinengung** und Tunnelblick
- **Ablenkungssteigerung** und Aufmerksamkeitsverminderung
- **Selbstüberschätzung** und erhöhte Risikobereitschaft
- **Störungen der Psychomotorik** und Sehstörungen.

Opiate

Opium wird als Ausgangssubstanz aus der Samenkapsel des Schlafmohns gewonnen und dann z. B. zu Heroin verarbeitet.

Die **Wirkung** der Opiate ähnelt der Wirkung körpereigener Endorphine, die bei der natürlichen Schmerzlinderung eingeschaltet werden und das Wohlbefinden steigern. Durch sie wird eine gewisse Euphorie erreicht.

Die **körperliche Abhängigkeit** tritt sehr schnell ein und es kommt schon kurze Zeit nach Absetzung zu erheblichen Entzugssymptomen wie z.B. Unwohlsein, innere Leere, Reizbarkeit, Depressionen und Müdigkeit.
Auch wenn man Opiate essen und rauchen kann, tun dies die meisten Abhängigen nicht, denn die größere Wirkung wird durch spritzen oder schnüffeln erzielt, seltener wird z.B. Heroin geschnupft.
Die Gefahr und Risiken beim Spritzen reichen von Gefäß- über Leber- und Herzentzündungen und Lähmungen durch falsches Injizieren bis zu einer Hepatitis und HIV-Infektion.

Therapeutische Ansätze
Die Behandlung des akuten Entzugs orientiert sich an der Ausprägung der Entzugssymptomatik. Ist der akute physische Entzug vorbei, schließt sich eine Therapie an, um den psychischen Auswirkungen der Abhängigkeit langfristig entgegenzuwirken. Besonders bei Jugendlichen ist zu überlegen, wie die Entwicklung der Persönlichkeit, die durch den Drogenkonsum blockiert wurde, nachgeholt werden und eine Nachreifung stattfinden und unterstützt werden kann, z.B. durch gezielte psychologische, psychotherapeutische und pädagogische therapeutische Maßnahmen.
Oft werden die Therapie und mögliche Fortschritte durch anstehende Strafen oder fehlende berufliche Perspektiven erschwert. Die Rückfallgefährdung ist durch die bestehenden Bindungen im bisherigen Drogenmilieu besonders hoch. Gezielte und individuelle Hilfen sind nur in einem entsprechend differenzierten Hilfenetz zu gewährleisten.

Substitutionstherapie
Eine weitere Behandlungsform für Drogenabhängige von Opiaten ist die Substitution. Substitution heißt Ersatz. Das Opiat Heroin wird durch ein anderes Opiat oder Opioid ersetzt. In Deutschland stehen dafür die Substitute Methadon, Levomethadon (L-Polamidon®), Buprenorphin (Subutex®) und Codein/Dihydrocodein zur Verfügung. Substitutionsbehandlungen unterliegen dem Betäubungsmittelgesetz und dürfen nur von dafür zugelassenen Ärzten durchgeführt werden. In vielen Fällen muss die Einnahme so geregelt werden, dass die Drogenabhängigen die Substitute unter Sicht von Fachpersonal einnehmen, der so genannte Sichtbezug. Falls Pflegende einen Sichtbezug durchzuführen, z.B. einem Abhängigen das Methadon zum „Schluck vor Augen" übergeben, sind sehr genaue schriftliche Anweisungen obligat. Eine intensive psychische, körperliche und sozial dauerhafte Betreuung und Begleitung sind Voraussetzung.
Indikation für eine Substitution können z.B. sein: die kurzfristige Behandlung eines lebensbedrohlichen Zustandes, sämtliche Erkrankungen, die den Gesundheitszustand des Betroffenen stark beeinträchtigen wie chronisch rezidivierende Infekte, verzögerte Wundheilung, asthmatische und andere Organe betreffende Erkrankungen (z.B. Neurodermitis, Pankreatitis, Tumore, Anorexia nervosa oder Bulimie), Behandlung von akuten Schmerzzuständen, AIDS oder HIV-Infektion.

Cannabis

Haschisch oder Marihuana gehören neben Nikotin und Alkohol zu den meist gebrauchten und konsumierten Drogen. In der Regel wird Cannabis als Joint geraucht aber auch z.B. in Form von Keksen verzehrt. Die psychoaktive Wirkung der Hanfpflanze wird bereits in der Antike erwähnt. Es kommt zu einer veränderten Stimmung und Wahrnehmung, zu Glücksgefühlen aber auch zu Unruhe und Angst. Die Zeit wird verlangsamt, die Gedankengänge und Assoziationen beschleunigt empfunden. Körperliche Funktionen können verändert werden, wie z.B. Abnehmen des Appetits und Erhöhung des Blutdrucks. Bisher wurde keine körperliche Abhängigkeit angenommen, obwohl sie in Einzelfällen auftritt.

Kokain

Die Blätter des Coca-Strauches sind schon seit ca. 2500 v. Chr. bekannt und werden seit langem zu kultischen Riten, bei chirurgischen Eingriffen und als Stimulans oder Heilmittel benutzt. Angenehme Gefühle, die Aktivität und das Selbstwertgefühl nehmen durch Kokain zu. Bei längerem Gebrauch kann der Konsum jedoch zu depressiver Verstimmung, Angst und psychotischen Symptomen führen.

Medikamente

Die wohl am weitesten verbreitete Abhängigkeit ist die von Medikamenten, vor allem von Schmerz-, Beruhigungs- oder Aufputschmitteln. Am häufigsten liegt eine Abhängigkeit von Beruhigungsmitteln (Tranquilizer) vor.
Der Missbrauch von Aufputschmitteln *(Amphetaminen)* erfolgt vor allem zur Antriebs- und Leistungssteigerung, aber auch zur Reduzierung des Appetits: Nach Absetzen kommt es häufig zu einer depressiven Symptomatik, Verstimmungen, Schlafstörungen und Müdigkeit. Es besteht keine körperliche, jedoch eine psychische Abhängigkeit.
Der Missbrauch von Schmerzmitteln bringt eine psychische und körperliche Abhängigkeit mit sich, die Entzugserscheinungen zeigen sich vor allem in feinschlägigem Tremor, Schlafstörungen, Kopfschmerzen und auch Kollaps.
Der Missbrauch von Beruhigungsmitteln führt bei Absetzen häufig zu Depressionen, Angst, vegetativen Symptomen, Schlaf- und Wahrnehmungsstörungen. Man unterscheidet eine Hoch- und Niedrigdosisabhängigkeit, deshalb sollten z.B. Benzodiazepine nur schrittweise abgesetzt werden.

Sonstige Stoffe

Nikotin steht mit Sicherheit an erster Stelle und hat eines der höchsten Suchtpotenziale. Obwohl die Schädigungen durch Rauchen seit langem bekannt sind, gibt es bisher wenig bis keine wirksamen Strategien, den dadurch verursachten Schäden zu begegnen.
Eine Reihe von **Lösungs- und Reinigungsmittel** werden als Drogen zum **Schnüffeln** verwendet, am häufigsten kommen Leim und Klebstoffe durch Einatmen der Dämpfe zur Anwendung. Bei der Schnüffelsucht, die vor allem bei Jugendlichen verbreitet ist, entwickelt sich eine ausgeprägte psychische Abhängigkeit, jedoch keine körperliche. Bei Missbrauch können vor allem Übelkeit, Wadenschmerzen, Kopfdruck, Gang- und Sprachstörungen auftreten.
Die Abhängigkeit von mehreren Drogen, die **Politoxikomanie,** ist nicht selten und tritt wohl am häufigsten in der Kombination Nikotin und Alkohol auf, aber auch harte Drogen, Tranquilizer und Alkohol in wechselnder Kombination.
Bekannte **Halluzinogene** sind LSD, Meskalin und Atropin. Sie erzeugen eine unterschiedlich stark ausgeprägte psychische Abhängigkeit sowie eine Toleranzbildung mit geringer Tendenz zur Dosissteigerung und neigen nicht zur körperlichen Abhängigkeit. Nach LSD-Einnahme treten gehäufter drogeninduzierte Psychosen auf.
Unter dem Begriff **Designer Drugs** sind in den letzten Jahren zahlreiche chemische Varianten auf den Markt gekommen, mit psychoaktiven Wirkstoffen, jedoch weitgehend unbekannten Strukturvarianten. Dies hat oft unbekannte Komplikationen in der Wirkweise und beim Absetzen zur Folge. **Ecstasy** ist die bekannteste Designer Droge und ein Amphetaminabkömmling, der ursprünglich aus Petersilie und Muskatnuss synthetisiert wurde.

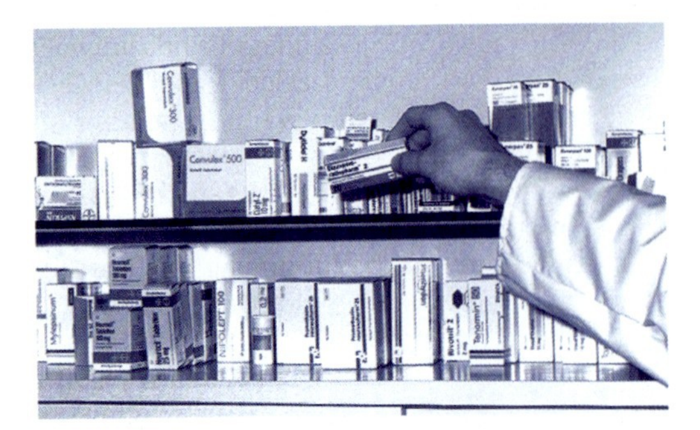

Abb. 6.7: Die Medikamentenabhängigkeit gehört zu der am weitesteten verbreiteten Abhängigkeit. [K183]

Spezifische Aspekte psychiatrischer Pflege
Der Umgang mit Abhängigkeitskranken stellt hohe Anforderungen an Pflegende. Deshalb ist in einem besonderen Maß nach der eigenen Motivation im Umgang mit Menschen mit einer Suchtproblematik zu fragen:

- Was macht mich neugierig auf drogen- oder alkoholabhängige Menschen?
- Wie erarbeite ich mir eine Haltung, die Enttäuschungen und Rückfälle verkraften kann?
- Welche abhängigen Anteile kenne ich von mir und wie begegne ich ihnen?

Der Umgang mit Abhängigkeitskranken, insbesondere mit Drogenabhängigen, braucht ein gewisses Maß an Konsequenz und manchmal auch Strenge sowohl gegenüber dem Betroffenen als auch gegenüber sich selbst:

- Wie halte ich die Balance zwischen Kontrolle, einem „gesunden und angebrachten Misstrauen" und dem Aufbau einer tragfähigen Beziehung?

- Wie halte ich es aus, gleichzeitig Vertrauen entgegenzubringen und eine gewisse Skepsis im alltäglichen Umgang zu behalten?
- Welche Möglichkeiten stehen mir zur Verfügung, diese Spannung zu bearbeiten?

Für den Umgang mit Menschen mit einer Abhängigkeit sind Kenntnisse über das Wesen der Erkrankung erforderlich, um das notwendige Verständnis und Einfühlungsvermögen aufzubringen und Zusammenhänge zu erkennen:

- Welche Hilfsmittel und pflegerischen Grundlagen habe ich an der Hand, um nicht Gefahr zu laufen, unrealistische Erwartungen an den Betroffenen zu stellen und eher das tatsächlich Machbare zu verfolgen?
- Wie bin ich auf die Bandbreite von Entzugssymptomen vorbereitet, wo hole ich gegebenenfalls Hilfe?
- Wie kann herausgefunden werden, welche Faktoren im Einzelnen zur Abhängigkeit geführt haben?
- Welche Informationen, welches Wissen braucht der Betroffene und wie kann es ihm vermittelt werden?

Das Selbstwertgefühl von abhängigen Menschen ist wenig ausgeprägt:

- Welche unterstützenden Angebote im Alltag können das Selbstbewusstsein stärken?
- Welche früheren Interessen können wieder reaktiviert werden, um Suchtdruck abzubauen, Gedanken etwas anderem als der Droge zuzuwenden?
- Wie können Ressourcen mobilisiert und Stärken beim Betroffenen gefördert werden?
- Was kann getan werden, um das negative Selbstbild abzubauen?

Die Eigenverantwortlichkeit, auch für den Umgang mit dem Suchtmittel muss in den alltäglichen Umgang und in die Aktivitäten eingebaut werden:

- Wie nimmt der Betroffene seine Verantwortung wahr?
- Wo gibt er sie eher ab oder drückt sich vor Entscheidungen?
- Welche Möglichkeiten der Unterstützung und Erweiterung der Eigenverantwortlichkeit lassen sich mit dem Betroffenen erarbeiten?

Die mitbetroffenen Angehörigen sind in die Pflege und Begleitung einzubeziehen:

- Welche Ängste, Kränkungen und Unsicherheiten bestehen?
- Wo brauchen Angehörige und Betroffene Zeit?
- Welche Belastungen können getragen werden, wo ist Entlastung nötig?
- Wo sind die nächsten Angehörigen- und Selbsthilfegruppen?

Kinder abhängiger Eltern

Oft kann man nichts mehr daran ändern, was geschehen ist, aber man kann Kindern und Jugendlichen dabei helfen, die Erlebnisse auszusprechen und so weit wie möglich zu be- und verarbeiten, um die evtl. daraus resultierenden Störungen zu reduzieren oder zu vermeiden. Die elterliche Abhängigkeit hat besonders gravierende und weit reichende Auswirkungen auf die Entwicklung. Nach Zobel[36] schneiden Kinder und Jugendliche aus alkoholbelasteten Familien oft bei Intelligenztests schlechter ab und sind auch in ihrem sprachlichen Ausdruck weniger weit entwickelt. Außerdem zeigen sie in der Schule häufiger unangemessenes Verhalten und sind insgesamt weniger leistungsfähig und leistungsbereit. Sie berichten häufiger über Ängste und depressive Verstimmungen, neigen zu hyperaktivem Verhalten und Aufmerksamkeitsstörungen, aber auch zu somatischen und psychosomatischen Symptomen. Sie sind öfter sexuellem Missbrauch ausgesetzt. Das bedeutet allerdings nicht, dass alle Kinder und Jugendlichen aus suchtbelasteten Familien irgendwelche Symptome zeigen, sie haben jedoch ein größeres Risiko an Störungen zu leiden.
Woititz[37] beschreibt typische Verhaltensweisen von Erwachsenen aus alkoholbelasteten Familien, z. B. dass sie keine klaren Vorstellungen von dem haben, was normal ist, dass sie sich selbst nicht sehr ernst nehmen, dass sie entweder übertrieben verantwortlich sind oder genau das Gegenteil, dass es ihnen schwer fällt Vorhaben zu Ende zu führen und Spaß zu haben, dass sie ständig nach Bestätigung suchen und dass sie oft lügen, wo es genauso leicht wäre, die Wahrheit auszusprechen.
Wichtige pflegerische Ziele sind in diesem Zusammenhang die Kinder und Jugendlichen zu fördern, indem das soziale Umfeld und die Öf-

[36] Zobel, Martin (Hrsg.): Wenn Eltern zuviel trinken – Risiken und Chancen für die Kinder. Psychiatrie Verlag Bonn, 2001

[37] Woititz, J.: Sehnsucht nach Liebe und Geborgenheit. Wie erwachsene Kinder von Suchtkranken Nähe zulassen können. Kösel Verlag München, 2000

fentlichkeit mehr auf diese Probleme aufmerksam gemacht und sensibilisiert wird, außerdem auch Multiplikatoren wie Schule, Kindergarten und Nachbarschaft.

„Ich habe mir immer gewünscht, dass ich nie so werde wie mein Vater. Ich wollte größer sein als er, ich wollte alles anders machen, und vor allem konnte ich mir früher nie vorstellen, dass ich einmal Alkohol trinke. […]“ (Hans-Jürgen)[38]

„In meiner Familie haben eigentlich alle getrunken: meine Mutter, mein Vater, mein Opa und meine Tante. Der Opa war morgens um 10 Uhr schon voll. Meine Muter und meine Tante waren rund um die Uhr betrunken und außerdem voll gepumpt mit Medikamenten und Tabletten. Wenn ich Glück hatte, wurde ich morgens geweckt, wenn nicht, musste ich eben selber sehen, dass ich pünktlich in die Schule kam, Frühstück gab es sowieso nie […] Und dann in der Schule – meine Gedanken waren zu Hause geblieben: Was, wenn meine Mutter wieder betrunken die Treppe herunterfällt? […]“ (Sascha)[39]

Anregung zur Reflexion und Wiederholung

Abhängigkeitskranke Menschen stellen besondere Forderungen an Pflegende, vor allem an die Milieugestaltung und den sozialen Umgang. Die verlorenen sozialen Bindungen und die Kontakte in die eingeengte „suchtbeherrschende“ Umgebung sind ein wichtiger Punkt im Alltagsleben einer Einrichtung.

Fallbeispiel

Herr Franz Feil ist Mitte 40, arbeitslos, seit vier Jahren geschieden, hat zwei Kinder, die bei seiner Exfrau wohnen. Er lebt in einer Ein-Zimmer-Wohnung, bezieht Arbeitslosenhilfe, trinkt seit seiner Lehre als Maurer mehr oder weniger viel Alkohol, seit sechs Jahren trinkt er exzessiv, er hat bereits drei Entziehungskuren hinter sich. Sein Vater war Alkoholiker und ist vor einigen Jahren verstorben. Die Mutter hatte die Familie wegen des Alkoholproblems des Vaters verlassen, als Herr Feil noch sehr klein war. Herr Feil lebte bis zu seiner Lehre beim Vater. Jetzt lässt sich Herr Feil von seiner Mutter versorgen, die inzwischen in der gleichen Straße wohnt wie er. Herr Feil kommt freiwillig zur Aufnahme, berichtet er habe Selbstmordgedanken und betont, dass er vom Alkohol weg bzw. loskommen möchte.

Er wirkt körperlich sehr ungepflegt, ist untergewichtig, hat eine trockene Haut und strähnige Haare, sein sanierungsbedürftiges Gebiss fällt im Gespräch auf, beim Aufstehen werden Gangstörungen deutlich, auch ein leichtes Zittern der Hände. Herr Feil klagt im Gespräch über seine Perspektivlosigkeit, seine schlechte traurige und hoffnungslose Stimmung. Außerdem leide er darunter, dass er keinen Kontakt zu seinen Kindern habe. Hinzukomme, dass er finanziell nicht klar komme, er sei am Ende, er habe Mietrückstände, deshalb solle ihm die Wohnung gekündigt werden. Er sei ratlos und wisse weder ein noch aus.

Fragen

- Welche Anzeichen weisen auf die Erkrankung von Herrn Feil hin und wie zeigen sich seine Probleme, was ist vordergründig pflegerisch zu tun und was auf längere Sicht zu beachten?
- Welche biografischen Daten fallen bei den wenigen Daten von Herrn Feil auf, die „typisch“ einzustufen sind?
- Welche sozialen Auffälligkeiten treten bei Alkoholmissbrauch und Alkoholabhängigkeit auf?
- Welche wesentlichen Pflegeprobleme treten bei Abhängigen auf?
- Im Umgang mit Suchtpatienten ist die Pflege-Patienten-Beziehung ein wichtiger Aspekt, bei der Pflegetheorie von Hildegard Peplau sind unterschiedliche Phasen der Beziehung beschrieben, welche?
- Welche Rolle spielen außerklinische Angebote in der Behandlungskette für Abhängigkeitskranke?
- Welche weiteren Aspekte interessieren Sie und welche zusätzlichen Fragen würden Sie stellen?

Kontaktadressen

Anonyme Alkoholiker Interessengemeinschaft e.V., Postfach 460227, 80910 München, Tel.: 089/3169500, in Großstädten: (Vorwahl) 19295, www.anonyme-alkoholiker.de

Blaues Kreuz in Deutschland e.V., Freiligrathstr. 27, 42289 Wuppertal, Tel.: 0202/6200321, www.blaues-kreuz.de

[38] Zobel, Seite 32

[39] Zobel, Seite 21

Literaturtipps

Kruse, G.; Körkel, J.; Schmalz, U.: Alkoholabhängigkeit erkennen und behandeln – Mit literarischen Beispielen. Psychiatrie Verlag Bonn, 2000

Kruse, G.; Behrendt, K.; Bonorden-Kleij, K.; Gößling, H.: Fix(en) und fertig? – Drogen und Drogenhilfe in Deutschland. Psychiatrie Verlag Bonn, 1996

Wienberg, G.; Driessen, M. (Hrsg.): Auf dem Weg zur vergessenen Mehrheit – Innovative Konzepte für die Versorgung von Menschen mit Alkoholproblemen. Psychiatrie Verlag Bonn, 2001

Zobel, M. (Hrsg.): Wenn Eltern zu viel trinken – Risiken und Chancen für die Kinder. Psychiatrie Verlag Bonn, 2001

6.4 Neurotische, Belastungs- und somatoforme Störungen

„Ich glaube, dass die Krankheiten Schlüssel sind, die uns Tore öffnen können.“ (André Gide)

Neurotische, Belastungs- und somatoforme Störungen, umgangssprachlich Neurosen: Lebensgeschichtlich und entwicklungsbedingte Krankheiten, die sich sowohl psychisch als auch physisch bemerkbar machen können. Sie sind Antworten auf äußere Erlebnisse und innere Konfliktsituationen.
Bei unbewussten Konflikten führt aus tiefenpsychologischer Sicht die normale Konfliktspannung zu Angst und Abwehr.

Dörner, Plog, Teller und Wendt erklären diese Störungen: „Bei **neurotischem Handeln** ist der Mensch entweder deswegen unfrei und eingeschränkt, weil er einen dauerhaften seelischen Schmerz nicht zulassen kann, weil er die mit dem Schmerz verbundene (normale) Angst abwehren muss, sie damit aber gleichzeitig verstärkt. Oder der Mensch ist unfrei und eingeschränkt, weil ein frühkindliches seelisches Trauma (Verletzung) ihn festhält, sodass die Angst, die damit verbunden ist nur als Signal für weitere Angstunterdrückung genommen werden kann. Oder ein verdrängter Konflikt erzeugt die Angst dadurch, dass seine Dynamik die Integrität des Individuums immer wieder irritiert oder beeinträchtigt.“[40]

[40] Dörner, Klaus; Plog, Ursula; Teller, Christine; Wendt, Frank: Irren ist menschlich – Lehrbuch der Psychiatrie und Psychotherapie. Psychiatrie Verlag Bonn, 2002, Seite 295 ff.

Neurotische, Belastungs- und somatoforme Störungen werden im ICD 10 wegen des historischen Zusammenhangs mit dem Neurosenkonzept und ihres beträchtlichen, wenn auch nicht genau bekannten, Anteils psychischer Ursachen in einem großen Kapitel zusammengefasst. Auf theoretische Hintergründe wird in diesem Klassifikationssystem verzichtet.
In Tabelle 6.15 sind die Störungen aufgelistet, die unter diesen Überbegriffen subsumiert sind.

6.4.1 Phobische Störungen

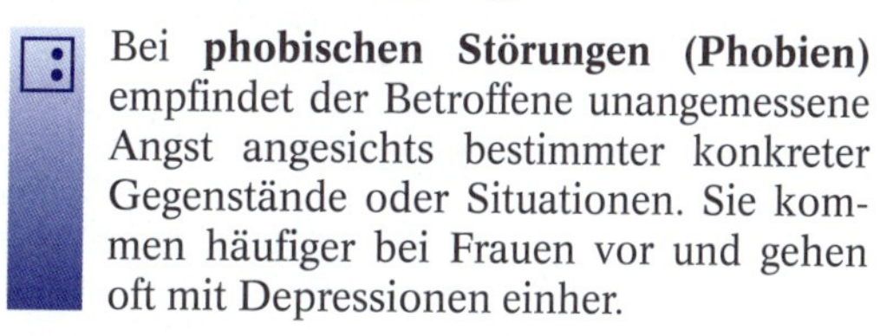
Bei **phobischen Störungen (Phobien)** empfindet der Betroffene unangemessene Angst angesichts bestimmter konkreter Gegenstände oder Situationen. Sie kommen häufiger bei Frauen vor und gehen oft mit Depressionen einher.

Symptome und Ursachen

Symptomatisch für eine Phobie ist, dass der Betroffene **quälende Angst** hat und diese Angst gleichzeitig als unsinnig erlebt. Ein Mensch mit Angst vor großen Plätzen „weiß“ genau, dass er vor dem Überqueren eines Platzes keine Angst haben „müsste“, hat sie aber trotzdem. Oft leiden die Betroffenen schon vor der eigentlichen angstbehafteten Situation unter **Erwartungsangst.** Typisch für Phobien ist, dass der Betroffene versucht, die Angst auslösende Situation zu vermeiden, etwa, indem er einen Umweg durch kleine Straßen geht, und die Phobie den Handlungsspielraum des Betroffenen einengt und seinen Alltag bestimmt.
Ursache der Phobien sind nach psychoanalytischer Meinung intrapsychische Konflikte, die nach außen verlagert werden. Eine Frau verschiebt z. B. die Angst vor ihren eigenen sexuellen Wünschen auf die Begegnung mit anderen.
Nach der Lerntheorie haben Menschen mit einer phobischen Störung irgendwann zufällig negative Erfahrungen mit den gefürchteten Gegenständen oder Situationen gemacht und diese durch Ausweichen systematisch verstärkt.

Phobiearten

Unter **Agoraphobie** (früher nur die Angst vor großen Plätzen), versteht man eine Gruppe von phobischen Störungen. Sie äußern sich z. B. als Angst, das Haus zu verlassen, ein Geschäft zu

Klassifikation aus ICD 10	Störung
F 40	**Phobische Störungen (Phobien):** Agoraphobie ohne und mit Panikstörung, soziale Phobien, spezifische (isolierte) Phobien
F 41	**Andere Angststörungen:** Panikstörung, episodisch paroxysmale Angst, generalisierte Angststörung, Angst und depressive Störung gemischte, andere gemischte Angststörungen
F42	**Zwangsstörung:** Vorwiegend Zwangsgedanken oder Grübelzwang und Zwangshandlungen (Zwangsrituale), Zwangsgedanken und -handlungen gemischt
F 43	**Erlebnisreaktion** *(Reaktionen auf schwere Belastungen und Anpassungsstörungen):* Akute Belastungsreaktion, posttraumatische Belastungsstörung, Anpassungsstörungen, kurze depressive Reaktion, längere depressive Reaktion, Angst und depressive Reaktion gemischt mit vorwiegender Beeinträchtigung von anderen Gefühlen oder mit vorwiegender Störung des Sozialverhaltens
F 44	**Dissoziative Störungen** *(Konversionsstörungen):* Dissoziative Amnesie, dissoziative Fugue, dissoziativer Stupor (☞ *.*), Trance und Besessenheitszustände, dissoziative Bewegungsstörungen, dissoziative Krampfanfälle, dissoziative Sensibilitäts- und Empfindungsstörungen, dissoziative Störungen (Konversionsstörungen), Ganser-Syndrom, multiple Persönlichkeit, vorübergehende dissoziative Störungen in der Kindheit und Jugend
F45	**Somatoforme Störungen:** Somatisierungsstörung, undifferenzierte Somatisierungsstörung, hypochondrische Störung, somatoforme autonome Funktionsstörung, kardiovaskuläres System, oberer und unterer Gastrointestinaltrakt, respiratorisches System, Urogenitalsystem, anhaltende somatoforme Schmerzstörung
F 48	**Andere neurotische Störungen:** Neurasthenie (Erschöpfungssyndrom), Depersonalisations-, Derealisationssyndrom (-störung)

Tab. 6.15: Neurotische, Belastungs- und somatoforme Störungen (nach ICD 10, Einteilung der F4). Die meisten dieser Erkrankungen werden herkömmlich als Neurosen bezeichnet und als Ausdruck unbewusster infantiler Konflikte oder Traumata angesehen, was eine eingeschränkte Wahrnehmung der Realität und deren Verarbeitung zur Folge hat und somit zu einer Reifestörung führt.

betreten, mit Bus oder Bahn zu reisen oder eine Menschenmenge zu durchqueren. Gemeinsam ist den gefürchteten Situationen, dass man sich ihnen nicht einfach und schnell entziehen kann und den betroffenen Menschen in seiner sozialen Beweglichkeit massiv einschränken. Manche Menschen können ihre Wohnung nicht mehr verlassen.

Soziale Phobien (soziale phobische Störung) beziehen sich auf Situationen, in denen der Betroffene sich dem Blick eines anderen ausgesetzt fühlt, z. B. beim gemeinsamen Essen, Treffen mit Angehörigen des anderen Geschlechts oder Sprechen in (kleineren) Gruppen. Die Betroffenen befürchten, etwas zu tun, was für sie peinlich oder beschämend wäre, z. B. sich zu verschlucken, zu erbrechen oder zu erröten (Erythrophobie). Die Kranken leiden häufig be-

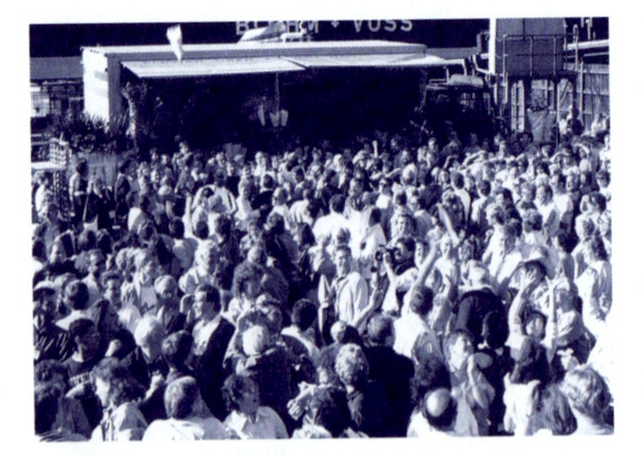

Abb. 6.8: Agoraphobie. Menschenmassen können für Menschen, die unter einer Agoraphobie leiden, zu einem unüberwindbaren Hindernis werden. [V225]

sonders ausgeprägt unter niedrigem Selbstwertgefühl und Angst vor Kritik.

Spezifische Phobien beziehen sich auf genau umgrenzte Situationen. Praktisch jedes Objekt kann Gegenstand einer Phobie werden, daher gibt es unendlich viele Namen für Phobien. Am häufigsten sind:

- **Tierphobie:** Angst vor Spinnen, Mäusen, Würmern, Insekten und Schlangen
- **Klaustrophobie:** Angst vor geschlossenen Räumen, z. B. Fahrstühlen
- **Akrophobie:** Angst vor Höhe, vor dem „Sog des Abgrunds"
- **Aichmophobie:** Angst vor spitzen Gegenständen.

Behandlungsstrategie

Die Behandlungsstrategie hängt von der Schule ab, die der Behandelnde vertritt. Analytisch orientierte Psychotherapeuten versuchen, den zu Grunde liegenden Konflikt zu lösen.

Verhaltenstherapeuten arbeiten mit der Methode der **Desensibilisierung** (Dekonditionierung), die sich bei phobischen Störungen als erfolgreich erwiesen hat: Der Betroffene erstellt am Anfang der Desensibilisierung eine Rangliste der angstbesetzten Situationen, eine **Angsthierarchie.** Nachdem er eine Methode der Angstbewältigung, z. B. eine Entspannungstechnik, erlernt hat, beginnt das **Expositionstraining.** Er wird als erstes mit der Situation konfrontiert, vor der er am wenigsten Angst hat. Kann er diese Situation angstfrei aushalten, wird die nächste Stufe trainiert, bis er seine Phobie wieder „verlernt" hat.

Für eine Frau mit einer Katzenphobie ist z. B. das Lesen eines Comics mit einer Katze die relativ am wenigsten angstbesetzte Situation, das Berührt-werden von einer Katze das Schlimmste, was sie sich vorstellen kann.

Umgang und Pflege

In der Regel brauchen Menschen mit einer Phobie nur dann professionelle Pflege, wenn sie durch ihre Erkrankung so schwer beeinträchtigt sind, dass sie den Alltag nicht mehr bewältigen können. Wichtig ist, mit dem Betroffenen immer wieder über die auslösenden Ereignisse zu sprechen, ihm aktiv zuzuhören und seine Gefühle annehmend zu begleiten. Menschen mit neurotischen Störungen brauchen psychotherapeutische Hilfe, die durch die Pflege im Alltag unterstützt, lebenspraktisch ausgedehnt und geübt werden kann.

Jede pflegerische (und therapeutische) Maßnahme sollte auf einer sorgfältigen Analyse der Situation des Menschen basieren, wobei es hilfreich ist, Zusammenhänge und den Verlauf von Erkrankung und Therapie zu kennen und sich mit allen Beteiligten regelmäßig auszutauschen.

6.4.2 Angststörung

Angst gehört zu den menschlichen Grunderfahrungen. Wer keine Angst kennt oder empfinden kann, ist krank.

Angst: ist ein seelisches und körperliches Phänomen. Sie führt zu einem intensiven Gefühl der Bedrohung und des Ausgeliefert-Seins sowie zu vegetativen Symptomen wie Herzklopfen, Zittern („wie Espenlaub"), Schweißausbrüchen (feuchte Hände), Schwindel, trockener Kehle, Übelkeit und Durchfall.

Angststörungen: Psychiatrische Erkrankungen mit Angst als dominierendem Symptom.

Formen der Angst

Menschen reagieren auf bedrohliche Situationen mit Angst. Angst ist ein Signal, der Gefahr auszuweichen und im Kampf gegen die Gefahr besondere Energien zu mobilisieren. Diese Angst bezeichnet man als **Realangst.**

Realängste sind z. B. die Angst vor Prüfungen und die Angst bei tätlichen Angriffen, aber auch die *vitalen Angstgefühle* bei einem Herzinfarkt.

Existenzangst ist eine scheinbar unmotivierte, nicht an bestimmte Situationen gebundene Angst.

Angst kann schließlich Folge innerer, ungelöster Konflikte sein und heißt dann **neurotische Angst.** Sie ist bei den meisten Angststörungen das vorherrschende Phänomen. Es gibt auch Hinweise, dass Angstgefühle durch eine Störung im serotonergen System des Zentralen Nervensystems ausgelöst werden.

Die Übergänge zwischen den einzelnen Angstformen sind fließend.

Angst als *psychopathologisches Phänomen* kommt bei nahezu allen psychiatrischen Krankheiten vor. Bei **Angsterkrankungen** wird sie zum *zentralen Symptom*. Man unterscheidet generalisierte Angststörungen, Panikattacken und Phobien.

Generalisierte Angststörung und Panikattacken

Kennzeichen der **generalisierten Angststörung** *(Angstneurose)* ist die unerträgliche, *frei flottierende Angst*, d.h. die Angst bezieht sich nicht auf ein bestimmtes Objekt oder eine bestimmte Situation. Generalisierte Angststörungen gehen mit motorischer Anspannung und vegetativen Symptomen einher und treten oft über längere Zeit auf. Frauen in chronischen Belastungssituationen sind häufig betroffen.
Panikattacken sind anfallsartige Angstzustände, die meist nur Minuten anhalten. Die betroffenen Menschen haben das Gefühl, sie müssten sterben oder verrückt werden.
Menschen mit einer generalisierten Angststörung oder Panikattacke können nicht angeben, wovor sie genau Angst haben. Viele klagen über somatische Beschwerden, häufig Herzsymptome *(Herzneurose)*. Die Betroffenen werden z. B. mit „Herzschmerzen, Druck und Angst" in die internistische Notaufnahme gebracht. Manchmal verschwinden die Schmerzen und das Herzrasen schon, wenn der Arzt auftaucht. Das EKG ist unauffällig.
Psychoanalytiker vermuten als **Ursache** eine Störung der frühen Ich-Entwicklung. Das Ich wird nicht stark genug, Angst auszuhalten oder abzuwehren. Die Angst entsteht nach dieser Theorie vor allem durch die Befürchtung, Zuwendung zu verlieren oder allein gelassen zu werden. Aggressionen können deshalb nicht nach außen getragen werden, sondern richten sich gegen die eigene Person. Die Betroffenen suchen schützende Objekte oder Menschen, an die sie sich anlehnen können.
Die Behandlung erfolgt durch verhaltenstherapeutische oder psychoanalytische Psychotherapien. Panikattacken bessern sich manchmal auch nach der Gabe von Antidepressiva.

Umgang mit angstgestörten Patienten

Angsterkrankungen werden meist ambulant und nur selten stationär behandelt. Weitet sich eine Angststörung aus oder tritt neu auf, ist es notwendig, dass Pflegende den Kontakt zum Psychiater/Psychotherapeuten veranlassen oder intensivieren, da sich dahinter eine schwerwiegende, behandlungsbedürftige Depression oder eine andere psychiatrische Erkrankung verbergen kann. Wie bei allen psychiatrischen Krankheiten ist es wichtig die gesunden Anteile des Betroffenen zu stärken und ihn mit seinen Problemen ernst zu nehmen. Es ist sinnlos, dem Betroffenen seine Angst „ausreden" zu wollen, dies führt eher dazu, dass er sich von seiner Umwelt zurückzieht, weil er sich unverstanden fühlt. Genauso falsch ist es, ihn zu sehr zu behüten, da ihm dies Entwicklungsmöglichkeiten nimmt.
Manchmal müssen die Erkrankten wegen starker Panikattacken oder begleitender Depressionen ins Krankenhaus aufgenommen werden. Sie werden nur vorübergehend in akuten Situationen anxiolytisch *(angstlösend)* behandelt. Die in der Regel verordneten Benzodiazepine haben langfristig ein erhebliches Suchtpotenzial und werden deshalb entsprechend zurückhaltend als Bedarfsmedikation gegeben.
Langzeiterfolge sind nur durch Verhaltens- oder Psychotherapie möglich.

6.4.3 Zwangsstörung

Zwangsstörung: (Zwangserkrankung, Zwangsneurose): Psychiatrische Erkrankung mit Zwangsphänomenen (Zwangsgedanken oder -handlungen) als Leitsymptom, z. B. zwanghaftem, ständigem Händewaschen. Beim Versuch, die Zwangsphänomene zu unterbinden, bekommt der Betroffene große Angst.

Zwänge

Leichte Formen von **Zwängen** sind häufig, z. B. können viele Menschen nicht aus dem Haus gehen, ohne vorher den Herd kontrolliert oder sich dreimal vergewissert zu haben, dass der Schlüssel in der Handtasche ist. Zwänge können auch die Gedanken betreffen. Bestimmte Gedanken oder Erinnerungen tauchen immer wieder auf, obwohl sich der Betroffene dagegen wehrt.
Bei **Zwangsstörungen** sind diese Phänomene so ausgeprägt, dass sie den betroffenen Menschen in seiner gesamten Lebensführung beeinträchtigen. Der Betroffene kontrolliert nicht 3-mal, sondern 100-mal den Tascheninhalt oder wäscht nicht 2-mal, sondern 30-mal hintereinander die Hände.

Krankheitsentstehung
Nach psychoanalytischer Lehrmeinung sind übertriebene Reinlichkeitserziehung und Verhinderung der motorischen Entfaltung des Kleinkindes Ursache für Zwangsstörungen. Die Zwänge dienen der Abwehr verdrängter aggressiver und sexueller Triebe, deren Auftauchen vom Ich als Gefahr erlebt wird.
Heute gelten auch der Einfluss erblicher Faktoren und das Vorliegen von Neurotransmitterstörungen weitgehend als gesichert in der Entstehung einer Zwangsstörung.

Symptome
Zwangsstörungen zeigen sich durch häufig auftretende Zwangsgedanken und Zwangshandlungen, die den Betroffenen erheblich beeinträchtigen.

- **Zwangsgedanken** sind Ideen, Vorstellungen oder Impulse, die sich dem Betroffenen gegen seinen Willen aufdrängen. Sie sind oft obszön oder gewalttätig und werden als sehr quälend erlebt. Eine Mutter hat z. B. immer, wenn sie ein Messer sieht, den Impuls, damit ihre Tochter zu erstechen. Dabei hat sie panische Angst, diesen Impuls eines Tages nicht mehr kontrollieren zu können.
- **Zwangsimpulse** führen in der Regel nicht zu Gewalttätigkeiten. Meist entwickeln sich **Zwangsrituale,** durch die der Impuls abreagiert wird. Die Betroffenen drehen sich z. B. um die eigene Achse, gehen ein paar Schritte rückwärts oder sprechen einen bestimmten Satz.
- **Zwangshandlungen** (Zwangsverhalten) beschreiben Tätigkeiten, die der Betroffene unter innerem Zwang ständig wiederholt, obwohl sie weder Spaß bereiten noch eine sinnvolle Funktion haben. Die Betroffenen wissen das, können aber die entsprechende Handlung nicht unterlassen, ohne in Angst und Spannung zu geraten. Am häufigsten sind Wasch-, Ordnungs-, Zähl- oder Kontrollzwänge.

Ein junger Mann leidet z. B. unter der Vorstellung, sich durch Berührung von Türklinken, Händen oder anderen Gegenständen mit HIV zu infizieren. Kommt es trotz seiner Anstrengung, jeden Kontakt zu verhindern, doch zu einer vermeintlichen Beschmutzung, wäscht er sich bis zu 200-mal hintereinander die Hände.

Behandlungsstrategie
Auch bei Zwangsstörungen konkurrieren oder ergänzen sich verhaltens- und psychoanalytisch orientierte Therapieansätze. Relativ gute Erfolge hat ein Verhaltenstherapie-Programm, bei dem die Betroffenen zunächst lernen, Situationen zu erkennen, die die Zwänge auslösen und dann trainieren, sich den Zwängen stärker zu widersetzen und die damit verbundene Angst auszuhalten, z. B. durch kognitive Verhaltensmodifikation. Daneben ist eine Therapie mit Serotonin-Wiederaufnahme-Hemmern manchmal erfolgreich.

Prognose
Unbehandelt neigen Zwangsstörungen zur Verschlimmerung und Ausbreitung. Ein Betroffener, der anfänglich z. B. nur 5-mal nach jedem Kontakt die Hände gewaschen hat, wäscht sie nun 20-mal und bürstet außerdem Kleidung und Schuhe ab. Durch geeignete Behandlung erreicht über die Hälfte der Betroffenen zumindest eine deutliche Besserung der Symptomatik. Völlige Symptomfreiheit ist selten.

Umgang und Pflege
Die Betreuung von Zwangskranken kann zu großen Problemen führen. Menschen mit Waschzwängen blockieren z. B. stundenlang Bad und WC, Betroffene mit Kontrollzwängen geraten manchmal in Konflikte mit ihren Angehörigen. Es ist fast unmöglich, Zwangshandlungen zu unterbinden, solange der Betroffene keine Verhaltensalternativen erlernt hat. Gelingt es dem Betroffenen, seinen Zwang vorübergehend zu unterdrücken, sollte diese Leistung wahrgenommen und positiv verstärkt werden.
Zwangserkrankte brauchen oft viel Zeit, um sich auf einen Termin vorzubereiten, deshalb sollten diese möglichst frühzeitig mitgeteilt werden.

6.4.4 Reaktionen auf schwere Belastungen und Anpassungsstörungen

Reaktionen auf schwere Belastungen und Anpassungsstörungen (Erlebnisreaktion): Psychische Störung bei zuvor seelisch „gesunden" Menschen als Folge einer extremen (äußeren) Belastung. Unterteilt in **Belastungsstörungen** nach akuter und **Anpassungsstörungen** nach länger dauernder Belastung.

Immer wieder gab und gibt es Diskussionen darüber, ob extreme äußere Belastungen gesunde Menschen (psychisch) krank machen können. Die äußere Belastung wird häufig eher als Auslöser denn als Ursache gesehen. Extreme Erlebnisse wie z. B. Vergewaltigungen, dramatische Unfälle oder (längere) politische Verfolgungen können *Ursache* psychischer Erkrankungen sein. Die Persönlichkeit des Betroffenen, seine körperliche Disposition und sein soziales Umfeld spielen dabei eine beeinflussende Rolle.
Erlebnisreaktionen sind charakterisiert durch:

- *Notwendiges, auslösendes Erlebnis;* es ist nicht vorstellbar, dass es ohne das Ereignis zur Erkrankung gekommen wäre.
- *Zeitlichen* Zusammenhang zwischen Erlebnis und Reaktion.
- Häufig ein *thematischer* Zusammenhang zwischen Erlebnis und Reaktion.

Eine akute **Belastungsstörung** (Krisenreaktion, Nervenschock) ist Folge akuter Ereignisse und tritt innerhalb weniger Minuten nach der extremen Belastung auf. Zunächst kommt es zu einer Art „Betäubung". Die Aufmerksamkeit des Betroffenen ist eingeschränkt und er ist orientierungslos. Erst dann folgen vielfältige Symptome wie z. B. Depression, Angst, Ärger, Verzweiflung, Wut oder Überaktivität als Fluchtreaktion und innerer Rückzug (Erstarrung). Nach einigen Stunden, spätestens aber nach wenigen Tagen, klingen die Symptome ab.
Bei der **posttraumatischen Belastungsstörung** tritt die Reaktion verzögert ein, also nach Wochen bis Monaten. Sie ist Folge außergewöhnlicher Bedrohungssituationen, z. B. schwerer Naturkatastrophen, Unfällen oder Folterungen. Die posttraumatische Belastungsstörung ist davon gekennzeichnet, dass der Betroffene die Katastrophe in seinen Erinnerungen immer wieder erlebt (Nachhallerinnerungen oder Flashbacks), von ihr träumt und sich vor allem fürchtet, was die Erinnerung wach halten könnte, z. B. Fotos, Bücher oder Gespräche. Er verliert die Lebensfreude und das Interesse an seiner Umgebung und zieht sich emotional und sozial zurück. Hinzu kommt eine vegetative Übererregtheit, die sich z. B. in Schlaflosigkeit, Schreckhaftigkeit und erhöhte Wachsamkeit äußert. Depressionen, Angst und Suizidgedanken treten auf, manchmal entsteht ein Suchtproblem, z. B. durch Flucht in den Alkohol. Die posttraumatische Belastungsstörung verläuft wechselhaft. Mit psychotherapeutischer Unterstützung kann es bei frühzeitiger Behandlung zu einer Heilung kommen.
Das so genannte Überlebenden-Syndrom der KZ-Häftlinge ähnelt von den Symptomen einer posttraumatischen Belastungsstörung, ist zusätzlich aber noch von tiefen Schuldgefühlen der Überlebenden geprägt. Meist leiden die Opfer lebenslang unter schweren psychischen Einschränkungen und der Unfähigkeit über den erlebten Schrecken zu sprechen.
Anpassungsstörungen beschreiben eine länger dauernde Extrembelastung die zur Erkrankung geführt hat, z. B. eine schwere Erkrankung oder Entwurzelung durch Flucht, Umzug oder Wechsel in ein Altenheim. Die Betroffenen sind depressiv und ängstlich, der Übergang zur *reaktiven Depression* ist fließend. Sie fühlen sich unfähig, mit der neuen Lebenssituation umzugehen und haben Schwierigkeiten in der Alltagsbewältigung. Gerade bei Jugendlichen sind Störungen im Sozialverhalten häufig.
Therapeutisch ist neben psychotherapeutischer Bearbeitung der Verlusterlebnisse die Wiedereinbindung ins (neue) gesellschaftliche Leben durch soziale Maßnahmen wichtig.

Fallbeispiel
Eine türkische Frau, die sich seit zwanzig Jahren in Deutschland aufhält, aber weder die deutsche Sprache erlernt noch außerfamiliäre Kontakte geknüpft hat, wird kurz nach dem Auszug ihrer zwei Töchter depressiv. Der Hausarzt versucht, sie an eine türkischsprachige Psychiaterin anzubinden. Außerdem werden Kontakte zu einer türkisch-deutschen Begegnungsstätte geknüpft und die betroffene Frau wird über geeignete Sprachkurse der Volkshochschule informiert.

6.4.5 Dissoziative Störungen (Konversionsstörung)

„Der Körper ist der Übersetzer der Seele ins Sichtbare." (Christian Morgenstern)

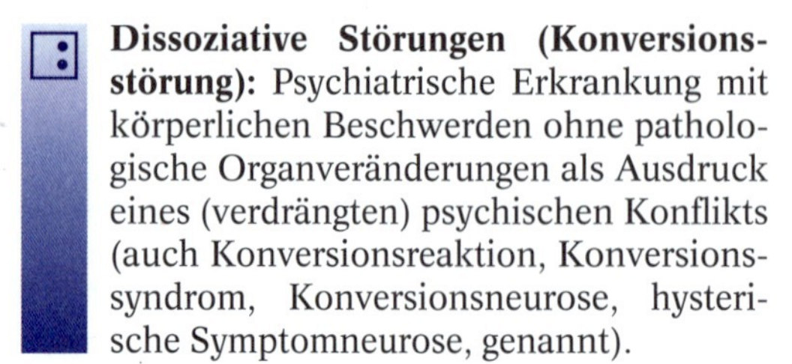

Dissoziative Störungen (Konversionsstörung): Psychiatrische Erkrankung mit körperlichen Beschwerden ohne pathologische Organveränderungen als Ausdruck eines (verdrängten) psychischen Konflikts (auch Konversionsreaktion, Konversionssyndrom, Konversionsneurose, hysterische Symptomneurose, genannt).

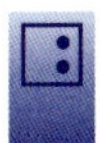

Konversion bedeutet nach Freud die Umwandlung von Triebenergien in Körpersymptome.

Krankheitsentstehung

Dissoziativ bedeutet gespalten, charakterisiert das Gegenteil von assoziativ. Gemeint ist eine Gruppe von psychischen Störungen, die durch einen hypothetischen Vorgang gespalten werden und nicht auf der Erfahrung begründeter Annahmen beruhen, also Zustände im Seelenleben, die gedacht werden. Normalerweise haben Bewusstsein, Gedächtnis, Identität und Wahrnehmung der Umwelt integrative Funktionen.
Diese Störungen sind eng mit einer Konversion verbunden, der Umwandlung eines verdrängten seelischen Konfliktes in körperliche Symptome und können sich in den verschiedensten Organen manifestieren und somit zu Scheinlösungen des Konfliktes führen. Verdrängung ist der wesentliche Abwehrmechanismus bei einer Konversationsstörung. Die Betroffene verdrängt konflikthafte Gefühle, Beziehungserfahrungen und Gedanken aus dem Gedächtnis und lässt sie so verschwinden. Die Übergänge zwischen dem Abwehrmechanismus Verleugnung, dem „Nicht-wissen-wollen“ und „Nicht-erinnern“ sind fließend.
Oft sind die frühen Reifungsschritte unproblematisch vollzogen, sexueller Missbrauch wird bei bis zu 20 % der Betroffenen angenommen.
Nach psychoanalytischer Auffassung gehen Konversationsstörungen auf das 4. bis 6. Lebensjahr zurück, in der das Kind in die Mehrpersonenbeziehung hineinwächst und z. B. die Stellung in der Geschwisterreihe und die begrenzende Realität des Elternhauses erfährt. Wenn das Kind in dieser Phase jedoch auf unsichere und schwankende Eltern trifft und nicht auf Stabilität und Geduld, so kann das Kind nur sehr schwer die Realität annehmen.

Symptome

Im Erscheinungsbild der dissoziativen Störungen finden sich funktionelle Mängel ohne pathologische Organveränderungen. Betroffene mit Konversionsstörungen verleugnen oft Schwierigkeiten und Probleme, die für alle anderen offensichtlich sind.
Die Körpersymptome haben häufig symbolischen Charakter: Eine Lähmung der Beine kann z. B. bedeuten „ich kann nicht mehr weiter“, eine Blindheit möglicherweise „ich möchte nichts mehr sehen, was unangenehm ist“ oder eine Bewegungsstörung „ich sehe für mich künftig keinen Weg“.
Im ICD-10 werden unterschieden:

- **Dissoziative (psychogene) Amnesie.** Es liegt für wichtige, vorwiegend traumatische Ereignisse ein Erinnerungsverlust vor, selten eine generalisierte Amnesie, sie kann von einem zum anderen Tag stark variieren.
- **Dissoziative (psychogene) Fugue** oder Poriomanie. Bezeichnet einen veränderten Bewusstseinszustand, in dem die Betroffene ihren Wohnort verlässt und sich im Rahmen ihrer zielgerichtete Ortsveränderung geordnet und für andere unauffällig verhält, es besteht jedoch für diese Zeit eine Amnesie.
- **Dissoziative (psychogene) Stupor.** Bezeichnet die Bewegungslosigkeit über eine längere Zeit, in der die Betroffenen auch nicht auf Reize reagieren und stumm sind als Folge einer traumatisierenden Situation.
- **Trancezustände.** Liegen dann vor, wenn Betroffene ihre Umgebung nicht wahrnehmen und wie von magischen Kräften beherrscht und manipuliert sind und vorübergehend ihre persönliche Identität verlieren.
- **Dissoziative (psychogene) Bewegungszustände** und der Sinnesempfindung. Stehen häufig im engen Zusammenhang zu psychischem Stress. Sind gekennzeichnet durch die Einschränkung bzw. den Verlust von Bewegungsfunktionen und Empfindungen. Die Betroffene wirkt dadurch körperlich schwer krank, ohne dass ein organischer Befund vorliegt. Im Erscheinungsbild können sie unterschiedliche Formen annehmen, z. B. Lähmungen oder Koordinationsstörungen (Asthasie, Abasie), Sprach- und Artikulationsbehinderungen (Aphonie, Dysphonie) oder Tremor und choreatiforme Bewegungsmuster.
- **Dissoziative (psychogene) Krampfanfälle.** Gleichen den epileptischen Anfällen, sind jedoch ohne relevante neurologische Phänomene.
- **Dissoziative (psychogene) Sensibilitäts- und Empfindungsstörungen.** Sind neurologisch nicht abklärbare Taubheit, Parästhesien, Anosmie oder vollständiger Visusverlust.
- **Ganser-Syndrom.** Äußert sich in einem Bild oder Form von Intelligenzeinbuße und Vorbeiantworten.

- **Multiple Persönlichkeit.** Eine multiple Persönlichkeitsstörung besteht in der Entwicklung von zwei oder mehreren Persönlichkeiten in einem Individuum. Jede Persönlichkeit hat ihren eigenen Namen, eigene Interessen, Vorlieben und Erinnerungen. Diese sehr seltene Erscheinungsform wird kontrovers diskutiert und in einem hohen Maße als kulturspezifisch angesehen.

Das Kontaktverhalten von Menschen mit dissoziativen Störungen ist im oberflächlichen Umgang zunächst weitgehend unauffällig.

Fallbeispiel
Eine Frau hat große Probleme und ständigen Streit im Zusammenleben mit ihrem Mann. Nachdem sie ausgerutscht und die Kellertreppe hinunter gefallen ist, trat plötzlich eine Lähmung der gesamten rechten Körperhälfte auf. Eine organische Ursache wurde ausgeschlossen. Die Frau gab im Gespräch an, dass es Zuhause nur die üblichen Probleme einer länger andauernden Beziehung gäbe. Ihr einziger Kummer sei die Lähmung und die Sorge, dass sie deswegen nicht mehr nach Hause könne.

Pflege und Behandlung

Menschen mit dissoziativen Störungen werden meist zunächst auf somatische Stationen zur diagnostischen Abklärung eingewiesen. In diesem Rahmen neigen viele Ärzte und Pflegende – erleichtert, dass nichts „Ernsthaftes" vorliegt – zur Verharmlosung der Störung. Bemerkungen wie „das bilden Sie sich doch nur ein" oder „Sie machen uns was vor" sind Fehl am Platz und für den Betroffenen nicht hilfreich. Im Umgang mit dem Betroffenen muss versucht werden, seine Symptome ernst zu nehmen, ohne sie jedoch in den Mittelpunkt der Beziehung zu stellen.

Die Behandlung erfolgt psychotherapeutisch, verhaltens- oder konfliktorientiert. Dabei geht es darum, dass dem Betroffenen die Gelegenheit gegeben wird, sich an Probleme zu erinnern und vor allem diejenigen auszusprechen, die mit Entwicklungsprozessen in Kindheit und Jugend zu tun haben, auch in sexueller Hinsicht.

Ob dem Betroffenen zusätzlich physiotherapeutische Übungen angeboten werden, hängt vom Einzelfall ab und kann als ein Weg aus der Krankheit ohne Gesichtsverlust dienen.

In einem guten und konstruktiven Verlauf lernen die Betroffenen diese Störungen oder ihr Symptom als Signal zu verstehen, sich den Problemen zu stellen und einen Zusammenhang mit ihrem inneren Erleben herzustellen.

Manchmal wird während der psychotherapeutischen Behandlung eine medikamentöse Unterstützung notwendig, z. B. Psychopharmaka zur Spannungsreduktion oder Antidepressiva bei ausgeprägten Stimmungsschwankungen.

6.5 Persönlichkeits- und Verhaltensstörungen

„Unsere Eigenschaften müssen wir kultivieren, nicht unsere Eigenheiten."
(Johann Wolfgang von Goethe)

Persönlichkeitsstörung
(Charakterneurose, abnorme Persönlichkeit): „Extremvarianten" des menschlichen Charakters, d. h. erhebliches Abweichen des Erlebens und Verhaltens eines Menschen von der Norm über einen längeren Zeitraum. Häufigkeit ca. 5 % der Bevölkerung.
Verhaltensstörung ist ein ungenauer Sammelbegriff für Fehlverhaltensweisen unterschiedlicher Herkunft.

Alle Menschen haben unterschiedliche Ausprägungen in den einzelnen Charakterzügen. Dies kann im Einzelnen zur Herausforderung für das Umfeld werden – mehr in der Quantität, beispielsweise Besorgtheit, Sauberkeit oder Fröhlichkeit, als in der Qualität. Persönlichkeitsstörungen nehmen eine Mittelstellung zwischen Normalität und psychischer Erkrankung ein und können in der Erscheinungsform als Verdünnung bzw. Verdichtung normaler menschlicher Eigenschaften gesehen werden.

Als Persönlichkeitsstörungen werden daher nur anhaltende, tief verwurzelte Verhaltensmuster verstanden, die sich in starren Reaktionen in unterschiedlichen sozialen Lebenssituationen zeigen. Diese, von der Mehrheit abweichenden, Reaktionen betreffen die Wahrnehmung, das Denken und Fühlen in der Beziehung zu anderen Menschen und gehen häufig mit gestörter sozialer Funktionsfähigkeit und persönlichem Leiden einher.

Ursache, Symptome und Therapie

Man weiß wenig über die Ursachen von Persönlichkeitsstörungen, sie ist weitgehend ungeklärt.
Nach Fleischhacker und Hinterhuber[41] gibt es vier Charakteristika:

- Persönlichkeitsgestörte sind durch eine unflexible und schlecht angepasste Stressreaktion geprägt, das Verhaltensmuster wirkt sich wiederholend, trotz selbstschädigender Tendenz.
- Bei Persönlichkeitsstörungen kommt es stets zu Problemen auf der Beziehungsebene und im Arbeitsbereich, dabei ist das „Nicht-Lieben-und-nicht-Arbeiten-Können" ausgeprägter als bei neurotischen Störungen. Adjektive wie abhängig, oral, narzisstisch, pessimistisch, selbstzweifelnd und passiv treffen auf die Betroffenen zu, oft steckt hinter ihrem „Charakterpanzer" eine ausgeprägte Angst vor einer Depression.
- Persönlichkeitsstörungen treten immer in einem interpersonellen Zusammenhang bzw. in einem sozialen Kontext auf, die Betroffenen gehen zwischenmenschliche Beziehungen ein, in denen sie weder mit, noch ohne den anderen leben können. Den Betroffenen fehlt das Vermögen, sich so zu sehen, wie sie von anderen wahrgenommen werden und fordern dadurch ihre Umgebung permanent heraus und werden in Folge dessen als böse und schlecht und nicht als gestört und krank angesehen und eingestuft.
- Persönlichkeitsgestörte reizen andere in einer besonderen Art und Weise, die es schwierig macht, zu ihnen eine neutrale Distanz zu bewahren, was auch die häufigen Schwierigkeiten im Umgang und in der Therapie erklärt.

Erbliche Faktoren, falsch erlernte Verhaltensweisen oder frühere Konflikte werden als ursächlich angesehen, wobei die Umwelteinflüsse darüber hinaus als Entstehungsbedingungen von besonderer Bedeutung sind. Umfeldbedingte Kriterien sind beispielsweise:

- Früher Elternverlust
- Mangel an Zuwendung durch die Eltern
- Inkonsequentes Verhalten der Eltern
- Gestörte früher Kindheitsentwicklung (durch das dissoziale Verhalten der Eltern bedingt und das instabile Milieu, das eine positive (frühe) Kindheitserfahrung in Frage stellt)
- Mangelhafte Zuwendung und Fürsorge der Mutter.

Mit diesen Faktoren wird die Hypothese belegt, dass gestörte frühkindliche Objektinternalisierung und mangelnde Objektkonstanz zu einer mangelnden Ich-Entwicklung führen und Defizite in der Persönlichkeitsentwicklung entstehen lassen und das Wirken früher oder unreifer Abwehrmechanismen unterstützen und somit das Gelingen befriedigender zwischenmenschlicher Beziehungen im Erwachsenenalter beeinträchtigen.
Bei allen Persönlichkeitsstörungen liegt eine schwere Störung der charakterlichen Konstitution und der Verhaltens vor, die mehrere Bereiche der Persönlichkeit betreffen und mit persönlichen und sozialen Beeinträchtigungen einhergehen. Kulturelle und regionale Unterschiede beeinflussen die Entwicklung von Persönlichkeitseigenschaften.
Bei der Diagnostik und Behandlung spielen in Anlehnung an den Diagnoseschlüssel (ICD 10) folgende Aspekte eine Rolle:

- Deutliche Unausgeglichenheit in den Einstellungen und im Verhalten des Betroffenen, z. B. der Affektivität, des Antriebs, der Impulskontrolle, im Wahrnehmen und Denken sowie in den Beziehungen zu anderen
- Das abnorme Verhaltensmuster des Betroffenen ist andauernd und nicht auf Episoden psychischer Krankheit beschränkt
- Das abnorme Verhaltensmuster des Betroffenen ist tief greifend und in vielen persönlichen und sozialen Situationen eindeutig unpassend
- Die Störungen beginnen immer in der Kindheit oder Jugend und manifestieren sich auf Dauer im Erwachsenenalter
- Die Störung führt zu deutlichem subjektiven Leiden, manchmal erst im späteren Verlauf
- Die Störung ist meistens mit deutlichen Einschränkungen der beruflichen und sozialen Leistungsfähigkeit verbunden.

Die Therapie von Persönlichkeitsstörungen ist schwierig und langwierig. Meist gelingt es nicht, die Persönlichkeitsstruktur des Betroffenen wesentlich zu ändern. Im Vordergrund stehen daher die Bewältigung akuter Krisen und die Hilfe im konkreten Alltag. Zum Einsatz ge-

[41] Hinterhuber, Hartmann, Fleischhacker, Wolfgang: Lehrbuch Psychiatrie. Thieme Verlag, 1997, Seite 138 ff.

langen sowohl psychotherapeutische als auch sozialtherapeutische Methoden.

Borderline-Persönlichkeitsstörung

Borderline-Persönlichkeitsstörung (Borderline = engl. Grenzgebiet): bezeichnet eine umschriebene Persönlichkeitsstörung, die nach *Kernberg*[42] durch eine charakteristische Ich-Struktur gekennzeichnet ist und bei der vorübergehend psychotische Störungen wie Leibhalluzinationen und Wahngedanken auftreten können.

Die Störung tritt bei Frauen um ein vielfaches häufiger (ungefähr 75 %) auf als bei Männern (ca. 25 %).
Historisch gesehen haben sich zwei Entwicklungsstränge gebildet, zum einen der Pol zur Schizophrenie hin durch Kraeppelin, zum anderen zum Pol der Neurosen, zu den Verhaltens- und Erlebnisstörungen hin (Stern).

Symptome

Das Borderline-Syndrom ist eine umstrittene psychiatrische Diagnose und hatte lange Zeit viele unterschiedliche Bezeichnungen (Grenzpsychose, latente, abortive, pseudoneurotische, pseudopsychopathische oder ambulante Schizophrenie, schizophreniforme Psychose, präpsychotischer Charakter, narzisstische Charakterstruktur). Menschen mit einer **Borderline-Persönlichkeitsstörung** werden nach ICD 10 als emotional instabile Persönlichkeit vom Borderline-Typus bezeichnet. Die Betroffenen sind sehr impulsiv, zeigen ausgeprägte Stimmungsschwankungen und reagieren überaus empfindlich auf Kritik. Für die Diagnose sind folgende Merkmale wichtig:

- Ausgeprägte Identitätsunsicherheit
- Unzureichende Affektkontrolle
- Affektive Instabilität
- Instabile, aber intensive zwischenmenschliche Beziehungen
- Impulsivität oder Unberechenbarkeit.

Die Störung der Impulskontrolle kann zu Suchtproblemen, Arzneimittelmissbrauch, Depressionen oder Essstörungen führen.
Die Betroffenen beschreiben häufig Gefühle innerer Leere und diffuse Ängste. Gehäuft treten Depersonalisations- und Derealisationserlebnisse auf.
Die Betroffenen neigen zu Suizidhandlungen und Selbstverletzungen, z. B. sich Hautschnitte oder Verbrennungen zuzufügen.
Psychodynamisch handelt es sich bei der Borderline-Störung um eine spezifische Ich-Störung, in deren Mittelpunkt die Unfähigkeit zum Verdrängen und damit verbunden der fehlende Aufbau reifer, ambivalent erlebbarer Objektbeziehungen steht. Nach den psychoanalytischen Erklärungsmodellen verwenden Menschen, die an einer Borderline-Störung leiden, typische Abwehrmechanismen, um bedrohliche Gefühle abzuwehren. Es werden die so genannten frühen oder unreifen Abwehrmechanismen benutzt:

- **Spaltung** bezeichnet die Vorstellung, dass ein Teil der Psyche sich vom anderen trennt, dass positive und negative Seiten können nicht einem Objekt bzw. eine Person zugeordnet bleiben.
- **Idealisierung** beinhaltet einen psychischen Prozess, bei dem ein Objekt bzw. Person in Wert und Bedeutung überschätzt wird. Negativ bewertete Selbstanteile werden in die Umwelt verlagert; dadurch entstehen böse und gute Beziehungspersonen, die dann bekämpft bzw. verherrlicht werden und daraus ergeben sich folgerichtig typische Beziehungsstörungen. Die Menschen in der Umgebung werden entweder als absolut gut oder als absolut böse wahrgenommen. Die „Guten“ werden idealisiert und beim ersten „Versagen“ entthront und als „Böse“ enttarnt. Menschliche Nähe wird gewünscht und gesucht, gleichzeitig gefürchtet und durch aggressives Verhalten wieder abgewehrt, so dass dann eine fast unüberwindbare Distanz entsteht.
- **Identifikation** bedeutet Gleichsetzung und bezeichnet in der psychoanalytischen Denkweise den unbewussten Vorgang, durch welchen man jemand anders ähnlich sein will. d. h. der Betroffene macht sich ein eigenes Bild von einem Gegenstand oder einem Menschen und denkt, fühlt und handelt dann, wie er glaubt, dass der andere Mensch dies auch tun würde. Gibt es Schwierigkeiten beim Identifikationsvorgang, bricht eine Welt zusammen und der ganze betroffene Mensch beginnt gleichsam zu leiden.

Menschen mit einer Borderline-Störung sind ständig auf der Suche, sie erfahren oft Ableh-

[42] Kernberg, Otto: Borderline-Persönlickeitsstörung. Schattauer Stuttgart New York, 2001

Aktive Passivität	Damit ist eine passiv-hilflose Herangehensweise an Probleme gemeint, gekoppelt mit der aktiven Einforderung von Hilfe bei den Bezugspersonen
Scheinbare Kompetenz	Der oftmals zu beobachtende erste Eindruck von Kompetenz täuscht darüber hinweg, dass die tatsächlich vorhandene Problemlösungskompetenz enormen Schwankungen unterliegt
Permanente Krise	Damit wird die Unfähigkeit bezeichnet, aus Krisensituationen auf ein stabiles Grundniveau neutraler und emotionaler Funktionen zurückkehren zu können
Gehemmte Trauer	Es besteht eine andauernde Überforderungssituation vor dem Hintergrund einer verhinderten Trauerarbeit beim Umgang mit Krisenerfahrungen

Tab. 6.16: Verhaltensmuster bei Borderline-Persönlichkeitsstörung nach Linehan.[43]

nung und werden von Professionellen als besonders anstrengend erlebt.
Menschen mit einer Borderline-Störung fallen dadurch auf, dass sie ein Muster von instabilen, aber intensiven zwischenmenschlichen Beziehungen haben, unter einem chronischen Gefühl der Leere und Langeweile oder auch unter ausgeprägten und andauernden Identitätsstörungen leiden.

Pflege und Umgang

Im pflegerischen Umgang ist emotionale Konstanz von großer Bedeutung.
Im Alltag die ständige Reflexion der eigenen Gefühle von wesentlicher Bedeutung, um die Betroffenen besser zu verstehen.
Um mit den betroffenen Menschen arbeiten zu können, ist es notwendig, die Grundstrukturen der Störung und die vielfältigen Symptome und Manifestierungen zu kennen. Nähe und Distanz zur betroffenen Person müssen immer wieder reflektiert und geklärt werden, ebenso wie das Phänomen der Übertragung und Gegenübertragung. Das regressive Verhalten verleitet dazu, mehr für den betroffenen Menschen zu tun, als tatsächlich sinnvoll und notwendig ist. Es ist wichtig, ihm auf der Erwachsenen-Ebene zu begegnen und Entscheidungen nicht abzunehmen, sondern Selbstverantwortung zu fördern, wo immer dies möglich ist. Konfrontation, Grenzziehungen und Auseinandersetzungen müssen sachlich und akzeptierend erfolgen.
Der Umgang mit Nähe und Distanz ist von zentraler Bedeutung. Klare und eindeutige Rahmenbedingungen und Absprachen, frühe, klare und eindeutige Absprachen von Veränderungen, Verbindlichkeit und Verlässlichkeit des professionellen Helfers, rechtzeitige Absprachen und offener Austausch mit anderen Beteiligten sind wichtiger Bestandteil in der Arbeit mit Borderlinepatienten.

Anregung zur Reflexion und Wiederholung
Menschen mit Borderline-Syndrom werden von Pflegenden als schwierig erlebt. Ein Einblick in die Dynamik der Erkrankung erleichtert das Miteinander und macht deutlich, welche gravierenden Störungen der Erkrankung zu Grunde liegen. In diesem Zusammenhang wird deutlich, dass nicht eingehaltene Absprachen zu den Symptomen zählen.
Fallbeispiel
Frau Verena Vogel ist 25 Jahre alt, hat eine Lehre als Einzelhandelskauffrau nicht zu Ende gemacht und unterschiedliche Arbeiten angenommen. Die Ehe ihrer Eltern zerbrach kurz nach ihrer Geburt, sie blieb bei der Mutter, die mit ihr in eine andere Stadt zog. Die Mutter fand dort einen neuen Partner, zu dem Frau Vogel jedoch keine emotionale Bindung aufbauen konnte. Die Mutter verstarb vor fünf Jahren an einem Herzinfarkt. Sie lebte zunächst weiterhin mit dem Partner ihrer Mutter in einer Wohnung. Es kam zu immer größeren Streitereien zwischen dem Partner und Frau Vogel, so dass sie aus der Wohnung in ein kleines Apartment zog. Sie nahm zur gleichen Zeit eine neue Arbeit an, bei der sie sich sehr schnell überfordert fühlte. Kurz danach wurde sie in eine Psychiatrische Klinik mit einem depressiven Syndrom aufgenommen und wenig später wegen ungenügender Motivation von dort wieder entlassen. Beim zweiten stationären Aufenthalt gibt Frau Vogel an, dass sie sich entschlossen habe, in ein

[43] Dialektische Verhaltenstherapie bei Borderline-Persönlicheitsstörungen in Praxis der Klinischen Verhaltensmedizin und Rehabilitation 2. Thieme Verlag Stuttgart, 1989

Gartenhaus weit ab von Menschen zu ziehen. Sie lehnt jegliche Integration mit der Begründung ab, sie sei eine Versagerin, sei von Menschen enttäuscht und erwarte von Anderen nur Schlechtes. Aus demselben Grund verweigert sie die Teilnahme an Gruppen und Aktivitäten. Den Mitpatienten gegenüber zeigt sie ein ablehnendes Verhalten. Im Kontrast dazu steht ihr Verhalten im Einzelgespräch. Dort betont sie, dass sie in dieser Therapie ihre letzte Chance sehe zu überleben. Sie betont, dass sie keine Garantie habe, dass sie am Folgetag noch am Leben sei.
Frau Vogel verlässt die Station, ohne jemanden Bescheid zu geben, nachdem es zu einer Kränkung durch eine Mitpatientin kam. Am selben Abend kommt sie über die Poliklinik wieder auf die Station, nachdem dort ihre Schnittwunden versorgt wurden. Auf dem Weg zur Station hatte sie schon wieder den Verband abgerissen. Sie ist so betrunken, dass sie sich kaum auf den Beinen halten kann. An ihrer Körperhaltung ist zu erkennen, dass sie sehr gespannt ist.

Fragen

- Welche gravierenden Störungen liegen einem Borderline-Syndrom zu Grunde?
- Welche Abwehrmechanismen kommen zum Tragen?
- Welche weiteren psychodynamischen Aspekte lassen sich finden?
- Was ist innerhalb der Pflege und in der Zusammenarbeit mit anderen Berufsgruppen im Umgang mit Patienten mit einer Borderline-Störung besonders wichtig?
- Die Ausdrucksweise oder die Erscheinungsform dieses Krankheitsbild ist sehr vielfältig, wie würden Sie das erklären?
- Welche Aspekte stehen im Umgang mit Borderline-Patienten im Mittelpunkt und was erleichtert den Umgang?
- Welche weiteren Aspekte interessieren Sie und welche zusätzlichen Fragen würden Sie stellen?

Histrionische Persönlichkeitsstörung

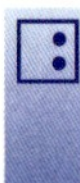

Histrionische Persönlichkeiten (lat. Histro, der Schauspieler): Es handelt sich um Personen, die zwanghaft im Mittelpunkt stehen wollen, Menschen mit hysterischer Persönlichkeitsstörung oder hysterischer Charakterneurose.

Histrionische oder hysterische Persönlichkeiten haben expressive und dramatische Eigenschaften. Leitsymptome sind Geltungsbedürfnis und Erlebnissucht. Menschen mit einer histrionischen Veranlagung legen ein auffälliges und übertriebenes Verhalten an den Tag und tendieren dazu, jede Kleinigkeit zu hochzuspielen. Sie sind dabei ausgesprochen phantasievoll.
Es fällt bei den Betroffenen eine gewisse Beziehungslosigkeit und Kommunikationsstörung auf. Sie drängen sich in Gesprächen häufiger auf und knüpfen schnell Kontakte, die aber oberflächlich bleiben und weniger zu einer tiefen Beziehung führen. Körperkrankheiten (psychogene körperliche Symptome) können auch der Befriedigung des Geltungsbedürfnisses und dem Rückzug aus der Wirklichkeit dienen.
Die Betroffenen haben ein ständiges Bedürfnis nach Bestätigung aufgrund ihrer Abhängigkeits- und Hilflosigkeitsgefühle. Außerdem besteht vielfach eine Flucht in manipulative Suiziddrohungen, Suizidversuche und Suizidgesten oder in romantische Phantasiewelten. Als Komplikationen werden Konversationssymptome und Somatisierungstendenzen sowie Substanzenmissbrauch oder depressive Reaktionen eingestuft. Außerdem wird eine familiäre Häufung angenommen.
Im Vordergrund von Therapie und Beziehungsgestaltung steht die realistische Bearbeitung von aktuellen Problemen. Bei manchen hysterischen Persönlichkeiten ist das Krankheitsbedürfnis sehr stark ausgeprägt. Finden die Betroffenen durch die Therapie und die therapeutischen Gespräche die von ihnen gesuchte Zuwendung und Aufmerksamkeit oder gelingt es, ihr Selbstwertgefühl durch Leistungen auf bestimmten Bereichen zu lenken und zu stärken, können sie möglicherweise einen Teil ihrer Symptome reduzieren.

Pflege und Umgang

Im Umgang mit den Betroffenen sollte ihnen weder offene Bewunderung noch Ablehnung entgegengebracht werden. Dramatisierendes Verhalten wird am besten durch „Nichtbeachtung" gelöscht.
Wenn der Betroffene (Therapie-)Vorschläge nicht aufgreift, ist es nicht persönlich gemeint, sondern Teil der Persönlichkeitsstörung.
Eine distanzierte Zuwendung und eine Bestätigung von Geleistetem ermöglicht es dem Be-

troffenen am ehesten, sein Agieren und sein überproportionales Geltungsbedürfnis aufzugeben.

Paranoide Persönlichkeitsstörung

Ein tief greifendes und ungerechtfertigtes Misstrauen ist Hauptmerkmal von paranoiden Persönlichkeitsstörungen. Dies wird vielfach auf rudimentäre Familienstrukturen, Einzelkindsituationen und Mutter-Sohn-Symbiosen zurückgeführt.

Menschen mit einer paranoiden Persönlichkeitsstörung sind leicht kränkbar, nachtragend und fühlen sich schnell verletzt. Freundliche Handlungen anderer werden feindlich umgedeutet und diese Feindseligkeit wird z. B. durch „Verschwörungstheorien" erklärt. Die Betroffenen werden oft von ihrer Umgebung als humorlos, feindselig, stur und rigide wahrgenommen. Sie kämpfen häufig in streitsüchtiger, unbelehrbar und unangemessen wirkender Weise um ihr Recht. In erster Linie geht es ihnen dabei, Recht zu bekommen, weniger um die materiellen Güter.

Die Betroffenen sind in der Regel übervorsichtig, was von Kretschmer als „sthenischer Stachel" bezeichnet wurde, der sich vor allem in Ordentlichkeit, Ehrgeiz und Gewissenhaftigkeit zeigt. Wenn Anerkennung und Erfolg ausbleiben, stürzen diese Personen in eine tiefe Selbstwertkrise. Psychodynamisch kann diese Selbstunsicherheit auch als Ausdruck eines strengen Über-Ichs und einer hochgradigen Triebdynamik angesehen werden.

Pflegende sind im Umgang mit den betreffenden Menschen ruhig und höflich und vermeiden auf jeden Fall Streitigkeiten. Dabei sollte auf ein hohes Maß an Gerechtigkeit geachtet werden. Gleichfalls ist ein klarer, durchschaubarer Kommunikationsstil hilfreich und dass Beschwerden von Betroffenen nicht von vornherein abgelehnt werden, sondern zu einer konstruktiven Auseinandersetzung führen, bei der den professionellen Helfern eine Vorbildfunktion zukommt.

Schizoide Persönlichkeitsstörung

Bei einer schizoiden Persönlichkeitsstörung steht die mangelnde Fähigkeit im Vordergrund, soziale Beziehungen sowie ein Gefühl für andere und Wärme zu entwickeln und herzustellen. Schizoide Persönlichkeiten wirken kühl, abweisend und desinteressiert an ihrer Umwelt. Auffällig ist die Eigentümlichkeit der Sprache und des Denkens, des Verhaltens und des Wahrnehmens. Sie können keine wirkliche Freude empfinden oder herzliche Beziehungen eingehen. Im Inneren leiden sie oft unter ihrer sozialen Isolation, sind sehr verletzlich, in ihren Affekten leicht eingeschränkt bzw. inadäquat. Beruflich sind die Betroffenen häufig erfolgreich.

Im Umgang mit ihnen gilt es, Ablehnung und Kränkungen auszuhalten, ohne sie zu erwidern, damit die Menschen langsam aus ihrer Verschlossenheit finden können. Das Verhalten soll sensibel, gleich bleibend freundlich und nicht aufdringlich sein. Am besten können sich schizoide Persönlichkeiten in einem gleich bleibenden, klar strukturierten und konsequenten Klima öffnen.

Zwanghafte Persönlichkeitsstörung

Die Begriffe zwanghafte Persönlichkeitsstörung oder anankastische Persönlichkeitsstörung werden synonym verwandt. Diese Störung ist gekennzeichnet durch Ordnungsliebe, Sparsamkeit und Eigensinn, die zwanghafte Züge annehmen können und einen gewissen Hang zur Pedanterie und zum Perfektionismus aufweisen. Stört man die Ordnungen oder Pläne der Betroffenen, kann eine Krise ausgelöst werden.

Gleichzeitig bestehen Selbstzweifel und das Gefühl der eigenen Unvollkommenheit. Die Betroffenen können auch kaum Gefühle der Zärtlichkeit vermitteln und ausdrücken.

Psychodynamisch steht eine Über-Ich-Strenge im Vordergrund und durch eine gegensätzliche Charakter-Triebstruktur geprägt. Außerdem wird eine genetische Disposition angenommen. Diese Form der Störung tritt bei Männern häufiger auf.

Im Umgang mit den Betroffenen halten sich Pflegende genau an Regeln in der Tages- und Wochenstruktur (z. B. Pünktlichkeit, Einhalten von Absprachen). Wichtig ist dabei, sich immer wieder klar zu machen, dass alle zwanghaften Symptome der Angstabwehr dienen. Das bedeutet, dass je mehr der Betroffene bei der Stärkung seiner Selbstsicherheit und seinem Angstabbau unterstützt wird, desto eher kann er die pedantischen und perfektionistischen Verhaltensweisen abbauen bzw. auf sie verzichten.

Depressive Persönlichkeitsstörung

Menschen mit einer depressiven Persönlichkeitsstörung wirken meist bedrückt und gehemmt. Sie sind erfahrungsgemäß still, unauffällig und überaus angepasst. Sie wirken niedergeschlagen und sehen pessimistisch in die Zukunft. Sie neigen häufiger zu hypochondrischer Selbstbeobachtung. Eine Abklärung der depressiven Persönlichkeitsstörung von anderen Depressionen muss erfolgen (bei letzteren ist die depressive Grundstimmung in der Regel stärker ausgeprägt und tritt phasenweise auf).
Ziel pflegerischer Beziehungsgestaltung zu den Betroffenen ist zunächst das Schaffen einer vertrauensvollen und warmen Atmosphäre. Die Betroffenen neigen dazu, sich für andere aufzuopfern. Oft sind sie anschließend enttäuscht, wenn ihre Bemühungen keine ausreichende Beachtung finden. Diese aufopfernde Rolle sollte nicht verstärkt werden, indem man die Betroffnen z. B. anregt, überdurchschnittlich viele Arbeiten für Freunde oder Bekannte zu übernehmen. Besonders ist darauf zu achten, dass Krisen bei den Betroffenen vor allem zu verzeichnen sind, wenn Störungen im Verhältnis zu Bezugspersonen und Konflikten in zwischenmenschlichen Beziehungen auftreten oder bei Trennungen.

Dissoziale Persönlichkeitsstörung

Die Diagnose orientiert sich sowohl psychologisch als auch soziologisch, Menschen mit einer dissozialen Persönlichkeitsstörung (antisoziale Persönlichkeitsstörung, Soziopathie) fallen durch Reizbarkeit, Verantwortungslosigkeit, Missachtung sozialer Normen und Desinteresse an den Gefühlen anderer auf. Die Störung beginnt vor dem 15. Lebensjahr, steigert sich bis ins Erwachsenenalter und zeigt sich im beständigen asozialen Verhalten.
Die Betroffenen haben eine gering ausgeprägte Frustrationstoleranz und neigen zu aggressivem Verhalten. In der Adoleszenz kommt es z. B. zu Lügen, Alkohol- und Drogenkonsum, Schuleschwänzen, Vandalismus und Delinquenz. Auch aus negativen Erfahrungen (Strafen) können Betroffene nicht lernen.
Von ihrem Umfeld werden die Betroffenen auf der einen Seite als charmant und verführerisch erlebt, andererseits als manipulierend, rücksichtslos und fordernd.
Angenommen wird ein multifaktorielles Geschehen, wobei biologische, genetische und Umweltfaktoren gleichermaßen verantwortlich gemacht werden. Psychodynamische Überlegungen gehen davon aus, dass eine pathologische Über-Ich-Struktur und eine mangelnde Integration von Teilen oder des gesamten Über-Ichs in die Gesamtpersönlichkeit die Störung ausmacht. Auch fehlen reifere Abwehrmechanismen, wodurch wiederum eine Spaltung in gut und böse vorgenommen wird.
Ziel der Behandlung ist es, durch Annahme und Verständnis die Betroffenen wenigstens ein Stück weit in die Gemeinschaft zu integrieren. Lerntheoretische Ansätze müssen dabei beachtet werden, positive und negative Verstärkung sind wesentliche Hilfsmittel.

Narzisstische Persönlichkeitsstörung

Die narzisstische Persönlichkeitsstörung besteht aus dem Bedürfnis der ständigen Bewunderung und dauernden Aufmerksamkeit. Betroffenen haben ein großartiges Selbstbild, das einhergeht mit Fantasien von Macht, Wohlstand, Glanz, Ruhm, Schönheit und Erfolg, sie sind sozusagen in sich selbst verliebt. Sie selbst sind leicht kränkbar, jedoch anderen gegenüber wenig einfühlsam und haben die Tendenz, andere auszubeuten. Die zwischenmenschlichen Beziehungen sind regelhaft gestört, ebenso besteht ein Mangel an Empathie.
Auf Enttäuschungen, Niederlagen und Kritik reagieren die Betroffenen mit Demütigung, deutlich geäußerter Wut und Zorn oder Unterlegenheit und Scham oder kühler Gleichgültigkeit oder mit einem ausgeprägten Leeregefühl.
Mögliche Komplikationen sind depressive Verstimmungen, reaktive Psychosen und Neidgefühle.
Tiefenpsychologisch ist der Narzissmus als eine sehr frühe Eltern-Kind-Störung anzusehen, sei es durch Frustrationen oder Überverwöhnung oder durch einen Wechsel von beidem. Um dieser erneuten Kränkung vorzubeugen, zieht sich das affektive und emotionale Kind zurück. Gefühle der Unsicherheit, der Leere, des Misstrauens, des Selbstwertverlustes und der Minderwertigkeit treten an die Stelle der Sicherheit und des Wohlbefindens. Diese wahrgenommene Realität der Unzulänglichkeiten wird durch die Entwicklung einer narzisstischen Persönlichkeitsstruktur abgewehrt.

Für den Umgang ist es wichtig, sich nicht als Professioneller durch die Idealisierung oder Abwertung der narzisstisch gestörten Menschen beeinflussen zu lassen. Eine konstante und gleichmäßige Haltung im Kontakt gilt es dauerhaft durchzuhalten.

Anregung zur Reflexion und Wiederholung

Die Zusammenarbeit der unterschiedlichen Berufsgruppen ist gerade bei Menschen mit einer Persönlichkeitsstörung von besonderer Bedeutung, da die gemeinsam erarbeiteten Verhaltensprogramme und Übungen möglichst in den Tagesablauf integriert werden müssen. Die pflegerischen Aufgaben umfassen auch die Schaffung eines Klimas, in dem Veränderungen und neues Verhalten möglich sind.

Fallbeispiel zwanghafte Persönlichkeitsstörung

Herr Volker Vischer ist 38 Jahre alt, verheiratet, hat zwei Kinder und ist von Beruf Pharmavertreter. Er kommt in psychiatrische Behandlung, nachdem er nach einem Herzinfarkt in der anschließenden Heilbehandlung ein schweres depressives Syndrom entwickelte. Er willigte in eine stationäre Aufnahme in die Psychiatrie schweren Herzens ein. Er äußerte große Zukunftsängste, vor allem, dass er dem beruflichen Stress nicht mehr gewachsen ist.

In einem gemeinsamen Gespräch mit der Ehefrau kommt die extreme „Ordnungsliebe" von Herrn Vischer zur Sprache, weil diese Frau Vischer oft zu schaffen mache. Er unterbricht seine Frau, dies seien persönliche Phänomene, die nicht in dieses Gespräch hinein gehörten. Er kontrolliere z.B. jeden Morgen erst das Auto, ob er Schmutzreste finde, die Scheiben sauber seien, ordne, wenn er nach Haus komme die Kleidungsstücke an der Garderobe, er sei dabei immer sehr erregt, gerate gelegentlich auch aus der Fassung. Erst nach Beendigung der Kontrollen könne er sich beruhigen. Das Ausmaß und der Drang nach Kontrolle wurde im Laufe des Gesprächs immer deutlicher. Herr Vischer versuchte zunächst die Symptome zu bagatellisieren, indem er betonte, seine Frau neige zu Übertreibungen. Er konnte dann im weiteren Verlauf des Gesprächs und in der Therapie doch darüber reden, dass er seit vielen Jahren unter diesen Symptomen leidet, seine berufliche Belastung sei auch dadurch zu erklären, dass er für viele Besuche bei Kunden Umwege wähle, weil er glaube dadurch Unfällen aus dem Weg zu gehen. Er quäle sich auch oft mit Ängsten, dass er bei Informationsgesprächen mit Kunden falsche Angaben gemacht habe und dafür juristisch zur Rechenschaft gezogen werde. Er verlange auch von seiner Frau immer wieder die Bestätigung, dass sie sich nicht von ihm trennen wolle. Durch seine Handlungen sei es im Laufe der Zeit zu einer gewissen Entfremdung in der Partnerschaft gekommen. Seine Frau sei durch die ständigen Fragen mittlerweile dermaßen entnervt, dass sie gelegentlich Türe knallend das Haus verließe, um einen Spaziergang zu machen. Er verspreche dann mit dem ständigen Fragen aufzuhören, das halte jedoch nur kurz an. Ihm sei die Unsinnigkeit der Gedanken und Handlungen auf der einen Seite bewusst, auf der anderen Seite könne er nichts dagegen tun.

Fragen

- Wie können die Begriffe Zwangsgedanken und Zwangshandlungen erklärt werden?
- Welche therapeutischen Maßnahmen können Herrn Vischer angeboten werden?
- Welche verhaltenstherapeutischen Ansätze kommen zum Tragen?
- Wie wird die Entstehung eines Zwangs erklärt?
- Welche Aufgaben stellt sich die psychiatrische Pflege in diesem Zusammenhang?
- Welche weiteren Aspekte interessieren Sie und welche zusätzlichen Fragen würden Sie stellen?

Literaturtipps

Dulz, B.; Schneider, A.: Borderline-Störungen – Theorie und Therapie. Schattauer Verlag Stuttgart, 1999

Flatten, G.; Hofmann, A.; Liebermann, P.; Wöller, W.; Siol, T.; Petzold, E.: Posttraumatische Belastungsstörungen. Schattauer Verlag Stuttgart, 2001

Fricke, S.; Hand, I.: Zwangsstörungen verstehen und bewältigen – Hilfe zur Selbsthilfe. Psychiatrie Verlag Bonn, 2004

Heigl-Evers, A.; Heigl, F.; Ott, J.; Rüger, U.: Lehrbuch der Psychotherapie. Gustav Fischer Verlag Stuttgart, 1997

Knuf, A.; Tilly, C.: Borderline: Das Selbsthilfebuch. Psychiatrie Verlag Bonn, 2004

König, K.: Mit dem eigenen Charakter umgehen. Walter Verlag Zürich, 2001

Leps, F.: Zange im Hirn – Geschichte einer Zwangserkrankung. Psychiatrie Verlag Bonn, 2001
Rahn, E.: Basiswissen: Umgang mit Borderline-Patienten. Psychiatrie Verlag Bonn, 2003
Rohde-Dachser, C.: Verknüpfungen – Psychoanalyse im interdisziplinären Gespräch. Vandenhoeck & Ruprecht Göttingen, 1998

6.6 Psychische Störungen aufgrund einer Schädigung oder Funktionsstörung des Gehirns oder einer körperlichen Erkrankung

„Auch der vernünftigste Mensch bedarf von Zeit zu Zeit wieder der Natur, das heißt seiner unlogischen Grundeinstellung zu allen Dingen.“ (Friedrich Nietzsche)

Psychische Störungen aufgrund einer Schädigung oder Funktionsstörung des Gehirns oder einer körperlichen Erkrankung, früher exogene Psychose (symptomatische, organische, körperlich begründbare Psychose): Im weitesten Sinne jede psychiatrische Störung, die durch eine körperliche Erkrankung bedingt ist.

Krankheitsentstehung

Zahlreiche körperliche Erkrankungen können zu psychiatrischen Störungen führen, wobei die Krankheit im ZNS lokalisiert sein (z. B. Hirntumor oder Demenz) oder das Gehirn sekundär (z. B. Leberschaden) in Mitleidenschaft ziehen kann. Dabei können unterschiedliche Ursachen zum gleichen klinischen Bild führen. Das Gehirn antwortet auf verschiedene Schäden mit gleichen Symptomen. In diesem Kapitel werden nur allgemeine Aspekte beschrieben, das Thema Demenz wird in Kapitel 7.1 behandelt.

Organisch-psychische Störungen werden in allen medizinischen Disziplinen angetroffen, allerdings nicht regelmäßig erkannt. Ca. 2,7 % der erkrankten Menschen weisen in einzelnen Bereichen psychoorganische Störungen auf. Da mehr als die Hälfte auf Alterserkrankungen fällt, ist in Zukunft mit einer Zunahme zu rechnen. Werden vorübergehende oder leichte Störungen dieser Art, z. B. Fieberdelirien, kurz andauernde traumatische oder postoperative psychoorganische Störungen berücksichtigt, so ist damit zu rechnen, dass bei jedem dritten Menschen wenigstens einmal im Laufe seines Lebens im Zusammenhang mit einer körperlichen Krankheit eine organisch-psychische Störung eintritt.

Einteilung und Symptome

Die Einteilung und Benennung der körperlich begründbaren psychischen Störungen ist nicht einheitlich (organische, symptomatische, körperlich begründbare oder exogene Psychose, akute exogene Reaktionstypen). Im Folgenden wird eine Einteilung nach dem zeitlichen Verlauf gewählt.

Akute exogene Psychose
Leitsymptom der **akuten exogenen Psychose** ist die *Bewusstseinsstörung*, fehlt diese, wird dies als **Durchgangssyndrom** bezeichnet.
Ursachen
Prinzipiell kann fast jede körperliche Funktionsstörung einen Verwirrtheitszustand hervorrufen:

- Vaskuläre bzw. hypoxämische Schädigungen, z. B. bei Gefäßerkrankungen, Herzinsuffizienz, Anämie
- Demenzen
- Entzündliche Prozesse, z. B. HIV-Infektionen, Enzephalitis
- Raumfordernde Prozesse, konsumierende Krankheiten, z. B. Karzinome
- Leber- und Niereninsuffizienz
- Schädel-Hirn-Traumen
- Vergiftungen, z. B. durch Alkohol, Medikamente und Drogen.

Typische klinische Bilder
Verwirrtheit und Delir mit Bewusstseinsstörung, Desorientierung, (ängstlicher) Unruhe, meist optischen Halluzinationen, Verkennung der Umgebung, agitierte Ängstlichkeit, Schwitzen, Tremor und Schlaflosigkeit. Meist beginnen Verwirrtheitszustände nicht plötzlich, sondern mit einem Prodromalstadium, das besonders häufig in den Abend- und Nachtstunden auftritt. Das Durchgangssyndrom äußert sich z. B. durch eine akute Halluzinose, akuten Wahn, Angstsyndrom oder affektive Verstimmung.
Bei einem Verwirrtheitszustand haben die Betroffenen meist eine Erinnerungslücke, d. h. sie wissen am nächsten Tag nichts davon, bestreiten dies eventuell.
Akute exogene Psychosen bilden sich mit Besserung der ursächlichen Erkrankung meist innerhalb von Tagen bis Wochen zurück.

Chronische exogene Psychose
Die wichtigsten Erscheinungsbilder der **chronischen exogenen Psychosen** (= hirnorganische Psychosyndrome) sind:

- **Gedächtnisstörung:** Diese betrifft in der Regel das Kurzzeitgedächtnis. Eine besondere Form der Gedächtnisstörung ist das **Korsakow-Syndrom** (amnestisches Syndrom). Es ist gekennzeichnet durch schwere Merkfähigkeitsstörungen, Konfabulationen (Pseudoerinnerungen) und Desorientiertheit bezüglich Zeit und Raum.
- **Organisch bedingte Persönlichkeitsveränderung:** Diese zeigt sich oft durch eine Zuspitzung bereits vorhandener Persönlichkeitszüge (sparsam → geizig, vorsichtig → misstrauisch), erhöhte Reizbarkeit, weinerliche Affektlabilität, Verlangsamung und Antriebsminderung.
- **Fortschreitender Verlust vorhandener geistiger Fähigkeiten** im Sinne einer Demenz.

Chronische exogene Psychosen sind häufig irreversibel.
Diese Einteilung darf nicht darüber hinwegtäuschen, dass die Übergänge zwischen akuten und chronischen Störungen fließend sind. Die Symptome psychoorganischer Störungen hängen immer auch von der Persönlichkeit und Biografie des Einzelnen ab.

Diagnostik

Die Diagnose wird durch den psychopathologischen Befund, durch spezielle, standardisierte Tests und durch technische Untersuchungen zur Feststellung der zugrunde liegenden Erkrankung gestellt. Manchmal ist die Ähnlichkeit zwischen körperlich begründbaren psychiatrischen Störungen und anderen psychiatrischen Erkrankungen, z. B. einer Depression oder Schizophrenie, sehr groß. Daher sollten bei psychiatrischen Störungen stets organische Erkrankungen ausgeschlossen werden.

Pflege und Behandlung

Zugrunde liegende Erkrankungen müssen abgeklärt und behandelt werden, z. B. Alkoholentzug, Noxenbeseitigung oder die Entfernung eines Hirntumors. Der akute Verwirrtheitszustand muss stationär behandelt werden. Die chronisch exogene Psychose ist therapeutisch medikamentös wenig zu beeinflussen und wird symptomatisch mit Psychopharmaka behandelt. Sie erfordert in erster Linie pflegerische Maßnahmen, wie z. B. Orientierungshilfen in der Umgebung und kognitives Training zur Förderung der verbliebenen intellektuellen Fähigkeiten. Bei erheblicher Unruhe bewähren sich im akuten Fall sedierende Medikamente in zurückhaltender Dosierung.
Äußerungen des Patienten sind aus der Situation heraus verstehbar und gültig, in sich sinnvoll und haben eine zu verstehende Bedeutung (Validationsansatz), dabei werden neurophysiologische Defizite wahrgenommen und berücksichtigt, d. h. keine Verleugnung, aber taktvoller Umgang beim Ansprechen von Defiziten. Die Gefühle sowie die Beziehungen des Patienten zu seinen Bezugspersonen stehen im Vordergrund.
An einem psychoorganischen Syndrom erkrankte Menschen können besonders suizidal gefährdet sein, wenn gleichzeitig depressive Verstimmungszustände bestehen. Besondere Aufmerksamkeit ist unmittelbar nach vorhergegangenen Suizidversuchen zu leisten, besonders, wenn das Psychosyndrom im Zusammenhang mit einer abgelaufenen suizidalen Intoxikation steht.
„Für meine Grundhaltung mit dem „akutorganischen“, meist deliranten Menschen ist es wichtig, dass der Andere gerade an seiner Selbstwahrnehmung gehindert ist. Insofern muss ich wirklich für den Patienten da sein, z. T. an seiner Stelle handeln. Umso mehr bin ich auf meine Selbstwahrnehmung angewiesen, will ich dem Patienten auch nur ansatzweise das Gefühl vermitteln, verstanden zu werden, vertrauen haben zu können.“[44]

Literaturtipps

Dörner, K.; Plog, U.; Teller, C.; Wendt, F.: Irren ist menschlich – Lehrbuch der Psychiatrie und Psychotherapie. Psychiatrie Verlag Bonn, 2002
Hinterhuber, H.; Fleischhacker, W.: Lehrbuch der Psychiatrie. Thieme Verlag Stuttgart, 1997
Vetter, B.: Psychiatrie – Ein systematisches Lehrbuch für Heil-, Sozial- und Pflegeberufe. Urban & Fischer München, 2001

[44] Dörner, Klaus; Plog, Ursula; Teller, Christine; Wendt, Frank: Irren ist menschlich – Lehrbuch der Psychiatrie und Psychotherapie. Psychiatrie Verlag Bonn, 2002, Seite 380

6.7 Pflege bei psychosomatischen Erkrankungen

„Die Seefahrer, die der Brot- und Wassermangel auf der ungewissen See siech und elend niedergeworfen hat, werden durch das einzige Wort 'Land', das der Steuermann vom Vordeck erspäht, halb gesund, und gewiß würde der irren, der hier den frischen Lebensmitteln alle Wirkung zuschreiben wollte."
(Friedrich Schiller)[45]

Psychosomatische Erkrankungen sind Krankheiten, die im biopsychosozialen Kontext zu sehen sind, ca. 25% aller Erkrankungen in den Allgemeinpraxen gelten im engeren Sinne als psychosomatisch.
Psychosomatik ist die Lehre von der Wechselwirkung seelischer und körperliche Funktionen.

Gesundheits-, Krankheits- und Pflegeprozess haben eine psychische, soziale, spirituelle und körperliche Dimension und zeigen die Bedeutung, die Zusammenhänge und Wechselwirkung von Psyche, Körper und Geist im Alltag. Der Zusammenhang zwischen dem Krankheitsbild, den körperlichen Beschwerden der Patienten und der psychosozialen Problematik ist jedoch nicht so eng, dass wir ganz selbstverständlich oder automatisch von der Erkrankung auf die zu Grunde liegenden Konflikte und Probleme sowie Verhaltensmuster schließen können. Daher muss das Verwobensein individuell erarbeitet werden. Oft werden psychosomatische Erkrankungen als „eingebildet" abgetan. Die Frage erhebt sich, ob – wenn wir den Menschen ganzheitlich betrachten – nicht auch dieses Zusammenspiel für alle Bereiche gelten muss, denn es gibt immer gleichzeitig „handfeste Befunde" und psychische Wechselwirkungen.
Die Wurzeln der psychosomatischen Medizin werden durchaus bereits in die vormenschliche Vergangenheit gebracht, beispielsweise bei Tieren das Lecken von Wunden oder Nicht-Verlassen schwacher Artgenossen. Außerdem ist bei Naturvölkern bis heute der frühe menschliche Ansatz der Heilkunde als ganzheitliche Sichtweise erhalten. Dies ist beispielsweise auch bei Hippokrates, Hildegard von Bingen oder Galen festzustellen. Auch namhafte Ärzte und Psychoanalytiker haben diesen Zusammenhang vertreten wie Sigmund Freud, Carl Gustav Jung, Victor von Weizäcker, Alexander Mitscherlich.
Der Begriff „psychosomatisch" wird dem Psychiater Johann Christian August Heinroth zugeordnet, der 1773 in Leipzig geboren wurde und den ersten Lehrstuhl für „Psychische Therapie" innehatte. Er betonte die unabdingbare Einheit aus Seele (griechisch psyché) und Körper (griechisch soma). Vor allem die Erkenntnisse der Psychoanalyse – insbesondere der Wirkung ins Unbewusste verdrängter Triebwünsche – waren für die Entwicklung dieses Zweiges der Medizin von Bedeutung. Psychosomatische Phänomene entstehen, wenn Emotionen zu Veränderungen von Körperfunktionen führen wie umgekehrt körperliche Erkrankungen zu extremer psychischen Belastung führen können.
Jedes Organ kann von einer funktionellen Störung betroffen sein, häufig sind jedoch das Herz-Kreislauf-System und der Verdauungstrakt betroffen. In der Praxis werden deshalb die Lokalisationsbereiche unterschieden (☞ Tab. 6.17).
Der Begriff psychosomatische Erkrankungen wird heute kontrovers diskutiert. Thure von Uexküll tendiert dazu, den Begriff aufzugeben, da er davon ausgeht, dass dadurch das „psychosomatische Splitting" verfestigt wird und einer zusammenhängenden Betrachtungs- und Handlungsweise im Wege steht.
Die biosoziale Bedingtheit eines Menschen besteht aus:
- Seiner natürlichen und künstlichen Umwelt
- Biologischen Aspekten
- Psychologischen Aspekten
- Sozialen Aspekten.

Redensarten und Sprichwörter bringen uns oft einem Geschehen näher und zeigen uns unterschiedliche Sichtweisen einer Sache auf. Dies sei anhand der Aktivitäten des täglichen Lebens (ATLs) verdeutlicht (Tab. 6.18). Die Anregung kommt von Christoph Lanzendörfer[46].

[45] Schiller (1759–1805), im ersten Beruf Arzt, in seiner zweiten Doktorarbeit über das Zusammenwirken von Seele und Körper

[46] Lanzendörfer, Christoph: Psychosomatik in der Pflege und die „Aktivitäten des täglichen Lebens". Schattauer Verlag Stuttgart, 1996

Bereich	Krankheitsbilder (Beispiele)
Herz-Kreislauf-System	Herzrhythmusstörungen, Herzneurose, essentielle Hypertonie, koronare Herzkrankheiten, Synkopen
Verdauungstrakt	Morbus Crohn, Schluckstörungen, funktionelle Ober- und Unterbauchsyndrome, Globusgefühl, Ulcus pepticum, Colitis ulcerosa, Colon irritable, Obstipation, Diarrhö
Respirationstrakt	Asthma bronchiale; Tuberkulose, Hyperventilationstetanie, nervöses Atemsyndrom, grippale Infekte
Urogenitaltrakt	Impotenz, Ejakulationsstörungen, psychogene Sterilität, Vagismus, pimäre und sekundäre Amenorrhoe, Dysmenorrhoe, Pseudogravidität, negierte Schwangerschaft
Dermatologische Erkrankungen	Urtikaria, Neurodermitis, Erythema fugax
Bewegungsapparat	Schreibkrampf, Rheumatische Arthritis, Torticollis spasticus, Weichteilrheunatismus, Tic
Zentrales Nervensystem	Spannungskopfschmerzen, Migräne, psychogene Dämmerzustände
Störungen des Essverhaltens	Anorexia nervosa, Bulimia nervosa, Adipositas

Tab. 6.17: Bereiche psychosomatischer Erkrankungen.

Ob eine psychosomatische Erkrankung ambulant oder stationär behandelt wird, hängt vom Leidensdruck des Betroffenen ab und wie die Alltagsbelastung sich im Einzelnen auswirkt. Auch ist mit entscheidend, wie das „zweigleisige Therapieverfahren", also somatische Behandlungsmethoden und verschiedene Psychotherapieverfahren, durchgeführt werden können.

Dabei spielen die unspezifischen und spezifischen Therapieeffekte eine Rolle. Unter den **unspezifischen Wirkungen** wird beispielsweise folgendes verstanden:

- Die Schaffung eines **Milieus** und Klimas, in dem sich der Klient angenommen fühlt
- Die menschliche und **fachliche Kompetenz** der unterschiedlichen Mitarbeiterinnen
- Dem Betroffenen **Respekt** entgegenzubringen und ihn **ernst zu nehmen**
- Die Möglichkeit des Patienten, sich auf die **Angebote einzulassen und sie zu nutzen.**

Die **spezifischen Wirkfaktoren** beziehen sich auf **Therapieverfahren**, nämlich **tiefenpsychologische und verhaltenstherapeutische** (☞ 3.6.2). Da davon ausgegangen wird, dass durchaus auch ungeeignete **Konfliktlösungsstrategien** eine entscheidende Rolle spielen, wird der Ansatz **kognitive Umstrukturierung** mit eingesetzt, **Selbstkontrollmethoden** können helfen bestimmte Probleme eher zu beherrschen wie beispielsweise Migräne oder Essstörungen.

Bei den psychosomatischen Erkrankungen wird immer wieder vom **primären** und vom **sekundären Krankheitsgewinn** gesprochen, wobei die beiden Formen ineinander fließen. Wenn sich eine direkte Entlastung durch die Krankheit ergibt, beispielsweise die Versetzung von einem ungeliebten Arbeitsplatz, spricht man vom primären Krankheitsgewinn.

Ein sekundärer Krankheitsgewinn ist beispielsweise ein verändertes Soziales Verhalten der Umwelt der Betroffenen, beispielsweise wenn ihr Dinge abgenommen werden „Du Arme, das kannst Du Dir doch in diesem Zustand nicht zumuten". Dabei wird die Betroffene sozusagen„entpflichtet".

Der Pflege kommt die Aufgabe zu, sich mehr um das subjektive Empfinden und Erleben zu kümmern. Dabei sind die folgenden Überlegungen für eine „psychosomatische Betrachtungsweise" von Bedeutung:

Lebensaktivität	Umgangssprachliche Redensart (Beispiele)
Für eine sichere Umgebung sorgen	Nerven wie Drahtseile – einen Schutzengel haben – einen Stein in den Weg legen – aufs Glatteis führen – den Kopf in den Sand stecken – jemandem eine Grube graben
Kommunizieren	Ins Stottern kommen – es hat mir die Sprache verschlagen – auf der Leitung stehen – aufs Butterbrot schmieren – jemanden vor den Kopf stoßen – wie ein Wasserfall reden
Atmen	Etwas atemberaubend schön finden – langen Atem haben – die Luft abschnüren – an die Luft setzen – vor Bewunderung atemlos sein – vor Schreck den Atem anhalten
Essen und Trinken (Nahrungsaufnahme)	Zum Fressen gern haben – Essen und Trinken hält Leib und Seele zusammen – ein voller Bauch studiert nicht gern – ein Schluckspecht sein – die Augen sind größer als der Magen – das läuft mir wie Öl runter – mir bleibt das Essen im Halse stecken
Ausscheiden	Ein Korinthenkacker sein – zum Himmel stinken – das liegt mir im Urin – die Hose/die Schnauze voll haben – ich fühle mich beschissen – jemand ist nicht dicht – etwas ist schweißtreibend – ins Schwitzen kommen – das geht mir an die Nieren
Sich Sauberhalten und Kleiden (Hygiene)	Sich in Sack und Asche kleiden – sich selbst an den Haaren aus dem Sumpf ziehen – eine Gänsehaut bekommen – sich schminken wie ein Pfau – mit heiler Haut davonkommen – sich in seiner Haut nicht wohl fühlen – an den Haaren herbeiziehen
Die Körpertemperatur regeln	Zittern vor Kälte – den Kopf abkühlen – vor Wut kochen – eine frostige Atmosphäre – eiskalte Füße haben – zu Eis erstarren – mir läuft es heiß und kalt den Rücken runter
Sich bewegen	Auf der Stelle treten – kein Rückrad haben – sich im Kreis drehen – an die Decke gehen – in kleinen Schritten denken – keine große Sprünge machen – es geht aufwärts – breite Schultern haben – nicht auf der Höhe sein – nicht in die Gänge kommen
Arbeiten und Spielen (Freizeit)	Vor Langeweile sterben – mit der Arbeit verheiratet sein – in der Freizeit ausspannen – nicht abschalten können – ein Arbeitstier sein – auf die faule Haut legen – arbeiten wie ein Ochse – die Arbeit mit nach Hause nehmen – ein Faulpelz sein – das ganze Jahr Urlaub machen – sich von der Arbeit auffressen lassen
Sich als Mann und Frau fühlen und verhalten (Sexualität)	Null Bock haben – sein Mann/seine Frau stehen – auf jemanden fixiert sein – eine Person macht mich an – ein Schlappschwanz sein – ein Dünnbrettbohrer sein – Frühlingsgefühle haben – im siebten Himmel schweben – sich als Mannweib aufführen – ein Christkindchen sein – der ist spitz wie Nachbars Lumpi – das Knistern spüren
Ruhen und Schlafen	Morgenstund' hat Gold im Mund – einen Elan wie eine Schlaftablette haben – an der Matratze horchen – fit wie ein Turnschuh sein – todmüde sein – zum Gähnen langweilig – ein Nickerchen machen – erst eine Stunde schlafen und dann ins Bett – nicht zur Ruhe kommen – sich wie gerädert fühlen – unter die Decke kriechen – aufs Ohr hauen
Sterben und Tod	Zu Tode betrübt – himmelhoch jauchzend – eine Trauerspiel sein – die Radieschen von unten betrachten – jemanden den Tod wünschen – dem Tod von der Schippe springen – todesmutig sein – am Abgrund stehen – sich tot stellen – zu Tode erschrecken – im Fegefeuer schmoren – in den Himmel kommen – dem Tod ins Auge sehen

Tabelle 6.18: Umgangssprache und Lebensaktivitäten.

- Bei jeglicher Anforderung reagiert der einzelne Mensch vor dem Hintergrund seiner biografischen Erfahrung psychisch, physisch und in der Interaktion.
- Die psychischen Abwehrmechanismen bedingen die Belastbarkeit des Einzelnen in den unterschiedlichen Situationen.
- Die Integration der jeweiligen individuellen Reaktionen des einzelnen Menschen können entweder positiv verstanden werden oder als Krankheit fortbestehen bleiben.
- In den einzelnen belastenden Situationen sind die zum Zeitpunkt gegebenen Umgebungsfaktoren entscheidend für die soziale Unterstützung und somit auch für den Verlauf.

Unterschiedliche theoretische Ansätze können herangezogen werden, beispielsweise, dass genetische und perinatale Einflüsse in gleicher Weise für die Entstehung einer psychosomatischen Erkrankung verantwortlich sind wie die psychosoziale Entwicklung oder dass der Mensch in seiner Entwicklung die biologischen Schemata beispielsweise des Lust-Unlust-Prinzips in Emotionen äußert. Dies geschieht durch Erweiterung und Festigung von Fertigkeiten und Fähigkeiten und der Verinnerlichung der Konsequenzen des eigenen Handelns. Eingeschränkte Wahrnehmung körperlicher Überforderung und mangelnde Phantasie können in chronischen Überforderungssituationen unbewusst zu einer so genannten Re-Somatisierung führen. Oder diese Form der Erkrankung zeigt ihre Ursache in den neurophysiologischen Programmen, die sich in der Disposition (früh erworbene Programme), Konstitution (angeborene Programme) und Adaption (neu hinzu gekommene Programme) auswirken. Und diese Programme können dann durch Reflexe mit anderen kombiniert werden, wenn sie in der Situation nicht als adäquat erweisen. Nach diesen Erklärungsmustern können sich dann Handlungsabläufe beispielsweise widersprechen wie Angst und Besonnenheit oder Ärger und depressive Verstimmung.

Die Kommunikation spielt im Zusammenhang mit psychosomatischen Erkrankungen eine besondere Rolle, da der Betroffene auf seine Wahrnehmung lernen muss zu achten, um rechtzeitig, möglichst im Vorfeld seinen körperlichen Reaktionen auf der psychischen Verhaltensebene zu begegnen. Dabei spielt die innere und äußere Wahrnehmung eine Rolle, aber auch, dass die Wahrnehmung unsere Phantasie beeinflusst. Die vier Ebenen der Kommunikation nach Schultz von Thun (☞ 3.2) sind dabei ein guter Ansatz. Was ist jeweils auf der Sach-, Appell, Selbstoffenbarungs- und Beziehungsebene einzuordnen. Auf welche Ebene werden die Botschaften wahrgenommen, welche Wahrnehmungsprobleme entstehen, welche nonverbalen Botschaften werden eingesetzt.

Anregung zur Reflexion und Wiederholung

Die Verwobenheit zwischen Körper und Psyche anzuerkennen ist oft schwer für den Betroffenen und bedarf einer längeren Begleitung, um sich nicht als „eingebildeter Kranke" zu empfinden und zu erleben. Das bedeutet die Zusammenhänge zwischen physischem Befinden, psychischem Erleben und den Einflüssen der Umwelt, also die multifaktorielle Bedingtheit des Geschehens in den eigenen Vorstellungen mehr Raum zu geben.

Fallbeispiel

Frau Katja Klug wird mit schwerster Atemnot ins Krankenhaus eingeliefert. Nachdem sich ihr Zustand durch die Gabe von Cortison etwas gebessert hat, ist von ihr Folgendes zu erfahren: Frau Klug ist 35 Jahre alt, verheiratet und Mutter zweier Töchter im Alter von neun und drei Jahren. Nachdem Sie eine kaufmännische Lehre gemacht hatte, habe sie keine Stelle gefunden und durch Beziehungen ihrer Mutter eine Arbeit in einer Bäckerei bekommen. Sie habe die Arbeit in der Bäckerei mit Widerwillen gemacht, habe aber nichts darüber gesagt. Dort sei zum ersten Mal so etwas wie heute aufgetreten. Auf Nachfrage erzählt sie, dass dem ersten Anfall vorausging, dass sie mit Abscheu bei der halbjährlichen Reinigung der Mehlstube habe helfen müssen. Im Raum hing ein muffiger Geruch und das Mehl sei in allen Ecken gewesen, sie habe sich nie zuvor so unangenehm in der Backstube gefühlt. Sie habe eine bedrückende Enge empfunden, es kam Unruhe und Herzklopfen dazu, Enge in der Brust und eine Kurzatmigkeit, sie sei mit asthmatischen Beschwerden nach Hause gegangen. Der Hausarzt spritzte ihr Cortison. In der folgenden Zeit musste sie häufig wegen asthmatischer Beschwerden behandelt werden, ein Anfall sei jedoch nicht mehr aufgetreten. Vor einiger Zeit habe sie die Stelle gewechselt und ist jetzt in der Buchhaltung tätig. Ihre Halbtagsstelle soll nun in absehbarer Zeit auf eine Ganztagsstelle aufgestockt werden. Das habe ihr große Sorgen gemacht, da sie Ihre Mutter zur Kinderbetreuung nicht mehr einspannen möchte. Heute habe sie mit ihrem Chef darüber reden wollen, dass sie lieber in Kauf nehme, jemanden vor die Nase gesetzt zu bekommen, nun sei aus heiterem Himmel der Anfall gekommen.

Fragen

- Was steht bei Frau Kluge zunächst im Vordergrund?
- Wie kann Frau Kluge ihre Krankheit erklärt werden und was sollte Sie darüber wissen?
- Welche Mechanismen sind möglicherweise zu vermuten?
- Welche Therapien könnten Frau Kluge evtl. helfen?
- Was könnte Frau Kluge wohl tun, um ihre körperlichen Signale mehr wahrzunehmen?
- Wie ist das Geschehen insgesamt einzuordnen und was sollte gegebenenfalls abgeklärt werden?
- …
- Welche weiteren Aspekte interessieren Sie und welche zusätzlichen Fragen würden Sie stellen?

Literaturtipps

Bauer, R.; Ahrens, R.: Psychotherapie und Psychosomatik in der Pflege. Verlag Ullstein Medical Wiesbaden, 1998

Becker, H.; Lüdeke, H.: Psychosomatische Medizin – Lehrbuch für Krankenpflegepersonal. Kohlhammer Verlag Stuttgart, 1997

Klussmann, R.: Psychosomatische Medizin, 3. A. Springer Verlag Berlin, 2000

Lanzendörfer, C.: Psychosomatik in der Pflege und die „Aktivitäten des täglichen Lebens“. Schattauer Verlag Stuttgart, 1996

Tress, Wolfgang: Psychosomatische Grundversorgung – Kompendium der interpersonellen Medizin, 3. A. Schattauer Verlag Stuttgart, 2003

Uexküll, Thure von: Psychosomatische Medizin. Urban & Fischer Verlag München 2002

7 Alte Menschen und Pflege in der Psychiatrie (Gerontopsychiatrie)

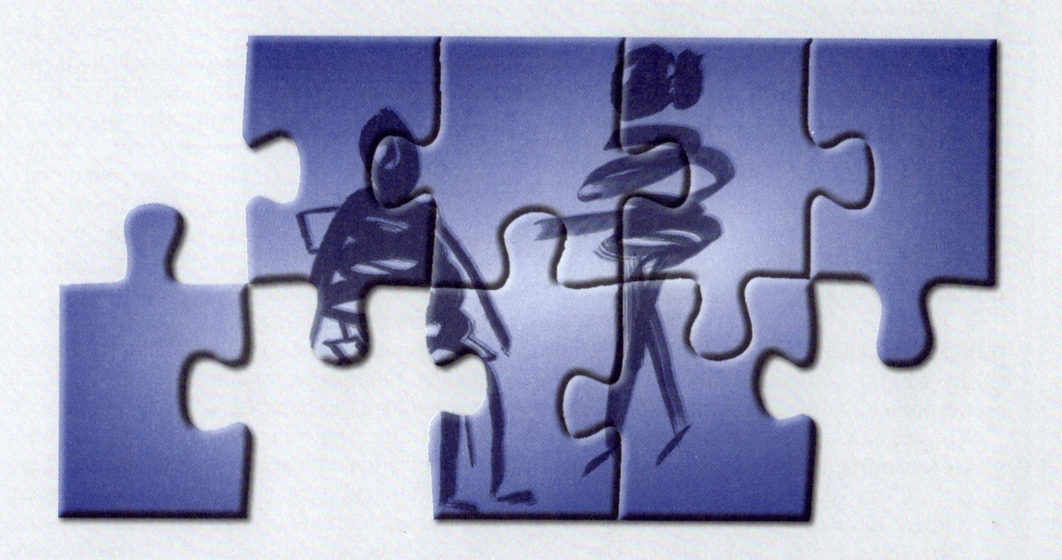

7 Alte Menschen und Pflege in der Psychiatrie (Gerontopsychiatrie)

„Erinnerung ist das Seil, heruntergelassen vom Himmel, das mich herauszieht aus dem Abgrund des Nicht-Seins.“ (Marcel Proust)

Die **Alterspsychiatrie** wird häufig mit dem Begriff „Verwirrtheit“ in Verbindung gebracht und mit der Beeinträchtigung von kognitiven Fähigkeiten, gleich ob es sich dabei um die Erinnerung, Wahrnehmung, Auffassung, in Bezug setzen können oder um die Denkfähigkeit handelt. Verwirrt Sein kann viele Ursachen haben, z. B. durch unzureichende Ernährung und Flüssigkeitsaufnahme, durch Infekte und andere körperliche Erkrankungen oder medizinische Eingriffe oder Umgebungsfaktoren.

Die Gruppe alter Menschen nimmt in unserer Gesellschaft stetig zu. Die Aufgaben der Pflege, auch der psychiatrischen Pflege werden sich dieser Tatsache stellen und anpassen müssen.

Gerontologie: (Sozial-)Wissenschaften, die sich mit dem alten Menschen und mit körperlichen, psychischen und sozialen Vorgängen des Alterns beschäftigen.

Gerontopsychiatrie: Teilgebiet der Gerontologie und der Psychiatrie, befasst sich mit der Beschreibung von Krankheitsbildern (Nosologie), Diagnostik, Therapie und Prävention von psychischen Erkrankungen, die durch Alterungsvorgänge ausgelöst werden oder die das Alter begleiten.

Altern

„Der Sinn unseres Lebens ist in Frage gestellt durch die Zukunft, die uns erwartet, wir wissen nicht, wer wir sind, wenn wir nicht wissen, wer wir sein werden: erkennen wir uns in diesem alten Mann, in jener alten Frau. Das ist unerlässlich, wenn wir unsere menschliche Situation als Ganzes akzeptieren wollen.“ (Simone de Beauvoir in „das Alter“)[1]

Gerade im Umgang mit alten Menschen stehen **ethische** Fragen im Mittelpunkt. Sie müssen in der Praxis immer wieder neu überprüft werden, weil generell Artikel 1 des Grundgesetzes gilt: Die Würde des Menschen ist unantastbar […]. Ethisches Handeln in der Pflege alter Menschen muss die Autonomie und die Menschenwürde zum zentralen und normativen Prinzip machen, um Ausgrenzung zu verhindern und auszuschließen. Außerdem wird in der Pflege alter Menschen ein dynamisches Menschenbild zugrunde gelegt, das die Balance zwischen Distanz und Beziehung wahren und immer wieder aufs Neue finden lässt. Eine Beziehung zum älteren Menschen, vor allem zum psychisch und an Demenz erkrankten, lässt sich nur dann herstellen, wenn die Pflegende bereit ist, sich zu hinterfragen, zu reflektieren, das Ich-Du-Verhältnis immer wieder neu zu überdenken, sich um (verbal oder averbal) Dialogbereitschaft bemüht, die fürsorglichen Aufgaben wahrnimmt und sich den Konflikten stellt, die aus dem zwischenmenschlichen Geschehen entstehen.

Psychische Erkrankungen im Alter finden – außer der Demenz – in der Gesellschaft und auch in der Psychiatrie wenig Beachtung. Während sich mit der Entwicklung und auch dem Abbau von geistiger Leistungsfähigkeit medizinische und psychologische Arbeiten beschäftigen, werden Veränderungen im emotionalen Bereich in verschiedenen Lebensaltern wenig beschrieben. Um mit alten Menschen, vor allem mit psychisch kranken alten Menschen, verstehend umzugehen, brauchen Professionelle wie auch Angehörige gleichermaßen Wissen und Einfühlungsvermögen. Kipp und Jüngling[2] halten einen verstehenden Umgang mit alten psychisch kranken Menschen für möglich, wenn die Pflegenden

- sich Wissen über Krankheiten aneignen, vor allem über psychische Erkrankungen im Alter
- sich einfühlend damit beschäftigen, wie alte Menschen ihre Problem handhaben
- sich ihrer die eigenen Gefühlen gegenüber alten psychisch kranken Menschen vergegenwärtigen und reflektiert damit umgehen.

Die Alterstruktur hat sich in den letzten Jahrzehnten in allen industrialisierten Staaten erheblich verändert. Die durchschnittliche Lebenserwartung ist deutlich gestiegen. In der Bundesrepublik Deutschland waren im Jahre 1950 10,1 Mio. Bürger 60 Jahre oder älter (14,6 % der Bevölkerung), 1991 waren es 16,4 Mio. (20,4 %). Nach Hochrechnungen soll

[1] de Beauvoir, S.: Das Alter. Rowohlt Taschenbuch, Hamburg, 2000

[2] Kipp, Johannes, Jüngling, Gerd: Einführung in die praktische Gerontopsychiatrie. Reinhardt Verlag Basel, 2000

der Anteil in den nächsten Jahren noch steigen. Besonders ist zu berücksichtigen, dass der Bereich der Hoch- und Höchstbetagten erheblich zugenommen hat und weiter zunimmt. Die durchschnittliche Lebenserwartung von Frauen (79 Jahre) ist höher als die der Männer (77 Jahre). Bei den über 60jährigen ist die Relation von Männern zu Frauen 1:2, bei den über 80jährigen 1:3. Wesentliche Merkmale des zu beobachtenden Alterstrukturwandels sind: Hochaltrigkeit, Feminisierung, Singularisierung, gesunkenes Berufsaustrittsalter und Entberuflichung des Alters (Deutscher Bundestag 1994).[3] Die Enquetekommission des Deutschen Bundestages Demographischer Wandel[4] stellt 2002 fest: „[...] durch eine zunehmende Alterung der Bevölkerung, die sich auf Grund des bisherigen Geburtenrückgangs auf ein Niveau von etwa einem Drittel unter dem Generationenersatz sowie auf Grund einer steigenden Lebenserwartung ergibt; eine sinkende Anzahl und abnehmender Anteil Jüngerer einerseits, sowie eine steigende Anzahl und ein zunehmender Anteil Älterer an der Gesellschaft andererseits, sind die Folge. Die Kommission erweitert und ergänzt die Zahlen. 2030 könnten 35 bis 40% über 60 Jahre alt sein, 2100 50 bis 60%, im Jahr 2050 wird sich die Zahl der Rentner im Verhältnis zu 100 Erwerbstätigen von heute 40 auf etwa 80 verdoppeln, gleichzeitig wird sich die Lebenserwartung bei Frauen auf 85 Jahre und bei Männern auf 80 Jahre erhöhen.

Altern ist ein biologischer Prozess, der auf das Ende des Lebens hin orientiert ist und durch genetische, individuelle und umweltbedingte Faktoren beeinflusst wird. Dabei ist die Gesundheit oder eine mögliche Erkrankung einer über 65-jährigen Frau oder eines Mannes nicht nur von der psychischen und physischen Verfassung oder von genetischen und konstitutionellen Faktoren abhängig, sondern von wesentlich mehr Aspekten beeinflusst wie beispielsweise sozialen Beziehungen und familiären Strukturen, einer sinnvollen Beschäftigung und der Art des Zusammenlebens, der wirtschaftlichen Absicherung und den vorhandenen Hilfestrukturen. Zusätzlich sind auch Aspekte zu bedenken, die im Zusammenhang mit dem Verlust von vertrauten Menschen, der vertrauten Umgebung, der Selbständigkeit und der Gesundheit stehen und die alte Menschen in ihrer Lebenswelt zu bewältigen haben.

Heute leben im Durchschnitt die Menschen nicht nur länger, sondern sie sind auch im Alter noch vitaler, körperlich gesünder, leistungsfähiger und psychisch flexibler. Das bisherige hinderliche Defizitmodell in der Betrachtungs-, Um- und Zugehensweise im Verhalten gegenüber alten Menschen hat sicher oft zur weiteren Verunsicherung der Betroffenen beigetragen. Die Anpassungs- und Bewältigungsmöglichkeiten werden durch die Ressourcenorientiertheit verstärkt und das Selbstvertrauen bestärkt. Sicher ist zudem wesentlich mit von Belang welche Mechanismen der Verarbeitung der alternde Mensch für sich zur Verfügung hat, um sich vom Alltag zu distanzieren und die alltäglichen Dinge einzuordnen.

Auch im Alter kann es generell zu jeder psychischen Erkrankungen. Am häufigsten sind Depressionen und hirnorganische Störungen.

Häufig entwickeln alte Menschen eine zunehmende Ich-Bezogenheit. Denken und Interessen engen sich ein, Persönlichkeitsmerkmale verstärken sich. Als krankhaft sind in der Regel die Veränderungen anzusehen, die im Widerspruch zur Persönlichkeit, seinem bisherigen Verhalten und seinem Wesen stehen.

7.1 Demenz

„Nun also kam sie in das weiße Land, wo es die Zeit nicht gab. Sie wusste nicht, wo ihr Bett stand oder wie alt sie war. Aber sie fand eine neue Art, sich zu verhalten, und bat mit demütigem Lächeln um Nachsicht. Wie ein Kind. Und wie ein Kind war sie offen für Gefühle und für alles, was an wortloser Verständigung zwischen Menschen möglich ist.“ (Marianne Fredriksson in Hannas Töchter)[5]

[3] Buijssen, Huub P. J., Hirsch, Rolf D.: Probleme im Alter, Diagnose, Beratung, Therapie, Prävention. Beltz Psychologie Verlags Union Weinheim, 1997

[4] Enquetekommission des Deutschen Bundestages Demographischer Wandel – Herausforderungen unserer älter werdenden Gesellschaft für den einzelnen und die Politik. Schlussbericht Drucksache 14/8800, Berlin 2002

[5] Fredriksson, M.: Hannas Töchter. Fischer Taschenbuch Frankfurt, 1999

Jahr	Bevölkerung in Deutschland	über 65 Jahre	Zahl an Demenz Erkrankten
2000	82,2 Mio.	15,8%	ca. 1,4 Mio.
2030	74,3 Mio.	26,7%	ca. 2,1 Mio.

Tab. 7.1: Die Zahl der Menschen mit Demenz steigt – eine Prognose für das Jahr 2030.[6]

Demenz: Organisch bedingter, fortschreitender Verlust des Gedächtnisses und des Denkvermögens, einhergehend mit Gedächtnis-, Wahrnehmungs- und Denkstörungen, Desorientiertheit, Persönlichkeitsveränderungen, Sprachstörungen und Beeinträchtigungen im Sozialverhalten.
Betroffen sind vor allem Menschen nach dem 70. Lebensjahr, vereinzelt jedoch auch ab dem 50. Lebensjahr.
In Deutschland lebt schätzungsweise eine Million Betroffene mit mäßiger bis schwerer Demenz.

Die Demenz ist keine normale Alterserscheinung, auch wenn sie in klarer Beziehung zum Alter steht und die **Häufigkeit der Demenz mit steigendem Alter** zunimmt. Die Demenz ist eine Erkrankung.
Demenzen sind die häufigste Indikation für die vollstationäre Pflege alter Menschen. Der Anteil von demenziell erkrankten älteren Menschen in Pflegeheimen liegt mittlerweile bei durchschnittlich 70% der Bewohner.
Weil der Anteil der Hochbetagten in den Industrieländern weiter ansteigt, ist in den nächsten Jahrzehnten eine erhebliche Zunahme der Demenzerkrankungen zu erwarten.
Ca. 50–60% der Betroffenen leiden an einer *Alzheimer-Demenz,* der häufigsten Form der ursächlich ungeklärten **primär degenerativen Demenzen.** Von **sekundären Demenzen,** mit bekannter Grunderkrankung, ist in der geriatrischen Altersgruppe die *vaskuläre Demenz* mit 15–20% am häufigsten. Schätzungsweise 15% der Demenzen älterer Menschen werden als Mischform der Alzheimer Demenz und der vaskulären Demenz angesehen. Die Übrigen verteilen sich auf zahlreiche seltene Ursachen.

Risikofaktoren[7]

- Wer über 80 Jahre alt ist, hochbetagte Männer erkranken häufiger als Frauen
- Wer alleine lebt, keine sozialen Kontakte hat, keine Angehörigen, die sich um ihn kümmern
- Wer aus seinem gewohnten Lebensumfeld herausgerissen wird
- Wer schlecht hört und/oder sieht
- Wer in seiner Beweglichkeit eingeschränkt ist
- Wer schlecht schläft und sich gesundheitlich nicht wohl fühlt
- Wer ständig Medikamente einnimmt
- Wer zunehmend Tag und Nacht verwechselt und sich in seiner Wohnung nicht mehr zurechtfindet
- u.v.a.m.

Symptome

Intellektueller und kognitiver Bereich

- Zerstreutheit, Konzentrationsstörung
- Störungen der Merkfähigkeit, betrifft vor allem das Speichern neuerer Informationen, d.h. das Kurzzeitgedächtnis
- Räumliche und zeitliche Orientierungsstörungen mit Störung des Tag-Nacht-Rhythmus
- Probleme in Sprachverständnis und sprachlichem Ausdruck
- Probleme bei der Benennung von Gegenständen.

Stimmung und Befindlichkeit

- Scham und Wut über eigene Fehlleistungen
- Nachlassendes Interesse an der Umwelt, Antriebslosigkeit, Passivität
- Affektiver Rückzug, d.h. es sind keine Gefühlsregungen mehr erkennbar

[6] Institut für Gesundheits- und Systemforschung, Kiel. In: Deutschen Ärzteblatt 1/2000

[7] Schaller, Anita: Umgang mit chronisch verwirrten Menschen. Leitfaden und Ratgeber für die tägliche Praxis. Brigitte Kunz Verlag Hagen, 1999

Primär degenerative Erkrankungen
• Alzheimer-Demenz • Chorea Huntington • Parkinson-Demenz-Komplex
Kardiovaskuläre Erkrankungen
• Vaskuläre Demenz
Hormonelle, Stoffwechsel- und Ernährungsstörungen
• Enzephalopathie bei schweren Leber- oder Nierenfunktionsstörungen • Schilddrüsen- und Nebenschilddrüsenfunktionsstörungen • Hypophysenvorderlappenunterfunktion • Speicherkrankheiten, z. B. M. Wilson • Vitaminmangelsyndrome, z. B. Vit.-B-Mangel
Infektionen und Entzündungen
• AIDS • Creutzfeldt-Jakob-Erkrankung • Mengingoenzephalitiden anderer Ursache
Toxische Schädigungen
• Alkoholabusus (Wernicke-Enzephalopathie, Korsakow-Syndrom) • Drogen • Medikamente • Kohlenmonoxid • Organische Lösungsmittel • Schwermetalle, z. B. Blei, Aluminium, Quecksilber
Liquorzirkulationsstörungen
• Hydrozephalus
Traumata
• Subduralhämatom • Schwere oder rezidivierende Hirntraumen
Tumoren
• Frontobasale Hirntumoren
Sonstige Ursachen
• Zerebrale Hypoxie

Tab. 7.2: Überblick über einige Erkrankungen, die zu den Symptomen einer Demenz führen können.

- Ängstlichkeit
- Unruhe
- Stimmungslabilität
- Neigung zu diffuser Verstimmtheit
- Wahrnehmungsstörungen in Form von Sinnestäuschungen oder illusionären Verkennungen.

Verhalten
- Besonders im Frühstadium der Erkrankung *dissimulieren* viele Betroffene, d. h. sie täuschen geistige Gesundheit vor und vertuschen eigene Fehlleistungen, z. B. durch den Gebrauch von Floskeln
- Apathie
- Reizbarkeit und Aggressivität
- Hyperaktivität und „Weglauftendenzen".

Körperliche Funktionen
- Gangstörungen durch Tonuserhöhung der Muskulatur, der Gang wird kleinschrittig und schlurfend
- Stuhl- und Harninkontinenz
- Unfähigkeit einfache Handlungen auszuführen, z. B. eine Tür aufzumachen
- Verwirrtheit ist keine eigene psychische Erkrankung, sondern Symptom einer Erkrankung
- Verwirrtheit ist eine Reaktion auf körperliche oder psychische Erkrankungen oder auf eine verwirrende Umgebung
- Verwirrtheit äußert sich in zeitlicher, örtlicher und situativer Orientierungsstörung
- Verwirrtheit ist meist nicht ständig gleich ausgeprägt.

Schweregradeinteilung
Leichte Demenz: Obwohl Arbeit und soziale Aktivitäten deutlich beeinträchtigt sind, bleibt die Fähigkeit erhalten, unabhängig zu leben. Komplexe Tätigkeiten können jedoch nicht mehr ausgeführt werden. Viele Betroffene reagieren auf diese ersten krankheitsbedingten Veränderungen mit Beschämung, Angst, Wut oder Niedergeschlagenheit. Sie entwickeln Techniken, ihre Erkrankung vor der Mitwelt zu verbergen
Mittlere Demenz: Eine selbstständige Lebensführung ist nur mit Schwierigkeiten möglich und ein gewisses Ausmaß an Aufsicht erforderlich. Lebt der Betroffene alleine in der eigenen Wohnung, kann er sich selbst und andere durch sein Verhalten gefährden, z. B. durch Anlassen der Herdplatte

Schwere Demenz: Die Aktivitäten des täglichen Lebens sind weitgehend zusammenhangslos, z.B. die Unfähigkeit, minimale persönliche Hygiene aufrechtzuerhalten, scheinbar sinnlose Aktivitäten oder Apathie. Eine kontinuierliche Betreuung und Begleitung ist notwendig.

Pflegende beobachten den Betroffenen auf Symptome und Veränderungen, auch im Verlauf des Tages, und dokumentieren dies. Sie fordern auch die Angehörigen auf, den Pflegebedürftigen genau zu beobachten. Ggf. kann ein Tagebuch geführt werden, in dem dokumentiert wird, auf was der Betroffene wie reagiert, z.B. was ihn beruhigt und was ihn stört. So kann die optimale Betreuung eines Menschen mit Demenz sinnvoll geplant werden.

7.1.1 Alzheimer-Demenz

„Als meine Mutter nach weit mehr als zehn Jahren an Alzheimer Krankheit starb, war sie von dem Menschen, der sie einmal war, sehr weit entfernt. Ich hatte meine Mutter verloren, längst bevor sie starb und trotzdem hinterließ sie ein ganz großes Loch, eine Lücke in meinem Leben. Ich werde meine Mutter immer vermissen und jetzt drei Jahren nach ihrem Tod, überwiegen meine Erinnerungen an sie, wie sie vor ihrer Erkrankung war, an gemeinsam Erlebtes, an gute Zeiten und das ist mir sehr wichtig.“
(Aussage einer Tochter)

Alzheimer-Demenz (Demenz vom Alzheimer-Typ, kurz DAT): Häufigste „primär degenerative“ Demenz mit charakteristischen neuropathologischen Veränderungen, Atrophie und Degeneration der Großhirnrinde.
Häufigkeitsrate bei den über 65-Jährigen liegt bei 7%, Männer und Frauen sind gleichermaßen betroffen. Sie steigt kontinuierlich bis auf 32% bei den über 90-jährigen. Frauen sind dann häufiger betroffen als Männer. Das Erkrankungsrisiko ist in betroffenen Familien vier Mal höher.

Krankheitsentstehung

Die Ursachen der Krankheit sind bis heute nicht vollständig aufgedeckt. Diskutiert werden vor allem genetische Faktoren, Umwelteinflüsse und Störungen im Neurotransmitterhaushalt, vor allem im Azetylcholinstoffwechsel.
Typisch ist, dass das Gehirn der Betroffenen im Laufe der Erkrankung fortschreitend schrumpft (Hirnatrophie) und große, liquorgefüllte Hohlräume entstehen.

Symptome

Die Krankheit beginnt – für Außenstehende zunächst kaum merklich – mit leichten Gedächtnisstörungen, z.B. mit Vergessen von Erledigungen oder Verabredungen, die der Betroffene durch das Schreiben von „Merkzettelchen“ auszugleichen versucht. Eigene Fehlleistungen können den Betroffenen sehr ängstigen, es kann zu zunehmender Passivität kommen. Stimmungslabilität sowie emotionaler Rückzug

	Alzheimer-Demenz	Vaskuläre Demenz
Beginn	Unmerklich	Meist plötzlich
Verlauf	Sich langsam verschlechternd	Sich schubweise verschlechternd
Schlaganfälle	Meist keine	Häufig in der Vorgeschichte
Lähmungen/Taubheitsgefühle	Fehlen normalerweise	Häufig vorhanden
EEG	Nur Allgemeinveränderungen	Umschriebene Veränderungen
CCT	Globale Hirnschrumpfung	Umschriebene Defekte

Tab. 7.3: Unterschiede zwischen Alzheimer- und vaskulärer Demenz.

zählen zu den Frühzeichen der Erkrankung. Es folgen Orientierungsstörungen und Persönlichkeitsveränderungen, z. B. mit Wutausbrüchen, Feindseligkeit gegenüber Mitmenschen, Erregungs- und Unruhezuständen.
Im Endstadium ist der Erkrankte völlig verwirrt. Er hört zwar, wenn man zu ihm spricht und fühlt sehr stark emotionale Aussagen, versteht das Gesagte aber kognitiv nicht. Er erkennt seine nächsten Angehörigen nicht mehr, sucht aber nach Halt und Geborgenheit. Der Betroffene kann sowohl harn- als auch (seltener) stuhlinkontinent werden.

Krankheitsprozess

- **Vergesslichkeit** ist häufig das erste Zeichen des Krankheitsprozesses. Das Langzeitgedächtnis bleibt lange erhalten, immer weniger Informationen können aber im Kurzzeitgedächtnis gespeichert werden. Wortfindungsstörungen kommen hinzu. Der Betroffene ist verängstigt, verzweifelt und schämt sich häufig, da die Welt ihm nicht mehr vertraut ist. Er handelt wegen seiner Vergesslichkeit oft unverständlich, z. B. fühlt er sich bestohlen, wenn er etwas verlegt hat.
- **Gefühlsäußerungen** sind durch die Krankheit beeinträchtigt, es kann zu inadäquaten Gefühlsreaktionen kommen, z. B. Rückzug oder aggressive Ausbrüche. Unbegründetes Misstrauen kann im Vordergrund stehen, manche Wesenszüge des Pflegebedürftigen werden ausgeprägter, z. B. wird Sparsamkeit zu Geiz, andere Wesenszüge verschwinden völlig.
- **Orientierungslosigkeit** nimmt zu und der Pflegebedürftige findet sich in seiner unmittelbaren Umgebung nicht mehr zurecht, dabei gibt es Schwankungen, so dass manchmal besser aber auch schlechter ist. Unruhe und Schlaflosigkeit kommen häufig hinzu.

Der kranke Mensch bemerkt lange seinen Leistungsverlust, nimmt seine Defizite wahr und reagiert entweder mit Trauer (depressiv) oder mit Zorn und Verweigerung. Der Bezug zur Gegenwart geht allmählich verloren. Die Einsicht in eigene Mängel verschwindet allmählich immer mehr.
Die zeitliche Desorientierung nimmt weiter zu, Angehörige oder die eigene Person können nicht mehr zugeordnet werden.
Weitere körperliche Probleme wie z. B. Inkontinenz, Obstipation und Ernährungsprobleme (Verweigerung oder unmäßiges Essen) treten auf; die Unfallgefahr im Haushalt erhöht sich, da Dinge verwechselt werden, häufiger Schwindel auftritt, durch Koordinationsmangel und in der Bewegung. Der Umgang mit Schere und Messer wird gefährlicher.
Bei zunehmender Demenz treten Halluzinationen und Wahnvorstellungen auf.

Diagnostik

Unterscheidung Demenz und Pseudodemenz

Die Diagnose der Alzheimer-Demenz ist eine Ausschlussdiagnose.
Die Früherkennung ist entscheidend für eine angemessene Behandlung und wird gemeinsam vom Hausarzt, niedergelassenen Nervenärzten, psychogerontologischen Ambulanzen und Gedächtnissprechstunden getroffenen.
Die körperliche und neurologische Untersuchung ist in frühen Krankheitsstadien unauffällig. Erst in fortgeschrittenen Stadien fallen z. B. Reflexdifferenzen oder Parkinson-Symptome, v. a. Rigor oder Akinese auf. Psychometrische Tests wie etwa der *Mini-Mental-Status-Test* (MMST) zeigen das Ausmaß der Defizite.
Durch Blutuntersuchungen und technische Untersuchungen müssen behandelbare Demenzursachen stets ausgeschlossen werden. Bei der Alzheimer-Demenz erbringen EEG und Liquordiagnostik unspezifische Befunde, in der kranialen Computertomographie ist eine in Abhängigkeit vom Krankheitsstadium unterschiedlich ausgeprägte, fronto-temporal betonte globale Hirnatrophie typisch.
Durch Laboruntersuchungen lassen sich entzündliche Erkrankungen, sowie Schilddrüsenhormon- und Vitaminmangelzustände erkennen. Eine psychiatrische Untersuchung dient dem Ausschluss von Depressionen, die eine Demenz vortäuschen können (Pseudodemenz) und erfolgreich behandelt werden können.

Behandlungsmöglichkeiten

Eine kausale Therapie steht bislang für die Alzheimer-Demenz nicht zur Verfügung. Im Vordergrund steht, dass die Würde des Betroffenen, sowie die Beibehaltung und Verbesserung der Lebensqualität erhalten bleiben. Dazu eigenen sich besonders Milieu- und Umfeldgestaltung, psychologisch-psychotherapeutische Verfahren und Vorgehensweisen, kognitives Training („Gehirnjogging"), Ergo-, Musik-, Tanz- und Bewegungstherapie, aber auch unterstützende Methoden wie z. B. Validation, Basale Stimulation und Kinästhetik. Im Zusammenspiel und in unterschiedlicher Gewichtung beim einzelnen Betroffenen angewandt, haben alle Verfahren und Behandlungsstrategien das Ziel, den Betroffenen zu geistigen und körperlichen Anstrengungen zu motivieren und seine intellektuellen und sozialen Fähigkeiten zu fördern, um ein Mindestmaß an alltagspraktischen Fähigkeiten so lange wie möglich zu erhalten. Alle Angebote müssen dabei individuell auf den Einzelnen zugeschnitten sein, um ihm seine Defizite nicht durch Überforderung vor Augen zu führen und seine so Lage zu verschlimmern.

Medikamentöse Behandlung

Es gibt keine gesicherten und nachgewiesenen Ergebnisse bei der Gabe von Medikamenten. Mit Antidementiva wird versucht die Hirnleistung zu verbessern und den Verlauf der Erkrankung zu verzögern. Sie wirken vor allem in frühen Krankheitsstadien.

Generell stützt sich die medikamentöse Behandlung auf drei Säulen und muss immer wieder überprüft und angepasst werden.

- **Internistische Basistherapie** wie bei der vaskulären Demenz
- **Antidementiva** (☞ unten)
- Gezielter Einsatz von **Psychopharmaka.** Diese Medikamente dienen der Milderung oder Behebung von Begleitsymptomen oder -erkrankungen, wie z. B. Niedergeschlagenheit, Aggressivität, Unruhe, Schlaflosigkeit oder Wahnvorstellungen. Ihre Verabreichung bedarf der regelmäßigen Kontrolle durch den behandelnden Arzt. Bei unsachgemäßem Gebrauch können sie Verwirrtheitszustände sogar verstärken, Krampfanfälle und Gleichgewichtsstörungen hervorrufen (und damit Stürze provozieren) oder auch die Blasenfunktion beeinträchtigen. Grundsätzlich gilt bei der Verabreichung dieser Medikamente: Der Betroffene soll nicht „ruhiggestellt" werden und dass alte Menschen anders auf diese Medikamentengruppe reagieren.

Zur Behandlung der unspezifischen Begleitsymptome einer demenziellen Erkrankung werden folgende Psychopharmaka eingesetzt

	Demenz	Pseudodemenz bei Depression
Verlauf	Langsam stärker werdend	Akuter Beginn, wechselnde Intensität
Ursache	Keine erkennbare	Oft ein einschneidendes Erlebnis, z. B. Tod eines nahen Angehörigen oder Umzug
Klinisches Bild	Der Betroffene leidet unter Ausfällen des Gedächtnisses, der Orientierung, der Konzentrations- und der Auffassungsgabe	Der Betroffene hat meist ein schlechtes Gedächtnis, aber eine gute Orientierung
	Der Betroffene klagt kaum über seinen Gedächtnisverlust	Der Betroffene klagt über seinen Gedächtnisverlust
	Der Betroffene spielt seine Krankheit herunter	Der Betroffene zeigt sich über die Krankheit meist erschüttert
	Der Betroffene schildert seine Empfindungen und sein Erleben unpräzise	Der Betroffene schildert seine Empfindungen und sein Erleben präzise
	Beim Lösen von Aufgaben strengt sich der Betroffene sehr an	Beim Lösen von Aufgaben strengt sich der Betroffene wenig an, schiebt Anstrengung von sich („Ich weiß nicht")
	Der Betroffene war bisher noch nie psychiatrisch krank	Der Betroffene hat schon einmal eine psychiatrische Erkrankung gehabt

Tab. 7.4: Unterschiede zwischen einer Demenz und einer durch Depression hervorgerufener Pseudodemenz.

- Antidepressiva zur Stimmungsaufhellung
- Neuroleptika bei Unruhe, Wahnvorstellungen
- Anxiolytika bei Angstzuständen
- Anti-Parkinson-Mittel bei einem Parkinson-Syndrom zur Förderung der Beweglichkeit.

Antidementiva

Unter dem (nicht einheitlich verwendeten) Begriff **Antidementiva** *(Nootropika, Neurotropika)* werden chemisch und vom Wirkprinzip her völlig unterschiedliche Arzneimittel zur Verbesserung der Hirnleistung zusammengefasst.

Am häufigsten eingesetzt werden:

- Ginkgo-biloba-Präparate aus Extrakten des Fächerblattbaumes
- Dihydroergotoxin (z. B. Circanol®)
- Nicergolin (z. B. Duracebrol®)
- Piracetam (z. B. Nootrop® oder Normabrain®)
- Kalziumantagonisten wie etwa Cinnarizin (z. B. Cinnacet®) oder Nimodipin (z. B. Nimotop®)
- Cholinesterasehemmer wie beispielsweise Donepezil (Aricept®), Tacrin (Cognex®), Rivastigmin (Exelon®) oder Galantamin (Reminyl®), die in den Azetylcholinhaushalt eingreifen und auf die sich zurzeit die Hoffnungen konzentrieren. Aufgrund ihres Wirkmechanismus führen sie alle zu cholinergen Nebenwirkungen insbesondere am Magen-Darm-Trakt (Übelkeit, Erbrechen, Diarrhö). Hinzu kommen substanzspezifische Nebenwirkungen wie reversible Leberenzymerhöhungen bei Tacrin oder Verwirrtheit (!) bei Galantamin.

Keines der genannten Präparate vermag eine Demenz zu stoppen oder sie gar zu heilen, und auch nicht alle Patienten sprechen auf ein bestimmtes Präparat an. Realistisch sind aber ein Erhalt der zerebralen Funktionen und damit letztlich auch der Alltagskompetenzen für ca. 6–12 Monate sowie eine Verlangsamung der Krankheitsprogredienz, insbesondere bei leichter bis mäßiger Demenz. Bei einem Teil der Betroffenen ist sogar eine (temporäre) Zustandsverbesserung zu beobachten.

Da die zerebrale Leistungsfähigkeit der Betroffenen auch ohne medikamentöse Therapie fluktuieren kann, wird ein Präparat 3–6 Monate gegeben und dann erst über Erfolg oder Fehlschlagen der Therapie geurteilt. Auch eine Kombinationstherapie kann versucht werden.

Symptom	Medikamentengruppe
Angst	• Antidepressiva • Anxiolytika • Antiepileptika • Neuroleptika
Affektstörungen (Stimmungslabilität)	• Antidepressiva • Antiepileptika
Aggressivität, psychomotorische Unruhe	• Antidepressiva • Neuroleptika • Anxiolytika • Beta-Blocker • Cholinerge Antidemetiva
Antriebstörungen, Antriebslosigkeit	• Psychostimulantien • Antidepressiva • Cholinerge Antidementiva
Wahn	• Neuroleptika • Cholinerge Antidementiva

Tab. 7.5: Übersicht über die Medikamentengruppen, die bei einer Alzheimer Demenz eingesetzt werden können.

Spezifische Aspekte psychiatrischer Pflege

Besondere Pflegetipps im Umgang mit Pflegebedürftigen, deren Demenz medikamentös behandelt wird:

- Pflegende kennen die jeweiligen Nebenwirkungen, z. B. Blutdruckabfall und dadurch höheres Unfallrisiko durch Stürze.
- Pflegende beobachten, ob Nebenwirkungen oder eine paradoxe Wirkung der Medikamente eintreten. Sie informieren die Angehörigen über mögliche Symptome. Haben Pflegende oder Angehörige den Eindruck, dass die Medikamente starke Nebenwirkungen hervorrufen oder das Gegenteil bewirken, so informieren sie den behandelnden Arzt.
- Abruptes Absetzen von Medikamenten kann zu starker Verschlechterung des Zustandsbilds führen, deshalb achten Pflegende und Angehörige darauf, dass der Betroffene die Medikamente regelmäßig einnimmt.
- Neben der (Bedarfs-)Medikation suchen Pflegende gemeinsam mit den Angehörigen immer nach Alternativen zu Psychopharmaka, z. B. wie der Pflegebedürftige anders beruhigt werden kann oder ob z. B. das Zuziehen der Vorhänge das Einschlafen erleichtert.

- Bei alten Menschen ist prinzipiell die Gefahr einer verzögerten Ausscheidung und somit die Gefahr der Anhäufung von Medikamenten im Körper gegeben; dadurch wirken Medikamente länger.
- Wechselwirkungen mit anderen Medikamenten potenzieren das Risiko unerwünschter Nebenwirkungen, deshalb achten Pflegende besonders auf Wechselwirkungen mit anderen verordneten Medikamenten.
- Möglichst keine Sedierung tagsüber – Pflegende gehen mit Bedarfsmedikation verantwortlich um, d. h. sie verzichten auf Schlaf- und Beruhigungsmittelgabe tagsüber, damit der Pflegebedürftige nachts Schlaf finden kann. Sie informieren auch Angehörige darüber.
- Besondere Vorsicht im Umgang mit „Bedarfsmedikation“, diese sollte bewusst und nicht zu häufig gegeben werden. Benötigt ein Betroffener z. B. täglich seine Bedarfsmedikation, ist dies nicht mehr „nach Bedarf“. Pflegende thematisieren dies mit dem Arzt.
- Orale Medikamente sind zu bevorzugen, möglichst in Tropfenform, da sie der Betroffene leicht schlucken kann und keine negative Assoziation aufkommt, wie z. B. bei einer Medikation, die gespritzt werden würde.

Prognose

Die Prognose der Erkrankung ist schlecht. Meist wird der Betroffene innerhalb weniger Jahre von der Fürsorge anderer Menschen abhängig und verstirbt nach weiteren 3–10 Jahren. Durch intensive Betreuung besteht allerdings die Hoffnung, dass der Beginn der dritten Phase der Krankheit länger hinausgezögert werden kann.

7.1.2 Vaskuläre Demenz

Vaskuläre Demenz: Sammelbezeichnung für demenzielle Erkrankungen, die auf Gefäßerkrankungen zurückzuführen sind. Ist die Demenz durch viele kleine Schlaganfälle bedingt und Spätfolge einer ausgeprägten *Arteriosklerose* der Hirngefäße heißt sie auch **Multiinfarktdemenz.**

Symptome

Typisch für die **vaskuläre Demenz** ist ein wechselhafter, oft schubweiser Verlauf. Es entwickelt sich plötzlich eine Verschlechterung durch erneute Phasen der Mangeldurchblutung, wobei die Persönlichkeit des Betroffenen verhältnismäßig lange erhalten bleibt. Bei etwa jedem sechsten Betroffenen treten epileptische Anfälle auf. Bei der körperlichen Untersuchung zeigen sich häufig neurologische Auffälligkeiten, wie z. B. Gangstörungen, Sensibilitätsstörungen oder Lähmungen.

Behandlungsstrategie

Therapeutisch steht die Verbesserung der Hirndurchblutung im Vordergrund
- Behandlung einer Herzrhythmusstörung und – besonders wichtig – eines arteriell bedingten Bluthochdrucks, jedoch nur langsame und mäßige Blutdrucksenkung zur Vermeidung von Hypotonien mit nachfolgender Minderdurchblutung des Gehirns.
- Gabe von Thrombozytenaggregationshemmern, z. B. Azetylsalizylsäure, um eine Thrombenbildung in den hirnversorgenden Arterien zu verhindern. Cumarine, werden nur bei hoher Emboliegefahr und zuverlässiger Arzneimitteleinnahme mit regelmäßiger Gerinnungskontrolle gegeben, da die Betroffenen sonst zu sehr durch Blutungen gefährdet werden.
- Bei hohem Hämatokrit Blutverdünnung zur Verbesserung der Fließeigenschaften des Blutes.
- Evtl. Versuch mit Pentoxyphyllin (Trental®), das die Verformbarkeit der Erythrozyten und nach Ansicht vieler Mediziner auch die Durchblutung verbessert. Die Gabe von Antidementiva wird kontrovers diskutiert, es können z. B. Piracetam und Nimodipin versucht werden; Cholinesterasehemmer sind nach heutigem Kenntnisstand ohne Nutzen für den Betroffenen.
- Die Gabe von Antiepileptika bei entsprechenden Anfällen.
- Die medikamentöse Therapie der Harninkontinenz, welche jedoch in erster Linie durch Kontinenztraining zu behandeln ist.

Wie bei der Alzheimer-Demenz erfolgt eine symptomorientierte medikamentöse Behandlung.

Prognose

Die vaskuläre Demenz schreitet im Gegensatz zur Alzheimer-Demenz nicht zwangsläufig immer weiter fort.

7.1.3 Pflege von Menschen mit einer Demenz

Die Demenz ist die häufigste Einzelursache von Pflegebedürftigkeit im Alter. Verbindliche „Rezepte“ für den Umgang mit Betroffenen gibt es nicht. Die Pflege des Einzelnen wird individuell auf ihn abgestimmt. Allerdings gibt es Richtlinien, die den Umgang erleichtern und zum Wohlbefinden des Erkrankten beitragen können. Die häusliche Pflege eines allein lebenden demenzkranken Menschen gerät ohne Unterstützung durch die Familie oder Nachbarschaft spätestens bei Eintritt der zweiten Stufe an ihre Grenzen.

Pflegende versuchen nicht, die Betroffenen zu erziehen oder ihnen Tagesabläufe aufzuzwingen, die nicht ihren Fähigkeiten und Wünschen entsprechen. Ihre Aufgabe ist es vielmehr, die aktuelle Situation eines Erkrankten zu erfassen und geduldig damit umzugehen. Der Betroffene sollte sich angenommen fühlen und das Gefühl haben, sich so verhalten zu können, „wie er ist“. Ein Vertrauen fördernder Umgang durch Gespräche und Verlässlichkeit, stärkt die Bereitschaft des Betroffenen, sich zu öffnen und auf mögliche Veränderungen einzugehen bzw. zu versuchen, gesteckte Ziele zu erreichen.

Demente Menschen reagieren am besten auf eine ruhige Atmosphäre, in der ein freundlicher Umgang herrscht und in dem wenig Unvorhergesehenes passiert. Ein klar strukturierter, möglichst auf die individuellen Bedürfnisse des Pflegbedürftigen abgestimmter Tagesablauf ist unbedingt notwendig. Pflegende versuchen verbliebene Hirnleistungen durch Gedächtnistraining, Konzentrationsübungen und Gespräche über das Tagesgeschehen zu fördern und sorgen gleichzeitig für Beschäftigung des Pflegebedürftigen. Sie informieren Angehörige über die Wichtigkeit eines geregelten Tagesablaufs und ermutigen sie, sich mit dem Betroffenen zu beschäftigen.

Bei demenziellen Erkrankungen ist es wichtig, rechtzeitig mit dem Betroffenen und seinen Angehörigen über die Einrichtung einer *gesetzlichen Betreuung* zu sprechen, bei Angehörigen genügt auch eine – möglichst notariell beglaubigte – Generalvollmacht. Diese Vorkehrungen erleichtern bei fortschreitender Erkrankung die Umsetzung notwendiger Entscheidungen.

Grundsätzlich gilt für die Pflege eines Demenzkranken
Keine Aktivität oder Tätigkeit des Pflegebedürftigen ist sinnlos, sie sind nur für den Außenstehenden nicht verständlich. Der Demenzkranke lebt in seiner eigenen Realität.

Pflegerische Ziele

- Kompetenz erhalten und fördern im persönlichen, sozialen und hauswirtschaftlichen Bereich
- Aktivierung des Alt-/Langzeitgedächtnisses und Wachrufen der Erinnerungen
- Raum und Möglichkeiten schaffen für Kontakte und Kommunikation auf unterschiedlichen Ebenen
- Schaffen von Orientierungshilfen in der häuslichen Umgebung und im Tagesablauf
- Förderung von Wahrnehmung mit allen Sinnen
- Förderung der feinmotorischen Fähigkeiten und Fertigkeiten
- Bestärken und Unterstützen des Selbstvertrauens und der Selbstsicherheit
- Förderung der Konzentrationsfähigkeit
- Förderung und Erhalt der Beweglichkeit.

Pflegerische Grundsätze

Wichtige **Pflegegrundsätze** bei der Betreuung eines demenziell Erkrankten

- Unangemessene oder „falsche“ Reaktionen nicht kritisieren
- Fruchtlose Diskussionen vermeiden
- Wenige, aber konstante Bezugspersonen
- Klare Anweisungen in einfachen, kurzen Sätzen geben, deutlich sprechen
- Wichtige Informationen bei Bedarf wiederholen. Geduldig sein, dem Betroffenen für seine Reaktion Zeit geben, bei Nichtreaktion evtl. Information später noch einmal wiederholen
- Selbstwertgefühl des Betroffenen erhalten
- Ablenken und Einlenken statt konfrontieren
- Einfache Regeln und feste Gewohnheiten etablieren
- Aktivitäten des Erkrankten fördern, ohne ihn zu überfordern
- Bei nachlassendem Sprachverständnis versuchen, dem Erkrankten, falls er die Nähe zulässt, Geborgenheit zu vermitteln

Verhalten des dementiell Erkrankten	Deutung des Verhaltens durch Pflegende	Günstige Reaktionen der Pflegenden auf dieses Verhalten
Der Betroffene läuft weg	Der Betroffene fühlt sich an diesem Ort nicht wohl	Die Pflegenden erkundigen sich nach den anscheinend unbefriedigten Bedürfnissen und intervenieren
Der Betroffene ist unruhig	Der Betroffene hat Schmerzen, ist über das was ihn erwartet verunsichert	Den Betroffenen ablenken, ihm eine Beschäftigung anbieten, ihn anregen
Der Betroffene irrt umher	Der Betroffene sucht etwas, kann es aber nicht benennen oder definieren	Momentane Bedürfnisse des Betroffenen befriedigen, versuchen, mögliche Gründe in seiner Biographie zu finden
Der Betroffene verweigert sich gegenüber Maßnahmen wie Medikamenten, Pflegemaßnahmen, Hygiene oder Nahrung	Der Betroffene ist mit anderen Dingen beschäftigt, das Angebot ist nicht attraktiv, kommt zur falschen Zeit oder wird als unangenehm erlebt	Verschieben der Maßnahme. Prüfen, ob ein Konflikt angemessen erscheint
Der Betroffene ist ängstlich	Der Betroffene ist verunsichert	Sicherheit und Ruhe vermitteln
Der Betroffene klammert sich an Kleidung oder Gegenständen fest	Der Betroffene hat Verlustängste	Den Betroffene lassen und die Maßnahme verschieben oder darauf verzichten

Tab. 7.6: Mögliche Pflegeprobleme, mögliche Deutungen und empfehlenswertes Verhalten.

- Sichtweise des Betroffenen als für ihn gültig anerkennen
- Kenntnisse über die Biografie und die früheren Lebensumstände des Erkrankten erwerben
- Für Hilfsmittel, z. B. Brille, Zähne oder Hörgeräte, sorgen.

Im Umgang mit demenziell erkrankten Menschen ist es empfehlenswert, die Betroffenen bei Angst, Aufregung oder Konflikten zu beruhigen und abzulenken, anstatt zu erklären oder zu diskutieren. Pflegende wenden sich ihnen verständnisvoll zu und zeigen Wertschätzung, sie vermeiden es zu korrigieren oder in Konfrontation mit der unverstandenen Realität des Betroffenen zu gehen.

Pflegeanamnese

Eine Pflegeanamnese unter Einbeziehung und in Zusammenarbeit mit den Angehörigen fördert von Anfang an die Kooperation und das gegenseitige voneinander lernen.

Menschen, die an einer Demenz leiden verhalten sich oft nicht so wie es ihrer Persönlichkeit bisher entsprochen hat und wie die Umgebung oder Familienangehörige dies gewohnt waren. Es ist deshalb wichtig, die Lebens- und Leidensgeschichte zu berücksichtigen und die gesamte Biographie des zu Pflegenden in das pflegerische Handeln einzubeziehen.

Die Pflegeanamnese sollte deshalb **biographisches Arbeiten** unterstützen. Dieser kontinuierliche Prozess versucht die jetzige Situation des Betroffenen mit den lebensgeschichtlichen Ereignissen und Entwicklungen zu verbinden, z. B. Elternhaus, Beruf, Interessen, soziales Umfeld, Höhen und Tiefen im Leben, Vorlieben und Abneigungen. Alle Menschen speichern im Laufe ihres Lebens individuelles Verhalten, auch soziales Verhalten, entwickeln Gewohnheiten und werden von der Umwelt geformt.

Ziele biografischer Ansätze

- Erkennen von biografischen Zusammenhängen und deren Auswirkungen, aber auch Hilfe für den gegenwärtigen verstehenden Umgang mit dem Betroffenen und die Pla-

Umgangsform	Begründungen und Tipps
Die Erinnerung statt die Gegenwart im Blick haben, wichtig nehmen	Viele Demenzkranke erinnern sich sehr gerne z. B. an die Kindheit und erzählen dann dieselbe Geschichte immer wieder, dabei ist immer auch erstaunlich, wie klar und deutlich die Erinnerungen sein können.
Der Leistungsmaßstab darf sich nicht an „Gesunden" messen	Der Grundsatz ist: „Lieber nachgeben als Recht behalten". Auseinandersetzungen werden aus dem Weg gegangen, d. h. der an Demenz erkrankte Mensch wird so angenommen, wie er ist und es wird das akzeptiert, was er wirklich leisten kann. Beispielsweise sind Diskussionen, die sich an die Einsicht wenden, überflüssig und ergebnislos. Der Kranke kann nicht verstehen und einsehen, was man von ihm will, er kann nicht mehr überlegt reagieren und einsichtig handeln, seine Entscheidungsspielräume sind eingeengt. Er hat nur noch die Möglichkeit zwischen unangenehm und angenehm zu unterscheiden.
Die Vergangenheit als Überbrückung in die Gegenwart verwenden	Viele Demenzkranke kann man durch eine geschickte Überleitung im Gespräch aus der Erinnerung wieder in die Gegenwart holen, je nach Stadium der Erkrankung, z. B. wenn von einer Feier in der Vergangenheit gesprochen wird, kann zu dem gerade anstehende Frühstück ein Übergang hergestellt werden.
Anstelle von Kritisieren, den Kranken Loben	Jeder Mensch freut sich, wenn er gelobt wird, wenn er und seine Arbeit anerkannt werden. Der Erkrankte braucht die Anerkennung für sein angeschlagenes Selbstwertgefühl, denn so hat er mehr Kraft seine Situation zu bewältigen. Für viele Menschen ist ein Lob wegen einer Kleinigkeit nicht angemessen und sie erleben dies als unaufrichtig und verkehrt, sie sind deshalb mit Lob zurückhaltend, dies ist jedoch Demenz Kranken gegenüber falsch. Kritik hingegen bedeutet, dass der Kranke nach Maßstäben beurteilt wird, die er nicht mehr nachvollziehen und nicht mehr in Handeln umsetzen kann, die ihn aber enorm belasten.
Zuhören und verschlüsselte Botschaften erkennen	Der Wortschatz ist beim an Demenz Erkrankten verkleinert, außerdem ist die Hirnleistung eingeschränkt. Dies erfordert von den Pflegenden genau hin- und zuzuhören und bei dem Gesagten den wirklichen Sinn zu erforschen. Das Reden über die Vergangenheit ist meist der Versuch des Erkrankten, sich in der noch heilen Vergangenheit zu orientieren. Oft lehnen die Erkrankten Hilfe ab, was sicher bedeutet, dass sie unabhängig sein wollen und der dabei oft benutzte ärgerliche Unterton ist meist gegen die eigene Krankheit gerichtet. Grundsätzlich geht es immer darum, dem Erkrankten das Gefühl und die Sicherheit zu geben, dass seine Wünsche und sein Wille gelten und akzeptiert werden.
Gesagtes durch Körpersprache verdeutlichen und unterstützen	Meistens sind Demenz Erkrankte gefühlsmäßig gut ansprechbar, spüren, merken und verstehen sensibel, ob es jemand gut mit ihm meint. Eine beruhigende Geste oder Gesten der Zuneigung, Blickkontakt, streicheln oder einfach zwischendurch in den Arm nehmen geben dem Kranken Sicherheit und Entspannung.
Über Anschuldigungen hinweggehen und nicht versuchen zu rechtfertigen oder zu diskutieren	Geschichten, Ereignisse und Begebenheiten unglaublich aufgebauscht zu erzählen oder zu verändern ist meist der Versuch des Kranken, seine fehlende Fähigkeit, die richtigen Worte zu finden, zu verbergen oder Erinnerungslücken zu füllen. Dabei kommen oft auch Vorwürfe oder Anschuldigungen gegenüber Angehörigen zum Tragen.

Tab. 7.7: Einige Aspekte im Umgang mit demenziell Erkrankten, die das Zusammenleben erleichtern.

Umgangsform	Begründungen und Tipps
Einlenken und Ablenken statt sinnloser Diskussionen	Auf welche Art und Weise dies geschehen kann, ist nur individuell zu lösen, da jeder zu Pflegende seine eigene Lebens- und Krankheitsgeschichte hat, persönliche Vorlieben und Abneigungen, aber auch Fähigkeiten und Fertigkeiten. In jedem Fall kann es dabei durchaus richtig sein, dem Kranken maßvoll Recht zu geben und sei es nur dadurch, dass man ihm erklärt, seine Argumente zu verstehen.
Überforderung vermeiden	Bei den Betreuern ist Gelassenheit gefragt und andere Maßstäbe anzulegen als gewohnt. Für alle Beteiligten ist es weniger anstrengend, wenn manches einfach laufen gelassen wird und über vieles hinweggegangen. Der kranke Mensch hat dann weniger Angst zu versagen und erlebt die Situationen nicht so sehr unter Stress und (Leistungs-)Druck. Das bedeutet den zu Pflegenden am alltäglichen Leben nach seinen Möglichkeiten zu beteiligen, in dem er z. B. abtrocknet, im Garten die Blumen gießt, Wäsche abnimmt, abstaubt, Gemüse putzt oder Kartoffeln schält und ihm damit auch das Gefühl gibt, gebraucht zu werden.

Tab. 7.7: Einige Aspekte im Umgang mit demenziell Erkrankten, die das Zusammenleben erleichtern. *(Fortsetzung)*

nung im Alltag; z. B. könnte ein ehemaliger Soldat aus dem zweiten Weltkrieg bei Dunkelheit verstärkt Angst bekommen.

- Förderung der Selbstständigkeit und Autonomie unter Zuhilfenahme früherer Bestrebungen, Fähigkeiten und Fertigkeiten, z. B. kann zu Menschen, die immer gern gesungen haben, leichter ein Zugang geschaffen werden, wenn sie an musikalischen Runden teilnehmen.
- Erhalten und Fördern des Selbstbewusstseins und des Selbstvertrauens.
- Bessere Möglichkeiten der Aktivierung und Motivation durch Kennen personenbezogener Ereignisse und biografischer Einblicke.
- Aufbau einer vertrauensvollen Beziehung durch Kenntnisse der Lebensgeschichte.
- Vermittlung von wertschätzender Würdigung des Lebenswegs und der Person durch Interesse an der Vergangenheit und persönlichen Entwicklung.

> Vergangenheit und Gegenwart verschwimmen bei Betroffenen oft miteinander, deshalb sind Pflegende auch hier auf Angehörige angewiesen. Viele Informationen sind Grundlage des Handelns und helfen dem Pflegenden gezielt bei der Arbeit.

Milieugestaltung

Im Umgang mit Menschen, die an einer Demenz erkrankt sind ist es wichtig, dass Pflegende und Angehörige versuchen, die Umgebung des Betroffenen so wahrzunehmen, wie er sie selbst durch seine „Handicaps“ möglicherweise erfasst, was er empfindet und wie die Welt für ihn aussieht.
Aus ethischen Gründen ist immer abzuwägen, welche Einschränkungen im Alltag vertretbar sind, basierend auf der Grundlage, dass sich die Persönlichkeit der Betroffenen verändert, er anderen und sich selbst „fremd“ wird. Der Verlust des Identitätsgefühls wird von dem Betroffenen immer mehr wahrgenommen und ein Gefühl der Verlorenheit entsteht.
Aus diesem Grund ist es besonders wichtig, eine Atmosphäre zu schaffen, in der sich der Betroffene angenommen und aufgehoben fühlt. Pflegende versuchen Mittel und Wege zu finden, um bei dem an einer Demenz erkrankten Menschen „anzukommen“. Dabei kommt es darauf an:

- Die kognitiven Fähigkeiten des Betroffenen möglichst lange zu erhalten und kontinuierlich zu trainieren
- Das Zeitgefühl des Betroffenen zu unterstützen und Struktur vorzugeben
- Orientierungsstörungen positiv zu beeinflussen
- Die Wahrnehmungsfähigkeit des Betroffenen in Bezug auf den eigenen Körper zu erkennen, um eine weitgehende Selbstständigkeit zu erhalten
- Aggressionen, Gereiztheit, depressive Verstimmungen und Angstzustände abzubauen
- Bewegungsstörungen entgegenzuwirken und motorische Unruhe zu durchbrechen
- Sozialverhalten zu erhalten und positiv zu beeinflussen.

DAN PRODUKTE Pflegedokumentation GmbH · Postfach 22 34 80 · 57040 Siegen · Tel. (02 71) 880 980 · Fax (02 71) 880 98 98

Name

Einrichtung:

Datum der Erstellung: von 17.1.03 bis 17.2.03

Bewohner / Klient: Juliane Orth

Geburtsdatum: 28.2.17

Aufnahmedatum: 17.1.03

Beim Biografiegespräch anwesend:
☒ ~~Bewohner~~ / Klient
☒ **Angehöriger/Bezugsperson/Betreuer** Name: Tochter Gerda
☒ **Pflegeperson** Name / HDZ: Karin Stephan

Dieses **Biografiegespräch** ist den Lebensabschnitten zugeordnet und sammelt Informationen zu den empfundenen Lebensgeschichten, die anhand des Lebenslaufes erzählt werden können. An Demenz erkrankte Bewohner/Klienten leben oft in Szenen der Vergangenheit, die filmartig vor ihrem inneren Auge ablaufen. Das was sie aktuell erleben, verschlüsseln sie in ihr vergangenes Leben hinein, sie kombinieren aktuelle Gefühle mit früheren Erlebnissen, die in ihrem Langzeitgedächtnis zur Verfügung stehen. Kenntnisse der Biografie unterstützen die intensive Betreuung und helfen beim Verstehen des Verhaltens. Durch die täglichen Gespräche mit dem Bewohner/Klienten werden Emotionen wiederholt, ein geistiger und körperlicher Abbau kann verlangsamt werden.

Zur Auswertung bieten wir Ihnen 2 Spalten an.
In die **Kennzeichenspalte (K)** können zur Vereinfachung der Analyse und Auswertung Oberbegriffe zugeordnet werden. Die Erkenntnisse und Ergebnisse fließen ein in den Pflegeprozess (Anamnese/Erhebung/Assessment/Assessment Demenziell, Betreuungsplanung, Maßnahmen).

Z : Zeitgeschichte
F : Folklore (z. B. frühere Lebensweisheiten)
M : Moral
C : Copings (Verhaltensmuster, Bewältigungsstrategien, Daseinsbewältigungsmechanismen)
E : Emotionen und Gefühle

In der **INFO-Spalte** können z. B.: Informationen gesondert kenntlich gemacht werden, Hinweise auf Zusammenhänge zwischen einzelnen Fragen oder auf weiterführende Formulare gegeben werden.

Umfeld / Elternhaus / Erziehung / Prägung: | K | INFO

1. **Eltern** Brigitte + Karl-Heinz Orth
2. **Beruf(e) des Vaters:** kaufm. Angestellter in einer Kurzwarenmanufaktur
3. **Beruf(e) / Aufgabenfeld(er) der Mutter:** Hausfrau
4. **In welcher Reihenfolge sind die Geschwister geboren?** (vom Ältesten zum Jüngsten): Älterer Bruder Artur, jüngerer Bruder Hans
5. **Welche Beziehungen zu den Großeltern sind bekannt?** Hat dort immer einen Teil des Sommers verbracht
6. **Wie kann man sich das Elternhaus vorstellen?** (Gebäude, Gerüche, Farben, Umgebung, Landschaft) **Wie viele Personen lebten im Elternhaus?** 5
   Bürgerliches Haus in Kleinstadt, 2. Etage, Kastanien vor der Tür, Straße mit Kopfsteinpflaster
7. **Gab es Tiere/Haustiere am oder im Elternhaus, wenn ja welche?** Ø
8. **Welche Lebensmittel wurden im Elternhaus selbst hergestellt?** Kuchen, Marmelade, alle Gerichte
9. **Welche Sprache oder Mundart wurde im Elternhaus gesprochen?** Fränkisch
10. **Welche Arbeiten mussten von den Kindern übernommen werden?** Kohle holen, abwaschen
11. **Welche Traditionen wurden in der Familie gepflegt?**
12. **Welche Benimmregeln waren vorherrschend?** strenges Elternhaus, bei Tisch wurde nur von den Erwachsenen gesprochen, Mutter war sehr hart
13. **Wie wurde für Erfolge in der Schule oder im Haushalt belohnt?** aus der Keksdose durfte etwas genommen werden
14. **Welche Sprichwörter wurden gern benutzt?** (Themen Arbeit, Fleiß, Armut, Kleidung/Aussehen, Wahrheit/Lüge, Ordnungssinn, Trinken, Essen, Kinder ...)
    Morgenstund' hat Gold im Mund,
    ohne Fleiß kein Preis
15. **Welche Witze wurden gern erzählt?**
16. **Welche Geschichten und Anekdoten wurden gern erzählt?** Märchen u. Sagen vorgelesen
17. **Wie und wo wurden die Freizeit / die Ferien verbracht?** Bei den Großeltern auf dem Land, Bauernhof in der fränkischen Schweiz

Sonstiges:

Kindheit: | K | INFO

18. **Gibt es Geschichten zur Geburt / Taufe?** Ø
19. **Besondere Persönlichkeitseigenschaften** (z. B.: introvertiert, risikofreudig...): gesellig, belesen, aufgeschlossen
20. **Gab es einen Spitznamen?** Julchen
21. **Begabungen** ☒ theoretisch ☐ praktisch (hauswirtschaftlich, handwerklich) ☐ sozial, pädagogisch: hat immer viel gelesen u. geschrieben
22. **Vorlieben als Kind** ☐ Getränke ☒ Essen, Naschereien ☐ Kleidung ☐ Gerüche, Düfte ☒ Musik, Gesang ☐ Bilder, Fotos:
    hat gern Süßigkeiten gegessen, hat Geige gelernt
    – Was wurde gesammelt und getauscht?
    – Gab es eine Puppe oder ein Kuscheltier, mit welchem Namen? Puppe Käthe, wollte immer ein Stoffpferd
    – Sonstiges:
23. **Pflichten:**
    – Schule / Schulbildung: höhere Mädchenschule
    – im Elternhaus: Gut bürgerlich
24. **Freiheiten:**
    – Was war erlaubt?
    – Was tat er/sie besonders gern? Musik u. Besuche bei Großeltern, Sonntag Familienausflug
25. **Verlusterfahrungen:** Vater ist früh gestorben, hat ihn sehr geliebt
26. **Hobbys / Engagement:** Musik, hat im Kinderorchester gespielt

Sonstiges:

Jugend: | K | INFO

27. **Berufswahl:**
    – Konnte der Beruf frei gewählt werden? ja
    – Wie waren die Wirtschaftlichen Verhältnisse: bescheiden aber ausreichend
28. **Pflichten:**
    – schulisch / beruflich: musste sehr gute Noten haben, um in der Schule bleiben zu dürfen
    – gegenüber Geschwistern:
    – in Haus und Garten / im elterlichen Betrieb: musste im Haushalt helfen
29. **Freiheiten:**
    – Wofür schwärmte er/sie? Musik
    – Wer war ihr/sein Idol? Mozart

www.DANPRODUKTE.de **Biografiegespräch 3518**

Abb. 7.1: Auszüge eines Aufnahmebogens für Biographiearbeit. [V099]

Wesentliche Bedeutung in der **Milieugestaltung** hat das soziale Miteinander, sei es in der Kommunikation, im gemeinsamen Tun oder in den Reaktionen im Alltag. Viele alltäglichen Konflikte sind nur im biografischen Kontext zu verstehen und hängen unter anderem davon ab, wie die Familienmitglieder aneinander ver- und gebunden sind, welche Rollenerwartungen sie aneinander stellen, welche Regeln in einer Familie ausgesprochen oder unausgesprochen bestehen, welche Konflikte nicht bewältigt sind und deshalb nicht ohne weiteres gelöst werden können (☞ Tab. 7.8).

Da bei einem an einer Demenz Erkrankten vor allem der Verlust an **K**ommunikation, **K**ompetenz, **K**ongruenz und **K**ontinuität (nach Wilz, Adler und Gunzelmann die **„4 K"**[8] eine wesentliche Rolle spielt, müssen diese vier Merkmale auch in der Gestaltung des Milieus einen entscheidenden Platz einnehmen und in das alltägliche Miteinander und Aktivitäten einfließen.

In der **Milieugestaltung** geht es Pflegenden in der Fürsorge um den Erhalt und die Stärkung des „Personseins" des Betroffenen, sowie um die Schaffung einer sicheren Umgebung und die Befriedigung von Grundbedürfnissen des Betroffenen. Dabei berücksichtigen Pflegende individuelle, offenkundige Zeichen und unterschiedliche Verhaltenweisen des Betroffenen und wissen, dass individuelle Aspekte, Probleme und Lösungen im Vordergrund stehen müssen.

[8] Wilz, Gabriele, Adler, Corinne, Gunzelmann, Thomas: Gruppenarbeit mit Angehörigen von Demenzkranken – Ein therapeutischer Leitfaden. Hogrefe Göttingen, 2001) eine wesentliche Rolle spielt, müssen diese vier Merkmale auch in der Gestaltung des Milieus eine entscheidende Rolle spielen und in das alltägliche Miteinander und Aktivitäten einfließen

Unterstützung bei den Lebensaktivitäten

„Theorie und Praxis wirken immer aufeinander. Aus den Werken kann man sehen, wie es die Menschen meinen, und aus den Meinungen voraussagen, was sie tun."
(Johann Wolfgang von Goethe)

Die theoretischen Grundlagen nach Lebensaktivitäten sind in der Pflege von dementen Menschen ein weit verbreiteter Ansatz. Die Einstellung zu einzelnen Grund- und existenziellen Bedürfnissen, sowie der tägliche Umgang mit Selbstpflegefähigkeiten und Selbstpflegedefiziten, aber auch vorhandenen Ressourcen, tragen wesentlich dazu bei, dass der einzelne an einer Demenz erkrankte Mensch seine Würde behält und weitestgehend selbstständig bleibt.

Die Pflege des an Demenz erkrankten Menschen ist weniger vom Typ der Demenz, als vielmehr vom Stadium der Erkrankung abhängig, da sich die Verläufe sehr ähneln.

Je fortgeschrittener die Demenz ist, desto mehr Unterstützung benötigt der Pflegebedürftige bei den ATL, z. B. Waschen, Essen anreichen oder Lagerung. Dies können Pflegende nur zum Teil übernehmen. Zur Betreuung der Menschen mit Demenz müssen Angehörige hinzugezogen werden. Oft betreuen Angehörige den Betroffenen ganztägig und nur zu bestimmten Pflegehandlungen, wie z. B. Waschen, kommen professionell Pflegende.

Bei der Versorgung von Menschen, die bereits unter einer schweren Demenz leiden, gelten alle Maßnahmen der Grundpflege sowie der Prophylaxe, z. B. von Dekubitus, Pneumonie, Thrombose, Soor und Parotitis, Intertrigo und Obstipation. Die Übergänge der Schweregrade sind prinzipiell fließend, deshalb gibt es nicht

Was soll vermittelt werden?	Wie kann es vermittelt werden?
Beständigkeit, Stabilität	Rituale aufrecht erhalten, Ruhe und Ausgeglichenheit anstreben, die Biographie in alles Handeln einbeziehen
Annehmen, Akzeptanz	Den Erkrankten soweit als möglich so sein lassen, ihn loben, ihm Anreize schaffen, positive Emotionen (lächeln)
Sensibilität, Empfindsamkeit	Durch Musik, verschiedene Formen der Berührungen, einsetzen von Farben und Düften

Tab. 7.8: Wichtige Aspekte der Gestaltung einer Atmosphäre und der Vermittlung für Geborgenheit bei einer an Demenz Erkrankten.

die Pflege bei schwerer, mittlerer oder leichter Demenz.

Sich waschen und kleiden und Körpertemperatur regulieren

„Unser Alltagsleben besteht aus lauter erhaltenden, immer wiederkehrenden Verrichtungen. Dieser Zirkel von Gewohnheiten ist nur Mittel zu einem Hauptmittel, unserem irdischen Dasein überhaupt, das aus mannigfaltigen Arten zu existieren gemischt ist.“ (Novalis)

Diese für das Selbstwertgefühl wichtige ATL wird so lange wie möglich von den Betroffenen alleine ausgeführt. Wichtigste Aufgabe der Pflegenden ist die geduldige Anleitung und Hilfestellung zur Erhaltung der Selbstständigkeit, z. B. durch Bereitlegen von Kleidungsstücken in richtiger Reihenfolge zum Anziehen. Kleidungsstücke mit Gummizug und Schuhe mit Klettverschluss können z. B. länger vom Betroffenen selbst gehandhabt werden als solche mit Knöpfen oder Schnürsenkeln.

Das Nachlassen der Fähigkeit, die Körpertemperatur zu regulieren, führt dazu, dass Betroffene zeitweise unangemessen gekleidet sind. Be-

	Verlust und Erleben	Verhalten und Erleben	Reaktionen und Erleben
Kommunikation	• Der Betroffene verliert die Sprache • Er kann nicht mehr klar und deutlich sprechen • Nicht verstehen • Findet nicht die richtigen Worte	• Der Betroffene versteht das Gesagte nicht und reagiert nicht auf Fragen, Bitten oder Erklärungen • die sozialen Beziehungen sind eingeschränkt und brechen ab • Bedürfnisse können nicht oder nur unzureichend artikuliert werden	• Der Betroffene wird als starr und uneinsichtig erlebt • Unsicherheit und Angst • Vereinsamung • Bedürfnisse anderer werden nicht wahrgenommen
Kompetenz	• Der Betroffene kann keine Aktivität und alltägliche Erfordernisse selbständig ausführen oder nur unzureichend • Er ist auf Hilfe und Unterstützung angewiesen	• Der Betroffene fühlt sich und ist hilflos • Er hat Angst vor Versagen • Kontrollverlust • Empfindet Scham • Sein Selbstwertgefühl ist bedroht	• Der Betroffene leugnet seine Defizite • Er weist die notwendigen Hilfen zurück • Er verfällt in Passivität • Er regiert mit Aggressivität • Er reagiert depressiv
Kongruenz	• Der Betroffenen erlebt und interpretiert die Realität anders als die Umgebung • Sein eigenes Erleben stimmt nicht mehr mit dem der ihn umgebenden Menschen überein	• Der Betroffene verhält sich unangemessen in seiner Umgebung • Er wird nicht verstanden • Er gerät in Widersprüche • Er wird von seinem Umfeld korrigiert	• Der Betroffene reagiert mit sozialem Rückzug • Er hat Angst • Er reagiert aggressiv • Er wird einsam • Er gerät in Konflikte
Kontinuität	• Der Betroffene kann der Abfolge von Ereignissen nicht mehr folgen • Er erlebt die Zeit nicht mehr als kontinuierliche Abfolge von Ereignissen	• Der Betroffene kann meist keine sinnvollen Zusammenhänge zwischen Ereignissen in der Gegenwart und der Vergangenheit herstellen • Tageszeiten, frühere Ereignisse und gedankliche Zusammenhänge verlieren an Bedeutung	• Der Betroffene verhält sich der Tageszeit nicht angemessen • Die Ereignisse erscheinen ihm unerklärlich • Er bekommt Angst • Er wird unsicher • Er verfällt bei aktuellen Ereignissen in früheres Verhalten

Tab. 7.9: Selbsterleben und mögliche Grundlagen für das alltägliche Miteinander.

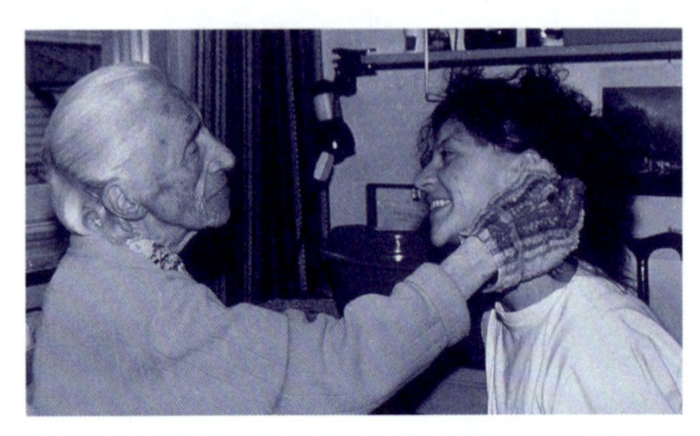

Abb. 7.2: Ein Rollentausch bietet beiden Partner einen Blick über den eigenen Tellerrand hinaus. Pflegende wissen dadurch, wie es sich anfühlt, wenn Tätigkeiten abgenommen werden und der Pflegebedürftige, hier, wie es ist, jemanden zu waschen. [N323]

sonders nachts passiert es häufig, dass Betroffene nur mit Nachtwäsche bekleidet und barfuss umherlaufen oder sich auf den Fußboden in ihrem Zimmer setzen. Deshalb achten Pflegende darauf, dass die Betroffenen nachts im Zweifelsfall wärmer angezogen sind und nur mit einer dünnen Decke schlafen, damit sie, falls sie das Bett verlassen, nicht frieren. Das Zimmer wird besser vor dem Schlafengehen gelüftet, als nachts ein Fenster offen stehen zu lassen.

Essen und trinken

„Ganz egal, wer der Vater einer Krankheit ist, die Mutter ist immer die Ernährung."
(aus China)

Viele demente Menschen haben ein gestörtes Ess- und Trinkverhalten. Wenig zu essen kann auf eine Überreizung zurückzuführen sein, wenn das Angebot an Speisen zu unübersichtlich und zu groß ist. Zu viel essen kann bedeuten, dass der Betroffene seinen Sättigungsgrad nicht mehr wahrnimmt oder dass dies seine noch verbliebene Freude ist. Andere Gründe dafür können sein:

- Verweigerung der Nahrungsaufnahme, z.B. infolge Verkennens der Situation („Lassen sie mich in Ruhe!")
- Vergessen der Essenszeiten
- Antriebsmangel, z.B. auf Grund einer Depression
- Vergessen, wie man isst oder trinkt (Apraxie).

Trinkt oder isst ein Pflegebedürftiger zu wenig, fragen Pflegende und Angehörige ihn nach den Gründen für sein Verhalten, denn Flüssigkeitsmangel und schlechte Ernährung verschlimmern die Symptome der Demenzerkrankung. Deshalb muss auf eine ausgewogene und ausreichende Ernährung geachtet werden. Es kann hilfreich sein, den Betroffenen gemeinsam mit seinen Angehörigen und dem Wissen, was ihm schmeckt, beim Essen zu beobachten und dabei festzustellen, welche Nahrung er gerne isst. Die Nahrung kann dann entsprechend zubereitet werden.

Betroffene essen und trinken so lange wie möglich alleine. Kleckern beim Essen ist noch kein Grund, einem Pflegebedürftigen das Essen anzureichen, da dies die Unselbstständigkeit fördert. Stattdessen raten Pflegende den Angehörigen, abwaschbare Tischtücher und Untersetzer zu besorgen, da eine übermäßige Verschmutzung so vermieden werden kann. Große Servietten oder Handtücher können als Umhang dienen, der die Kleidung vor Flecken schützt. Geeignetes Geschirr und Besteck erleichtern dem Betroffenen das Essen.

Einem Vergiftungswahn können Pflegende begegnen, indem sie z.B. Joghurts und Flaschen erst vor den Augen des Betroffenen öffnen.

Tipps für die Mahlzeiten

- Pflegende lassen den Betroffenen immer zur selben Zeit, am selben Ort/Raum, Tisch und Platz essen. Dies dient der Orientierung. Falls Angehörige die Mahlzeiten für den Pflegebedürftigen zubereiten, informieren Pflegende über die Wichtigkeit von Kontinuität und empfehlen gemeinsam mit dem Pflegebedürftigen zu essen.
- Rituale zum Essen sollten beibehalten oder geschaffen werden, das beruhigt, z.B. weiß ein Pflegebedürftiger, der religiös ist, dass nach dem Tischgebet die Mahlzeit folgt.
- Wenn möglich wird es dem Pflegebedürftigen ermöglicht, gemeinsam mit anderen zu essen, denn Geselligkeit macht das Essen angenehm. Pflegende oder Angehörige können so Vorlieben und veränderte Essgewohnheiten wahrnehmen.
- Es ist sinnvoll, sich dem Betroffenen gegenüber zu setzen, damit er die Bewegungen gut sehen kann und evtl. Dinge nachahmen kann.
- Es ist anzuraten, kleine Portionen und nur wenige Speisen schön angerichtet auf den Teller zu geben, denn auch das Auge isst mit und weniger Angebot auf dem Teller hilft, sich zu entscheiden.
- Wenn der Betroffene nicht mehr so isst wie bisher, z.B. oft die Hände zu Hilfe nimmt, raten Pflegende den Angehörigen, tolerant zu sein. Die selbstständige Nahrungsaufnahme

möglichst lange zu erhalten ist wichtiger, als dass er sich korrekt benimmt.

Ausscheiden

„Was süß schmeckt, wird oft bitter beim Verdauen.“ (William Shakespeare)

Mit fortschreitender Erkrankung kann es zu Harninkontinenz kommen (Stuhlinkontinenz ist eher selten), wobei geprüft werden muss, ob diese durch äußere Umstände gebessert werden kann wie z.B. konsequentes Toilettentraining/Kontinenztraining. Neben den bekannten Ursachen verschiedener Inkontinenzformen spielen gerade bei dementen Menschen folgende Faktoren eine Rolle:

- Die Betroffenen vergessen zur Toilette zu gehen.
- Die Betroffenen finden die Toilette nicht mehr.
- Die Geschwindigkeit, mit der sich der Betroffene zur Toilette begibt, ist zu langsam.

Tipps zur Ausscheidung

- Pflegende versuchen gemeinsam mit den Angehörigen herauszufinden, welche körperlichen Signale der Betroffene aussendet, wenn er auf die Toilette muss, damit er dann auf die Toilette gebracht werden kann.
- Pflegende und Angehörige führen den Betroffenen regelmäßig zur Toilette.
- Pflegende und Angehörige fordern den Betroffenen tagsüber auf, ausreichend zu trinken und vermeiden größere Trinkmengen gegen Abend.
- Hilfreich sind leicht zu öffnende Verschlüsse an der Kleidung, da der Betroffene die Kleider dann selbstständig öffnen kann.
- Gegen Verdauungsstörungen empfiehlt sich ballaststoffreiche Nahrung.

Für Sicherheit sorgen

„Sicherheit gibt es nicht auf Aktienbasis. Es bedeutet, dass jemand sich um dich kümmert, im Leben und im Sterben.“ (Malcolm Forbes)

Viele Gegebenheiten einer normalen Wohnung können für den Betroffenen und seine Nachbarn zu Selbst- und Fremdgefährdung führen. Wohnraumanpassungsmaßnahmen können deshalb den Verbleib in der gewohnten Umgebung verlängern und die Gefahren für den Betroffenen und seine Umwelt verringern.

In der Küche

- Zeit- oder temperaturgesteuerte Abschaltung vom Herd, da der Betroffene vergessen kann, dass er den Herd angestellt hat und so erhöhte Brandgefahr herrscht.
- Niedrige Temperatur bei Heißwasserbereitern einstellen, wegen der Gefahr des Verbrühens.
- Für Übersicht und Ordnung sorgen, damit sich der Betroffene zurecht findet.

Im Bad

- Schlüssel abziehen oder WC Drückergarnitur installieren, die sich von außen (mit Münze) öffnen lässt.
- Feste Haltegriffe installieren.
- Rutschfeste Matten in Dusche und Badewanne legen.
- Putz- und Waschmittel für den Betroffenen unerreichbar aufbewahren, da sonst die Gefahr besteht, dass er sie mit Getränken verwechselt.
- Badewanne durch bodengleiche Dusche ersetzen, damit die Sturzgefahr beim Einsteigen in die Wanne verringert wird.
- Niedrige Wassertemperatur oder Thermostat, damit sich der Betroffene nicht verbrühen kann.

In Wohnräumen/Fluren

- Für helles, möglichst schattenfreies Licht sorgen. Dies erleichtert die Orientierung des Betroffenen und hebt zugleich die Stimmung.
- Dauerbeleuchtung auf dem Weg vom Schlafzimmer zum Bad/zur Toilette installieren, damit der Betroffene auch nachts seinen Weg zurück ins Bett findet.
- Stolperfallen, z.B. Kabel oder Brücken entfernen.
- Türschwellen entfernen oder überbrücken.

Sich bewegen

„Den Leib soll man nicht schlechter behandeln als die Seele.“ (Hippokrates)

Körperliche Betätigung und Bewegung sind wichtig zur Prophylaxe von Komplikationen wie z.B. Thrombose, Pneumonie, Kontrakturen oder Obstipation. Sie sind deshalb wichtiger Bestandteil der Pflege und werden, ggf. auch durch Angehörige begleitet und ausgeführt.

Bei Unruhezuständen besteht die beste Möglichkeit zur Verringerung in der Umlenkung der Energien, z.B. durch Spaziergänge. Einschlafstörungen kann mit einem über den Tag verteilten Angebot an Aktivitäten entgegengewirkt werden, z.B. gehen Angehörige oder die Nachbarschaftshilfe einmal am Tag mit dem Betroffenen spazieren oder der Betroffene besucht eine

Tagesstätte. Wer seine Energien tagsüber einsetzt, schläft nachts besser. Betroffene sollten nicht zu früh ins Bett geschickt bzw. zu schnell mit Schlafmitteln versorgt werden.

Wach sein und schlafen
„Wache haben eine einzige gemeinsame Welt, im Schlafe wendet sich jeder der eigenen zu." (Heraklit)
Neben den alterstypischen Schlafstörungen treten bei dementen Menschen hauptsächlich starke nächtliche Unruhezustände auf. Die Betroffenen stehen immer wieder auf, rufen häufig laut nach ihren Angehörigen oder irren ziellos durch die Wohnung.
Das Problem stellt sich meist den pflegenden Angehörigen. Pflegende befragen deshalb die Angehörigen regelmäßig, wie sich der Pflegebedürftige nachts verhält. Bei leichten Unruhezuständen raten sie den Angehörigen zu Einschlafritualen, einer ruhigen Atmosphäre, einem beruhigenden Gespräch oder einfach, dass die Betroffenen später zu Bett gehen.
Bei starken Unruhezuständen und Schlaflosigkeit wird davon abgeraten, auf die Einhaltung der Bettruhe zu bestehen. Vielmehr sollte dem Betroffenen die Gelegenheit gegeben werden, seinen Bewegungsdrang auszuleben. Wie dies ermöglicht werden kann, muss individuell entschieden werden. Bei einigen Betroffenen. reicht es z. B., die Haustüre abzuschließen, bei anderen Pflegebedürftigen sollte die ganze Nacht jemand bei ihm sein. Dies ist zu Hause kaum mehr zu gewährleisten.
Unsicherheit und Ängstlichkeit des Pflegebedürftigen kann durch erhöhte persönliche Zuwendung, ein ruhiges Gespräch oder einfach Halten der Hand, gemindert werden. Erst wenn alle genannten Maßnahmen nicht zu einer Besserung führen und der Pflegebedürftige nicht aus dem belastenden Zustand gelöst werden kann, ist die Gabe von Schlafmitteln nach Rücksprache mit dem Arzt sinnvoll.

Grundsätzlich gilt: Mit der Gabe von Schlafmitteln äußerst zurückhaltend sein! Bei älteren Menschen werden die Wirksubstanzen nur sehr langsam abgebaut, der Wach-Schlaf-Rhythmus wird bei regelmäßigem Gebrauch nachhaltig gestört und es kann zu Abhängigkeiten kommen.

Sterben
„Und so heilen im Tod wir mit Tränen die Liebe des Lebens." (Properz)
Schon mit orientierten Menschen fällt es Pflegenden und Angehörigen oft schwer über Sterben und Tod zu sprechen. Bei an einer Demenz erkrankten Menschen fällt dies nicht leichter. Der langsame Abschied, die Veränderung der geliebten Person und das weniger werden der gemeinsamen Erlebnisse ist für alle Beteiligten schwierig und führt häufig dazu, sich nicht mit dem Tod auseinander zu setzen. Die jahrelange Pflege nimmt viel Raum ein, Pflegende fordern deshalb das gesamte Umfeld auf, sich immer wieder damit zu beschäftigen, wie es nach dem Tod des Familienmitglieds weitergehen soll.
Für Pflegende ist es wichtig zu wissen, dass Angehörige Abschied und Tod in unterschiedlicher Weise erleben und dass dadurch Traurigkeit ausgelöst wird. Trauer gehört zu unserem Leben und ist eine lebenswichtige Reaktion, die von jedem Menschen individuell ganz unterschiedlich erlebt wird. In diesem Erleben brauchen die Angehörigen pflegerische Unterstützung.

Orientierungshilfen und Vorsorge

Am Anfang einer Demenz steht die fortschreitende Beeinträchtigung des Kurzzeitgedächtnisses. Der Betroffene sucht nach Hinweisen zur Orientierung. Mittel und Maßnahmen, die auch der Prophylaxe von Verwirrtheit dienen, können ihm bei der Orientierung helfen.

Verwirrtheitsprophylaxe
Zeitliche Orientierungshilfen
- Uhren in ausreichender Anzahl und Größe, die richtig gehen
- Kalender, der täglich aktualisiert wird, mit großen Zahlen in jedem Zimmer
- Beachten des Tag-Nacht-Rhythmus
- Mahlzeiten als Orientierung
- Sprechen über das Wetter und Jahreszeiten.

Örtliche Orientierungshilfen
- Vertraute Möbel, Bilder etc. soweit möglich belassen, Erinnerungsstücke, z. B. Bilder, gut sichtbar in der Wohnung platzieren
- Vertraute Wege beim Spazieren gehen und benutzen
- Auf vertraute Orientierungspunkte aufmerksam machen, z. B. Kirche, Kneipe, Briefkasten

- Orientierungspunkte zum eigenen Haus geben, z. B. Farbe, Baum, Telefonzelle
- Visuelle Orientierungshilfen auch verbal unterstützen, z. B. den Spazierweg beschreiben, auf Ampeln aufmerksam machen, Bushaltestellenhäuschen erwähnen
- Große Schilder an Schubladen und Schränken anbringen.

Persönliche Orientierungshilfen

- Den Erkrankten stets mit Namen ansprechen, grundsätzlich mit Herr oder Frau, nicht respektlos duzen oder verniedlichen
- Entscheidung bei der Auswahl der Kleidung überlassen
- Wenn möglich, komplett selbst anziehen lassen
- Die Möglichkeit geben, sich im Spiegel zu betrachten, dies ist insbesondere bei Bettlägerigen wichtig – am besten bei jedem Aufstehen Ganzkörperspiegel einsetzen.

Situative Orientierungshilfen

- In allgemein verständlicher Sprache sprechen
- Nachfragen, ob das Gesagte auch verstanden wurde
- Auf Signale achten, die Unverständnis vermuten lassen
- Informationen wohldosiert geben, kein Überangebot; Unterscheidung in Wichtiges und weniger Wichtiges
- Geselligkeit und Kontakte fördern
- Privatheit und Schamgrenze achten
- Gefährliche Situationen nicht bagatellisieren.

Tagesgestaltung und Beschäftigung

Menschen mit einer Demenz sind sehr verletzlich und weniger in der Lage, die notwendigen Initiativen zu ergreifen, um ihre Bedürfnisse zu befriedigen, gleichzeitig sind diese Bedürfnisse deutlich sichtbar. Die wichtigsten psychischen Bedürfnisse von Menschen mit einer Demenz sind nach Tom Kitwood[9] Liebe, eingebettet in Identität, Trost, Einbeziehung, Bindung und Beschäftigung.

Wie jeder Mensch gebraucht sein will, so hat auch der an Demenz erkrankte Mensch das Bedürfnis, etwas Sinnvolles zu tun, gebraucht zu werden, ob es nun um Freizeitbeschäftigungen geht oder um die täglichen Hausarbeiten.

[9] Kitwood, Tom: Demenz – Der personenzentrierte Ansatz im Umgang mit verwirrten Menschen. Verlag Hans Huber Bern, 2000

Beschäftigung und Aktivierung helfen, die geistigen Fähigkeiten des Kranken zu erhalten. Am besten greift man auf bekannte Arbeiten und Beschäftigungen zurück, wie z. B. Kartoffeln schälen, Wäsche zusammenlegen, Strümpfe stopfen, Geschirr abtrocknen oder Kehren. Hierbei ist eine Einbeziehung der Biografie des einzelnen Menschen von größter Wichtigkeit.

Tätigsein bringt Ordnung und Orientierung in den Tag, schafft Möglichkeiten der Begegnung und bestätigt uns in unserem Sein. Für den Betroffenen sind die Aktivitäten möglicherweise eingeschränkt, z. B. durch Konzentrationsmangel, Störungen im Gedächtnis oder aufgrund körperlicher Schwächen. Oft kommen Antriebslosigkeit oder Umtriebigkeit als Störfaktoren hinzu.

Regelmäßige Tätigkeiten helfen dem Betroffenen auf vielfältige Weise

- Um so weit als möglich selbstständig zu bleiben
- Seine körperlichen und geistigen Fähigkeiten so lange wie es geht aufrecht zu erhalten und immer wieder anzuregen
- Energien zu binden
- Nachtschlaf zu fördern
- Aktiv zu bleiben
- Soweit als nur möglich, ein „normales" Leben zu führen.

Pflegende und Angehörige ermuntern den Betroffenen, sich an den Aufgaben im Alltag zu beteiligen und Beschäftigungen zu finden, die ihm Spaß machen.

Alzheimer Europe empfiehlt zum Herausfinden, welche Beschäftigung dem Betroffenen Spaß macht:

- Den Betroffenen in Alltagstätigkeiten einzubeziehen, auch wenn seine Hilfe nicht unbedingt nötig ist.
- Dem Betroffenen eine Beschäftigung vorzuschlagen, von der Pflegende und Angehörige glauben, dass sie ihm Freude machen könnte.
- Bei der Beschäftigung legen Pflegende und Angehörige Wert auf Spaß, nicht auf Erfolg.
- Wenn frühere Beschäftigungen nicht mehr möglich sind, versuchen Pflegende gemeinsam mit den Angehörigen, neue Interessen zu entdecken.
- Pflegende und Angehörige vereinfachen die Tätigkeiten soweit als möglich oder geben die nötige Unterstützung, ohne dem Betroffenen alles abzunehmen.

- Pflegende und Angehörige versuchen sicherzustellen, dass der Betroffene Bewegung und frische Luft bekommt.

Um Entmutigung, Enttäuschung und Langeweile des Betroffenen zu vermeiden gilt:
- Beschränken Sie die Dauer der Beschäftigung auf 15–20 Minuten.
- Brechen Sie die Beschäftigung beim ersten Anzeichen von Müdigkeit oder Enttäuschung ab.
- Bieten Sie dem Betroffenen in regelmäßigen Abständen einen Schluck Wasser oder Fruchtsaft oder was er sonst gerne trinkt an. Dies bedeutet eine kurze Unterbrechung der Tätigkeit und gleichzeitig wird so die Flüssigkeitsaufnahme gewährleistet.

Anregungen zur Beschäftigung
Sowohl Angehörige als auch Pflegende versuchen, sich soviel Zeit als möglich mit dem Betroffenen zu beschäftigen. Bei allen Beschäftigungsangeboten wird darauf geachtet, dass der Betroffene weder über- noch unterfordert wird. Dem Betroffenen sollten verschiedene Angebote gemacht werden, die evtl. mehrmals wiederholt werden und er sollte genügend Bedenkzeit erhalten. Kleine Schritte und Ziele lassen schnell erkennen, wo die Grenzen und Fähigkeiten des Betroffenen liegen. Es ist besser die Anforderungen zügig zu steigern, wenn man bemerkt, dass der Betroffene Fortschritte macht, als ihn durch Rückschritte nach Überforderungen zu demotivieren.
Mögliche Beschäftigungen mit dem Betroffenen:
- **Gesellschaftsspiele,** z. B. Dame, Mühle, Kartenspiele, Domino oder Ratespiele
- **Fotoalben** ansehen zum Erinnerungen wach halten und dadurch Zusammenhänge bei verschiedenen Begebenheiten zu erkennen
- **Musik** hören, z. B. frühere Lieblingsstücke und -lieder oder Lieder zum Mitsingen
- Teilnehmen an **Festen,** sei es in der Familie, im Ort, im Stadtteil oder religiöse Feste
- **Spazieren** gehen oder **Tanzen,** z. B. um frische Lust zu haben, körperliche Bewegung oder auch zu einem Umgebungswechsel, rhythmisches Bewegen erinnert an Augenblicke des Glücks, Bewegung nach Musik wirkt beruhigend und ausgleichend
- **Lesen** oder Vorlesen, z. B. aus der Zeitung oder gemeinsam eine Illustrierte ansehen, Bildbände oder Geschichten vorlesen, die der Kranke kennt und mag
- **Fernsehen** und Videos anschauen, z. B. alte und vertraute Filme oder Lieblingsserien, keine Gruselgeschichten, Videos von Familienfesten oder von Urlauben
- **Malen** als Ausdruck, wenn der Kranke dies schon früher gern gemacht hat
- **Theaterbesuche,** wenn dies auch früher ein Hobby war, dann insbesondere seine Lieblingsstücke
- Besuch bei **Friseur** und bei der **Kosmetik,** z. B. wenn der zu Pflegende darauf auch früher Wert gelegt hat
- **Gaststätten-/Restaurantbesuche,** z. B. wenn dies auch sonst ein Ort war, an dem sich der Betroffene wohl fühlte und wenn dies das Befinden des Betroffenen zulässt.

Kommunikation

„Erst wenn die sichtbare Welt der Form zum Gleichnis wird, wird sie für den Menschen sinn- und bedeutungsvoll.“
(Johann Wolfgang von Goethe)
Einfühlungsvermögen und eine wertschätzende, zugewandte Grundhaltung sind Grundvoraussetzungen für das Gelingen der Kommunikation auf verschiedenen Ebenen.
Während die verbale Kommunikationsfähigkeit im Verlauf einer Demenzerkrankung enormen Veränderungen und Einbußen unterliegt, bleiben averbale *(nonverbale, Körpersprache)* und paraverbale *(über Betonung vermittelte)* Aus-

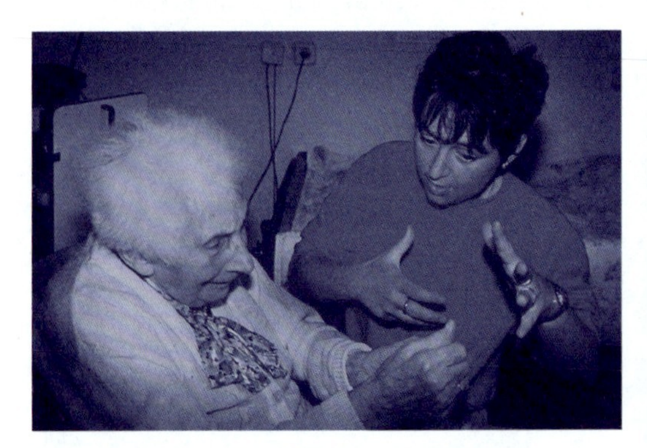

Abb. 7.3: Gespräche über früher Erlebtes, beispielsweise gemeinsam mit den Enkelkindern, kann den Betroffenen Vergnügen bereiten. Die Gesprächspartner achten aber darauf, dass sie den Betroffenen weder über- noch unterfordern. [N334]

drucksmöglichkeiten erhalten. Sie werden oft intensiver und wirken authentisch.
Mimik, Gestik, Haltung und Bewegung als Ausdruck der Körpersprache werden oft unbewusst eingesetzt und spielen im Umgang mit dementen Menschen eine sehr wichtige Rolle. Es ist wichtig, sie ebenso bewusst wie gezielte körperliche Berührungen einzusetzen.
Pflegende bemühen sich, die Gefühle und Motive des Betroffenen zu erspüren und zu akzeptieren. Sie können z. B. zu einem Kranken, der unruhig Blätterstapel auf dem Tisch von links nach rechts umstapelt und von dem sie wissen, dass er früher im Büro sehr auf Ordnung bedacht war, sagen, dass er ein sehr gewissenhafter Mensch ist, der seine Arbeit machen möchte. Vielleicht führt die Äußerung, dass er sich aber nun eine Pause verdient habe, sogar dazu, dass sich der Betroffene wirklich hinsetzt. Evtl. ist es auch möglich, dem Kranken durch „Beschäftigungen", die an Altbekanntes anknüpfen, Wertschätzung zu vermitteln. Der Versuch, den Betroffenen in die „Wirklichkeit" zurückzuholen, etwa durch den Hinweis, dass er doch alt sei und schon lange nicht mehr ins Büro gehe, ist zum Scheitern verurteilt und frustriert Pflegende wie Betroffenen, denn die Wirklichkeit des Betroffenen entspricht nicht der der Pflegenden. Indem Pflegende sich auf die Ebene des Betroffenen begeben, also die eigene Wirklichkeit mit ihren Wertvorstellungen verlassen und sich dem Erleben des verwirrten Menschen öffnen, können sie eine Vertrauensbasis herstellen, die den Zugang zum chronisch verwirrten Menschen erleichtert und zu seinem Wohlbefinden beiträgt. Dies bedeutet gleichermaßen, dass Pflegende gegenüber dem verwirrten Menschen nicht in die Rolle eines Elternteils schlüpfen, der besser als der Betroffene selbst, weiß „was gut für ihn ist".
Die Reaktionen der Betroffenen auf dieselbe Maßnahme können – je nach ihrer Biografie – sehr unterschiedlich sein. Ein frommer Mensch, der sich in der Kirche geborgen fühlte, wird auf Kirchenmusik wahrscheinlich ruhiger werden, hingegen kann sich die Unruhe bei einem anderen, der von der Umgebung zum sonntäglichen Kirchgang gezwungen wurde, durchaus noch steigern.

Kommunikationstipps

- Einfache, kurze Sätze, an die kognitiven Fähigkeiten des Einzelnen angepasst
- Die Worte/Sprache des Betroffenen benutzen
- Sich auf konkrete und gegenwärtige Situationen beschränken und nicht versuchen, Dinge zu erklären, die erst zu einem späteren Zeitpunkt relevant sind
- Körperlicher Kontakt wirkt vielfach unterstützend
- Auf kognitive Defizite nicht auf destruktive Weise eingehen, z. B. „Wie konnten sie nur so unvorsichtig sein!"
- Den Betroffenen ernst nehmen
- Erfolge ebenso wie Misserfolge besprechen
- Rückzugstendenzen müssen erkannt und nicht durch Übersehen gefördert werden.

Sprachstörungen

Sprachstörungen gehören bei vielen Demenzerkrankungen zu typischen Symptomen. Bei der Alzheimer-Krankheit treten sie schon in einem frühen Stadium auf. Es kommt zu Verarmung der Sprache, des Wortschatzes, Störungen des Sprach- und Begriffsverständnisses.
Pflegende sprechen mit dem Pflegebedürftigen generell langsam und weisen ihn auf falsch gebrauchte Wörter respektvoll hin. Findet der Betroffene nicht das richtige Wort, ist es hilfreich, ihm mehrere Wortmöglichkeiten anzubieten.
Der Betroffene zeigt z. B. in Richtung Stuhl und Tisch, kommt aber nicht auf die richtige Bezeichnung. Der Pflegende bietet ihm die Begriffe „Tisch, Kanne, Stuhl" an.

Mnestische Störungen

Merkfähigkeitsstörungen **(mnestische Störungen)** betreffen das **Kurz-**, aber auch das **Langzeitgedächtnis** und sind übliche Erstsymptome einer beginnenden Alzheimer-Krankheit. Auch bei vaskulärer Demenz gehören **Merkfähigkeits- und Aufmerksamkeitsstörungen** sowie mangelnde Konzentration zu den typischen Symptomen des Anfangsstadiums. Die Betroffenen sind vergesslich, können sich nicht an Namen, Begebenheiten oder Lebensumstände erinnern.
Pflegende begegnen dem Betroffenen mit viel Geduld und wiederholen Gesagtes, damit der Betroffene es sich einprägen kann. Gleichzeitig fördern sie seine **Ressourcen,** indem sie ihn zu allen ATL ermuntern, die ihm noch selbstständig möglich sind. Es ist sehr hilfreich, den Betroffenen gut zu kennen, weshalb seine Eigen-

heiten, Wünsche und Ressourcen dokumentiert und an alle, die an der Betreuung beteiligt sind, weitergegeben werden sollten.
Die Vergesslichkeit des Betroffenen lässt sich bis zu einem bestimmten Schweregrad durch einen Tagesplan und ein Notizbuch, die er bei sich trägt, kompensieren. Eine weitere Möglichkeit ist es, Notizzettel dort anzubringen, wo sie benötigt werden, z. B. am Badezimmerspiegel.
Kognitives Training kann helfen, vorhandene Ressourcen zu erhalten. Gerade hier ist es besonders wichtig, den Betroffenen nicht zu überfordern und keine Leistungen von ihm zu verlangen, die er aufgrund seiner Erkrankung nicht mehr erbringen kann und die ihm seine Defizite vor Augen führen.

Affektlabilität
Bei vielen Demenz-Erkrankungen tritt **Affektlabilität** auf. Betroffene sind mürrisch-fordernd, leicht reizbar und werden schnell aggressiv. Gründe für diese Wesensveränderung liegen in der mangelnden Fähigkeit zur Krankheitseinsicht und in der häufig auftretenden Zuspitzung bestehender Charakterzüge infolge der Erkrankung. Für das Ausmaß ihres Verhaltens fehlt den Betroffenen während eines Impulsdurchbruchs jegliches Gefühl. Hinterher tut es ihnen, sofern sie sich erinnern, häufig Leid.
Pflegende lassen sich nicht provozieren, sondern fragen den Betroffenen vielmehr nach dem Grund für seine Unfreundlichkeit. Vielleicht lassen sich die Umstände im Sinne des Betroffenen ändern. Grundsätzlich geben Pflegende eher nach und beharren nicht auf ihrem Recht. Ab- und Einlenken sind die besseren Alternativen. Durch Hautkontakt **(Basale Stimulation)** können die Betroffenen sehr gut beruhigt werden.

Formale Denkstörungen
Viele Menschen mit Demenz haben **Denkstörungen,** z. B. Probleme, Dinge zu präzisieren. Sie denken umständlich, handeln wenig praxisorientiert und können sich kaum verständlich ausdrücken. Im Gespräch verlieren sie häufig den Faden und wissen nicht mehr, was sie eigentlich sagen wollten. Hier hilft:
- Ruhig zuhören, den Betroffenen nicht drängen
- Ausreden lassen
- Zum Verständnis freundlich nachfragen.

Fördern durch Fordern
Gemäß diesem Pflegegrundsatz wird jede sinnvolle selbstständige Aktivität des Betroffenen unterstützt.

Antriebsstörung
Ein **antriebsgestörter** Mensch verliert jegliche Eigeninitiative, hat kaum mehr Interesse an seiner Umwelt und zieht sich in sich zurück. Zwischenzeitlich erlebt er aber auch unruhige, geschäftige Phasen.
Um die Teilnahmslosigkeit des Betroffenen zu durchbrechen, können Pflegende ihn, z. B. bei der täglichen Körperpflege, in ein Gespräch einbeziehen und zu eigenen Erzählungen ermuntern. Gemeinsames Singen, Karten- und Gesellschaftsspiele fördern die Aktivität der Betroffenen. Dies können entweder Angehörige leisten oder wenn möglich wird der Betroffene regelmäßig in eine Tagespflegestätte gebracht.

Wenn ein Betroffener sich, sowohl im Umgang als auch in der Kommunikation, angenommen fühlt, fühlt er sich geborgen. So können Stabilität, Sicherheit, Konstanz, Akzeptanz, Zuneigung, Liebe und sensorische sinnliche Erfahrungen vermittelt werden.
Emotionale und soziale Fähigkeiten sind selbst bei fortgeschrittener Demenz vorhanden und sind in Begegnungen von zentraler Bedeutung.

Aggressionen
Verwirrte und an einer Demenz erkrankte Menschen reagieren auf Überforderung und **Hilflosigkeit** oft aggressiv. Dabei reagieren sie meist verbal, selten auch körperlich. Das aggressive Verhalten ist durch die Krankheit verursacht und nicht durch den Betroffenen selbst, d. h. dass sich Pflegebedürftige, die immer sanftmütig waren, auch aggressiv verhalten können. Aggressives Verhalten kann nicht immer vermieden werden. Meist wird es durch Angst ausgelöst und ist eine natürliche Reaktion der Abwehr auf eine vermeintliche Gefahr.
Tipps im Umgang mit Aggressionen
- Pflegende versuchen gemeinsam mit Angehörigen herauszufinden, auf welche Situationen der Erkrankte mit Angst, Wut, Unruhe, Nervosität oder Enttäuschung reagiert, da

dies aggressives Verhalten nach sich ziehen kann. Diese Situationen werden vermieden und dokumentiert, damit sich alle an der Betreuung Beteiligten darüber informieren können.
- Treten Aggressionen auf, bleiben Pflegende ruhig und gelassen und versuchen, den Betroffenen zu beruhigen. Oft nützen schon beruhigende Worte und sanftes Berühren, um die Situation zu entspannen.
- Manchmal ist es möglich, aggressivem Verhalten durch Ablenkung ein Ende zu setzen, indem man etwas gemeinsam macht, was der Betroffene gerne mag, z. B. einen kurzen Spaziergang, etwas trinken oder Bilder anschauen.
- Konfrontation und Streit wird von Pflegenden vermieden. Weiterhin versuchen sie, sich nicht persönlich verletzt oder beleidigt zu fühlen oder den Betroffenen zu bestrafen. Der Betroffene wird ernst genommen und nicht lächerlich gemacht.
- Es ist wichtig, dass Pflegende über solche Vorfälle mit jemanden reden können und das Gefühl haben, verstanden zu werden. Oft erzeugt aggressives Verhalten Schuldgefühle, nicht richtig reagiert und die Situation nicht richtig bewältigt zu haben. Hinzu kommt die Angst, unkontrolliert zu handeln.

Aggressionsprophylaxe

Um Aggressionen vorzubeugen, kann folgendes helfen:
- Eine gewohnte und gleich bleibende Umgebung
- Eine vertraute Umgebung
- Handlungen mit Routine durchführen
- Rituale, z. B. wenn nach dem Baden jedes Mal das Frühstück folgt
- Eine entspannte Atmosphäre
- Dinge und Handlungen werden in freundlichem Ton immer wieder erklärt und kommentiert, der Betroffene kann dadurch das Gefühl entwickeln, ständig einbezogen zu sein.

Validation

Die aus den USA übernommene Methode der **Validation,** die von Naomi Feil begründet wurde, bezeichnet eine grundsätzliche Haltung im Umgang mit dementen Menschen. Naomi Feil benutzt für die **validierende Kommunikation** das Bild „in den Schuhen des anderen gehen". Der emotionale Gehalt einer Aussage wird aufgegriffen und *validiert,* d. h. für gültig erklärt, ohne zu analysieren, zu bewerten oder zu korrigieren. Wer Validation anwendet, muss die innere Realität verwirrter Menschen mit all ihren gefühlsmäßigen Anteilen als deren persönliche Sicht- und Erlebnisebene akzeptieren. Er muss die Signale, die der Betroffene ihm übermittelt, auffangen und durch Worte oder Verhalten so wieder zurückgeben, dass der Betroffene sich in seinen Bedürfnissen ernst genommen fühlt.
Es gibt mittlerweile etliche Variationen der Validation.

Validation bedeutet (nach Naomi Feil[10]):
- Das Erleben des Verwirrten respektieren, sich in dessen Realität einfühlen
- Die Gefühle des Verwirrten achten
- Die Aussagen und Mitteilungen des Verwirrten akzeptieren und ernst nehmen.

Eine **validierende (wertschätzende, annehmende) Haltung** der Pflegenden kann so dazu beitragen, dass die Grundbedürfnisse des verwirrten alten Menschen nach Sicherheit, Geborgenheit und Wertschätzung befriedigt werden und ein weiterer Rückzug verhindert wird.

Symbole

Der alte, zunehmend desorientierte Mensch benutzt Symbole, um Gefühle und Bedürfnisse aus der Vergangenheit auszudrücken. Naomi Feil bezeichnet diese Symbole deshalb als „Fahrkarten in die Vergangenheit".
Symbole können Personen, Gegenstände oder Verhaltensweisen sein. Eine Autoritätsperson der Gegenwart kann z. B. für den Vater des Betroffenen stehen, eine Hand für ein Baby oder eine wiegende Bewegung für Sicherheit. Nach Naomi Feil gibt es einen typischen Gebrauch von Symbolen. Zur **Entschlüsselung** sind Kenntnisse der Biografie des alten Menschen unabdingbar. Vielfach können Familienangehörige, Freunde oder frühere Nachbarn den entscheidenden Hinweis geben.
Von außen „sinnlos" erscheinendes Verhalten sehr alter, desorientierter Menschen hat einen Grund. Um diesen und die Bedürfnisse des alten Menschen zu verstehen und auf sie einzugehen,

[10] Feil, Naomi: Validation. Ein Weg zum Verständnis alter Menschen. Reinhardt Verlag München, 1999

benötigen Validierende umfangreiche Kenntnisse über die Vergangenheit des Betroffenen, z. B. Familienstand, Kinderzahl, Beruf, Hobbys, seine besonderen Eigenschaften und die nahe stehender Personen. Was ein alter Mensch als angenehm empfindet, kann den anderen aufgrund seiner unterschiedlichen Erfahrungen ängstigen.

Zielgruppen der Validation

Nach Erfahrungen Naomi Feils profitieren sehr alte, desorientierte Menschen (mit spät einsetzender Alzheimer-Demenz) am meisten von Validation. Validation hilft ihnen, sich sicher, gebraucht und geschätzt zu fühlen, ihre Gefühle auszudrücken und bis zum Tod zu kommunizieren.

Validation kann auch bei jüngeren Menschen mit einer (Alzheimer-)Demenz angewandt werden und zeigt vielfach positive Effekte über eine gewisse Zeit. Validation kann das Abgleiten in fortschreitende Hilflosigkeit aber letztendlich nicht verhindern.

Sehr alte, jedoch im Wesentlichen orientierte Menschen benötigen hingegen keine Validation. Es gibt in der Validation unterschiedliche Arten des Ausdrucks von Demenz und unterschiedliche Ursachen, die zu Grunde liegen können. Unterschieden werden:

- Mangelhaft oder unglücklich orientierte Menschen
- Zeitverwirrte Menschen
- Menschen im Stadium der sich wiederholenden Bewegung
- Menschen im Stadium des Vegitierens/Vor-sich-hin-Dämmerns.

Dabei sind die Grenzen fließend und der Zustand des einzelnen Menschen nicht statisch, sondern veränderbar.

Validationstechniken

Jeder sehr alte Mensch ist anders, ebenso wie seine Betreuer. Daher ist auch Validation sehr individuell. Aus der Erfahrung haben sich gewisse Techniken herauskristallisiert, die sich in bestimmten Stadien als meistens erfolgreich erwiesen haben.

Validation ist nicht an eine bestimmte Berufsgruppe gebunden. In erster Linie werden Pflegende und Angehörige, also die unmittelbaren Betreuer des alten Menschen, validierend arbeiten. Prinzipiell können alle, die mit dem alten Menschen Kontakt haben, z. B. auch frühere Nachbarn oder Freunde, Validation anwenden. Daher wird bevorzugt von *Validationsanwender* oder **Validierendem** gesprochen.

Validationstechniken bei mangelhaft oder unglücklich orientierten Menschen

Mangelhaft oder unglücklich orientierte Menschen sind nach Naomi Feil weitgehend orientiert. In ihrer Orientierung sind diese Menschen unglücklich, da sie die im hohen Alter zwangsläufigen Verluste nicht akzeptieren, viele Gefühle nicht eingestehen können und wichtige Lebensaufgaben nicht vollendet wurden.

Diese Menschen können lesen und schreiben und sich an Regeln halten, ihre Wortwahl ist korrekt. Die kognitiven Fähigkeiten sind weitgehend erhalten. Allenfalls treten gelegentlich Lücken im Kurzzeitgedächtnis auf, welche dem Betroffenen bewusst sind und zu Scham, Verleugnung und Konfabulationen führen. Die meisten Menschen in diesem Stadium sind kontinent. Ihr Muskeltonus ist überwiegend hoch, die Bewegungen sind rasch und zielgerichtet. Die Augen sind konzentriert auf Personen oder Gegenstände gerichtet.

Mangelhaft oder unglücklich orientierte Personen können ihre verleugneten Gefühle und Konflikte nur als Symbole äußern. Typischerweise geschieht dies, indem sie andere beschuldigen und anklagen, sich ständig beschweren oder Gegenstände horten. Die alte Frau, die ihre Nachbarin täglich beschuldigt, ihr Geld zu stehlen, bringt so z. B. die Trauer um den gestorbenen Ehemann zum Ausdruck. Der alte Mann, der sich permanent über den Hausmeister beschwert, projiziert so einen ungelösten Konflikt mit seinem verstorbenen Vater nach außen. In dem Drang eines anderen, alle Zeitungen zu horten, derer er habhaft werden kann, kommt dessen Angst vor (weiterem) Kontrollverlust zum Ausdruck.

Folgende Validationstechniken sind bei unglücklich oder mangelhaft orientierten Menschen am besten geeignet. Sie werden in Kombination angewendet, wobei in einem Gespräch nicht alle Techniken zum Einsatz kommen müssen.

- **Zentrieren:** Bezeichnet nach Naomi Feil eine bestimmte Art des Validierendens, sich auf seine Atmung zu konzentrieren, um sich von eigenen Gefühlen zu distanzieren und für die Gefühle des Gegenübers zu öffnen. Zentrieren ist somit der erste Schritt jeder Validation.

- **Verwenden eindeutiger Wörter:** Am günstigsten sind Fragen nach Tatsachen („*Wer* klopft ständig gegen die Wand?", „*Was* haben Sie gesehen?", „*Wo* hat er gestanden?", „*Wann* ist das passiert?", „*Wie* sieht die Frau aus, die da kommt?"). Der Sprachstil ist sachlich. Dies vermittelt am ehesten das Gefühl von Respekt und Ernst-Genommen-Werden und erhält die Kommunikation. Fragen nach dem *Warum* sind hingegen ebenso zu vermeiden wie Gefühle. Menschen können sich in diesem Stadium ihre Gefühle nicht eingestehen und fühlen sich durch sie geängstigt und bedroht.
- **Umformulieren/Wiederholen:** Der Validierende wiederholt mit eigenen Worten, was der Betroffene gesagt hat („Sie meinen, er kam einfach so da rein?"). Das Wiederholen erfolgt mit ehrlichem Mitgefühl. Auch durch diese Technik wird Vertrauen hergestellt.
- **Ansprechen des bevorzugten Sinnesorgans:** Die meisten Menschen bevorzugen ein bestimmtes Sinnesorgan, z. B. Sehen, Hören, Riechen oder Fühlen. Der Validierende achtet darauf, wie der Betroffene erzählt und schließt aus der Wortwahl auf das bevorzugte Sinnesorgan. Erzählt z. B. ein Mensch von einem Spaziergang über eine Blumenwiese am Wald und beschreibt, wie schön es war, spricht ein visuell orientierter Mensch z. B. von dem „farbigen Blumenmeer"; der auditiv orientierte vom „leisen Rauschen der Blätter im Wind" und wer den Geruchssinn bevorzugt, erinnert sich an die eindrücklichen Düfte auf der Wiese. Der Validierende benutzt möglichst viele Worte, die den bevorzugten Sinn des Betroffenen ansprechen, um Vertrauen aufzubauen.
- **Polarität – Fragen nach dem Extrem:** Die Frage nach dem Extrem („Wo war es am schlimmsten?") soll dazu führen, dass der Betroffene seine Gefühle stärker ausdrückt und dadurch Erleichterung erfährt.
- **Sich das Gegenteil vorstellen:** Beschuldigt, klagt oder jammert der Betroffene, so fragt ihn der Validierende ganz gezielt, ob und wann die schlimmen Ereignisse einmal nicht eintreten. Beschwert sich ein Betroffener z. B. immer wieder über das miserable Essen, so fragt er nach Zeiten, zu denen das Essen besser war. Dies kann evtl. Lösungsansätze aus früheren Zeiten andeuten, die dem Betroffenen auch in der aktuellen Situation helfen. Gibt der Betroffene z. B. an, früher im Urlaub, wenn sie im Freien gegessen hätten, habe das Essen geschmeckt, kann es eine mögliche Lösung sein, ihn während des Essens an einem Fenster sitzen zu lassen.
- **Erinnern:** Diese Technik dient sowohl dem Vertrauensaufbau als auch dem Aufdecken früherer Lösungsstrategien des Betroffenen. Erinnerungen können erfahrungsgemäß am ehesten durch Fragen mit „nie" und „immer" provoziert werden („War das schon immer so?").

Gefühle und Berührungen sind dem mangelhaft oder unglücklich orientierten Menschen in aller Regel unangenehm. Deshalb hält der Validierende einen Abstand von ca. 50 cm ein und beschränkt Berührungen auf das gesellschaftlich bei Fremden übliche Maß, z. B. Händeschütteln zum Abschied.

Erfolgreiche Validation bei mangelhaft oder unglücklich orientierten Menschen zeigt sich z. B. durch niedrigeren Muskeltonus, ruhigere Augen und abnehmende Beschuldigungen.

Validationstechniken bei Menschen im Stadium der Zeitverwirrtheit

Zweite Phase der Aufarbeitung ist nach Naomi Feil das **Stadium der Zeitverwirrtheit.** Zeitverwirrte Menschen leben in der Vergangenheit, sie können z. B. mit der Uhrzeit nichts mehr anfangen und verwechseln Personen der Gegenwart mit solchen aus der Vergangenheit. Kommunikationsfähigkeit, Kontrolle, Sprache und sprachnahe Leistungen lassen deutlich nach. Betroffene können sich nicht mehr an soziale Konventionen halten und möchten eine sofortige Befriedigung ihrer Bedürfnisse. Der Muskeltonus ist nun eher niedrig, die Bewegungen langsam. Die Augen sehen oft nach unten, der Blick ist nicht mehr zielgerichtet, Augenkontakt ist aber noch möglich. Die meisten Betroffenen sind inkontinent.

Gefühle spielen bei Menschen im Stadium der Zeitverwirrtheit eine große Rolle, die Menschen kehren zu den Gefühlen der Vergangenheit zurück. Sie sprechen über diese Gefühle, wobei in der Sprache oft Wortneuschöpfungen auffallen. Viele wandern ziellos durch den Raum.

Die meisten der bereits genannten Techniken sind auch für Menschen im Stadium der Zeitverwirrtheit hilfreich. Hinzu kommen:

- **Mehrdeutigkeit:** Häufig kommt es vor, dass Außenstehende die Wortschöpfungen des Betroffenen nicht verstehen und daher Probleme haben zu antworten. Hier ist es sinnvoll, Fürwörter (er, sie es, jemand) an Stelle der nicht verstandenen Worte zu benutzen, eine Technik, die Feil als Mehrdeutigkeit bezeichnet.

- **Berührung:** Berührung, auf die zeitverwirrte Menschen im Gegensatz zu mangelhaft oder unglücklich orientierten Menschen meist sehr gut ansprechen. Oft weckt Berührung, möglichst zusammen mit *Augenkontakt* und einer einfühlsamen, *liebevollen Stimme* angenehme Erinnerungen. Bemerkt der Validierende jedoch, dass der Betroffene Berührung nicht mag, respektiert er dies.
- **Anpassen an die Gefühle des Pflegebedürftigen:** Der Validierende beobachtet unter anderem Haltung, Mimik, Augen und Extremitäten des Betroffenen und passt sich diesen an. So fühlt der alte Mensch sich sicherer und viele Validationanwender können sich besser in den Betroffenen hineinversetzen. Es ist wichtig, ehrlich und glaubwürdig zu sein, „falsche Untertöne" erkennt der Betroffene sofort.
- **Verbindung Verhalten – Bedürfnis:** Zeitverwirrte Menschen haben nach Naomi Feil drei grundlegende Bedürfnisse. Nach Sicherheit bzw. Liebe, nützlich zu sein, und Gefühle ausdrücken zu können. Diese Bedürfnisse äußern sich oft in einem Verhalten, das dem orientierten, in der Gegenwart lebenden Außenstehenden zunächst sinnlos erscheint, sich aber häufig bei Kenntnis der Biografie des Zeitverwirrten erschließt. Es kann z. B. sein, dass eine alte Frau immer am Vormittag unruhig wird, ziellos umherläuft und raus möchte. Weiß der validierend arbeitende Pflegende oder Angehörige nun, dass dies die Zeit ist, zu der die Frau früher immer einkaufen ging, um danach für ihre Familie zu kochen, kann dies bewusst eingesetzt werden, um auf das Bedürfnis der Frau nach Nützlichkeit und Aktivität einzugehen. Die Frau könnte z. B. von dem Validierenden gefragt werden, ob und was sie jetzt einkaufen und kochen wolle und ggf. ein Gespräch über Kochen anknüpfen.
- **Musik:** Zeitverwirrte Menschen können trotz Nachlassen der übrigen sprachlichen Fähigkeiten oft altbekannte Lieder singen. Das gemeinsame Singen alter Lieder ist eine Möglichkeit, Kommunikation aufrechtzuerhalten.

Durch Validation werden zeitverwirrte Menschen oft ruhiger, ihre Sprache verbessert sich, sie fühlen sich wohler.

Validationstechniken bei Menschen im Stadium der sich wiederholenden Bewegungen

Im **Stadium der sich wiederholenden Bewegungen** hat sich der desorientierte Mensch ein weiteres Stück aus der Realität in die Vergangenheit zurückgezogen. Die sprachlichen Fähigkeiten haben so weit nachgelassen, dass der Betroffene keine, für einen Außenstehenden sinnvollen Sätze mehr spricht, sondern nur noch (teils unverständliche) Worte. Mittel zum Gefühlsausdruck, aber auch zur Eigenstimulation, sind nunmehr vor allem Klänge, Laute und Bewegungen aus der Vergangenheit, die evtl. über Stunden und bis zur Selbstschädigung wiederholt werden. Ein alter Mann im Rollstuhl kann z. B. ständig über die Rollstuhllehne schaben und so eine Bewegung des früheren Arbeitsplatzes wiederholen, bis seine Haut aufgescheuert ist.

Bei der Validation von Menschen im Stadium der sich wiederholenden Bewegungen gelten im Wesentlichen die Grundsätze der Validation bei zeitverwirrten Menschen. Verbale Techniken können benutzt werden, solange der Betroffene noch spricht. Entsprechend des Zustands des Betroffenen nehmen Berührungen einen noch größeren Raum ein. Besonders hilfreich ist es, wenn Familienangehörige wissen, welche Berührungen der Betroffene früher immer als angenehm empfunden hat und welche im Familienkreis in verschiedenen Situationen üblich waren. Dem alten Menschen zu sagen, er möge doch mit seinen Bewegungen aufhören, hat keinen Sinn. Sinnvoll ist es oft vielmehr, ihm Gegenstände zur Verfügung zu stellen, die in Bezug zu seinem früheren Leben stehen und mit denen er „arbeiten" kann. Für eine Wäscherin, die immer wieder faltende Bewegungen vollzieht, können z. B. Tücher gut geeignet sein.

Spiegeln: Eine weitere Technik ist das Spiegeln, bei dem Pflegende die Bewegungen des alten Menschen einschließlich z. B. seiner Mimik und Atmung wiederholen, um sich besser in den alten Menschen hineinzuversetzen und zu ihm Kontakt aufnehmen zu können. Dies kann sehr schwierig sein, zumal das Nachahmen absolut ehrlich und ohne jedes „Nachäffen" erfolgen muss. Der Validierende kann dem Be-

troffenen seine Gefühle mitteilen („das ist sehr mühsam“) und so auf die Bedürfnisse des Betroffenen (hier nach Nützlich-Sein) eingehen.
Erfolgreiche Validation zeigt sich in diesem Stadium dadurch, dass der alte Mensch insgesamt ruhiger wird und die sich wiederholenden Bewegungen oder andere ungünstige Verhaltensweisen wie z. B. Schreien nachlassen.

Validationstechniken bei Menschen im Stadium des Vegetierens
Menschen im **Stadium des Vegetierens** liegen typischerweise fast regungslos mit geschlossenen Augen im Bett. Sie werden meist künstlich ernährt, und von außen ist nicht erkennbar, was sie noch wahrnehmen und empfinden.
Validation setzt in diesem Stadium vor allem Berührungen und von früher bekannte Musik ein. Vielleicht öffnet der alte Mensch dann die Augen, es kann aber auch sein, dass Validierende über Wochen keine Rückmeldung erhalten. Die Validation sollte bis zum Lebensende fortgesetzt werden.

Validationstechniken bei Menschen mit früh einsetzender Alzheimer-Demenz
Im Gegensatz zur Desorientiertheit sehr alter Menschen ist die Desorientiertheit bei früh einsetzender Alzheimer-Demenz nicht durch altersbedingte Verluste und biografische Faktoren, sondern durch Gehirnschädigung bedingt. Validation bringt hier weit weniger Erfolge und kann ein Fortschreiten der Erkrankung nicht verhindern. Trotzdem sollte sie versucht werden, um zumindest für eine gewisse Zeit die Symptome zu lindern und das Wohlbefinden zu steigern.

Gruppenvalidation
Validation ist auch in Gruppen möglich und eignet sich für zeitverwirrte Menschen und Menschen im Stadium der sich wiederholenden Bewegungen. Bei den regelmäßigen Treffen, z. B. in der Tagespflege, werden verschiedene Aktivitäten, z. B. Singen, Gespräch oder Bewegung, in immer gleicher Reihenfolge und eingebettet in ein Begrüßungs- und Abschiedsritual angeboten. Validierende finden dabei möglichst für jede Person eine feste Rolle, die zu ihrem früheren Leben passt und in der sie sich glücklich und geachtet fühlt. **Gruppenvalidation** schafft ein Gemeinschaftsgefühl und regt die Betroffenen zur Kommunikation an.

Validation ist auch mit kritischer Distanz zu betrachten. Neben vielen praktischen Handlungsanweisungen entwickelt sie ein Theoriegebäude, das einer praxisnahen Betrachtung, vor allem der Interpretationen, nicht immer standhält.
Ständiges „Aus-dem-Zimmer-gehen-wollen“ kann z. B. bedeuten, dass der Betroffene zur Arbeit gehen möchte, wie er es 40 Jahre lang getan hat, es kann aber auch Flucht bedeuten. „Hin-und-Her-Räumen“ kann Ausdruck des Bemühens nach Ordnung, aber auch einer Suche nach der eigenen Identität sein.

Weitere unterstützende Methoden

Neben der Anwendung von Validation können auch Ansätze der Basalen Stimulation und der Kinästhetik die Pflege bei dementen Menschen unterstützen und weitere Möglichkeiten des Zugangs darstellen. Einige Aspekte helfen vor allem im Fortgeschrittenen Stadium der Erkrankung.

Basale Stimulation
Basale Stimulation[11] in der Betreuung von demenziell erkrankten Menschen:

- **Körperstimulation** über die Haut durch z. B. Druck, Reibung, Wärme, Kälte mittels verschieden starkem Wasserstrahl, Eincremen, Einschäumen, Abfrottieren oder auch durch Massagehandschuh und auf Lammfell setzen, um das Wohlbefinden zu fördern.
- **Geschmacksanregungen** durch unterschiedliche Geschmacksqualitäten wie süß, sauer, salzig oder bitter z. B. mittels verschiedener Flüssigkeiten um sich wieder an differenzierte Geschmackswahrnehmungen zu erinnern.
- **Orale Stimulation** durch streichen auf dem Mund, um den Saug-, Schluck oder Lachreflex auszulösen, z. B. mittels Kaugummi, Bonbons oder Eis um wieder kauen zu lernen und zu unterscheiden.
- **Gleichgewichts-Anregung** (Vestibuläre-) z. B. durch einen Schaukelstuhl, Luftmatratze

[11] Bienstein, Christel und Fröhlich, Andreas: Basale Stimulation in der Pflege. Verlag Selbstbestimmtes Leben, Düsseldorf, 1991

oder Hängematte mittels rhythmischer Bewegungen zur Beruhigung und Entspannung.
- **Vibratorische Anregung** (Schwingungs-) durch körpernahes Fühlen von Schwingungen mittels Veränderung der Stimmlage, z. B. mit einer Stimmgabel, Nähe von Lautsprecherbox, Singen oder hören der eigenen Herztöne mit einem Stethoskop, um Empfindungen zu stimulieren.
- **Akustische Anregung** durch Töne und Geräusche, auch als Orientierungshilfe und zur Kommunikation, z. B. mittels unterschiedlichen Musikinstrumenten, lauten und leisen Tönen oder hohen und tiefen oder zärtlichen Stimmlagen, Pfeifen, Klatschen, Flüstern, Summen und wechselnden Rhythmen.
- **Haptische Stimulation** durch Tasten und Greifen anregen, z. B. mittels öffnen und schließen der Hände, verschiedenen Stoffen, ob rund, eckig, hart, weich, flüssig, bürsten oder Hände umschließen, um alte Schemata des Handeln wieder aufleben zu lassen und zu aktivieren.
- **Visuelle Anregung** durch Farbgebung und Anregung zum Sehen und Wahrnehmen, z. B. mittels Bilder, Pflanzen und andere Dinge zur Umgebungsgestaltung, Spiele, Alben, Bildbände, Tiere, um anzuregen, Blickkontakt aufzunehmen, zu orientieren in der Umgebung, Freude zu haben und das Gedächtnis zu trainieren.

Grond[12] fasst die Basale Stimulation unter dem Begriff Förderpflege. Er setzt Selbsterfahrung als Grundlage voraus unter den Aspekten, wie würde ich mich fühlen, wenn ich blind, schwerhörig, gelähmt wäre, mich nicht umdrehen könnte vor Schmerzen, gefüttert (Essen gereicht), gewaschen an- und ausgezogen werden müsste und nasse Vorlagen zwischen den Beinen hätte? Kann ich negative Körpergefühle und Körperempfindungen wahrnehmen, mit Verspannungen umgehen, mich in demente Menschen einfühlen.

Obwohl in der „Technik" sehr einfach durchzuführen, sollte die basale Stimulation nur von Pflegenden angewendet werden, die eine entsprechende Beziehung zu dem Patienten aufgebaut haben und bei denen die stimulierenden Handlungen von Authentizität gegenüber sich selbst und dem Patienten geprägt sind.

[12] Grond, Erich: Die Pflege verwirrter alter Menschen. Lambertus Verlag Freiburg, 1991

Kinästhetik

„Das Gehirn ist eine schöne Maschine und der Verstand ein Wunder. Aber falls wir die Brücke der Weisheit nie überqueren, zum Körper hin, welche Hoffnung bleibt uns dann?" (Dan Dolen)

Kinästhetik wird als Handlungskonzept und als ethisches Handwerkszeug gebraucht und wurde von Frank Hatch und Lenny Maietta[13] entwickelt. Es ist ein Bewegungskonzept für eine rückenschonende, aktivierende und rehabilitative Pflege. Dieses Konzept basiert auf der Grundlage, dass es eine „Pflichten-Ethik" gibt, die beinhaltet, dass Menschen autonom sind, sich untereinander gleichen und einander ebenbürtig sind und ihr geben und nehmen ausgewogen ist.

Kinästhetisch Handeln heißt Interaktionen mit dem an einer Demenz Leidenden systematisch durchzuführen, indem man ihm hilft, die Dinge zu tun, welche er aufgrund seiner Erkrankung nicht mehr selbst tun kann. Betroffene werden als kompetenter Partner behandelt, der in der Lage ist, die Verantwortung für seine Gesundheit oder für Teile und begrenzte Situationen zu übernehmen.

Dabei stellen sich folgende Fragen:
- Über welche Sinne können der Betroffene und der Pflegende am leichtesten miteinander kommunizieren?
- Über welche Sinne kann der Betroffene am leichtesten den Anweisungen für die Bewegungsaktivität folgen?
- Wie viele und welche Informationen braucht sowohl der Betroffene als auch der Pflegende, um einander zu verstehen?
- Über welche Interaktionsformen kann der Betroffene dem Pflegenden folgen?
- Wie viel Zeit steht zur Verfügung?
- Wie viel Anstrengung ist sinnvoll?
- Benutzt der Betroffene seinen Körper funktionsgerecht?
- Wie geht der Betroffene mit seinen Ressourcen um?
- Wie und wo kann ich den Betroffenen unterstützen, damit er eine bessere Orientierung bezüglich seiner Funktionsmöglichkeiten bekommt?

[13] Hatch, Frank, Maietta, Lenny: Kinästhetik – Gesundheitsentwicklung und Menschliche Funktionen. Ullstein Medical, Wiesbaden, 1998

- Wo hat der Betroffene kräftige Muskeln oder Knochen?
- Gestalten wir die Bewegungsaktivität eher parallel oder spiralförmig?
- Reicht die Information, damit der Betroffene alles selbst macht?
- Wie die Umgebung gestaltet werden, damit Bewegung leicht wird?
- In welcher Position geht die Bewegung für den Betroffenen am leichtesten?
- Welche Unterstützung braucht der Betroffene vom Pflegenden?

Angehörigenberatung und -betreuung

„Mein Vater wollte sich eine Kanne Tee kochen. Er kam ohne Tee zurück ins Wohnzimmer, hatte aber das Gas aufgedreht, und es nicht angezündet, Gott sei Dank habe ich dies gleich bemerkt.“ (Eine Angehörige)

Die Arbeit mit Angehörigen stellt einen entscheidenden Faktor für die Behandlung des an einer Demenz erkrankten Menschen dar. Sie betreuen ihn meist rund um die Uhr und tragen die emotionale Last.

Die Hauptlast der Betreuung in der Familie ruht meist auf den Schultern *einer* Person, häufig auf der des Ehepartners, der Tochter oder Schwiegertochter, die oft selbst schon älter und auf Dauer der enormen Belastung nicht ohne professionelle Hilfe gewachsen sind. Die betreuende Person fühlt sich möglicherweise leicht sozial isoliert, da sie nicht mehr weggehen kann und teilweise ungern Besuch empfängt, da sie nicht weiß, wie der Erkrankte auf für ihn fremd wirkende Menschen reagiert.

Langjährig stabile Beziehungen und Familiensysteme werden durch die Betreuung des an einer Demenz Erkrankten häufig verunsichert und Grenzen, die nie in Fragen gestellt wurden, überschritten, z. B. wird der aggressive, an Demenz erkrankte Vater von der Tochter zurechtgewiesen.

Ständige Überforderung der Angehörigen führt zu Unzufriedenheit, Hektik und Aggressionen und schadet dadurch sowohl dem Betroffenen als auch dem pflegenden Angehörigen. Eine weitere wichtige emotionale Ursache für die Überforderung, ist der Ich-Verlust des Erkrankten. Die gewohnte Persönlichkeit wird verändert, brüchig und Anteile gehen verloren bis der Betroffene selbst nicht mehr weiß, was seine Person ausmacht.

Daher werden frühzeitig Hilfen für Angehörige organisiert, z. B. ein regelmäßiger Besuch einer Tagespflegeeinrichtung und die Unterstützung und Hilfe von anderen Familienmitgliedern, Freunden und Nachbarn.

Das Erleben der Demenz eines Angehörigen ist ein „langsamer Abschied“ und erfordert neben der Auseinandersetzung mit dem veränderten Bild des vertrauten Menschen auch Trauerarbeit. Der Gedankenaustausch mit Angehörigen anderer Betroffener, z. B. in Selbsthilfegruppen, kann diesen Prozess begleiten und unterstützen. Obwohl allen Beteiligten klar ist, dass es sich bei der Erkrankung um eine unheilbare Krankheit handelt, fällt der Abschied, der sich oft über Jahre und Jahrzehnte hinzieht, sehr schwer und ist mit zahlreichen – oft widersprüchlichen – Gefühlen verbunden.

Während des gesamten Krankheitsverlaufes müssen unzählige Verluste hingenommen werden, z. B. der Verlust der Persönlichkeit des zu pflegenden Angehörigen, der Verlust der Fähigkeiten des geliebten Menschen, der Verlust der gemeinsamen Zukunftspläne oder eines Gesprächspartners.

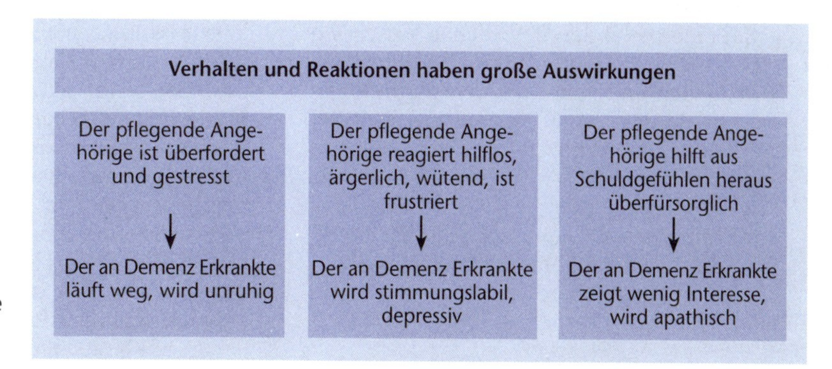

Abb. 7.4: Die Abbildung veranschaulicht, wie das Verhalten der Betreuenden, hier der Angehörigen, direkte Reaktionen der Betroffenen hervorrufen kann. [A400]

Wer als Angehöriger jahrelang einen an einer Demenz erkrankten nahe stehenden Menschen betreut und mit ihm zusammengelebt hat, weiß um die Hinfälligkeit menschlicher Existenz und um die Endlichkeit des Daseins. Der Angehörige erlebt, dass der Weg bis zum Tod ein langer, grausamer, erbarmungsloser und sehr unwegsamer Pfad sein kann.

Zusammenarbeit mit den Angehörigen

Der an einer Demenz erkrankte Mensch kann oft nicht mehr ausführliche Angaben zu seiner Biografie, zu seinen Vorlieben und Abneigungen machen. Eine Aktivierung des Betroffenen ohne Kenntnisse seiner Ressourcen und Defizite birgt die Gefahr der Über- oder Unterforderung und führt somit zu Enttäuschung, Ablehnung, Aggression, Resignation und Depression. Nicht nur aus diesem Grunde sollten professionelle Helfer mit Angehörigen aktiv zusammenarbeiten.

- Der Angehörige kennt das an einer Demenz erkrankte Familienmitglied am besten und vor allem seine früheren Gewohnheiten, Vorlieben, Hobbys und seine Lebensgeschichte. An diesen Dingen kann im Alltag oft angesetzt werden.
- Der Angehörige kann Gesten der Zuneigung vielseitig zur Beruhigung anwenden und seine Gefühle zeigen, denn der Betroffene versteht Zärtlichkeit und Körpersprache. Der Angehörige kennt den Betroffenen, seine Vorlieben aber auch ggf. seinen Wunsch nach Distanz.
- Der Angehörige erkennt in Gesten, wenn dem Betroffenen etwas nicht gefällt, da er dies in früheren Zeiten bereits so ausgedrückt hat.
- Der Angehörige kann versuchen, durch Zuhören verschlüsselte Botschaften zu erkennen, d. h. bei unverständlich Gesagtem nach dem wirklichen Sinn suchen. Dies fällt ihm ggf. leichter, da er den Betroffenen besser und schon seit vielen Jahren kennt. So gibt er Hilfestellungen und vermittelt dem Betroffenen das Gefühl, dass er so wie er ist, respektiert wird, dass seine Wünsche und sein Wille akzeptiert werden.
- Der Angehörige kennt viele Geschichten aus der Erinnerung. Er kann anfangen zu erzählen, kann weitererzählen oder gemeinsam in der Erinnerung graben.

Pflegende ermutigen Angehörige, den Betroffenen genau zu beobachten und zu dokumentieren, was ihm ge- und missfällt, auf welche Gesten er reagiert und welche Berührungen er mag. Diese Informationen können alle an der Pflege Beteiligten verwenden, um dem Betroffenen so zu begegnen, dass er sich sicher fühlt.

Tipps für Angehörige

- Der Angehörige muss auch an sich denken, um die nötige Geduld im Alltag aufzubringen, denn es ist schwierig sich z. B. immer wieder dasselbe anzuhören oder überschießende Reaktionen zu ertragen. Deshalb empfehlen ihm Pflegende, sich Freiräume zu schaffen, indem der Betroffene z. B. die Tagespflege besucht oder andere Angehörige einen regelmäßigen freien Nachmittag ermöglichen.
- Der Angehörige hat es leichter, wenn er Anschuldigungen überhört und nicht versucht zu diskutieren. Oft werden Anschuldigungen ausgesprochen, weil der Erkrankte keine vollständige Erinnerung an Vorgänge hat. Für den Angehörigen ist es nicht leicht, solche Vorfälle nicht als Kränkung aufzunehmen, da er dem Betroffenen besonders nahe steht und ihm oft die professionelle Distanz fehlt.
- Der Angehörige kann durch häufiges Loben dem Betroffenen seine Anerkennung zeigen und damit das Selbstwertgefühl stärken. Selbst für ganz kleine Dinge, die erreicht werden, ermutigt ein Lob weiterzumachen; es tut dem Betroffenen gut.
- Der Angehörige ist oft im Dilemma, bei fruchtlosen Diskussionen oder bei verbohrten Argumenten entweder zu korrigieren oder recht zu geben. Es ist oft schwer abzulenken oder einzulenken, obwohl dies weniger Kraft kosten würde, insbesondere weil die Beziehung zwischen Angehörigen und Pflegebedürftigen schon immer einem Rollenverhältnis unterlag, z. B. hat ein Mann schon immer seine Ehefrau kritisiert.
- Der Angehörige kann dem Erkrankten Sicherheit vermitteln, indem möglichst nichts oder wenig im Umfeld verändert wird. Einfache Regeln, feste Zeiten und Gewohnheiten tragen wesentlich dazu bei. Angehörige erkennen, was dem Betroffenen gut tut, wann er sich am besten entspannen kann.

Defizit	Symptom	Praktische Beispiele
Amnesie	Gedächtnis-störung	Frau Müller hat vergessen, dass sie jetzt bei ihrer Tochter wohnt und klingelt immer wieder bei den jetzigen Nachbarn, um die von früher zu besuchen.
	Orientierungs-störung	Frau Müller verirrt sich regelmäßig, wenn sie bei ihrer Tochter einen kurzen Spaziergang ums Haus macht und verliert die räumliche Orientierung.
	Merkfähigkeits-störung	Frau Müller ruft ständig und immer wieder nach ihrer Tochter, weil sie sofort vergisst, was diese soeben mit ihr gesprochen hat.
Aphasie	Sprachstörung	Frau Müller hört zwar ihre Tochter reden, kann aber wegen der Sprachverständnisstörung einer Aufforderung nicht nachkommen. Die Folge ist, dass Frau Müller möglicherweise von ihrer Tochter aber sicher von Besuchen als „schwierig" im Umgang erlebt wird.
Apraxie	Handfertigkeits-störungen	Frau Müller kann Bewegungsabläufe nicht mehr korrekt durchführen und hat große Mühe sich selbst anzukleiden. Sie wird von ihrer Tochter und der Umgebung als ungepflegt und unordentlich wahrgenommen.
Agnosie	Wahrnehmungs-störung	Frau Müller sieht das Essbesteck, kann es aber nicht identifizieren und daher nicht beim Essen benützen. Frau Müller braucht ganz konkrete Unterstützung, um den Zusammenhang Essbesteck und Essen in der konkreten Situation zu bekommen. Frau Müller sieht zwar ihren Sohn, wenn er zu Besuch kommt, kann aber das Gesicht nicht mehr mit mein Sohn in Zusammenhang bringen. Der Sohn von Frau Müller kann die Situation zumindest zu Beginn z. B. so interpretieren, dass seine Mutter nichts mehr von ihm wissen will.

Tab. 7.10: Beispiel um darzulegen, zu welchen Problemen und Unstimmigkeiten zwischen Angehörigen und Pflegebedürftigen die möglichen Symptome der Demenz führen können.

- Der Angehörige versucht dem Betroffenen das Gefühl zu geben, gebraucht zu werden. Dies kann in Form von kleinen Tätigkeiten und im Zusammenhang mit der jeweiligen Biografie geschehen und fordert von Angehörigen viel Geschick und Geduld. Eine demente alte Frau kann z. B. immer noch die Kartoffeln schälen oder Plätzchenteig ausrollen.

Mögliche Bewältigungsstrategien

Angehörige eines an Demenz Erkrankten brauchen für sich Möglichkeiten, in ihrer Situation möglichst gesund zu bleiben, d. h. sie müssen für sich nach Mittel suchen, die dies fördern:

- Entspannungsmöglichkeiten
- Umfangreiches Wissen über die Erkrankung, um Symptome und Auswirkungen besser einzuschätzen
- Akzeptieren der Erkrankung als einen schleichenden Prozess
- Umgang mit Nähe und Distanz, die Möglichkeit sich auch aus der unmittelbaren Verantwortung der Betreuung vorübergehend zurückziehen zu können
- Ablenkung, mögliche Ausweichreaktionen zur Reduzierung der Belastung
- Aufbau eines „Hilfenetzes", d. h. Ausschöpfen der Hilfsmöglichkeiten, z. B. Tagespflege und Einsatz von Hilfspersonen Die betreuende Tochter kann z. B. jeden Mittwoch von ihrem Bruder in der Betreuung abgelöst werden, oder der Bruder betreut seine Mutter jedes zweite Wochenende und die Tochter hat frei
- Zielgerichtete Problemanalyse und aktive Problemlösung.

Pflegediagnose: Rollenüberlastung pflegender Angehöriger[14]

In der Begleitung, Betreuung und Pflege von Menschen mit einer Demenz sind Angehörige sehr gefordert, deshalb wird eine Pflegediagnose vorgestellt, die diese Problematik näher beleuchtet.

Mögliche Entstehungsbedingungen der Rollenüberlastung pflegender Angehöriger im Zusammenhang mit einer Demenz:

- Langandauernde Erkrankung des Pflegebedürftigen
- Schwere der Erkrankung, Komplexität der Pflegebedürftigkeit
- Sich widersprechende Rollenausübungen und Rollenverpflichtungen der Pflegeperson
- Unzureichender Schlaf und Ruhepausen von Pflegenden
- Unzulängliche räumliche Situation, die die Pflege erschweren
- Soziale Isolation durch die Pflegesituation.

Mögliche Erscheinungsformen der Rollenüberlastung:

- Stress in der Beziehung zum Pflegebedürftigen
- Aggressions- und Wutgefühle gegenüber dem Pflegebedürftigen
- Depressive Verstimmungen
- Emotionale Konflikte im Umgang mit dem Pflegebedürftigen und mit der zu leistenden Pflege
- Das Empfinden, allem nicht mehr gerecht zu werden und seine unterschiedlichen Rollen nicht mehr ausreichend auszuüben.

[14] Townsend, Mary C.: Pflegediagnosen und Maßnahmen für die psychiatrische Pflege. Verlag Hans Huber Bern, 2000

Mögliche Ziele zur Gegenwirkung der Rollenüberlastung:

- Die Pflegeperson erkennt, wie sie sich entlastet und in welcher Intensität sie die Rolle gegenüber dem Pflegebedürftigen ausüben will
- Die Pflegeperson erarbeitet für sich Bewältigungsstrategien und bemüht sich um ein Gleichgewicht
- Die Pflegeperson begegnet Überforderungen zeitnah.

Mögliche Maßnahmen gegen eine Rollenüberlastung:

- Wissensvermittlung über den möglichen Verlauf der Erkrankung, z. B. auch durch Informationsbroschüren und -veranstaltungen
- Herausfinden der eigenen Belastungs- und Grenzsituationen und der des Pflegebedürftigen, z. B. wann wird mir alles zu viel, was hilft mir
- Einschätzung der eigenen Fähigkeiten und Fertigkeiten, z. B. wo brauche ich Unterstützung, Hilfe
- Information über Entlastung und Unterstützungsmöglichkeiten, z. B. Hilfe im Haushalt, Tagespflegeheim, Kurzzeitpflege
- Gefühle aussprechen und Probleme benennen, z. B. regelmäßiges Gesprächsangebot, aufzeigen von möglichen Lösungswegen, Ermutigung zur Teilnahme an Selbsthilfegruppen, Angehörigengruppe, um mit den Problemen nicht allein zu sein.

Mögliche Ergebnisse:

- Die Pflegeperson kommt mit der Situation besser zurecht, hat sich Copingstrategien erarbeitet und ist dadurch in der Pflegesituation zu einer effektiveren Problemlösung in der Lage
- Die Pflegeperson kann ihre Gefühle besser und zeitnah ansprechen und sich, wenn notwendig, Hilfe holen

Ambulante Hilfen	Teilstationäre Einrichtungen	Stationäre Einrichtungen
• Nachbarschaftshilfe • Häusliche Pflegedienste • Ehrenamtliche Helfer • Betreuungsgruppen • Essen auf Rädern • Haushaltshilfen • Zivildienstleistende • Selbsthilfe- und Angehörigengruppen	• Tagespflege • Tagesstätten • Tageskliniken	• Kurzzeitpflege • Gerontopsychiatrische Wohngruppen • Gerontopsychiatrische Krankenhausabteilungen • Pflegeheim

Tab. 7.11: Übersicht der Hilfen im gerontopsychiatrischen Bereich.

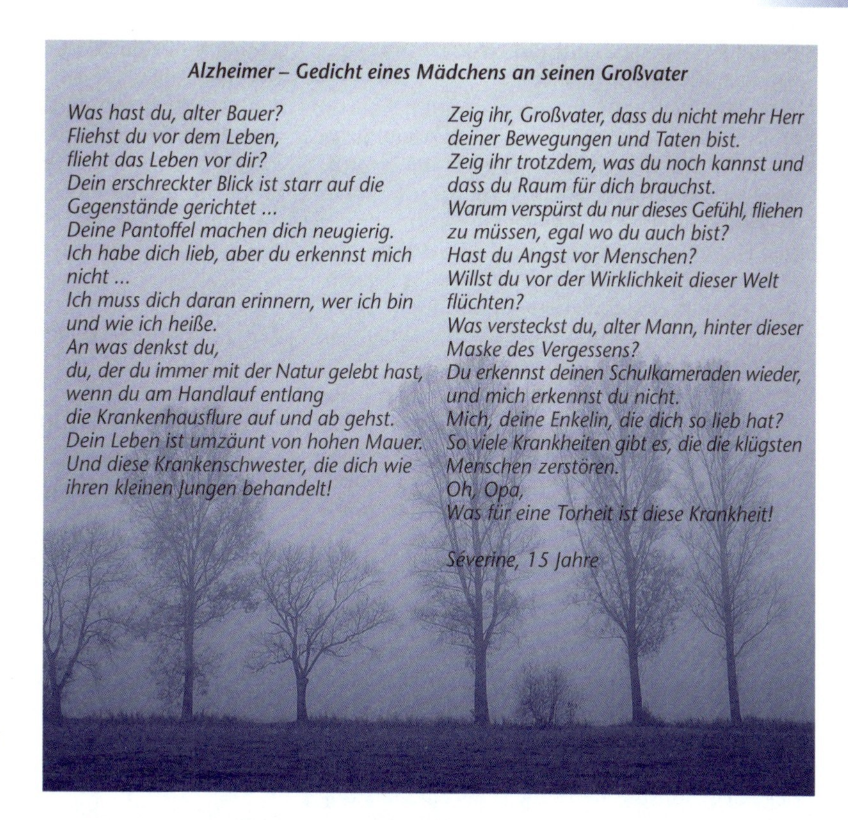

Abb. 7.5: Gedicht des Mädchens an ihren an einer Demenz erkrankten Großvater.[15] [Foto: J660]

- Die Pflegeperson nimmt an Angehörigen- und Selbsthilfegruppen teil.

Hilfsangebote

Bei zunehmender Demenz ist häufig ein Verbleib in der eigenen Wohnung nur noch sehr schwer zu realisieren, zumal unterstützende Leistungen durch Angehörige oder Freunde/Nachbarn oft nicht zur Verfügung stehen.

Dennoch gibt es eine Reihe von begleitenden Angeboten/Maßnahmen, die einem an Demenz erkrankten Menschen einen möglichst langen Verbleib in der vertrauten Umgebung sichern können. Entscheidend ist, inwieweit das Hilfesystem so geschaffen ist, dass individuelle Lösungen möglich sind und ein umfassendes Beratungsangebot vorhanden ist. Intensivere ambulante und teilstationäre Pflege und Information darüber, wo pflegende Angehörige Unterstützung erhalten, wirken unterstützend (☞Tab. 7.11).

Das Hilfesystem

Im Idealfall gibt es vor Ort ein Gerontopsychiatrische Zentrum, das ambulante Dienste, eine gerontopsychiatrische Tagesklinik oder Tagesstätte und einen Altenberatungsdienst umfasst. Pflegende Angehörige von an Demenz erkrankten Menschen neigen dazu sich überfordern und damit selbst hilfebedürftig zu werden. Deshalb ist es notwendig, dass Pflegende die Angehörigen beraten, wo sie sich rechtzeitig Hilfe holen können und sie über die verschiedenen Arten der Hilfe informieren, z. B. Kurzzeitpflege oder Tagesstätten. Pflegende raten den Angehörigen, ihre Grenzen in der Belastbarkeit zu akzeptieren und rechtzeitig Abhilfe zu schaffen.

Wenn nötig vermitteln Pflegende den Kontakt zur Alzheimer Gesellschaft. Ziele des Verbandes sind:

- Möglichkeiten der Krankheitsbewältigung bei den Betroffenen und die Selbsthilfefähigkeiten der Angehörigen zu unterstützen
- Die Betreuenden zu entlasten, indem Fachinformationen, emotionale Unterstützung und öffentliche Hilfen angeboten werden

---

[15] Micas, M.: Wenn ein naher Mensch Alzheimer hat. Herder Verlag Freiburg 1999

- Neue Betreuungs- und Pflegeformen für Alzheimer-Kranke zu entwickeln.

Haus-Notrufsysteme
Für Betroffene, die allein in der Wohnung leben, kann die Einrichtung eines Haus-Notrufsystems sinnvoll sein, solange sie mit der Technik zurechtkommen. Eventuell kann der an einer Demenz erkrankte Mensch ein Kettchen mit seinem Namen und seiner Adresse tragen, damit er, falls er sich verirrt, sicher nach Hause begleitet werden kann.

Gerontopsychiatrische Tagespflege
Der Besuch einer gerontopsychiatrischen Tagespflege(-stätte) wirkt sich in der Regel positiv auf das Befinden des Betroffenen aus. Hier erfährt der an einer Demenz erkrankte Mensch eine anregende Umgebung mit einem Tagesprogramm, welches speziell auf diesen Personenkreis zugeschnitten ist. Das Zusammentreffen mit anderen Betroffenen eröffnet zudem neue Kommunikationschancen, die dem Erkrankten in der eigenen häuslichen Umgebung nicht zur Verfügung stehen. Der Besuch kann tageweise oder auch für die ganze Woche, in Ausnahmefällen sogar am Wochenende, in Anspruch genommen werden. Die Kosten trägt entweder die Pflegekasse, die die Tagespflege als Sachleistung anerkennt, ggf. der zuständige Sozialhilfeträger oder der Betroffene selbst.
Vor Vertragsabschluss sollte ein Probetag vereinbart werden, um zu sehen, ob der Betroffene sich wohl fühlt. Wenn der Besuch einer Tagespflegeeinrichtung vereinbart wurde, ist eine enge Zusammenarbeit mit dem betreuenden ambulanten Dienst sinnvoll, besonders beim Abholen und Zurückbringen des Betroffenen. Der Hin- und Rücktransport zur Tagespflegestätte ist in der Regel Bestandteil des Angebots.

Kurzzeitpflegeeinrichtungen
Eine kurzzeitige Pflegeeinrichtung in einer vollstationären Einrichtung, die die Betreuung der Betroffenen für eine begrenzte Zeit übernimmt, z. B. wenn Angehörige in Urlaub fahren möchten oder eine Erholungspause brauchen.

Ambulant betreute Wohngemeinschaften
Diese – noch relativ neue – Form der Versorgung demenziell erkrankter Menschen liegt an der Schnittstelle zwischen einer traditionellen ambulanten Versorgung und einer vollstationären Unterbringung.
Mehrere Kranke, bzw. deren Angehörige oder gesetzliche Betreuer, mieten gemeinsam eine geeignete Wohnung und beauftragen eine Sozialstation mit der Pflege. Durch das Zusammenlegen der ansonsten einzeln finanzierten Pflegezeiten und entsprechender Erstattungsbeträge entstehen Synergieeffekte, die eine 24-stündige Pflege der Wohngemeinschaftsbewohner ermöglichen. Eine ausreichende Finanzierung ist allerdings in der Regel erst bei einer Gruppengröße von mindestens 6 Bewohnern gegeben.

7.2 Weitere psychische Erkrankungen im Alter

7.2.1 Affektive Störungen: Depressionen

Im höheren Alter treten depressive Syndrome häufiger auf. Die Prävalenz wird in Mitteleuropa mit 10% aller über 65-Jährigen Menschen beziffert[16]. Der Verlauf depressiver Zustände im Alter unterscheidet sich nicht von dem im mittleren Lebensalter. Die Neigung zu Rezidiven und eine erfolgreiche Therapie sind ähnlich.
Oft werden fälschlicherweise depressive Symptome bei einem älteren Menschen als „normale Altersveränderung“ eingestuft und ein Therapieversuch unterlassen.

Krankheitsentstehung

Verschiedene innere und äußere Faktoren können, wie auch bei jüngeren Menschen einen depressiven Zustand auslösen. Spezifische Bedingungen der Lebenswelt alter Menschen kommen zum Tragen:

- Verlusterlebnisse, wie Verlust des Lebenspartners, von Verwandten oder Bezugspersonen, oftmals verbunden mit unzureichender Trauerarbeit
- Unzureichende Verarbeitung des Nachlassens der körperlichen und der psychischen Kräfte
- Angst vor dem Altwerden, vor dem Verlust der Autonomie, vor Siechtum und Abhängigkeit
- Isolation und Vereinsamung aufgrund mangelnder Kontakte
- Verlust des Berufs und, bei starker Leistungsbezogenheit, des Selbstwertgefühls, und damit der Lebensaufgabe
- Zunahme körperlicher Gebrechen oder Krankheiten

[16] Hinterhuber, Hartmann, Fleischhacker, Wolfgang W.: Lehrbuch der Psychiatrie. Thieme Verlag Stuttgart, 1997

- Zuspitzung der bestehenden Persönlichkeitsmerkmale.

Alexander und Margarete Mitscherlich[17] erklären warum ältere Menschen eher depressiv werden damit, dass sich viele sich mit ihren Verlusten und ihrer Geschichte nicht auseinandersetzen konnten, beispielsweise mit dem Verlust der Heimat, nahere Angehöriger, Verlust der Freiheit durch Gefangenschaft oder auch der Verlust an Wertvorstellungen. Sie gehen davon aus, dass wer Trauer nicht wahrnimmt, täglich mit Ablenkungen betäubt, Trauerarbeit verhindert und eine weitere Entwicklung, das bedeutet, dass er in einer Depression stecken bleibt. Sie benennen folgende trauerbehindernde Faktoren:[18]

- In der Biographie erlernte Trauerabwehr durch Ablenkung,
- Ambivalente Beziehung zur verlorenen Person oder Aufgabe,
- Mangelnde Kompetenz, den Alltag zu bewältigen,
- Fehlende außerfamiliärer Trauerbegleiter,
- zu ständiger Aktivität ratender Trauerbegleiter,
- gesellschaftlich bedingte Unfähigkeit zu trauern,
- Abwertung von Trauer als mangelndes Gottvertrauen, wie einige Theologen behaupten.

[17] Mitscherlich, Alexander und Margarete: Die Unfähigkeit zu trauern. Piper Verlag München, 1979

[18] zitiert nach: Grond, Erich: Die Pflege und Begleitung depressiver alter Menschen. Schlütersche Verlagsanstalt Hannover, 1993

Symptome und Befunde

Die Hauptsymptome depressiver Zustände im Alter entsprechen denen der Depression im Allgemeinen. Betont häufig sind:

- Gefühl der Gefühllosigkeit: „Was soll mich in meinem Alter noch freuen“
- Klagsamkeit bis hin zur „Jammerdepression“ mit Überbewertung vorhandener körperlicher Beschwerden
- Ängstlich-agitiert und antriebslos
- Neigung zum sozialen Rückzug
- Depressiver Wahn, als Verarmungswahn oder Schuldwahn
- Pseudodemenz.

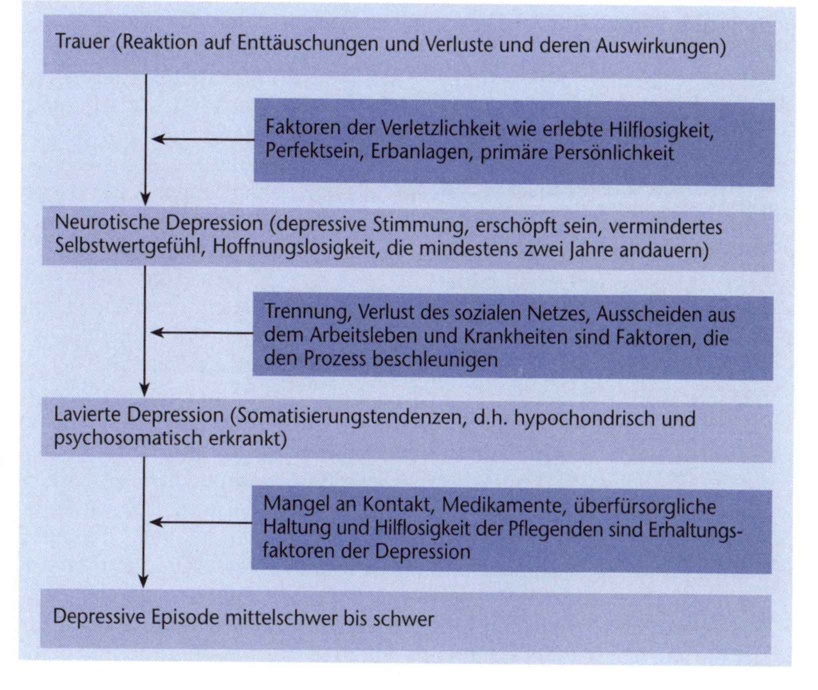

Abb. 7.6: Grond betont, dass gerade bei alten Menschen eine Depression mit unbewältigter Trauer zusammenhängt, vor allem über Verluste und Enttäuschungen und dass sich aus einer lavierten Depression eine mittelschwere bis schwere depressive Episode mit somatischen Symptomen entwickeln kann und dass sich oft hinter psychosomatischen Beschwerden eine Depression verbirgt. [A400]

Das gemeinsame Auftreten von Depression und Demenz ist häufig! Bei 40% der Menschen mit Alzheimer tritt z. B. eine Depression auf.

Differenzierung

Die Diagnose ist aufgrund der unspezifischen Symptomatik im höheren Lebensalter häufig erschwert. Neben dem Anamnesegespräch ist die Verhaltensbeobachtung, gezieltes Nachfragen und die Fremdanamnese einzuholen. Die Abklärung einer Demenz, mittels somatischer Diagnostik, z. B. einer Schilddrüsenunterfunktion oder metabolischen Störung, ist vorrangig. Zur Diagnostik der Depression und kognitiver Fähigkeiten werden verschiedene Testverfahren durchgeführt und zur Vervollständigung der Verlaufsbeobachtung angewendet.

Ein depressiver Mensch wird in seiner geistigen Leistungsfähigkeit, je schwerer die Erkrankung ist, immer mehr eingeschränkt, umgekehrt kann ein an Demenz erkrankter Mensch auf die Einbußen seiner geistigen Leistungsfähigkeit mit einem depressiven Syndrom reagieren. Bei einer Demenz vom Alzheimer-Typ könnte gleichzeitig eine organisch bedingte Depression vorliegen, da bei älteren Menschen die Symptome unspezifischer sind.

Wächtler und Lauter haben zehn Fragen entwickelt, um ein depressives Syndrom zu erkennen, die die Bandbreite der Symptome verdeutlichen:

- Können Sie sich noch freuen? (Depressive Verstimmung)
- Fällt es Ihnen schwer, Entscheidungen zu treffen? (Entschlusslosigkeit)
- Haben Sie noch Interesse an früheren Hobbys? (Antriebsarmut)
- Neigen Sie in letzter Zeit vermehrt zum Grübeln? (Depressive Denkinhalte)
- Plagt Sie das Gefühl, Ihr Leben sei sinnlos geworden? (Suizidgedanken)
- Fühlen Sie sich müde und schwunglos? (Vitalitätsverlust)
- Wie ist Ihr Schlaf? (Schlafstörungen)
- Spüren Sie Schmerzen, einen Druck auf der Brust oder haben Sie andere körperliche Beschwerden? (Vitalstörungen und somatische Symptome)
- Haben Sie weniger Appetit und an Gewicht verloren? (Appetitverlust)
- Haben Sie Schwierigkeiten in sexueller Hinsicht? (Nachlassen von Libido und Potenz).

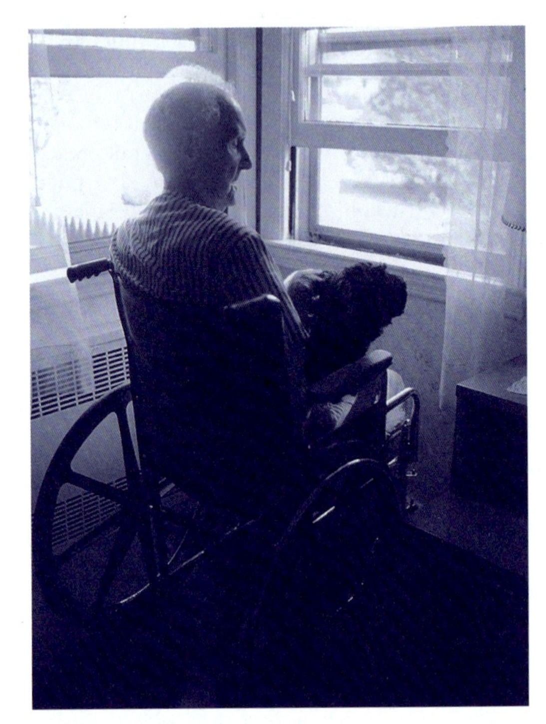

Abb. 7.7: Frauen sind wesentlich häufiger von einer Depression im Alter betroffen als Männer. [J669]

Behandlungsstrategie

Die Therapie besteht aus einer **Kombination** aus **antidepressiver Medikation** und **psychotherapeutischen Ansätzen,** sowie **lebenspraktischer Unterstützung.** Als antidepressive Medikamente für ältere Menschen bieten sich aufgrund der wenig anticholinergen Nebenwirkungen, bei Depression mit Wahn eine Kombination aus Antidepressiva und Neuroleptika an.

Regelmäßige Termine beim Psychiater und in Gesprächsgruppen mit altersspezifischen Themen sind günstig. Die Einbeziehung der Angehörigen in die Therapie und Aufklärung über die Erkrankung, sowie Verhaltens- und Handlungsmöglichkeiten zum Umgang mit dem Kranken, machen für beide Seiten das Zusammenleben wieder leichter, vor allem, wenn Be- und Entlastung berücksichtigt sind. Maßnahmen, wie z. B. die Regelung der alltäglichen Versorgung und Hygiene, Wohnung und Haushaltsführung, die Organisation von Hilfen und Kontakten, sowie eine langfristige Therapieplanung sind notwendig.

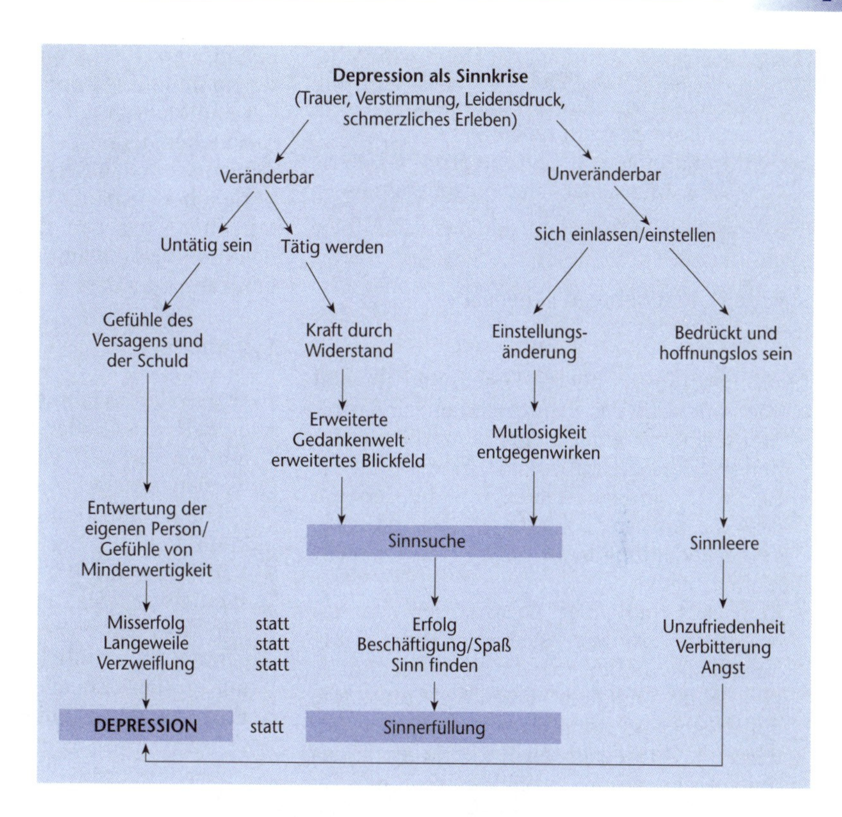

Abb. 7.8: Sinnsuche als Möglichkeit, Depression zu überwinden.[19]

Umgang mit Betroffenen

Im Alter verlaufen depressive Syndrome abgeflachter und mäßiger als bei jüngeren Menschen, jedoch schwerer beeinflussbar und chronischer. Bei einer Anhäufung von Problemen und einer schmerzlichen und sorgenvollen Lebensgeschichte wird dies besonders deutlich.

Eine annehmende **Grundhaltung** ist die zentrale Voraussetzung im Umgang mit depressiven alten Menschen. Um dies zu vermitteln, akzeptieren Pflegende den Betroffenen, wenden sich ihm positiv zu, bauen eine Beziehung auf, sind kongruent im Verhalten, haben Geduld, erwarten keine schnellen Lösungen, begegnen Angehörigen und dem sozialen Umfeld offen und beziehen es aktiv mit ein. Kleine Fortschritte werden positiv verstärkt, nonverbale Signale wahrgenommen, Interesse für die individuelle Lebens- und Familiengeschichte und die damit verbundene Entwicklung aufgebracht, Informationen über die Erkrankung, Behandlung und Strategien der Bewältigung mit dem Betroffen und den Angehörigen erarbeitet. Pflegende begleiten den depressiven Menschen in seiner Stimmung, seinen niederdrückenden Gefühlen, in der Sinnsuche und reden offen über seine Todeswünsche.

Im Umgang mit depressiven Menschen vermeiden Pflegende:

- Eine Beschönigung oder Bagatellisierung der Probleme („Es ist alles nicht so schlimm“)
- Eine Unterstützung der Passivität („Du musst Dich erholen“)
- Eine Tabuisierung oder Verharmlosung von Suizidgedanken („Hunde, die bellen, beißen nicht“)
- Aufmunternden Trost wie Hinweise auf die schönen Seiten des Lebens (ein depressiver Mensch kann dies nicht sehen und erleben!)
- Schuldzuweisungen und Kritik an Angehörigen (Erklärungsversuche, die nicht taugen)

[19] Grond, Erich: Die Pflege und Begleitung depressiver alter Menschen. Schlütersche Verlagsanstalt Hannover, 1993 Seite 64

- Ratschläge oder Ungeduld, Appell an den Willen des Betroffenen (Depressive Menschen können nicht wollen!)
- Aufforderungen zu Entscheidungen (Depressive Menschen sind entscheidungslos).

Suizidalität im höheren Lebensalter

(Suizid ☞ 10.2)

Menschen, die im höheren Lebensalter suizidal werden oder sich das Leben nehmen, sind oft

- Menschen mit einer Depression, die zusätzlich psychosoziale Konflikte haben, z. B. ihr Leben als sinnlos erleben, weil sie denken, dass sie nur noch zur Last fallen oder sie keine Bedeutung mehr haben weil sie nicht mehr arbeiten.
- Menschen mit einer Demenz im Frühstadium. Die häufigste psychische Erkrankung im Alter ist die Demenz, die im fortgeschrittenen Stadium mit dem Verlust der Autonomie einhergeht und somit Suizidhandlungen selten sind. Zu Beginn der Erkrankung ist das Suizidrisiko erhöht, weil Verzweiflung, depressive Verstimmung und Ratlosigkeit vorherrschen.
- Menschen nach einem Tranquilizerentzug. Laut Finzen wird in den letzten Jahren bei älteren Menschen immer häufiger Suizidalität im Zusammenhang mit unspezifischen und psychopathologischen Syndromen nach Tranquilizerentzug beobachtet. Sie trete nicht selten verdeckt auf, wenn ein alter Mensch z. B. bei einer Klinikaufnahme nicht weiß, welche Medikamente er eingenommen habe und dies nicht vermerkt ist.

7.2.3 Paranoide Entwicklungen im Alter

Bei den meisten alten Menschen tritt eine Wahnerkrankung in einer Situation der Vereinsamung auf. Wahnerkrankungen im Alter sind von Psychosen aus dem schizophrenen Formenkreis abzugrenzen, die in der Regel in früheren Lebensjahren auftreten, jedoch bis ins hohe Lebensalter fortbestehen können.

Krankheitsentstehung

Besonders bei motorischen oder sensorischen Beeinträchtigungen alter Menschen, z. B. des Sehens und Hörens, und dadurch eingeschränkter Kommunikation mit der Umwelt, kann sich der alte Mensch misstrauisch in den Wahn zurückziehen. Es zeigt sich damit eine Störung der mitmenschlichen Begegnung. Die Wahnthemen beziehen sich häufig auf die Umgebungssituation alter Menschen. Er denkt z. B., die Familie will ihm Böses, damit das Erbe angetreten werden kann oder dass er bestohlen wird.

Symptome

Einige isolierte Wahnformen:

- *Schwerhörige* oder *Blinde* sind im Kontakt mit der Umwelt eingeschränkt. Wortfetzen werden oft falsch verstanden und z. B. als abfällige Bemerkungen interpretiert. Daraus kann sich ein Beeinträchtigungswahn oder Verfolgungswahn entwickeln. Äußere Umstände wie Isolation oder Kränkungen können dazu beitragen. Abwehrmaßnahmen gegen die vermeintlichen Verfolger können oft mit großer Energie durchgeführt werden. Eine fast blinde und gehbehinderte Frau verließ z. B. ihre Wohnung nur noch über eine Leiter durch ein Fenster, um ihrem Verfolger auf dem Treppenflur nicht begegnen zu müssen.
- Bei *Merkfähigkeits- und Gedächtnisstörungen* werden Dinge verlegt. Viele ältere Menschen reagieren auf diese „verschwundenen Gegenstände" paranoid. Sie verdächtigen andere Menschen diese verlegt oder gestohlen zu haben. Zu diesem Beeinträchtigungswahn kann sich noch ein Verarmungswahn, wegen der vielen „Diebstähle" entwickeln.
- Weitere Wahnformen sind *hypochondrischer Wahn, nihilistischer Wahn, querulatorischer Wahn, Eifersuchtswahn* und *taktile Halluzinose*, z. B. *Dermatozoenwahn*.

Wichtig ist es die paranoiden Syndrome nicht als Schizophrenie einzuordnen. Die Therapie mit Neuroleptika hilft nur wenig, wird aber gelegentlich bei schweren wahnhaften Störungen versucht.

Oft wird in einer Wahnerkrankung deutlich, welche Wünsche der Betroffene hat. Eine vereinsamte Frau, die nur noch wenig soziale Kontakte hat, kann z. B. bei ihrem Abendbrot fremde Männer mit am Tisch sehen und so vielleicht den Wunsch nach mehr Gesellschaft äußern, auch wenn das Erleben beängstigend ist.

Der Wahn kann die Einsamkeit und kognitive

Einschränkungen ausfüllen und an die Stelle von zwischenmenschlichen Kontakten treten. Er kann auch das narzisstische Gleichgewicht erhalten, indem die eigene Unzulänglichkeit nicht wahrgenommen werden muss. Die eigene Vergesslichkeit wird besser ertragen, ist z. B. ist der Geldbeutel verlegt und der Betroffene denkt aber, dass er „bestohlen" wurde. Wahnbildung kann auch unbewusst durch Neid oder gezwungene Kompromissbildungen entstehen, um z. B. Konflikte mit nahen Angehörigen zu vermeiden. Wahnbildung kann deshalb auch der Stabilisierung dienen.

Umgang mit Betroffenen

Um in Kontakt mit einem wahnhaften alten Menschen zu treten, gehen Pflegende annehmend und zugewandt auf ihn zu. Ziel ist es, eine Beziehung aufzubauen. Folgende Aspekte sind dabei von zentraler Bedeutung:

- Bereitschaft zeigen, zuzuhören, dabei aufmerksam sein und Zeit zum Sprechen zu geben
- wohlwollende Haltung, ohne die Wahnvorstellungen zu verstärken
- Gefühle, Angst, Wut ansprechen und Verständnis zeigen
- Nähe und Distanz gezielt einsetzen
- Hilfe und Anregung bei der Tagesstrukturierung
- Weder über- noch unterfordern im Kontakt; Gespräch, beim gemeinsamen Tun
- Angehörige und soziales Umfeld soweit es geht einbeziehen.

Pflegende versuchen, die Angehörigen zu unterstützen. Sie informieren sie über die Erkrankungen, damit diese einen toleranten Umgang mit den Pflegebedürftigen entwickeln können. Der Wahn wird z. B. nicht ausgeredet oder ihm zugestimmt, der Betroffene soll aber aus der oft selbst gewählten Isolation herausgeführt werden, um wieder Vertrauen zu seiner Umwelt zu bekommen.

7.2.4 Psychosomatische Erkrankungen und Hypochondrische Störungen im Alter

„Psychische Probleme manifestieren sich nicht immer nur auf psychischem Gebiet. In manchen Fällen kann es auch so sein, dass man nur unter einer körperlichen Erkrankung leidet, ohne sich bewusst zu sein, dass diesem Leiden eine psychische Problematik zugrunde liegt." (Buijssen und Hirsch)[20]

Alte Menschen befassen sich mehr mit ihrem Körper, zumal somatische Beschwerden zunehmen. Durch häufige soziale Einschränkung oder Isolierung sind sie wenig abgelenkt. Dadurch werden kleine körperliche Beschwerden überbewertet und oft als schwere körperliche Erkrankungen gedeutet. Diese Reaktionsform ist relativ häufig und macht sich durch Furcht vor Krankheit und in einer besorgten Einstellung gegenüber dem eigenen Körper bemerkbar. Gekoppelt wird dies meist mit einer ängstlichen Selbstbeobachtung.

Hypochondrische Befürchtungen beziehen sich vor allem auf den Magen-Darm-Trakt, das Herz, Harn- und Geschlechtsorgane oder auch auf das Gehirn und Rückenmark.

Umgang mit Betroffenen

Die meisten Erkrankungen sind psychosomatisch, das bedeutet, dass ein Zusammenhang von Körper und psychischen und sozialen Problemen besteht. Gefühle wie z. B. gehemmte Wut oder Angst, drücken sich auf körperlichem Weg aus. Stress und Anspannung haben darauf Einfluss. Dabei sind die Organe betroffen, die vom vegetativen Nervensystem gesteuert werden. Auch körperliche Erkrankungen lassen sich oft hinterher in Beziehung zu lebensgeschichtlichen Ereignissen setzen und gleichzeitig haben körperliche Veränderungen Einfluss auf das seelische Befinden.

Den eigenen psychosomatischen Reaktionen bei Stress und Anspannung auf die Spur zu kommen, hilft Pflegenden den Betroffenen besser zu verstehen und sich in ihn einfühlen zu können. Den Betroffenen ernst nehmen heißt mit ihm und nicht über ihn zu sprechen. In Gesprächen ist es wichtig, eine Entlastung der alltäglichen Konfliktsituationen zu ermöglichen, Lebenseinstellungen und lebensgeschichtliche Entwicklungen zu beleuchten und zu reflektieren und alternative Verhaltensweisen zu entwickeln.

[20] Buijssen, Huub P. J., Hirsch, Rolf D. (Hrsg.): Probleme im Alter. Beltz Verlag Psychologie VerlagsUnion Weinheim, 1997

Psychische Probleme manifestieren sich nicht nur auf psychischem gebiet, sondern auch als körperliche Erkrankung. In diesem Zusammenhang betonen Buijssen und Hirsch[21], dass bei gerontopsychiatrischen Alterserkrankungen folgende (unbewussten) Abwehrmechanismen im Vordergrund stehen, die zu einem besseren Verständnis der Entwicklung und im täglichen Umgang führen können:

- **Verleugnung:** Die Weigerung des Betroffenen, die Realität anzuerkennen
- **Projektion:** Eigene Wünsche und Gefühle werden nicht (als eigene) anerkannt, sondern in anderen lokalisiert
- **Isolierung:** Die Verbindung von Gedanken oder Gedanken und Gefühlen wird unterbrochen
- **Ungeschehenmachen:** Der Mechanismus, durch den Gedanken oder Handlungen als nicht geschehen erlebt werden
- **Verdrängung:** Vorstellungen werden vom Ich bzw. Über-Ich als unmoralisch bewertet und in das Unbewusste zurückgedrängt und damit vergessen ist.

Eine mögliche körperliche Erkrankung muss ausgeschlossen werden, bevor die Diagnose „Psychosomatische Erkrankung" gestellt wird. Deshalb nehmen Pflegende die Betroffenen und ihre Symptome ernst und informieren den Hausarzt.

7.2.5 Angststörungen im Alter

„Es steht fest, dass das Angstproblem ein Knotenpunkt ist, an welchem die verschiedensten und wichtigsten Fragen zusammentreffen, ein Rätsel, dessen Lösung eine Fülle von Licht über unser ganzes Seelenleben ergießen müsste." (Sigmund Freud)

Durch Verunsicherung, Krankheiten, Behinderungen und soziale Isolierung neigen alte Menschen dazu, vermehrt Angst zu empfinden. Angst geht mit körperlichen und seelischen Erscheinungen einher und zeigt sich z. B. in Herzklopfen, motorischer Unruhe, Globusgefühl, Schweißausbrüchen, Zittern, Durchfällen oder Harndrang.

Angst wirkt sich auf drei Ebenen aus:

- **Kognitive Ebene,** z. B. sich Sorgen machen
- **Affektive Ebene,** z. B. im Erleben von Gefühlen im engeren Sinn
- **Körperbezogene Ebene,** z. B. in der Wahrnehmung von physiologischen Veränderungen und in der Ausdrucksmotorik.

Die Angst hat Krankheitswert, wenn eine unangemessene Angstreaktion eintritt oder eine überdauernde Angstreaktion. Der Betroffene ist unfähig, seine Angst zu erklären, sie zu reduzieren oder zu bewältigen. Dadurch ist die Lebensqualität mehr oder weniger massiv beeinträchtigt.

Angststörungen im Alter werden oft nicht erkannt oder leicht übersehen, da auch Angststörungen wie fast alle anderen psychiatrischen Krankheitsbilder im zunehmenden Alter unspezifische Symptome haben und häufig wenig spezifische, körperliche Beschwerden im Vordergrund stehen.

Behandlung

Alte Menschen sind es weniger gewöhnt über Probleme und deshalb auch über Angst zu sprechen. Sie haben in ihrem Leben oft erfahren, dass körperliche Symptome eher akzeptiert werden. Emotionale Probleme werden häufig aus Angst vor Vorurteilen und/oder fehlender Akzeptanz heruntergespielt. Um der Angst entgegen zu wirken, ist es wichtig, die Frage zu stellen, was der Betroffene mit seiner Angst vermeiden will. Dem Betroffenen sollte verdeutlicht werden, dass Angst zum Leben gehört.

Ziele

- Analyse der Angst auslösenden Situationen
- Kenntnisse über Verstärkungs- und Vermeidungsverhalten
- Analyse bestehender Konflikte
- Konzeptbildung.

Weitere therapeutische Verfahren

- Entspannungsverfahren und Entspannungstechniken
- Stützende Gespräche
- Verhaltenstherapie
- Psychotherapie.

Zuwendung, Gespräche und vertrauensbildende Maßnahmen sind die wichtigsten Ansatzpunkte im Umgang mit ängstlichen Menschen. Möglichkeiten der Ablenkung

[21] Buijssen, Huub P. J., Hirsch, Rolf D. (Hrsg.): Probleme im Alter. Beltz Verlag Psychologie VerlagsUnion Weinheim, 1997

und nicht überfordernde Beschäftigung sind wichtige Hilfsmittel für das soziale Umfeld, um die Angst des Betroffenen zu mindern.

7.2.6 Sucht und Abhängigkeit im Alter

Aufgrund physiologischer Faktoren wird ein älterer Mensch von psychotropen Substanzen leichter abhängig als ein jüngerer, auch Alkohol wird schlechter vertragen. Die Diagnose der Sucht ist im Alter schwieriger zu stellen, da sich nicht ohne weiteres feststellen lässt, ob ein alter Mensch willenlos der Substanz ausgeliefert ist. Wenn alte Menschen ihren Hausarzt aufsuchen, stehen in der Regel Beschwerden im Vordergrund wie z. B. Schmerzen, Beeinträchtigung des Gedächtnisses, Störung des Schlafs. Oft werden lange keine Zusammenhänge mit einer möglichen Abhängigkeit hergestellt. Alte Menschen gehen nicht mehr zur Arbeit und leben häufig alleine, so dass Suchtprobleme in der Umgebung nicht primär auffallen.

Nach Feuerlein[22] ist die Mortalitätsrate bei Alkoholikern sehr hoch: Nur relativ wenige werden älter als 60 Jahre. Ihre Sterblichkeit liegt etwa acht Mal höher als die der Durchschnittsbevölkerung.

Auch harte Drogen wie z. B. Heroin werden im Alter selten verwendet.

Eine Medikamentenabhängigkeit, vor allem von Tranquilizern, tritt bei alten Menschen häufig auf und hat sich in der Regel über viele Jahre entwickelt *(low dose dependency)*. Medikamentenabhängigkeit wird oft erst im Zusammenhang mit einer körperlichen Erkrankung deutlich.

Probleme

Spezifische stationäre und ambulante therapeutische Möglichkeiten sind im bisherigen Suchtkrankenhilfesystem auf Menschen jüngeren und mittleren Alters ausgerichtet. Angebote für das fortgeschrittenere Alter fehlen. Oft besteht bei allen Beteiligten, ob Betroffener, Angehörige oder Professionelle die Einstellung, dass ab einem gewissen Alter Veränderungen in der Lebenskonzeption psychologisch kaum oder nicht mehr möglich sind

Fragen, die möglicherweise weiterhelfen:

- Gibt es eine Indikation zur Behandlung?
- Ist der Konsum eine riskante Angelegenheit?
- Sind schädliche Folgen absehbar?
- Was ist die Ursache des Missbrauchs?
- Durch welche Faktoren wird der Missbrauch aufrechterhalten?

Abwägen kann hilfreich sein

Für den Betroffenen kann als Vorteil gelten, dass er weniger Stress hat, nicht an Probleme denken muss, mehr Geselligkeit hat und z. B. den Alkohol genießen kann. Nachteil könnte sein, dass sich der Gesundheitszustand verschlechtert, dass es zu Konflikten mit Bezugspersonen kommt, der Betroffene mehr vereinsamt und trübsinnigen Gefühle und depressiven Verstimmungen ausgesetzt ist.

Vorrangige Ziele

- Erhaltung der vorhandenen Kompetenzen und Ressourcen
- Verhinderung eines (weiteren) geistigen Abbaus
- Stärkung der sozialen Kompetenzen, vor allem der selbstständigen Versorgung und der Autonomie.

Bei älteren Menschen verwischen sich die Krankheitssymptome mit den Kennzeichen des Älterwerdens. Die Frage welcher Tag oder ob heute Sommer oder Winter ist, ist ab einem bestimmten Alter und Tagesablauf wenig interessant, allenfalls für das Verlassen des Hauses oder ob z. B. bald das „Essen auf Rädern" kommt und die Tür aufgemacht werden muss.

Anregung zur Reflexion und Wiederholung

Im Umgang mit alten Menschen in der Psychiatrie ist immer wieder abzuwägen, welche Probleme als psychiatrische und welche als prozesshaft für diesen Lebensabschnitt anzusehen sind. Eine Abklärung inwieweit im Einzelnen therapeutische Interventionen, ob medikamentös und/oder sozial möglich und notwendig sind, steht im Vordergrund.

Fallbeispiel

Frau Anna Ast, 85 Jahre alt, liegt wegen einer Operation im Allgemeinkrankenhaus. Es fiel vor dem Eingriff und vor allem dann präoperativ auf, dass Frau Ast sich nicht auf der Station zurecht gefunden hat, sehr vergesslich

[22] Feuerlein, W.: Zur Mortalität von suchtkranken. In: Mann/Buchkrämer (Hrsg.): Sucht – Grundlagen, Diagnostik, Therapie. Fischer Verlag Stuttgart, 1996

ist, Tag und Nacht nicht auseinander halten kann und die Zimmernachbarin verkennt. Dabei ist sie freundlich und emotional zugewandt. Auf der Station wird überlegt, ob Frau Ast wohl wieder nach Hause gehen kann oder ein Heimplatz gesucht werden muss.

Fragen

- Was muss abgewogen werden, um die Entscheidung zu treffen, dass Frau Ast nach Hause gehen kann?
- Wie kann herausgefunden werden, über welche Ressourcen, Fertigkeiten und Fähigkeiten Frau Ast verfügt?
- Welche Hilfen sind möglicherweise in Anspruch zu nehmen?
- Welche Notfallprogramme können z. B. eingebaut werden?
- Wie sehen Sie die Versorgungsstruktur für alte Menschen wie Frau Ast?
- Wie könnten Kontaktmöglichkeiten bei Frau Ast aussehen bzw. gefördert werden?
- Was könnte längerfristig bei Frau Ast ein Problem werden?
- Welche weiteren Aspekte interessieren Sie und welche zusätzlichen Fragen würden Sie stellen?

Kontaktadressen

Deutsche Alzheimer Gesellschaft e.V., Friedrichstraße 236, 10969 Berlin, Tel.: 030/259 37 85-0, E-Mail: info@alzheimer.de, http;//www.deutsche-alzheimer.de, Telefonische Beratung: 01803/171017 (€ 0,09/Min.)
„Freunde alter Menschen e.V.“, Hornstraße 21, 10963 Berlin, Tel.: 030/6911883, http://www.freunde-alter-menschen.de
Alzheimer Angehörige Austria, Obere Augartenstraße 26–28, 1020 Wien, Österreich, Tel.: 0043/1-332-9166
Association Alzheimer Suisse, 16, rue Pestalozzi, 1400 Yverdon, Schweiz, Tel.: 0041/24-620-00
Alzheimer Forschung Initiative e.V., Grabenstraße 5, 40213 Düsseldorf, Tel.: 0800-2004001, http://www.alzheimer-forschung.de
Kuratorium Deutsche Altershilfe (KDA), Wilhelmine-Lübke-Stiftung e.V., An der Pauluskirche 3, 50677 Köln, Tel.: 0221/9318470, E-Mail: info@kda.de, http://www.kda.de

Literaturtipps

Alzheimer Europe: Handbuch der Betreuung und Pflege von Alzheimer-Patienten. Thieme Verlag Stuttgart, 1999

Bell, V.; Troxel, D.: Personenzentrierte Pflege bei Demenz – Das Best-Friend-Modell für Aus- und Weiterbildung. Reinhardt Verlag München 2004

Bell, V.; Troxel, D.: Richtig helfen bei Demenz – Ein Ratgeber für Angehörige und Pflegende. Reinhardt Verlag München 2004

Bienstein, C.; Fröhlich, A.: Basale Stimulation in der Pflege – Die Grundlagen. Kallmeyer Verlag Seelze, 2003

Buijssen, H.: Die Beratung von pflegenden Angehörigen. Beltz Verlag Weinheim, 1997

Buijssen, H.; Hirsch, Rolf: Probleme im Alter – Diagnose, Beratung, Therapie, Prävention. Beltz Verlag Weinheim, 1997

Dörner, K. (Hrsg.): Die unwürdigen Alten. Zwischen Familienidyll und geschlossener Gesellschaft. Jakob van Hoddis Verlag Gütersloh, 1987

Feil, N.: Validation, Ein Weg zum Verständnis verwirrter alter Menschen. Ernst Reinhardt München, 1999

Grond, E.: Die Pflege und Begleitung depressiver alter Menschen. Schlütersche Verlagsanstalt Hannover, 1993

Grond, E.: Die Pflege verwirrter alter Menschen. Lambertus Verlag Freiburg, 1996

Gümmer, M.; Döring, J.: Im Labyrinth des Vergessens – Hilfen für Altersverwirrte und Alzheimerkranke. Psychiatrie-Verlag Bonn, 1996

Hatch, F.; Maietta, L.: Kinästhetik, 2. A. Urban & Fischer Verlag München, 2003

Kitwood, T.: Demenz – Der Personenzentrierte Ansatz im Umgang mit verwirrten Menschen. Verlag Hans Huber Bern, 2000

Kors, B.; Seunke, W.: Gerontopsychiatrische Pflege, 2. A. Urban & Fischer Verlag München, 2001

Leidinger, F.; Pittrich, W.; Spöhring, W. (Hrsg.): Grauzonen der Psychiatrie – Die gerontopsychiatrische Versorgung auf dem Prüfstand. Psychiatrie Verlag Bonn, 1995

Micas, M.: Wenn ein naher Mensch Alzheimer hat. Herder Verlag Freiburg, 1999

Miesen, B.: So blöd bin ich noch lange nicht – was in geistig verwirrten älteren Menschen vorgeht. Thieme Verlag Stuttgart, 1996

Nydahl, P.; Bartoszek, G.: Basale Stimulation, 3. A. Urban & Fischer Verlag, München, 2003

Schützendorf, E., Wallrafen-Dreisow, Helmut: In Ruhe verrückt werden dürfen – Für ein anderes Denken in der Altenpflege. Fischer Verlag Frankfurt, 1991

Weakland, J.; Herr, J.: Beratung älterer Menschen und ihrer Familien. Hans Huber Verlag Bern,1988

Zgola, J.: Etwas tun! – Die Arbeit mit Alzheimer Kranken und anderen chronisch Verwirrten. Hans Huber Verlag Bern, 1989

8 Pflege und psychische Störungen im Kindes- und Jugendalter

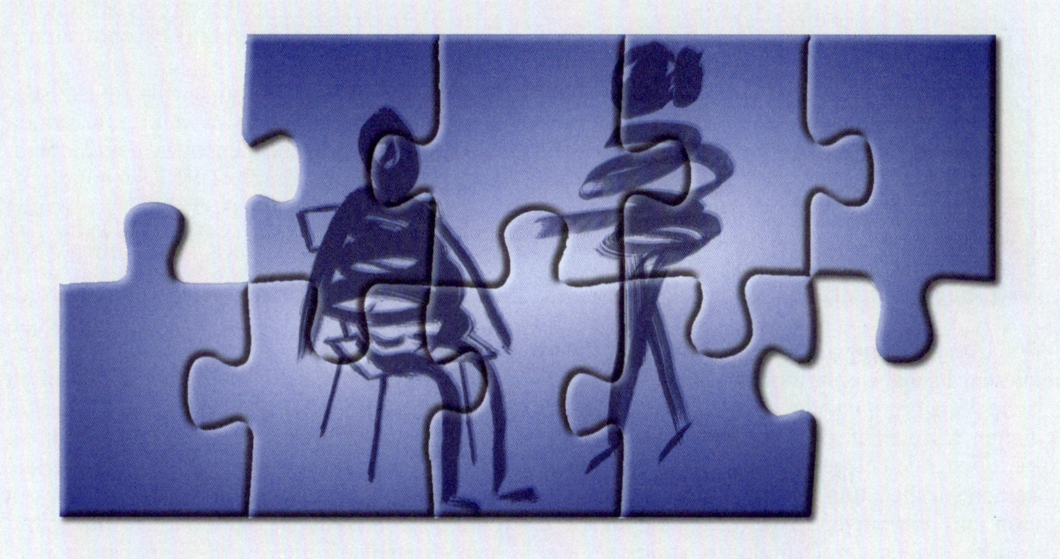

8 Pflege und psychische Störungen im Kindes- und Jugendalter

„Wir bitten euch aber: Was nicht fremd ist, findet befremdlich! Was gewöhnlich ist, findet unerklärlich! Was da üblich ist, das soll euch erstaunen! Was die Regel ist, das erkennt als Missbrauch. Und wo ihr den Missbrauch erkannt habt, da schafft Abhilfe!
(Bertold Brecht)

Kinder- und Jugendpsychiatrie befasst sich mit seelischen und Verhaltensstörungen im Kindes- und Jugendalter im Kontext des Umfelds.
Seelische Störungen im Kindes- und Jugendalter liegen dann vor, wenn das Erleben und/oder Verhalten unter Berücksichtigung des jeweiligen Lebensalters nicht normal ist (Normabweichung) und/oder eine Beeinträchtigung zur Folge hat.

Auf **Ausgrenzung** und **Stigmatisierung** ist in diesem Fachgebiet besonders zu achten. Seelische Verstörungen von Kindern und Jugendlichen zeigen auf, dass es dem Kind oder Jugendlichen nicht gelungen ist, sich der Härte seiner sozialen und emotionalen Lebenssituation und normativen Erwartungen anzupassen. Kinder wollen im Grunde so „normal" wie möglich sein. Das bedeutet auch, dass sie sich ihrem Umfeld anpassen, z.B. Gewalt oder Suchtverhalten für normal halten, wenn sie damit im Alltag ständig in Berührung kommen und dies erleben. Wenn Wertvorstellungen von Familien und Vertretern der Gesellschaft für manche Kinder und Jugendliche nicht miteinander vereinbar sind, kommt es zu Zuspitzungen, Krisen und seelischen Störungen. In Deutschland nehmen durch die gravierenden sozialen Veränderungen (z.B. Zunahme von Armut und Arbeitslosigkeit) seelischen Verletzungen zu, die mit Gewalt, Sucht und Delequenz einhergehen. Kinder und Jugendliche brauchen eine Perspektive und das Erkennen eines Lebenssinns ebenso wie einen verstehenden Zugang zu ihren Vorbildern und akzeptierten Mitgliedern der Gesellschaft.
Die Kinder- und Jugendpsychiatrie und Psychotherapie basiert auf der Betonung der Individualität und dem Lebensumfeld des Kindes oder Jugendlichen. Ausgangspunkt ist die Entwicklung der menschlichen Persönlichkeit im Zusammenwirken von organischen und seelischen Faktoren und im Austausch mit der Lebensumwelt. Weitgehend übereinstimmend wird heute davon ausgegangen, dass die Grundlage der Entwicklung (auch ihrer Störungen) ein Ineinandergreifen von Anlage und Umfeld darstellt. Es kann davon ausgegangen werden, dass Kinder in unterschiedlicher Weise Verluste und Kränkungen, Belastungen und Trennungen unversehrt überstehen. Langfristig führen immer wiederkehrende und sich wiederholende Belastungen zu Störungen und **Psychotraumatisierung.**
In der Kinder- und Jugendpsychiatrie sind Behandlung und Betreuung im multiprofessionellen Team unerlässlich, ebenso wie die Kooperation mit der Jugendhilfe. Der Erziehungsprozess steht im Behandlungs- und Pflegerprozess im Vordergrund und hat somit immer einen systemischen Ansatz.
In der Präambel der Psychiatrie-Personalverordnung (PsychPV) wird zu den Behandlungsaufgaben der Kinder- und Jugendpsychiatrie u.a. folgendes ausgeführt[1]: „Ziel der medizinisch begründbaren Behandlung psychisch kranker Kinder und Jugendlicher ist es, eine Krankheit zu erkennen, zu heilen, ihre Verschlimmerung zu verhüten oder Krankheitsbeschwerden zu lindern [...]. Basis der stationären kinder- und jugendpsychiatrischen Behandlung ist die pflegerisch-heilpädagogische Behandlungsgruppe. Eine Station umfasst in der Regel zwei Behandlungsgruppen." Es wird weiter darauf hingewiesen, dass sich das grundsätzliche Erfordernis des Miteinander und Nebeneinander von Therapie und Erziehung daraus ergibt, dass sich Kinder und Jugendliche in einem lebhaften Entwicklungsprozess befinden und auf Stützung, Erziehung und Führung besonders angewiesen seien, wenn sie psychisch erkranken und somit z.B. die Aufsichtspflicht während des stationären Aufenthaltes von der Klinik übernommen werden muss.

[1] Kunze, Heinrich; Kaltenbach, Ludwig (Hrsg.): Personalverordnung-Psychiatrie. Kohlhammer Verlag Stuttgart, 1996, Seite 60

8.1 Krankheitsverständnis und Diagnosen im Kontext pflegerischer Aufgaben

„Überall sehe ich sie, die ANGST. Sie begegnet mir in der Schule, im Klassenraum, auf der Straße, in öffentlichen Verkehrsmitteln. Sie verfolgt mich auf Schritt und Tritt.“ [2]

Für die Ursachen der vielfältigen Störungen werden ein **Mehrebenenmodell** und eine Wechselwirkung unterschiedlicher Faktoren angenommen (biologische, psychosoziale und soziokulturelle Faktoren, aktuelle Lebensumstände und die jeweilige Situation).

Das Störungskonzept der Kinder- und Jugendpsychiatrie macht sich an den in Abbildung 8.1 dargestellten Punkten fest.

[2] Knopp, Marie-Luise; Napp, Klaus (Hrsg.): Wenn die Seele überläuft – Kinder und Jugendliche erleben die Psychiatrie. Psychiatrie Verlag Bonn, 1996, Seite 85

Zusammengefasst: Risikofaktoren der Entwicklung von psychischen Störungen im Kindes- und Jugendalter:

- Längeres Andauern von krankhaftem Verhalten, nicht bewältigte und dauerhafte Probleme und Konflikte
- Bio-psycho-soziale Risikofaktoren treten in den Vordergrund
- Vulnerabilität (Verletzlichkeit) und Stressbedingungen im Wechselwirkungsprozess.

Überblick über die wichtigsten Störungen

- Depressive Episode F 32
- Angststörungen F 41
- Störungen des Sozialverhaltens F 91
- Reaktion auf schwere Belastungs- und Anpassungsstörungen F 43
- Hyperkinetische Störung F 90
- Phobische Störungen F 40

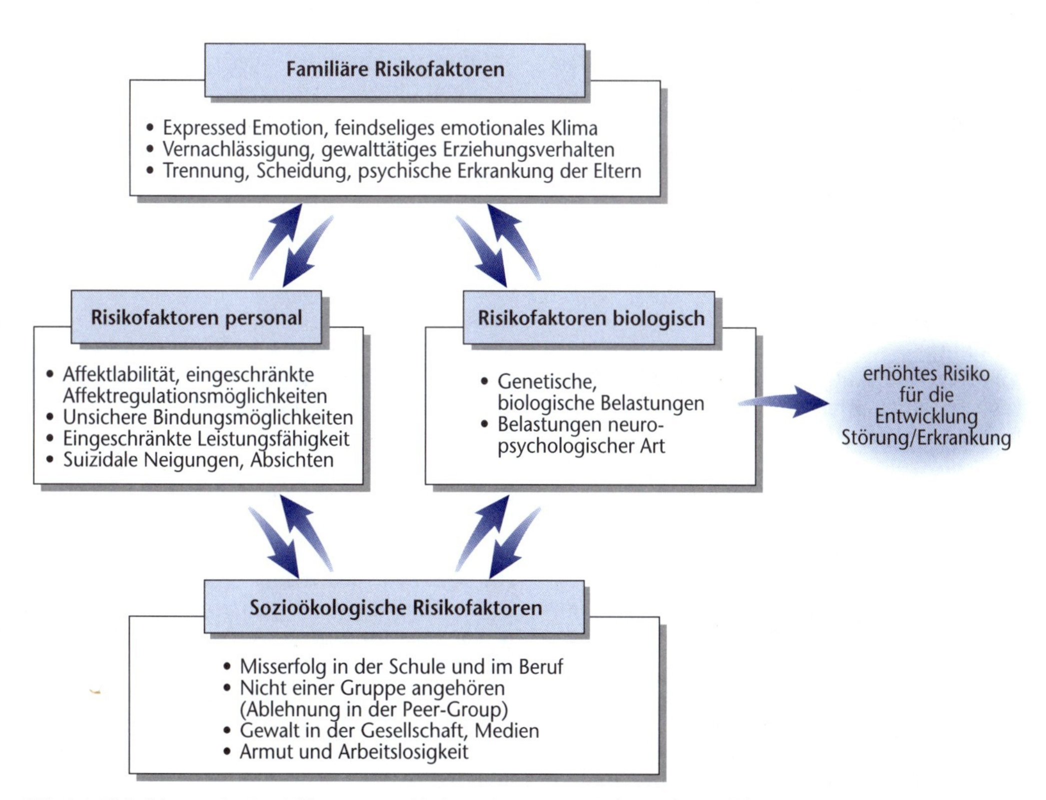

Abb. 8.1: Risikofaktoren der Entwicklung von psychischen Störungen im Kindes- und Jugendalter.

Ziffer	Diagnose
F 0	Organische, einschließlich symptomatischer psychischer Störungen
F 1	Psychische und Verhaltensstörungen durch psychotrope Substanzen
F 2	Schizophrenie, schizotype und wahnhafte Störungen
F 3	Affektive Störungen
F 4	Neurotische, Belastungs- und somatoforme Störungen
F 5	Verhaltensauffälligkeiten in Verbindung mit körperlichen Störungen und Faktoren
F 6	Persönlichkeits- und Verhaltensstörungen
F 7	Intelligenzminderung
F 8	Entwicklungsstörungen
F 9	Verhaltens- und emotionale Störungen mit Beginn in der Kindheit und Jugend

Tab. 8.1: Einteilung der Störungen nach ICD 10.

- Emotionale Störung mit Trennungsangst des Kindesalters F 93.0
- Umschriebene Entwicklungsstörungen schulischer Fertigkeiten F 81
- Psychische und Verhaltensstörungen durch psychotrope Substanzen F 1
- Sonstige Verhaltens- oder emotionale Störungen mit Beginn in der Kindheit und Jugend F 98
- Ess-Störungen F 50
- Intelligenzminderung F 7
- Frühkindlicher Autismus F 84.0

Funktionen innerhalb psychischer Entwicklung

- **Vorwiegende Aufgaben im Alter bis 2 Jahren, Säuglingsalter:** Bindungskompetenzen, frühe Denk- und Problemlösungskompetenzen, physiologische Regulationsfertigkeiten und Ausbau des Selbstsystems.
- **Vorwiegende Aufgaben im Alter von 3–4 Jahren, Kindheit:** Verarbeitungs- und sprachliche Kompetenzen, moralische Urteilskompetenzen, Gewissensbildung und -normen, Ausbau der spielerischen Verarbeitungskompetenz.
- **Vorwiegende Aufgaben im Alter von 5–6 Jahren, Vorschulalter:** Rolle und Kompetenzen im Alltagsleben, Geschlechtsrolle, Kompetenzen im Umgang mit Gleichaltrigen und außerfamiliären Bezugspersonen.
- **Vorwiegende Aufgaben im Alter von 7–12 Jahren, Schulalter:** Erwerb von Gruppen- und schulspezifischen Kompetenzen.
- **Vorwiegende Aufgaben im Alter von 13–15 Jahren, Pubertät:** Erwerb von freundschaftlichen, Beziehungs- und sexuellen Kompetenzen.
- **Vorwiegende Aufgaben im Alter von 16–18 Jahren, Adoleszenz:** Schulabschluss und Berufsfindung, Erwerb von Kompetenzen zur Identitätsfindung und zur Lösung von den Eltern.

Behandlung

Therapie und Erziehungshilfemaßnahmen liegen eng beieinander. Bei den einzelnen Hilfen und Maßnahmen sollen pädagogische Aspekte und Begleitungen, sowie die Förderung der Kinder und Jugendlichen in ihren sozialen und familiären Lebensbezügen im Vordergrund stehen. Die Frage, wo der richtige Ort der Hilfen ist, wurde und wird immer wieder aufgeworfen, vor allem vor dem Hintergrund, ob durch eine Behandlung in der Psychiatrie nicht auch der weitere institutionelle Verlauf, die „Patientenkarriere" richtungweisend beeinflusst wird.
Zielsetzung ist Symptomabbau und Entwicklungsförderung mit verbalen, behavioralen, spiel- und aktionsbezogenen Kommunikationsmitteln.

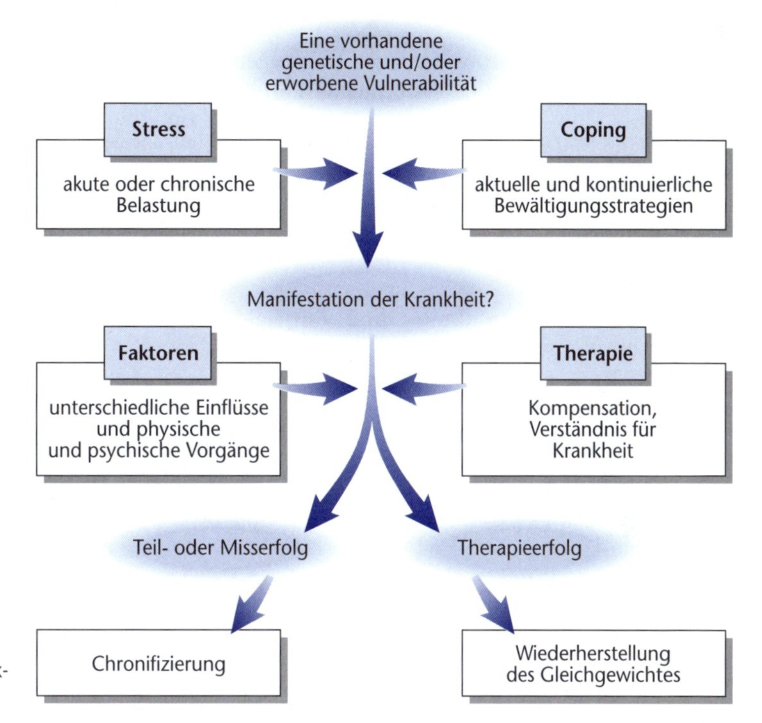

Abb. 8.2: Mögliche Verläufe von Krankheiten bei Kindern und Jugendlichen.

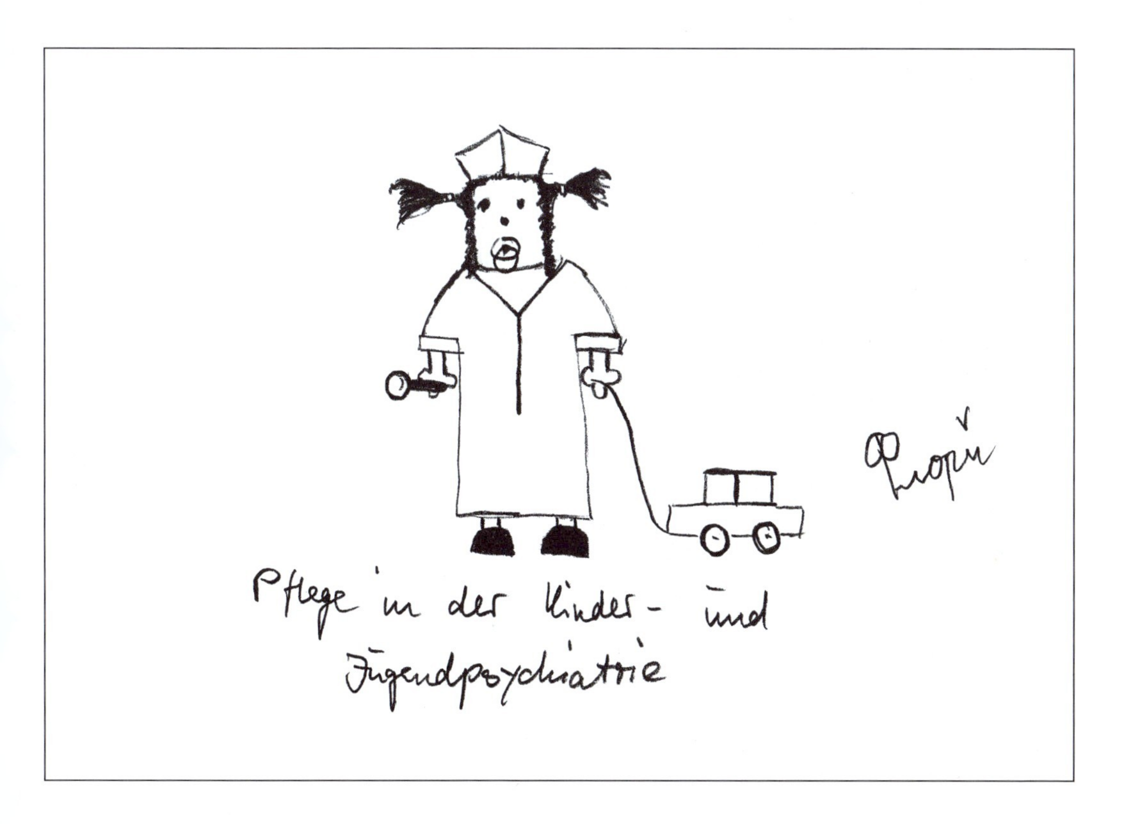

Therapeutische Methoden
Der Zugang zu den Problemen und Störungen von Kindern ist neben dem Gespräch das Spiel, die Spieltherapie oder schöpferisches Gestalten in Form von Malen und Musik. Letzteres gilt im Besonderen bei Kindern, die sich in Gesprächen nicht äußern können und dient auch der Darstellung von Konflikten.

Ziele
Ziele sind die **Gesundheits- und Entwicklungsförderung** zur Stärkung von Widerstandsverhalten und Abbau psychischer Störungssymptome und Störungsursachen, also der Abbau gestörter Verhaltensstrukturen und Aufbau erwünschter Verhaltensweisen.
Dazu gehören beispielsweise:
- Somatische und psychische Diagnostik und Therapie
- Kinder- und jugendpsychiatrische Pflege und Erziehung
- Familienberatung und Familientherapie
- Einzel- und Gruppenpsychotherapie
- Soziotherapie im Sinne handlungsorientierter Einflussnahme auf die Wechselwirkung zwischen Erkrankung und sozialem Umfeld
- Ergotherapie, sowohl Beschäftigungs- als auch Arbeitstherapie
- Physiotherapie
- Funktionale Therapien
- Beschulung.

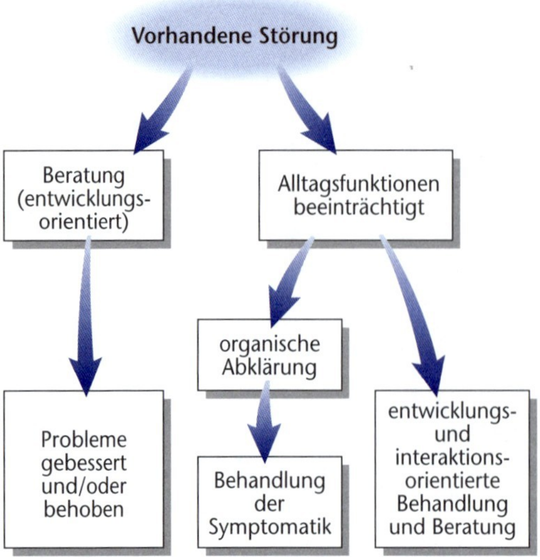

Abb. 8.3: Grundmuster bei der Behandlung und Betreuung durch ein berufsgruppenübergreifendes Team.

Im Leitbild „Kinder- und Jugendpsychiatrie und Psychotherapie und seelische Gesundheit der Bundesarbeitsgemeinschaft der Leitenden Klinikärzte für Kinder- und Jugendpsychiatrie und Psychotherapie e.V.[3]“ heißt es: „Die **Würde** des Kindes und die Achtung seiner Ansprüche auf Anerkennung und Akzeptanz stehen im Mittelpunkt aller Behandlungskonzepte. Wenn die Abstimmung mit den Sorgeberechtigten, Maßnahmen gegen die Freiwilligkeit eines Kindes aus fachlicher unabdingbar erscheinen, was selten der Fall ist, ist dies nur unter gerichtlicher Abklärung und Genehmigung möglich und zulässig.“

8.1.1 Ansätze im Pflege- und Erziehungsdienst

Die Besonderheit der Aufgaben liegt in der Kinder- und Jugendpsychiatrie darin, dass die betroffenen Kinder und Jugendlichen nicht aus eigener voller Verantwortung handeln können, sondern das Sorgerecht und die damit verbundenen Pflichten in der Regel bei den Eltern oder gesetzlich bestimmten Personen liegen. Daher kann Handeln nur im Einklang mit der „dritten Person“ erfolgen. Konzepte und Behandlungspläne werden dementsprechend ausgerichtet.
Die **Aufgaben der Mitarbeiter der Pflege und des Erziehungsdienst** lassen sich in der Kinder- und Jugendpsychiatrie oft nicht klar trennen. Deshalb werden diese Aufgaben zusammengefasst beschrieben. Die Aufgaben des Pflege- und Erziehungsdienst sind z.B. in der Personalbemessung nach PsychPV für die Betreuung und Aufsicht in den Behandlungsgruppen berechnet. Auf dieser Grundlage gewährleisten die Mitarbeiter des Pflege- und Erziehungsdienstes nach dem Prinzip der Gruppenpflege die Sicherstellung der Rahmenbedingungen für die erforderliche Therapie.
Das bedeutet beispielsweise:
- Sicherstellung der Aufsichtspflicht
- Schaffung einer emotional tragfähigen Atmosphäre mit persönlicher Bindung (Bezugspersonensystem, Beziehungspflege)
- Gestaltung familienähnlicher Bedingungen
- Beziehungsaufnahme über Spiel, Gespräche

[3] http://www.bkjpp.de/leitbildbag.htm (Zugriff am 14.07.2004)

- Aktivitäten innerhalb und außerhalb des Krankenhauses
- Einbeziehung der Angehörigen
- Therapeutische Aktivitäten im sozialen Umfeld
- Die Bezugsgröße, Gruppengröße ist in der Regel mit fünf Patienten angegeben, variiert von vier bis sechs.

Aufgaben im Einzelnen

Die Aufgaben des Pflege- und Erziehungsdienstes sind übergreifend zu verstehen. Es geht darum ein Klima zu schaffen, wo Lernen und Veränderungen möglich sind und die Eltern bzw. das Umfeld die notwendige Unterstützung bekommen. Das Zusammenspiel der verschiedenen Berufsgruppen spielt gerade bei Kindern und Jugendlichen eine zentrale Rolle, um das gemeinsame Ziel zu erreichen und den Betroffenen die größtmögliche Chance der Bewältigung der Krise in der Entwicklung zu ermöglichen.

Allgemeine Pflege und Betreuung

- Aufstellung der individuellen Pflegeplanung im Rahmen des Therapieplans einschließlich der Pflegeanamnese (Pflegeprozess) sowie Pflegedokumentation
- Regelmäßige Vitalzeichenkontrolle
- Mobilisation von bettlägerigen Patienten
- Anleitung zu Eigenhygiene, Umgebungshygiene und Anleitung zum Bettenmachen
- Sicherstellung der Nahrungsaufnahme.

Somatische Pflege

- Mitwirkung bei medizinischen Verordnungen, Wundversorgung, Verbandswechsel
- Vor- und Nachbereitungen von Untersuchungen, Motivation und Entängstigung
- Begleitung und Mitwirkung bei diagnostischen und therapeutischer Maßnahmen, physikalische Therapie
- Richten, Gabe und Überprüfen von Medikamenten
- Mitwirkung bei der Notfallversorgung
- Vorbereitung, Teilnahme Ausarbeitung und Dokumentation von Kurven- und Arztvisiten.

Einzelfallbezogene Behandlung und Betreuung

- Kontinuierliche Betreuung und Beobachtung nach Plan, Einzelbetreuung, Krisenintervention
- Entlastende und orientierungsgebende Gespräche mit allen Beteiligten
- Verhaltensbeobachtungen und Verhaltensbeschreibungen
- Trainingsmaßnahmen im Rahmen von Pflegeprozess und Erziehung
- Gestaltung und Mithilfe bei der Tagesstrukturierung; Hilfestellung, Anleitung und Überwachung von Hausaufgaben
- Mitwirkung bei Einzel- und Familientherapien, Durchführung von Einzeltherapiemaßnahmen, Durchführung heilpädagogischer und sprachtherapeutischer Übungen
- Begleitung bei Hausbesuchen, Vorstellungsterminen in anderen Einrichtungen (z. B. Jugend- und Sozialhilfe, Kindergarten, Schule, Heim, Hort, Pflegestelle)
- Begleitung zur Schule oder Anlernwerkstatt
- Maßnahmen im Zusammenhang mit Aufnahme, Verlegung und Entlassung
- Hilfe bei Umgang mit persönlichem Eigentum.

Gruppenbezogene Behandlung und Betreuung

- Durchführung von Stations- und Gruppenversammlungen, themenzentrierten Stationsgesprächen
- Beobachtung von Verhalten und gruppendynamischen Prozessen
- Training lebenspraktischer Fähigkeiten, Gesundheitserziehung, Selbstständigkeitstraining, gruppenpädagogische Aktivitäten innerhalb und außerhalb der Station, Projektarbeiten, Belastbarkeitstraining
- Anleitung, Mitwirkung und Aufsicht bei Freizeitaktivitäten
- Mitwirkung an speziellen Therapie- und an Elterngruppen.

Mittelbar patientenbezogene Tätigkeiten

- Therapie- und Arbeitsbesprechungen
- Dienstübergaben, Teilnahme an Therapiekonferenzen und Konzeptbesprechungen sowie an stationsübergreifenden Besprechungen
- Teilnahme an Supervision, Balintgruppen und Fallbesprechungen
- Hausinterne Fort- und Weiterbildung.

Stationsorganisation

- Koordination der täglichen Arbeitsabläufe, einschließlich Dienstplangestaltung

- Externe und interne Terminplanung und Koordination diagnostischer und therapeutischer Leistungen
- Interne Dispositionen, Bevorratung und Verwaltungsaufgaben
- Anleitungs- und Unterweisungsaufgaben.

Beziehung

Die **Beziehungsgestaltung** ist in der Kinder- und Jugendpsychiatrie wichtiger Bestandteil der Behandlung und Betreuung. Beziehungsmustern kommen zentrale Bedeutungen zu und Mitarbeiter des Pflege- und Erziehungsdienstes dienen in der Kommunikation als **Vorbild,** Spiegel und Modell. Dabei kann ein sehr lebendiges Miteinander entstehen und gestaltet werden, das die Atmosphäre, das **Milieu,** die Möglichkeiten der Auseinandersetzung und die Kreativität für Veränderungen bestimmt. Das Klima auf einer kinder- und jugendpsychiatrischen Station bestimmt das pädagogische Milieu, in dem soziale und emotionale **Lernprozesse** stattfinden. Diese Lernprozesse dienen dazu, im gemeinsamen Alltag Spielräume zu eröffnen, Neues auszuprobieren, eigene Erfahrungen zu machen und ein sozial verträgliches, akzeptables Verhalten und Anfassungsfähigkeit zu entwickeln. Ziel ist es, Autonomie zu fördern, Freiräume und Rückzugsmöglichkeiten anzubieten und Über- und Unterforderung zu vermeiden. **Kooperation, Koordination** und **Kommunikation** zwischen professionellen Helfern und den Bezugspersonen ist dabei unerlässlich.

Branik[4] betont, dass es in der Kinder- und Jugendpsychiatrie keine „wundersamen“ Rezepte gibt. Es muss darum gehen Zusammenhänge zu begreifen, auch wenn sie manchmal banal sind und diese im kinder- und jugendpsychiatrischen Alltag zu nutzen bzw. anzuwenden.

Einige Aspekte zusammengefasst:

- Die unreifen heftigen Affekte der zu Betreuenden und die stetige Thematisierung von Konflikten, die auch Mitarbeiter berühren, können unvermeidlich die eigenen konflikthaften Persönlichkeitsanteile aktualisieren und eine Labilisierung und Verletzlichkeit erzeugen. Folge ist, dass Meinungsverschiedenheiten als Kränkung oder Angriff erlebt werden. Die nötige Distanz aufzubringen, schafft Entlastung und nimmt die Bedrohlichkeit.
- Der gegenseitige Respekt und die Achtung vor dem jeweils spezifischen der anderen Berufsgruppe ist Grundlage und wesentlicher Bestandteil einer disziplinierten und integrativen Arbeit. Dabei hilft die Abstimmung der handelnden Kontexte mehr als das Wetteifern darüber, wessen Sichtweise die „Richtige“ ist und somit Leitfaden sein sollte.
- Optimal aufeinander abgestimmtes Miteinander der verschiedenen individuell auf den Patienten geplanten und abgestimmten Bemühungen erfordert die neugierige Aufmerksamkeit aller an der Behandlung beteiligten und einen angemessenen Informationsaustausch. Dabei unterstützt das gegenseitige Zuarbeiten eine umfassende Wahrnehmung und die Arbeitszufriedenheit.
- Pflege- und Erziehungsdienst sichern sich durch ihre Konzepte und spezifischen Aufgaben ihren fachkompetenten Beitrag innerhalb des Behandlungsteams und schaffen die Basis, damit psychotherapeutische Ansätze möglich sind. Konstruktive Auseinandersetzungen und Konflikte sind die Basis für Teamarbeit und tragen zum Gelingen der gesetzten Ziele bei.

8.2 Besonderheiten von Störungen in der Kinder- und Jugendpsychiatrie

„Die Tür haben Mia und Jakob blau angemalt, um nach Vaters Tod auf andere Gedanken zu kommen. Aber die Nachbarn beschweren sich beim Hausbesitzer. Als ob Jakob nicht schon genug Ärger hätte! In der Schule zum Beispiel. Richtig reden kann er nur noch mit Schnipsel – und den hat er selbst gebastelt. Immer mehr Fantasiefiguren umgeben Jakob, immer weniger kann er mit seiner wirklichen Umwelt anfangen. Und die mit ihm. Mia, seine Mutter, ist verzweifelt. Sie wird nicht mehr mit ihm fertig. Und die anderen sagen, dass er spinnt. Aber ganz zuletzt sieht es fast so aus, als wären die anderen gar nicht so schlimm, wie Jakob gedacht hat.“ (aus „Jakob hinter der blauen Tür“ von Peter Härtling)[5]

[4] Branik, Emil: Zum Verhältnis von Pflege/Pädagogik und Therapie auf einer Kinder- und jugendpsychiatrischen Station, in: Psych. Pflege Heute 7/2001 (Seite 248–251), Thieme Verlag Stuttgart

[5] Härtling, Peter: Jakob hinter der blauen Tür. Beltz Verlag Weinheim, 1984

Grundsätzlich können nach den klassischen Kinder- und Jugendpsychiatrischen Lehrbüchern alle gängigen psychischen Erkrankungen auch im Kindes- und Jugendalter auftreten. Die Frage, ob Diagnostik nicht eng mit Stigmatisierung zu tun hat, erhebt sich in diesem Fachgebiet besonders. Andererseits gilt es abzuwägen, ob schwerwiegendes Leiden nicht auch seinen Stellenwert braucht.

Um die besonderen Merkmale der Störungen im Umgang mit Säuglingen, Kindern und Jugendlichen zu verdeutlichen, werden einige dargestellt. Die Frage, was das Kranke an einem gestörten oder abweichenden Verhalten ausmacht, stellt sich gerade im Umgang mit Kinder und Jugendlichen. Immer wieder wurde die Diskussion geführt, inwieweit eine sehr frühe psychiatrische Diagnosestellung, der Spagat zwischen Erziehung und Psychiatrie, den Verlauf der Entwicklung entscheidend und vor allem auch negativ beeinflusst. Hätte im Zuge der Reform im Jugendhilfebereich eine Abkehr von Sonder- und Spezialeinrichtungen für Kinder- und Jugendliche erfolgen müssen und vermehrt Hilfen vor Ort, z. B. Zuhause, in Schulen, in sozialen Einrichtungen für Kinder und Jugendliche oder auch durch Unterstützung von Gruppen aufgebaut und angeboten werden können? Ob unsere Gesellschaft und die Lebensumstände einen Großteil dazu beitragen, wird in diesem Zusammenhang nicht immer mit der notwendigen Ernsthaftigkeit diskutiert und entsprechende Maßnahmen eingeleitet. Im Gegenteil, Sparmaßnahmen in finanziell knappen Zeiten setzen dort an, wo z. B. durch Schließungen von Jugendhäusern und Einschränkungen der Unterstützung in sozialen Brennpunkten, Investitionen notwendig wären. Wenn störendes Verhalten als ein Teil des Menschseins gesehen wird, ist die Aussage von Erich Wulff nicht nur Utopie, sondern – vielleicht heute etwas abgewandelt – Teil einer an Menschlichkeit orientierten demokratischen Psychiatrie und Fachlichkeit. „Vielmehr sollen Zustände geschaffen werden, in denen eine Gesellschaft ohne diskriminierenden Ausschluss eines Teils ihrer Mitglieder auskommen kann; in denen Widersprüchlichkeit ebenso wie Andersartigkeit toleriert werden, in denen jedoch auch die Einsicht reif geworden ist, dass die störende Verrücktheit an Einzelne (Kranken, Störenden) abdeligiert worden ist und nun die Zeit dafür naht, sie als Widerspruch dieser Gesellschaft selbst zu begreifen und anzunehmen. Als Sand im Getriebe, der diese Gesellschaft vielleicht zur Besinnung bringen kann.“[6]

8.2.1 Allgemeine Aspekte

Entwicklungsfaktoren folgen der allgemeinen Auffassung nach bestimmten Regeln, die miteinander zusammenhängende Veränderungen und **Reifungsvorgänge** mit sich bringen, bei denen für die Entwicklung wesentliche **Anpassungsprozesse** in Gang gesetzt werden. Zentrale Entwicklungen vollziehen sich im und beim **sozialen Lernen.** Nachfolgend werden einige Störungen beschrieben, die auf Störungen im Verlauf dieser Entwicklung entstehen können und zum Grundverständnis der Kinder- und Jugendpsychiatrie beitragen. **Ethische Aspekte** sind im Sinne des **Geheimnisschutz**es oft besonders abzuwägen. In der Regel gilt, dass die Informationen der Kinder und Jugendlichen Vorrang haben, wenn nicht übergeordnete Interessen dagegen sprechen. Die Weitergabe von Informationen muss auch mit Kindern und Jugendlichen kommuniziert werden. Die Gabe von **Medikamente**n muss in der Kinder- und Jugendpsychiatrie mit besonderer Vorsicht und Verantwortung bedacht und angewendet werden. Eine körperliche Abklärung von unklaren Symptomen oder anderer Erkrankungen mit ähnlichen Krankheitszeichen, wird immer der erste Schritt sein.

Umfassende Entwicklungsbeeinträchtigungen

„Die Medizin ist jetzt auf einem Standpunkte, von dem aus sie mit Stolz auf alle früheren Zeitalter und alle anderen Wissenschaften herabschauen kann. Nur noch ein kleiner Schritt und es fehlt zur Vollendung nichts mehr als der Rückblick auf diese Vollendung.“

(Gustav Theodor Fechner 1832 in einer Satire)

Zu den Entwicklungsbeeinträchtigungen zählen Intelligenzminderung, das autistische Syndrom, Hirnorganische Psychosyndrome und Hyperkinetische Syndrome.

[6] Erich Wulff: Utopien in der Psychiatrie. Rundbrief der Deutschen Gesellschaft für Soziale Psychiatrie e.V. Nr. 2, 1986

Intelligenzminderungen

Die Entwicklung des Kindes bleibt an einem gewissen Punkt stehen oder die psychischen Fähigkeiten und Fertigkeiten entwickeln sich nicht altersentsprechend. Besonders betroffen sind die Auffassungs- und Lernfähigkeit, sensomotorische Fertigkeiten, Denk- und Urteilsvermögen, Sprachfunktionen, soziale Fähigkeiten und Fertigkeiten. Ca. 2% der Kinder sind von einer mittelgradigen bis ausgeprägten Minderung der Intelligenz betroffen.

Ursachen
- Infektion der Mutter und Medikamenteneinnahme, Stoffwechselerkrankungen oder Genussmittelmissbrauch
- Perinatale Komplikationen und Einflüsse wie Kernikteruns, Hypoxie, Geburtstrauma, Verletzungen, Intoxikationen oder Erkrankungen
- Chromosomale Störungen
- Stoffwechselstörungen
- Erbliche Systemerkrankungen
- Angeborene Fehlbildungen
- Epilepsien.

Symptome
- Bei **leichter Intelligenzminderung** ist der Spracherwerb, das sich selbst versorgen, Alltagstätigkeiten oder das Abstraktionsvermögen verzögert. Es besteht eine emotionale und soziale Unreife. Alle Fertigkeiten und Fähigkeiten reichen jedoch, um sich anzupassen, den Alltag zu bewältigen und ähneln in allem mehr den begleitenden Defiziten bei Gesunden als bei anderen Schweregraden.
- Bei **Mittelgradiger Intelligenzminderung** werden Sprachgebrauch und Sprachverständnis verzögert entwickelt und motorische Fertigkeiten, sowie die Selbstversorgung z. B. beim Essen, Waschen, Ankleiden, Darm- und Blasenentleerung verzögert erworben. Kommunikation und soziale Aktivitäten bleiben jedoch auf einfache Konversation und Unterhaltungen begrenzt. Die schulische Ausbildung konzentriert sich daher auf praktische Fertigkeiten. Eine vollständige Autonomie wird trotz der Aktivitäten und Mobilität meist nicht erreicht.
- Bei der **Schweren Intelligenzminderung** ist die Sprache nur soweit entwickelt, dass sie zur Befriedigung der basalen Grundbedürfnisse genügt. Lernmöglichkeiten sind beschränkt und Zeichensprache wird zum Ausgleich der Defizite erkannt. Die Selbstversorgung kann nur begrenzt erlernt werden und es kommen ausgeprägte motorische Schwächen vor. Eine Unterstützung ist lebenslang notwendig.
- Bei der **Schwersten Intelligenzminderung** wird praktisch keine Sprachentwicklung gezeigt und weder Anweisungen noch Aufforderungen verstanden. Die Lernmöglichkeiten sind auf Nachahmung und Lernen durch Versuch und Irrtum beschränkt, es ist kaum nonverbale Kommunikation vorhanden. Blasen- und Darmentleerung werden nicht beherrscht. Kontinuierliche Hilfe und Überwachung sind zwangsläufig erforderlich.

Je nach Ausprägung der Intelligenzminderung, treten z. B. bei mittelgradiger gehäufter frühkindlicher Autismus, zerebrale Bewegungsstörungen und Anfallsleiden, auch in Kombination mit hyperkinetischem Verhalten und Stereotypien bis zu Neurologischen Defiziten auf. Häufige zerebrale Anfälle und atypischer Autismus können bei schwersten Intelligenzminderungen ebenfalls auftreten.

Pflege
Umgang
Intelligenzgeminderte Kinder stellen an die Bezugspersonen erhöhte Anforderungen. Sie müssen deshalb einbezogen, entlastet und dabei unterstützt werden, die Behinderung zu akzeptieren, je nach Schweregrad die benötigten Hilfen anzufordern und anzunehmen, z. B. hinsichtlich sozialpädagogischer, schulischer und beruflicher Eingliederung.
Dabei sind folgende Fragen hilfreich:
- Wie und in welchem Umfang ist eine Verständigung auf verbaler oder nonverbaler Ebene möglich?
- Kann das Kind seine Grundbedürfnisse artikulieren und wahrnehmen?
- Wie drückt er sein Unbehagen oder Wohlfühlen aus?
- Was sind realistische Ziele und wie können sie verwirklicht werden?
- Welche Besonderheiten gibt es bei ihm zu berücksichtigen?

Gesundheitsfördernd
Aufklärung ist das Mittel der Wahl. Als häufigste vermeidbare Ursache wird das fetale Al-

koholsyndrom angenommen (ca. 10 % aller Intelligenzminderungen). Alkoholverzicht hat daher primär präventive Bedeutung. Ebenso werden z. B. Aufklärung über Schwangerschaften im fortgeschritteneren Lebensalter (erhöhtes Risiko des Down-Syndroms) und Rötelschutzimpfung bei Mädchen (Neigung bei Röteln zur Frühgeburt; Kinder unter 1000 Gramm später häufiger an einer Intelligenzminderung) als vorbeugende Maßnahmen angesehen. Genetische Beratung sollte bei hormonellen oder Enzymstörungen angeboten werden.
Selbstbestimmung, Integration und **Normalisierung** sind die wichtigsten Ziele, z. B. durch eine starke Beteiligung am Alltagsleben, das Anbieten von Wahlmöglichkeiten und Unterstützung größtmöglicher Autonomie im Rahmen des jeweiligen **individuellen Vermögens.**

Autistisches Syndrom

Beeinträchtigung der qualitativen gegenseitigen Interaktion mit auffallenden Kommunikationsmustern und unterschiedlich eingeschränkten, stereotypen Interessen- und Aktivitätsfähigkeiten. Der Beginn vor dem dritten Lebensjahr wird als Kanner-Syndrom oder frühkindlicher Autismus bezeichnet. Bei späterem Beginn oder Nichterfüllung der genannten Symptome wird von atypischem Autismus gesprochen. In der Regel sind beide Formen mit einem Rückstand in der Entwicklung verbunden. Wenn dieser Rückstand trotz beeinträchtigter sozialer Interaktion, Aktivitäten und Interessen fehlt, wird von einem Aspergerischen Autismus gesprochen oder einer schizoiden Persönlichkeitsstörung im Kindesalter.

Pflege
Umgang
Durch das weitgehende Fehlen der sprachlichen und nicht sprachlichen Verständigung kann emotionales und soziales Verhalten nicht gebraucht und integriert werden, deshalb wird auf Rituale bestanden. Auf dieser Basis sind einzelne alltägliche Fertigkeiten einzuüben und somit die Selbstständigkeit des Einzelnen auszubauen und den Handlungsspielraum zu erweitern. Dabei sind entspannende Elemente zum Spannungsabbau von großer Bedeutung.
Gesundheitsfördernd
Jede frühe Intervention kann als sekundäre Prävention angesehen werden. Die Sensibilisierung der Bezugspersonen im Umgang und in Bezug auf eigene Grenzen hilft dem Betroffenen weiter und gibt Stabilität.

Hirnorganische Syndrome

Verhaltens- und Persönlichkeitsstörungen, Schädigung oder Funktionsstörung des Gehirns aufgrund einer Erkrankung (z. B. postenzephalitisches Syndrom, Schädel-Hirn-Trauma). Diese Syndrome gehen mit Leistungsstörungen einher und sind nur begrenzt behandelbar, jedoch beeinflussbar durch frühe Interventionen, Behandlung und Rehabilitation.

Hyperkinetisches Syndrom

Zu Beobachten ist eine in den ersten fünf Lebensjahren beginnende situationsübergreifende und anhaltende Kombination von überaktivem und wenig angepasstem Verhalten, bei mangelnder Ausdauer bei kognitiven Aufgaben und Unaufmerksamkeit. Die Ruhelosigkeit (z. B. Aufstehen, Zappeln, nicht situationsangepasstes Reden) zeigt sich besonders in Situationen wo Ruhe verlangt wird, wie z. B. Stillsitzen in der Schule. Beobachtet wird eine Unbekümmertheit in gefährlichen Situationen, erhöhte Unfallhäufigkeit, Auffälligkeiten in der Sprachentwicklung, Disziplinprobleme. motorische Ungeschicklichkeit, Abbrechen von Tätigkeiten, niedriges Selbstwertgefühl und Unbeliebtheit unter Gleichaltrigen. Im Umgang mit dem hyperkinetischen Syndrom gibt es unterschiedliche kognitive Behandlungsschemata.

Pflege
Umgang
Bei der Hälfte der Kinder bildet sich die Störung bis zur Adoleszenz wieder zurück. Im Alltag ist herauszufinden, ob die Beeinträchtigungen nur auf das Leistungs- oder Sozialverhalten begrenzt und situationsabhängig ist. Gleichzeitig muss mit dem Kind oder Jugendlichen herausgefunden werden, wie er die eigene Steuerungsfähigkeit einschätzt, wie er Konflikte mit Anderen sieht bzw. sie sich aus seiner Sicht auswirken. Mit Bezugspersonen werden die sozialen Rahmenbedingungen und die familiären Ressourcen abgeklärt.
Dabei sind folgende Fragen hilfreich:
- Welche Ausprägung zeigt sich von unruhig bis übermäßig aktiv, erregbar und impulsiv;

Spielen Wutausbrüche, explosives und unvorhersehbares eine Rolle?
- Ist er zappelig, stört andere Kinder?
- Wie ablenkbar, unaufmerksam ist er, wie kurz oder lang ist die Aufmerksamkeitsspanne, bringt er angefangene Dinge zu Ende oder nicht?
- Ist er leicht frustriert, müssen Erwartungen sofort erfüllt werden?
- Wie ist die Stimmung, hat er ausgeprägte und schnelle Stimmungswechsel oder weint häufig und leicht?

Verhaltenstherapeutische Ansätze mit Einsetzen von Verstärkern und Selbstinstruktion werden in alltägliche Situationen einbezogen und verankert. Zur Unterstützung werden auch Medikamente eingesetzt.

Gesundheitsfördernd
Entwickeln von Strategien zur Reduktion und Bewältigung des unerwünschten Verhaltens. Einbeziehen und Entwicklung von gemeinsamen Verhaltensweisen des unmittelbaren und weiteren Umfelds. Ineffektive Anweisungen werden durch effektive ersetzt. Zur Prävention wird vor allem die Einschränkung von Alkohol- und Nikotingebrauch in der Schwangerschaft sowie Ausschluss von Bleiintoxikation erwähnt.

Umschriebene Entwicklungsbeeinträchtigungen

Dazu gehören Entwicklungsstörungen (z. B. Teilleistungsschwäche), Beeinträchtigungen durch Epilepsie, Psychische Folgen von Behinderungen und chronischen Erkrankungen, Folgezustände von Vernachlässigung, Misshandlung und sexuellem Missbrauch, Posttraumatische Belastungsstörungen und Risikokonstellation, wie z. B. Substanzmissbrauch der Eltern, Scheidung, Adoption.

Beschreibung der Umschriebenen Entwicklungsstörungen (Teilleistungsstörungen)
Beginnende erhebliche Störungen im Kleinkind- oder Kindesalter bezüglich des Erwerbs oder der bleibenden Einschränkungen von Fertigkeiten, die der des Intelligenzniveaus zu erwartenden Leistung nicht entsprechen (z. B. fein- und grobmotorische Koordination, Treppensteigen, Schuhe binden, Malen, Ball fangen oder Sprachverständnis und Sprachproduktion bzw. schulische Störungen wie beim Rechnen, Rechtschreibung).

Pflege
Umgang
Die Aufklärung und Information der Beteiligten im Hinblick auf den Leistungsmangel, hauptsächlich von didaktischen Notwendigkeiten ist ein erster Schritt, z. B. die Möglichkeiten von Förderunterricht oder Befreiung von bestimmten Schulnoten. Übende Verfahren und gemeinsam mit dem Kind erarbeitete Lernstrategien gehören ebenso wie kompensatorische Strategien dazu.

Gesundheitsfördernd
Ausgleich zwischen bewusster Anforderung und Entspannung. Konzentration und Ablenkung wirken stabilisierend, ebenso wie die Stärkung des Selbstwertgefühls.

Beeinträchtigungen durch Epilepsie

Epilepsien sind chronisch-rezidivierende zerebrale Anfälle, die psychische Folgeschäden verursachen, die in Leistungs- und Verhaltensbeeinträchtigungen und bei einem Teil der Betroffenen zu Behinderungen führen können. Primär generalisierte und primär fokale Epilepsien werden unterschieden. 60 % aller Epilepsien beginnen in der Kindheit bis zum 20. Lebensjahr, etwa 1 % der Bevölkerung ist betroffen.

Pflege
Umgang
Neben einer guten Einstellung auf Antikonvulsiva wie z. B. Carbamazipin, Valproat und einer regelmäßigen Blutspiegelkontrolle, ist es wichtig ein regelmäßiges ausgeglichenes Leben einzuüben, wobei der einzelne Betroffene seine Möglichkeiten und Grenzen wahrnehmen und ausprobieren muss.

Gesundheitsfördernd
Vorbeugend kann ausreichender Schlaf, regelmäßige Medikamenteneinnahme, Alkoholvermeidung und gute Selbstwahrnehmung wirken.

Psychische Folgen von Behinderungen und chronischen Erkrankungen

Behinderungen und Beeinträchtigungen, die die alterstypischen Aufgaben auf Dauer nicht bewältigen lassen, erschweren oder unmöglich machen; also Sekundärstörungen durch chronische Erkrankungen wie z. B. Blindheit, Taubheit, Körper-, Seh-, Sprech-, Sprach- und Hörbehinderungen, Beeinträchtigungen des Haltungs-

und Bewegungsapparates und auch posttraumatische Störungen und Behinderungen.

Pflege
Umgang
Wichtig ist eine Entlastung der Bezugspersonen, auch von Schuldgefühlen, und eine Unterstützung der Selbstständigkeit und Autonomie des von einer chronischen Krankheit Betroffenen. Zentrale Aspekte im Umgang sind das Anknüpfen an den Fähigkeiten und Ressourcen und die Entwicklung von kompensatorischen Fähigkeiten.
Gesundheitsfördernd
Frühdiagnose, Frühförderung bzw. Frühbehandlung und ausreichende Weiterbehandlung etwaiger Folgestörungen können primär präventiv wirken. Die Förderung einer hohen Bewältigungsfähigkeit, Unterstützung des Umfelds und des Betroffenen erhöhen die vorbeugende Wirkung.

Folgezustände durch Vernachlässigung, Misshandlung und sexuellem Missbrauch

Körperliche Vernachlässigung besteht in gefährdeter Behandlung, die Gesundheits- und Entwicklungsstörungen zur Folge haben. Emotionale Vernachlässigung besteht in einem unzureichenden Beziehungsangebot und geringer emotionaler Unterstützung. Bei körperlicher Misshandlung werden Verletzungen oder Vergiftungen beigebracht oder nicht verhindert. Eine seelische Misshandlung besteht dann, wenn psychische Überforderung oder feindselige Zurückweisung über längere Zeit besteht. Sexueller Missbrauch umfasst die Einbeziehung abhängiger und entwicklungsbedingt unreifer Personen in sexuelle Aktivitäten, denen nicht zugestimmt werden kann, die nicht verstanden werden und die soziale Tabus in und außerhalb der Familie verletzen. Schwere Misshandlungen betreffen ca. 3,5% der Kinder im Vorschulalter. Die Missbrauchhäufigkeit liegt ca. bei 2 bis 5%, wobei die Dunkelziffer sehr hoch angesetzt wird. Bei 70% der betroffenen Mädchen findet der Missbrauch durch Personen im unmittelbaren Umfeld statt.

Pflege
Umgang
Missbrauch, Misshandlung und Vernachlässigung ziehen akute, aber auch mittelfristige Reaktionen und Spätfolgen, wie emotionale und Bindungsstörungen nach sich. Diese Zeichen müssen frühstmöglich erkannt und entsprechend darauf reagiert werden:

- Akute Reaktionen wie Weglaufen oder Essensverweigerung und Schlafstörungen.
- Mittelfristige Folgen wie misstrauischer Rückzug, Schlafstörungen, Leistungsabfall, Affektverflachung, Autoaggressionen, herabgesetztes Selbstwertgefühl oder auch Überanpassung.
- Spätfolgen wie depressive Verstimmung, Angst- und Schlafstörungen, dissoziative Störungen, verminderte Selbsteinschätzung und defektes Selbstkonzept, Alkohol- und Drogenmissbrauch und Somatisierungstendenzen.

Gesundheitsfördernd
Ein förderliches Milieu schaffen, in dem Schutz gewährt wird. Aufklärung darüber, dass die Vermeidung eigener Misshandlungen für später vorbeugt, auch verhinderter sexueller Missbrauch bei Jungen beugt späteren sexuellen Übergriffen vor.

Posttraumatische Belastungsstörungen

Verzögerte oder verlängerte Reaktionen treten nach belastenden, meist bedrohlichen und katastrophalen Ereignissen auf und können Wochen bis Monate bzw. Jahre andauern, wie z. B. nach Gewalttaten, Unfällen, Naturkatastrophen oder Kriegsereignissen. Auch hier sind die Zahlen sehr schwankend zwischen 1 und 14%. Kernsymptome sind Wiedererinnerung des traumatisierenden Ereignisses und Vermeidung der Erinnerung sowie Erregung, Alpträume, Reizvermeidung, Abspaltung und „Vergessen" oder auch Schlafstörungen.

Pflege
Umgang
Nach einer akuten Belastung geht es vor allem zunächst um Krisenintervention. Ein weitgehend angstfreies Milieu, in dem Reden über das Ereignis möglich wird und ist, schafft eine Atmosphäre des Vertrauens. Familiengespräche und Familientherapie oder auch Spieltherapie können Anwendung finden.
Gesundheitsfördernd
Ausgeprägte familiäre Bindungen können vorbeugend wirken. Krisenintervention stützen bei auslösenden Ereignissen und kompensatorische

Möglichkeiten und Fähigkeiten haben eine bewältigende Wirkung. Trauerreaktionen zu unterstützen wirkt präventiv und kann den Zugang zur Bewältigung schaffen und erleichtern.

Risikokonstellationen: Substanzmissbrauch der Eltern, Scheidung, Adoption

Der Substanzmissbrauch der Eltern wird unterschieden in während der Schwangerschaft oder danach. Die vorgeburtlichen Einflüsse des Substanzmissbrauchs sind noch gravierender als die der Fehlerziehung. Folgen sind z. B. erhöhte Gefahr der Früh- und Todgeburt, Intelligenzminderung und hyperkinetische Störung. Das Risiko der Vernachlässigung erhöht sich um das drei bis fünffache. Bei ca. 75% der Kinder abhängiger Eltern werden im Schulalter Leistungsprobleme verzeichnet.
Die Trennung der Eltern und die daraus entstehenden Verluste sind folgenschwerer als durch Tod. Das Risiko psychischer Störungen im Kindes- und Jugendalter ist in Ein-Eltern-Familien höher und auch ökonomische Belastungen, schwelende Konflikte und schlechte Beziehungen durch die vor allem emotionale Belastung. Dies gilt besonders, wenn keine Unterstützung im weiteren Umfeld vorhanden ist. Psychischen Störungen durch eine Adoption sind wenig untersucht. Belegt ist jedoch die höhere Anzahl von psychischen Auffälligkeiten bei Adoptivkindern, wie z. B. hyperkinetisches, aggressives, delinquentes und dissoziales Verhalten oder auch Schulprobleme.

Pflege
Im Vordergrund steht die Bearbeitung der auftretenden Symptome und der Verlassenheitsgefühle, des Verlusts und Trauer. In entsprechendem Alter bieten sich Gruppen zum Austausch an, um zu erleben, dass man mit diesen Problemen nicht alleine ist. Der Ausgangspunkt ist dabei die Beratung der „Restfamilie“.

8.2.2 Typische Störungen im Säuglings- und Kleinkindalter

„Vier Arten der Nahrung sind für die Wesen vorhanden – den Entstandenen zur Erhaltung, den Entstehenden zur Entwicklung: körperbildende Nahrung, grob oder fein, zweitens Berührung, drittens geistiges Innewerden, viertens Bewusstsein.“ (Gautama Buddha)

Adaptationsstörungen bei der Essens-, Schlafens- und Affektkontrolle

Störungen durch erschwerte Nahrungsaufnahme, die zu Gedeihstörungen führen und vorzugsweise im Kontext von Schlafstörungen auftreten. Es handelt sich dabei um Einschlaf- bzw. Wiedereinschlafstörungen nach nächtlichem Erwachen, gehäuft bei Säuglingen mit „Drei-Monats-Koliken“. Bei diesen treten Schreien und Unruhe anfallsartig auf und der Säugling kann nicht beruhigt werden.
Diese Adaptationsstörungen werden auf emotionale Ursachen oder Konflikte seitens der Eltern zurückgeführt. Folgende Ziele werden verfolgt:
- Sicherung der körperlichen und seelischen Gesundheit des Kindes
- Entlastung der betreuenden Person, in der Regel der Mutter
- Gewinnung von Sicherheit im Umgang mit dem Säugling.

Pflege
Umgang
Für den Pflege- und Erziehungsdienst gilt es in erster Linie Modell im Umgang mit dem Säugling zu sein, die Mutter (Bezugsperson) von Insuffizienzgefühlen zu entlasten und individuelle alternative Verhaltenweisen zu entwickeln.
Relevante Fragen:
- Wie erklären sich die Eltern die Störung?
- Sind die Eltern durch das Verhalten verunsichert und überschätzen die Symptomatik?
- Sind die Eltern erschöpft und überfordert?
- Halten die Eltern die Störung durch ihr Verhalten aufrecht wie z. B. durch unnötiges nächtliches Füttern?
- Bestehen Konflikte zwischen den Eltern oder eine psychische Erkrankung?

Gesundheitsfördernd
Reduktion der äußeren und inneren Belastungen und Unterstützung der Kommunikationsmöglichkeiten der Bezugsperson.

Reaktive Bindungsstörungen

Solche Störungen bestehen in einem andauernden, widersprüchlichen, emotionalen Kontaktverhalten junger Kinder. Der Säugling oder das Kleinkind zeigt ambivalente Reaktionen und eine negative Kommunikation. Diese Störung ist bei Jungen häufiger als bei Mädchen. Oft liegt eine Vernachlässigung, Misshandlung oder Unglücklichsein vor. Die Kinder sind für Zuspruch häufig nicht zugänglich und zeigen ambivalente Reaktionen auf Annäherung.

Pflege
Umgang
Im pflegerischen und erzieherischen Ansatz erscheint wichtig, dass mit den Eltern (Bezugspersonen) ein anderes Interaktionsverhalten eingeübt wird durch individuell abgestimmte Sensibilisierung für die Bedürfnisse von Säuglingen und Kleinkindern.
Gesundheitsfördernd
Schulung künftiger Eltern und Sensibilisierung für die Bedürfnisse von Säuglingen und Kleinkindern; Aufklärung.

8.2.3 Störungen im Kindesalter

Störungen sind Beeinträchtigungen des emotionalen Gleichgewichts, die sich in unzureichend angepasstem Verhalten oder gestörter Funktionsfähigkeit äußern. Merkmale können Abweichungen vom Normalen sein, sowohl psychischer als auch physischer Art.

Schlafstörungen

„Dieser merkwürdige Zustand der Bewusstlosigkeit, den wir Schlaf nennen, hat den größten Einfluss auf unser Wohlergehen und unsere Gesundheit.“ (Wiliam C. Dement)
Psychisch bedingte Veränderungen in der Qualität, des Zeitpunktes und der Dauer des Schlafs, Mängel im Schlaf-Wach-Rhythmus oder Alpträume kennzeichnen diese Störung. 10% der vier- bis fünfjährigen Kinder haben ernstere Schlafstörungen, ca. 6% der Achtjährigen haben ausgeprägte Einschlafstörungen, bei den Dreizehnjährigen sind es nur noch ca. 3% und bei den 18-Jährigen nur noch ca. 1,5%. In der Regel sind Jungen mehr betroffen als Mädchen. Es wird angenommen, dass Kinder von Müttern mit affektiven Störungen mehr Probleme beim Schlaf haben und dass Unverarbeitetes, wie z.B. Tagesgeschehen und Konflikte wesentlichen Einfluss haben.

Pflege
Umgang
Eine ausführliche Anamnese und Analyse der Störung des Schlafs ist der wichtigste Ansatz in der Betreuung und Bearbeitung vorhandener störender Details.
Folgenden Fragen ist nachzugehen:
- Wie sind die Bettgehzeiten und Einschlafzeit?
- Welche Einschlafrituale gibt es?
- Wie gestaltet sich das Umfeld beim Einschlafen?
- Wie ist die Gesamtschlafdauer pro Nacht?
- Wie ist ausgedehnt ist der Tagesschlaf?
- Wie ist die Art und Weise der Tages- und Abendaktivitäten?
- Welche bisherigen Maßnahmen wurden angewandt (einschließlich Selbstmedikation)?
- Welche Erwartungen haben Eltern, Bezugspersonen an das kindliche Schlafverhalten?

Gesundheitsfördernd
Ein systematischer Aufbau von Schlafgewohnheiten kann vorbeugend wirken, vor allem im Vorschulalter.

Fütter- und Essstörungen

„Was dem Teile nützt, nützt auch dem Ganzen; und was dem Leibe zuträglich ist, frommt auch der Seele.“ (Aristoteles)
Extrem wählerisches Essverhalten, völlig einseitige Ernährung, Nahrungsverweigerung oder Verweigerung von fester ungewohnter Nahrung bei fehlender körperlicher Erkrankung und einem dem Alter angemessenen Nahrungsangebot, sind Merkmale dieser Störung. In der Zeit, in den Kindern das Essen gereicht wird, sie also gefüttert werden, sind beide Geschlechter gleichermaßen von Störungen betroffen. Bei Kleinkindern ist dies gepaart mit oppositionellem Verhalten, bei den vier- bis fünfjährigen Kindern wehren sich ca. 12% gegen das Essen und ca. 28% essen nicht so viel, wie von ihnen erwartet wird. 14% der Achtjährigen haben z.B. Essstörungen, davon ca. 5% ausgeprägte, bei ca. 12% besteht Übergewicht, häufig mit emotionalen und Antriebsstörungen. Nach dem Essen oder Füttern kommt es häufig zum Erbrechen. Die Störungsanfälligkeit wird dem Verhalten der Bezugsperson zugeschrieben, z.B. deren Essverhalten und Esserwartungen. Essprobleme bessern sich in der Regel automatisch mit dem zunehmenden Freiraum des Kindes. Wenn die Mutter-Kind-Beziehung und Interaktion jedoch beeinträchtigt ist, Gedeihstörungen auftreten und sich das Erbrechen häuft, ist Hilfe und Intervention notwendig.

Pflege

Umgang

Die Unterstützung der Mutter bzw. der Bezugsperson und die Erarbeitung von unterschiedlichem Essverhalten ist Grundvoraussetzung gemeinsamen Handelns.

Folgenden Fragen ist nachzugehen:

- Was beobachte ich im Essverhalten des Kindes bzw. im Fütterverhalten der Mutter?
- Welche Vorlieben und Abneigungen hat das Kind bei bestimmten Nahrungsmitteln entwickelt?
- Hat die Mutter hohe Erwartungen an das Essverhalten des Kindes?
- Gibt es andere Erklärungen, wie z. B. Ablehnung des Kindes, Konflikte?
- Kann die Mutter dem Kind Spielräume eröffnen?
- Wehrt sich das Kind gegen Bevormundung, die mit dem Essen verbunden ist?
- Ist das Kind unruhig und kann die starre Zeit nicht aushalten, braucht es mehr kleinere Zeiträume?

Gesundheitsfördernd

Ausreichende Nahrungsaufnahme wird in der Regel von den Kindern selbst reguliert; Bezugspersonen lernen sich mehr einzulassen, weniger eigene Vorstellungen durchsetzen, keine Machtkämpfe zu führen und ein zu intensives Angebot von Nahrung zu vermeiden.

Einnässen (Enuresis und Harninkontinenz)

Im ICD 10 definiert als wiederholter unwillkürlicher Urinabgang bei Nacht oder am Tage trotz somatischer und kognitiver Voraussetzung der Blasenkontrolle. Betroffen sind ca. 15% der Fünfjährigen, ca. 8% der Achtjährigen, ca. 7% der Neunjährigen, ca. 5% der Elfjährigen, ca. 3% der Dreizehn- bis Fünfzehnjährigen, bei den Siebzehnjährigen ca. 2% und ca. 1% der Achtzehnjährigen. Es gibt verschiedene Behandlungsschemen, die je nach einzelner Situation oder konzeptionellen Verankerung angewandt werden. Diese orientieren sich sowohl an unterschiedlichen verhaltenstherapeutischen und psychotherapeutischen Ansätzen als auch an Spieltherapie und Körperverfahren.

Pflege

Umgang

Wichtige Voraussetzung für eine entsprechende Behandlung und Begleitung ist die Bereitschaft aller Beteiligten einen Weg aus der Problematik zu suchen und sich auf Konzepte einzulassen.

Wichtige Fragen:

- Wie häufig wird eingenässt, gibt es bestimmte Zeiten (dies muss stündlich über mehrere Tage und Nächte beobachtet werden)?
- Wie häufig wird kontrolliert Wasser gelassen?
- Wie ist das Wasserlassen? (z. B. stotternd, im Schwall, starkes Pressen)
- Wie ist die Messmenge des Urins einzuschätzen?
- Wie häufig ist die Urinentleerung innerhalb von 24 Stunden, gibt es ein erkennbares Schema?
- Wird das Blasenentleeren bei Harndrang hinausgezögert?
- Wird bei nächtlichem Einnässen im Halbschlaf die nasse Kleidung ausgezogen?

Gesundheitsfördernd

Sauberkeitserziehung nicht zu eng an ein vorgegebenes Alter begrenzen, positive Verstärker einsetzen, Wahrnehmungsfähigkeit stärken.

Einkoten (Enkopresis)

Unter diesem Begriff wird das willentliche und nicht willentliche, bemerkt oder unbemerkte wiederholte Absetzen von Stuhl an dafür nicht vorgesehenen Orten, gleich in welcher Menge, also auch Einschmieren, laut Klassifikation nach ICD 10 verstanden. Diese Störung tritt in der Regel bei Tage auf, seltener bei Nacht. Dabei ist die Verteilung 4:1 zwischen Jungen und Mädchen und weitgehend altersunabhängig.

Pflege

Umgang

In der Regel hat das Kind oder der Jugendliche wegen der Störung bereits massive Kritik, negative Verstärker oder auch Bestrafungen hinnehmen müssen, weil die Aufklärung über das Symptom fehlte. Auch hier werden in den unterschiedlichen Einrichtungen verschiedene konzeptionelle Vorgehensweisen in der Behandlung angewandt.

Wichtige Fragen:

- Inwieweit hat das Kind ein Störungsbewusstsein, leidet darunter?
- Welche Erklärungen haben Eltern und das Kind, zu wie viel Mitarbeit sind sie bereit?
- Wie häufig tritt das Einkoten auf und gibt es ein Muster, wie groß ist die Menge?

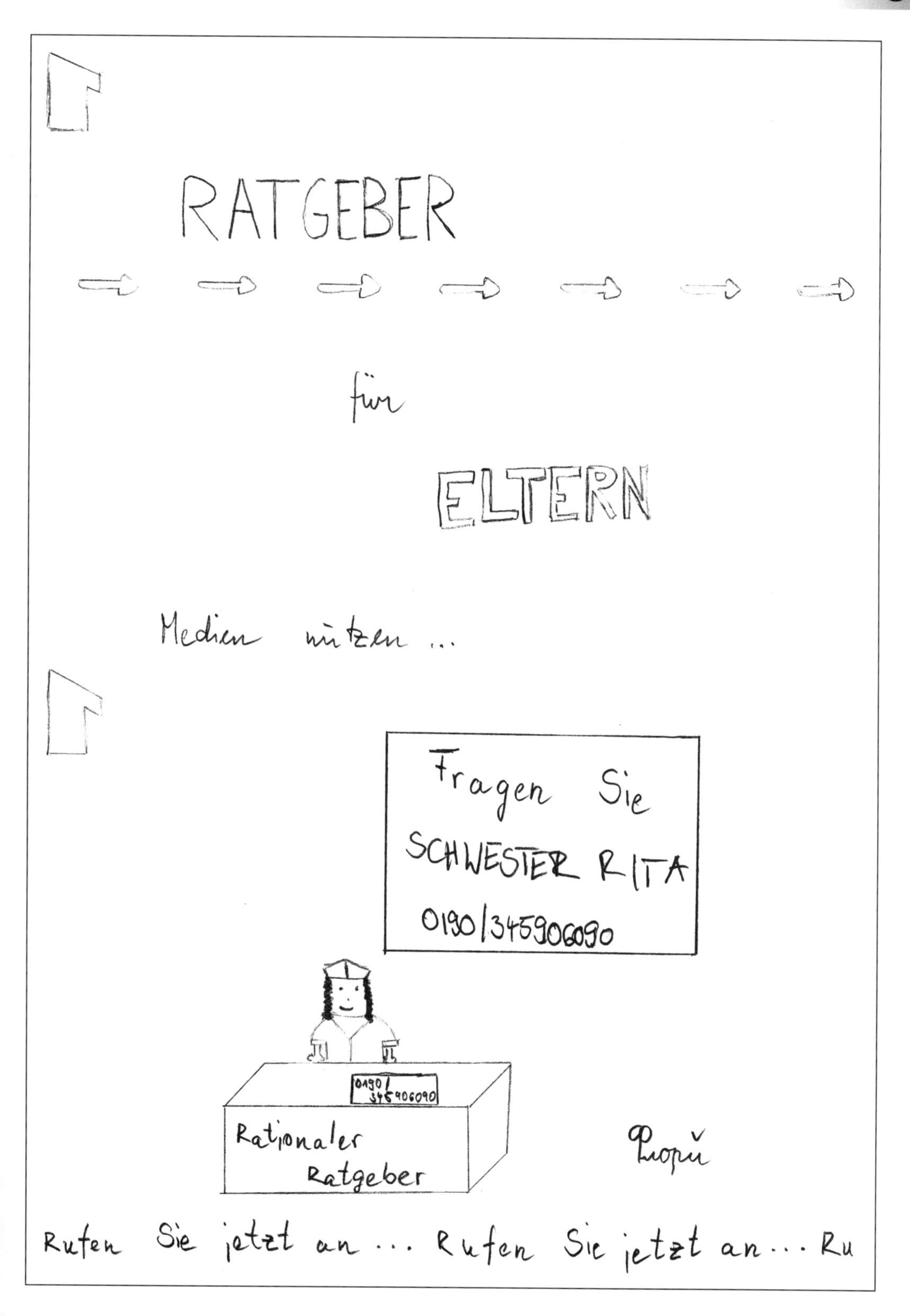
RATGEBER
für
ELTERN
Medien nützen ...
Fragen Sie
SCHWESTER RITA
0190/345906090
0190/345906090
Rationaler Ratgeber
Rufen Sie jetzt an ... Rufen Sie jetzt an ... Ru

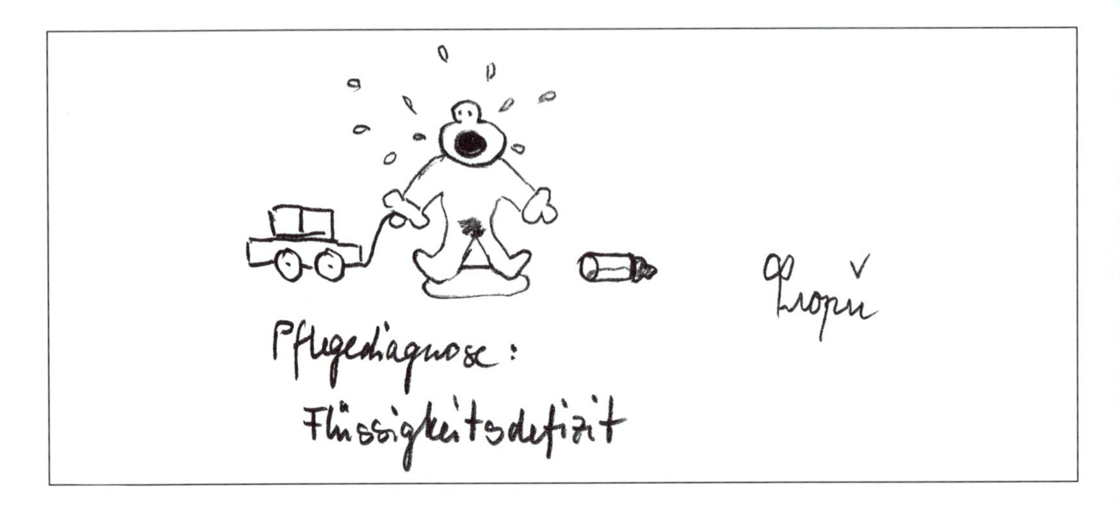

- Wie ist die Aufklärung bzgl. Sauberkeit und Sphinkterkontrolle bei den Beteiligten?

Gesundheitsfördernd
Ballaststoffreiche Ernährung, zentrale Fertigkeiten im Umgang mit Ausscheidung üben, Sauberkeit erst im Alter von ca. vier Jahren bei verzögerter Entwicklung erwarten.

Ticstörungen

Unter Ticstörungen versteht man sich wiederholende rasche und plötzliche nicht rhythmische Bewegungen von Muskelgruppen oder Laute von sich geben, was keine erkennbare Funktion hat und auch nicht willentlich hervorgerufen ist. Die Symptome können sich ausbreiten oder wechseln. Motorische Tics treten früher auf und breiten sich vom Gesicht auf den Schultergürtel aus, vokale Tics treten häufig an die Stelle von Sprach- und Sprechpausen. Im späteren Verlauf können daraus Zwänge entstehen. 90% aller Ticstörungen beginnen vor dem zwölften Lebensjahr, bei den Sechsjährigen ca. 8%, bei Zehn- bis Elfjährigen ca. 10%, auch hier sind Jungen häufiger betroffen als Mädchen. Ca. 0,03% leiden an dem so genannten **Tourette-Syndrom** *(Gilles-de-la-Tourette-Syndrom)*, das beide Formen von Tics beinhaltet.

- **Motorische Tics** sind beispielsweise: Naserümpfen, Grimassieren, Augenbrauen hochziehen, Blinzeln, Stirnrunzeln, Hochziehen der Schultern, Kopfwerfen, Schleuderbewegungen der Beine und Arme bis hin zu Hüpfen, Berührungen, Wurfbewegungen, Klatschen, windende Körperbewegungen, sich selbst schlagen oder beißen.
- **Vokale Tics** sind beispielsweise: Bellen, Räuspern, Zischen, Pfeifen, Schnüffeln, Schnalzen, Grunzen, Zischen bis hin zu stereotypem Wiederholen von Sätzen und Wörtern, aggressiven oder obszönen Äußerungen.

Pflege
Umgang
Im Umgang und in der Gestaltung des Tagesablaufs ist es besonders wichtig, dass das einzelne betroffene Kind zur Ruhe kommt, im Sinne von Stressminderung und Entspannung, bei gleichzeitig systemischem Vorgehen unter Einbeziehung der Bezugspersonen und des Umfelds. Eine rasche Besserung erfolgt in der Regel nicht.
Tics werden meist als unbeeinflussbar erlebt, obwohl die Intensität schwankt und sie vorübergehend unterdrückbar sind oder auch üblicherweise im Schlaf nicht auftreten.

Gesundheitsfördernd
Es gibt nichts außer Stressreduktion.

Bewegungsstereotypien

Bewegungsstereotypien äußern sich in gleichförmigen wiederholenden, häufig auch rhythmischen und willkürlich in Gang gesetzten Bewegungen ohne eine sichtliche Funktion. Dies betrifft ca. 3% der Kinder im Vorschulalter und geht häufig mit Nägelbeißen und Stereotypien wie z. B. Beißen, Schaukeln einher. In der Regel sind gezielte, auf auslösende Bedingungen gerichtete Interventionen und verhaltenstherapeutische Maßnahmen Teil der Behandlung.

Pflege
Umgang
Der zentrale Leitgedanke im Umgang muss die Verstärkung erwünschten Verhaltens im alltäglichen Miteinander sein.
Gesundheitsfördernd
Äußere Stimulation kann besonders bei intelligenzgeminderten Kindern Bewegungsstörungen vorbeugen. Die Reduktion von Spannung hilft ebenfalls.

Störungen des Sprechablaufs (Stottern und Poltern)

Nach der gängigen Klassifizierung im ICD 10 werden darunter häufige Dehnungen oder Wiederholungen von Lauten, Silben oder Wörtern bzw. die störende Unterbrechung des Redefluss durch Pausen beim Stottern verstanden. Beim Poltern ist der Speichelfluss unregelmäßig, unrhythmisch, schnell und ruckartig. Ca. 1 % der Kinder ist vom Stottern betroffen.
Beim **Stottern** wird zur Überwindung der Sprechblockierung die Stimme verstärkt und wirkt dadurch gepresst. Die Koordination zwischen Stimme und Atmung ist verloren gegangen und somit ist der sprachliche Krafteinsatz nicht geregelt. Hilfswörter und Einwürfe werden vor schwierige Wörter geschoben, was die gesamte Sprache auffällig und unmoduliert macht. Gefürchtete Laute werden dabei meist umgangen. Dadurch wirkt die Sprache verarmt und verstümmelt. Zudem können alle Gliedmaßen, die Gesichts- und Halsmuskulatur, der ganze Körper in die Sprechversuche eingebettet sein. Vegetative Begleitsymptome wie z. B. Zittern, Schweißausbrüche, trockener Mund oder Kehle oder Angespannt-Sein treten auf.
Beim **Poltern** wirkt die Sprache verwaschen, weil die Wörter zusammengezogen werden. Es werden einzelne Laute und Wörter oder ganze Satzteile ausgelassen und die Sprache entspricht somit nicht mehr der grammatikalischen Struktur. Es treten auch **Mischformen** zwischen Stottern und Poltern auf. In der Regel ist ein logopädischer, sprachheilpädagogischer Ansatz die Methode der Wahl, also eine symptomatische Behandlung, unterstützt durch Entspannungsverfahren.

Pflege
Umgang
Für den täglichen Umgang ist die Unterstützung der genannten Methoden und deren Integration in den Alltag ein zentraler Aspekt der Hilfe und Begleitung.
Gesundheitsfördernd
Sprechende Kinder beim Stottern nicht korrigieren oder unterbrechen, polternde Kinder zum langsamen Sprechen ermutigen.

Angstsyndrome

Neben den auch bei Erwachsenen bekannten **Zwangs-** oder **Angstsyndrome,** wie **phobischen Störungen, Panikstörungen, Agoraphobie, Soziale Phobie** und andere **isolierte Phobien** hebt sich bei Kinder und Jugendlichen die **Trennungsangstphobie** ab. Eine auf die wichtigsten Bezugspersonen bezogene irrationale (phobische) Angst vor Trennung wird entwickelt oder aus den ersten Lebensjahren wieder belebt und verhindert in Folge eine Weiterentwicklung. Das Kind zeigt eine motorische und vegetative oder individuelle Angstreaktion. Zu beobachten sind folgende Merkmale:

- Andauernde Gedanken, dass der Bezugsperson etwas zustoßen kann oder dass durch irgendwelche Ereignisse eine Trennung stattfindet.
- Will nicht ohne die Bezugsperson schlafen, also auch nicht in der Obhut anderer vertrauter Menschen.
- Träume, Albträume treten auf und haben die Trennung von der Bezugsperson zum Inhalt.
- Auftreten von körperlichen Symptomen wie z. B. Übelkeit, Bauch- und Kopfschmerzen, vor allem vor oder während einer kurzzeitigen Trennung.
- Verweigerung des Besuchs von Kindergarten und Schule, was dann in eine Schulphobie übergehen kann.

Pflege
Umgang
Es muss davon ausgegangen werden, dass Trennung, dem entsprechenden Alter angepasst, die Autonomie, das Selbstvertrauen und Zutrauen stärkt. Die Schritte einer integrierten Behandlung müssen individuell erarbeitet und Schrittweise angepasst sein, z. B. durch familientherapeutische Maßnahmen. Negativ wirkt sich sicher ein zu langes Zulassen eines verminder-

ten Kindergarten- und Schulbesuchs aus, da die Befreiung in der Regel die Trennungsängste noch verstärkt.
Gesundheitsfördernd
Frühzeitige Förderung von Autonomie und Einüben von Trennung, außerdem modellhafter Umgang mit Angst auslösenden Situationen durch die Bezugspersonen kann primär präventiv wirken.

Depressive Störungen

Nach der gängigen Klassifikation werden **Dysthymien** und **depressive Episoden** unterschieden wobei erstere als chronisch rezidivierende depressive Verstimmungen mit geringem Schweregrad bezeichnet werden, während letztere einmalige oder wiederholte Störungen mit reduzierter Stimmung sind und mit Aktivitätsverlust und begleitenden Ängsten einhergehen. Die Symptome sind wie bei Erwachsenen und es werden auch saisonale Depressionen beschrieben, die im Herbst und Winter auftreten und sich im Frühjahr bessern. Suizidalität ist ein wesentlicher Beobachtungsfaktor im Alltag und sollte sorgfältig überwacht werden. Kinder reagieren in der Regel gut auf Lichttherapie und auf pflanzliche Antidepressiva (Johanniskraut). Trizyklische Antidepressiva zeigen bei Kindern und Jugendlichen wesentlich schwächere Effekte.

Pflege
Umgang
Auch bei Kinder- und Jugendlichen ist bei depressiven Störungen auf die Bewältigung von Belastungen, Problemen und Konflikten zu achten und eine Beseitigung von chronischen Stressfaktoren anzustreben. Veränderungen der Kommunikationsstrukturen innerhalb der Familie können unterstützend wirken. Auch hier gilt: jede depressive Störung ist anders!
Gesundheitsfördernd
Es gibt keine spezifischen Möglichkeiten, z. B. für erlernte Hilflosigkeit.

Kontaktstörungen

In diesem Zusammenhang wird unterteilt in Soziale Überempfindlichkeit, Emotionale Störung mit Geschwisterrivalität, Mutismus und Bindungsstörungen mit nichtselektivem Verhalten.

- **Soziale Überempfindlichkeit** bezeichnet eine pathologische Steigerung der im Kindesalter üblichen Ängstlichkeit und Besorgtheit gegenüber neuen sozialen Kontakten bekannter Art, bisher unbekannten sozialen und sozial bedrohlichen Situationen. Die Empfindlichkeit richtet sich gegen alle fremden Menschen, gegen Erwachsene, Ältere oder Gleichaltrige; in neuen sozialen Situationen kann sie sich auch gegen die Bezugsperson richten. Das hat zur Folge, dass das Bindungsverhalten selektiv ist, sich auf einen sehr kleinen Kreis beschränkt und erweiterte soziale Situationen verweigert oder vermieden werden, weil sie von Angst begleitet sind. Inkompetenz wird erlebt es treten Begleitsymptome auf wie z. B. Blickkontaktvermeidung, ansatzweise Stottern, Schweigen, Vermeidung von Angesprochen werden, Verarmung der Gestik und Mimik, Verlegenheitsbewegungen oder auch Ausschlagen von Einladungen und Spielaufforderungen oder Nichtaufzeigen im Unterricht. Dies führt zu Schüchternheit und reduziert die Risikobereitschaft von Kindern und Jugendlichen im sozialen Kontext bis zu mutistischen Verhaltensweisen.
- **Emotionale Störung mit Geschwisterrivalität** ist dann zu verzeichnen, wenn dies das übliche Maß der Rivalität in Ausprägung und Dauer überschreitet und die Eifersucht gegenüber einem (nachgeborenen) Geschwister die Entwicklung beeinträchtigt. Nach der Definition im ICD 10 beginnen oft in den Monaten nach der Geburt eines – meist unmittelbar – nachfolgenden Geschwisters auf dieses gerichtete Eifersucht und Rivalität. Das Kind konkurriert um die Aufmerksamkeit der Eltern und weigert sich die Eltern zu teilen. Es zeigt dabei verbal und averbal seine Einstellung gegenüber dem Geschwister. Das Kind gibt bereits erworbene Fähigkeiten und Fertigkeiten wieder auf, z. B. Blasen- und Darmkontrolle, Einschlafen oder auch feste Nahrung essen. Es will von den Eltern so wie das Geschwister behandelt werden und zeigt oppositionelles Verhalten. Dabei ist das Kind unglücklich, verstimmt, zieht sich zurück, hat Angst und leidet an Schlafstörungen.
- **Mutismus** beschreibt eine Störung, bei der Kinder oder Jugendliche vorhandene Sprachkompetenzen nicht einsetzen; meist in definierten Situationen *(selektiver Mutismus)*, seltener in allen Situationen *(totaler Mutismus)*. Das Kind beginnt schleichend oder

plötzlich leiser zu reden, in kürzeren Sätzen zu sprechen und schöpft den vorhandenen Sprachschatz nicht mehr aus. Dies kann von negativistischem Verhalten begleitet sein. In der Familie kann vor allem zu Beginn auf der einen Seite fließend gesprochen werden und auf der anderen Seite das Gespräch rasch verstummen. Das kann sich sehr unterschiedlich auswirken. Manchmal geschieht dies nur in der Familie, wenn Dritte dabei sind oder auch außerhalb der Familie. Manchmal sind nur Erwachsene betroffen und enge Freunde ausgeschlossen oder der Lehrer oder die Erzieherin sind damit konfrontiert. Ganz selten besteht die Störung nur in der Familie.
- Die **Bindungsstörung mit nichtselektivem Verhalten** ist ein früh beginnendes beharrlich anhaltendes, abnormes Funktionsmuster mit geringer Beeinflussbarkeit des Aufmerksamkeit suchenden Verhaltens. Die Kinder zeigen ein klammerndes Verhalten und suchen diffus nach einer Bindung. Das diffuse Bindungsverhalten hält an, wenn das Anklammerungsverhalten ca. im fünften Lebensjahr ersetzt wird durch Aufmerksamkeit suchendes Verhalten. Es bestehen Schwierigkeiten beim Aufnehmen von sozialen Kontakten.

Pflege
Umgang
Grundsätzlich gibt es unterschiedliche therapeutische Schemen, die je nach Institution angewandt werden. Im Vordergrund stehen die sozialen Defizite, denen mit realistischen Zielen begegnet werden muss. Soziale Unterstützung ist bei neu zu probierenden Wegen im Alltag von größter Bedeutung.
Folgenden Fragen können helfen:
- Welche Merkmale haben die sozialen Auffälligkeiten?
- Welche Defizite sind erkennbar?
- Welche Fähigkeiten sind vorhanden?
- Wie ist das Ausmaß der begleitenden Angst?
- Wie ist die Motivation für eine Verhaltensänderung einzuschätzen?
- Wie sind der Entwicklungsstand und die Kooperationsfähigkeit?
- Sind Kontext, Zusammenhänge und Muster in der Kontaktstörung zu beobachten und herauszufinden?
- Wie lange dauern die auftretenden Symptome an?
- Gibt es Möglichkeiten, situativ die Symptome zu überwinden?

Gesundheitsfördernd
Stabile Beziehungen in der frühen Kindheit, Vorbild sein im Umgang und Üben fremder sozialer Situationen, positive soziale Erfahrungen herstellen, Verstärkung der Fähigkeit sich zu äußern bei verletzlichen sensiblen Kindern und Vermeidung von nonverbaler Kommunikation; bei Geschwisterrivalität vermindert der Geburtsabstand von 2–3 Jahren diese Reaktion (aber nicht ausschließlich).

Somatoforme Störungen

Somatisierungsstörungen mit jahrelang wechselnden wiederkehrenden somatischen Symptomen sind im jugendlichen Alter ähnlich selten wie hypochondrische Störungen mit der Vorstellung schwer körperlich krank zu sein. Im Kindesalter sind autonome somatoforme vegetative Funktionsstörungen häufig. Es können alle Organsysteme oder Organs betroffen sein. Das betroffene Kind oder der Jugendliche zeigen damit ihre Hilfsbedürftigkeit und ihr Leiden und deuten damit möglicherweise ungelöste Konflikte an.

Pflege
Umgang
Eine psychische Interpretation hilft nicht weiter, der Krankheitsgewinn muss zugelassen werden. Im Umgang sind folgende Aspekte hilfreich:
- Ausschluss von körperlichen Erkrankungen
- Erkennen von körperlichen Symptomen und Entspannungsmöglichkeiten anbieten
- Ausmaß des Leidens und der körperlichen Störungen erfassen
- Aufbau einer tragfähigen therapeutischen Beziehung und Unterstützung der bestehenden Beziehungen
- Beziehungsmuster in der Familie und im Umfeld erkennen
- Emotionale Störungen beobachten
- Erklärungen der Ursache von Bezugspersonen und dem Betroffenen beleuchten
- Zeit lassen und gleichzeitig bei Symptomen rasch intervenieren.

Gesundheitsfördernd
Förderung der direkten Äußerungsfähigkeit, unterstützende Maßnahmen zu körperlicher und geistiger Gesundheit im Sinne von Gesund-

heitserziehung; Vermeidung unnötiger somatischer Diagnostik.

Weitere Störungen

Die folgenden Störungen sind fließend in der Abweichung von normalem Verhalten. Manchmal wird die Geschlechtsidentität vernachlässigt, wenn davon ausgegangen wird, dass sich später dreiviertel der betroffenen Jungen homosexuell oder bisexuell verhalten.

Störungen der Geschlechtsidentität

Anhaltendes Unbehagen über das eigene Geschlecht und der starke Wunsch, dem anderen Geschlecht anzugehören, sich damit intensiv beschäftigen bzgl. Aktivitäten und typischen Merkmalen. Dies zeigt sich konkret im jungenhaften Verhalten von Mädchen und wenig jungenhaften Verhalten von Jungen. Sinnvoll ist jede Form der unterstützenden Intervention, die die Rollenfindung fördert.

Aufmerksamkeitsstörungen

Gehen einher mit erhöhter Ablenkbarkeit, Aufmerksamkeitsstörungen, auch ohne motorische Überaktivität. Sie werden nicht von Impulsivität oder Aggressionen begleitet. Die Aufmerksamkeitsstörungen zeigen sich in aufgabenbezogenen Situationen. Aufgaben werden nicht zu Ende geführt, unabhängig davon, ob sie als angenehm oder unangenehm erlebt werden. Bei diesen Kindern scheint oft das nichtverbale Lernen beeinträchtigt und sie können sich schwer gegen Außenreize abschirmen. In der Regel wird eine kognitive Verhaltenstherapie kombiniert mit medikamentöser Therapie verordnet.

Störungen des Sozialverhaltens und Substanzmissbrauch

Oppositionelle Störungen des Sozialverhaltens, Störung des Sozialverhaltens mit und ohne soziale Bindungen, Kombinierte Störungen des Sozialverhaltens und der Emotionen, Alkoholmissbrauch, Drogenmissbrauch und Drogenabhängigkeit.

- **Oppositionelle Störung des Sozialverhaltens** beschreibt ein anhaltendes, deutlich aufsässiges Verhalten ohne ausgeprägte dissoziale oder aggressive Handlungen, welche die Rechte anderer Menschen verletzen. Die betroffenen Kinder sind häufig äußerlich feindselig gegenüber den Personen in ihrem Umfeld. Diese Störung tritt im Wesentlichen im Vorschul- und Grundschulalter auf, später entwickelt sich daraus häufiger eine aggressive und dissoziale Störung, Jungen sind häufiger betroffen als Mädchen.
- **Störungen des Sozialverhaltens mit und ohne soziale Bindungen** umschreibt extremes Streiten und tyrannisieren anderer Menschen, aber auch Grausamkeiten gegenüber Personen und Tieren, Wutausbrüche, Ungehorsam, tätliche Übergriffe und aggressives Verhalten, Anrichten von erheblichen Schäden durch Stehlen und Feuer legen, Lügen, Schule schwänzen und Weglaufen. Bei den fehlenden Bindungen und bei diesem Fehlverhalten über den familiären Rahmen hinaus, sind die Betroffenen isoliert, unbeliebt, werden zurückgewiesen, haben keine Bindungen und auch keine Freunde.
- **Kombinierte Störungen des Sozialverhaltens und der Emotionen** zeigen Merkmale einer Störung des Sozialverhaltens und einer Störung mit Angst, Depressionen oder Zwängen. Diese Störung geht häufig mit suizidalem und präsuizidalem Verhalten einher und tritt mit leichter bis starker Ausprägung auf. Sie zeigt sich in vielfachen Symptomen wie z. B. Appetit- und Schlaflosigkeit, gedrückte Stimmung, Antriebsminderung, Interessenverlust, mangelnde Konzentration und Aufmerksamkeit, erhöhte Ermüdbarkeit, Gefühle der Wertlosigkeit, des Versagens und Unzulänglichkeit, wenig bis keine Zukunftsperspektiven, Selbstverletzungen, Suizidgedanken und Suizidhandlungen, Angstsymptome und Panikstörungen.
- **Alkoholmissbrauch** umfasst die akute Intoxikation, körperliche und psychische Auffälligkeiten, Abhängigkeit, Entzugssyndrom oder Spätfolgen wegen des Konsums von Alkohol. Dabei spielen der Erlebnishunger und Geltungsbedarf unter Gleichaltrigen eine große Rolle und wirken auf den später wahrgenommenen entlastenden Effekt des Gebrauchs. Alkoholabhängigkeit tritt familiär gehäuft auf. Bei Jugendlichen kommen akute Intoxikationen wegen ihrer Empfindlichkeit, ihres geringeren Körpergewichts und der langsameren metabolisierenden Wirkung gehäufter vor.
- **Drogenmissbrauch** und **Drogenabhängigkeit** liegen dann vor, wenn der Konsum psychotroper Substanzen zu körperlichen oder

psychischen Schäden führt. Schädlicher Gebrauch oder Missbrauch von psychotropen Substanzen kann zu einem Abhängigkeitssyndrom führen, das mit zwanghaftem Verlangen, verminderter Kontrollfähigkeit, steigender Toleranz und Vernachlässigung von Interessen einhergeht. Psychische und physische Entzugssymptome bessern sich durch erneute Einnahme der Substanz. Die Klassifikation nach ICD 10 erfolgt nach einzelnen Substanzen.

Es werden unterschiedliche Behandlungsschemata je nach Schule und therapeutischen Ansätzen angewandt.

Pflege

Umgang

Bei **gestörtem Sozialverhalten** überschreitet das Verhalten den üblichen altersgerechten Unfug und führt zu dissozialem und aggressivem Verhalten. Deshalb ergeben sich folgende Fragen:

- Gegen wenn richtet sich das Verhalten und wie ist der Schweregrad?
- Wie oft tritt solches Verhalten auf?
- Wie verhalten sich die Bezugspersonen in solchen Situationen?
- Wie werden solche Vorfälle behandelt, z. B. Regeln, Sanktionen, Kompromisse, Konfliktmanagement?
- Dient Bestrafung möglicherweise als Verstärkung des Verhaltens?
- Was kann diesbezüglich verändert werden?
- Gibt es Situationen in denen die Affekte gesteuert werden können?
- Was könnte das Verhalten ändern?

Wichtig ist, dass Eltern, Geschwister, Lehrer und andere Bezugspersonen in die Bearbeitung einbezogen und alternative Verhaltensweisen entwickelt werden; Disziplinierungsmöglichkeiten und Maßnahmen werden gesucht und ausprobiert, die zu positivem Verhalten führen.

Bei **Abhängigkeit und Missbrauch** steht die Motivation zur ambulanten Behandlung im Vordergrund. Entzugssymptome und Komplikationen können wie bei erwachsenen Menschen (☞ Kap. 6.3 und 6.3.2) auftreten und müssen entsprechend ernst genommen werden.

Gesundheitsfördernd

Stabile Zuwendung, kontinuierlich angewendete Verhaltenskorrekturen mit Vorbildfunktion, Integration in Gruppen von Gleichaltrigen, Zugewandtheit und Aufgeschlossenheit dem Kind bzw. Jugendlichen gegenüber. Bei Missbrauch unterstützen kritische Haltung gegenüber psychotropen Substanzen, offenes Ansprechen dieser Problematik, positives Selbstbild, Selbstwert und Selbstwahrnehmung unterstützen, sinnvolle Freizeitgestaltung und Selbstkontrolle. Einflüsse der Peer-Group sind nicht zu unterschätzen.

Die Motivation zu einer Langzeittherapie steht bei Drogen konsumierenden Kinder und Jugendlichen im Vordergrund, um schweren sozialen Folgen vorzubeugen.

8.2.4 Störungen in der Adoleszenz

Die Adoleszenz stellt eine besondere Umbruchphase im Leben eines Menschen dar. Der Übergang zum Erwachsenenalter ist gekennzeichnet durch die Veränderungen von Rollen, einer stärkeren Betonung der psychosexuellen Entwicklung und Festigung der Persönlichkeit. Besondere Aufmerksamkeit gilt daher den erheblichen körperlichen, emotionalen, psychologischen und persönlichkeitsbezogenen Veränderungen des einzelnen Jugendlichen.

Ess- und Schlafstörungen

Gewohnheiten werden oft von Vorbildern übernommen. Bei den nachfolgenden Krankheitsbildern spielen die innerfamiliären Beziehungen und das Unterstützungsverhalten der Familienmitglieder oder enger Freunde eine wesentliche Rolle. Psychische Erkrankungen, Störungen und Auffälligkeiten jeglicher Art innerhalb der Familie sind dabei zu berücksichtigen. Körperliche Erkrankungen müssen unbedingt ausgeschlossen werden.

Anorexia nervosa

„So richtig angefangen hat es in der neunten, zehnten Klasse als ich meinen ersten Freund hatte. Eine Weile ging alles gut, aber irgendwann war dann der Zeitpunkt gekommen, wo ich mich viel zu fett fand. Die Waage war nun schon über die 50-kg-Grenze geklettert. Überall beobachtete ich mich und meinen Körper. Beim Sitzen beobachtete ich meine Oberschenkel, die breit auf dem Stuhl „auseinander flossen“ (was ja eigentlich logisch und normal ist). Ich sah, wie meine Hose richtig passte und sah, wie mein Hintern sie ausfüllte. Ich fand es mehr und mehr eklig und abstoßend. Ich wand

mich vor dem Spiegel und fühlte mich immer schlechter." (Luisa in: Ettrich/Pfeiffer)
Die Anorexie geht mit einem **erheblichen Gewichtsverlust** einher, der von der betroffenen Person selbst herbeigeführt und aufrechterhalten wird. Sie mit einer krankhaften Angst verbunden zu dick zu werden oder zu sein. Ab einem bestimmten Gewichtsverlust verselbstständigen sich die Krankheitssymptome. Die **Prävalenz** beträgt im Jugendalter ca. 5 bis 7 %, vorher ist sie deutlich niedriger. In der Folge wird sie als eine Störung der **Hypothalamus-Hypophysen-Gonadenachse** angesehen. Die körperlichen Folgeerscheinungen können ein lebensbedrohliches Maß erreichen. Eine genetische Komponente wird angenommen, die durch psychische Mechanismen verstärkt wird. **Soziale und gesellschaftliche Aspekte,** z. B. wie **gestörte Kommunikations- und Bindungsfähigkeit** sowie Schönheitsideal kommen hinzu. Oft geht die Erkrankung mit massiven **depressiven Stimmungen** einher. Mädchen sind ca. zwanzig Mal häufiger betroffen als Jungen.

Pflege

Umgang

Zunächst steht die reduzierte körperliche Verfassung im Mittelpunkt und muss durch alle Professionellen aktiv verbessert werden. Durch Zieldaten, wann was erreicht werden soll und durch die aktive Einbeziehung der Eltern und des sozialen Umfelds kann dies verwirklicht werden. Die unterschiedlichen und auf die einzelne Betroffene abgestimmten Konzepte umfassen im Einzelnen z. B. die Motivation und das selbst gesetzte Idealgewicht, die Entstehungs- und Therapievorstellungen aller Beteiligten, die Mindestnahrungsmenge und Gewichtszunahme pro Woche, die Bearbeitung von Rollendiffusion und Rollenkonflikten, die subjektive Verantwortung der Patientin für die Veränderungen ihrer Sichtweise, Erarbeitung alternativer Strategien und Erarbeitung von gemeinsamen Zielsetzungen.

Gesundheitsfördernd

Aufklärung über die Erkrankung und die Zusammenhänge in der Familie. Die Unterstützung einer Unabhängigkeit von äußeren Bewertungen erscheint hilfreich, ebenso wie der Ausbau von Selbstständigkeit und Autonomie. Ein langfristiger Plan einer gezielten Nachbetreuung mit klar abgestimmten Zuständigkeiten der beteiligten Stellen, unterstützt den Erfolg der Behandlung.

Bulimia nervosa

„Im Gegensatz zur Ess- und Magersucht ist die Bulimie eine 'unsichtbare' Krankheit, die sich oft hinter einer attraktiven Körper-Fassade verbirgt. Die Fress-Orgien und das künstlich herbeigeführte Erbrechen finden heimlich statt, so dass es den Bulimikerinnen oft jahrelang gelingt, die Umwelt zu täuschen und ihr Verhalten auch vor sich selbst zu rechtfertigen als elegante Lösung, ihren Heißhunger zu befriedigen ohne zuzunehmen. In Wirklichkeit ist die Bulimie eine Krankheit des ganzen Menschen." (Cordula Keppler)
Häufig befindet sich in der Vorgeschichte von Bulimie eine Anorexie. Der häufigste Beginn ist in der späten Adoleszenz. Die Erkrankung zeigt sich in einer **übertriebenen Beschäftigung mit dem Körpergewicht und dessen Kontrolle** sowie wiederholten Anfällen von Heißhunger. Der krankhaften Angst zu dick zu werden und der Aufnahme oft hochkalorischen Nahrung, wird durch Erbrechen gegengesteuert. Dies führt zu **körperlichen Begleiterscheinungen** wie z. B. Elektrolytstörungen, Zahnschäden, Blutdruckschwankungen, Herzrhythmusstörungen, tetanische Anfälle in der Folge von Kaliummangel und epileptische Anfälle. Dabei kann durchaus Normal- oder sogar Übergewicht bestehen. Durch die ständige Beschäftigung mit Essen und der Beschaffung von Nahrungsmitteln kommt es zu einer **erheblichen Leistungsbeeinträchtigung** im übrigen, alltäglichen Ablauf.

Pflege

Umgang

Eine differenzierte Anamnese über z. B. mögliche Auslöser der Essanfälle und Frequenzen des Erbrechens, früheres, jetziges und Idealgewicht, Nahrungsbeschaffung und finanzielle Mehrbelastung bietet die Grundlage des Handelns. In der Behandlung sind vor allem Protokolle über Essverhalten und Erbrechen, Veränderung und Kontrolle des Essverhaltens, Erhöhung der Selbstwahrnehmung, die Stärkung des Selbstwertgefühls und Veränderung ungünstiger Interaktionsmuster durch entsprechende Angebote hilfreiche Ansätze. Die Einbeziehung der Bezugspersonen gehört selbstverständlich zum Behandlungsansatz.

Gesundheitsfördernd

Eine weitgehende Unabhängigkeit von äußeren Bewertungen scheint auch hier hilfreich und vorbeugend zu sein: Vor allem in einem ausgewogenen Verhältnis der eigenen Ziele und der erlebten Selbsteffizienz. Die Teilnahme an Selbsthilfegruppen und eine langfristige Nachbetreuung wirken unterstützend und beugen Rückfällen vor.

Störung mit anfallsweisem Essen

„Wann?/ Eigentlich will ich es gar nicht,/ doch dann kommt wieder der Drang./ Ich tue es und es ist zu spät./ Wie ich es ändern kann/ und wie lange es dauert,/ das weiß ich nicht./ Ich mach mir immer Mut./ Ab morgen nie wieder / doch dann .../ Ich will es allein schaffen und vielleicht schaffe ich es irgendwann./ Nur wann, ist das, was ich nicht weiß und was jeden Tag sein kann.
(Mandy in: Ettrich/Pfeiffer)

Diese Störung zeigt sich durch das wahllose Essen von sehr großen Nahrungsmengen und den Kontrollverlust über das Essen. Großen Mengen, ohne Hunger zu haben gegessen werden. Das Essen erfolgt allein und erzeugt Schuldgefühle und Unzufriedenheit. Es wird in der Regel sehr schnell gegessen und nicht erbrochen. Diese Störung kommt in der Regel nur als selbstständiges Symptom bei Übergewichtigen vor und wird häufig bei Kindern übersehen. Eine Unempfindlichkeit des Serotoninsystems wird angenommen, depressive Krankheitszeichen wirken dabei störungserhaltend.

Pflege

Umgang

Die gesamte Behandlung muss in eine Gewichtsreduktion und Stressreduktion eingebettet sein. Essgewohnheiten stehen dabei im Mittelpunkt. Die Unterstützung des Selbstwertgefühls und die Beeinflussung der Depressivität und Ängstlichkeit sind ebenso wichtig.

Gesundheitsfördernd

Selbsthilfegruppen sind das Mittel der Wahl, um das Problem weitgehend in den Griff zu bekommen. Esserziehung und Coping im Sinne von Ablenkung im frühen Kindesalter kann dem schon rechtzeitig vorbeugen.

Schlafstörungen

Als **Hypersomnien** werden extreme **Schläfrigkeit** und **Schlafanfälle** am Tage bezeichnet. **Schlaf-Wach-Rhythmusstörungen** sind Verschiebungen in der individuellen Regelmäßigkeit des Schlafs, die von den Üblichen des Umfelds abweichen. Das bedeutet verspätetes Zubettgehen und abnorme Schlafgewohnheiten. Diese Störungen treten in der Regel im jugendlichen Alter auf, sind aber auch seltener im Kindesalter bekannt.

Pflege

Umgang

Bei der Hypersomnie ist die sich über den Tag hinziehende exzessive Schläfrigkeit das Leitsymptom, nicht fehlender Nachtschlaf. Deshalb müssen mögliche Ursachen körperlicher Art wie Rachen- und Gaumenmandelvergrößerung oder zentralvenöse Regulationsstörungen abgeklärt werden. Bei Schlafapnoe müssen gegebenenfalls Obstruktionen in den oberen Luftwegen behoben werden. Bei Schlaf-Wach-Rhythmusstörungen wird der Schlaf durch andere Aktivitäten hinausgezögert. Es entsteht ein Schlafdefizit, das oft am Wochenende durch langes Schlafen ausgeglichen werden soll und somit zu einer Verschiebung führen kann. Aus den Beeinträchtigungen der Tagesaktivitäten ergibt sich der Behandlungsbedarf.

Gesundheitsfördernd

Beseitigung der ursächlichen körperlichen Aspekte. Schlafhygiene mit dem Betroffenen eruieren, ausbauen und festigen.

Weitere in der Adoleszenz auftretende Störungen und Symptome

Dissoziative Störungen

Dissoziative oder Konversationsstörungen bestehen im Verlust der Integration von Gedächtnis und Identitätsbewusstsein, Empfindungen, Wahrnehmungen und Motorik. Die Frühadoleszenz verzeichnet einen Höhepunkt hyperchondrischer Auffälligkeiten bei Mädchen. Sie werden auch als Verlust der Kontrolle über körperliche und psychische Funktionen erklärt, wobei sich Konflikte über die Körperschiene äußern. Es können sämtliche Körperteile betroffen sein. Die Störung muss in zeitlichem Zusammenhang mit Belastungen, gestörten Beziehungen oder Problemen stehen. Körperliche oder psychiatrische Ursachen müssen ausgeschlossen sein.

Pflege

Umgang

Es geht im Allgemeinen zunächst mehr um die Anerkennung der körperlichen Symptome, die Entstehung der zu Grunde liegenden Mechanismen und die Entwicklung von alternativen Verhaltensmustern, als um die Aufdeckung der dahinter liegenden Konflikte. Dabei ist ein vorsichtiger Umgang wichtig und das Gebot „der kleinen Schritte“.

Gesundheitsfördernd
Offenes Ansprechen von Konflikten, konflikthaften Situationen und traumatischen Erlebnisse wird als entwicklungsfördernd angesehen.

Borderline-Persönlichkeitsstörung
Nach ICD 10 sind Emotionen, Selbstbild, Ziele und Beziehungen von Jugendlichen mit Borderline-Persönlichkeitsstörungen (☞ Kap. 6.5) instabil und neigen zu impulsiven Handlungen. Weibliche Jugendliche sind zwei bis drei Mal häufiger betroffen als männliche. Eine Häufung von psychischen Störungen in einer betroffenen Familie in Bezug auf Substanzmissbrauch, affektive Störungen, Trennungs-, Vernachlässigungs- und Misshandlungserlebnisse, sowie Missbrauch ist zu beobachten, ohne dass letztendlich klar ist, welche Rolle dies im Hinblick auf die Erkrankung hat. Wenigstens drei der folgenden Merkmale müssen vorhanden sein:
- Emotionale Instabilität
- Unsicherheit eigener Präferenzen
- Angst vor Verlassenwerden
- Chronisches Gefühl der Leere
- Selbst verletzendes bzw. suizidales Verhalten.

Pflege
Umgang
Die Behandlung und Begleitung ist schwierig und langwierig und bedarf einer gewissen Erfahrung im Umgang mit den unterschiedlichen Situationen im Alltag. Von großer Bedeutung ist der Aufbau einer authentischen, tragfähigen Beziehung, die einen schrittweisen Vertrauensaufbau ermöglicht. Ziel ist es unter anderem, dass die Betroffene lernt, Kompromisse zu schließen, nicht nur schwarz-weiß zu denken und gemeinsame Ziele zu entwickeln. Alternative Wahrnehmungs- und Verhaltensmuster in kleinen Schritten zu erarbeiten ist ein weiterer Aspekt.

Gesundheitsfördernd
Spezifische primäre Vorbeugemaßnahmen sind nicht bekannt. Es gibt jedoch viele Hilfsmittel durch therapeutische Konzepte und die erarbeiteten Ziele jedes einzelnen Betroffenen. So viel Verantwortung wie möglich sollte bei der betroffenen Person belassen werden.

Suizidalität
Suizid zählt nach den Unfällen zu der zweithäufigsten Todesursache im Kindes- und Jugendalter. Ca. zwölf von Einhunderttausend unter den 18-Jährigen töten sich jährlich. Zu den Suizidversuchen zählen alle lebensbedrohlichen Aktionen, auch wenn sie abgebrochen werden oder misslingen. Als Parasuizide werden Intoxikationen und geplante Selbstverletzungen bezeichnet, bei denen eine Selbsttötungsabsicht nicht offensichtlich ist.

Pflege
Umgang
Das Beobachten und Wahrnehmen der unterschiedlichen Anzeichen von Suizidalität wie z. B. die Einengung von Interessen, Entwertung in Beziehungen, Isolation und gegen die eigene Person gerichtete Aggressionen müssen Pflegende in Alarmbereitschaft versetzen (☞ Kap. 10.2).

Gesundheitsfördernd
Als Suizidprophylaxe können die Informationen von Schlüsselpersonen wie z. B. Eltern, Lehrer oder andere Bezugspersonen angesehen werden, die dann Anzeichen von Suizidankündigungen und Hilferufe erkennen helfen können. Die Behandlung einer vorliegenden psychiatrischen Grunderkrankung wie auch von Alkohol- und Drogenproblemen kann vorbeugend wirken.

Reaktionen und Varianten sexuellen Verhaltens
Unabhängig davon, ob Besonderheiten der sexuellen Orientierung als psychische Störung betrachtet werden, spielen sie gerade in der Pubertät eine große lebensgeschichtliche Rolle und werden in dieser Entwicklungsphase oft erstmals bewusst wahrgenommen. Identität und sexuelle Präferenz werden begriffen und die eigene sexuelle Identität entwickelt. Homosexualität kann ins Bewusstsein dringen. Varianten sexuellen Verhaltens können sich in transsexuellen Neigungen bzw. einer gestörten Geschlechtsidentität auswirken. Neigungen zu Fetischismus, exhibitionistischem oder pädophilen Verhalten können sich in diesem Entwicklungsstadium herausbilden. Auch gewalttätige sexuelle Übergriffe können z. B. in Folge eigener sexuellen Missbrauchserfahrung zu diesem Zeitpunkt zum Vorschein kommen.

Realitätsbezugs- und Antriebsstörungen
„Der Stab im Wasser ist doch nur scheinbar gebrochen, obwohl das Auge ihn so sieht.“ (Ernst Bloch)
Folgende Störungen sind an anderer Stelle ausführlich beschrieben und sollen hier nur im

Wesentlichen erwähnt und ergänzt werden. Die Basis bleibt eine empathisch getragene und haltende Akzeptanz, sowie Kontinuität in der Beziehung. Erfahrungen werden neu geordnet und für die Zukunft nutzbar gemacht.

Schizophrenie und schizophrene Störungen
Diese Störungen sind in der Kindheit extrem selten zu beobachten, nehmen jedoch in der Adoleszenz zu. Ca. bei 7 % erkranken vor dem 18. Lebensjahr an einer Schizophrenie. Sie äußert sich in Denk- und Wahrnehmungsstörungen, sowie der Ich-Störungen, manchmal begleitet von Antriebsstörungen (☞ Kap. 6.2.2). Ca. 15 % der schizophrenen Störungen zeigen eine schizoaffektive Symptomatik (☞ Kap. 6.2.1), bei manischen Akzenten zeigt sich z. B. eine deutlich gehobene Stimmung, Erregung, Distanzminderung und Antriebssteigerung. Bei eher depressiver Stimmung stehen z. B. Verlangsamung, Interesselosigkeit, Antriebs-, Ess- und Schlafstörungen sowie Schuldgefühle, Antriebs- und Hoffnungslosigkeit im Vordergrund.
Die Behandlung unterscheidet sich nicht wesentlich von der in der Erwachsenenpsychiatrie.

Manische Episoden
Manische Störungen sind im Jugendalter sehr selten und noch seltener in der Kindheit. Sie gehen mit denselben Symptomen wie bei Erwachsenen einher, bis hin zu gereizt-misstrauischem Verhalten. Allerdings zeigen sie in der Regel mildere Ausprägung und kürzere Dauer. Bipolare manische Episoden werden in ihrer Prognose bei Jugendlichen ungünstiger eingeschätzt (☞ Kap. 6.1).

Bipolare Störungen
Bipolare affektive Störungen, bei denen depressive Episoden und Hypomanie bzw. Manie sich abwechseln, sind im Jugendalter selten, wobei genaue Zahlen nicht vorliegen. Auch bipolare Störungen im Jugendalter werden im Verlauf als ungünstig eingestuft, eine Rezidivprophylaxe sollte eingeleitet werden (☞ Kap. 6.1).

Pflege

Umgang

Die Aufklärung von betroffenen Jugendlichen, ihrer Eltern und des sozialen Umfelds ist ein zentraler Aspekt in der Behandlung. Dabei spielen Copingstrategien ebenso eine Rolle wie die Erarbeitung von Frühwarnzeichen.

Gesundheitsfördernd
Frühe Interventionen begünstigen den Verlauf der Erkrankung. Rückfallprophylaxe ist bei ausreichender Indikation ein wichtiger Aspekt der Vorbeugung. Im Jugend- und Kindesalter sollte bei Auftreten der genannten Erkrankungen durch rechtzeitige Behandlung eine Chronifizierung möglichst verhindert werden.

> Vorbeugung und Nachsorge sind in der Kinder- und Jugendpsychiatrie von zentraler Bedeutung und auf unterschiedlichen Ebenen anzusiedeln, z. B. in der Familie, Schule, am Arbeitsplatz, in unterstützenden Freizeitaktivitäten, in der Zusammenarbeit mit dem Jugendamt oder Beratungsstellen für Kinder- und Jugendliche.

Anregung zur Reflexion und Wiederholung
In der Kinder- und Jugendpsychiatrie sind die einzelnen Störungen auch dahingehend zu überdenken, ob mit der Festlegung auf eine diagnostische Einordnung nicht auch eine Stigmatisierung mit unabsehbaren Folgen stattfindet. Auf der anderen Seite sind Störungen in diesem Lebensabschnitt besonders ernst zu nehmen und soweit als möglich zu beeinflussen und behandeln. Vorbeugende Maßnahmen müssen frühzeitig ergriffen werden, um möglicherweise weitere Schäden zu verhindern.

Fallbeispiel
Der 13-jährige Kevin Kaufmann war wegen Angst, Panikgefühlen und selbstunsicherem Verhalten in Behandlung gekommen. Er ist oft traurig und kaum fähig etwas zu tun. Er hat sich in der Zeit zuvor aus seinen sozialen Kontakten zurückgezogen und auch beim Geige spielen, was ihm immer Spaß gemacht hat, sind Probleme aufgetreten. Beim Vorspielen bekommt er Schweißausbrüche, ihm wird schwindelig, er zittert und hat sich dann geweigert, das Instrument wieder in die Hand zu nehmen. Kevin lebt seit der Trennung der Eltern mit seiner jüngeren Schwester bei seiner Mutter. Er will beruflich etwas mit Musik machen, doch seine schulischen Leistungen waren so schlecht, dass er nicht auf dem Gymnasium bleiben konnte.

Fragen
- Wie würden Sie das Geschilderte einordnen?

- Welche Krankheitsbilder könnten hinter den wenigen geschilderten Schwierigkeiten stecken?
- Welche Vorteile und welche Nachteile könnten eine solche Festlegung haben?
- Welche Hilfen können Kevin möglicherweise angeboten werden?
- Welche Erklärungsmuster können herangezogen werden?
- Wo sind die pflegerisch-psychiatrischen Prioritäten zu setzen?
- Welche weiteren Aspekte interessieren Sie und welche zusätzlichen Fragen würden Sie stellen?

Literaturtipps

Aichele, K.; Volk, G.: Kinder in Psychotherapie. Bonz Verlag Waiblingen, 1993

Aly, M.; Aly, G.: Kopfkorrektur – oder der Zwang gesund zu sein – Ein behindertes Kind zwischen Therapie und Alltag. Rotbuch Verlag Berlin, 1983

Beitler, H. und H.: Familienleben mit psychosekranken Kindern – Ein Ratgeber für Eltern. Psychiatrie Verlag Bonn, 2004

Buhl, C.: Magersucht und Eßsucht – Ursachen, Beispiele, Behandlung. Hippokrates Verlag Stuttgart, 1987

Ettrich, C.; Pfeiffer, U. (Hrsg.): Anorexie und Bulimie: Zwischen Todes-Sehnsucht und Lebens-Hunger. Urban & Fischer Verlag München, 2001

Hofman, A.; Jocham, E.; Stengel-Rutkowski, S. (Hrsg.): Kinder mit Down-Syndrom – Ein Ratgeber für Betroffene geschrieben von einer Elterngruppe. Klett-Cotta Verlag Stuttgart, 1993

Käsler-Heide, H.: Bitte hört, was ich nicht sage – Signale von suizidgefährdeten Kindern und Jugendlichen verstehen. Kösel Verlag München, 2001

Knopp, M.; Napp, K. (Hrsg.): Wenn die Seele überläuft – Kinder und Jugendliche erleben die Psychiatrie. Psychiatrie Verlag Bonn, 1996

Kopp, M.; Ott, G.: Total durchgeknallt – Hilfen für Kinder und Jugendliche in psychischen Krisen. Psychiatrie Verlag Bonn, 2002

Köttgen, C. (Hrsg.): Wenn alle Stricke reißen – Kinder und Jugendliche zwischen Erziehung, Therapie und Strafe. Psychiatrie Verlag Bonn, 1998

Steinhausen, H.: Seelische Störungen im Kindes- und Jugendalter. Klett-Cotta Verlag Stuttgart, 2000

Stollberger, D.: Psychotische Eltern – verletzliche Kinder – Identität und Biografie von Kindern psychisch kranker Eltern. Psychiatrie Verlag Bonn, 2000

9 Pflege und Forensische Psychiatrie

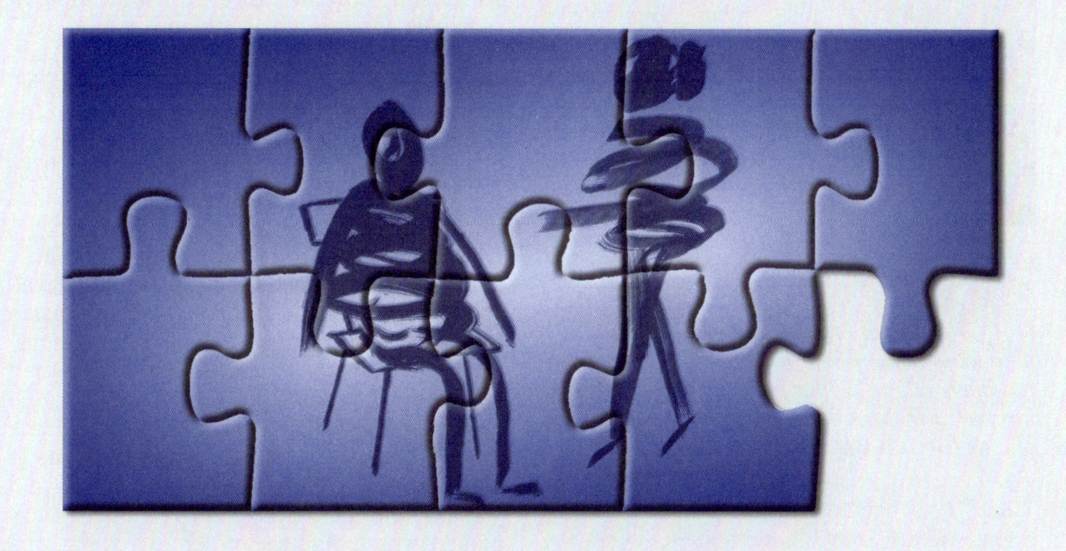

9 Pflege und Forensische Psychiatrie

(Maßregelvollzug – Gerichtliche Psychiatrie)

Die Forensische Psychiatrie ist das Teilgebiet der Psychiatrie, das sich mit juristischen Fragen befasst, im Wesentlichen mit der Begutachtung und Behandlung von psychisch gestörten und psychisch erkrankten Straftätern.
Einrichtungen des Maßregelvollzugs sind Fachkliniken mit hohen Sicherheitsvorkehrungen, in denen psychiatrisch erkrankte und suchtmittelabhängige Menschen, die eine Straftat begangen haben, behandelt werden.
Eine Maßregel dient der Besserung und Sicherung und ist im Strafgesetzbuch verankert.

„Jeder weiß, dass der einzelne Misstrauische/ Zu Verbrechen neigt/ Der Verbrecher aber/ Hat Grund zum Misstrauen./ Sage mir nicht, dein Misstrauen/ Sei im Verbrechen der anderen begründet./ Woher immer das Misstrauen kommt, der Mißtrauische/ Neigt zu Verbrechen.“ (Bertolt Brecht)

Eine Person wird zur Rechenschaft gezogen, wenn sie schuldhaft handelt, außer sie ist durch das Lebensalter oder durch eine schwere psychische Störung ausgenommen.

Wird eine Straftat unmittelbar im Zusammenhang mit einer psychischen Erkrankung begangen, so kann der Täter in der Bundesrepublik zum Maßregelvollzug verurteilt werden, d. h. zur therapeutischen Behandlung in einer Psychiatrischen Klinik. Ob die Tat im Zusammenhang mit einer psychischen Erkrankung zu sehen ist, wird durch psychiatrische Gutachter erörtert, die durch Gerichte beauftragt werden. Dabei geht es vor allem darum, ob der Täter sich seines Unrechts der Tat bewusst war und ob er dem Drang dies zu tun hätte widerstehen können.
Bei Pollähne[1] heißt es: „Schon lange bevor man die **freiheitsentziehenden Maßregeln** dem Strafrecht implementierte, wurden Menschen, die wegen der Begehung von Straftaten und aus Krankheitsgründen für gefährlich gehalten wurden, zwangsweise in geschlossenen Einrichtungen der Psychiatrie untergebracht. Die Psychiatrie – hier verstanden als Inbegriff psychiatrisch orientierter Zwangsinstitution – trug immer schon repressive polizeiliche Züge, war immer schon wichtiges Glied einer Kette aus Sicherung, Disziplinierung und Internierung: Zuchthäuser und Strafanstalten, Arbeitshäuser und Erziehungsanstalten, Irrenhäuser und Trinkerheilanstalten [...] Im Laufe dieses (voriges) Jahrhunderts differenzierte sich dieses System weiter aus, einzelne Teile verselbstständigten sich. Die forensische Psychiatrie wurde 1933 aber nicht neu erfunden, mit dem Etikett ‚Maßregelvollzug‘ änderten sich lediglich Zuständigkeiten und Finanzierungsregeln, es kamen mit der Zeit neue Aufgaben hinzu, alte wurden verlagert. Vielleicht spiegelt der Maßregelvollzug von heute noch am ehesten diese historischen Wurzeln der Psychiatrie wider.“
Die **Geschichte der forensischen Psychiatrie** ist noch verhältnismäßig jung. Der Maßregelvollzug wurde erst – wie zuvor erwähnt – mit der Strafrechtsreform vom November 1933 eingeführt. Der Sicherheitsgedanke stand im Vordergrund und das Gesetz war das Ergebnis jahrelanger Diskussion und nicht eines des Dritten Reichs. Erst mit der Strafrechtreform von 1975 wurde die Behandlung mehr in den Mittelpunkt gerückt und der Gesetzestext wurde umformuliert von „Maßregeln der Sicherung und Besserung“ in die umgekehrte Reihenfolge **Besserung und Sicherung.** Nach § 61 Strafgesetzbuch (StGB) umfasst dies:

- Die Unterbringung in einem psychiatrischen Krankenhaus
- Die Unterbringung in einer Erziehungsanstalt
- Die Sicherheitsverwahrung.

Die **Unterbringung** in einer entsprechenden Fachklinik erfolgt nach **§ 63** für **psychisch kranke und gestörte** Menschen und gemäß **§ 64** für **suchtmittelabhängige** Personen.
Der Maßregelvollzug dient dem **Schutz der Allgemeinheit,** ist vom Gesetz vorgegeben und erfüllt somit **hoheitliche Aufgaben.** Die forensische Psychiatrie leistet Hilfe bei rechtlichen

[1] Pollähne, Helmut: Maßregelvollzug zwischen Strafvollzug und Psychiatrie. In: Weigand, Wolfgang (Hrsg.): Der Maßregelvollzug in der öffentlichen Diskussion. Votum Verlag Münster, 1999

Fragen, dabei steht der professionell Tätige im **Spannungsfeld zwischen Rechtsnormen und Behandlungsauftrag.**
Die Anwendung psychiatrisch-rechtlicher Fachkenntnisse bezieht sich in der forensischen Psychiatrie auf die **Begutachtung** in **Straf-, Betreuungs- und Zivil- und anderen gerichtlichen Verfahren.** Die **Behandlung psychisch kranker Straftäter** und deren Unterbringung im Psychiatrischen Krankenhaus, einschließlich Zwangsbehandlung, ist eine weitere Aufgabe, ebenso die **Beratung** von Betreuern, Bewährungshelfern und weiteren Bezugspersonen.

9.1 Rechtliche Grundlagen

Rechtliche Hintergründe für eine Unterbringung im Maßregelvollzug sind:
- Dass eine Straftat vorliegt
- Dass die Person für diese Straftat wegen einer psychischen oder Abhängigkeits-Erkrankung nicht oder nicht voll verantwortlich ist
- Dass zu befürchten ist, dass es bei unbehandelter Erkrankung zu weiteren Straftaten kommt.

Der § 20 StGB umfasst die volle, § 21 die teilweise Unzurechnungsfähigkeit.

Im Unterschied zum Sühnegedanken im Strafrecht Erwachsener, geht das **Jugendstrafrecht** dem **Erziehungsgedanken** nach. Dadurch kommen andere Maßnahmen zur Geltung. Die Begutachtung von jugendlichen Straftätern erfolgt demnach meist in der Kinder- und Jugendpsychiatrie. Im **Jugendgerichtsgesetz (JGG)** werden folgende Maßnahmen durch den Jugendrichter unterschieden und angeordnet:
- **Erziehungsmaßregeln** bestehen in **Weisungen**, z. B. die Aufnahme einer Therapie oder Arbeit oder regelmäßiger Schulbesuch; in **Erziehungshilfen**, z. B. durch einen Erziehungsbeistand (§§ 9–12).
- **Zuchtmittel** sind **Verwarnungen, Erteilen von Auflagen,** z. B. Wiedergutmachung eines Schadens, Jugendarrest (§§ 13–16).
- **Jugendstrafe,** wird für die Dauer von 6 Monaten bis höchstens 10 Jahre verhängt (§§ 17–30 JGG).

Im Jugendstrafrecht werden **drei Altersstufen** unterschieden:
- **Kinder** unter 14 Jahren sind strafrechtlich nicht verantwortlich und fallen aus diesem Grund nicht unter die Bestimmungen des JGG, sie erhalten in der Regel bei Straftaten eine jugendfürsorgliche und vormundschaftliche Maßnahme.
- **Jugendliche** im Alter von 14 bis 18 Jahren sind nur dann strafrechtlich verantwortlich, wenn sie von ihrer Entwicklung her zum Zeitpunkt der Tat die erforderliche Reife zur Verantwortung haben; muss im Einzelfall von einen Jugendrichter festgestellt werden.
- **Heranwachsende** zwischen 18 und 21 Jahren, stehen an sich bereits unter dem Recht von Erwachsenen. Das Jugendstrafrecht wird jedoch angewandt, wenn zum Zeitpunkt der Tat davon auszugehen ist, dass die Gesamtpersönlichkeit des Täters dem sittlichen und geistigen Entwicklungsstand eines Jugendlichen entsprach oder wenn es sich um eine typische jugendliche Verfehlung bei den Umständen und den Beweggründen der Tat handelt.

Bei einem Jugendgerichtsverfahren ist die **Jugendgerichtshilfe** mit einem Vertreter beteiligt, der die fürsorglichen, erzieherischen und sozialen Aspekte vertritt und entsprechende Vorschläge für Maßnahmen macht, die in Betracht gezogen werden können.

Delikt

Der Maßregelvollzug hat sich von seiner Bestimmung her mit den Menschen zu befassen, die ein Delikt auf Grund einer psychischen Erkrankung begehen und bei denen die §§ 20 und 21 vorliegen. Gelegentlich wird erst nach einer Straftat das Vorliegen einer seelischen Erkrankung diagnostiziert. Oft sind zur psychischen Erkrankung im Vorfeld der Tat zusätzlich Alkohol- oder Drogenmissbrauch im Spiel, was zu Störungen der Impulskontrolle führt. Dies kann sich auch bei Persönlichkeitsstörungen, in einer auffälligen prämorbiden Entwicklung oder sozialen Einbindung in Bezug auf das Delikt zeigen. **Affektdelikte** haben einen besonderen Status bei der Überprüfung der Schuldfähigkeit, weil hier eine **tief greifende Bewusstseinsstörung vorliegen muss.**
Folgende Delikte sind vertreten:
- **Gewaltdelikte:** Dabei handelt es sich um Mord, Totschlag, einfache und schwere Körperverletzung; Tötungen kommen auch im Zusammenhang mit sexueller Gewalt vor.

Paragraph	Inhalt nach dem Strafgesetzbuch (StGB) und Strafprozessordnung (StPO)
§ 20	Ohne Schuld handelt, wer bei Begehung der Tat wegen einer krankhaften seelischen Störung, wegen einer tief greifenden Bewusstseinsstörung oder wegen Schwachsinns oder einer anderen seelischen Abartigkeit unfähig ist, das Unrecht der Tat einzusehen oder nach dieser Einsicht zu handeln.
§ 21	Ist die Fähigkeit des Täters, das Unrecht der Tat einzusehen oder nach dieser Einsicht zu handeln, aus einem der in § 20 bezeichneten Gründe bei Begehung der Tat erheblich vermindert, so kann die Strafe gemildert werden.
§ 63	Jemand hat eine rechtswidrige Tat im Zustand der Schuldunfähigkeit (§ 20) oder der verminderten Schuldfähigkeit (§ 21) begangen, so ordnet das Gericht die Unterbringung in einem psychiatrischen Krankenhaus an, wenn die Gesamtwürdigung des Täters und seiner Tat ergibt, dass von ihm in Folge seines Zustandes erhebliche rechtswidrige Taten zu erwarten sind und er deshalb für die Allgemeinheit gefährlich ist.
§ 64	1. Hat jemand den Hang, alkoholische Getränke oder andere berauschende Mittel im Übermaß zu sich zu nehmen, und wird er wegen einer rechtswidrigen Tat, die er im Rausch begangen hat oder die auf seinen Hang zurückgeht, verurteilt oder nur deshalb nicht verurteilt, weil seine Schuldunfähigkeit erwiesen oder nicht ausschließbar ist, so ordnet das Gericht die Unterbringung in einer Entziehungsanstalt an, wenn die Gefahr besteht, dass er in Folge erhebliche rechtswidrige Taten begehen wird. 2. Die Anordnung unterbleibt, wenn eine Entziehungskur von vornherein aussichtslos erscheint.
§ 81	Erfordert Diagnose und die Beantwortung der Fragestellung eine umfassende Untersuchung so kann die betreffende Person auf Anordnung des Gerichtes stationär untergebracht werden Die Anordnung darf die Dauer von sechs Wochen nicht überschreiten.
§ 126	1. Sind dringende Gründe für die Annahme vorhanden, dass jemand eine rechtswidrige Tat im Zustand der Schuldunfähigkeit oder verminderten Schuldfähigkeit (§ 20 und § 21 StGB) begangen hat und dass seine Unterbringung in einem psychiatrischen Krankenhaus oder einer Entziehungsanstalt angeordnet wird, so kann das Gericht durch Unterbringungsbefehl die einstweilige Unterbringung in einer dieser Anstalten anordnen, wenn die öffentliche Sicherheit dies erfordert. 2. Für die einstweilige Unterbringung gelten unterschiedliche Paragraphen. Hat der Unterzubringende einen gesetzlichen Vertreter, so ist der Beschluss auch diesem bekannt zugeben. 3. Der Unterbringungsbefehl ist aufzuheben, wenn die Voraussetzungen der einstweiligen Verfügung nicht mehr vorliegen oder wenn das Gericht im Urteil die Unterbringung in einem psychiatrischen Krankenhaus oder einer Entziehungsanstalt nicht anordnet. Durch die Einlegung eines Rechtmittels darf die Freilassung nicht aufgehalten werden. Der § 126a StPO verfolgt nicht die gleichen Ziele wie die Untersuchungshaft.

Tab. 9.1: Die wichtigsten pflegerelevanten Paragraphen im Überblick.

- **Tötungsdelikte:** Kommen bei einer Reihe von psychischen Erkrankungen vor, z. B. bei einem schizophrenen Menschen durch imperative Stimmen oder aus einem Erlösungsgedanken bei einem erweiterten Suizid. Bei alkoholkranken Menschen ist z. B. wahnhafte Eifersucht möglicherweise das Motiv, wobei der Betroffene die Impulskontrolle verliert. Bei Borderline-Persönlichkeiten sind z. B. massive zwischenmenschliche Kränkungen und/oder kindlicher Missbrauch gepaart mit Impulskontrollverlust die Triebfeder bei Tötungsabsichten. Gewaltdelikte finden auch bei psychisch Kranken häufig in der Familie und im nahen Umfeld statt. Die Dunkelziffer ist hoch, da bei **einfacher und schwerer Körperverletzung** die Familie oft von einer Anzeige absieht.
- **Sexualdelikte:** Sind eine schwere Straftat. Sie können auch im Zusammenhang mit

psychischer Erkrankung auftreten. Sexuelle Devianzen, bei der gesellschaftliche Erwartungen einen enormen Einfluss haben, wurden auch von Psychiatrie und Recht lange Zeit unterstützt (Homosexualität als Krankheit und als strafbare Handlung). Sie spielen heute, neben Vergehen aus sadistischen Motiven eine geringe Rolle. Vielmehr stehen **sexueller Missbrauch von Kindern, Vergewaltigung und sexuelle Nötigung** als **aggressive Sexualdelikte** im Vordergrund. Täter dieser Delikte sind oft den **Dissozialen Persönlichkeitsstörungen** zuzuordnen. Sie neigen besonders dazu, unter Alkoholeinfluss gewalttätig zu handeln. Ein hoher Prozentsatz davon sind Männer, die innerhalb der Familie Kinder sexuell missbrauchen. Daher bleibt auch in diesem Bereich Vieles unentdeckt. Die meisten Wiederholungstäter sind in dieser Gruppe zu finden.

- **Eigentumsdelikte, Sachbeschädigung, Brandstiftung:** Ein weiteres Feld von Delikten, die bei verschiedenen psychischen Störungen vorkommen können, z. B. bei Drogenabhängigkeit die Beschaffungskriminalität; die innere Spannung oder Leere eines an einer Borderline-Störung leidenden Menschen kann im wiederholten Stehlen eine untaugliche Entlastung finden; Stehlen von Alkohol bei Suchtproblemen; ein Mensch mit einer Schizophrenie kann aus einem unkontrollierten Impuls heraus Sachen beschädigen; Brandstiftung wird häufiger im Zusammenhang mit der Unfähigkeit Konflikte auszutragen und mangelnder Impulskontrolle in Zusammenhang gebracht.

Ethisch-pflegerische Überlegungen

Vor den aufgezeigten Hintergründen ist deutlich geworden, dass sich in der forensischen Psychiatrie Pflegende intensiv **ethischen Fragen** stellen müssen und dafür besondere Kenntnisse erforderlich sind. Dies gilt im Besonderen für den Umgang mit Rechtsfragen, Sicherheit und potenzieller Gewalt. In der forensischen Psychiatrie Tätige befinden sich immer im schwierigen Spannungsfeld zwischen Sicherheitsauftrag und einer am Individuum orientierten Behandlungsethik. Die humanwissenschaftliche Betrachtungsweise eines Menschen unterscheidet sich grundsätzlich von der juristischen. Gleichzeitig ist an dieser Stelle festzustellen, dass sich psychiatrisch pflegerische Inhalte nicht von denen in der Allgemeinen Psychiatrie unterscheiden, d. h. an den gesunden Anteilen des Einzelnen anzuknüpfen, z. B.

- Unterstützung der Ressourcen und Fähigkeiten des Patienten
- Übernehmen von Verantwortung für das eigene Handeln
- Förderung von Selbstbewusstsein, Selbstwahrnehmung und Selbstständigkeit
- Neue Verhaltensweisen ausprobieren lassen und Vorbild sein
- Wahlmöglichkeiten lassen und eigene Entscheidungen fordern und fördern

In diesem Zusammenhang muss sich der einzelne Pflegende die Frage stellen, warum er im Maßregelvollzug arbeiten will, wie er zu den einzelnen Delikten steht und was er tut, um die notwendige professionelle Distanz zu behalten.

Reflexionsfragen
- Wie stehe ich zu einem Menschen, der ein Sexualdelikt begangen hat, wenn ich an meine eigenen Kinder denke?
- Welche Ambivalenz löst ein Mensch aus, der einen Mord begangen hat?
- Kann ich mein Gegenüber in seiner Krankheit erkennen?
- Welche Sicherheiten brauche ich, um professionell handlungsfähig zu bleiben?
- Welche Vorurteile drängen sich mir auf?
- Wo und wie erfahre ich Entlastung?

Zahlreiche Diskussionen und Bürgerinitiativen um **Standorte des Maßregelvollzugs** in der Bundesrepublik machen die Ambivalenz, aber auch die notwendige Aufklärung in Bezug auf diesen Themenkomplex deutlich. Weigand[2] spricht an, ob nicht die Gründe in Verdrängung, Verschiebung und Projektion zu suchen seien, dass es so schwer fällt, sich in der öffentlichen Diskussion den Fragen des Maßregelvollzugs zu nähern. Die Risikogesellschaft erzeuge ein hohes **individuelles Sicherheitsbedürfnis,** das in vielen Fällen ungestillt bleibe und zeigt die gesellschaftliche Produktion des Problems z. B. an folgenden Aspekten auf:

- Angst und Frustration machen sich dadurch breit und werden durch Verleugnung, Projek-

[2] Weigand, Wolfgang (Hrsg.): Der Maßregelvollzug in der öffentlichen Diskussion. Votum Verlag Münster, 1999

tion und Abspaltung in „Gut und Böse“ aufgelöst.
- Die Strafverfolgung trägt zum Bearbeiten und Verstehen der Probleme wenig bei, sondern eher zur Verzerrung der Realität; Entdifferenzierung und Vereinfachung, z. B. durch das Wegsperren der Täter, wird eine Sicherheitsillusion in einem Bereich erzeugt, in dem Risiken nicht völlig ausgeschlossen werden können.
- Wenn der Täter selbst Opfer gewesen ist, erzeugt dies Ohnmacht, Hilflosigkeit und eigene Betroffenheit, die Therapie ist dann schwierig, das Ausleben der eigenen Affekte z. B. an sexuellen Delikten reduziert sich, die Polarisierung „Gut und Böse“ verschwimmt, die eigene Moral gerät ins Wanken.
- Sexueller Missbrauch wird bekämpft und gleichzeitig kann die Sexualisierung des gesamten Lebens, als Abwehrmechanismus von allen möglichen Affekten, insbesondere den destruktiven Impulsen, der Angst und Verzweiflung, der Ohnmacht, der Wut und des Hasses, verstanden werden.
- Die Kindheit ist keine Schutzzone mehr für Persönlichkeitsentwicklung; die Lebensphase Kindheit wird vermarktet, z. B. ist im Internet alles zu haben, was gesellschaftlich als Tabu gilt, außerdem bleibe der sexuelle Missbrauch in Familien verborgen, auf dem Gewaltverbrechen und sexuelle Delikte unter anderem beruhen, das bedeutet, dass Kindesmissbrauch oft besonders dort Empörung hervorruft, wo ein Kind selbst ständig Missbrauch ausgesetzt ist.

Ein besonderes Augenmerk muss auf die **Erhaltung der und die Achtung vor der Menschenwürde** gelegt werden, beispielsweise
- Durch Aufklärung, differenzierte Darstellung von Sachverhalten im Zusammenhang mit Tätern und Delikten (auch zur Verhinderung der Bildung von Klischeedenken).
- Durch Schaffen von Problembewusstsein; die Gemeinschaftsaufgabe aller besteht auch darin, Menschen, die anders sind, am Rande stehen und/oder straffällig geworden sind, einen angemessenen Platz zu suchen bzw. zu schaffen (unter bestimmten Umständen kann jeder von uns der Gefahr ausgesetzt sein, eine Straftat zu begehen und ist dann darauf angewiesen, wieder einen Lebenskreis zugewiesen zu bekommen oder sich erarbeiten zu können).
- Durch Suchen nach Möglichkeiten, Risiken so gering wie möglich zu halten und gleichzeitig bei entsprechenden Vorkommnissen eine gemeinschaftliche Problembewältigung anzustreben (Bürger, professionelle Mitarbeiter der forensischen Psychiatrie, Gerichte und andere Beteiligte).
- Durch Bestreben der Integration der unterschiedlichsten Interessen z. B. innerhalb der Gemeinde, der Einrichtungen (Wahrnehmen der Verantwortung für alle Bürger in einem Gemeinwesen und öffentliche Diskussion über Aufgaben, Schwierigkeiten und Lösungsansätze).
- Durch ständige Reflexion des Handelns im Maßregelvollzug, das Verwickelt-Sein in der eigenen gesellschaftlichen Umgebung und die eigene persönliche Prägung auch hinsichtlich eigener Vorurteile (Fragen und Probleme identifizieren und nach außen tragen, Bürger, Politiker, Vereine, Gesellschaften und Betroffene beteiligen).
- Durch die Wahrung und Verteidigung des höchsten Gutes jedes Menschen, nämlich die Würde und das Mensch-Sein.

Eine Stellungnahme des **Initiativkreis „Sicherheit durch Therapie im Maßregelvollzug“** ist im Laufe des Jahres 1997 erarbeitet und 1998[3] herausgegeben worden. Der Präses der Evangelischen Landeskirche von Westfalen hat zu dieser Gesprächsrunde Persönlichkeiten aus Kirche, Politik und Gesellschaft in Nordrhein-Westfalen eingeladen. Er wurde durch einen Beschluss der Landessynode unterstützt. Die Einführungsworte lauteten: „Die forensische Psychiatrie ist eine gesamtgesellschaftliche Gemeinschaftsaufgabe, die jedoch in der Öffentlichkeit wenig Akzeptanz findet. Es bedarf dringend eines gemeinsamen politischen Handelns der im Landtag vertretenen Parteien und der Landesregierung mit dem Landschaftsverband. Konzepte für einen qualifizierten Maßregelvollzug (vergleichbar mit dem niederländischen Modell) liegen vor […]“.

Die wesentlichen Forderungen sind folgende sieben Punkte:
- „Weitere Qualifizierung und Qualitätssicherung der Therapie an forensischen Straftätern,

[3] Landeskirchenamt der Evangelischen Kirche von Westfalen, Postfach 101051, 33510 Bielefeld

- Gewährleistung der Sicherheit der Bevölkerung durch qualifizierte Therapie (Anspruch auf Sicherheit er Bevölkerung),
- Wahrnehmung und Behandlung der gravierenden Störungen und Erkrankungen der Straftäter (Anspruch auf Therapie der psychiatrisch-erkrankten Straftäter),
- Sicherstellung der finanziellen und personellen Ausstattung der Einrichtungen des Maßregelvollzuges,
- Dezentralisierung der Standorte in kleineren Einrichtungen dcr forensischen Psychiatrie
- Transparenz der fachlichen Begründungen von Standortentscheidungen für die Bevölkerung,
- sachliche Informationen der Öffentlichkeit über den Maßregelvollzug.“

Zudem stellten die Initiatoren zusammengefasst fest:

- Der **Maßregelvollzug ist nicht das Problem, sondern die Lösung,** das bedeutet, dass jeder weiß, dass in einem demokratischen Rechtsstaat aus guten Gründen in Kauf genommen werden muss, dass jedem eine Chance gegeben wird und dass dies mit Risiken verbunden ist.
- Der **Maßregelvollzug als Teil der Psychiatrie und ihrer Reform,** bedeutet, Dezentralisierung und gemeindepsychiatrische Infrastrukturen für diese Personengruppe, bei Nutzung des bereits erreichten Ausbaus der Allgemeinen Psychiatrie soweit als möglich, gleichwohl muss das große Gefahrenpotenzial einkalkuliert werden.
- Die **Dezentralisierung als Voraussetzung für die Wirksamkeit des Maßregelvollzugs,** bedeutet, dass kleinere Institutionen und zwischenmenschliche, therapeutische Beziehungen sowie dem Einbeziehen von Angehörigen und Umfeld mehr Gewicht beigemessen wird. Nachsorge und langfristige kontinuierliche koordinierte Begleitung wird zum Dreh- und Angelpunkt.
- **Sicherheit durch Therapie im Maßregelvollzug.** Dies bedeutet, dass neben den Sicherheitsaspekten, Verwahrung und konsequente Therapieansätze auch subjektive Aspekte Eingang finden, die individuelle Auseinandersetzung mit jedem einzelnen Patienten in den Mittelpunkt rückt, soziale und personale Kompetenzen der Betroffenen durch gezielte Angebote gefördert werden (Bildung, Berufsabschlüsse, Umgang mit kritischen sozialen Situationen). Durch gezielte Fort- und Weiterbildung der Mitarbeiter werden die Möglichkeiten therapeutischer Ansätze erweitert und Forschungsbedarf für diesen Bereich erhoben wird.

9.2 Spezifische pflegerische Aspekte und Besonderheiten

Der gravierende Unterschied zwischen der stationären Allgemeinpsychiatrie und der forensischen Psychiatrie besteht darin, dass sich die Patienten in letzterer in der Regel über einen vergleichsweise **sehr langen Zeitraum** aufhalten und sich zwangsweise nach einem gerichtlichen Urteil in der Psychiatrie befinden. Damit unterscheiden sich die **gesetzlichen Rahmenbedingungen** der Arbeit, z.B. durch die Überprüfung der Strafvollstreckungskammer. Die Inhalte und theoretischen Zusammenhänge der Arbeit in der Pflege unterscheiden sich nicht zu anderen Einrichtungen der psychiatrischen Versorgung. Eine Aufnahme im Maßregelvollzug, in der forensischen Psychiatrie beinhaltet mehr **absichernde und sichernde Vorschriften,** wobei diese menschenwürdig gestaltet werden müssen.

Zudem kommt z.B. durch die Beteiligung des Gerichts einer **Entweichung** ein besonderer Status zu. Dies kann als **Ausbruch,** möglicherweise mit Gewaltanwendung im gesicherten oder als **Weglaufen** außerhalb des gesicherten Bereichs, z.B. bei Ausgang mit Begleitung oder Urlaub, geschehen. Eine **Fahndung** muss umgehend eingeleitet werden, beim Ausgang wird möglicherweise eine Karenzzeit anberaumt. Die Vorgehensweise und wer zu welchem Zeitpunkt informiert werden muss (welche konkret verantwortlichen Stellen, z.B. Polizei, Staatsanwaltschaft) ist in **Dienstanweisungen** über „das Vorgehen bei Entweichungen“ geregelt. Auch **Fehlverhalten** wird im multiprofessionellen Team im konzeptionellen Rahmen bearbeitet und in einem systematischen Ablauf besprochen, informiert und dokumentiert.

Wenn die psychiatrische Pflege in ihrem Selbstverständnis für die alltäglichen Bedürfnisse zuständig ist, so gilt dies auch in der forensischen Psychiatrie. Sie hat viele unterschiedliche Aufgaben zu bewältigen und muss auf Grund des Delikts und der multiplen Störungen forensischer Patienten ein besonders **hohes Maß an**

personaler, sozialer und fachlicher Kompetenz aufweisen. Im Alltag geht es z. B. darum die Balance zwischen der Gestörtheit der Patienten, der zu beachtenden Gesetze, der öffentlichen Kritik aus der Bevölkerung und der Motivation zur spezifischen therapeutischen und pflegerischen Hilfe zu leisten. Eine tragfähige Beziehung wachsen zu lassen und sie mit der notwendigen Nähe und gebotener Distanz zu gestalten stellt hohe Anforderungen an Pflegende. Die Gestaltung einer Atmosphäre und eines Milieus, in dem die Bearbeitung der Konflikte, Probleme und des Delikts möglich werden, ist zentrale Aufgabe von Pflege. In allen Situationen des täglichen Miteinanders, dürfen die heftigen und manchmal unberechenbaren Reaktionen des Patienten nicht unbeachtet bleiben. Das Einbeziehen der Angehörigen bzw. des Umfelds ist insofern schwierig, da alle Beteiligten durch das Delikt verunsichert sind. Angehörige wollen deshalb oft alleine mit den zuständigen Bezugspersonen sprechen, was problematisch ist, da ihnen gegenüber Schweigepflicht besteht und in der Regel ein schriftliches Einverständnis vom Patienten vorliegen muss.

Die Chance der Pflege im Maßregelvollzug besteht besonders darin, dass durch die zur Verfügung stehende Zeit pflegerische **Gruppen- und Einzelangebote** kontinuierlich angeboten und dadurch entsprechend evaluiert werden können. In diesem speziellen institutionellen Rahmen sind Aufbau und Wirksamkeit einer **tragfähigen Beziehung** und eines **tragfähigen Arbeitsbündnisses** von großer Bedeutung für die Entwicklungsmöglichkeiten des einzelnen straffällig gewordenen Patienten. Dies zeigt sich konkret im Einbeziehen des Patienten als **mitverantwortlichen Partner,** durch **transparente Entscheidungen, Entscheidungsmöglichkeiten** und guten **Informationsfluss.**

Entlassung und Nachsorge

Die Nachsorge bei Menschen, die aus dem Maßregelvollzug entlassen werden, erfordert ein hohes Maß an interdisziplinärer Zusammenarbeit und Kooperation aller beteiligten Einrichtungen und Stellen. Dazu muss ein Entlassungsbeschluss der Strafvollstreckungskammer vorliegen, woraufhin die Entlassung sofort erfolgen muss, da sonst der Tatbestand der Freiheitsberaubung als strafbare Handlung vorliegt. Wenn man gleichzeitig bedenkt, dass viele Patienten im Maßregelvollzug eine Biographie haben, wo das eigentliche Ziel **Resozialisierung/ Rehabilitation,** also die Wiederherstellung einer früheren Situation (die möglicherweise so nie bestand) in die Irre führt, wird pflegerisches Handeln noch komplexer. Die **Entlassungsprognose** ist dabei von besonderer Bedeutung. Die Frage nach der weiteren Gefährlichkeit und Deliktrückfälligkeit muss in einer **Prognosestellung** eingeschätzt und beantwortet werden. Diese Verfahrensweise betrifft auch **Lockerungen** im Maßregelvollzug, also die Trainings- und Testphasen für neues Sozialverhalten und persönliche Reifung.

Die Entlassungsvorbereitung nimmt vor diesen Hintergrund eine Sonderform ein. Sie kann jedoch durch ein **gegliedertes System** unterstützt werden (☞ Abb. 9.1).

Der **Nachsorge** und **Nachbetreuung** von forensischen Patienten kommt eine immer größere Bedeutung zu. Dabei werden im Vorfeld folgende Aspekte in die Entlassungsvorbereitung einbezogen:

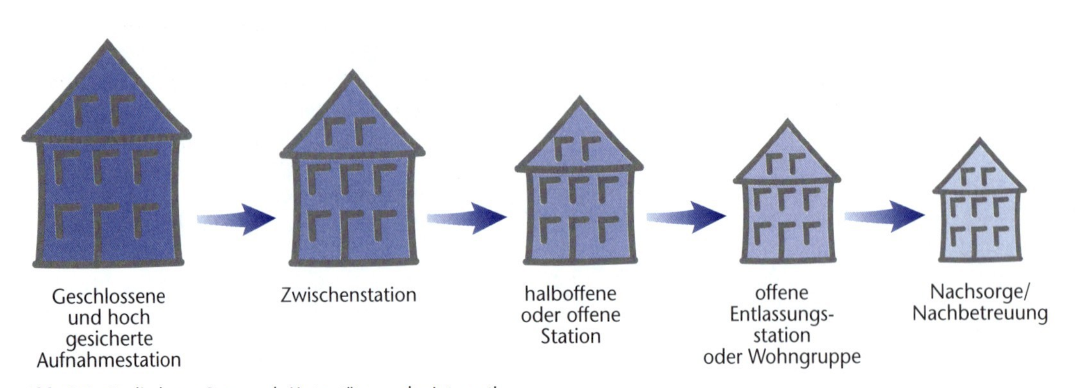

Abb. 9.1: Gegliedertes System als Unterstützung der Integration.

- **Zukunftorientierte Perspektiven erarbeiten**
- **Von „Drinnen" bereits „draußen" vorbereiten**, z. B. Wohnen, Arbeit/Beschäftigung, Kontakte zum Sozialamt, Anlaufstellen
- **Nachbetreuung/Nachsorge frühzeitig Kontakt schaffen** (auch persönlich mit dem Patienten) je nach Erkrankung zu niedergelassenen Fachärzten für Psychiatrie/Psychotherapie, Psychologen, Sozialpsychiatrischen Diensten, Selbsthilfegruppen, Institutsambulanzen allgemeiner oder spezifischer Art
- **Kennen lernen des Bewährungshelfers.** Durch die schon zeitig geplanten Kontakte mit allen an der Nachsorge beteiligten Personen, einschließlich des Patienten, können bereits absehbare Schwierigkeiten im Umfeld ausgeräumt werden. Das Einverständnis voraussetzend können Informationen, Besonderheiten und auch Notfallprogramme besprochen werden, um ein weitgehend sicheres Netz einer Integration zu schaffen.

Führungsaufsicht und **Bewährungshilfe** sollen dabei unterstützen und den Weg in die Gemeinschaft ebnen. Der zugewiesene Bewährungshelfer, also die Führungsaufsicht wird meist auf die Dauer von fünf Jahren angeordnet. In der ersten Zeit nach der Entlassung bleibt der Kontakt zur Bezugsperson im Maßregelvollzug aufrechterhalten.

Anregung zur Reflexion und Wiederholung

Entwicklung und Lebensgeschichte sind grundlegende Elemente im Zusammenhang mit der Arbeit in der forensischen Psychiatrie. Viele Betroffene haben in unterschiedliche Weise ihre Fähigkeiten auszuweiten, sowohl was die eigene Person betrifft als auch die Umgebung und ihre gemeinschaftlichen Aufgaben.

Fallbeispiel

Herr Michael Moltke ist heute 25 Jahre alt, seine Mutter war bei seiner Geburt erst 17 Jahre alt. Er wurde herumgereicht, da ihn niemand kontinuierlich versorgen konnte. Seine Mutter heiratete mit Anfang 20, kam mit ihm nicht zurecht und war überfordert, so dass Herr Moltke in ein Heim kam. Mit zehn Jahren nahmen seine schulischen Leistungen weiter ab und er wurde im Verhalten immer aggressiver, er beklaute seine Kameraden und wurde auch bei Ladendiebstählen erwischt. Zwölfjährig erfolgte eine erste Einweisung in die Kinder- und Jugendpsychiatrie, wo eine Minderbegabung und gravierende Verhaltensstörungen festgestellt wurden. Mit 15 Jahren kam er ohne Schulabschluss zu einem Gärtner, wo er Hilfstätigkeiten ausübte und auch dort wohnte. Es ging nicht lange gut, da die Diebstähle und die Aggressivität zunahmen. Er kam in Fürsorgeerziehung. Er türmte, begann Einbrüche und kam kurze Zeit später in die Jugendstrafanstalt. In einem Zeitraum von acht Jahren ging es sieben Mal Hin- und Her zwischen Fürsorgeerziehung und Jugendstrafanstalt. Schließlich begann er exzessiv Alkohol zu trinken. Entziehungskuren hielt er nicht durch. Er beging in alkoholisiertem und aggressivem Zustand massive Körperverletzung mit Vergewaltigung und kam in Folge dieser Straftat in den Maßregelvollzug.

Fragen

- Welche Paragraphen kommen zur Anwendung?
- Wie ist die Gesamtsituation einzuschätzen?
- Was ist bei der Beziehungsgestaltung zu beachten?
- Wie ist die Möglichkeit der persönlichen und sozialen Entwicklung von Herrn Moltke einzuschätzen?
- Welche Maßnahmen können ergriffen werden, um seine Kompetenzen zu erweitern?
- Was ist im Hinblick auf Struktur und äußeren Rahmenbedingungen besonders zu beachten, um Herrn Moltke Orientierung zu geben?
- Welche Pflegediagnosen könnten gestellt werden?
- Welche Ziele könnten kurzfristig und welche längerfristig angestrebt werden?
- Welche weiteren Aspekte interessieren Sie und welche zusätzlichen Fragen würden Sie stellen?

Literaturtipps

Bargfriede, H.: Enthospitalisierung forensisch-psychiatrischer Langzeitpatienten. Psychiatrie Verlag Bonn, 1999

Hax-Schoppenhorst, T.; Schmidt-Quernheim, F.: Professionelle forensische Psychiatrie – Das Arbeitsbuch für Pflege- und Sozialberufe. Verlag Hans Huber Bern, 2003

Konrad, N.: Der sogenannte Schulenstreit – Beurteilungsmodelle in der Forensischen Psychiatrie. Psychiatrie Verlag Bonn, 1995

Rasch, W.: Forensische Psychiatrie. Kohlhammer Verlag Stuttgart, 1999

Osterheider, M. (Hrsg.): Forensik 2003 – krank und/oder kriminell? PsychoGen Verlag Dortmund, 2004

Schaumburg, C.: Basiswissen Maßregelvollzug. Psychiatrie Verlag Bonn, 2003

Weigand, W. (Hrsg.): Der Maßregelvollzug in der öffentlichen Diskussion, Votum Verlag Münster, 1999

10 Grenzerfahrungen in der (psychiatrischen) Pflege

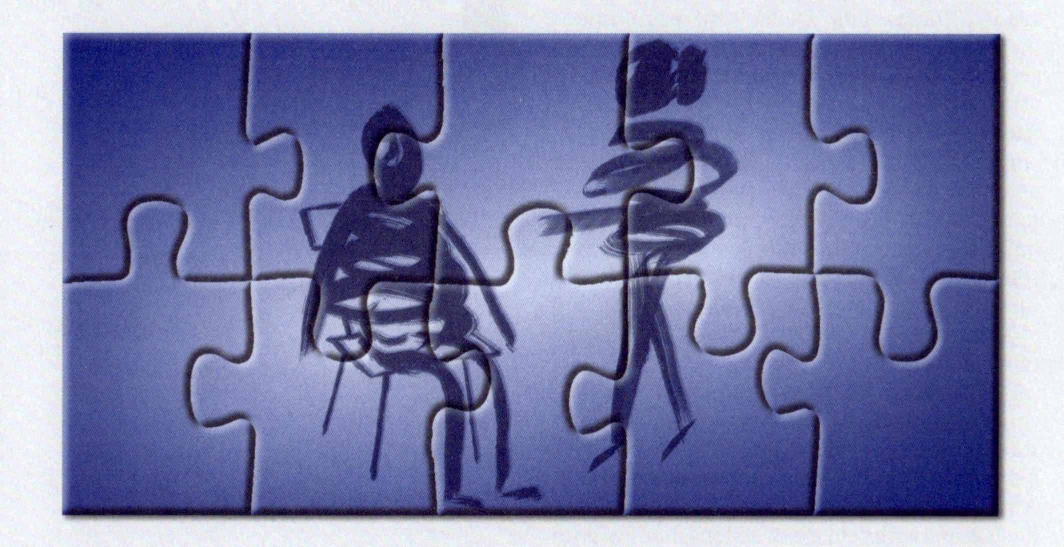

10 Grenzerfahrungen in der (psychiatrischen) Pflege

„Die Erfahrung ist kein Experiment. Man kann sie nicht machen wollen. Man macht sie. Eher Geduld als Erfahrung. Wir gedulden uns – vielmehr: wir dulden." (Albert Camus)

Wir leben in einer Welt, welche die täglichen Erfahrungen immer komplexer und anders erscheinen lässt. Ist dies die Wirklichkeit jedes einzelnen Menschen oder eröffnet sich dadurch nur ein Teil unserer Erkenntnisse über das Leben?

Leid, Schmerz und Trauer sind Erfahrungen, die den Menschen in den physischen, psychischen und sozialen Dimensionen als Einheit von Leib-Seele-Geist treffen. Wird in diesem Zusammenhang vor allem auch von Trost gesprochen, ist die Vermittlung verbaler und nonverbaler Hilfestellung in belastenden Situationen gemeint, die auf die einzelne Person und auf deren Bedürfnisse bezogen sein muss. Dies setzt beim Tröstenden menschliches Einfühlungsvermögen, ein hohe kommunikative und soziale Bereitschaft sowie (fachliche) Kompetenz voraus.

„Anthropologische Psychiatrie ist der Versuch, sich auf etwas zu besinnen, was selbstverständlich ist, und dabei die entstandenen Gräben der Spezialisierung zu überwinden. [...] Anthropologische Psychiatrie besinnt sich auf die Gesamtwirklichkeit des Menschen, will ungewöhnliche Erlebnis- und Handlungsweisen mit Hilfe philosophischer Betrachtung länger einbehalten in die Vielfalt menschlichen Daseins, sie nicht so schnell aus der ‚Normalität' ausgrenzen. Die Gemeindepsychiatrie kann die Anstaltspsychiatrie ablösen und die äußere Ausgrenzung aufheben. Ausgrenzung geschieht aber subtiler; sie zu beheben, bedarf es nicht nur organisatorischer und struktureller Maßnahmen. Wir brauchen lange gewachsene Weisheiten über den Menschen und das breite Spektrum seiner verschiedenen Seinsweisen, also die Philosophie [...]"[1]

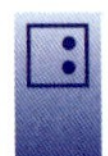

Spiritualität bedeutet Geistlichkeit, bezogen auf das Selbstverständnis von Lebensführung und Aufgabenerfüllung. **Spiritua-**

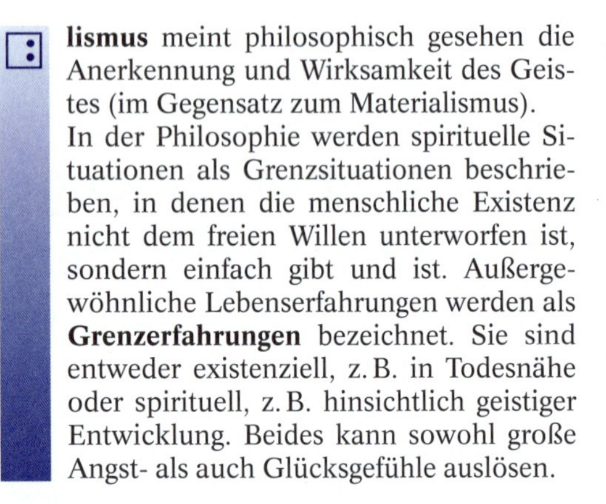

lismus meint philosophisch gesehen die Anerkennung und Wirksamkeit des Geistes (im Gegensatz zum Materialismus).
In der Philosophie werden spirituelle Situationen als Grenzsituationen beschrieben, in denen die menschliche Existenz nicht dem freien Willen unterworfen ist, sondern einfach gibt und ist. Außergewöhnliche Lebenserfahrungen werden als **Grenzerfahrungen** bezeichnet. Sie sind entweder existenziell, z. B. in Todesnähe oder spirituell, z. B. hinsichtlich geistiger Entwicklung. Beides kann sowohl große Angst- als auch Glücksgefühle auslösen.

In der psychiatrischen Pflege zählen zu den Grenzerfahrungen:

- Suizidalität und Suizid
- Tod und Sterben
- Inhalte, die das Dasein und den Lebenssinn betreffen
- Psychotisches und delirantes Erleben, Rauschzuständen
- Die Sicht vom Menschen und der Umgang oder die Begegnung mit diesen in Extremsituationen, die besonders belastend sind.

10.1 Krankheits- und institutionsbedingte Grenzsituationen

„Der wahre Ort der Begegnung ist die Grenze." (Paul Tillich)

Psychiatrische Erkrankungen bedrohen den betroffenen Menschen von allen Seiten. Er kann seine Grenzen nicht aufrechterhalten, stößt an die Grenzen seiner Mitmenschen und des Umfeldes.

Obwohl viele psychisch Kranke viel Therapie angeboten bekommen, können sie keine sehr sichtbaren Veränderungen schaffen. In der Pflege werden Ressourcen zu erhalten und Verschlechterungen verhindert, die vorhandenen Fähigkeiten werden also soweit wie möglich gefördert. Manchmal erleben Pflegende diesen Auftrag als Grenze.

Zudem belasten die immer knapper werdenden finanziellen Ressourcen im Gesundheitswesen Pflegende immer häufiger. Ihr ethisch-moralisches Selbstverständnis kann immer weniger mit ihrer sehr straffen Aufgabenerfüllung übereingebracht werden, da **wenig Zeit für menschliche Zuwendung** bleibt.

[1] Bock, Thomas; Dörner, Klaus; Naber, Dieter (Hrsg.): Anstöße – Zu einer anthroposophischen Psychiatrie, Psychiatrie Verlag Bonn, 2004, Seite 9 ff.

Dies führt dann häufig zu Konflikten, die den einzelnen Pflegenden an seine Grenzen bringen und von ihm ausgehalten werden müssen.
Im Alltag werden pflegerische Grenzen z. B. dadurch deutlich,

- dass psychische Probleme und Krankheiten damit einhergehen, dass sie bei vielen Menschen eine lange Zeit brauchen und es immer wieder zu **Rückfälle**n kommt
- dass die Schuldfrage von den einzelnen Mitarbeitern gestellt wird, was hätte mehr getan werden können
- dass manchmal die Geduld und Phantasie ausgeht, wie einem psychisch kranken Menschen noch geholfen werden kann
- dass es im allgemeinen und besonders bei zeitlicher Verdichtung schwer fällt, sich mit dem einzelnen Betroffenen über seine Daseinsfragen und Zweifeln über seinen Lebenssinn zu befassen, zu sprechen oder einfach zuzuhören, um zu entlasten und den Anstoß zur Auseinandersetzung zu geben
- dass eine ganzheitliche oder umfassende Sichtweise bei Personalknappheit immer schwieriger wird und ein rechtzeitiges Einbeziehen des Umfeldes häufig unterbleibt. Dann kommt es zu Schwierigkeiten, z. B. in der Kommunikation mit Angehörigen, da diese sich überfordert und vor vollendete Tatsachen gestellt fühlen
- dass Reibungspunkte an denen Betroffene wachsen können, vermieden werden, weil sich ein Vermeidungsverhalten breit gemacht hat
- dass der Hoffnungslosigkeit des Patienten nicht mehr gegengesteuert werden kann und sie dadurch eher unterstützt wird
- dass durch die ausgeprägte Passivität des Patienten und die wenige Zeit zum Aktivieren häufiger Hilflosigkeit entsteht
- dass es Situationen gibt, in denen ein Mensch so verwahrlost ist, dass die Professionalität an die Grenze stößt und Ekel und Ablehnung entsteht.

Gerade in der Pflege sind aber **Humanismus, Spiritualität, Grenzsituationen, Ethik und Moral** eng miteinander verbunden. Im Ausdruck menschlicher Sorge, in jedem Akt des Mitgefühls und in jeder Zuwendung und Freundlichkeit gegenüber einem Betroffenen wird dies im beruflichen Zusammenhang deutlich. Das bedeutet auch, dass – wenn diese Elemente fehlen – der Pflege die Grundlage entzogen wird. Verantwortungsvolles Handeln, das Sich-einlassen, Anteil nehmen und verstehen wollen, machen Menschlichkeit aus und lassen einzelne Situationen, Gespräche und Probleme „unter die Haut“ gehen.

„... spirituelle Pflege nur als religiös gesteuerte Pflege abzutun, schränkt ihren wahren Charakter ein und führt dazu, die Spiritualität zu einer Fußnote am Ende der Pflegedokumentation zu degradieren oder zu etwas, was von anderen Berufsgruppen genutzt wird!“[2]

Abzuleiten wäre daraus, dass psychiatrische Pflege in der gemeinsamen Arbeit mit dem Patienten sich die Spielräume schafft, die notwendig sind, um mehr Entfaltungsmöglichkeiten zu schaffen, den einzelnen Menschen in seiner Entwicklung zu unterstützen, sich mehr Handlungs-, Entscheidungs- und Gestaltungsbereiche zu schaffen.

Auch entwickelt sich bei der Frage nach dem Sinn einer Krankheit und nach dem Sinn des Todes eine Sensibilität für Spiritualität.

Die Spiritualität betreffende Krankheitsinhalte

Inhaltliche Ausdrucksweisen der Erkrankung wie religiöser Wahn, Stimmen, die die Existenz in Frage stellen, ständig auf der Grenze sein zwischen Realität, Wunschvorstellungen und Zweifel, zwischen Sinnlosigkeit und Hoffnungslosigkeit zu schwanken, erfordern von Pflegenden eine umfassende Auseinandersetzung mit spirituellen und existenziellen Fragen und fordern ein differenziertes, auf den einzelnen betroffenen Menschen bezogenes Suchen nach Ansätzen des Verstehens und der Sinngebung.

Der Krankheit im eigenen Leben einen Stellenwert oder Sinn zu geben und sie in die Biografie einzufügen, macht für den Betroffenen eine Be- und Verarbeitung erst möglich.

Der „Eigen-Sinn“, der uns in psychischen erkrankten Menschen begegnet, auch Noncompliance, Krankheitsuneinsicht und Unkooperation genannt, ist eine Grenze, die uns viele Betroffene zeigen und über die es sich lohnt nachzudenken. „Das Ringen um Dialog und eine kooperative Beziehung muss wieder als Auf-

[2] Stoter 1995 zitiert nach: Bauer, Rüdiger; Jehl Rainer: Humanistische Pflege in Theorie und Praxis, Schattauer Verlagsgesellschaft Stuttgart, 2000, Seite 29

gabe bzw. Ergebnis gemeinsamer Anstrengung anerkannt werden. Der Eigensinn des Patienten ist in diesem Zusammenhang kein Makel und keine Störgröße, sondern eine Fähigkeit, die der Lebensqualität dient."[3]

Spuren- und Sinnsuche ist nicht einfach, Krisen mit einem Betroffenen auszuhalten und durchzustehen. Aber gerade darin zeigt sich eine gute, tragfähige, menschliche und fachkompetente Beziehung, Krisen und Krankheiten können auch als Chance der Entwicklung begriffen werden.

Inhaltliche Fragmente

In der täglichen Arbeit finden die „nicht messbaren Dimensionen" zunehmend weniger Berücksichtigung, z. B. die Intuition. Sie spielt jedoch im menschlichen Zusammenleben und in der Kommunikation eine bedeutende Rolle. „Unsere zweite Perspektive ist, wenn Pflegekräfte allein auf sachliche, lineare, forschungsgelenkte Pflegemodelle bauen. Diese haben es verpaßt, intuitive Prinzipien, die seit Jahrzehnten bekannt sind und die den Heilungsprozeß vervollständigen, zu integrieren. Diese intuitiven Prinzipien sind Gefühle, Wege des Wissens, auf Probleme Antworten zu finden, die weder beweisbar sind noch wissenschaftlichen Gesetzen widersprechen."[4]

Die Handlungsspielräume im eigenen Tun werden in der Reflexion und beim Überprüfen der zwischenmenschlichen Dynamik und der Fortschritte im Annehmen der Krankheit und deren Bewältigung erweitert.

Sich-einlassen-können bedeutet, sich einem Menschen zuwenden, mit ihm und offen zu sein, Nähe zulassen zu können und die Probleme des Betroffenen zu teilen. Das beinhaltet gleichzeitig, an die Entwicklungsfähigkeit des Anderen zu glauben, seine und die eigenen Grenzen zu erkennen und Hoffnung haben, an das Gute und Positive, an Wege und Möglichkeiten der Veränderung zu glauben. „Sowohl die Ethik als auch die Spiritualität fragt nach richtig oder falsch, aber der Bezugsrahmen ist jeweils ein anderer. Ethik konzentriert sich auf Rechte und Pflichten, auf Gerechtigkeit und Recht, meistens auf dem Hintergrund eines Regelwerks. Bei Ethik denkt man an Regeln für richtiges Verhalten. Bei Spiritualität hingegen denkt man an Lebensführung im Lichte bestimmter Erfahrungen und Überzeugungen mit Bezug auf einen höheren Sinn. Gegenwärtig spielen in der Pflege sowohl Ethik als auch Spiritualität eine Rolle. Auch wenn sich beide Bereiche nicht gerade widersprechen, formulieren sie ihr moralisches Anliegen doch aus ganz verschiedenen Perspektiven."[5]

Marie-Luise Friedemann[6] (☞ 2.4.1) bezieht in ihrer familien- und umweltbezogener Pflege Spiritualität das Ziel aller menschlichen Systeme ein und dass sowohl Regulation/Kontrolle und Spiritualität dazu dienen, die Angst zu bekämpfen, die durch Hilflosigkeit und Ungewissheit hervorgerufen werden. Kontrolle und Spiritualität seien notwendig im Leben eines gesunden Menschen, das Bedürfnis danach sei verschieden und würde unterschiedlich gelebt. Sie betont, dass Angst in allen Menschen ist, vor allem in Zeiten, in denen er seine Sterblichkeit realisiere und erkennt, dass sein Dasein begrenzt ist, sein Körper anfällig und leicht unkontrollierbaren Kräften zum Opfer fallen kann. Sie geht davon aus, dass der Mensch über seine unmittelbare Umwelt hinwegsetzen kann. Der Mensch kann sich also mit dieser Verbindung zum übergeordneten Universum, die sich im Mitmenschen, der Natur oder Gott erkenntlich zeigt, inneren Frieden, Harmonie und damit Kongruenz verschaffen.

„Ohne Zweifel war er ein gläubiger Mensch, der bloß nichts glaubte; seiner größten Hingabe an die Wissenschaft war es niemals gelungen, ihn vergessen zu machen, daß die Schönheit und Güte der Menschen von dem kommen, was sie glauben, und nicht von dem, was sie wissen." (Robert Musil)

---

[3] Bock, Thomas; Dörner, Klaus; Naber, Dieter (Hrsg.): Anstöße – Zu einer anthroposophischen Psychiatrie, Psychiatrie Verlag Bonn, 2004, Seite 275

[4] Snow und Willard 1989 zitiert nach: Bauer, Rüdiger; Jehl Rainer: Humanistische Pflege in Theorie und Praxis, Schattauer Verlagsgesellschaft Stuttgart, 2000, Seite 39

[5] Stevens Barnum, Barbara: Spiritualität in der Pflege, Verlag Hans Huber Bern 2002, Seite 122

[6] Friedemann, Marie-Luise: Familien und umweltbezogene Pflege – Die Theorie des systemischen Gleichgewichts, Verlag Hans Huber Bern, 1996

Literaturtipps

Bauer, R.; Jehl R.: Humanistische Pflege in Theorie und Praxis. Schattauer Verlagsgesellschaft Stuttgart, 2000
Bock, T.; Dörner, K.; Naber, D. (Hrsg.): Anstöße – Zu einer anthroposophischen Psychiatrie. Psychiatrie Verlag Bonn, 2004
Holenstein, H. (Hrsg.): Spielräume in der Pflege. Verlag Hans Huber Bern, 1997
Schernus, R.: Die Kunst des Indirekten – Plädoyer gegen den Machbarkeitswahn in Psychiatrie und Gesellschaft. Paranus Verlag Neumünster, 2000
Stevens Barnum, B.: Spiritualität in der Pflege. Verlag Hans Huber Bern, 2002

10.2 Suizid und Suizidprophylaxe

„Der Zwang zu sterben, ist unser bitterster Kummer“ (Vaugenargues)

Suizid *(Selbsttötung, Freitod):* Die Vernichtung des eigenen Lebens mit unterschiedlichen Mitteln, in einer scheinbar auswegslosen Situation/als Teil einer Erkrankung.
Suizidalität: Neigung zur Selbsttötung eines Menschen, der sich intensiv mit dem Gedanken befasst, seinem Leben ein Ende zu setzen. Risikofaktoren sind Depressionen, Alkohol- und Drogenabhängigkeit, Persönlichkeitsstörungen, Schizophrenie, sehr alte Menschen, Jugendliche besonders während der Ablösung vom Elternhaus, Flüchtlinge und rassisch, religiös oder politisch Verfolgte, Menschen ohne enge Beziehungen, besonders ohne familiäre Bindungen, Menschen, die schon einmal mit einem Suizid gedroht haben oder einen Suizidversuch unternommen haben und Menschen mit einer schweren körperlichen Erkrankung.
Suizidprophylaxe: Reduzierung des Risikos für selbst zugefügte Verletzungen und Schaden bei Menschen in einer Krise, verhindern, dass der Betroffene sein Vorhaben in die Tat umsetzt.
Suizidversuch: Selbsttötungsversuch ohne tödlichen Ausgang. In Deutschland ca. 100 000 pro Jahr.
Von einem **gemeinsamen Suizid** spricht man, wenn mehrere Menschen zusammen Suizid begehen. Bei einem **erweiterten Suizid** tötet der suizidale Mensch zuerst 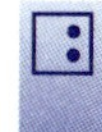 noch andere Personen, meist Angehörige (z. B. weil er ihnen Leid ersparen will), dann sich selbst.
Der **Begriff „Selbstmord“** enthält eine wertende Komponente und sollte schon deshalb nicht mehr verwendet werden.

Nach gängiger Auffassung sind nur wenige Suizide so genannte **Bilanzsuizide,** d. h. Suizide bei denen ein psychisch Gesunder nach langem Nachdenken mit seinem Leben abrechnet (Bilanz zieht) und sich dann das Leben nimmt.
Viel öfter sind **Suizidhandlungen** Reaktionen beim Auftreten von Lebenskrisen. Der Betroffene sieht keinen anderen Ausweg mehr als „Schluss zu machen“. Meist liegen zwischen dem Entschluss zur Selbsttötung und der Ausführung nur wenige Stunden, und der direkte „Auslöser“ wirkt auf andere oft unbedeutend, z. B. ein Streit oder eine Kränkung – dies war dann wirklich mehr Auslöser als Ursache und der berühmte Tropfen, der das (fast) volle Fass zum Überlaufen gebracht hat.
Die Frage, ob wenn jemand, der sich in einer gedanklich so engen Röhre befindet, dass er nur noch an Suizid denken kann, bereits als „krank“ anzusehen ist, wird, je nach ethischer Auffassung und je nach theoretischem Hintergrund, erörtert.
Die meisten Professionellen und auch der Gesetzgeber gehen sowohl bei psychotischen als auch bei zuvor (scheinbar) gesunden Patienten davon aus, dass zumindest im Rahmen der akuten Krise die freie Willensbestimmung des Patienten eingeschränkt ist und auch Zwangsmaßnahmen gerechtfertigt sind, um das Leben des Betroffenen zu erhalten.

Jeder Suizidversuch muss ernst genommen werden, ebenso jede Ankündigung.

Oft geht einem Suizidversuch bei nicht psychotischen Patienten ein so genanntes **präsuizidales Syndrom** voran. Die Betroffenen fühlen sich einsam und ziehen sich von ihrer Umwelt zurück oder sie entwickeln Aggressionen gegen ihre Mitmenschen, denen sie aber keinen Ausdruck verleihen. Schließlich wenden sie ihre aggressiven Gefühle gegen sich selbst.
Bei psychotischen Patienten kommt es manchmal zum völlig überraschenden, *raptusartigen* Suizid (lat. raptus: Fortreißen, medizinisch: plötzlich einsetzender Erregungszustand).

Untersuchungen haben gezeigt, dass Menschen in bestimmten Lebenssituationen ein erhöhtes Suizidrisiko haben. Über die Hälfte aller Suizide wird von psychiatrisch Erkrankten verübt. Nach einem **Suizidversuch** werden die meisten Menschen zunächst in somatischen Abteilungen behandelt, bis sicher ist, dass keine lebensgefährlichen Organkomplikationen mehr drohen. Die Maßnahmen entsprechen den gewählten Mitteln: Bei Vergiftungen ist oft eine Magenspülung oder medikamentöse Entgiftung notwendig, eventuell auch eine Beatmung. Stich- oder Schusswunden müssen chirurgisch versorgt werden. Zur Abschätzung, ob das Suizidrisiko weiter besteht, wird (konsilliarisch) ein Psychiater zugezogen und häufig erfolgt anschließend eine Verlegung in die psychiatrische Abteilung.

Mögliche Merkmale von Suizidalität

- **Der Mensch ändert überraschend und ohne ersichtlichen Grund sein Verhalten,** z. B. wird er streitsüchtig oder besteht vehement auf seiner Meinung, was bisher nicht der Fall war.
- **Der Mensch ändert ohne ersichtlichen Grund seine Stimmungslage,** z. B. wird er plötzlich sehr heiter oder extrem traurig.
- **Der Mensch verändert seine Beziehungen und Kommunikation,** z. B. spricht er kaum entgegen seiner sonstigen Gewohnheiten oder besucht niemanden, was er sonst regelmäßig tat.
- **Der Mensch ist in seinen Interessen und Gedanken eingeengt,** z. B. geht er seinen Hobbys nicht mehr nach, bisher wichtiges wird unwichtig, er denkt immer wieder dieselben düsteren Gedanken.
- **Der Mensch entwertet die eigene Person,** z. B. legt er keinen Wert mehr auf seine äußere Erscheinung und gönnt sich nichts mehr.
- **Der Mensch richtet seine Aggressionen gegen die eigene Person oder ist aggressionsgehemmt,** z. B. grübelt er, fordert nichts für sich an Erleichterungen, ist in seinem Verhalten mal angepasst, mal beschimpft er andere.

Andere **Anhaltspunkte,** ob jemand gefährdet ist oder nicht, ergeben sich aus der **Biographie, frühere eigene oder in der Familie vorgekommene Suizidversuche**, oder **sich jährende Gedenktage,** beispielsweise der Todestag einer geliebten Person. Menschen befassen sich auch eher mit Suizid, wenn sie das Gefühl haben, dass andere resignieren. Pflegende sollten sich dessen bewusst sein, durch Resignation wird die Anstrengung einen Suizid zu verhüten, gefährdet.

Warnsignale eines möglichen Suizids

- **Antriebssteigerung** (durch Arzneimittel bei weiter bestehender depressiver Verstimmung)
- Plötzliche, unerklärliche Ruhe und Freude (Erleichterung durch den Entschluss, sog. **präsuizidale Aufhellung)**
- Schreiben eines **Testamentes**
- **Verschenken von Sachen**
- **Sammeln von Arzneimitteln**
- Heftige **Schuldvorwürfe** oder Schuldwahn
- **Aussagen über Sinnlosigkeit des Lebens**
- **Todesphantasien**
- **Selbstschädigende Handlungen**
- **Reden über Suizid**, besonders bei Angabe konkreter Vorstellungen und Pläne
- Bericht über **drängende Impulse**, sich umzubringen
- Angabe von **imperativen** (befehlenden) **Stimmen**, die den Suizid befehlen.

Die Zeitspanne in der sich die vorhandene Suizidalität zur Suizidhandlung hin entwickelt, ist bei jedem psychisch kranken Menschen anders. Sie kann sich über längere Zeit, d. h. mehrere Wochen erstrecken oder in wenigen Minuten (raptusartig) zu einer Tat führen. Pöldinger entwickelte zu den Stadien der Suizidalität das

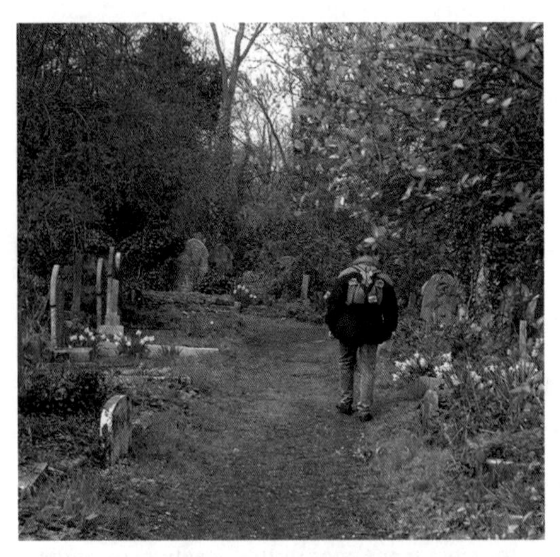

Abb. 10.1: Das Fehlen enger Beziehungen oder familiärer Bindungen sowie der Tod des Partners können zu Suizidgedanken führen. [O148]

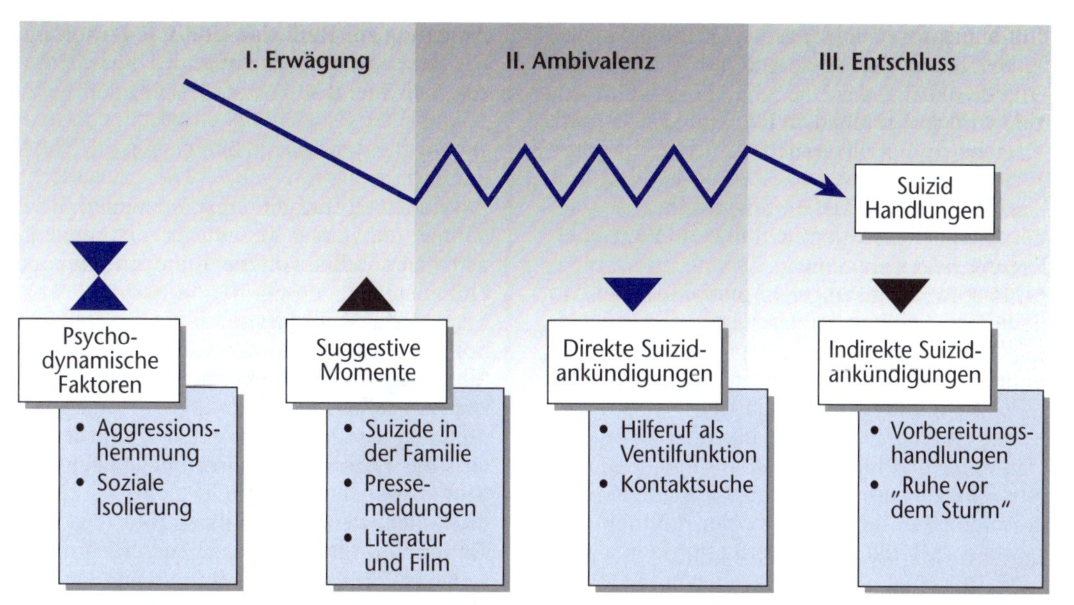

Abb. 10.2: Stadien von Suizidalität (aus Schädle-Deininger/Villinger: Praktische psychiatrische Pflege. Psychiatrie Verlag Bonn, 1996).

Modell von Abbildung 10.2 (entnommen aus Finzen, Seite 34).

Pflege und Umgang mit Suizidalität

Wichtig ist zunächst, die Gefährdung überhaupt zu erkennen. Bei jeder Beobachtung, die auf akute Suizidgefahr hinweist, muss entsprechend reagiert und gehandelt werden. Der Betroffene wird von den Pflegenden darauf angesprochen, was indirekt geschehen kann („Was meinen Sie damit, dass das ganze Leben sinnlos sei?", „Warum verschenken Sie ihre Bücher?"), oder direkt („Denken Sie daran, sich zu töten?", „Planen Sie einen Suizid?"). Viele Pflegende haben Angst, den Betroffenen auf seine Suizidalität hin anzusprechen, weil sie glauben, dass sie ihn so erst auf Selbsttötungsideen bringen. Das ist falsch, das Gegenteil ist vielmehr richtig: Das Gespräch über Todeswünsche und -gedanken entlastet. Es befreit den gefährdeten Menschen aus seiner Isolation, er wird wieder beziehungsfähig.

Verneint der Betroffene eine bestehende Suizidalität, kann man ihn fragen, wofür es sich seiner Ansicht nach zu leben lohnt oder auf was er denn trotz seiner Krankheit hoffe. Je konkreter die Antwort ist, desto eher kann man sich auf sie verlassen.

Vielfach schützt es vor einem Suizid, Absprachen über einen konkreten Zeitraum zu treffen. Der betroffene Mensch verspricht, sich in dieser Zeit nichts anzutun und drängende Impulse oder Pläne mitzuteilen. Allerdings ist nicht jeder Betroffene ausreichend absprachefähig, evtl. ist er infolge seiner Krankheit nicht frei in seiner Entscheidung, etwa, wenn er imperative Stimmen hört.

Im Gespräch vermeiden Pflegende dem suizidalen Menschen Vorwürfe zu machen wie „Sie können Ihre Kinder doch nicht alleine zurücklassen". Ebenso falsch ist es, die Suizidalität zu verharmlosen, z. B. „So schlimm, wie Sie im Moment denken, ist es nicht. Es wird schon wieder werden". Damit nimmt die Pflegende die Verzweiflung des Betroffenen nicht ernst und lässt ihn allein mit seinen Nöten.

Für Schritte oder einen Schritt wieder weg von suizidalen Gedanken oder drängenden suizidalen Handlungen ist es notwendig, dass der zum Tode entschlossene Mensch wieder in Beziehung mit anderen kommt. Dazu werden Beziehungsangebote gemacht. Er wird aber auch kontinuierlich überwacht. Bei suizidalen Menschen sind alle Berufsgruppen dazu aufgefordert, diese Krise mit zutragen und beispielsweise die folgenden grundsätzlichen Aspekte zu berücksichtigen:

- Die primären Bezugs- und Vertrauenspersonen halten Kontakt und holen rechtzeitig Hilfe.
- Die Pflegende gibt dem Patienten das Gefühl, in der Beziehung gehalten zu sein, d. h. dass sie beispielsweise zum Ausdruck bringt, dass sie sich Sorgen macht, ansprechbar ist, dem suizidalen Patienten Achtung und Wertschätzung entgegen bringt.
- Sie sorgt dafür, dass alle Mitarbeiter über den derzeitig eingeschätzten Grad der Suizidalität informiert sind.
- Es wird überlegt, in welcher Intensität eine 1:1 Betreuung notwendig ist.
- Es besteht Übereinkunft, dass der Patient nur „kontrolliert" allein ist.
- Es wird überlegt, welche Maßnahmen der Ablenkung angeboten werden können und wie der Betroffene in den Stationsalltag ganz selbstverständlich einbezogen werden kann.
- Der Patient wird über Veränderungen, beispielsweise freie Tage der Bezugsperson, rechtzeitig informiert und der Übergang zu einer anderen Bezugsperson wird geschaffen.
- Wenn nötig werden unmittelbare Sicherheitsmaßnahmen getroffen, z. B. Entfernen gefährlicher Gegenstände aus dem direkten Gesichtsfeld, beispielsweise Scheren, Rasierklingen aus dem Zimmer.

Anhaltspunkte und Hilfen bei der Einschätzung von Suizidalität können Einschätzungsinstrumente geben, beispielsweise der in Abbildung 10.3 dargestellte Bogen von Pöldinger.

Im ambulanten oder komplementären Arbeitsfeld ist Suizidalität genau einzuschätzen und abzuwägen, wann der Zeitpunkt gegeben ist, jemanden in die Klinik zu bringen, weil das Umfeld der Belastung nicht mehr standhält oder das Risiko zu groß ist.

Ebenso wichtig ist es, sich deutlich zu machen, dass sich nicht jeder Suizid verhindern lässt. Wenn ein Suizid stattgefunden hat, haben die Zurückgebliebenen, ob Angehörige oder Pflegende, oft große Schuldgefühle, die sich häufig durch die Zusammenschau des Verhaltens des Betroffenen noch verstärken. Es ist wichtig, sich im Gespräch, durch Supervision oder Reflexion die notwendige Hilfe zu holen und sich zu entlasten. Ängsten und der Unsicher- und Betroffenheit der Angehörigen und der Pflegenden kann in einem offenen Gespräch begegnet werden.

Anregung zur Reflexion und Wiederholung

Die bisherige Pflegediagnose der NANDA bezog sich auf Eigen- und Fremdgefährdung: „Gefahr der Gewalttätigkeit gegen sich oder andere". Sie wurde 2000 in „Suizidgefahr" umbenannt bzw. ergänzt. Die pflegerische Einschätzung und die entsprechenden Maßnahme individuell festzulegen, ist wesentlicher Bestandteil von Suizidprophylaxe.

Fallbeispiel

Frau Maria Müller ist seit längerer Zeit sehr hoffnungslos und in der Stimmung traurig, fühlt sich zu nichts nütze, meint, dass sie allen zur Last falle, hat keinen Appetit und abgenommen. Sie hat immer wieder angedeutet, dass das Leben keinen Sinn mehr habe. Die Kinder brauchten Sie nicht mehr, sie könne nicht mehr denken und ihren Haushalt habe sie verlottern lassen. Sie sei auch nicht mehr sie selbst. Sie vernachlässigt sich und hat sich immer mehr zurückgezogen. Dies steht alles im Gegensatz zu den sonstigen Gewohnheiten von Frau Müller. Sie hat immer an ihrem Garten Spaß gehabt, gerne gelesen, gekocht und gebacken. Sie ist regelmäßig zu einer Gymnastikgruppe gegangen und habe auch sonst viele Interessen verwirklicht. In den letzten Tagen ist sie immer wieder am Bahndamm entlang gegangen, wie der Ehemann berichtet, der Nachbarin sei dies aufgefallen, weil sie regelmäßig mit ihrem Hund dort spazieren geht. Bei ihr wird eine Depression diagnostiziert mit akuter Suizidalität.

Fragen

- Welche Pflegeprobleme stehen im Vordergrund?
- Welche Aspekte wären im Gespräch wichtig?
- Wo sehen Sie Anknüpfungspunkte, um Frau Müller abzulenken?
- Wie würden Sie vorgehen und welche Ziele würden Sie verfolgen?
- Wie schätzen Sie die Suizidalität von Frau Müller ein und wie würden Sie dies begründen?
- Was wären die wesentlichen Punkte, die in einer Teambesprechung zur Sprache kommen müssen?
- Was wäre möglicherweise mit Herrn Müller bzw. den Angehörigen zu besprechen?
- …
- Welche weiteren Aspekte interessieren Sie und welche zusätzlichen Fragen würden Sie stellen?

Fragenkatalog zur Abschätzung der Suizidalität (Pöldinger) 1982

Je mehr Fragen im Sinne der angegebenen Antwort beantwortet werden, umso höher muss das Suizidrisiko eingeschätzt werden.

Nr.	Frage	Antwort	
1	Haben Sie in letzter Zeit daran denken müssen, sich das Leben zu nehmen?	ja	
2	Häufig?	ja	
3	Haben Sie auch daran denken müssen, ohne es zu wollen? Haben sich Selbstmordgedanken aufgedrängt?	ja	
4	Haben Sie konkrete Ideen, wie Sie es machen würden?	ja	
5	Haben Sie Vorbereitungen getroffen?	ja	
6	Haben Sie schon zu jemandem über Ihre Selbstmordabsicht gesprochen?	ja	
7	Haben Sie einmal einen Selbstmordversuch unternommen?	ja	
8	Hat sich in Ihrer Familie oder in Ihrem Freundes- und Bekanntenkreis schon jemand das Leben genommen?	ja	
9	Halten Sie Ihre Situation für Aussichts- und hoffnungslos?	ja	
10	Fällt es Ihnen schwer, an etwas anderes als an Ihre Probleme zu denken?	ja	
11	Haben Sie in letzter Zeit weniger Kontakte zu Ihren Verwandten, Bekannten und Freunden?	ja	
12	Haben Sie noch Interesse daran, was in Ihrem Beruf und in Ihrer Umgebung vorgeht? Interessieren Sie noch Ihre Hobbys?	nein	
13	Haben sie jemanden, mit dem Sie offen und vertraulich über Ihre Probleme sprechen können?	nein	
14	Wohnen Sie zusammen mit Familienmitgliedern oder Bekannten?	nein	
15	Fühlen Sie sich unter starken familiären oder beruflichen Verpflichtungen stehen?	nein	
16	Fühlen Sie sich einer religiösen bzw. weltanschaulichen Gemeinschaft verwurzelt?	nein	
	Anzahl entsprechend beantworteter Fragen		
	Endzahl = max. 16		

Abb. 10.3: Einschätzung von Suizidalität (aus Schädle-Deininger/Villinger: Praktische psychiatrische Pflege. Psychiatrie Verlag Bonn, 1996).

Literaturtipps

Finzen, A.: Suizidprophylaxe bei psychiatrischen Störungen – Prävention, Behandlung und Bewältigung. Psychiatrie Verlag Bon, 1997

Thomas, J. (Hrsg.): Im Schatten deines Todes – Wege durch die Trauer nach einem Suizid. Gütersloher Verlagshaus Gütersloh, 2004

Wolfersdorf, M.: Der suizidale Patient in Klinik und Praxis – Suizidalität und Suizidprävention. Wissenschaftliche Verlagsgesellschaft Stuttgart, 2000

10.3 Trauer, Sterben und Tod

„Sie stehen getrennt in der Welt, ein jeglicher bei seiner Nacht, ein jeglicher bei seinem Tode, unwirsch, barhaupt, bereift von Nahem und Fernem." (Paul Celan)

Trauer ist die Antwort auf Verluste und der emotionale Prozess, mit dem wir Abschied nehmen. Dabei versucht unser Organismus den Schmerz und die Leere zu bewältigen.
Sterben ist das langsame oder abrupte Beenden oder Erlöschen eines Lebens, das Versiegen der lebensnotwendigen Körperfunktionen.
Tod ist das Ende des Lebens eines Menschen, ein nicht mehr rückgängig zu machender Verlust aller Funktionen.
Hospiz ist eine stationäre Pflegeeinrichtung für unheilbarkranke und sterbende Menschen und zur Sterbebegleitung.

„Unsere Trauer hat unser Sehen und Fühlen verändert. Bleibt an unserer Seite. Lernt von uns für euer eigenes leben." (Erika Bodner)

Trauer

Wenn ein nahe stehender Mensch sich das Leben genommen hat, sind Angehörige am Zusammenbrechen und mit der eigenen **Trauer,** den Selbstvorwürfen und dem Verlust des geliebten Menschen konfrontiert. Nicht nur das, sie fühlen sich auch unangenehmen Fragen in der Familien, in der Nachbarschaft und im weiteren Umfeld ausgesetzt. Durch den selbst gewählten Tod fühlen sich die Hinterbliebenen in Frage gestellt und oft auch allein gelassen. Eine einfühlsame und authentische Begleitung hilft zunächst Traurigkeit, Wut und Nöte auszusprechen mit der Gewissheit, dass Hoffnung und Verzweiflung, Leben und Tod, Einsamkeit und Gemeinschaft, Selbstbestimmung und Solidarität, Schweigen und Reden zusammen gehören. Auch wenn ein natürlicher Tod eintritt, ist die Trauer über die Unwiederbringlichkeit des Menschen der gravierende Auslöser. Trauer hat viele Gesichter und ist nicht mit Traurigkeit gleichzusetzen. Einen nahe stehenden Menschen zu verlieren führt uns auch das Ende der gemeinsamen Zeit und Erlebens vor Augen. Trauer und die Reaktion auf den Verlust kann sich zeigen in

- Wut und Zorn
- Verzweiflung und Mutlosigkeit
- Auflehnung und Nicht-wahrhaben-wollen
- Gefühl von Versagen und Schuld

Der Trauernde kann körperliche Symptome wie beispielsweise Schlaflosigkeit, Unruhe, Müdigkeit, Apathie, Antriebs- und Appetitlosigkeit sowie Schmerzzustände entwickeln.

Trauer begegnet uns auch beim sterbenden Menschen, beispielsweise um den Verlust seiner Gesundheit, um das Geglückte und nicht Geglückte in seinem Leben, um die zunehmende Einschränkung und schwindenden Lebensmöglichkeiten und den bevorstehenden Verlust seiner Existenz.

Selbst die Pflegenden sind von Trauer betroffen. Mal ist es intensiver, weil sie einen Menschen lange begleiten oder begleitet haben, mal weniger, weil sie nur am Rande mit ihm zu tun hatten. Für Pflegende gilt es gleichermaßen Abschied zu nehmen, sei es, dass sich die Hoffnung helfen zu können nicht erfüllt hat oder im Hinblick auf die Endlichkeit unseres Lebens. Ebenso ist es für Pflegende schwer, einen Suizid zu begreifen und zu bearbeiten. Dies fällt selbst erfahrenen Pflegenden nicht leicht, da sie mit dem Gefühl, etwas übersehen zu haben und den Überlegungen, wie es möglicherweise hätte verhindert werden können, einhergeht.

Hospiz

Die **Hospizbewegung** hat es sich zur Aufgabe gemacht, das Sterben wieder mehr ins Bewusstsein der Bevölkerung zu bringen und Sterbebegleitung als allgemeine Aufgabe in einer Gemeinschaft anzusehen. In der Hospizarbeit werden vier Kernbedürfnisse des Menschen formuliert:

- „In Würde und Selbstbestimmung nicht alleine, sondern im Beisein vertrauter Menschen an einem vertrauten Ort zu sterben.
- Im Sterben keine Schmerzen oder andere beeinträchtigende Symptome erleiden zu müssen.
- Letzte Dinge erledigen zu können.
- Der Frage nach dem Sinn und dem, was nach dem Tod kommt, nachgehen zu dürfen.“[7]

Trauerbegleitung

In der **Trauerbegleitung** übernehmen Pflegende Unterstützung und Begleitung des Trauerprozesses, also ein behutsames Mitgehen durch Anteilnahme. Der Trauerprozess ist für die Betroffenen ein langwieriger und schmerzhafter Weg, verbunden mit den Auswirkungen auf physischen, psychischen und sozialen Ebenen. Freud nannte die psychische Dimension **Trauerarbeit.**

Nimmt die Bearbeitung der Trauer einen positiven Verlauf, so wird nach dem **Schock** über das Ableben der geliebten Person eine Phase der **Kontrolle** sich anschließen, wo auffällt, wie gefasst der Trauernde ist. Mit zunehmender Realisierung treten die Gefühle über den Verlust in den Vordergrund. Verena Kast[8] bezeichnet diese Phase im Trauerprozess **„Aufbrechende Emotionen“.** Die Adaption, sich zu vergegenwärtigen, dass die Erinnerung unverlierbar bleibt, bezeichnet sie als **„Neuer Welt- und Selbstbezug“.** Wichtig erscheint dabei zu bedenken, dass sich durch den Verlust das Leben in vieler Hinsicht ändert und Zeit braucht, sich an die neue Situation anzupassen.

Schon der junge Augustinus schrieb, als er den Tod eines Freundes erlebte: „Durch diesen Schmerz kam eine tiefe Finsternis über mein Herz, und wo ich hinsah, war der Tod. Die heimatliche Stadt ward mir zur Qual, das väterliche Haus zu einer sonderbaren Unglücksstätte, und jedwedes Ding, das ich mit ihm gemeinsam besessen hatte, wurde mir nun ohne ihn zur unendlichen Pein. Überall suchten meine Augen ihn und er wurde mir nicht gegeben! Ich hasste alles, weil es ihn nicht hatte und mir nicht mehr sagen konnte: Sieh, er kommt, so wie es, als er noch lebte, war, wenn er einmal abwesend war.“[9]

Sterben

Sterben hat in unserer modernen Gesellschaft eine andere Prägung erfahren. Anstelle von religiös geprägten, traditionellen und gemeinschaftlichen Umgangsformen, versuchen wir es rational und wissenschaftlich zu erfassen. Die medizinischen Erfolge lassen den Menschen immer älter werden und gleichzeitig nehmen die altersbedingten Krankheiten zu. Sterben wird hinausgezögert und findet in zunehmend in Institutionen statt. Nach Kübler-Ross[10] läuft der Sterbeprozess in Phasen ab, wobei sie kaum zu trennen sind, ineinander übergehen und auch nicht alle ablaufen müssen:

- **Nicht-Wahrhaben wollen** (zum Selbstschutz, z. B. die Aufklärung nicht angenommen)
- **Zorn und Wut** (zur Abwehr der Trauer, z. B. die Aggressionen richten sich gegen andere Menschen)
- **Verhandeln** (dient dem Versuch, das Unausweichliche abzuwenden und Zeit zu gewinnen, z. B. durch Wohlverhalten im Befolgen der Vorschläge von medizinischen Berufsangehören)
- **Depression** (die Niedergeschlagenheit bestimmt die Gedanken an die den Verlust und zudem alle Kontakte und das Verhalten gegenüber den umgebenden Menschen)
- **Zustimmung** (Der Betroffene fügt sich in sein Schicksal und das unausweichliche Ende).

Pflege

Pflegende haben die Aufgabe sowohl den Sterbenden, als auch die Angehörigen zu begleiten und ihnen die Atmosphäre so angenehm und entspannend wie irgend möglich zu gestalten, z. B. Einzelzimmer, Angehörige können Tag und Nacht anwesend sein, Lieblingsmusik, Duftlampe, gedämpftes Licht. Pflegende haben Sorge zu tragen, dass der Sterbende seine letzten Wünsche erfüllen kann, z. B. Aussprache und Versöhnung, schriftliche Niederlegungen, seelsor-

[7] Droishagen, Christoph (Hrsg.): Lexikon Hospiz, Gütersloher Verlagshaus Gütersloh, 2003

[8] Kast, Verena: Trauern – Phasen und Chancen des psychischen Prozesses, Kreuz Verlag Stuttgart, 1999

[9] Kast, Verena: Trauern – Phasen und Chancen des psychischen Prozesses, Kreuz Verlag Stuttgart, 1999, Seite 17

[10] Kübler-Ross, Elisabeth: Interviews mit Sterbenden, Gütersloher Verlagshaus Gütersloh, 1987

gerlichen Beistand, seine religiösen Bedürfnisse ausleben. Pflegende haben beim Sterbenden physische und psychische Belastungen auszuschalten durch:

- Fürsorge bei der Erfüllung von Bedürfnissen, z. B. Ruhe und Schlaf, Körperpflege, Nahrungsaufnahme, Sonderwünsche diesbezüglich erfüllen, frische Luft und freie Atmung
- Fürsorge im Hinblick auf Schmerzfreiheit, z. B. Arzt zur Schmerztherapie veranlassen, Bedarfsmedikation rechtzeitig verabreichen, bzgl. Schmerzen nachfragen und sie einschätzen
- Fürsorge für eine bequeme und schmerzfreie Körperlage, z. B. entsprechende Dekubitusprophylaxe, regelmäßiges Lagern und verändern der Lage
- Fürsorge bei Kommunikation und Kontakt, z. B. Abschied nehmen von Bezugspersonen, Angebot einfach da zu sein, zuzuhören und auch, wenn möglich und gewünscht, miteinander zu sprechen.

Ein sterbender Mensch sollte nur auf eigenen Wunsch allein gelassen werden und so lange wie möglich Anteil am Leben nehmen.

In der **Sterbephase** und dann, wenn der **Tod** eingetreten ist und festgestellt wurde, müssen Pflegende genau wissen, was zu tun ist, vor allem auch im Umgang mit anderen Kulturen und Religionen, beispielsweise:

- Im Buddhismus wird der Tod als Auswirkung des Karmas und Übergang zu weiterem Leben angesehen, das Sterben wird als besondere Chance für den Geist gesehen.
- Im Christentum besitzt der Mensch als Ebenbild Gottes auch im Tod seine Würde, Kreuz und Auferstehung und das angezündete Licht als Zeichen der Hoffnung sind wichtige Symbole.
- Im Hinduismus sind die Gläubigen angehalten, sich ein Leben lang auf den Tod vorzubereiten, da der Zustand im Sterben Auswirkungen auf die Wiedergeburt hat. Das erleuchtete Bewusstsein erkennt den Urgrund (Brahman, das große Alles) allen Seins. Der Mensch muss die Welt so nackt verlassen, wie er sie betreten hat.
- Im Islam wird in der Sterbebegleitung das Herz des Korans (36. Sure) gebetet. Ist der Tod eingetreten, werden Mund und Augen verschlossen und der Tote gewaschen, die Bestattung erfolgt in Tüchern (nicht im Sarg), der Blick ist gen Mekka gerichtet. Ungläubige dürfen den Toten weder waschen noch berühren.
- Im Judentum spricht man vom Friedhof als „vom Haus des Lebens". Ein Sterbender wird nicht alleine gelassen und von Mitgliedern der Beerdigungsbruderschaft die letzten Dienste erwiesen. Der Tote erhält ein Hemd aus weißem Leinen und wird in einen schmucklosen Holzsarg gelegt, der sofort verschlossen wird. Es wird Totenwache gehalten, die Begleitung zum Grab gehört zu den heiligen Pflichten im Judentum.

Sterben ist ein individuelles Geschehen und jeder stirbt auf seine Weise, deshalb ist es gerade in der letzten Phase des Lebens wichtig, sich dem Menschen ganz zuzuwenden, denn der Tod ist unabwendbar und endgültig.

„Für die Zukunft planen gleicht dem Fischen in einem trockenen Loch, nie läuft etwas, wie du es dir wünschst. Also gib all dein ehrgeiziges Planen auf. Wenn du unbedingt an etwas denken mußt – dann denk an die Ungewißheit deiner Todesstunde." (Gyalse Rinpoche)

Das Erleben der eigenen Hilflosigkeit und Ohnmacht bringt Pflegende an ihre eigenen Grenzen. Die eigenen Grenzen erkennen, bedeutet, sich in dem Maß zu distanzieren, wie es notwendig ist, um aufmerksam, mitfühlend und geduldig zu bleiben, eben belastbar. Hilfe und Entlastung im aufreibenden Tun in Anspruch zu nehmen ist lebensnotwendig und zeugt von Stärke und Kompetenz.

Literaturtipps

Davy, J.; Elis, S.: Palliativ Pflegen – Sterbende verstehen, beraten und begleiten. Verlag Hans Huber Bern, 2003

Droishagen, C. (Hrsg.): Lexikon Hospiz. Gütersloher Verlagshaus Gütersloh, 2003

Herrmann, M.: Wie ich einmal sterben möchte – Bestattung, Betreuung, Hospiz, Patientenverfügung, Testament/Erbe und Vollmachten. Gütersloher Verlagshaus Gütersloh, 2001

Kast, V.: Trauern – Phasen und Chancen des psychischen Prozesses. Kreuz Verlag Stuttgart, 1999

Kübler-Ross, E.: Interviews mit Sterbenden. Drömer Knaur München, 2001

Müller, M.: Dem Sterben Leben geben, Die Begleitung sterbender und trauernder Menschen als spiritueller Weg. Gütersloher Verlagshaus Gütersloh, 2004

Anhang

Anhang I: Einblicke in die berufspraktischen Anteile und der zu erbringenden Leistungen in der Weiterbildung

„Wir behalten von unseren Studien am Ende doch nur das, was wir praktisch anwenden.“ (Johann Wolfgang von Goethe)

Praxeologie ist die Wissenschaft vom (rationalen) Handeln, Entscheidungslogik
Praxis bedeutet (Berufs-)Ausübung, das Tun, die Tätigkeit, Verfahrensart, Handlungsweise oder auch Anwendung von Gedanken, Vorstellungen und Theorien in der Wirklichkeit im Sinne von Ausübung, Tätigsein und Erfahrung
Leistung bedeutet ein Verfahren zur Schulleistungsmessung und Leistungsbeurteilung, auch Prüfungen, informelle und standardisierte Tests, positive **Leistungsergebnisse** haben in der Regel eine Auswirkung auf die **Leistungsmotivation, Misserfolge** wirken sich meist nachteilig aus.

Die berufspraktischen Anteile in der Weiterbildung dienen dazu, im Praxisfeld Kenntnisse und Schlüsselqualifikationen exemplarisch zu erwerben. Der Lernende hat dadurch die Möglichkeit seine Eigenständigkeit und Verantwortlichkeit auszubauen und seine berufliche Identifikation zu erweitern. Grundlage für diesen Teil der Weiterbildung bilden die jeweils in den einzelnen Bundesländern gültigen Weiterbildungs- und Prüfungsordnungen.
Die Weiterbildung zur Fachpflege in der Psychiatrie bietet dem einzelnen Teilnehmer die Möglichkeit durch unterschiedliche Einsatzorte verschiedene Praxisfelder und pflegerische Konzepte kennen zu lernen und in beschränktem Rahmen, z. B. durch Praxisaufgaben selbst anzuwenden.

Ziele in den Einsätzen

„Nur wer verantwortungsbewusst zu verändern versteht, kann bewahren, was sich bewährt hat.“ (Willy Brandt)
Die Zielsetzungen orientieren sich im Einzelnen an den Schlüsselqualifikationen, die eine weitergebildete Pflegefachkraft oder ein Pflegeexperte braucht, um psychiatrische Pflege qualitativ mit theoretischem Hintergrund in die Praxis umzusetzen.

- Der Weiterbildungsteilnehmer lernt unterschiedliche psychiatrische Pflegesituationen in verschiedenen Settings und den Stellenwert der Pflege am Einsatzort kennen.
- Der Weiterbildungsteilnehmer erarbeitet Strategien zur Verbesserung des Stellenwerts der Pflege und sieht eigene Anteile selbstkritisch.
- Der Weiterbildungsteilnehmer lernt verschiedene psychiatrische/psychosoziale Bereiche und Institutionen kennen und arbeitet für die Zeit des Einsatzes in den gegebenen Strukturen mit.
- Der Weiterbildungsteilnehmer sucht sich – in Absprache mit dem Praxisanleiter (am Einsatzort) und dem Lehrgangsleiter einen Schwerpunkt bzw. eine Praxisaufgabe.
- Im Sinne einer gemeindenahen Psychiatrie und eines psychiatrischen/psychosozialen Netzwerks, nimmt der Weiterbildungsteilnehmer den praktischen Einsatz als Teil einer Gesamtversorgung psychisch kranker Menschen wahr und vervollständigt sein Bild von der Situation psychisch kranker Menschen und deren Bedarf an Unterstützung, Pflege und Hilfen, sowie den gegebenen Versorgungsstrukturen.
- Der Weiterbildungsteilnehmer baut seine personalen, sozialen und kommunikativen Kompetenzen, vor allem in der interdisziplinären Zusammenarbeit, Koordination und Kooperation aus.
- Der Weiterbildungsteilnehmer erweitert in diesem Zusammenhang seine Wahrnehmung und Umsetzungsmöglichkeiten im Hinblick auf gesundheitsfördernde, ökonomische und wirtschaftliche Aspekte.
- Der Weiterbildungsteilnehmer entfaltet auf dieser Grundlage eine eigenständige pflegerische Handlungs- und Verantwortungskompetenz.
- Die praktische Anleitung/Orientierung während der praktischen Einsätze wird durch entsprechend qualifizierte Fachkräfte in Absprache mit der Pflegedienstleitung bzw. der Leitung des Einsatzorts und der Lehrgangsleiterin gewährleistet.

Die einzelnen Schlüsselqualifikationen können Sie im Internet herunterladen. Das Vorgehen ist unter dem Vorwort beschrieben.

Einsatzorte

„Wie ein Schiff ohne Richtung oder Zielort, so ist Arbeit ohne ein Ideal vergeblich.“ (Mahatma Gandhi)

Die Weiterbildungs- und Prüfungsordnungen der einzelnen Bundesländer fordern unterschiedliche praktische Erfahrungen und Einsatzorte. Diese stellen letztendlich keine gravierenden Unterschiede dar. **Den Ausführungen im Buch ist die Regelung des Landes Hessen zu Grunde gelegt.**

Die einzelnen Einsätze und berufspraktischen Anteile werden in der Regel individuell im Rahmen der gesetzlichen Vorgaben für jeden Teilnehmer geplant. Die Zielsetzungen und **Praxisschwerpunkte bzw. Praxisaufgaben** werden mit dem Einzelnen und den Möglichkeiten vor Ort gemeinsam festgelegt (vom Praxisanleiter, Weiterbildungsteilnehmer, Lehrgangsleiter zu Beginn) und am Ende ausgewertet.

Obligatorisch ist nach Beendigung jedes Einsatzes einen schriftlichen Bericht anzufertigen, den Praxiszeitraum zu reflektieren (Seitenzahl und Zeitpunkt der Abgabe sind festgelegt, schriftliche Bescheinigung vom Einsatzort mit Fehlzeiten, Reflexion mit Einschätzung der Beteiligten) und zur schriftlichen Ausarbeitung ein Feedback (mit Note) an den Teilnehmer zu geben.

Inhalte und Gliederung des Praxisberichts, sowie Anhaltspunkte für die Beurteilung könnten wie folgt aussehen

- Versorgungsauftrag/Struktur
- Darstellung der Station/Einrichtung
- Pflegerische Sichtweise/berufliches Selbstverständnis
- Ausführungen/Darstellung zum Schwerpunkt/Praxisaufgabe
- Orientierung an den Bedürfnissen und am Bedarf des Patienten/Klienten/Bewohner
- Reflexion.

Beispiele der Zielsetzung von Inhalten, Schwerpunkten und Möglichkeiten in den einzelnen Einsatzfelder und Tätigkeitsbereichen

„Was immer man tut, man sollte es gut machen oder überhaupt lassen.“ (Mahatma Gandhi)

Der Teilnehmer soll unterschiedliche Ansatzpunkte für den Einblick in das Praxisfeld bekommen, so dass er den für ihn passenden aussuchen und absprechen kann, um die Einsatzzeit reibungslos und gewinnbringend zu gestalten.

Allgemeine Anhaltspunkte

- Aufgabenbereich der Station/der Einrichtung/des Dienstes
- Einzugsbereich/Schwerpunkte/Ziele/Zuständigkeiten
- Beschreibung der zu betreuenden Patienten/Klienten/Bewohner
- Mitarbeiterstruktur/Zusammenarbeit/Kommunikation
- Tages-, Wochen- und Jahresstruktur der Station/der Einrichtung/des Dienstes (Aktivitäten, Gruppen, Klima, Atmosphäre)
- Konzepte/Leitbilder/Qualitätskriterien
- Information und Kommunikation (Koordination und Kooperation, Anerkennung der verschiedenen Berufsgruppen untereinander, Verantwortlichkeiten, Entscheidungswege, interne und externe Informationsweitergabe)
- Psychiatrische Pflege auf der Station/in der Einrichtung (z.B. wie wird pflegerisch gearbeitet, nach dem Pflegeprozess, steht der Patient/Klient/Bewohner, seine Biografie, seine Bedürfnisse im Mittelpunkt, wie ist der Umgang)
- Wie werden bei Engpässen Prioritäten gesetzt
- Einstellung zu Fort- und Weiterbildung
- Mitsprache und Mitentscheidung von Patienten/Klienten/Bewohner (Selbstbestimmung)
- Autonomie, Selbstständigkeit, Selbstversorgung, Besuche, Kontakte zum Umfeld, wie werden Angehörige einbezogen
- Aufgaben wie Prävention, Gesundheitsförderung, Krankheitsbewältigung
- Öffentlichkeitsarbeit, Angehörigengruppen, Laienarbeit
- Was sonst noch wichtig ist, auffällt und einfällt.

Spezifische Anhaltspunkte

In der **Allgemein Psychiatrie I** (Regelbehandlung und Intensivbehandlung), können im Bereich der Erwachsenenpsychiatrie, Gerontopsychiatrie, Kinder- und Jugendpsychiatrie folgende Aspekte vertieft werden:

- Spezifische Ausgangslage und Abgrenzung zu anderen Gesundheitsdiensten und Einrichtungen
- Besonderheiten in dem jeweiligen Bereich und in den Versorgungsstrukturen (Erwachsene, alte Menschen, Altenhilfe, Kinder- und Jugendliche, Regeleinrichtungen der Jugendhilfe, spezifische Störungen und Therapieformen im Alter, bei Kindern und Jugendlichen oder in der Einrichtung)

- Aufnahmesituation, Aufnahmegespräch, Aufnahmekriterien
- Kontakt- und Beziehungsaufnahme, Zugang zum psychisch kranken Menschen, Beziehungsgestaltung
- Zusammenarbeit mit Angehörigen, dem Umfeld, den Eltern, der Schule und dem Ausbildungs- oder Arbeitsplatz
- Umstände der Einweisung/der Aufnahme
- Krisen, Notsituationen
- Unterschiedliche Formen struktureller und institutioneller Gewalt/Fixierung/geschlossene Türen
- Macht und Ohnmacht.

In der **Allgemein Psychiatrie II** stehen folgende Einsatzgebiete alternativ zur Diskussion

Rehabilitative Behandlung und langandauernde Behandlung

- Längerfristige Kontakte, Beziehungen
- Chronisch Kranke, Alltagsbegleitung
- Spezifische Hilfen, Aktivitäten
- Tagesklinische Arbeit
- Copingstrategien, Umgang mit der Krankheit, Psychoedukation
- Integration der Krankheit/Behinderung im alltäglichen Leben
- Biografische Zusammenhänge
- Kooperation mit und Anleitung von Angehörigen und Umfeld.

Behandlung Abhängigkeitskranker I (Regelbehandlung und Intensivbehandlung)

- Pflege in der akuten Behandlung Abhängigkeitskranker
- Somatische Therapie/Krankenbeobachtung
- Aufnahmesituation/Beziehungsaufnahme
- Konzept/Standards
- Versorgung in der Suchtkrankenhilfe
- Motivation/Einleitung von weiterführenden Therapien, Langzeittherapie
- Nachsorge
- Reflexion der eigenen Suchtanteile.

Behandlung Abhängigkeitskranker II (Rehabilitative Behandlung und Langandauernde Behandlung)

- Konzept der Station/Einrichtung
- Aufnahmemodus und -anforderungen, z.B. gemeinsame Aufnahme einer Gruppe
- Dauer der Behandlung
- Behandlungsverträge
- Angebote von Gruppen, Aktivitäten
- Selbsthilfeangebote/-gruppen
- Nachsorge
- Angehörigenarbeit
- Zusammenarbeit interdisziplinär, mit anderen und weiterführenden Einrichtungen.

Einsatz in der Gerontopsychiatrie

- Versorgungsstrukturen für alte Menschen, besonders psychisch kranke
- Besondere Aspekte im Umgang mit psychisch kranken alten Menschen
- Konzepte
- Situation alter Menschen
- Abgrenzung Gerontopsychiatrie/Geriatrie
- Orientierungsmöglichkeiten
- Spezifische Aktivitäten für alte psychisch kranke Menschen
- Besonderheiten von Alterserkrankungen
- Besonderheiten der medikamentösen Therapie im Alter.

Psychosomatik

- Aufgabenbereich der Psychosomatik
- Abgrenzung Psychosomatik – Psychiatrie
- Zusammenhänge von psychosomatischen Störungen, Psychodynamik, Interaktion und Psychotherapie
- Verschiedene Ansätze und Wirkungsweisen von Therapien
- Therapeutische Haltung, Empathie
- Nähe – Distanz
- Therapie- und Realraum.

Einsätze im ambulanten und komplementären Bereich

Beispielsweise wird in Hessen Folgendes gefordert:
Im ambulanten und komplementären Bereich (mindestens 8 Wochen) und (mindestens 6 Wochen) in zwei der folgenden Einsatzorte (ein Einsatz soll in einem aufsuchenden Bereich stattfinden, die Altenpflege in Einrichtungen der Altenhilfe, die Kinderkrankenpflege im Bereich der Kinder- und Jugendpsychiatrie, Kinder- und Jugendhilfe).

Institutsambulanz/Sozialpsychiatrischer Dienst/Psychosoziale Kontakt- und Beratungsstelle/Erziehungsberatungsstelle/ Beratungsstelle für ältere Menschen

- Hausbesuche, aufsuchende Betreuung
- Zustandekommen von Kontakten
- Betreuungsangebot
- Gesetzliche Grundlagen, Finanzierung
- Häufigkeit der Kontakte
- Einbeziehung des Umfelds, der Angehörigen

- Kooperation, Koordination und Kommunikation mit anderen Diensten und Einrichtungen
- Psychosoziale Arbeitsgemeinschaften und andere Gremien.

Wohnheim/Übergangswohnheim/ Altenwohnanlage
- Lebenssituation der Bewohner
- Bedeutung der Krankheit in der Biografie
- Außenkontakte
- Bezug zum Umfeld
- Träger, Finanzierung
- Personalstruktur, Berufsgruppen
- Umfang der Betreuung/Pflege
- Betreuungsangebot
- Einbindung in die psychiatrische/psychosoziale Versorgung

Tagesstätte/Patientenclub/beschützende Wohngruppe/betreutes Wohnen
- Zugangsvoraussetzung zum Angebot
- Regelmäßige Dokumentation oder Statistik
- Teilnahmeverpflichtung/freiwilliges Angebot
- Aktivitätsangebot
- Häufigkeit der Besuche, in welchen Bereichen Unterstützung und Begleitung
- Zusammenarbeit mit anderen Einrichtungen im komplementären und ambulanten Bereich
- Wer bzw. welche Berufsgruppe bietet was an
- Wo sind Versorgungslücken
- Angebote im Bereich Arbeit, Freizeit Wohnen, Hilfen.

Praktische Anleitung

Die **praktische Anleitung** muss nach der Hessischen Weiterbildungs- und Prüfungsordnung durch entsprechende Fachkräfte vor Ort in erforderlichem Maße gewährleistet sein. Regelmäßige **Praxisbesuche** durch den Lehrgangsleiter bieten die Verknüpfung zwischen Weiterbildungsstätte und der beruflichen Praxis. Ziel ist die Inhalte/Anhaltspunkte in den Einsatz zu integrieren, und während des Einsatzes Begleitung und Koordination anzubieten. Lernangebote werden unter gezielter fachspezifischer Anleitung aufgezeigt. Die Kommunikation und Kooperation zwischen allen Beteiligten soll gefördert und intensiviert werden. Eine gezielte Anforderung der Unterstützung seitens des Teilnehmers muss Teil eines Weiterbildungskonzepts sein, auch im Sinne einer „Fürsorgepflicht" und der Förderung von Eigenverantwortung für den Weiterzubildenden. Der Weiterbildungsteilnehmer kann so die eigene Wahrnehmung und das Erkennen von persönlichen Fähigkeiten und Grenzen erleben und entwickeln.

Die Weiterbildungsteilnehmer sind keine Anfänger in der Pflege und können daher selbst den Unterstützungs- und Anleitungsbedarf einschätzen und bei zusätzlichem Bedarf anfordern.
Der Lehrgangsleiter leistet die individuelle Beratung und bespricht die persönlichen Zielsetzungen für den jeweiligen Einsatz mit dem Weiterzubildenden, gibt pädagogische und didaktische Unterstützung, reflektiert, evaluiert die praktischen Einsätze im Kontext und mit dem Teilnehmer.
„Mitarbeiter können alles, wenn man sie weiterbildet, wenn man ihnen Werkzeuge gibt, vor allem aber, wenn man es ihnen zutraut." (Hans-Olaf Henkel)

Zielerreichung in der Weiterbildung

„Wissen ist in einem elementaren und praktischen Sinn nicht anderes als strukturierte Erfahrung." (Eugen J. Meehan)
Die Weiterbildung zur Fachkrankenschwester/-kinderkrankenschwester und Fachaltenpflegerin, kurz Fachpflege in der Psychiatrie trägt zur Professionalisierung in der Pflege bei und hilft die Pflege zukunftsorientiert mitzugestalten. Das bedeutet z. B. Spezialisierung und autonomes Handeln, ein pflegewissenschaftliches Bewusstsein zu schaffen, Pflegeforschung auch in der Pflegepraxis zu etablieren und aktive Mitarbeit in Gremien zur selbstverständlichen Aufgabe zu machen.
Pflegeexperten zeichnen sich in der täglichen beruflichen Arbeit durch ein hohes Maß an unterschiedlichen Kompetenzen aus. Kommunikation, Kooperation, Koordination und Kontinuität in der Zusammenarbeit mit dem Patienten, seinen Angehörigen, dem sozialen Umfeld und mit Mitarbeitern anderer Berufsgruppen und Einrichtungen sind neben einer umfassenden Wahrnehmung der sozialen und psychiatrischen Wirklichkeit, zentrale Aufgaben der psychiatrischen Fachpflege.

Schlüsselqualifikationen können unter anderem in diesem Zeitraum entstehen oder ausgebaut werden, z. B. durch die Stärkung von Selbstvertrauen und Selbstsicherheit, Argumentationsmöglichkeiten, die Förderung von Konfliktfähigkeit, Ausbau von Lösungsstrategien, Anregung zu Fantasie und Kreativität, Förderung von Motivation, Reflexion, Entscheidungsfähigkeit, Flexibilität, Toleranz und Akzeptanz, Spontaneität und gezieltes oder auch routiniertes Handeln, Ausbau von Kommunikations-, Kooperations- und Koordinationsfähigkeiten.
Neben der bestandenen Abschlussprüfung sollte/muss am Ende der Weiterbildung jeder Teilnehmer überprüfen inwieweit er sein Weiterbildungsziel erreicht hat und welche Aufgaben er mit seinem erweiterten und fundierten Wissen im Arbeitzusammenhang in Absprache künftig einsetzt. Eine Stellenbeschreibung kann sich sicher unterstützend auswirken.
Einstellungen und Sichtweisen die sich im Laufe der Weiterbildung verändert haben, können zur beruflichen Klärung beitragen und neue Möglichkeiten am Arbeitsplatz eröffnen.
Einzelne Schlüsselqualifikationen sind für die psychiatrische Pflege identifiziert und entsprechenden Unterrichtsinhalten zugeordnet. Eine qualifizierte Aus-, Fort- und Weiterbildung zeichnet sich unter anderem dadurch aus, dass überlegt wird, wie einzelne Aspekte im täglichen Handeln überprüft und sichtbar werden, wobei es als selbstverständlich anzusehen ist, dass es im zwischenmenschlichen Bereich immer auch nicht Messbares gibt und Vieles personenabhängig bleibt. Dies muss bei einer realistischen Einschätzung und Überprüfung berücksichtigt werden.
Mitarbeiter und Vorgesetzte haben in der Regel die Weiterbildung mit getragen und ermöglicht, deshalb sollte ein weitergebildeter Mitarbeiter sein erworbenes Fachwissen schon während der Weiterbildung weitergeben. Weiterbildungsteilnehmer sollten nach Möglichkeit versuchen, sich als Experten oder Spezialisten für psychiatrische Pflege anzubieten, ihre Rolle wahrnehmen, beraten, immer wieder zur (kritischen) Reflexion anregen und konzeptionelle Anstöße geben. Nur so kann Pflege in der Psychiatrie fachlich und eigenständig weiterentwickelt werden.

Schlussbemerkung

Wohl hat dein Wissen hohen Wert, doch deinen Wert gibt dir dein Können."
(Emanuel Rittershausen)
In der Fort- und Weiterbildung spielt exemplarisches Lernen eine wichtige Rolle. Ziel der Weiterbildung ist, das Interesse zu wecken und Freude daran zu entwickeln, Themen und Fragestellungen weiter zu verfolgen und sich entsprechende Informations- und Literaturquellen neu zu erschließen, sowie Kompetenzen zu festigen.
Die Weiterbildung Fachpflege Psychiatrie kann den Blick erweitern, Bereitschaft zur Weiterentwicklung und Neugier wecken. Inwieweit jedoch z. B. Kreativität und Problemlösungsfähigkeit, Begründen und Bewerten können, Verantwortungsfähigkeit, Selbstständigkeit, Leistungsfähigkeit, Lernfähigkeit, Denkfähigkeit, Kommunikation und Kooperation in der Weiterbildung ausgeprägt und in die eigene Person integriert werden, hängt von der Lernbereitschaft der einzelnen Teilnehmer und der Bereitschaft zur kontinuierlichen Weiterentwicklung der eigenen Persönlichkeit ab. Andererseits profitieren die Weiterbildungsteilnehmer – auch im Sinne Carl Rogers – von der gegenseitigen Anerkennung der Weiterbildungsteilnehmer und Unterrichtenden als Partner voneinander zu lernen, von einer positiven Grundeinstellung (emotionale Wärme, Zugewandtheit und Offenheit), von der Übereinstimmung verbaler und nonverbaler Kommunikation (Echtheit/Authentizität, Akzeptanz der eigenen Person, Identisch sein) und der Anerkennung der Gefühle, Fähigkeiten und Eigenschaften des Gegenübers, seine Identität akzeptieren zu können (positive Wertschätzung) und der Fähigkeit, sich in sein Gegenüber einzufühlen (einfühlendes Verstehen, Empathie), die eigenen Gefühle wahrzunehmen, zu leben und diese mitzuteilen (real sein).
Ob das Weiterbildungsziel, die eigenständige pflegerische Handlungskompetenz im psychiatrischen Bereich und ihre Anwendung in allen psychiatrischen Pflegesituationen erreicht worden ist, muss jeder Absolvent für sich reflektieren. Maßstab dafür sind der pflegerische Alltag und die Rückmeldungen von Kollegen, Betroffenen und Angehörigen.

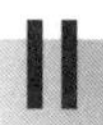

Anhang II: Erklärungen, Abkürzungen, pflegerische Begriffe und Personen

Die Erklärungen, Stichworte und Ausführungen zu einzelnen exemplarisch und persönlich ausgewählten Personen sollen dazu dienen, sich Anregungen zu holen, um sich vertiefend mit einzelnen Aspekten zu befassen und durch entsprechende Literatur ergänzen zu können.

Begriff/Abkürzung: Erklärung

AA: Abk. für **A**nonyme **A**lkoholiker (Selbsthilfegruppe)

Abendroth, Erna von: Krankenpflegerin, Lehrerin, *1887 Ostritz, †1959 München. Promovierte als erste deutsche Schwester zum Dr. phil. Trat ins Mutterhaus des Roten Kreuzes ein. Ihr pädagogisches Lebenswerk und die von ihr konzipierte (traditionell-konservative) Krankenpflegeausbildung hatte Modellcharakter. War politisch eher rechts orientiert

Abhängigkeit: Definition nach der Weltgesundheitsorganisation (WHO): wiederholter, periodischer oder chronischer Gebrauch einer natürlichen oder synthetischen Droge, die für Menschen und die Gesellschaft schädlich ist (Umgangssprache Sucht)

Abraham, Karl: Psychiater, Psychoanalytiker, *1877 Bremen, †1925 Berlin. Themen: Hysterie, Zwangsneurosen, Aggression und Traumdeutung

Abstinenz: Enthaltung, Enthaltsamkeit von Genussmitteln oder Medikamenten (Suchtstoff)

Abwehr: Auseinandersetzung mit einer Gefahr, abwenden von Bedrohungen körperlicher, seelischer oder sozialer Art

Abwehrmechanismus: Affekte oder Triebe werden abgewehrt , unbewusstes intrapsychisches Verhalten der Anpassung z. B. aus Angst oder zum Schutz der eigenen Person, dabei werden reife und unreife Abwehrmechanismen unterschieden

Adam: Im Drogenjargon Synonym für Ecstasy

Adaption: Anpassung, eine prozesshafte Leistung persönlicher Fähigkeiten

ADHD: Abk. für **a**ttention-**d**eficit **h**yperactivity **d**isorder, Aufmerksamkeits- und Hyperaktivitätsstörung

Adler, Alfred: Psychiater, Psychoanalytiker, *1870 Wien, †1937 Aberdeen. Begründer der Individualpsychologie (vor dem Hintergrund von Nietzsches „Wille zur Macht" entwickelt er sein Machtstreben, bei dem Geltungsstreben und Selbstwerterleben eng miteinander verflochten sind)

Adoleszenz: Zeitlich zwischen Pubertät und Erwachsenenalter angesiedelte Entwicklungsphase

ADS: Abk. für **A**ufmerksamkeits-**D**efizit-**S**yndrom

Affekt: Gefühlsregung mit körperlicher Auswirkung, zeitlich kurz und intensiv

Affektinkontinenz: Beherrschung von Gefühlsregungen und Gefühlsäußerungen ist verringert **(Affektlabilität)**

Agelie: Unfähigkeit zu lachen

Aggression: Neigung zu schneller, heftiger Reaktion, Angriffsbereitschaft, feindseliges Verhalten, **Autoaggression:** gegen die eigene Person gerichtet

Agieren: Im Sinne Sigmund Freuds werden infantile Gefühle und Wünsche in der Gegenwart lebhaft ausgelebt, wobei sich der Patient des Ursprungs seiner Handlungsweise nicht bewusst ist

Agitiertheit: Unstillbares Bewegungsbedürfnis, motorische Unruhe, Begleiterscheinung vieler psychischer Erkrankungen

Agoraphobie: Platzangst, unüberwindbare Furcht vor Plätzen, Straßen (manchmal mit Panikattacken)

Agnosie: Störung des Erkennens

Aichhorn, August: Psychoanalytiker, *1878 Wien, †1949 Wien. Arbeitete hauptsächlich im Bereich jugendlicher Delinquenten

AIDS: Abk. für **A**cquired **i**mmuno**d**efinciency **s**yndrome

Begriff/Abkürzung: Erklärung
Akathisie: Unfähigkeit dauernd zu sitzen oder ruhig zu stehen, (quälender) Bewegungsdrang
Akinese: Bewegungsarmut, Bewegungslosigkeit (Stupor, Schrecklähmung, Parkinsonismus) = **Akinesie**
Akrophobie: Schwindelgefühl bei großen Höhenunterschieden
Aktualisieren: Vergegenwärtigen, Bewusstwerden (in der gleichen Art und Weise reagieren, auch im Sinne von Übertragung während einer psychoanalytischen Behandlung)
Akzeptanz: Einverständnis, Billigung eines Verhaltens, einer Maßnahme, Hinnahme oder Zustimmung
Alexander, Franz Gabriel: Psychoanalytiker, *1891 Budapest, †1964 Palm Springs (USA). Grundlegende Arbeiten zur Neurosenlehre, Kriminalpsychologie und psychosomatischen Medizin
Alkoholabhängigkeit: Körperliche, psychische und soziale Schädigung durch Alkoholmissbrauch, Auftreten von Entzugssymptomen bei Abstinenz
Alltag: Handlungsbereich als grundlegende soziale Orientierung
Altruismus: Selbstlosigkeit im Denken und Handeln, ethische Einstellung der Uneigennützigkeit zum Wohl einzelner Personen oder der Gesellschaft
Alzheimer, Alois: Neuropathologe, Psychiater, *1864 Markbreit, †1915 Breslau. Beschrieb die Alzheimer Demenz klinisch und anatomisch
Ambivalenz: Gleichzeitiges Bestehen von unvereinbaren Gefühlen, Absichten, Wünschen oder Vorstellungen im Denken und im Wollen
Amnesie: Erinnerungslosigkeit, Gedächtnisstörung oder Gedächtnisschwäche
Amphetamine: Gruppe von Phenylalkylaminen (Weckamine, Aufputschmittel)
Anankasmus: Zwangsvorgang (Gedanken, Vorstellungen, Handlungen), die nicht unterdrückt werden können
Anpassungsstörung: Emotionale Beeinträchtigung, die bei kritischen Lebensereignissen auftritt und mit Ängstlichkeit und Depressivität einhergeht
Anthropologie: Allgemein: Wissenschaft vom Menschen, eine auf Aristoteles zurückgehende Wissenschaft, die philosophische Anthropologie befasst sich mit der Ganzheit und dem Wesen des Menschen und seiner Bestimmung in der Welt, die **naturwissenschaftliche** Anthropologie beschäftigt sich mit der Abstammungslehre, die **Sozial- und Kulturanthropologie** untersucht die wechselseitige Wirkung von Gesellschaft und Individuum
Anthrophobie: Phobische Ängste vor bestimmten Menschen und Gruppen (Examensangst, Lampenfieber)
Antipsychiatrie: Ende 1950/1960 gegründet, wichtige Personen: Ronald Laing und David Cooper. Im Gegensatz zu biologischen Ursachen von psychiatrischen Erkrankungen, betont die Antipsychiatrie die Auswirkung von Gesellschaft und Familie (später auch in Ansätzen von Franco Basaglia und der demokratischen Psychiatrie)
Antrieb: Initiative und Energie zum zielgerichteten Handeln, vom Willen weitgehend unabhängig
Apathie: Teilnahmslosigkeit, Fehlen von spontaner Aktivität, Gefühllosigkeit
Aphasie: Störung der Sprechfähigkeit und des Sprachverständnisses
APK: Abk. für **A**ktion **P**sychisch **K**ranke e.V. (Verein zur Förderung und Umsetzung psychiatrischer Reformen, beteiligt sind alle Parteien des Bundestags und Fachleute aus dem psychosozialen Feld)
Apnoe: Vorübergehender Atemstillstand (Nicht-Atmung)
Appetenz: Verlangen nach Triebbefriedigung (Appetit, Nahrung, Sexualität)
Appetenz-Aversions-Konflikt: Ein zugleich erstrebtes und bedrohliches Ziel (Aversions-Aversions-Konflikt = zwei gleich bedrohliche Ziele; Appetenz-Appetenz-Konflikt = zwei gleich erstrebenswerte Ziele)
Apraxie: Störungen der Bewegungsabläufe und Handlungsfähigkeit
Arendt, Henriette: Krankenpflegerin, Korrespondentin, *1874 Königsberg, †1922 Mainz. Wurde Polizeiassistentin und übernahm Aufgaben als Fürsorgerin für „verlassene Kinder ohne Unterschied der Nationalität und Konfession". Publizistin, machte vor allem mit sozialen und sozialpolitischen Themen auf Missstände aufmerksam

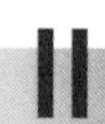

Begriff/Abkürzung: Erklärung

Asomnie: Schlaflosigkeit

asozial: Gemeinschaftsfeindlich, fehlende Einordnung in Regeln, Normen und Werte

Asperger-Syndrom: Äußert sich durch Temperamentsverlangsamung, eingeengte stereotypes Interesse, eine besondere Wesensart und verarmte Gefühlsäußerungen, Störung der Kommunikation, Ungeschicktheit, zeigen wenig Mitgefühl und Interesse an anderen Menschen

Assessment: Einschätzung, Bewertung, Burteilung der Pflege im Pflegeprozess, Dokumentation

associate nurse: Im Pflegesystem Primary Nursing (Bezugspflegesystem) die Pflegende/Krankenschwester, welche die Primary Nurse vertritt

Assoziation: Im **psychologischen** Sinn die Verknüpfung von Vorstellungen, Gefühlen und/oder Gedanken, **psychoanalytisch** freie Assoziation ungelenkte Gedanken und Äußerungen, die einen Zugang zum Unbewussten erschließen sollen

AT: Abk. für **A**rbeits**t**herapie

Ataxie: Störung der Koordination von Bewegungen

Audit: Kriterienbezogene Beurteilung eines Qualitätsmanagement zur Zertifizierung

Authentizität: Glaubwürdigkeit, Echtheit, Zuverlässigkeit, Wahrnehmung der eigenen Gefühle, der eigenen Person und der Einzigartigkeit eines jeden Menschen

Autismus: Selbst gewählte Einsamkeit, Rückzug aus der Gemeinschaft, aus dem Leben, von der Außenwelt Lt. Psychrembel: Kontaktstörung mit Rückzug in die eigenen Vorstellungs- und Gedankenwelt und Isolation von der Umwelt

Autogenes Training: Aus der Hypnose von H. J. Schultz entwickeltes Verfahren zur Selbstentspannung durch autosuggestive Formeln und Konzentration

Automatismus: Unbeabsichtigte und unbewusste Ausführung komplexer Handlungen, nicht der freien Willensbestimmung unterworfen

Autonomie: Selbstbestimmung als Recht und Möglichkeit des einzelnen Menschen

Autophobie: Krankhafte Furcht alleine zu sein

Autosuggestion: Beeinflussung des eigenen Willens im Gegensatz zur Heterosuggestion (z. B. autogenes Training)

Aversionstherapie: Besondere Form der Verhaltenstherapie, basierend auf Abneigung und Vermeidung

Axiom: Basis zur Entwicklung einer Theorie, Grundsatz, Postulat

Balintgruppe: Fallbearbeitung auf psychoanalytischer Grundlage nach bestimmten Regeln, patientenzentrierte Selbsterfahrungsgruppe

Bardeleben, Eveline von: Freiwillige Krankenpflegerin, *1820 Königsberg, †1872. Bahnte im 19. Jhd. die berufliche Krankenpflege mit an. Pflegte schon mit 16 J. ihre Großmutter. Folgte mit 46 dem Aufruf zur Bildung der freiwilligen Krankenpflege (Kranken-, Verwundeten- und Seuchenpflege). Ihr aristokratisches Verständnis von ehrenamtlicher Wohltätigkeit und beruflicher Pflege war ganzheitlich und umfasste Kranke, Arme, Verwundete, Verwaiste, Verwandte, Infizierte, Gefangene, Prostituierte

Balint, Michael: Psychoanalytiker, Psychotherapeut, *1896 Budapest, †1970 London. Begründer der Balint-Gruppen

Basaglia, Franco: Psychiater, *1924 Venedig, †1980 Venedig. Abschaffung der Unterbringungsgesetze, demokratische Psychiatrie, Auflösung der Anstalten

Bateson, Gregory: Biologe und Anthropologe, *1904 Cambridge (England), †1981 Berkeley (Kalifornien). Anthropologische Feldarbeit in Neu Guinea, Bali, Galapagos, Double-Bind-Theorie, Ökologie des Geistes

BFLK: Abk. für **B**undes**f**achvereinigung **l**eitender **K**rankenpflegekräfte in der Psychiatrie

BALK: Abk. für **B**undes**a**rbeitsgemeinschaft **l**eitender **K**rankenpflegekräfte

Begriff/Abkürzung: Erklärung

Basale Stimulation: Pflegerisches Konzept aus der Heilpädagogik, das sich auf Körperwahrnehmung und dessen Lage und menschliche Kommunikationsformen bezieht, Reizung und Erregung der Sinnesorgane

Bedürfnis: Feststellung oder Empfindung eines Mangels oder eines Wunschs, mit dem Ziel der Befriedigung

Beeinträchtigung: Äußeres oder inneres Be- oder Verhindern und Erschweren der Bedürfnisbefriedigung eines Menschen

Behandlungspflege: Maßnahmen von Ärzten an Pflegende delegiert, die krankheitsspezifisch und an Diagnosen gebunden sind

Behaviorismus: Sozialpsychologische Schule mit der theoretischen Grundlage, dass (komplexe) Verhaltensweisen immer auf Reiz-Reaktions-Verbindungen zurückzuführen sind

Belohnung: Motivation, Anreiz und Verstärkung einer bestimmten Handlung oder eines bestimmten Verhaltens

Beratung: Information eines einzelnen oder auch Gruppen, um Wissen zu erweitern, Konflikte oder Probleme durch Fachkompetenz zu lösen

Berne, Eric: Psychoanalytiker, *1910 Montreal (Kanada), †1970 Monterey (Kalifornien, USA). Begründer der Transaktionsanalyse (auch Struktur und Dynamik von Gruppen)

Berufsbild: Charakteristische Merkmale einer Tätigkeit, die ein spezifisches Wissen durch Ausbildung voraussetzt

Berufsethik: Moralischer Kodex, an dem sich alle Angehörigen einer Berufsgruppe mit ihrem Verhalten zu orientieren haben

Betreuer: Nach dem **Betreuungsgesetz (BtG)** durch das Vormundschaftsgericht bestellte Person zur Wahrnehmung der Rechte eines hilfebedürftigen Menschen, z. B. der Gesundheits-, Vermögens- und Personensorge, als **Betreuungsverfügung** wird die schriftliche Festlegung über künftige Betreuungswünsche bezeichnet

Beziehung: Wechselseitige Verbindung zwischen Menschen

Bezugspflege: Vollständige Übernahme der Verantwortung für einen Patienten, Gestaltung der pflegerischen Beziehung und Kooperation mit anderen Beteiligten

Bibliophobie: Krankhafte Abneigung gegen Bücher

Bifokale Gruppenpsychotherapie: Nach Roul Schindler, Therapieform bei der sowohl mit Patienten als auch mit Familien/Angehörigen gearbeitet wird

Binswanger, Ludwig: Psychoanalytiker, *1881 Kreuzlingen, †1966 Kreuzlingen. Mit Sigmund Freud befreundet, gründet seine eigene Richtung in der Daseinsanalyse, psychiatrische Anthropologie und gab der Psychiatrie starke Impulse

Bioenergetik: = Psychoenergetische Analyse. Psychotherapieform zurückgehend auf Wilhelm Reich, der den menschlichen Organismus als Energiesystem ansieht, das ständig Energie auf- und ablade, eine Störung führe zu Krankheiten

Biofeedback: Zusatzmethode zu anderen Psychotherapien basierend auf operanter Konditionierung, Rückmeldung durch speziell konstruierte Geräte motorischer und vegetativer Körperfunktionen

Bipolar: Nach zwei Polen hin verlaufend (z. B. Manie – Depression)

Bizarr: Unterbrechung der Kommunikation, uneinfühlbares, unverständliches Verhalten in Mimik, Gestik und Sprache

blackout: Kurze Bewusstseins- und Erinnerungslücken

Bleuler, Eugen: Psychiater, *1857 Zollikon, †1939 Zürich. Unterstützte die Ansichten Freuds, prägte den Ausdruck „Schizophrenie" und unterschied die Grundsymptome (z. B. Dissonanz des Denkens und affektive Verblödung sowie Verlust des Gefühlsrapports, Ambivalenz, Autismus) und die akzessorischen Symptome (Gedächtnisstörungen, Störungen der Sprache, Schrift und der Person, Sinnestäuschung, Wahnideen)

Blindversuch: Doppelter ~: Arzneimittelversuch, bei dem sowohl der Patient als auch der Forscher nicht weiß, welche Pillen das Placebo enthalten
Einfacher ~: dabei weiß nur der Patient nicht, ob er ein Medikament bekommt oder nicht

Begriff/Abkürzung: Erklärung
Bonhoeffer, Karl: Psychiater, *1868 Neresheim, †1948 Berlin. Prägte den Begriff des sozialen Schwachsinns und beschrieb die exogenen Reaktionstypen
Borderline: Grenzlinie, Grenzgebiet, Zwischengebiet
Burnout-Syndrom: Emotionale Erschöpfung, Antriebsarmut und Interesselosigkeit, Gefühl keine Kraft mehr zu haben, um seine Aufgaben auszuführen
Brändström, Elsa: Rotkreuzschwester, *1888 St. Petersburg. Tochter des schwedischen Gesandten am Zarenhof, †1948 in Cambridge (Massachusetts, USA). Suchte in einem freiwilligen Einsatz während des 1. Weltkriegs deutsche Kriegsgefangene in Sibirien im Auftrag des Internationalen Roten Kreuzes auf (Verteilung von Kleidung, Nahrungsmittel, Medikamenten), dafür verliehen ihr die Universität Uppsala und auch die Juristische Fakultät der Universität Tübingen den Ehrendoktortitel, sie emigrierte 1934 mit ihrem Mann, dem Linksintellektuellen Dr. Robert Ulich, in die USA und ging in die Geschichte als der „Engel von Sibirien" ein
Breuer, Josef: Praktischer Arzt, *1842 Wien, †1925 Wien. Eigentlicher Erfinder der kathartischen Methode zur Behandlung hysterischer Störungen in Zusammenarbeit mit Sigmund Freud
broken home: Zerstörte Familie, (fehlen eines Elternteils durch Verlassen, Trennung, Scheidung oder Tod), wird oft mit dissozialem Verhalten und Straffälligkeit in Verbindung gebracht
Büchner, Luise: War gewissermaßen die erste „Pflegemanagerin", *1821, †1877 Darmstadt. Schwester des bekannten Dramatikers und radikalen Politikers Georg Büchner. Sie trat für eine erwerbsmäßige Krankenpflege und eine Krankenpflegeausbildung ein, als der Frankfurter Buchhändler Meininger die Herausgabe eines Buches zur Frauenfrage (von einem Mann geschrieben) plante, bot sie sich mutig als Verfasserin an und es entstand ihr erstes Buch „Die Frauen und ihr Beruf". Sie vertrat die gleichberechtigte Bildung von Jungen und Mädchen und unterstützte mit Prinzessin Alice von Hessen die berufliche Pflege. Es entstand der Alice-Verein zur Ausbildung von Krankenpflegerinnen, bereits im Krieg 1870/71 standen ausgebildete Pflegerinnen zur Lazarettpflege zur Verfügung.
care: Fürsorge, sich Kümmern, Ausübung der Mutterrolle, unterstützendes, förderndes und helfendes Verhalten
casework: Methode der psychiatrischen Sozialarbeit, Fürsorge, Einzelfallarbeit
Catecholamin-Hypothese: Erklärungstheorie zur Entstehung von Depressionen, die Gabe von Reserpin bewirkt eine Senkung der biogenen Amine Noradrenalin, Dopamin und Serotonin im Gehirn, der „Reserpin-Effekt" kann durch trizyklische und Monoaminooxydasehemmer wieder antagonisiert werden (gegeneinander gerichtete Wirkungsweise), die Wirkungsweise ist umstritten **(Serotonin-Hypothese)**
Cauer, Marie: Volksschullehrerin, Krankenschwester, Hebamme, *1861 Freyenstein, †1950 Berlin. Sie plädierte für ein Beamtentum in der Pflege (Analog zu Lehrerinnen), sie verzichtete persönlich bewusst auf die Berufsbezeichnung „Schwester", war in der Weimarer Republik an der Volkshochschule in Stuttgart tätig und prägte die Ablösung von den Mutterhäusern – hin zu den „Freien Schwestern" mit. Sie war im Dritten Reich an das NS-Regime angepasst, verfasste entsprechende fachliche Leitfäden für die Pflege und gab sich gefährlichen Fortschritts-Illusionen hin
Charakter: Gesamtheit der Eigenschaften eines Menschen, besondere Merkmale
Choleriker: Mensch mit der Neigung zu plötzlichen heftigen Gefühlsausbrüchen und Aggressionen (mittelalterliche Erklärung in der Säftelehre, dass die Galle überwiegt)
clinical pathways: Behandlungspfade, interdisziplinäre formulierte Behandlungspläne, in Verbindung mit DRGs und evidenzbasierter Pflege und Medizin
coaching: Im Zusammenhang mit sozialer Kompetenz interaktiver Beratungs- und Betreuungsprozess mit dem Ziel die Potenziale von Mitarbeitern auf allen Ebenen zu fördern
coming-out: Schlusspunkt in einer Entwicklung, nach einem Prozess der Klärung
community care: Regionalfürsorge, Vernetzung von stationären, ambulanten und komplementären Hilfen, Zusammenarbeit, Koordination und Kooperation
community mental health center: Gemeindezentrum für seelische/psychische Gesundheit, Vernetzung in die Gemeinde, Inanspruchnahme der allgemeinen sozialen Dienste, Organisationsform zur Resozialisierung von psychisch kranken Menschen

Begriff/Abkürzung: Erklärung

Compliance: Aktive Mitarbeit des Patienten an der Genesung, Arbeitsbündnis

Conti, geb. Pauli, Nanna: Hebamme, *1881 Leipzig, †1951. Umzug ins Tessin/Schweiz. Heiratete mit knapp 16 und bekam 3 Kinder, ihr Sohn war der NS-Reichsgesundheitsführer Dr. Leonardo Conti, der 1945 Suizid beginn. Nach der Machtergreifung durch die Nationalsozialisten wurde ihr die Leitung der „Reichsarbeitsgemeinschaft der Berufe im sozialen und ärztlichen Dienst" unterstellt, sie arbeitete eng mit Margarete Lungershausen zusammen. Beide hatten keine Distanz zur Ideologie der Nationalsozialisten

coping: Bewältigungsstrategien, Ressourcenförderung, dynamischer Prozess der Auseinandersetzung, Konzept der Stressforschung

Corporate Identity: Identität eines Unternehmens und Identifikation mit dem Unternehmen (Unternehmenskultur, Philosophie, Vertretung in der Öffentlichkeit)

cure: Handlungsleitend für die Medizin: Heilung, curation: Ich sorge für

Curriculum: Rahmenlehrkonzept in Bildungseinrichtungen, oft gesetzlich vorgegeben

Datenschutz: Sicherung von gespeicherten, personenbezogenen Daten und Ergebnissen, Schutz vor Missbrauch

DAT: Abk. für **D**emenz vom **A**lzheimer **T**yp

DBT: Abk. Für **D**ialektisch-**B**ehaviorale Psycho**t**herapie

Defizitmodell: Konzentriert sich auf das, was fehlt, eingeschränkte Fähigkeiten und Handlungen, **Defizitorientierung** als Gegenteil der Ressourcenorientierung

Delegation: Nach Helm Stierlin Vorgang innerhalb der Familie, veranlasst unbewusst, was z. B. ein Elternteil selbst angestrebt hat

Depersonalisation: Gefühl dem eigenen Ich gegenüber fremd zu sein oder auch einzelne Körperteile als nicht zur Person gehörig zu empfinden oder auch gleichzeitig zu erleben, dass gewohnte Personen und Dinge nicht wirklich sind, starr, fremd und leer

Depravation: Verfall sittlicher und moralischer Verhaltensweisen der früheren Persönlichkeit, z. B. durch eine Sucht

Derealisation: Fremdheitsgefühl

Desensibliesierung: Gegenkonditionierung, Ansatz in der Verhaltenstherapie, Rückgängigmachen eines erlernten Verhaltens durch ein bestimmtes Vorgehen

Deutsche Alzheimer Gesellschaft: Dachverband, der auf regionaler Ebene angesiedelten Gruppen der Angehörigen von an Alzheimer erkrankten Menschen, Interessensvertretung, Beratung, Öffentlichkeitsarbeit, Aufklärung

Deutsche Forschungsanstalt für Psychiatrie: Max-Planck-Institut für Psychiatrie, wissenschaftliches Institut, klinische Beobachtung und naturwissenschaftliche Forschung zur Beantwortung der Frage der Ursachen und des Wesens von Geisteskrankheiten und ihrer Heilung

DBfK: Abk. für **D**eutscher **B**erufsverband **f**ür Pflegeberufe (früher: **K**rankenpflege), 1903 gegründet (Agnes-Karll-Verband), Sitz Berlin

Deutscher Bildungsrat für Pflegeberufe: Zusammenschluss deutscher Schwesternverbände und Pflegeorganisationen zur Weiterentwicklung von Bildungskonzepten in der Pflege

DGF: Abk. für **D**eutsche **G**esellschaft für **F**achkrankenpflege

DGGK: Abk. für **D**eutsche **G**esellschaft für **G**estalttherapie und **K**reativitätsförderung (Gründer: Fritz Perls, Form der Psychotherapie)

DGGPP: Abk. für **D**eutsche **G**esellschaft für **G**eronto**p**sychiatrie und -**p**sychotherapie

DG-NLPt: Abk. für **D**eutsche **G**esellschaft für **N**euro-**L**inguistische **P**sycho**t**herapie

DGS: Abk. für **D**eutsche **G**esellschaft für **S**elbstmordverhütung

DGSP: Abk. für **D**eutsche **G**esellschaft für **S**oziale **P**sychiatrie (Verband für alle Berufsgruppen in der Psychiatrie/psychosozialen Versorgung)

Begriff/Abkürzung: Erklärung
DGVT: Abk. für **D**eutsche **G**esellschaft für **V**erhaltens**t**herapie
DGZ: Abk. für **D**eutsche **G**esellschaft **Z**wangserkrankungen (Erforschung von Zwangsneurosen und Zwangserscheinungen)
Diagnose: Beurteilung durch Beobachtung eines Zustandes oder Beschaffenheit, **Pflegediagnose,** macht Pflegeinterventionen auf dieser Basis erforderlich
Dialektisch-behaviorale Psychotherapie: Nach Marsha Linehan, eine Form der Verhaltenstherapie, feste Struktur der Therapie mit Einzelmaßnahmen (Skills- und Fertigkeitstraining, Einzelgesprächen, Telefonkontakte, Supervision) und Arbeitsgemeinschaften, besonders angewendet bei Menschen mit Borderline-Syndrom
DIB: Abk. für **D**iagnostisches **I**nterview für **B**orderline-Patienten
Didaktik: Begriff für spezifische Inhalte, pädagogische Planung und konkrete Unterrichtskonzeption, Umsetzung wissenschaftlicher Inhalte: **Fachdidaktik**
DIMS: Abk. für **D**isorders of **I**nitiating or **M**aintaining **S**leep (Einschlaf- und Durchschlafstörungen)
Dissimmulation: Krankheitssymptome verbergen und verheimlichen, vortäuschen von Gesundheit
Dissonanz: Nach getroffener Entscheidung einseitige Auswahl von Informationen
DKG: Abk. für **D**eutsche **K**rankenhaus**g**esellschaft
DNQP: Abk. für **D**eutsches **N**etzwerk für **Q**ualitätsentwicklung in der **P**flege, Koordinierungsstelle des Europäischen Netzwerkes (EuroQUAN), Entwicklung von nationalen und Qualitätsstandards
Doppelblindversuch: Versuchsanordnung in der klinischen Forschung, zwei Gruppen: eine Gruppe wird behandelt, z. B. mit Medikamenten, eine Gruppe erhält Placebo, wer was verabreicht bekommt, ist weder dem Probanden noch dem Forscher bekannt
double-bind: Begriff aus der Psychologie und meint Doppelbotschaft, insbesondere in Familien, Mutter-Kind-Beziehung und in Gruppen, gekennzeichnet durch sich widersprechende Botschaften
DPR: Abk. für **D**eutscher **P**flege**r**at, 1998 gegründete Bundesarbeitsgemeinschaft der Pflegeorganisationen und Verbände, Interessenvertretung auf Bund-, Lander- und Europaebene, Sitz Berlin
DPWV: Abk. für **D**eutscher **P**aritätischer **W**ohlfahrts**v**erband, Spitzenverband der freien Wohlfahrtspflege, Vertreter von Organisationen und Einrichtungen
DRG: Abk. für **D**iagnosis **R**elated **G**roups und meint diagnoseorientierte Fallpauschalen zur Leistungsberechnung im Krankenhaus
DSM: Abk. für **D**iagnostic and **S**tatistical **M**anual of Mental Disorders
Dunant, Jean Henry: Bankkaufmann, *1828 Genf, †1910 Heiden/Rorschach. Begründer der Rotkreuzbewegung. Sammelte mit 21 junge Menschen zum gemeinsamen Bibelstudium und zu praktischer humanitärer Hilfe für Hungernde, Kranke und Alte. Daraus ging die Christliche Vereinigung junger Männer (CVJM) hervor. Sein Anliegen zur Regelung der Grundsätze freiwilliger Krankenpflege im Kriege fand eine breite Zustimmung, 1901 Friedensnobelpreis
DV: Abk. für **D**eutscher **V**erein für Pflegewissenschaft , 1989 gegründet, Zeitschrift: „Pflege und Gesellschaft"
DVP: Abk. für **D**eutscher Dachverband für **P**sychotherapie (berufsübergreifende Föderation von 27 Verbänden, Vertretung der Berufsinteressen von Psychotherapeuten)
EA: **E**motions **A**nonymous (Selbsthilfegruppe für Menschen mit seelischen Störungen)
Echolalie: Mechanisches Nachsprechen von Sätzen und Worten
EE: **E**xpressed **E**motions (Zusammenhang zwischen Krankheit und zum Ausdruck gebrachter Affekte)
Effizienz: Grad der Wirtschaftlichkeit; **Effektivität:** Grad der Wirksamkeit (Verhältnis zwischen Planung und Ergebnis, Umsetzung)
EFQM: Abk. für **E**uropean **F**oundation for **Q**uality **M**anagement = europaweites Qualitätsüberprüfungssystem
Eingliederungshilfe: Wird gewährt in besonderen Lebenslagen an Personen mit Behinderungen oder bei drohender Behinderung, um an der Gesellschaft teilhaben zu können

Begriff/Abkürzung: Erklärung
EKB: Abk. für **E**lektro**k**rampf**b**ehandlung **(EKT** = **E**lektro**k**rampf**t**herapie)
Elisabeth von Thüringen: *1207 als Tochter des ungarischen Königs Andreas II und dessen Gemahlin Gertrud von Meran, †1231 Marburg. 1211 wurde sie dem elfjährigen Sohn Ludwig des Landgrafen Hermann von Thüringen zur Gemahlin bestimmt und auf der Wartburg/Eisenach erzogen, 1221 bekam sie 3 Kinder und übte gleichzeitig aufopfernd Armen- und Krankenpflege in ihrer Umgebung aus. Nach dem Tod ihres Gemahls trat sie dem von Franz von Assisi gegründeten III. Orden bei, gründete ein Hospital und widmete sich nur noch der Krankenpflege. 1235 wurde sie heilig gesprochen und über ihrem Grab eine Kirche errichtet
Emanzipation: Befreiung von Unterdrückung oder Benachteiligung in unterschiedlichen Lebenszusammenhängen
Emotion: Individueller Ausdruck von Gefühlen, unbewusst und bewusst, in negativen und positiven Zusammenhängen
Empathie: Natürliches Einfühlungsvermögen und Wahrnehmung eines Menschen gegenüber einer anderen Person
Empirie: Aus Beobachtung, Erfahrung und Forschung gewonnene wissenschaftliche Erkenntnisse um generelle Aussagen zu machen
Empowerment: Eigenverantwortlichkeit, Selbstbefähigung von Menschen, Verantwortung zu übernehmen und emanzipatorische Bestrebungen zu verwirklichen
Episode: Vorübergehende psychische Erkrankung, völlige Rückbildung
EPMS: Abk. für **E**xtra**p**yra**m**idale **S**ymptomatik, unwillkürliche Bewegungsstörungen
Erickson, Milton Hyland: Psychotherapeut, *1901 Anrum (Nevada), †1980 Phoenix (Arizona). Hypnose-Therapie und kurze direkte Psychotherapie
Ethik: Wissenschaft vom sittlichen und moralischen Verhalten in theoretischen Fragen und in der Praxis
Ethnologie: Vergleichende Verhaltensforschung in der Soziologie, untersucht das menschliche Verhalten
Etikettierung: Begriff aus der Soziologie, ordnet und betrachtet Teile von Personen (nicht den ganzen Menschen) auf Grund äußerer Merkmale, subjektiver und objektiver Kriterien (Stigmatisierung)
Euthanasie: Aktive Sterbehilfe, „sanfter Tod", bezeichnet ein Handeln, das einen Menschen tötet (der Begriff ist eng verbunden mit dem Nationalsozialismus)
Evaluation: Beschreibung und Bewertung der Wirksamkeit von Maßnahmen und Aktivitäten, aber auch Programmen **(Evaluierung)**
Evidenz: Beweisführung, Beweis, Deutlichkeit der Praxis in Pflege und Medizin, basiert auf wissenschaftlicher Fundierung und klinischer Erfahrung, Einsetzen von Standards, Leitlinien oder Behandlungspfaden führt zu **evidenzbasiert**er Pflege und Medizin
Experiment: Methodisch geplant, kontrollierter und wissenschaftlich durchgeführter Versuch, zeigt Wechselwirkung und Vergleichbarkeit auf
Exploration: Erkundung und Erforschung, Gewinnung von Erkenntnissen
Fabulieren: Erzählen von erfundenen Geschichten, die sich um wahre Erlebnisse herum ranken; **Konfabulation** = frei erfundene Geschichten
Familienpflege: Betreuung und Versorgung psychisch kranker Menschen in Familien (Aufnahme in Pflegefamilie), Unterstützung durch professionelle Helfer, wird seit dem Mittelalter in unterschiedlicher Intensität praktiziert, derzeit wieder aktueller (bekannte Beispiele sind Geel, belgischer Ort, deren Einwohner sich aus religiösen Motiven mit Geisteskranken beschäftigten und Friedrich Hölderlin beim Handwerker Zimmer in Tübingen)
Feedback: Rückmeldung, die nach bestimmten Regeln erfolgt und auf bestimmte Verhaltensweisen bezogen ist
Feldenkrais-Methode: Körpertherapie zur Verbesserung der Selbst- und Körperwahrnehmung
FBBS: Abk. für **F**reiburger **B**orderline-**B**efindlichkeits**s**kala
FE: Abk. für **F**ürsorge**e**rziehung

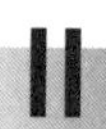

Begriff/Abkürzung: Erklärung
Federn, Paul: Psychiater, Psychotherapeut, *1871 Wien, †1950 New York, sein Hauptwerk „Zur Psychologie der Revolution: die vaterlose Gesellschaft, außerdem Veröffentlichungen zu Objekt und Narzissmus
Ferguson geb. Goldberg, Marion: Krankenschwester, *1924 München, †1988 Cardiff (England). 1939 emigriert, lernte später Krankenpflege, Hebamme und Fürsorgerin, arbeitete in Großbritannien, Israel und Afrika. Studium in den USA (Politikwissenschaften, Soziologie). Rückkehr nach GB Beginn der 70er Jahre, Beginn ihrer Universitätskarriere, wurde britische Repräsentantin Gremien der Europäischen Gemeinschaft. Als Historikerin versuchte sie u. a. Anfang 1980 einen Zugang zur Geschichte der jüdischen Krankenpflege in Deutschland zu finden. Sie war unzufrieden mit der Aufarbeitung des Nationalsozialismus in Deutschland und scheute sich auch lange dorthin zu reisen.
Feldtheorie: Nach Kurt Lewin, eine gestaltpsychologische Theorie nach der sich das Verhalten eines Menschen nach dem Kräftefeld seiner Umgebung richtet, die gesellschaftlichen Kräfte treten an die Stelle der individuellen
Ferenczi, Sandor: Psychoanalytiker, *1873 Miskolc (Ungarn), †1933 Budapest. Schwerpunkte Experimente mit Hypnose, Theorie und Technik der Psychoanalyse, begründete die Bioanalyse
Fetisch: Gegenstand, dem magische Kräfte zugeschrieben werden
Flashback: Rückblitz, nach Drogengenuss plötzliches Wiederauftreten von psychoseähnlichen Symptomen und Erlebnissen
Fliedner, geb. Münster, Friederike Wilhelmine: Erzieherin, *1800 Braunfels, †1842 Kaiserswerth. Stifterin der Kaiserswerther Diakonissen-Bildungsanstalt. Übernahm die ökonomische Leitung des Kranken- und Mutterhauses und hatte wesentlichen Anteil an der Anerkennung der Diakonissen-Schwesterngemeinschaft als Organisation qualifizierter beruflicher Krankenpflegerinnen. Konnte ihren Mann nicht davon überzeugen, das Geistliche vom Amt der Pflegerin zu trennen. Starb an ihrer 11. Schwangerschaft
Fliedner, Georg Heinrich Theodor: Hauslehrer, evangelischer Pfarrer, *1800 Epstein/Taunus, †1864 Kaiserswerth. Gründete zunächst in Düsseldorf den Rheinisch-Westfälischen Gefängnisverein, dann die Bildungsanstalt für Lehrerinnen und den Rheinisch-Westfälischen Diakonissenverein zur Heranbildung weiblicher Kräfte für die Krankenpflege. Gründete Hospitäler in Jerusalem, Alexandria und Istanbul sowie Waisenerziehungshäuser in Beirut, Smyrna und Jerusalem. Besetzte 1864 mehr als 100 Einsatzorte mit ca. 430 Diakonissen, 1836 wurde das Diakonissen-Mutterhaus eröffnet, dieses Datum bezeichnet Anna Sticker als den Beginn der neuzeitlichen Krankenpflege, für sein soziales Gesamtwerk erhielt er die Ehrendoktorwürde der Universität Bonn.
Folie à deux: Übernahme krankhafter Überzeugungen, z. B. Wahninhalte durch eine (gesunde) nahe stehende Person
Forel, Auguste: Psychiater, *1848 Morges (Schweiz), †1931 Yvorne. Befasste sich mit Hypnose, Gehirn und Seele, sexuellen Fragen und dem Gedächtnis und seinen Abnormitäten
Frankl, Victor E.: Psychotherapeut, *1905 Wien. Begründer der Logotherapie und Existenzanalyse
Freud, Anna: Lehrerin, Psychoanalytikerin, Tochter Sigmund Freuds, *1895 Wien, †1982 London. Spezialisierung auf Kinderpsychoanalyse
Freud, Sigmund: Psychiater, *1856 Freiberg (Mähren), †1939 London. Begründer der Psychoanalyse, Methode zur Behandlung von Seelenstörungen, Entdeckung des Unbewussten
Fromm, Erich: Psychoanalytiker, *1900 Frankfurt am Main, †1980 Muralto (Schweiz). Ist verbunden mit dem humanistischen Protest, liefert eine sozialkulturelle Analyse der Kultur seiner Zeit, Mitglied der Frankfurter Schule, geht davon aus wie Freud, dass die wahren Motive des Handelns nicht bewusst sind, war in die USA emigriert
Fromm-Reichmann, Frieda: Psychoanalytikerin, mit Erich Fromm verheiratet, *1889 Karlsruhe, †1957 Chestnut Lodge (Maryland, USA). Emigrierte 1934 in die USA, arbeite mit Harry Sack Sullivan, in der Palo Alto-Gruppe, Pionierin auf dem Gebiet der Psychotherapie von schizophrenen Patienten (als Dr. Fried abgebildet in dem Roman ihrer Patientin ‚Ich habe Dir keinen Rosengarten versprochen')
Frustration: Gefühl der Enttäuschung, Unzufriedenheit und Zurückweisung bei Nichterreichen der eigenen Ziele, **Frustrations-Aggressionstheorie** bezeichnet den Zusammenhang zwischen Frustration und daraus resultierenden Aggressionen, Ärger oder Wut

Begriff/Abkürzung: Erklärung

Generalisierung: Verallgemeinerung einer Aussage oder eines Ergebnisses, **psychopathologisch** = Ausbreitung einer Verhaltensweise z. B. Angst

GKV: Abk. für **G**esetzliche **K**ranken**v**ersicherung

GLE: Abk. für **G**esellschaft für **L**ogotherapie und **E**xistenzanalyse (Victor E. Frankl , Form der Psychotherapie)

Griesinger, Wilhelm: Psychiater, *1817 Stuttgart, †1865 Berlin. Wurde berühmt durch die Aussage „Geisteskrankheiten sind Hirnkrankheiten“

Groddeck, Georg: Psychotherapeut, *1866 Kösen (Thüringen), †1934 Zürich. Bekanntestes Werk „Die Natur heilt – die Entdeckung der Psychosomatik“

Goldman, Emma: Krankenschwester, Hebamme und Anarchistin, *1869 Kaunas/Litauen, †1940 Toronto. Ihre Biografie wurde bisher meist unter feministischem Blickwinkel betrachtet, weniger im Hinblick auf ihre Tätigkeit als Krankenschwester und Hebamme. Lebte in St. Peterburg und emigrierte 1886 mit ihrer Schwester in die USA. Lebensgefährte Alexander Berkman beging 1936 Suizid. Wurde als Anarchistin immer wieder verfolgt , tauchte unter und arbeitete als Krankenschwester und Hebamme unter den Ärmsten der Armen

Guttemplerorden: Enthaltsamkeitsverband 1852 in den USA gegründet, internationaler, nicht konfessioneller Verband zur Abstinenz nach dem Vorbild alter Orden

GUV: Abk. für **G**esetzliche **U**nfall**v**ersicherung

GwG: Abk. für **G**esellschaft für **w**issenschaftliche **G**esprächspsychotherapie (klientenbezogen)

GZ: Abk. für **G**erontopsychiatrisches **Z**entrum

Habitus: Äußeres Erscheinungsbild und Besonderheiten, **Habituation:** Gewöhnung, Adaption, Anpassung, z. B. auch Eingewöhnung in eine neue Situation

Halo-Effekt: subjektiver Eindruck von einer Person (positiv oder negativ), verzerrte und veränderte Wahrnehmung der Person

hangover: Nachwirkungen bei Alkohol und Medikamenten (Schlafmittel), Symptome z. B. Übelkeit, schlechter Geschmack im Mund, Erbrechen, Blässe, Reizbarkeit, Schwitzen, Rötung der Augen

Haarer, Johanna: Medizinerin und Nationalsozialistin, *1900 Bodenbach/Böhmen, †1988 München. Mutter von vielen Kindern. Wurde durch Veröffentlichungen bekannt, vor allem mit dem Erfolg ihres Buches „Die deutsche Mutter und ihr erstes Kind“ (1934). Weitere Veröffentlichungen: „Unsere kleinen Kinder“, „Säuglingspflege für junge Mädchen“, „Unsere Schulkinder“. Bücher waren für Laien. Sie war weder in der Kinderheilkunde noch in der Erziehungswissenschaft fachlich ausgewiesen, 1939 bezog sie eindeutig politisch Stellung mit Veröffentlichungen wie „Mutter erzähl uns von Adolf Hitler“, „Hilfswerk für Mutter und Kind“, ihr Standardwerk war „Brutstätte der Nation“ und prägte nachhaltig bevölkerungspolitisch und rassenhygienisch die Säuglings- und Kinderkrankenpflege

Haase, Emma: Krankenschwester, *1893 Dersted/Helmstedt, †1984 Berlin-Buch. übte zunächst ungelernt Krankenpflege aus und wurde wegen Streikäußerungen entlassen, besuchte die Abendschule, trat 1926 in die KPD ein und war eine der wenigen Krankenschwestern, die in der Weimarer Republik der Partei angehörten, wurde wegen ihrer Mitgliedschaft in der NS-Diktatur politisch verfolgt und 1933 verhaftet und aus ihrem Anstellungsverhältnis in der Charité entlassen, sie beteiligte sich dann im Widerstand, nach ihrer Rehabilitation wurde sie 1945 Oberin in der Charité und führte ihre politische und gewerkschaftliche Arbeit in der Sowjetischen Besatzungszone und später in der DDR fort, sie brachte die Nachfolgerin der „Sanitätswarte“ die Zeitschrift „Heilberufe“ auf den Weg, die DDR-Gesellschaft stiftete 1988 für die in der Krankenpflege verdienten Mitglieder die „Emma-Haase-Ehrenmedaille“

HAWIE: Abk. für **Ha**mburg-**W**echsler-**I**ntelligenztest für **E**rwachsene

HeimG: Abk. für **Heim**gesetz, Gesetz zum Schutz von Heimbewohnern, um die Würde, Bedürfnisse und Interessen zu wahren **HeimMindBauV** = Heimmindestbauverordnung, baulicher Mindeststandard und Vorschriften

Heinroth, Johann Christian August: Erster Professor für Psychiatrie, *1773 Leipzig, †1843 Leipzig. Ist der Begründer der Psychiatrie als eigenständige Disziplin, prägte die Begriffe Psychiatrie und Psychosomatik

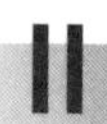

Begriff/Abkürzung: Erklärung
Helfersyndrom: Nach Schmidbauer auf psychoanalytischer Basis beschriebener Komplex: Helfer handeln aufgrund eines altruistischen (selbstloser, uneigennütziger) Ansatzes, bieten aufopfernde Hilfe. Dadurch leben sie sich aus und kompensieren unbewusst ihre eigene Hilfsbedürftigkeit
Hildegard von Bingen: Äbtissin des Benediktiner Nonnenklosters auf dem Rupertsberg in Bingen, *1098 Bermersheim/Rheingau, †1179. Verfasserin heil- und naturkundlicher Schriften. Diese entstammen dem antiken Wissen der Klostermedizin und der eigenen religiös geprägten und interpretierten Pflege und Heilerfahrung. Sie bettete die ganzheitliche Krankenpflege ein in die sog. Kloster- und Kirchenmedizin des Mittelalters. 1500 Heiligsprechung
Hirsch, Minna: Krankenpflegerin, *1860 Halberstadt, †1938 Frankfurt am Main. Absolvierte ihre Ausbildung im Hospital der Jüdischen Gemeinde in Frankfurt am Main, wurde Schwester Oberin des gegründeten Vereins, des Verbandes „Verein für jüdische Krankenpflegerinnen zu Frankfurt am Main und Oberin des Krankenhauses, zu deren Aufgaben die praktische Belehrung der Schülerinnen gehörte. Erwarb zahlreiche Auszeichnungen
Hirschfeld, Magnus: Arzt und Sexologe, *1868 Kolberg (Pommern), †1935 Nizza. Gründete das erste Institut für Sexualforschung, Pionier der Humanisierung und Toleranz gegenüber der Psychosexualität bei Ärzten und in der Allgemeinbevölkerung
Hoche, Alfred Erich: Psychiater und Neurologe, *1865 Wildenhain (Merseburg), †1943 Baden-Baden. Schrieb 1920 zusammen mit dem Juristen Binding die Broschüre „Die Freigabe der Vernichtung lebensunwerten Lebens, ihr Maß und ihre Form" und wurde damit zum Vater des Massenmords von psychisch kranken Menschen durch die Nationalsozialisten.
Holismus: Aus der Philosophie kommend, die Ganzheit und nicht aus Summe der einzelnen Teile zusammengesetzt
Hospitalismus: Durch soziale Isolation, verminderte Zuwendung, erzwungener Untätigkeit aufgetretene psychische Schädigung, vor allem in Institutionen
Hospiz: Einrichtung zur stationären Betreuung unheilbar kranker sterbender Menschen (Palliativpflege, Hospizbewegung)
Humanismus: In der Renaissance entstandene Philosophie, die sich mit den Bedingungen – auch in der Bildung – befasst, wie Menschen menschlich sind und reagieren (humanistische Bildung, Psychologie, Pflege, Psychotherapie)
Hypnose: Durch Suggestion eine Veränderung des Bewusstseins bewirken. Positive Bindung ist dazu notwendig, um sich einlassen zu können
Hypochondrie: Festhalten an der Sorge um die eigene Gesundheit, sachlich nicht begründbar
Hypothese: Aussage vor dem Hintergrund einer bestehenden Theorie, Vorannahme
IADL: Abk. für **i**nstrumentals **a**ctivities of **d**aily **l**iving
ICD: Abk. für **I**nternational Statistical **C**lassification of **D**iseases and Related Health Problems (WHO)
ICF: Abk. für **I**nternational **C**lassification of **F**unctioning Disability and Health
ICIDH: Abk. für **I**nternational **C**lassification of **I**mpairments, **D**isabilities and **H**andicaps
ICN: Abk. für **I**nternational **C**ouncil of **N**urses
ICNP: Abk. für **I**nternational **C**lassification for **N**ursing **P**ractice
Identifikation: Echtheit, Sich-in-einen-Menschen-hineinversetzen, auch ähnlich Denken
Identität: Zeigt sich in der Unverwechselbarkeit jeder Person, der jeweils eigenen Persönlichkeit des Individuums, **Individualität**, Heraushebung aus der Masse, persönliche Eigenschaften und Verhaltensweisen, **Individualpsychologie** nach Alfred Adler bedeutet, dass der Mensch nach eigenen Zielen strebt, um Minderwertigkeitsgefühlen entgegenzusteuern, **Individuation** nach C. G. Jung meint den Prozess des Menschen eigene Merkmale zu entwickeln und sich von der Umwelt abgrenzen zu können
Individuum: Individualität, Ganzheitlichkeit, nicht teilbares Ganzes
Illusion: verfälschte Wahrnehmung, Form der Sinnestäuschung

Begriff/Abkürzung: Erklärung

Imagination: Einbildungskraft, Fähigkeit sich nicht vorhandene Situationen und Gegenstände zu vergegenwärtigen in Bildern, Symbolen, Gedanken

Impuls: Jähes Auftreten und Aufkommen eines Antriebs

Instinkt: Eigenschaft in einer bestimmten Weise zu reagieren, erblich bedingt

Integration: Einbindung, Zusammenfinden von Personen, am gesellschaftlichen Leben teilhaben. **Integrierte Versorgung** = Netzwerk, Versorgungsverbund, Kooperationsgemeinschaft im Hinblick auf Qualität, disziplin- und sektorenübergreifende Zusammenarbeit zur Verbesserung der Situation von Patienten

Interaktion: Gegenseitiger Austausch zwischen Personen und Gruppen (soziale Kompetenz, Beziehung, Kommunikation, Rolle)

Interpretation: Erklärungen und Deutungen in der Psychoanalyse

Intervention: Ergreifen von Maßnahmen, um eine Komplikation zu verhindern

Interview: Dient der Informationsgewinnung, ist eine zielgerichtete Befragung , um Daten zu erheben und zu erhalten

Introjektion: Aus der Psychoanalyse, auch **Internalisierung**, Verinnerlichung von Verhalten, Anschauungen, Merkmalen eines anderen in die eigene Persönlichkeit, **Introspektion** = Selbstbeobachtung, **Introversion** = nach innen gerichtet auf die eigene Seele und Gefühle

Intuition: Unmittelbares Erfassen von Situationen und Sachverhalten auf der Basis eigener Erfahrung und Vorwissen, spontane Erkenntnis

Inzidenz: Maß in der Epidemiologie, Anzahl der Fälle von Neuerkrankungen einer bestimmten Krankheit innerhalb eines bestimmten Zeitraums

Ishikawa-Diagramm: Folgt dem Prinzip von Ursache und Wirkung (Fischgrätendiagramm), wird vor allem bei Qualitätsproblemen angewandt

ISO 9001: Abk. für DIN ISO 9001:2000 **I**nternational **O**rganisation for **S**tandardization, internationale Norm, ein Instrument des Qualitätsmanagements, Zertifizierungsgrundlage

JarbSchG: Abk. für **J**ugend**arb**eits**sch**utz**g**esetz

Jaspers, Karl: Psychologe, Psychopathologe, Philosoph, *1883 Oldenburg, †1969 Basel. Begründete Existenzphilosophie, arbeitet über den Eifersuchtswahn, zur Analyse von Trugwahrnehmungen und zur allgemeinen Psychopathologie

Jung, Carl Gustav: Psychotherapeut, *1875 Kesswil (Schweiz), †1961 Küsnacht. Begründete nach Bruch mit Freud auf der Grundlage der Psychoanalyse die analytische Psychologie (synthetisch-hermeneutisch)

Justin, Eva Hedwig: Krankenschwester mit akademischen Ehren, Nationalsozialistin. *1909 , Dresden, †1966 , Offenbach am Main. 1925 Mitglied des antisemitischen und nationalsozialistischen „Jungdeutschen Ordens" mit christlich-romantischem Einschlag, 1933 Erziehungsschwester in der Universitätsnervenklinik bei Dr. Dr. Robert Ritter, Psychiater und Kriminalbiologe und Leiter der „Erbwissenschaftlichen Forschungsstelle", die sich mit der „Zigeunerfrage auf rassistischer Grundlage" beschäftigte. Zusammen mit Ritter wurde sie in die „Rassenhygienische und Kriminalbiologische Forschungsstelle des Reichsgesundheitsamtes" nach Berlin berufen und wurde Ritters Stellvertreterin. Ihre Promotion verstand sie als „kleinen Beitrag zur Klärung der Asozialenfrage, [die] dem Gesetzgeber eine weitere Unterlage für die kommende rassenhygienische Regelung bieten [sollte], die das weitere Einfließen minderwertigen Erbguts in den deutschen Volkskörper unterbinden wird". Unterstützung von Dr. Leonardo Conti, dem Reichsgesundheitsführer. Kam in ihrer Tätigkeit zu dem Ergebnis, dass alle Erziehungsmaßnahmen für Zigeuner und Zigeunermischlinge einschließlich jeder Form der Fürsorgeerziehung oder Erziehungsfürsorge aufhören sollten, da Zigeuner wegen ihrer mangelnden Anpassungsfähigkeit im allgemeinen asozial werden und durch Verschmelzung sich minderwertiges Erbgut einschleiche. Riet zur Sterilisation und belegte diese Untersuchungen in einem Kinderheim. Von diesen Kindern und Jugendlichen wurde ein Großteil nach Auschwitz in die Gaskammer gebracht.
Bei Kriegsende in der Heilanstalt Mariaberg bei Reutlingen, Entnazifizierung. Gemeinsam mit Ritter Arbeit bei der Stadt Frankfurt am Main, Beratung von Eltern schwererziehbarer Kinder. Auf Grund eines Spiegelartikels trat sie dann in den Dienst der Nervenklinik über.

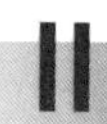

Begriff/Abkürzung: Erklärung
Kafka, Helene: Ordensschwester, *1894, hingerichtet 1943. Zu Beginn der Nazi-Herrschaft Oberschwester der Chirurgischen Abteilung im Landeskrankenhaus Mödling und fiel durch nonkonformistische Handlungen auf. Wurde von einem Arzt denunziert und 1942 verhaftet, starb auf dem Schafott
Kahlbaum, Karl Ludwig: Psychiater, *1828 Driesen, †1899 Görlitz. Mit ihm entsteht das Krankheitsbild „Katatonie", er trennte die Zustandsbilder von den eigentlichen Krankheitsprozessen
Karll, Agnes Caroline Pauline: Zunächst Hauslehrerin, dann Krankenschwester, *1868 Embsen/Lüneburger Heide, †1927 Berlin. Schied aus dem Mutterhaus aus und gehörte freiberuflich zu den „wilden Schwestern", Gründerin der „Berufsorganisation der Krankenpflegerinnen Deutschlands" (B.O.K.D.), später Agnes-Karll-Verband, Vorläufer vom Deutschen Berufsverband für Krankenpflege (Pflegeberufe). Die Berufsorganisation trat als 4. Verband dem International Council of Nurses (ICN) bei und hielt enge Kontakte zu American Nurses Association (ANA) und ihren führenden Vertreterinnen, z. B. Adelaide Nutting, Lavinia Lloyd Dock. Sicherte sich das Übersetzungsrecht für die „History of Nursing", 1912 begann an der Fachhochschule in Leipzig ein von Agnes Karll ins Leben gerufener zweijähriger Fortbildungskurs, an dem sie sich als Dozentin beteiligte
Katharsis: Reinigung, geistig-seelische Läuterung, in der psychoanalytischen Behandlung abreagieren von Gefühlen zur Beseitigung von krankmachenden Affekten
Kathexis: In der Psychoanalyse ein Begriff für die intensive Konzentration auf einen bestimmten Inhalt
Kausalität: Annahme, dass zwischen Ursache und Wirkung ein unabdingbarer Zusammenhang besteht, dies verändert sich mit neuem Wissen
KB: Abk. für **K**atathymes **B**ilderleben
Kinesiologie: Lehre von Bewegung und Bewegungsabläufen
Kingsley Hall: Erste Institution der Antipsychiatrie in England (Ronald Laing)
KHG: Abk. für **K**ranken**h**ausfinanzierungs**g**esetz, es dient der bedarfgerechten Versorgung der Bevölkerung, wirtschaftlichen Absicherung und der Regelung von Pflegesätzen der einzelnen Krankenhäuser
KIS: Abk. für **K**rankenhaus**i**nformations**s**ystem und bezeichnet die umfassendste Form der elektronischen Datenverarbeitung (EDV) in einem Krankenhaus
Klaustrophobie: Furcht vor geschlossenen Räumen, zeigt sich z. B. in großer Angst vor öffentlichen Verkehrsmitteln, Aufzügen, Autos, Geschäften, Sauna, Theater-, Konzert- und Kinosälen
Klein, Melanie: Psychoanalytikerin, *1882 Wien, †1960 London. Gab der Kinderpsychoanalyse bedeutende Impulse, analysierte mit Hilfe der Spieltherapie
Kleist, Karl: Psychiater und Neurologe, *1879 Mühlhausen, †1960 Frankfurt/Main. Forscher über Gehirnpathologie und Psychopathologie
Kleptomanie: krankhaftes Stehlen, oft von Gegenständen, die weder gebraucht werden, noch einen Wert haben
Kleptophobie: Krankhafte Angst bestohlen zu werden oder auch selbst zu stehlen
KLR: Abk. für **K**osten-**L**eistungs**r**echnung, meint die Analyse der Einnahmen und Ausgaben eines Unternehmens zur wirtschaftlichen Bewertung
Kognition: Oberbegriff für gedankliche Vorgänge und strukturelle Funktionen, beinhaltet alles, was mit Aufnehmen, Verarbeiten und Speichern von Informationen und Reizen zu tun hat , z. B. Intelligenz, Aufmerksamkeit, Wahrnehmung, Gedächtnis, Denken
Kohärenz: Bedeutet im psychologischen Zusammenhang mit seinem physischen und psychischen Befinden im Einklang zu sein oder die Übereinstimmung von Umwelt und dem eigenen Lebensgefühl
Kohorte: Im epidemiologischen Verständnis eine Personengruppe mit bestimmten Merkmalen oder Eigenschaften
Kohut, Heinz: Psychoanalytiker, *1913 Wien, †1981 Chicago. Entwarf eine neue Psychologie und Psychoanalyse des Selbst. Bekannte Werke: „Die Heilung des Selbst", „Die Zukunft der Psychoanalyse"
Kommunikation: Verbaler oder averbaler Austausch (Verständigung) von Informationen, Gefühlen, Gedanken in einer Gruppe oder mit einzelnen Menschen

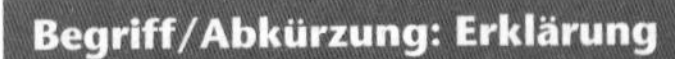

Kompetenz: Unterschiedliche Bereiche (sozial, personal, fachlich, methodisch), Fertigkeiten, Wissen, Können und Zuständigkeiten eines Menschen, auch Bedingungsgefüge für die Ausführung bestimmter Tätigkeiten

Komplexleistung: Kombinationen von Verrichtungen, die aus verschiedenen Komponenten (Zuordnung der Leistung in unterschiedliche Kategorien), und Leistungsträgern (Finanzierungszuständigkeit) abgestimmte Leistungen erbringen, um eine größere Flexibilität in der Leistungserbringung zu erreichen

Komplikation: Umstand oder Ereignis wodurch der normale durchschnittliche Verlauf einer Krankheit verzögert oder gestört wird

Konditionierung: Allgemein das Erlernen bestimmter Reaktionen (die vorher nicht vorhanden waren) auf bestimmte Reize

Konfabulation: Füllen von Gedächtnislücken und nicht-spontanem Wissen in einem Gespräch durch spontanes Erzählen von Gedanken und Einfällen zur Überbrückung

Konflikt: Bedeutet das Aufeinanderprallen von sich widersprechenden oder nicht vereinbarenden Interessen und Motiven

Kongruenz: Bezeichnet die Übereinstimmung von Ausdruck und Gefühl

Konsil: Besuch in einem fremden Fachgebiet zur Beratung in spezifischen Fragen

Konstruktivismus: Im Extrem wird davon ausgegangen, dass es entweder keine Wirklichkeit gibt oder der Mensch sie in seiner begrenzten Wahrnehmungsfähigkeit nicht erkennt, anders ausgedrückt: die externe (äußere) Realität (Wirklichkeit) ist für Menschen nicht erkennbar (existent), sondern nur durch Beobachtung intern (innerlich) und subjektiv konstruiert (persönlich, einseitig entworfen und zusammengefügt)

Konzentration: Bewusstes Herbeiführen und Ausrichten einer intensiven Aufmerksamkeit auf ein bestimmtes Erlebnis, einen Gegenstand oder eine Tätigkeit

Konzept: Theorie, Modell, Systematik, Entwurf, erste Fassung, Kategorisierung in Bezug auf z. B. eine Klinik, eine Station, eine Hausarbeit

Kooperation: Konstruktive Zusammenarbeit zwischen einzelnen Institutionen, Berufsgruppen, in Projektarbeiten oder auch im jeweiligen Team

Koordination: Bewusstes Zusammenwirken und Abstimmung im interdisziplinären Bereich oder mit unterschiedlichen Einrichtungen

Korrelation: Bezieht sich auf eine statistische Wechselbeziehung, der **Korrelationskoeffizient** ist die entsprechende Mess- oder Maßzahl für zwei normal verteilte Variablen im linearen Zusammenhang

Kraepelin, Emil: Psychiater, *1856 Neustrelitz, †1926 München. Führte zahlreiche naturwissenschaftliche und experimentelle Methoden in die Psychiatrie ein und teilte psychische Erkrankungen in zwei große Formenkreise ein, in heilbare und unheilbar psychische Krankheiten

Kretschmer, Ernst: Psychiater, *1888 Wüstenrot, †1964 Tübingen. Begründer der weit verbreiteten Konstitutionstypenlehre (Körperbau und Charakter), beschrieb weiter Krankheitsbilder, z. B. den sensitiven Beziehungswahn, Hysterie, Reflex und Instinkt

KrPflG: Abk. für **Kr**anken**pfl**ege**g**esetz

KTQ: Abk. für **K**ooperation für **T**ransparenz und **Q**ualität im Krankenhaus, freiwilliges Zertifizierungsverfahren durch Eigen- und Fremdbewertung

Kumulation: Anhäufung, Ansammlung, Speicherung, Steigerung

KVP: Abk. für **K**ontinuierlicher **V**erbesserungs**p**rozess

Kybernetik: Wissenschaft, welche die biologischen und technischen Regelungs- und Steuerungsvorgänge und deren Gesetzmäßigkeiten erforscht und sich mit der praktischen Anwendbarkeit befasst (Kommunikation und Kotrolle zwischen Lebewesen und Maschinen)

Labelling-Theorie: Stempel-Theorie, geht auf Tannenbaum in den 1930er Jahren zurück und bedeutet, dass geisteskrank wird, den die Gesellschaft, die ein entsprechendes Verhalten erwartet, erst als solchen abstempelt

Labilität: Allgemein eine Irritierbarkeit, Störbarkeit, und geringe Belastbarkeit sowohl psychisch als auch physisch

Begriff/Abkürzung: Erklärung

Laing, Ronald: Psychiater, *1927 Schottland, †1961 St. Tropez. Zunächst Militärpsychiater, wurde bekannt durch das Buch „Das geteilte Selbst", gründete eigene Schule der Antipsychiatrie, die Institution Kingsley Hall für die „Reise durch den Wahnsinn". Hielt die Kernfamilie für die Ursache des Übels, vertritt die Labelling-Theorie

Lebensqualität: Maßstab, nach dem die Lebenssituation eines Menschen als unzureichend oder befriedigend beurteilt wird (WHO hat dafür ein umstrittenes Messinstrument entwickelt)

LEP: Abk. für **L**eistungs**e**rfassung in der **P**flege und ist ein standardisiertes Instrument um die definierten Standardzeitwerten erbrachten Pflegeleistungen zu erfassen und zu dokumentieren, kann zur Auswertung pflegerischer Arbeit herangezogen werden

Lersner, Olga Freiin von: Krankenschwester, *1897 Karlsruhe, †1978 Reutlingen. Nach Auslandsaufenthalten in der Türkei und Griechenland erhielt sie eine leitende Stellung im Universitätsklinikum in Königsberg. Wechselte nach Dresden, Senftenberg, Offenbach am Main (Leitung Pflegeschule). Nach Kriegsende Leiterin der Heidelberger Schwesternschule. Kreierte eine universitäre Modellschule, konnte mit einem Stipendium der Rockefeller-Foundation eine Jahr in die USA und nach Kanada und gewann Einblicke in die Schwesternschulen in Göteborg und Stockholm. Verlies die DRK-Schwesternschaft und wandte sich dem Agnes-Karll-Verband zu. Veröffentlichte zahlreiche Schriften, 1963 Verleihung des Bundesverdienstkreuzes 1. Klasse

Lethargie: Verlust von Interessen, Antrieb und Lust. Überforderung, Inaktivität Trägheit und Mangel an Bereitschaft, sich den Anforderungen des Lebens zu stellen

Libido: Von Freud geprägter Begriff, bezeichnet die sexuelle Triebkraft, die auf Lustgewinn aus ist

life event: für das einzelne Individuum bedeutsames Lebensereignis

LKA: Abk. für **L**eistungs-**K**alkulations**a**ufstellung

Logik: Schlussfolgerungen, die sich aus theoretischen Überlegungen und statistisch nachgewiesenen Aspekten auf einen Sachverhalt hin ziehen lassen

Lungershausen, Margarete: Krankenpflegerin, Hebamme, *1892, †1973. Oberin in Danzig und Berlin, Mitglied der Berufsorganisation der Krankenpflegerinnen Deutschlands. Geriet 1945 in Dänemark in Gefangenschaft, war bis 1948 im Flüchtlingskrankenhaus Aarhus als Krankenschwester tätig. Nach ihrer Rückkehr wurde sie Schriftleiterin der Zeitschrift des Agnes-Karll-Verbandes und später Präsidentin des Verbandes. Schuf eine zentrale Fortbildungsstätte (erst in Berlin, dann Frankfurt/Main, jetzt Offenbach)

Mai, Franz Anton: Arzt, Doktor der Philosophie, *1742 Heidelberg, †1814 Heidelberg. Niedergelassener Arzt, eröffnete 1773 eine Hebammenschule in Mannheim, verfasste dafür ein Lehrbuch. 1781 folgte dann durch ihn die Gründung der ersten deutschen Krankenpflegeschule „Schule für Gesundheits- und Krankenwärterlehre für weibliche Zöglinge". Verfasste das Lehrbuch „Unterricht für Krankenwärter zum Gebrauche öffentlicher Vorlesungen". 1785 wurde er Ordinarius für Geburtshilfe. Obwohl seine Mannheimer Schule für Krankenpflegewärter schloss, hatte seine Initiative Auswirkung auf die Philosophie der Pflege und ihre Ausübung

MAOH: Abk. für **M**ono**a**mino**o**xydase**h**emmer (Antidepressivum)

Marginalisierung: Abwertung einiger oder sämtlicher Merkmale einer Gruppe, bezeichnet auch die Bildung und den Prozess zu einer Randgruppe

MDK: Abk. für **M**anisch-**d**epressive **K**rankheit

MDK: Auch Abk. für **M**edizinischer **D**ienst der **K**rankenversicherung

Melancholie: Frühe Bezeichnung der Depression (im Altertum schwarzgallig, Gallsucht), schwermütige Stimmung, grüblerisch

Meyer, Adolf: Psychiater, *1866 Niederwenningen (Zürich), †1950 Baltimore. 1892 in die USA, Professor an der John-Hopkins-Universität, prägte entscheidend die amerikanische Psychiatrie und führt Kraepelins Krankheitslehre in den USA ein, förderte die Psychohygiene

MID: Abk. für **M**ulti-**I**nfarkt-**D**emenz

Milieu: Lebensbestimmende Umwelt eines Menschen mit seinen sozialen, kulturellen und wirtschaftlichen Faktoren

Mimik: Ausdruck momentaner seelischer Befindlichkeit im Zusammenspiel mit den Gesichtsmuskeln

Begriff/Abkürzung: Erklärung

Mobbing: Engl.: belästigen, angreifen, pöbeln. Konfliktbeladene Situation am Arbeitplatz (zwischen Kollegen oder Untergebenem und Vorgesetztem) mit schädlichen Auswirkungen für den betroffenen Mitarbeiter

Modell: Im psychologischen und pflegerischen Gebrauch Vorbildfunktion, Verhaltensweisen als Beispiel, wie man sich in bestimmten Situationen verhalten und reagieren kann

Motiv: Leitgedanke, subjektiver Beweggrund für ein bestimmtes Verhalten, **Motivation:** intrinsisch (von innen heraus) oder extrinsisch (von außen herangetragen) sind Indikatoren für eine bestimmte Aktion, Leistung oder Aktivität

MPG: Abk. für **M**edizin**p**rodukt**g**esetz

MPU: Abk. für **M**edizinisch-**p**sychologische **U**ntersuchung

Münchhausen-Syndrom: „Lügenbaron“, Krankheitsbeschwerden mit dramatischer Vorgeschichte, oft keine wahrheitsgemäßen Angaben zu Person usw., 1951 durch Richard Asher nach Freiherr Karl Friedrich Hieronymus von Münchhausen benannt

Mutismus: Schweigen, in sich zurückgezogen, steht im Zusammenhang mit der psychischen Erkrankung

Mythos: Erzählungen von übermenschlichen Vorkommnissen und Begebenheiten, Urerfahrungen und symbolische Darstellungen, in deren Zentrum Götter, Helden und metaphysische Kräfte stehen

NANDA: Abk. für **N**orth **A**merican **N**ursing **D**iagnosis **A**ssociation (nordamerikanische Diagnosevereinigung – entwickelt, formuliert, klassifiziert, bereitet vor und prüft Pflegediagnosen, die eine Vereinheitlichung der pflegerischen Fachsprache international bewirken soll)

Narzissmus: Großes Ausmaß an Selbstliebe als ständige Charaktereigenschaft, geht auf die Sage zurück, dass der Jüngling Narziss Frauen und Männer gleichermaßen verschmähte und dafür mit einer leidenschaftliche Liebe zu seinem eigenen Bild bestraft wurde

Neologismen: Wortneuschöpfungen, neue und sprachunübliche Worte im normalen Sprachgebrauch

Neuroleptische Schwelle: Nach Haase die individuelle Dosis an Neuroleptika, die oberhalb der extrapyramidalen Hypokinese liegt und sich in der Feinmotorik (Handschrift) zeigt, eine Dosiserhöhung bringt rasch eine Überdosierung

NLP: Abk. für **N**euro**l**inguistisches **P**rogrammieren, es dient der effektiven und positiven Einstellung im Verhalten und in der Kommunikation

Non-restraint-Bewegung: Anfang des 18. Jahrhunderts Verzicht auf alle Zwangsmittel bei der Behandlung von psychisch Kranken

Norm: Wird soziologisch verwendet für vorhandene Regeln und erwartete individuelle Verhaltensweisen in einem sozialen Wertesystems, bei deren Verletzungen Sanktionen drohen (Vorgabe eines Ordnungssystems für sozial erwünschtes Verhalten)

Null-Fehler-Konzept: Qualitätsmanagement-Konzept, was eine Fehlerfreiheit anstrebt, dies bedeutet für die Pflege bestimmte Arbeitsvorgänge so zu optimieren, dass Fehler minimiert werden, z. B. durch Vorgaben wie Standards

nursing: Allgemeine Bezeichnung für Pflege und findet sich in vielen Fachbegriffen

Nussbaum, Sara: Rotkreuz- und Krankenschwester, *1868 Merxhausen, †1957 Kassel. Arbeitete 33 Jahre in der Jüdischen Gemeinde in Kassel (u. a. im Waisenhaus und Altersheim), ihr Mann wurde von den Nationalsozialisten zu Tode misshandelt, sie selbst gefangen gehalten und mit dem letzten Transport „zur Endlösung der Judenfrage“ ins Konzentrationslager Theresienstadt gebracht. Meldete sich freiwillig zum Dienst in der Typhusabteilung, wo sie viele Insassen vor dem Abtransport bewahren konnte, indem sie ihnen eine Typhuserkrankung zuwies. Im März 1945 kam sie völlig erschöpft in die Schweiz und kehrte dann nach Kassel zurück. 1956 erste weibliche Ehrenbürgerin der Stadt Kassel

Nutting, Mary Adelaide: Nurse, *1858 Waterloo (Kanada), †1948 New York. War die erste Professorin für Krankenpflege und die erste akademische Lehrerin der Pflegepädagogik und Pflegehistorikerin. 1910 wurde die Abteilung für Pflege und Gesundheit in „Professor of Nurses Education“ am Teacher College der Columbia University New York eingerichtet

Begriff/Abkürzung: Erklärung

Objekt: Nach Freud Person oder Gegenstand, durch ein Trieb sein Ziel erreichen will, der Gegenstand und die Person kann dabei wechseln

Objektivität: Bedeutet hermeneutisch eine kulturelle Übereinkunft, semantisch einen gemeinsamen Sprachgebrauch, im wissenschaftlichen Sinn ist sie ein Gütekriterium für wissenschaftliche Aussagen, die Richtigkeit der Aussage muss nachgewiesen werden

Ödipus-Komplex: Grundlegendes psychoanalytisches Modell der Persönlichkeitsentwicklung und bezeichnet das „Nichtgelingen" der Identifikation mit dem gleichgeschlechtlichen Elternteil

Oertzen, Luise von: Krankenschwester, *1897 Detmold, †1965 Wiesbaden. Absolvierte den Jahreslehrgang für leitende Schwestern an der Werner-Schule des Roten Kreuzes, wurde 1933 Oberin des DRK-Mutterhauses im Clementinenstift in Hannover, trat der NSDAP bei. 1935 wurde sie Generaloberin der Schwesternschaft des Deutschen Roten Kreuzes, nach Auflösung aller selbstständigen Rotkreuz Organisationen Generalhauptsturmführerin. DRK-Schwestern durften – dank ihres diplomatischen Geschicks – auch im 2. Weltkrieg als die fachkundigsten Vertreterinnen der deutschen Krankenpflege ihren Einsatz in den Kriegsschauplätzen tun und sich an vorderster Front bewähren. Setzte die Berufung von Armee-Oberinnen durch. Verblieb nach Kriegsende in der Schwesternschaft des Clementinenhauses. Seit 1949 Mitglied des Verwaltungsrates der Stiftung und Vizepräsidentin des Verbandes Deutscher Mutterhäuser vom Roten Kreuz. Erhielt 1959 Florence-Nightingale-Medaille

Organisationsverschulden: In einem Organisationsgefüge aus mangelhafter Organisation und nicht wahrnehmen der Verantwortung entstandene Fehlhandlung der nachgeordneten Verrichtungsebene, schuldhafte Verletzung von Pflichten, grundsätzlich gilt, wer den größeren Einfluss auf die Abläufe auch die weitreichende Verantwortung für deren Folgen zu tragen hat

Ottawa Charta: 1986 verabschiedetes Grundsatzpapier der Weltgesundheitsorganisation (WHO) zur Gesundheitsförderung

Outcome-Standard: Wird immer häufiger in der Fachsprache für Ergebnisstandard gebraucht

Palo-Alto-Gruppe: Arbeitsgruppe, die die Double-Bind-Theorie bei schizophrenen Menschen untersucht hat und daraus Regeln für die Familientherapie ableitete, bekanntester Vertreter Gregory Bateson

Panik (Altgriechisch): Ohne sichtbaren Grund entstandener Schrecken, **~attacken:** anfallartig auftretende heftige Angst

Pappenheim, Bertha: Sozialarbeiterin, Frauenrechtlerin, *1859 Wien, †1936 Neu Isenburg. Ging als *Geschichte der Anna O.* in die Geschichte der Psychoanalyse ein. Widmete sich sehr stark als gläubige, nicht verheiratete, jüdische Frau der gemeindlichen jüdischen Wohlfahrtspflege (Mizwah, hebr.: Gebot und Pflicht). Mitbegründerin und Vorsitzende des Vereins „Weibliche Fürsorge" und „Jüdischer Frauenbund". Kümmerte sich um jüdische Einwanderer, 1914 Präsidentin des neu gegründeten „Weltbundes jüdischer Frauen". Mitbegründerin der „Zentralwohlfahrtsstelle der deutschen Juden" als Spitzenverband der freien Wohlfahrtpflege. Unterschätzte lange die tödliche Gefahr der Nationalsozialisten. Wurde bereits todkrank 77-jährig von den Nazis verhört und starb kurz darauf

Paradigma: Allgemeine theoretische Annahmen und vorherrschende Denkmuster in einer Gruppe von Menschen; **Paradigmawechsel** bezeichnet die Schaffung eines neues Paradigmas durch Veränderungen und Bündelung der bisherigen Wahrnehmung zu einer neuen Sichtweise

Paradoxie: Widersprüchliche, sich gegenseitig ausschließende Wahrheiten, Interessen und Gegebenheiten, die **paradoxe Intervention** geht auf Victor Frankl zurück und besteht darin, dass der kranke Mensch aufgefordert wird, sich, wenn auch nur für Sekunden – das vorzustellen, was er befürchtet

Paraphrasieren: Informationen mit eigenen Worten entweder schriftlich oder mündlich wiedergeben, wird professionell beim aktiven Zuhören angewendet

Parkinsonismus: Bewegungsstörung auf Grund der Gabe von Neuroleptika, ähnelt der Parkinsonschen Krankheit, Tremor, Muskelrigidität oder Akinese

Pawlow, Ivan Petrowitsch: Physiologe, *1849 Rjasan (Russland), †1936 St. Petersburg. Begründer der Lehre von den „bedingten" Reflexen, das Zusammenspiel von vegetativen und motorischen Funktionen und daraus abgeleitete Erklärungen psychischer Störungen (Pawloscher Hund). Erhielt 1904 den Nobelpreis für Medizin

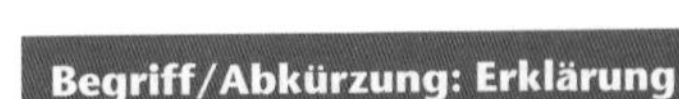

PDCA-Zyklus: Abk. für **p**lan (planen), **d**o (ausführen), **c**heck (überprüfen) und **a**ct (verbessern), jeder kontinuierliche Qualitätsverbesserungsprozess und jedes Handeln ist nach diesem Anwendungs- und Erklärungsmodell von Deming zu verwirklichen

Peer-Group: Primärgruppe, Gruppe von gleichaltrigen, gleichgesinnten, gleichrangigen Bezugspersonen

Perls, Fritz (Friedrich Salomon): Psychotherapeut, *1893 Berlin, †1970 Chicago (USA). Emigrierte 1933, Begründer der Gestalttherapie Anfang der 1950 Jahre. Bekanntes Werk: „Ego, Hunger und Aggression"

Persönlichkeit: Bestimmt das Verhalten und Erleben eines Menschen und ist die Summe von veränderbaren, konstanten und umweltabhängigen Merkmalen einer Person

Perseveration: Krankhaftes Festhalten an einer Vorstellung, die Umstellung auf ein anderes Thema ist erschwert, der Betroffene lässt sich nicht ablenken, meist auf Grund einer organischen Veränderung im Gehirn

Pilotstudie: Von der Weltgesundheitsorganisation international in vielen Ländern durchgeführte Studie zum Vergleich der Diagnostik in der Psychiatrie

Pinel, Philippe: Psychiater, *1745 Roques, †1826 Paris. Befreit in Folge der Freiheitsideen der Französischen Revolution Geisteskranke von ihren Ketten, verfolgte humanere Behandlung und therapeutische Ziele

Placebo: Lat.: „Ich werde gefallen", Schein-, Leermedikament, Medikament ohne Wirkstoff

PflEG: Abk. für **Pfl**egeleistungs-**E**rgänzungs**g**esetz (regelt spezielle Tätigkeiten in der Betreuung Pflegebedürftiger in der häuslichen Umgebung (z. B. bei Demenz bedingten Fähigkeitsstörungen und geistiger Behinderung)

Phobie: Griech: in die Flucht jagen, erschrecken, vertreiben, ängstigen;

PMR: Abk. für **P**rogessive **M**uskel**r**elaxation = Entspannungsverfahren

PQsG: Abk. für **P**flege-**Q**ualitäts**s**icherungs**g**esetz = Gesetz zur Qualitätssicherung und zur Stärkung des Verbraucherschutzes in der Pflege

Prävalenz: Bezeichnet zu einem bestimmten Zeitpunkt die Anzahl der Krankheitsfälle einer bestimmten Erkrankung, **Punktprävalenz** die Häufigkeit bestimmter Merkmale, das Verhältnis von der Anzahl der untersuchten Personen und die Anzahl der Erkrankten = **Prävalenzrate**

Prävention: Vorbeugende Maßnahmen, um die Entstehung oder das Fortschreiten von Krankheiten zu verhindern **(primäre Prävention** = Ausschalten von krankheitsbedingenden Faktoren, **sekundäre Prävention** = Krankheitsfrüherkennung und frühe Behandlung, **tertiäre Prävention** = Verhinderung von Chronifizierung, Begrenzung von Krankheitsfolgen)

primary nursing: (Organisations-)Form der Bezugspflege nach Marie Manthy, **primary nurse** = Haupt-/primäre Bezugsschwester

Prinzhorn, Hans: Psychiater, Psychotherapeut, *1886 Hemer, †1934 München. Erforschte Bildniswerke von Geisteskranken → sammelte sie in der Prinzhornsammlung

Proband: Versuchsperson bei wissenschaftlichen Untersuchungen

Profession: Gruppe von Menschen (Gemeinschaft) eines wissenschaftlich fundierten und ausgebildeten Berufs, **Professionalisierung** = die Entwicklung einer Berufsgruppe im Hinblick auf Tätigkeitsbereiche und Eigenständigkeit, **Professionalität** = fachlich korrektes und sicheres Ausüben der beruflichen Tätigkeit

Projektion: Von einem Ort in einen anderen verlagern, psychoanalytisch, unbewusstes Hinausverlagern von Wünschen, Gefühlen und eigenen Vorstellungen in die Außenwelt, Personen oder Gegenständen werden diese Eigenschaften verliehen

Prophezeiung: Erwartungen künftiger Ereignisse, **selbsterfüllende Prophezeiungen** = durch persönliche Einstellung schafft eine Person unbewusst Bedingungen zur Erfüllung

Prophylaxe: Maßnahmen zur Vorbeugung von Krankheiten oder weiterer Erkrankungen und Komplikationen

PV oder PflegeV: Abk. für **P**flege**v**ersicherung: = (eigentlich Soziale **Pflegev**ersicherung SPV), geregelt im Sozialgesetzbuch XI, Absicherung der Pflegebedürftigkeit

public health: Gesundheitswissenschaft befasst sich interdisziplinär mit Gesundheitsrisiken und gesundheitsförderlichem Verhalten in der Bevölkerung und bezogen auf den Einzelnen

Begriff/Abkürzung: Erklärung

QM: Qualitäts**m**anagement, **QMH** = **Q**ualitäts**m**anagement-**H**andbuch, **QMS** = **Q**ualitäts**m**anagement-**S**ystem, **QS** = **Q**ualitäts**s**icherung,

Qualität = Beschaffenheit, Gesamtheit von Merkmalen, Basis objektiv festgelegte Kriterien, Grad der erwünschten und erreichten Ziele

Querschnittsstudie: Wissenschaftliche Untersuchungsmethode, bei der zum selben Zeitpunkt alle Individuen z. B. einer Region untersucht und verschiedene Eigenschaften oder Merkmale aufgezeigt werden wie etwa unterschiedliche Risikofaktoren einer Erkrankung

RAI: **r**esistent **a**ssessment **i**nstrument – Instrument zur Einschätzung des Pflegebedarfs, Bewertung des Zustandes von alten, chronisch kranken und behinderten Menschen mit systematischer Anleitung zur Lösungsfindung

Raptus: Plötzlich aus einem ruhigen Zustand heraus ausbrechende gewaltsame Handlung bei einer psychischen Störung

Rehabilitation: Wiederherstellung, Eingliederung, auch **Resozialisierung**

Reich, Wilhelm: Psychoanalytiker, *1897 Dobryznica, †1957 Lewisburg (USA). Lieferte Beiträge zur Charaktertheorie, hemmende Wirkung von Gesellschaft/Familie auf Entwicklung/Ausbildung von Charakterstrukturen, Entstehung von Konflikten durch Repression libidinöser Wünsche, verband Marxismus und Psychoanalyse

Reil, Johann Christian: Mediziner, *1759 Rhaude, †1813 Halle. Verfasste die streitbare Schrift „Rhapsodien über die Anwendung der psychischen Curmethode auf Geisteszerrüttungen". Trat ein für Psychiatrie als eigenständige Disziplin (neben Medizin/Chirurgie), gegen Missstände in Unterbringung psychisch Kranker, für beschäftigungs- und psychotherapeutische Maßnahmen

Reiz: Reaktion auf komplexe und zusammengesetzte Vorgänge und Empfindungen, Stimulation

Reliabilität: In der empirischen Forschung ein Gütekriterium, wenn bei Wiederholung der Versuchsanordnung oder Untersuchung unter den gleichen Bedingungen das gleiche Ergebnis erzielt oder bestätigt wird (widerspruchfreie oder stabile Resultate)

Remission: Vorübergehende deutliche Besserung der Krankheitssymptome

REM-Phase: Abk. für **R**apid-**E**ye-**M**ovement-Phase = reguläre Schlafstadien und Schlafmuster (unter anderem Frequenz der Augenbewegungen)

Ressourcen: Vorhandene Fähigkeiten und psychische und physische Reserven zur Gesunderhaltung oder zum Gesundwerden eines Menschen

RET: Abk. für **r**ational-**e**motive-**T**herapie

Rezidiv: Rückfall oder Wiederauftreten einer Erkrankung

Rigidität: Starres Festhalten an Gewohntem, Unflexibilität, althergebrachte Handlungsmuster und eingefahrenen Denkweisen, trotz offensichtlich veränderten Bedingungen

Rigor: Muskuläre Steifheit durch Erhöhung des muskulären Tonus, Widerstand

Risikofaktoren: Bedingungen, die eine bestimmte Krankheit wahrscheinlich machen, krankheitsfördernde Umstände (medizinische und soziale wissenschaftlich untersuchte Tatsachen)

Roller, Friedrich: Psychiater, *1802 Pforzheim, †1878 Illenau. Anerkannter Reformer, Organisator und Veränderer des Irrenwesens in seiner Zeit und der Non-restraint-Behandlung in Deutschland

Romberg, Lucy: Krankenschwester, Säuglingsschwester, *1901, †1965 Marl. Vom Marburger Rotkreuzmutterhaus als OP-, Apotheken- und Unterrichtsschwester eingesetzt. 1934 zur Landesversicherungsanstalt Baden, trennte sich als „Vierteljüdin" 1938 vom Roten Kreuz. Kam in Jena als Oberin durch Beziehungen unter, trat dem Reichsbund der freien Schwestern und Pflegerinnen bei. Wurde von der Gestapo bespitzelt, 1943 verhaftet, entging nur knapp Hinrichtung, nach dem Krieg Oberin der Arbeiterwohlfahrt

Rüdin, Ernst: Psychiater, *1874 St. Gallen (Schweiz), †1952 München. Führender Repräsentant der Nazipsychiatrie, schuf mit am „Gesetz zur Verhütung erbkranken Nachwuchses" 1933/1936

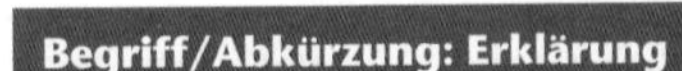

Begriff/Abkürzung: Erklärung

Rüther, Bernhard: Theologe, *1913 Nähe Münster, †1980 Freiburg. Gehörte Kamillianerorden (Gründungsauftrag Krankenpflege). Übernahm beim Diözesancaritasverband Köln die Trinkerfürsorgestelle, leitete eine ordenseigene Heilstätte für alkoholkranke Männer, die von den Nationalsozialisten beschlagnahmt wurde. Wurde Lazarettpfarrer, Hausgeistlicher. Übernahm 1947 die Leitung der Referate Gesundheitsfürsorge/Krankenfürsorge beim Deutschen Caritasverband/Freiburg. Arbeitete in diesem Zusammenhang in vielen bundesdeutschen Gremien, gründete den Berufsverband für Katholische Krankenpflege e.V. 1974 Verleihung Verdienstkreuz 1. Klasse des Verdienstordens der Bundesrepublik Deutschland

Salomon, Alice: *1872 Berlin, †1948 New York. Aus dem Großbürgertum kommend setzte sich für die Berufsarbeit der Wohlfahrtspflege ein, gilt als Begründerin des sozialen Frauenberufs in Deutschland. 1908 eröffnete sie die erste „soziale Frauenschule", Vizepräsidentin des internationalen Frauenbundes, Vorsitzende der sozialen Schulen in Deutschland, Präsidentin der „Deutschen Akademie für soziale und pädagogische Frauenberufe". NS-Diktatur enthob sie sämtlicher Ämter, zwang sie zur Emigration. Publikationen: „Leitfaden der Wohlfahrtpflege", „Soziale Diagnose", „Ausbildung zum sozialen Beruf", „Heroische Frauen"

Salutogenese: Abgrenzung zu Pathogenese = Gesundheitskonzept und der Einflüsse Gesund zu bleiben nach Antonovsky

Schleiermacher, Lisa: Krankenschwester, langjährige Schriftleiterin Deutsche Schwesternzeitung, *1897, †1994. Schrieb im Auftrag der Studiengemeinschaft der Evangelischen Akademien im Sammelband „Die Frau im Beruf" das Kapitel „Die Krankenschwester". 1959 sprach sie auf dem Internationalen Kongress Göttingen, an dem in der Regel Ärzte teilgenommen haben, über „Die menschliche Beziehung im Krankenhaus" und beleuchtete die veränderte Rolle der Krankenschwester. Analysierte kritisch und scharfsinnig die Krankenpflege in den 50/60iger Jahren, blieb jedoch unkritisch der Zeit des Nationalsozialismus gegenüber (vgl. „Krankenpflege in nationalsozialistischer Zeit", veröffentlicht 1983 Deutsche Krankenpflege-Zeitschrift

Scholz, Ludwig: Arzt, *1868, †?. Wurde für die Krankenpflege durch sein Lehrbuch bekannt, das mehr als ein halbes Jahrhundert Pfleger und Schwestern prägte: „Leitfaden für Irrenpfleger", später „Leitfaden für Geisteskrankenpfleger". Hatte somit an der Entwicklung der psychiatrischen Pflege einen großen Anteil

Schulte, Walter: Psychiater, *1910 Frankfurt/Main, †1972 Tirol. Unterstützte neue Ansätze, befasste sich mit „Klinik der Anstaltspsychiatrie", Melancholie und anderen psychiatrischen Fragen

SchwbG: Abk. für **Schw**er**b**ehinderten**g**esetz

Schwing, Gertrud: Krankenschwester, *1905, †1993. Erste Krankenschwester, die psychoanalytisch arbeitete, erst in Bircher-Brenner-Klinik, Zürich. Dann Wien mit Paul Federn. Absolvierte Lehranalyse bei Anna Freud, wurde Mitglied der Wiener Psychoanalytischen Vereinigung. Ihrer Auffassung nach wirkte Zuwendung u. mütterliche Präsens günstig auf die Ich-Stärkung bei psychotischen Patienten. Übernahm damit den weiblichen Part und erreichte eine Zugänglichkeit und Übertragungsfähigkeit. Publikation: „Ein Weg zur Seele des Geisteskranken" (1940)

SDAT: Abk. für **S**enile **D**emenz vom **A**lzheimer **T**yp

SDS: Abk. für **S**elf-Rating **D**epression **S**cale

Semiotik: Lehre vom Bedeutungsinhalt einzelner Worte, Zeichenlehre, auch Wissenschaft bzgl. Kommunikationsstörungen durch falsche Interpretation

SGB: Abk. für **S**ozial**g**esetz**b**uch

Signifikanz: Statistische Zuverlässigkeit, die Richtigkeit eines Ergebnisses

Simon, Hermann: Reformatorischer Anstaltsdirektor in Gütersloh. Gilt als Begründer der Arbeitstherapie, die wesentlich zur Verbesserung der Behandlung psychisch kranker Menschen beitrug durch Entwicklung von Konzepten und deren exemplarische Umsetzung

SORKC-Schema: Abk. für **S**timulus-**O**rganismus-**R**esponse-**K**ontigenz-**C**onsequense, ist eine Möglichkeit den Ablauf der Steuerung von Verhalten zu verstehen, Stimulus bezeichnet die Situation, Organismus die inneren Bedingungen eines Symptomträgers, Response das krankhafte Verhalten (Reaktion), Kontingenz ist die Regelmäßigkeit des pathologischen symptomatischen Verhaltens und die Consequense beschreibt die Folgen für den Betroffenen

Begriff/Abkürzung: Erklärung

Sozialisation: Lernprozess einer Person um in Übereinstimmung mit der Gesellschaft zu leben, **primäre Sozialisation** = Vermittlung von normativen Regeln in der Kindheit im umgebenden sozialen Umfeld, **sekundäre Sozialisation** = findet in der Familie, in der Schule, in sozialen Gruppen (Peer-Group) oder auch durch Medien statt, **tertiäre Sozialisation** = im Beruf, Studium, im Alltagshandeln

Spitz, René Arpad: Kinderpsychiater und Kinderpsychoanalytiker, *1887 Wien, †1974 Denver (USA). 1933 Emigration. Widmete sich vor allem der Beforschung der Entwicklung und Reifung des Kleinkindes, der Entstehung der ersten Objektbeziehung, Mutter-Kind-Beziehung

SPK: Abk. für **S**ozialistisches **P**atienten **K**ollektiv, 1968 in Heidelberg entstanden, ursprünglich zur Gruppenpsychotherapie aus der Psychiatrischen Klinik heraus, entwickelte dann eine eigene Theorie und setzte Kapitalismus gleich mit Krankheit, später auch kriminelle Handlungen

Spiritualität: Religiosität, geistige Entwicklung und geistige Heimat

Stein, Edith: Philosophin, Studienrätin, *1891 Breslau, †1942 Auschwitz (vergast). War Katholikin jüdischer Herkunft, bekannte sich zum Atheismus, trat später dem Karmeliterorden als Teresa Benedicta vom Kreuz bei. Widersetzte sich der Unterdrückung der Frauen, warb für ihre Eingliederung ins Berufsleben. Setzte sich selbst immer der Gefahr der Nazis aus, um andere nicht zu gefährden. Verhaftung, Verschleppung in ein Sammellager gebracht. 1997 Selig- und 1998 Heiligsprechung

Steiner, Rudolf: Begründer der Anthroposophie, *1861 Krajevec (Kroatien), †1925 Dornach (Schweiz). Studierte in Wien Naturwissenschaften und Philosophie. Grundlegender Teil der Steinerschen Lehre ist das Bild vom viergliedrigen Menschen: physischer Leibe, Lebensleib, Seele und Individualität. Weitere Aspekte: das menschliche Individuum in seiner bio-psycho-sozialen Daseinsweise; der anthroposophische Erkenntnisweg, der das Geistige im Menschenwesen zum Geistigen im Weltall führen möchte; Wechselbeziehung von Rhythmen zu erfassen, in die Mensch, Tier und Pflanze mit ihrer jeweiligen Besonderheit eingebunden sind

Stengel, Erwin: Psychiater, Psychoanalytiker, *1902 Wien, †1973 Sheffield (England). 1938 Emigration. Gilt als einer der bekanntesten Suizidforscher, sein verbreitetes Werk „Selbstmord und Selbstmordversuch"

Steppe, Hilde: Krankenschwester, Pflegedienstleitung, Fachschwester für Anästhesie und Intensivpflege, *1947 Rethem, †1999 Frankfurt/Main. Nach praktischer Tätigkeit in Kempten und Tübingen Leiterin des Berufsfortbildungswerk des DGB in Frankfurt/Main. Studium der Erziehungswissenschaften, Promotion, Leiterin des Referates Pflege im Gesundheitswesen des Hessischen Ministeriums für Umwelt, Energie, Jugend, Familie und Gesundheit. Professur an der FH Frankfurt/Main, Forschungstätigkeit vor allem historischer Themen, schwerpunktmäßig Pflege im Nationalsozialismus, die Geschichte der jüdischen Krankenpflege. Gehörte vielen Gremien an, wirkte als Sachverständige und prägte die deutsche Pflege im ausgehenden 20. Jahrhundert nachhaltig. Sammeln von historischem Material und Aufbau des späteren „Hilde-Steppe-Archivs"

Sticker, Anna: Diakonisse, Lehrerin, *1902 Frankfurt/Main, †1995 Kaiserswerth. Arbeitete im Schuldienst, betreute nebenamtlich Bibliothek, Fachbücherei und Fliedner-Archiv. Arbeitete an kirchen- und pflegegeschichtlichen Themen, beschäftigte sich ausführlich mit den Biographien von Friederike Fliedner und Agnes Karll. Hat in der Pflegegeschichte neue Maßstäbe gesetzt. Verleihung der Ehrendoktorwürde 1972 der Ev. theol. Fak. der Uni Bonn. 1991 Ehrenmitglied des Deut. Vereins zur Förderung der Pflegewissenschaft/Forschung e.V.

Stigma: Kennzeichen, Merkmal oder bleibende krankhafte Veränderungen bei einer Erkrankung, bei der **Stigmatisierung** werden einem erkrankten Menschen negativ bewertete Eigenschaften zugeschrieben

Stress: Reaktion des Körpers auf Druck, Spannung und Belastung, **Stressfaktoren** oder Stressoren sind alle seelischen und körperlichen Reize die das Gleichgewicht stören

Stupor: Zustand der Bewegungslosigkeit, Regungslosigkeit, Fehlen der körperlichen Reaktion

Subsidaritätsprinzip: Umfasst den Grundsatz, dass die Familie, Freunde, Nachbarn oder die freie Wohlfahrtpflege vorrangig einen pflege- und betreuungsbedürftigen Menschen begleiten als gesellschaftspolitische Grundlage

Suggestion: Eine Person, die das Denken, Handeln und Vorstellungen einer anderen Person beeinflusst, z. B. durch Hypnose

Sullivan, Harry Stack: Psychiater Neo-Psychoanalytiker; *1892 Norwich (USA), †1949 Paris. Begründer der dynamisch-kulturellen psychoanalytischen Schule: keine Couch, direkte Kommunikation und Auseinandersetzung, Motivation, Auffassung und Störungen können nur in sozialen Beziehungen verstanden werden

Begriff/Abkürzung: Erklärung
Supervision: Bearbeitung von belastenden und schwierigen Situationen und Gefühlen durch eine bestimmte Methode der Reflexion
Systemtheorie: Wechselwirkung unterschiedlicher Ordnungen und Zusammenhänge ist Grundlage dieses Denkansatzes und dient der Integration unterschiedlicher Wissensgebiete
Taxonomie: Einordnung in ein System, die Klassifikation als formale und subjektive Zuweisung von Kategorien
Team: Bezeichnet eine Gruppe von Menschen, die mit einer Sache oder Thematik in einem Arbeitsprozess befasst sind und zusammenarbeiten, im Gesundheitsbereich in der Regel interdisziplinär oder multiprofessionell
Theorie: Wissenschaftliche, nicht praxisbezogene Betrachtungsweise, auch als Vorgabe für die Praxis im Sinne einer Alltagstheorie
Tic: plötzliches, automatisches Einsetzen von Muskelzuckungen, nicht oder nur kurzzeitig willentlich beeinflussbar
TQM: Abk. für **T**otal **Q**uality **M**anagement, umfassendes Konzept zur Qualitätssicherung
Transaktion: Wechselseitige Beziehung, **Transaktionsanalyse** = Sichtweise in der Psychotherapie basierend auf den drei Ich-Zuständen (Kind-Ich, Erwachsenen-Ich und Eltern-Ich)
Transkulturalität: Integratives Verständnis von Kultur und wissenschaftliche Bezeichnung für soziokulturelle Zusammenhänge
Trauma: Verletzung, psychisches oder **seelisches Trauma** = Verletzungen durch hohe emotionale Belastung führen zu Veränderungen und krankhaften Zuständen (posttraumatische Belastungsstörung)
Triade: In der Familientherapie die kleinste stabile Einheit in der Familie (z. B. Vater, Mutter, Kind), bei einer Mehrpersonenfamilie spricht man von Triaden
TZI: Abk. für **T**hemen**z**entrierte **I**nteraktion nach Ruth Cohn, Interaktionsmethode für Gruppen, Lern- und Arbeitsprozesse
UVV: Abk. für **U**nfall**v**erhütungs**v**orschriften
Validation: Methode, die von Naomi Feil entwickelt wurde zum Umgang mit dementen Menschen und deren Verhalten als gegeben (gültig) und Ausgangsbasis für den professionellen Umgang nimmt, **Validität** = Gültigkeit, **Validierung** = Überprüfung der Gültigkeit
Variable: Bezeichnung für eine messbare veränderliche Größe, die sich durch Gesetzmäßigkeiten verändert
Verifikation: Wissenschaftlicher Nachweis, der eine Theorie bestätigt
Vision: Mögliche Zukunftsperspektiven, Vorstellungen eines Einzelnen oder einer Gruppe, die zur Zielformulierung dienen
Visualisierung: Veranschaulichung, optische Darstellung, mit Hilfe der eigenen Vorstellungskraft sich neue Dinge erschließen
VT: Abk. für **V**erhaltens**t**herapie
Wernecke, Carl: Psychiater, *1848 Tarnowitz, †1905 Ab. Erforschte Lokalisation der sensorischen Aphasie und anderes: Werneckesche Demenz, Werneckesche Enzephalopathie, Werneckesche Krankheit
WFMH: Abk. für **W**orld **F**ederation for **M**ental **H**ealth
WHO: = **W**orld **H**ealth **O**rganization, Weltgesundheitsorganisation, Förderation zur Zusammenarbeit der Länder auf dem Gebiet des Gesundheitswesens mit Sitz in Genf, deren Ziel die Gesundheit für alle auf einem bestmöglichen Niveau ist
Wohlfahrtspflege: Hilfs- und Betreuungsmöglichkeiten der Spitzenverbände der freien Wohlfahrtspflege in öffentlichen Einrichtungen (durch Deutscher Paritätischer Wohlfahrtsverband, Arbeiterwohlfahrt, Diakonisches Werk, Deutscher Caritasverband, Deutsches Rotes Kreuz, Zentrale Wohlfahrtsstelle der Juden)
WVO: Abk. für **W**erkstätten**v**er**o**rdnung
ZNS: Abk. für **Z**entrales **N**erven**s**ystem
Zyklothymie: Manisch-depressive Erkrankung

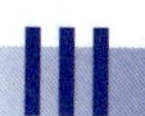

Anhang III: Fachzeitschriften, Reihen, Adressen und Links

Auswahl von Fachzeitschriften

- **Altenpflege,** Vincentz Verlag Hannover
- **Blätter der Wohlfahrtspflege,** Nomos Verlagsgesellschaft Baden-Baden
- **Dr. med. Mabuse,** Mabuse Verlag Frankfurt
- **Die Psychotherapeutin,** Psychiatrie Verlag Bonn
- **Die Schwester/Der Pfleger,** Bibliomed Verlag Melsungen
- **Heilberufe,** Urban & Vogel Verlag Berlin
- **Krankenpflege – Soins infirmiers,** Geschäftsstelle SBK Bern
- **Österreichische Pflegezeitschrift,** ÖGKV Wien
- **Pflege,** Hans Huber Verlag Bern
- **Pflegezeitschrift,** Kohlhammer Verlag Stuttgart
- **Pflege und Gesellschaft,** Deutscher Verein zur Förderung von Pflegewissenschaft und -forschung Duisburg
- **PflegeRecht, Luchterhand,** Verlag Neuwied
- **Pro Mente Sana aktuell,** Schweizerische Stiftung Zürich
- **Psychiatrische Pflege Heute,** Thieme Verlag Stuttgart
- **Psychiatrische Praxis,** Thieme Verlag Stuttgart
- **Recht und Psychiatrie,** Psychiatrie Verlag Bonn
- **Soziale Psychiatrie,** Deutsche Gesellschaft f. Soziale Psychiatrie Köln
- **Psychosoziale Umschau,** Psychiatrie Verlag Bonn
- **Sozialpsychiatrische Informationen,** Psychiatrie Verlag Bonn.

Auswahl von Reihen

- **Edition Narrenschiff,** Psychiatrie Verlag Bonn
- **Psychosoziale Arbeitshilfen,** Psychiatrie Verlag Bonn
- **Tagungsbände der Aktion Psychisch Kranke e.V.,** Bonn
- **Modellprojekte,** Schriftenreihe des Bundesministerium für Gesundheit
- **Modellverbund,** Schriftenreihe des Bundesministeriums für Jugend, Familie, Frauen und Gesundheit.

Adressenauswahl von Gremien und Vereinen in der psychosozialen Versorgung

Aktion Psychisch Kranke e.V.
Brungsgasse 4–6, 53117 Bonn
Tel.: 0228/676740/41, Fax: 0228/676742
E-Mail: apk@psychiatrie.de
Homepage: www.psychiatrie.de/APK/

Bundesfachvereinigung Leitender Krankenpflegepersonen der Psychiatrie e.V. (BFLK)
Heinz Lepper, Siegburgstraße 311, 53229 Bonn
Tel.: 0228/5512137, Fax: 0228/5512147
E-Mail: lepper@BFLK.de
Homepage: www.bflk.de

Bundesvereinigung der Lebenshilfe für Menschen mit geistiger Behinderung e.V.
Raiffeisenstraße 18, 35043 Marburg
Tel.: 06421/491-0, Fax: 06421/491167
E-Mail: bundesvereinigung@lebenshilfe.de
Homepage: www.lebenshilfe.de

Bundesverband Psychiatrie-Erfahrener e.V. (BPE)
Geschäftsstelle Wittener Str. 87,
44789 Bochum
Tel.: 0234/68705552 (mittwochs und freitags 9.00–14.00 Uhr), Fax: 0234/6405103
E-Mail: kontakt-info@bpe-online.de
Homepage: www.bpe-online.de

Dachverband Gemeindepsychiatrie
Am Michaelshof 4b, 53117 Bonn
Tel.: 0228/691759, Fax: 0228/658063
E-Mail: dachverband@psychiatrie.de
Homepage: www.psychiatrie.de/dachverband/

Deutscher Berufsverband für Pflegeberufe (DBfK- Bundesverband)
Geisbergstraße 39, 10777 Berlin
Tel: 030/219157-0, Fax: 030/2191570
E-Mail: dbfk@dbfk.de
Homepage: www.dbfk.de

Deutsche Gesellschaft für Fachkrankenpflege und Funktionsdienste e.V. (DGF)
Hermann-Simon-Straße 7, 33334 Gütersloh
Tel.: 05241/532203, Fax: 05241/532205
Homepage: www.dgf-online.de

Deutscher Pflegerat (DPR)
Postfach 303 220
10729 Berlin
Tel.: 030/21915757, Fax: 030/21915777
Email: info@deutscher-pflegerat.de
Homepage: www.deutscher-pflegerat.de

Deutsche Gesellschaft für Psychiatrie, Psychotherapie und Nervenheilkunde (DGPPN)
UKSH, Campus Lübeck,
Ratzeburger Allee 160, 23538 Lübeck
Tel.: 0451/5002441, Fax: 0451/5002603
E-Mail: dgppn@uni-luebeck.de
Homepage: www.dgppn.de

Deutsche Gesellschaft für Soziale Psychiatrie (DGSP)
Zeltinger Straße 9, 50969 Köln
Tel.: 0221/511002, Fax: 0221/529903
E-Mail: dgsp@psychiatrie.de
Homepage: www.psychiatrie.de/dgsp

Deutsche Gesellschaft für Suizidprävention/ Suizidprophylaxe (DGS)
Universitätsklinikum Dresden,
Fetscherstraße 74, 01307 Dresden
Tel.: 0352/4582760, Fax: 0351/4584324
E-Mail: dgs.vorsitzender@suizidprophylaxe.de
Homepage: www.suizidprophylaxe.de

Familien-Selbsthilfe/Bundesverband der Angehörigen psychisch Kranker (BapK)
Am Michaelshof 4b, 53117 Bonn
Tel.: 0228/632646, Fax: 0228/658063
E-Mail: bapk@psychiatrie.de
Homepage: www.psychiatrie.de

Auswahl weiterer Quellen

- www.bapp.de.vu
- www.basale-stimulation.de
- www.bmgs.bund.de
- www.bzga.de
- www.dagg.de
- www.ehma.org
- www.forensik.de
- www.gewerkschaft-pflege.de
- www.humor-pflege.ch
- www.icn.ch
- www.irrsinnig-menschlich.de
- www.kinderkrankenpflege-netz.de
- www.konfliktfeld-pflege.de
- www.neuro24.de
- www.nursing.de
- www.patiententelefon.de
- www.pflebit.de
- www.pflege-deutschland.de
- www.pflege-und-psychiatrie.de
- www.pflegeboard.de
- www.pflegedialog.de
- www.pflegefotostory.de
- www.pflegelinks.de
- www.pflegenet.de
- www.pflegen-online.de
- www.pflegerechtportal.de
- www.pflegestudium.de
- www.pflegethemen.de
- www.ph-portal.info
- www.psychiatrie.de
- www.psychiatrie-aktuell.de
- www.psychologie-heute.de
- www.psychotherapie-netzwerk.de
- www.svr-gesundheit.de
- www.vincentz.net
- www.vfvalidation.org
- www.wenr.org
- www.who.org

Auswahl an Nachschlagewerken

Anderson K. A.; Anderson, L. E.: Springer Lexikon Pflege, Springer Verlag Berlin, 2000

Georg, J.; Frowein, M. (Hrsg.): Pflegelexikon. Verlag Hans Huber Bern, 2001

Peters, U.: Lexikon Psychiatrie, Psychotherapie, Medizinische Psychologie. Elsevier Urban & Fischer Verlag München, 2005

Pschyrembel Klinisches Wörterbuch. Gruyter Verlag Berlin, 2004

Roche Lexikon Medizin. Elsevier Urban & Fischer Verlag München, 2003

Trockel, B.; Notthoff, I.; Knäuper, M. (Hrsg.): Who is Who in der Pflege – Deutschland, Schweiz, Österreich. Verlag Hans Huber Bern, 1999

Wied, Susanne; Warmbrunn, Angelika (bearbeitet): Pschyrembel – Wörterbuch Pflege, Verlag Walter de Gruyter Berlin , 2003

Wolff, H. (Hrsg.): Biographisches Lexikon zur Pflegegeschichte/Band 1. Ullstein Mosby Wiesbaden, 1997

Wolff, H. (Hrsg.): Biographisches Lexikon zur Pflegegeschichte/Band 2, Urban & Fischer, München, 2001

Wolff, H. (Hrsg.): Biographisches Lexikon zur Pflegegeschichte/Band 3, Elsevier Urban & Fischer, München, 2004

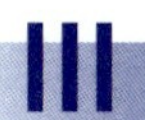

Kontaktadressen

Deutsche Alzheimer Gesellschaft e.V., Friedrichstraße 236, 10969 Berlin, Tel.: 030/259 37 85-0, E-Mail: info@alzheimer.de, http;//www.deutsche-alzheimer.de, Telefonische Beratung: 01803/171017 (€ 0,09/Min.)
„Freunde alter Menschen e.V.“, Hornstraße 21, 10963 Berlin, Tel.: 030/6911883, http://www.freunde-alter-menschen.de
Alzheimer Angehörige Austria, Obere Augartenstraße 26–28, 1020 Wien, Österreich, Tel.: 0043/1-332-9166
Association Alzheimer Suisse, 16, rue Pestalozzi, 1400 Yverdon, Schweiz, Tel.: 0041/24-620-00
Alzheimer Forschung Initiative e.V., Grabenstraße 5, 40213 Düsseldorf, Tel.: 0800-2004001, http://www.alzheimer-forschung.de
Kuratorium Deutsche Altershilfe (KDA), Wilhelmine-Lübke-Stiftung e.V., An der Pauluskirche 3, 50677 Köln, Tel.: 0221/931 84 70, E-Mail: info@kda.de, http://www.kda.de

Literaturnachweis

Aebi, Elisabeth; Ciompi, Luc; Hansen, Hartwig (Hrsg.): Soteria im Gespräch – Über eine alternative Schizophreniebehandlung. Psychiatrie Verlag Bonn, 1996

Aebli, Hans: Zwölf Grundformen des Lehrens, Klett Cotta Verlag Stuttgart, 1983

Alban, Susanna; Leininger Madeleine M.; Reynolds, Cheryl L.: Multikulturelle Pflege, Urban & Fischer Verlag München, 2000

Anderson, Kenneth A.; Anderson, Lois E.: Springer Lexikon Pflege. Springer Verlag Berlin Heidelberg, 2000

Antonovsky, Aaron: Salutogenese – Zur Entmystifizierung der Gesundheit. dgvt-Verlag Tübingen, 1997

Arndt, Marianne: Ethik denken – Maßstäbe zum Handeln in der Pflege, Thieme Verlag Stuttgart, 1996

Bader, R.; Schäfer, B.: Lernfelder gestalten – vom komplexen Handlungsfeld zur didaktisch strukturierten Lernsituation. In: Die berufsbildende Schule 7–8/1998 (Seite 229–234), Institut für Berufspädagogik Magdeburg

Bandura, Albert: Lernen am Modell, Klett Cotta Verlag Stuttgart, 1976

BAR-Bundesarbeitsgemeinschaft für Rehabilitation (Hrsg.): Arbeitshilfe für die Rehabilitation psychisch Kranker und Behinderter Frankfurt, 1992

Bauer, Karl-Otto: Qualität als Ergebnis technischen Fortschritts, in: Biethahn, Jörg; Stadt, Erich (Hrsg.): Der Betrieb im Qualitätswettbewerb, E. Schmidt Verlag Berlin, 1982

Beauvoir de, S.: Das Alter. Rowohlt Taschenbuch, Hamburg, 2000

Benedetti, Gaetano in: Juchli, Liliane: Krankenpflege – Praxis und Theorie der Gesundheitsförderung und Pflege Kranker. Thieme Verlag Stuttgart, 1987

Benner, Patricia: Stufen zur Pflegekompetenz – From Novice to Expert, Verlag Hans Huber Bern, 1995

Bericht zur Lage der Psychiatrie in der Bundesrepublik Deutschland (Psychiatrie-Enquête), Bundesdrucksache 7/4200

Bienstein, Christel; Fröhlich, Andreas: Basale Stimulation in der Pflege. Verlag Selbstbestimmtes Leben, Düsseldorf, 1991

Bleuler, Eugen: Lehrbuch der Psychiatrie – umgearbeitet von Manfred Bleuler. Springer Verlag Berlin, 1960

Bock, Thomas; Buck, Dorothea: „Es ist normal verschieden zu sein." Psychose-Seminare – Hilfen zum Dialog. Psychiatrie Verlag Bonn, 1997

Bock, Thomas; Dörner, Klaus; Naber, Dieter (Hrsg.): Anstöße – Zu einer anthroposophischen Psychiatrie, Psychiatrie Verlag Bonn, 2004

Boessmann, Udo; Röder, Walburga: Krisenmanagement für Pflegeberufe – Problemstellungen und Lösungsstrategien. Hippokrates Verlag Stuttgart, 1998

Branik, Emil: Zum Verhältnis von Pflege/Pädagogik und Therapie auf einer Kinder- und jugendpsychiatrischen Station, in: Psych. Pflege Heute 7/2001 (Seite 248–251), Thieme Verlag Stuttgart

Brill, Karl-Ernst: Psychisch Kranke im Recht – Ein Wegweiser. Psychiatrie Verlag Bonn, 1998

Buijssen, Huub P. J., Hirsch, Rolf D. (Hrsg.): Probleme im Alter. Beltz Verlag Psychologie VerlagsUnion Weinheim, 1997

Buijssen, Huub: Wenn der Beruf zum Alptraum wird: Traumatische Erfahrungen in der Krankenpflege. Beltz Verlag Weinheim, 1997

Campbell zitiert nach: Schädle-Deininger; Hilde, Villinger, Ulrike: Praktische psychiatrische Pflege. Psychiatrie Verlag Bonn, 1996

Cohn, Ruth C.: Von der Psychoanalyse zur themenzentrierten Interaktion – Von der Behandlung einzelner zu einer Pädagogik für alle. Klett-Cotta Verlag Stuttgart, 1997

Corbin, Juliet; Strauss, Amselm: Weiterleben lernen – chronisch Kranke in der Familie. Piper Verlag München, 1993

Deger-Erlenmaier, Heinz; Heim, Susanne; Sellner, Bertram (Hrsg.): Die Angehörigengruppe – Ein Leitfaden für Moderatoren, Psychosoziale Arbeitshilfen 12, Psychiatrie Verlage Bonn, 1997

Deutsche Gesellschaft für Soziale Psychiatrie (DGSP) – Arbeitskreis Pflege: Pflegeprofil – Grundriss psychiatrischer Pflege, Köln, 1994

Deutsche Gesellschaft für Soziale Psychiatrie (DGSP) – Arbeitskreis Pflege: Denkanstöße zu bildungspolitischen Konzepten in der Pflege, 1989

Deutsche Gesellschaft für Soziale Psychiatrie (DGSP) – Arbeitskreis Pflege: Pflegequalität in der Psychiatrischen Versorgung – soweit sie sich messen läßt, Köln, 1996

Deutsche Hauptstelle für Suchtgefahren, Jahrbuch Sucht 1995, Berlin

Dialektische Verhaltenstherapie bei Borderline-Persönlichkeitsstörungen in Praxis der Klinischen Verhaltensmedizin und Rehabilitation 2. Thieme Verlag Stuttgart, 1989

Dietz, Angelika; Pörksen, Niels; Völzke, Wolfgang (Hrsg.): Behandlungsvereinbarungen – Vertrauensbildende Maßnahmen in der Akutpsychiatrie. Psychiatrie Verlag Bonn, 1998

Doenges, Marilyn E.; Moorehouse, Mary Frances; Geissler-Murr, Alice C.: Pflegediagnosen und Maßnahmen. Verlag Hans Huber Bern, 2002

Donadebian, A.: Evaluating the Quality of Medical Care, zitiert nach: Roers, Martina et al.: MUM – Ein Pflege-Qualitätsprogramm zum Anfassen, Verlag Hans Huber Bern, 2000

Dörner, Klaus in: Borsi. Gabriele M. (Hrsg.): Die Würde des Menschen im psychiatrische Alltag. Vandenhoeck & Ruprecht, 1989

Dörner, Klaus: Mosaiksteine für ein Menschen- und Gesellschaftsbild – zur Orientierung psychiatrischen Handelns. In: Bock, Thomas; Weigand, Hildegard (Hrsg.), Hand-werks-buch Psychiatrie. Psychiatrie Verlag Bonn, 1998

Dörner, Klaus; Egetmeyer, Albrecht; Koening, Konstanze: Freispruch der Familie, Psychiatrie Verlag Bonn, 1997

Dörner, Klaus; Plog, Ursula: Irren ist menschlich. Psychiatrie Verlag Bonn, 1996

Dörner, Klaus; Plog, Ursula; Teller, Christine; Wendt, Frank: Irren ist menschlich – Lehrbuch der Psychiatrie und Psychotherapie. Psychiatrie Verlag Bonn, 2002

Droishagen, Christoph (Hrsg.): Lexikon Hospiz, Gütersloher Verlagshaus Gütersloh, 2003

Duden: Herkunftswörterbuch, Dudenverlag Mannheim 1989
Duden: Deutsches Universalwörterbuch, Dudenverlag Mannheim, 1989
Empfehlungen der Expertenkommission der Bundesregierung zur Reform im psychiatrischen und psychotherapeutischen Bereich Bonn ,1988
Enquetekommission des Deutschen Bundestages Demographischer Wandel – Herausforderungen unserer älter werdenden Gesellschaft für den einzelnen und die Politik. Schlussbericht Drucksache 14/8800, Berlin 2002
Ewers, Michael; Schaeffer, Doris (Hrsg.): Case Management in Theorie und Praxis. Verlag Hans Huber Bern, 2000
Fallada, Hans: Der Trinker. Rowohlt Verlag Hamburg-Reinbek, 1977
Feil, Naomi: Validation. Ein Weg zum Verständnis alter Menschen. Reinhardt Verlag München, 1999
Feuerlein, W.: Zur Mortalität von Suchtkranken. In: Mann/ Buchkrämer (Hrsg.): Sucht – Grundlagen, Diagnostik, Therapie. Fischer Verlag Stuttgart, 1996
Feuerlein, Wilhelm: Alkoholismus – Mißbrauch und Abhängigkeit – Entstehung, Folgen, Therapie. Thieme Verlag Stuttgart, 1989
Fink, Brigitta; Goetze, Walter: Fit für die Pflegepraxis durch Schlüsselqualifikationen, Kohlhammer Verlag Stuttgart, 2000
Finzen, Asmus (Hrsg.): Hospitalisierungschäden in psychiatrischen Krankenhäusern. Piper Verlag München, 1974
Finzen, Asmus: Carbamzepin-Behandlung bei affektiven Psychosen. Psychiatrie Verlag Bonn, 1991
Finzen, Asmus: Medikamentenbehandlung bei psychischen Störungen – Leitlinien für den psychiatrischen Alltag. Psychiatrie Verlag Bonn, 1998
Finzen, Asmus; Haug, Hans-Joachim; Beck, Adrienne; Lüthy, Daniela: Hilfe wider Willen – Zwangsmedikation im psychiatrischen Alltag. Psychiatrie Verlag Bonn, 1993
Finzen, Asmus; Schädle-Deininger, Hilde: „Unter elenden menschenunwürdigen Umständen“ Die Psychiatrie-Enquête. Psychiatrie Verlag Reburg-Loccum, 1979
Fischer, Frank: Irrenhäuser, Kranke klagen an. Desch Verlag München, 1969
Foundraine, Jan: „Wer ist aus Holz?“. Piper Verlag München, 1969
Fredriksson, M.: Hannas Töchter. Fischer Taschenbuch Frankfurt, 1999
Friedemann, Marie-Luise: Familien und umweltbezogene Pflege – Die Theorie des systemischen Gleichgewichts, Verlag Hans Huber Bern, 1996
Generalversammlung der Vereinten Nationen (46/119, 1992)
Georg, Jürgen; Frowein, Michael (Hrsg.) Pflege Lexikon. Ullstein Medical Wiesbaden, 1998
Grond, Erich: Die Pflege und Begleitung depressiver alter Menschen. Schlütersche Verlagsanstalt Hannover, 1993
Grond, Erich: Die Pflege verwirrter alter Menschen. Lambertus Verlag Freiburg, 1991
Halder-Sinn, Petra: Verhaltenstherapie. Kohlhammer Verlag Stuttgart, 1985
Hamburger Erklärung anlässlich des XIV. Weltkongresses für Soziale Psychiatrie. In: Bock, Thomas; Buck, Dorothea; Gross, Jan; Maß, Ernst; Sorel, Eliot, Wolpert, Eugen (Hrsg.): Abschied von Babylon- Verständigung über die Grenzen der Psychiatrie. Psychiatrie Verlag Bonn, 1995
Härtling, Peter: Jakob hinter der blauen Tür. Beltz Verlag Weinheim, 1984
Hatch, Frank, Maietta, Lenny: Kinästhetik – Gesundheitsentwicklung und Menschliche Funktionen. Ullstein Medical, Wiesbaden, 1998
Heigl, Peter: 30 Minuten für faires Streiten und gute Konflikt-Kultur. Gabal Verlag Offenbach, 2003
Heim, Edgar: Praxis der Milieutherapie. Springer Verlag Berlin, 1984
Hinterhuber, Hartmann, Fleischhacker, Wolfgang W.: Lehrbuch der Psychiatrie. Thieme Verlag Stuttgart, 1997
Hoff zitiert in: Wolfersdorf, Manfred: Krankheit Depression erkennen, verstehen, behandeln. Psychiatrie Verlag Bonn, 2000
Höll, Thomas; Schmidt-Michel, Paul-Otto: Irrenpflege im 19. Jahrhundert – Die Wärterfrage in der Diskussion der deutschen Psychiater, Psychiatrie Verlag Bonn, 1989
Holnburger, Martin: Pflegestandards in der Psychiatrie. Urban & Fischer Verlag München, 1999
ICNP® Internationale Klassifikation für die Pflegepraxis, Teil I (herausgegeben von Matthias Hinz, Frank Dörre, Peter König und Peter Tackenberg), Teil II (aus dem Englischen von der deutschsprachigen ICNP-Nutzergruppe), deutschsprachige Ausgabe in Zusammenarbeit mit: Deutscher Berufsverband für Krankenpflege (DBfK), Schweizer Berufsverband für Krankenpflege (SBK), Österreichischer Gesundheits- und Krankenpflegeverband (ÖGKV). Verlag Hans Huber Bern, 2003
Institut für Gesundheits- und Systemforschung, Kiel. In: Deutschen Ärzteblatt 1/2000
Institut für Kommunale Psychiatrie (Hrsg.): Auf die Straße entlassen – obdachlos und psychisch krank. Psychiatrie Verlag Bonn, 1996
Jellinek zitiert nach: Feuerlein, Wilhelm: Alkoholismus – Mißbrauch und Abhängigkeit. Thieme Verlag Stuttgrat, 1989
Josuks, Hannelore; Pech, Georg; Woecht, Friedhelm (Hrsg.): Praxisanleitung in der Intensiv- und Anaesthesiepflege, Schlütersche Verlag Hannover, 2002
Käppeli, Silvia (Hrsg.): Pflegekonzepte – Phänomene im Erleben von Krankheit und Umfeld, Band 2. Verlag Hans Huber Bern, 1999
Kardorff, Ernst von (Hrsg.): Das Modellprogramm und die Folgen – Die Psychiatrie auf Reformkurs? Psychiatrie Verlag Rehburg-Loccum, 1985
Kast, Verena: Trauern – Phasen und Chancen des psychischen Prozesses, Kreuz Verlag Stuttgart, 1999
Kauder, Volker; Aktion Psychisch Kranke (Hrsg.): Personenzentrierte Hilfen in der psychiatrischen Versorgung, Psychosoziale Arbeitshilfe 11. Psychiatrie Verlag Bonn, 1997
Kauder, Volker; Aktion Psychisch Kranke e.V. (Hrsg.): Personenzentrierte Hilfen in der psychiatrischen Versorgung, Psychiatrie Verlag Bonn, 1998
Kernberg, Otto: Borderline-Persönlickeitsstörung. Schattauer Stuttgart New York, 2001
Kipp, Johannes, Jüngling, Gerd: Einführung in die praktische Gerontopsychiatrie. Reinhardt Verlag Basel, 2000
Kistner, Walter: Der Pflegeprozeß in der Psychiatrie. Gustav Fischer Stuttgart, 1997
Kitwood, Tom: Demenz – Der personenzentrierte Ansatz im Umgang mit verwirrten Menschen. Verlag Hans Huber Bern, 2000
Klinikum der Johann Wolfgang Goethe-Universität Frankfurt am Main (unveröffentlicht): Qualitätsmanagement-

Handbuch, Aus-, Fort- und Weiterbildungsstätten (Hilde Schädle-Deininger, Qualitätsmanagementbeauftragte im Bereich AFW), 2003
Knopp, Marie-Luise; Napp, Klaus (Hrsg.): Wenn die Seele überläuft – Kinder und Jugendliche erleben die Psychiatrie. Psychiatrie Verlag Bonn, 1996
Knuf, Andreas; Seibert, Ulrich: Selbstbefähigung fördern – Empowerment und psychiatrische Arbeit. Psychiatrie Verlag Bonn, 2000
Koppel, Glenn T.: Basiswissen Psychotherapie. Vandenhoeck & Ruprecht Göttingen, 1994
Kraus, L., Bauernfeind, R.: Repräsentativerhebung zum Gebrauch psychoaktiver Substanzen bei Erwachsenen in Deutschland 1997, Sucht 44, Sonderheft 1, 1998
Kröber, H. L.: Bipolare Persönlichkeit und manische Aussage. In: W. Janzarik (Hrsg.): Persönlichkeit und Psychose. Enke Verlag Stuttgart, 1988
Kruse, Gunter; Körkel, Joachim; Schmalz, Ulla: Alkoholabhängigkeit erkennen und behandeln. Psychiatrie Verlag Bonn, 2000
Kübler-Ross, Elisabeth: Interviews mit Sterbenden, Gütersloher Verlagshaus Gütersloh, 1987
Kuiper, Piet C.: Seelenfinsternis – Die Depression eines Psychiaters. Fischer Verlag Frankfurt am Main, 2000
Kunze, Heinrich; Kaltenbach, Ludwig (Hrsg.): Psychiatrie-Personalverordnung – Textausgabe mit Materialien zur Erläuterung. Kohlhammer Verlag Stuttgart, 1996
Lanzendörfer, Christoph: Psychosomatik in der Pflege und die „Aktivitäten des täglichen Lebens". Schattauer Verlag Stuttgart, 1996
Leuzinger, Andreas; Luterbacher, Thomas: Mitarbeiterführung im Krankenhaus, Verlag Hans Huber Bern, 2000
Lewin, Kurt: Lexikon der Psychologie, Band 2, Sektrum Akademischer Verlag Heidelberg, 2001
Linseth zitiert nach: Astrid Norberg, in: Richter, Jörg; Norberg, Astrid; Fricke, Ute (Hrsg.) Ethische Aspekte pflegerischen Handelns – Konfliktsituationen in der Alten- und Krankenpflege, Schlütersche Verlagsanstalt Hannover, 2002
Loth, Chris, Rutten, Ruud, Huson-Anbeek, Diny, Linde, Linda (Hrsg.): Professionelle Suchtkrankenpflege. Verlag Hans Huber Bern, 2002,
Mamerow, Ruth: Selbstpflege – Die Kunst im Beruf gesund und zufrieden zu sein, Urban & Fischer Verlag München, 2002
Mandl, Heinz; Friedrich, Helmut F. (Hrsg.): Lern- und Denkstrategien – Analyse und Interventionen, Einführung – Verlag Hogreve Göttingen, 1992
Mansing, Walter (Hrsg.): Handwörterbuch der Qualitätssicherung, Urban & Schwarzenberg Verlag München, 1980
Manthey, Marie: Primary Nursing. Verlag Hans Huber Bern, 2002
Marriner-Tomey, Ann: Pflegetheoretikerinnen und ihr Werk, Recom Verlag Basel, 1992
Matzat, Jürgen: Wegweiser Selbsthilfegruppen. Psychosozial-Verlag Gießen, 1997
Meleis, Afaf Ibrahim: Pflegetheorie – Gegenstand, Entwicklung und Perspektiven des theoretischen Denkens, Verlag Hans Huber Bern, 1999
Mentzos, Stavros (Hrsg.) Psychose und Konflikt. Vandenhoeck & Ruprecht Göttingen, 1992
Mentzos, Stavros: Depression und Manie. Vandenhoeck & Ruprecht Göttingen, 1996
Micas, M.: Wenn ein naher Mensch Alzheimer hat. Herder Verlag Freiburg 1999
Mitscherlich, Alexander und Margarete: Die Unfähigkeit zu trauern. Piper Verlag München, 1979
Mosher, Loren R.; Burti, Lorenzo: Psychiatrie in der Gemeinde – Grundlagen und Praxis. Psychiatrie Verlag Bonn, 1994
Müller, Christian: Wer hat die Geisteskranken von den Ketten befreit – Skizzen zur Psychiatriegeschichte, Psychiatrie Verlag Bonn, 1998
Neumann, Betty: Das System-Modell – Konzept und Anwendung in der Pflege, Lambertus Verlag Freiburg, 1998
Olbrich, Christa: Pflegekompetenz, Verlag Hans Huber Bern, 1999
Orlando, Ida Jean: Die lebendige Beziehung zwischen Pflegenden und Patienten. Verlag Hans Huber Bern, 1996
Panke-Kochinke, Birgit: Fachdidaktik der Berufskunde Pflege, Verlag Hans Huber Bern, 2000
Paterson, Josephine G.; Zderad, Loretta T.: Humanistische Pflege, Verlag Hans Huber Bern, 1999
Pawlow, Iwan Petrowitsch: Lexikon der Psychologie, Band 3, Sektrum Akademischer Verlag Heidelberg, 2001
Peplau Hildegard E: Interpersonal relations in nursing, G. P. Putman's Sons New York, 1952
Peplau, Hildegard Interpersonale Beziehung in der Pflege, Recom Verlag Basel, 1995
Perls, Frederick S. (genannt Fritz): Gestalt-Therapie in Aktion. Klett-Cotta Verlag Stuttgart, 2002
Peters, A.; Henriks, U.: Lexikon Psychiatrie, Psychotherapie, Medizinische Psychologie. Urban & Fischer Verlag München, 2000
Pollähne, Helmut: Maßregelvollzug zwischen Strafvollzug und Psychiatrie. In: Weigand, Wolfgang (Hrsg.): Der Maßregelvollzug in der öffentlichen Diskussion. Votum Verlag Münster, 1999
Rahn, Ewald; Mahnkopf, Angela: Lehrbuch Psychiatrie für Studium und Beruf. Psychiatrie Verlag Bonn, 1999
Revenstorf, Dirk: Psychotherapeutische Verfahren – Band II Verhaltenstherapie. Kohlhammer Verlag Stuttgart, 1996
Richter, Dirk: Patientenübergriffe auf Mitarbeiter psychiatrischer Kliniken: Häufigkeit, Folgen, Präventionsmöglichkeiten. Lambertus Verlag Freiburg, 1999
Robert-Bosch-Stiftung: Zur Zukunft der Pflegeausbildung, Schattauer Verlag Stuttgart, 2000
Rogers, Carl R.: Die klient-bezogene Gesprächstherapie. Kindler Verlag München, 1973
Rogers, Carl R.: Entwicklung der Persönlichkeit – Psychotherapie aus der Sicht eines Therapeuten. Klett Cotta Verlag Stuttgart, 2000
Saint-Exupéry, Antoine: Der kleine Prinz. Karl Rauch Verlag Düsseldorf, 1956
Schädle-Deininger, Hilde (unveröffentlicht): Curriculum Weiterbildung Fachpflege in der Psychiatrie am Klinikum der Johann Wolfgang-Goethe-Universität Frankfurt am Main, 1997 und 2003
Schädle-Deininger, Hilde: Kapitel 17 Pflege von Menschen mit psychischen Erkrankungen. In: Baumgartner et al.: Häusliche Pflege heute. Urban & Fischer Verlag, München 2003
Schädle-Deininger, Hilde; Storck, Günter: Psychiatrisch-pflegerische Inhalte im personenzentrierten Handeln – ein Plädoyer, in: Psych. Pflege Heute 10/2004 (Seite 249–255), Thieme Verlag Stuttgart
Schädle-Deininger, Hilde; Villinger Ulrike: Praktische Psychiatrische Pflege – Arbeitshilfen für den Alltag, Psychiatrie Verlag Bonn

Schädle-Deininger, Hilde (unveröffentlicht): Curriculum der Weiterbildung zur Fachkrankenpflege in der Psychiatrie am Klinikum der Johann Wolfgang Goethe-Universität Frankfurt a. Main (Stand 2002)
Schaller, Anita: Umgang mit chronisch verwirrten Menschen. Leitfaden und Ratgeber für die tägliche Praxis. Brigitte Kunz Verlag Hagen, 1999
Scheidgen, Ilka: Meine Freundin Johanna – Ein Leben mit Manie und Depression. Psychiatrie Verlag Bonn, 2003
Schell, Werner: Ratgeber für die Pflegenden – Betreuungsrecht & Unterbringungsrecht. Brigitte Kunz Verlag Hagen, 2001
Schneider, Kordula; Brinker-Meyendriesch, Elfriede; Schneider, Alfred: Pflegepädagogik für Studium und Praxis, Springer Verlag Berlin, 2003
Schulz von Thun, Friedemann: Miteinander Reden – Störungen und Erklärungen, Allgemeine Psychologie der Kommunikation. Rowohlt Verlag Reinbek, 1996
Schwarz-Govaers, Renate in: Koch, Veronika: Bildung und Pflege, 2. Europäisches Osnabrücker Kolloquium, Verlag Hans Huber Bern, 1999
SGB Sozialgesetzbuch. Beck-Texte im Deutschen Taschenbuch Verlag München, 28. Auflage, 2002
Sieger, Margot (Hrsg.): Pflegepädagogik – Handbuch zur pflegeberuflichen Bildung, Verlag Hans Huber Bern, 2001
Snow und Willard 1989 zitiert nach: Bauer, Rüdiger; Jehl Rainer: Humanistische Pflege in Theorie und Praxis, Schattauer Verlagsgesellschaft Stuttgart, 2000
Sprenger, Reinhard K: Mythos Motivation – Wege aus einer Sackgasse. Campus Verlag Frankfurt/Main New York, 1992
Steinert, Tilmann: Aggressionen bei psychisch Kranken. Enke Verlag Stuttgart, 1995
Steppe, Hilde: DGSP-Perspektiven Gesundheit für alle – Perspektiven der Weltgesundheitsorganisation für das Jahr 2000 Auswirkungen auf die Psychiatrie, in: Schädle-Deininger, Hilde et al.: Wegbeschreibungen – DENK-Schrift über psychiatrisch-pflegerisches Handeln. Mabuse Verlag Frankfurt, 2000
Steppe, Hilde: Dienen ohne Ende – Historische Entwicklung der Arbeitszeit in Deutschland, in: Pflege 1/1988 (Seite 4–19) Verlag Hans Huber Bern
Steppe, Hilde: Krankenpflege im Nationalsozialismus, Mabuse Verlag Frankfurt am Main, 2001
Stevens Barnum, Barbara: Spiritualität in der Pflege, Verlag Hans Huber Bern 2002
Stöcker, Gertrud: Wie innovativ ist das neue Krankenpflegegesetz? in: Die Schwester/Der Pfleger, 8/2003, Bibliomed Melsungen
Stockwell, Felicity: Der Pflegeprozess in der psychiatrischen Pflege. Verlag Hans Huber Bern, 2002
Stoffels, Hans; Kruse, Gunther: Der psychiatrische Hausbesuch – Hilfe oder Überfall. Psychiatrie Verlag Bonn, 1996
Stösser, Adelheid von: Pflegestandards – Erneuerung der Pflege durch Veränderung der Standards. Springer Verlag Berlin, 1993
Stoter 1995 zitiert nach: Bauer, Rüdiger; Jehl Rainer: Humanistische Pflege in Theorie und Praxis, Schattauer Verlagsgesellschaft Stuttgart, 2000
Süllwold, Lilo: Symptome schizophrener Erkrankungen, uncharakteristische Basissymptome, Heidelberg, 1977, zitiert nach Rahn/Mahnkopf, Lehrbuch Psychiatrie. Psychiatrie Verlag Bonn, 2000
Thorndike, Edward Lee: Lexikon der Psychologie, Band 4, Sektrum Akademischer Verlag Heidelberg, 2001
Townsend, Mary C. Pflegediagnosen und Maßnahmen für die psychiatrische Pflege. Verlag Hans Huber Bern, 2000
Vester, Frederik: Leitmotiv vernetztes Denken, Heine Verlag München, 1985
Weber, Martina: Gesetzes- und Staatsbürgerkunde für das Krankenpflegepersonal – eine kurze Examensvorbereitung in Frage und Antwort. Brigitte Kunz Verlag Hagen, 2000
Weigand, Wolfgang (Hrsg.): Der Maßregelvollzug in der öffentlichen Diskussion. Votum Verlag Münster, 1999
Weiterbildungs- und Prüfungsverordnung, Gesetzes- und Verordnungsblatt für das Land Hessen vom Mai 1996, Ergänzungen März 1998
Wenzel, Freya: Depression – wenn die Seele sich verfinstert, in: Psych. Pflege Heute 7/2001 (Seite 302–308), Thieme Verlag Stuttgart
WHO Referat Pflegewesen, Regionalbüro für Europa, Diskussionspapier zum Pflegewesen (NURS/EURO 86/3, 7344 V, Seite 4) Kopenhagen, 1987
Wied, Susanne; Warmbrunn, Angelika (Hrsg.): Pschyrembel Wörterbuch Pflege. Verlag de Gruyter Berlin, 2003, Seite 48
Wienberg, Günther (Hrsg.): „Schizophrenie zum Thema machen“ – Psychoedukative Gruppenarbeit mit schizophren und schizoaffektiv erkrankten Menschen – Grundlagen und Praxis. Psychiatrie Verlag Bonn, 1997
Wilz, Gabriele, Adler, Corinne, Gunzelmann, Thomas: Gruppenarbeit mit Angehörigen von Demenzkranken – Ein therapeutischer Leitfaden. Hogrefe Göttingen, 2001
Wittneben, Karin: Pflegeausbildung im Spannungsfeld von Pflegepraxis, Pflegewissenschaft und Didaktik, in: Koch, Veronika (Hrsg.): Bildung und Pflege, 2. Europäisches Osnabrücker Kolloquium, Hans Huber Verlag Bern, 1999
Woititz, J.: Sehnsucht nach Liebe und Geborgenheit. Wie erwachsene Kinder von Suchtkranken Nähe zulassen können. Kösel Verlag München, 2000
Wolfersdorf, Manfred: Krankheit Depression erkennen, verstehen, behandeln. Psychiatrie Verlag Bonn, 2000
Wolff, Stephan: Wie nehmen Pflegende in der Psychiatrie ihre Patienten wahr? Kompetenzorientierte psychiatrische Pflege, in: Psych. Pflege Heute 6/2002 (Seite 300–309), Thieme Verlag Stuttgart
Woog, Pièrre (Hrsg.): Chronisch Kranke pflegen – Das Corbin-Strauss-Pflegemodell, Ullstein Medical Verlagsgesellschaft Wiesbaden, 1998
Wulff, Erich: Utopien in der Psychiatrie. Rundbrief der Deutschen Gesellschaft für Soziale Psychiatrie e. V. Nr. 2, 1986
www.bkjpp.de/leitbildbag.htm (Zugriff am 14.07.2004)
www.bkk.de (Zugriff am 23.11.2003)
www.euro.who.int (Zugriff am 30.11.2003)
www.hausarbeiten.de (Zugriff am 30.09.2003)
www.iges.de/ (Zugriff am 08.11.2003)
www.lichtblick.de (Zugriff am 23.11.2003)
Ziele der „Gesundheit für alle“ – Implikationen für das Pflegewesen – Bericht und Stellungnahme zur Vorbereitung der Europäischen Pflegekonferenz im Juni 1988 in Wien (Stellungnahme unterstützt durch die Bundesregierung von den Pflegeverbände ADS, DBfK und ÖTV)
Zobel, Martin (Hrsg.): Wenn Eltern zuviel trinken – Risiken und Chancen für die Kinder. Psychiatrie Verlag Bonn, 2001

Index

E

F

G

Q

R

S